AF550487

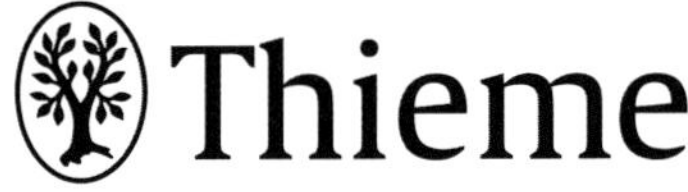
Thieme

Strukturen und Funktionen begreifen

Funktionelle Anatomie – Therapierelevante Details

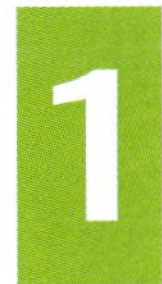

Grundlagen zur Wirbelsäule
HWS und Schädel
BWS und Brustkorb
Obere Extremität

Jutta Hochschild

5., überarbeitete Auflage
1088 Abbildungen

Georg Thieme Verlag
Stuttgart · New York

Jutta Hochschild
Tannenwaldallee 80
61348 Bad Homburg

Bibliografische Information
der Deutschen Nationalbibliothek

Die Deutsche Nationalbibliothek verzeichnet diese Publikation in der Deutschen Nationalbibliografie; detaillierte bibliografische Daten sind im Internet über http://dnb.d-nb.de abrufbar.

Ihre Meinung ist uns wichtig! Bitte schreiben Sie uns unter:
www.thieme.de/service/feedback.html

1. Auflage 1998
2. Auflage 2002
3. Auflage 2005
4. Auflage 2015

Wichtiger Hinweis: Wie jede Wissenschaft ist die Medizin ständigen Entwicklungen unterworfen. Forschung und klinische Erfahrung erweitern unsere Erkenntnisse, insbesondere was Behandlung und medikamentöse Therapie anbelangt. Soweit in diesem Werk eine Dosierung oder eine Applikation erwähnt wird, darf der Leser zwar darauf vertrauen, dass Autoren, Herausgeber und Verlag große Sorgfalt darauf verwandt haben, dass diese Angabe **dem Wissensstand bei Fertigstellung des Werkes** entspricht.
Für Angaben über Dosierungsanweisungen und Applikationsformen kann vom Verlag jedoch keine Gewähr übernommen werden. **Jeder Benutzer ist angehalten**, durch sorgfältige Prüfung der Beipackzettel der verwendeten Präparate und gegebenenfalls nach Konsultation eines Spezialisten festzustellen, ob die dort gegebene Empfehlung für Dosierungen oder die Beachtung von Kontraindikationen gegenüber der Angabe in diesem Buch abweicht. Eine solche Prüfung ist besonders wichtig bei selten verwendeten Präparaten oder solchen, die neu auf den Markt gebracht worden sind. **Jede Dosierung oder Applikation erfolgt auf eigene Gefahr des Benutzers.** Autoren und Verlag appellieren an jeden Benutzer, ihm etwa auffallende Ungenauigkeiten dem Verlag mitzuteilen.

Rüdigerstraße 14
70469 Stuttgart
Deutschland
Telefon: +49/(0)711/89 31-0
Unsere Homepage: www.thieme.de

Printed in Germany

Zeichnungen: Martin Hoffmann, Neu-Ulm
Umschlaggestaltung: Thieme Gruppe
Layout: Ulrike Holzwarth, Stuttgart
Satz: Druckhaus Götz GmbH, 71636 Ludwigsburg
gesetzt in 3B2, Version 9.1, Unicode
Druck: aprinta Druck GmbH, Wemding

ISBN 978-3-13-242672-6 1 2 3 4 5 6

Auch erhältlich als E-Book:
eISBN (PDF) 978-3-13-242673-3

Vorwort zur 4. Auflage

Anatomie mit all seinen faszinierenden Facetten zu erforschen und lehren, ist und war für mich eine Berufung. Näher zu ergründen welche Verbindungen die Strukturen untereinander eingehen und dadurch manche funktionellen Probleme der Patienten erklärbar machen, das hört nie auf mich zu beschäftigen.

Viel Zeit habe ich investiert, Familie und Freunde meinten manchmal zu viel, aber ich fand, dass es sich gelohnt hat.

Meine Schülerinnen und Schüler mussten stets eine Menge lernen, aber mir war wichtig, dass sie nicht die Anatomie auswendig lernen, sondern sie verstehen. Ihnen widme ich mein Buch. Ihre Mitarbeit, ihre kritischen Fragen und Anmerkungen haben mich inspiriert. 25 Jahre mit etwa 7000 Stunden Unterricht in funktioneller Anatomie sind es geworden! Aus einem Unterrichtsskript entstanden nach jahrelanger Arbeit meine ersten beiden Bücher. Und nun, wiederum nach jahrelanger Arbeit, der neu überarbeitete Band 1.

Im Prinzip ist das bewährte didaktische Konzept des Buches gleich geblieben. Die Inhalte sind aktualisiert, ergänzt wurden Informationen zur Muskulatur, die ich bisher vorausgesetzt hatte, und beispielsweise die Triggerpunkte.

Komplett neu sind die Abbildungen. Sie sind etwas ganz Besonderes, denn sie zeigen die Strukturen vierfarbig und noch detailgetreuer als in der ersten Auflage. Mir gefallen sie und Ihnen, den Lesern und Lernenden, hoffentlich auch. Dem Grafiker Herrn Hoffmann gilt mein ganz besonderer Dank für die phantastische Umsetzung meiner Vorschläge.

Zur Vorbereitung der Neuauflage habe ich vielfältige Hilfe erfahren, Rosi Haarer-Becker und Fritz Koller vom Thieme Verlag herzlichen Dank dafür.

Almut Sellschopp und Eva Grünewald, beide auch von Thieme, gilt mein ganz besonderer Dank und meine Anerkennung für ihren unermüdlichen Einsatz und ihre Geduld mit mir.

Auch bei allen anderen Mitarbeitern des Verlags, die an der Neuauflage mitgearbeitet haben, möchte ich mich bedanken. Ich finde, dass wir alle stolz sein können.

Bad Homburg, September 2014 Jutta Hochschild

Autorenvorstellung

Jutta Hochschild

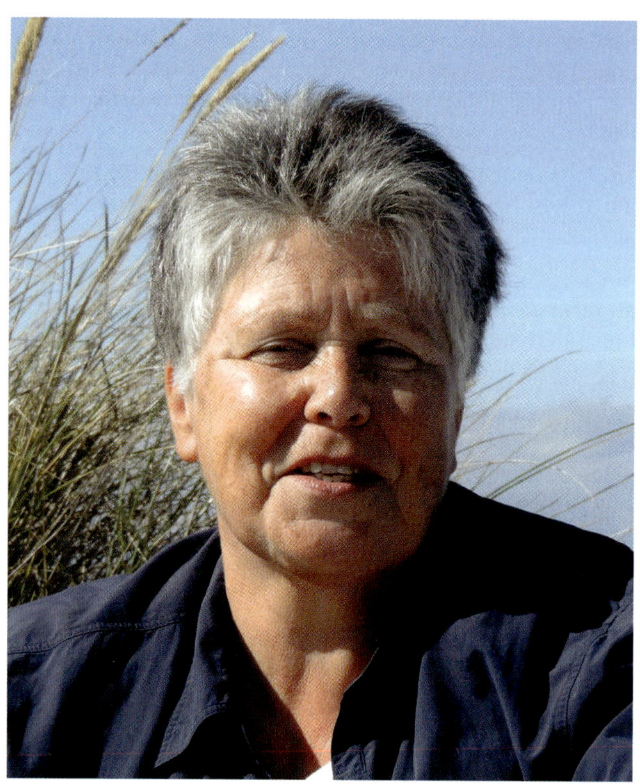

Beruflicher Werdegang

Zeitraum	tätig als	Ort
1997 – 2011	Schulleiterin	Frankfurt, Physiotherapieschule Stiftung Friedrichsheim
1984 – 1997	Krankengymnastik-Lehrkraft	Frankfurt, KG-Schule Stiftung Friedrichsheim
1982 – 1984	Krankengymnastik-Lehrkraft	Freiburg, KG-Schule an der Uniklinik
1981 – 1982	leitende Krankengymnastin	Bad Füssing
1979 – 1981	Seminaristin	Heidelberg, Lehrerseminar an der Weiterbildungsstätte der Orthopädischen Universitätsklinik
1975 – 1979	Krankengymnastin	verschiedene Tätigkeiten im In- und Ausland
1971 – 1974	KG-Schülerin	Ausbildung in Düsseldorf, Uniklinik mit anschl. Anerkennungsjahr in Bad Aibling

Inhaltsverzeichnis

1 BEWEGUNGSSEGMENT

1 Bewegungssegment

Einteilung des Bewegungssegments

▸ **Abb. 1.1**

Das Bewegungssegment ist eine funktionelle Einheit. Es besteht aus 2 angrenzenden Wirbeln und dem Raum zwischen den Wirbelkörpern, Wirbelbögen, Dorn- und Querfortsätzen. Alle in diesem Bereich liegenden bzw. verlaufenden Weichteilstrukturen gehören dazu. Außerdem wird der vom zugehörigen Spinalnerv innervierte Hautbezirk dem Bewegungssegment zugeordnet.

Dieser Bewegungskomplex ist anatomisch und funktionell aufeinander abgestimmt und bildet damit eine Funktionseinheit. Deshalb hat die Irritation eines Teils des Segments immer Auswirkungen auf die anderen Strukturen. Der ventrale Teil mit Wirbelkörper und Bandscheibe nimmt axiale Druckkräfte auf und leitet sie weiter, kann aber auch Bewegungen begrenzen. Der dorsale Teil mit den Wirbelbogengelenken sowie Bändern und Muskeln zwischen den Wirbelbögen bestimmt die Bewegungsrichtung, lässt bestimmte Bewegungen zu und blockiert andere.

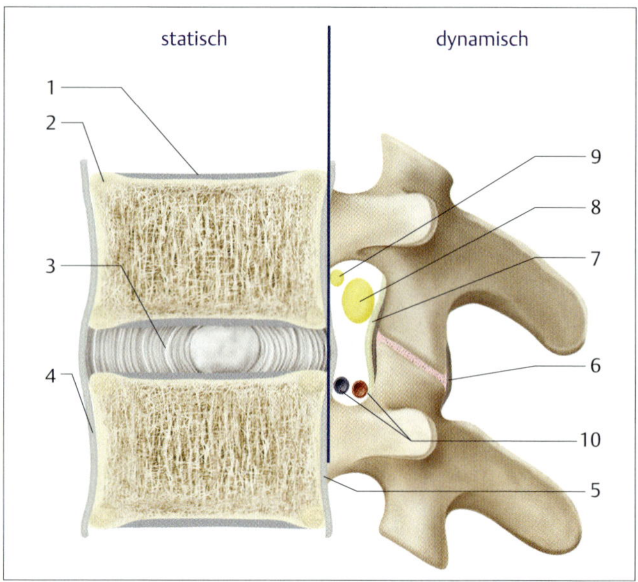

Abb. 1.1 Bewegungssegment.
1 Knorpelplatte
2 Randleiste des Wirbelkörpers
3 Bandscheibe
4 Lig. longitudinale anterius
5 Lig. longitudinale posterius
6 Gelenkkapsel
7 Lig. flavum
8 Spinalnerv
9 R. meningeus
10 Vasa intervertebrales

1.1 Aufbau eines Wirbels

Corpus vertebrae

▶ **Abb. 1.2**

Der Wirbelkörper sieht von lateral gesehen kastenförmig aus. Die Ränder dieses Kastens sind kranial und kaudal etwas ausgezogen und bilden dort einen kleinen Wulst, die sogenannten Randleisten.

In der transversalen Ansicht ist der Wirbelkörper nach ventral konvex und dorsal gerade verlaufend.

Die ***Grund- und Deckplatten*** bilden den Abschluss des Wirbelkörpers gegen die Bandscheibe. Zum Wirbelkörper hin bestehen sie aus hyalinem Knorpel und sind dort mit einer Kalkschicht verwachsen, die feine Poren besitzt. Richtung Bandscheibe bestehen sie aus Faserknorpel. Sie sind etwa 1 mm dick, in der Mitte etwas dünner als zu den Rändern hin und am inneren Rand der knöchernen Randleiste fixiert. Die Platten sind vor allem beim Fetus und Kleinkind stark vaskularisiert, erst später bilden sich die Gefäße zurück.

Der Wirbelkörper besteht aus einem ***Spongiosagerüst,*** das von der ***Kompakta*** umfasst wird. In diesem Gerüst bilden Spannungslinien einen Bogen von der kranialen und kaudalen Wirbelkörperkante in Richtung Gelenkfortsätze und Dornfortsatz. Deshalb ist im Sagittalschnitt durch den Wirbelkörper ein weniger dichtes Areal im ventralen Bereich zu erkennen ▶ **Abb. 1.3**.

Im Frontalschnitt sind zusätzlich zu den fächerförmigen Linien vertikal und horizontal verlaufende Spannungslinien erkennbar ▶ **Abb. 1.4**.

Der Knochen unterliegt einem ständigen Auf- und Abbau, der sich im Gleichgewicht befindet. Die Osteoklasten bauen ab, während die Osteoblasten für den Aufbau sorgen. So kann sich der Knochen an Veränderungen der auf sie einwirkenden Kräfte und damit an neue Bedingungen anpassen, z. B. bei einer nicht achsengerecht verheilten Fraktur oder Fehlhaltung. Werden Belastungsgrenzen auf Dauer über- oder unterschritten, fehlen bestimmte Zug- oder Druckbeanspruchungen und die Ausrichtung der Trabekel verändert sich. Unter Umständen kann das Gerüst sogar teilweise zusammenbrechen.

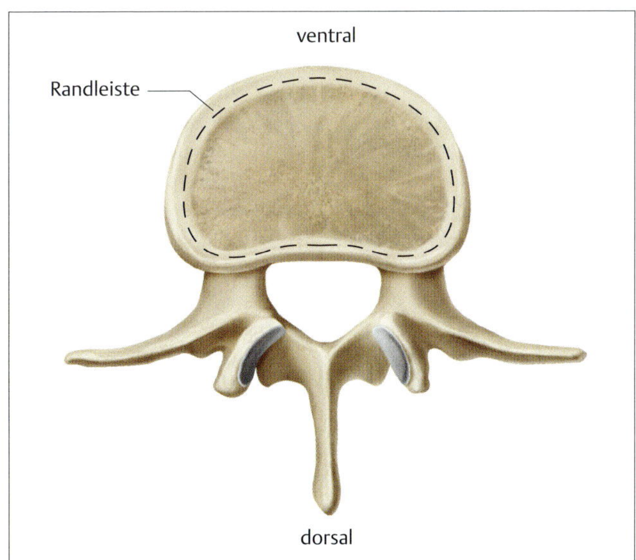

Abb. 1.2 Corpus vertebrae, transversale Ansicht.

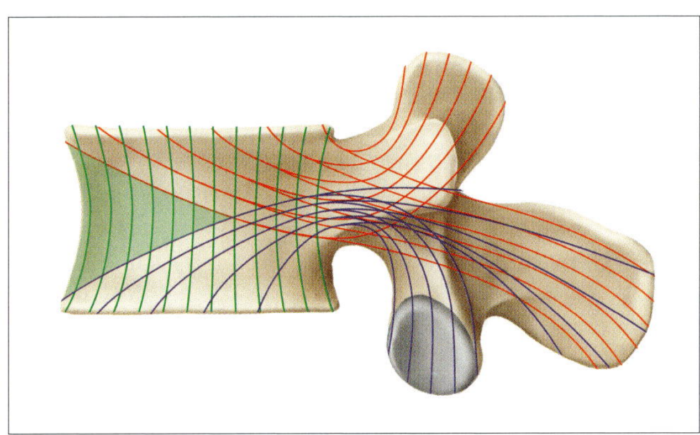

Abb. 1.3 Spongiosagerüst eines Wirbels, sagittale Ansicht.

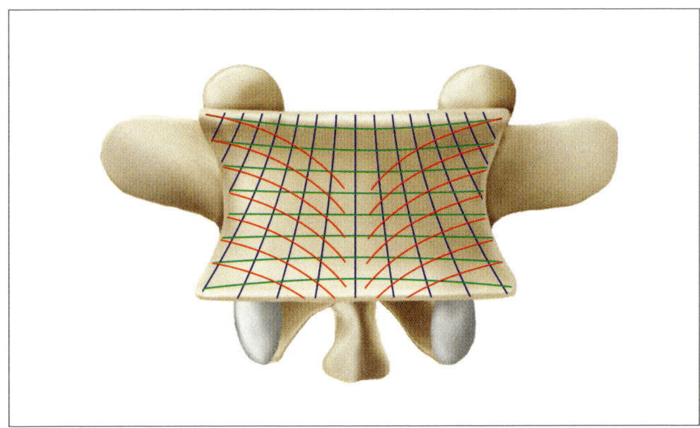

Abb. 1.4 Spongiosagerüst eines Wirbels, frontale Ansicht.

KLINISCHER BEZUG

Morbus Scheuermann
Bei der Adoleszentenkyphose handelt es sich um eine verstärkte kyphotische Krümmung der Wirbelsäule, besonders der BWS. Die Wirbelkörper sind am Scheitelpunkt der Krümmung keilförmig deformiert, wobei die Spitze des Keils nach ventral zeigt. Meist sind mehrere benachbarte Wirbelkörper beteiligt.

Die Abschlussplatten der Wirbelkörper zeigen eine unregelmäßige Zeichnung, da sich im Bereich der Gefäßdurchtrittsstellen kleine Ossifikationslücken gebildet haben, durch die das Bandscheibengewebe in Richtung Wirbelkörper eindringen kann. Im Röntgenbild sind diese Einbrüche als sogenannte ***Schmorl-Knorpelknötchen*** sichtbar.

Osteoporose
Bei der Osteoporose wird die Knochenmasse übermäßig abgebaut. Eine der Ursachen ist eine Störung des Kalziumhaushalts. Dadurch werden die Spongiosabälkchen dünner bzw. verkümmern. Es entsteht ein Missverhältnis zwischen Quellungsdruck der Bandscheibe und Widerstandsfähigkeit der Grund- und Deckplatten. Beim Aufstehen oder Bücken kann es zu zentralen Einbrüchen der Deck- und Grundplatten kommen, und die ***Fischwirbel*** entstehen. Sie sind an der LWS besonders häufig ▸ **Abb. 1.5 a.**

Im Bereich der BWS dagegen kann durch statische Einflüsse, wie z. B. kyphosebedingte vermehrte ventrale Druckbelastung des Wirbelkörpers, die typische keilförmige Deformierung, der ***Keilwirbel***, entstehen ▸ **Abb. 1.5 b.**

Die Formveränderungen der Wirbelkörper bewirken eine verstärkte Kyphose. Die unteren Rippenbögen nähern sich den Beckenkämmen, und der Bauch wölbt sich nach ventral-kaudal vor. Insgesamt kommt es zu einer deutlichen Höhenminderung des Rumpfes ▸ **Abb. 1.6.**

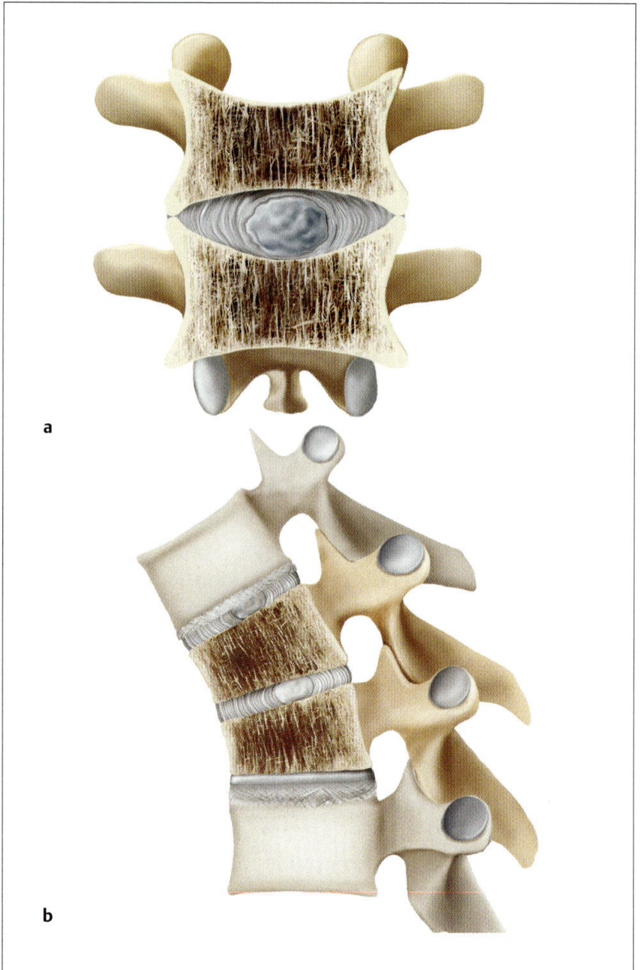

Abb. 1.5 a u. **b** Formveränderungen der Wirbelkörper bei Osteoporose. **a** Fischwirbel. **b** Keilwirbel.

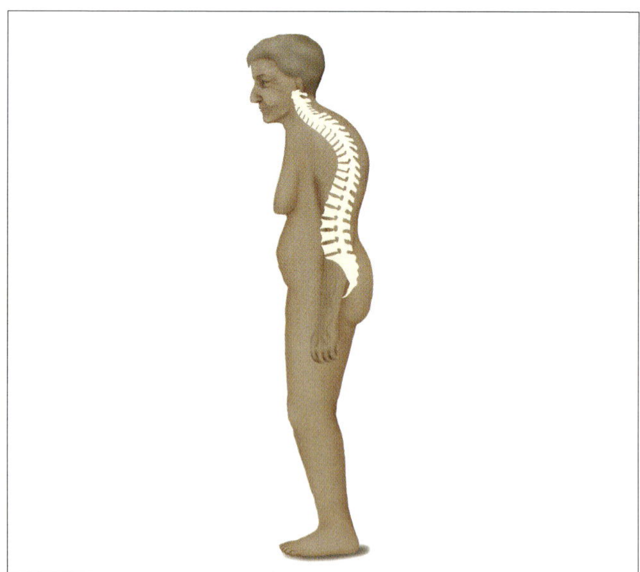

Abb. 1.6 Fehlhaltung bei Osteoporose.

Arcus vertebrae

▶ Abb. 1.7

Der Wirbelbogen geht aus der dorsal-lateralen Wirbelkörperkante ab. Dieser Abgangsbereich ist der ***Pediculus arcus vertebrae***. Der dorsale Abschnitt des Wirbelbogens heißt ***Lamina arcus vertebrae*** und besteht aus 2 miteinander verwachsenen symmetrischen Hälften.

Am Übergangsbereich zwischen Pediculus und Lamina gehen nach kranial und kaudal die ***Procc. articulares*** ab.

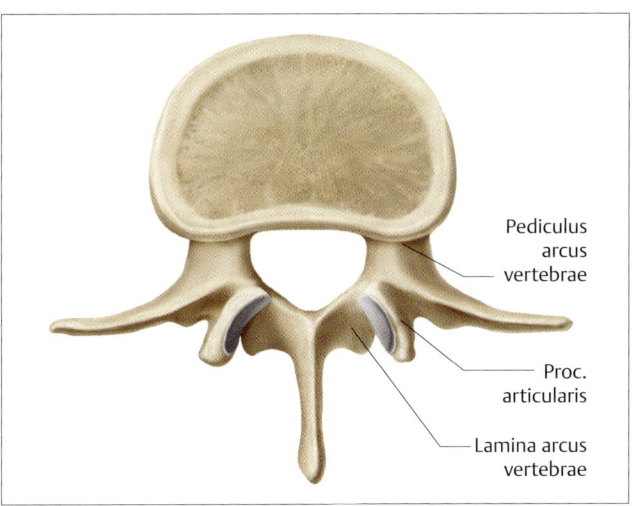

Abb. 1.7 Arcus vertebrae an der LWS.

KLINISCHER BEZUG

Spondylolyse ▶ **Abb. 1.8**
Die Unterbrechung des Wirbelbogens in Form eines Spaltes ist die Spondylolyse. Diese kann an verschiedenen Stellen des Wirbelbogens auftreten, z. B. im Dornfortsatz, in der Region zwischen oberem und unterem Gelenkfortsatz oder im Bereich der Bogenwurzel. Die Spaltbildung in der Pars interarticularis ist am häufigsten.

Bei doppelseitiger Spaltbildung, die meist im Lumbalbereich auftritt, kann es durch Scherkräfte zu einer Ventralverschiebung und Kippung der darüberliegenden Wirbelsäule kommen, der ***Spondylolisthesis*** (siehe Bd. 2, Kap. 1).

Spina bifida occulta
Wenn der knöcherne Bogenschluss im Bereich des Dornfortsatzes ausbleibt und der Canalis spinalis knorpelig geschlossen ist, wird dies als Spina bifida occulta bezeichnet. Sie ist meist am 5. Lenden- und 1. Sakralwirbel zu finden.

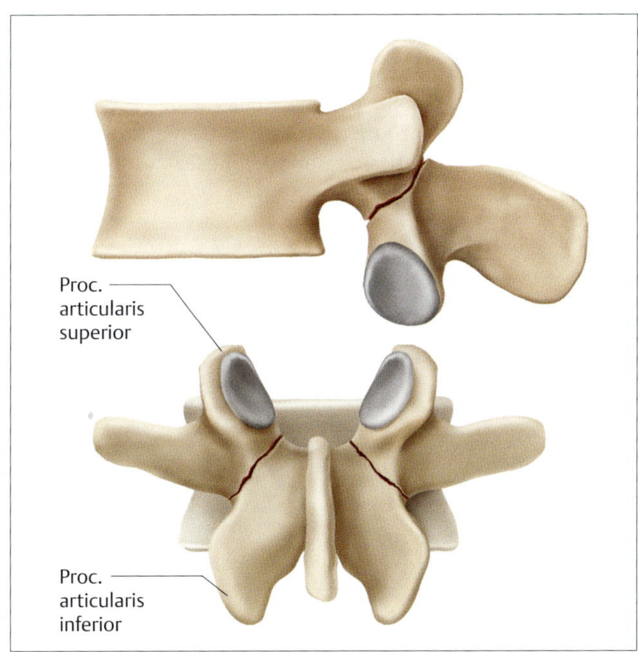

Abb. 1.8 Spaltbildung in der Pars interarticularis.

Foramen vertebrale

▸ **Abb. 1.9**

Das Foramen wird dorsal durch den Arcus vertebrae und ventral vom Wirbelkörper gebildet. Am dorsal-lateralen Arcus spielt die Begrenzung durch das Wirbelbogengelenk eine wichtige Rolle.

Form und Größe des Foramen vertebrale unterscheiden sich von Segment zu Segment. Im Transversalschnitt zeigt es in der HWS ein abgerundetes Dreieck. In der BWS ist es dagegen rund bis oval. In der oberen LWS ist es weiterhin rund und nimmt nach kaudal hin die Form eines Dreiecks an. Übereinander bilden die Foramina vertebralia den ***Canalis vertebralis***.

Im Lumbalbereich wird die Übergangsregion zwischen Spinalkanal und Foramen intervertebrale als ***Rec. lateralis*** bezeichnet. Man kann hier von einer lateralen Rinne des Wirbelkanals sprechen, in der die Nervenwurzel zum Foramen intervertebrale verläuft. In diesem Bereich schützt epidurales Fettgewebe die Nervenwurzel vor den knöchernen Wänden.

Krämer et al. (1994) führten eine Untersuchung am lumbalen Wirbelkanal durch, die eine deutliche Einengung bei Belastung in Kombination mit Lordosierung zeigte. Dagegen ergab sich die größte Weite bei Entlastung und Kyphose.

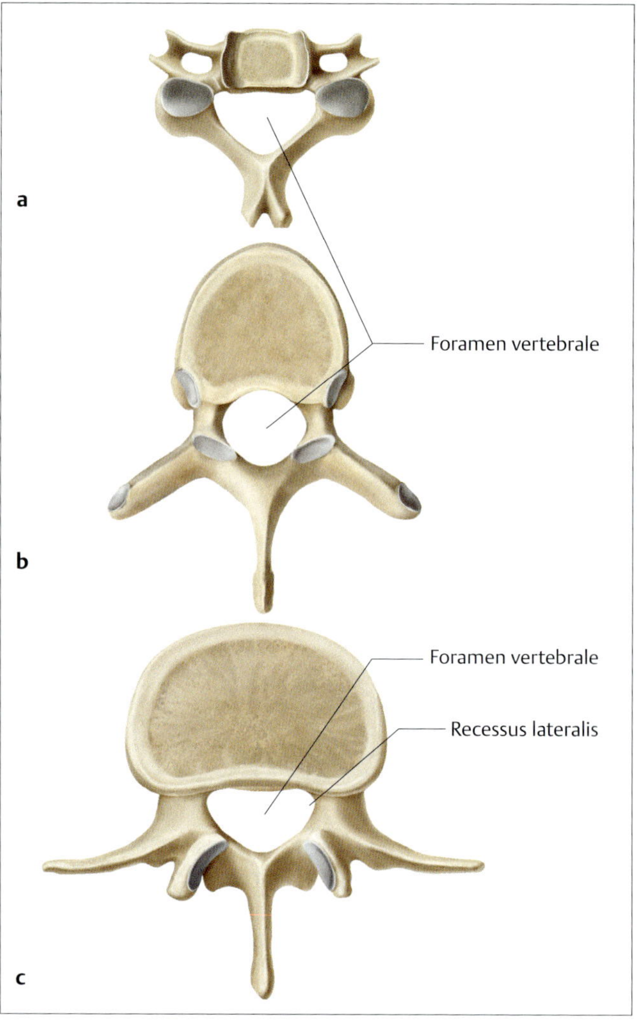

Abb. 1.9 a – c Foramen vertebrale. **a** HWS. **b** BWS. **c** LWS.

Strukturen im Canalis vertebralis

▶ Abb. 1.10

Medulla spinalis

Innerhalb des Spinalkanals umgibt die Dura mater spinalis das Rückenmark, die Fila radicularia sowie die Vasa radicularis et spinalis und den Liquor cerebrospinalis. Außerhalb des Durasacks füllen die Plexus venosi, kleine Arterien und Fettgewebe den Raum aus.

Das Rückenmark ist der Teil des ZNS, von dem aus die Extremitäten und der Rumpf mit Spinalnerven versorgt werden. Es beginnt zwischen Foramen magnum und Atlas und geht ohne scharfe Grenze aus der Medulla oblongata hervor. Das Rückenmark endet in Höhe des 1.–2. Lendenwirbels in Form eines Kegels, ***Conus medullaris***. Ab hier befinden sich nur noch Nervenfasern, ***Cauda equina***, im Spinalkanal.

Das Rückenmark besteht aus einem langen Strang mit 2 Verdickungen, die ***Intumescentia cervicalis*** und ***lumbosacralis***. Hier treten die zervikalen und lumbalen Spinalnerven aus dem Rückenmark aus und bilden die Plexus.

Dura mater spinalis

Die Dura mater ist die äußere Hülle und etwa 0,8 mm dick. Sie besteht aus Kollagenen und wenigen elastischen Fasern, die longitudinal ausgerichtet sind. Das deutet auf ablaufende Längsspannung im Durasack hin. Nur im Zervikalbereich lässt sich eine besonders starke Transversalfaserung erkennen.

Intra- und extradurale Zügelungseinrichtungen

Aus der äußeren, vorwiegend kollagenen Schicht der Pia mater entstehen feine Bänder, die sich an der Innenseite der Dura mater spinalis mit etwa 20 Zacken anheften. Das ***Lig. denticulatum*** besteht aus sich teilweise überkreuzenden längs verlaufenden und diagonalen Faserzügen. Die Dura mater, die Pia mater und das Lig. denticulatum bilden eine funktionelle Einheit, da jeweils ihre kollagenen Faserbündel gegen Zugkräfte ausgerichtet sind.

KLINISCHER BEZUG

Spinalkanalstenose

Darunter versteht man jede Form der Einengung des Wirbelkanals, ausgenommen Entzündungen, Tumoren und schwere Bandscheibenvorfälle. Ein enger Spinalkanal kann angeboren oder erworben sein. Von der Lokalisation der Einengung her wird eine laterale von einer zentralen Form unterschieden.

Bei der lateralen wird der Rec. lateralis z. B. durch eine Hypertrophie der Wirbelbogengelenke verengt.

Bei der zentralen Form verkleinert sich der dorsal-ventrale Durchmesser, z. B. durch die Hypertrophie des Lig. flavum oder Spondylophyten, die von den Wirbelkörpern ausgehen.

Bei einem spinalen Trauma kann der Kanal durch Knochenfragmente oder Dislokationen der Wirbel, sowie durch Blutungen eingeengt werden.

Eine Verengung kann zunehmenden Druck auf das Rückenmark, seine Nervenwurzel oder auf die dort verlaufenden Gefäße bewirken. Die klinische Symptomatik wird durch die Lage und Ausdehnung der Einengung bestimmt.

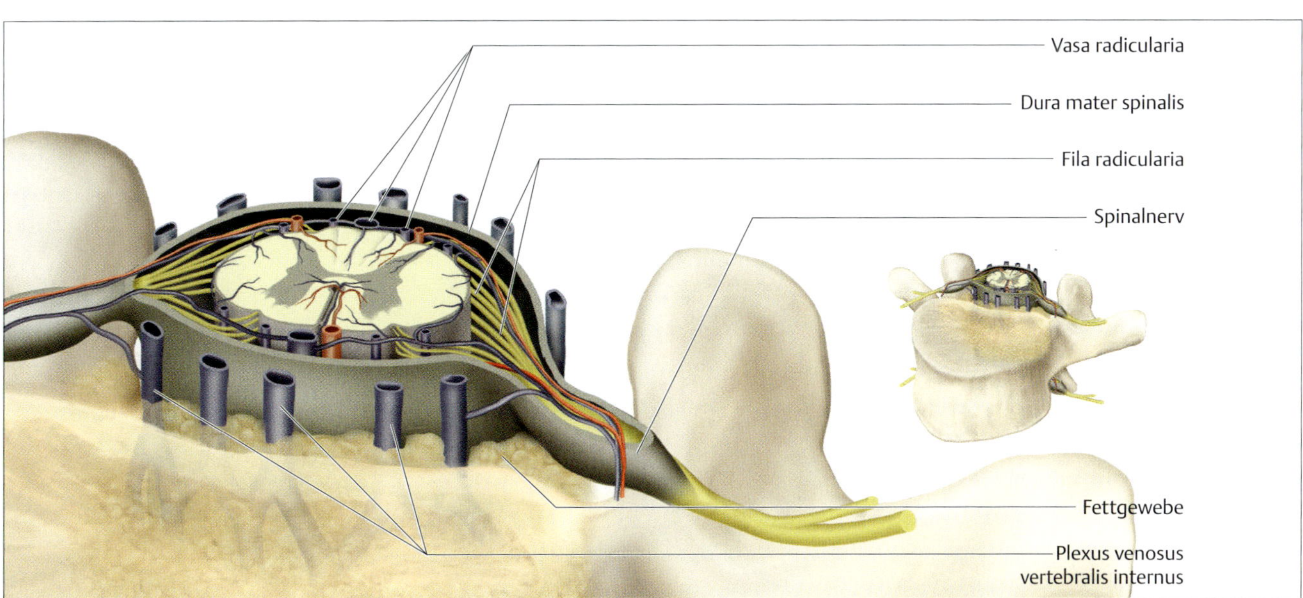

Abb. 1.10 Strukturen im Canalis vertebralis.

Proc. transversus

▸ **Abb. 1.11 a – c**

Die Querfortsätze gehen im BWS- und LWS-Bereich jeweils lateral und etwas dorsal vom Arcus vertebrae ab. An der HWS entspringt er lateral vom Wirbelkörper. Sie sind in den einzelnen Abschnitten unterschiedlich angelegt.

HWS

In der HWS ist der Proc. transversus sehr breit, endet ventral als ***Tuberculum anterior*** und stellt ein Rippenrudiment dar. Dorsal endet er als ***Tuberculum posterior***. Zwischen den beiden Ausziehungen liegt das ***Foramen transversarium*** für die A. vertebralis.

BWS

Im BWS-Bereich sind die Querfortsätze sehr ausgeprägt und tragen auf der ventralen Prozessusspitze die überknorpelte Gelenkfläche für die Rippe, ***Fovea costalis transversalis***. Sie bildet mit der Facies articularis tuberculi costae der Rippe in gleicher Höhe das Kostotransversalgelenk.

LWS

In der LWS ist der eigentliche Querfortsatz als ***Proc. accessorius*** nur noch rudimentär vorhanden. Dieser sitzt als kleine Erhebung an der dorsalen Basis des ***Proc. costalis***, dem Rippenrudiment. Der Proc. costalis ist bei den oberen 4 Lendenwirbeln lang und spitz zulaufend, am 5. Lendenwirbel ist er wesentlich kürzer.

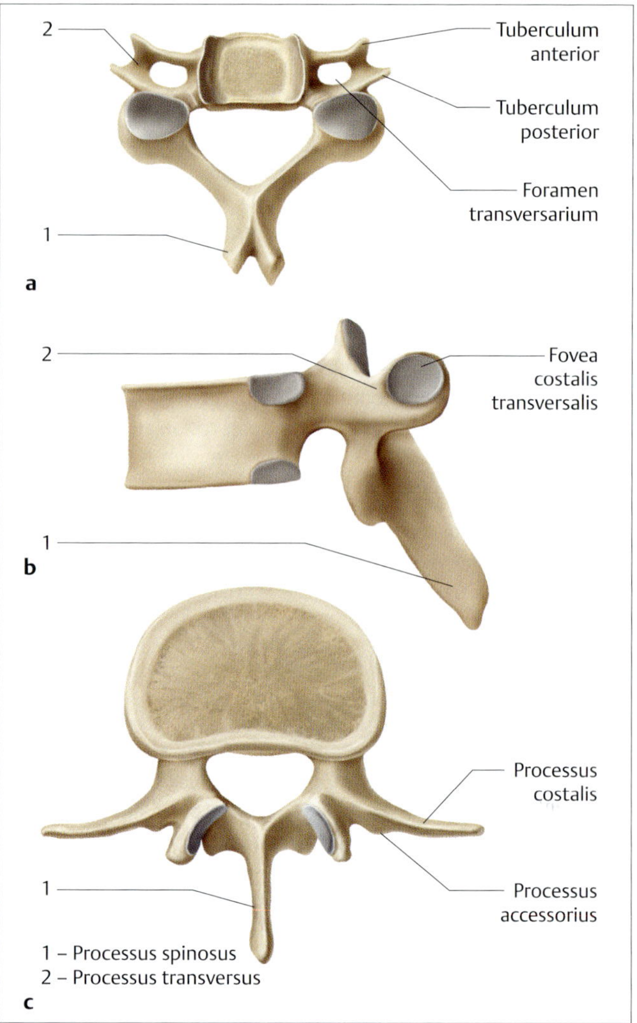

Abb. 1.11 a – c Proc. spinosus und Proc. transversus. **a** HWS. **b** BWS. **c** LWS.

Proc. spinosus

▶ Abb. 1.11 a – c

Der Arcus vertebrae geht dorsal in den Dornfortsatz über. Er dient der Muskulatur als Ursprung und Ansatz. Im HWS-Bereich ist er ab dem 2. Halswirbel gespalten, ab dem 7. Halswirbel nicht mehr.

In der BWS ist der Proc. spinosus sehr lang und schräg nach kaudal verlaufend. In der LWS ist er sehr hoch und kräftig ausgebildet.

Foramen intervertebrale

▶ Abb. 1.12

Die Foramina intervertebralia werden kranial und kaudal durch die ***Incisura vertebralis inferior et superior*** zweier benachbarter Wirbel gebildet. Ventral bilden die dorsal-lateralen Wirbelkörperkanten und die äußeren Lamellenschichten der Bandscheibe und dorsal die Procc. articulares mit dem Wirbelbogengelenk die Begrenzungen des Foramen.

Das Foramen intervertebrale hat die Form einer Ohrmuschel mit einem größeren Durchmesser in der vertikalen als in der sagittalen Ausrichtung. Der ***Spinalnerv, der R. meningeus***, die ***A. spinalis*** und die ***V. intervertebralis*** ziehen hindurch. Das Periost, die Gelenkkapsel und die äußeren Lamellen der Bandscheibe bilden eine feste bindegewebige Wandauskleidung. Gegen sie werden die distalen Anteile der vorderen und hinteren Nervenwurzel, das Ganglion spinale, der Spinalnerv sowie die Arterien und Venen durch Fettgewebe, ***Corpus adiposum***, abgepolstert ▶ **Abb. 1.13**.

Im Foramen intervertebrale steht für diese Strukturen ausreichend Raum zur Verfügung. Selbst bei Wirbelsäulenbewegungen, die das Foramen einengen und die Konturen der Bandscheibe verändern, kommt es zu keiner Bedrängung der Nervenwurzel.

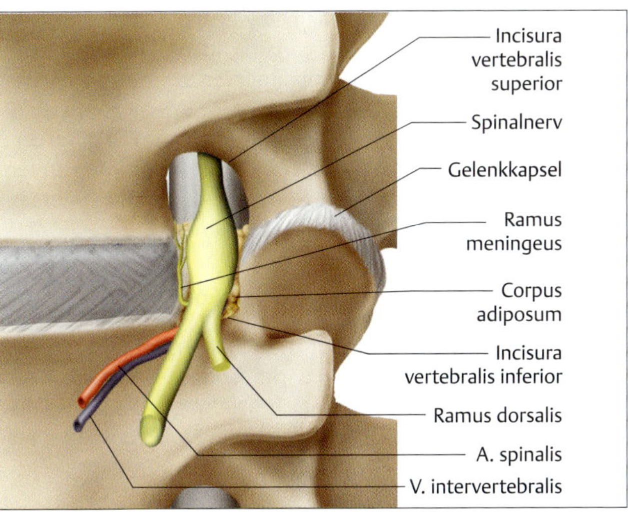

Abb. 1.12 Foramen intervertebrale.

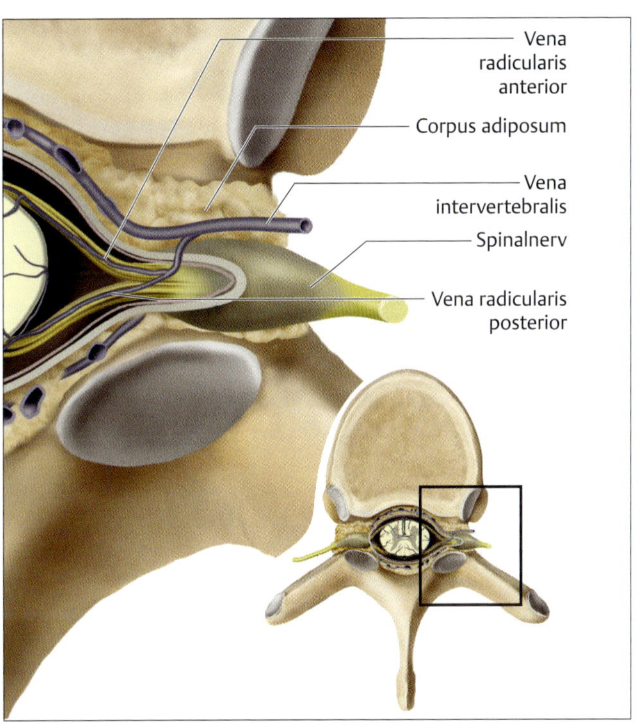

Abb. 1.13 Venen, Fettgewebe und Spinalnerv im Foramen intervertebrale.

In der ***HWS*** reichen die Bandscheiben wegen der lateralen Ausziehung der Wirbelkörper, ***Unci corporis***, nicht ganz bis an das Foramen. Hier verlaufen die Spinalnerven zentral durch das Foramen. In den meisten Abschnitten der ***BWS*** ragen die Artt. capitis costae gegen den unteren Teil der Foramina intervertebralia vor und drängen damit den Spinalnerv in den freien kranialen Abschnitt. In der ***LWS*** verlaufen die Spinalnerven näher an der Bandscheibe durch das Foramen.

Einfluss der Bewegungen auf das Foramen

Bei der ***Extension*** verengen sich die Foramina um ein Viertel ihres Durchmessers. Die ***Flexion*** wirkt dagegen erweiternd. Bei ***Lateralflexion*** ergibt sich eine Verschmälerung auf der ipsilateralen Seite um etwa ein Drittel, gleichzeitig wird das Foramen kontralateral erweitert ▸ **Abb. 1.14**.

KLINISCHER BEZUG

Verengung des Foramen intervertebrale ▸ Abb. 1.15
Das Foramen intervertebrale kann durch einen Vorfall der Bandscheibe und Spondylophyten verengt werden. Diese können sowohl von den Randleisten als auch von den Wirbelbogengelenken ausgehen. Auch eine Verdickung der Gefäße kann eine Rolle spielen. Durch diese raumfördernden Prozesse wird der sogenannte Reserveraum des Foramen aufgebraucht, und die Nervenwurzel kann komprimiert werden.

PRAXISTIPP

Test für das Verschließen des Foramen intervertebrale
Bei Verdacht auf eine Irritation der Nervenwurzel im Foramen wird ein Provokationstest (Spurling-Test) durchgeführt. Extension, Rotation und Lateralflexion verkleinern das Foramen intervertebrale auf der gleichen Seite, wodurch die Nervenwurzel stärker komprimiert wird. Durch diese Provokation verstärken sich die aktuell ausstrahlenden Schmerzen.

Traktion bei Kompression der Nervenwurzel
Eine Reduktion der Nervenwurzelkompression wird durch die Erweiterung des Foramen intervertebrale erreicht. Dies geschieht durch axialen Zug im betroffenen Bewegungssegment und kann segmental oder über mehrere Abschnitte erfolgen. Bei intermittierendem Zug wird der Stoffwechsel angeregt, womit ein begleitendes Ödem abgebaut werden kann.

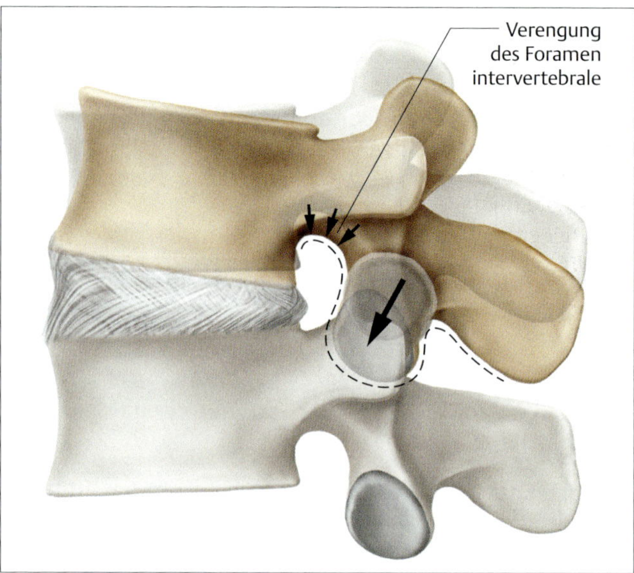

Abb. 1.14 Verengung des Foramen intervertebrale bei Extension.

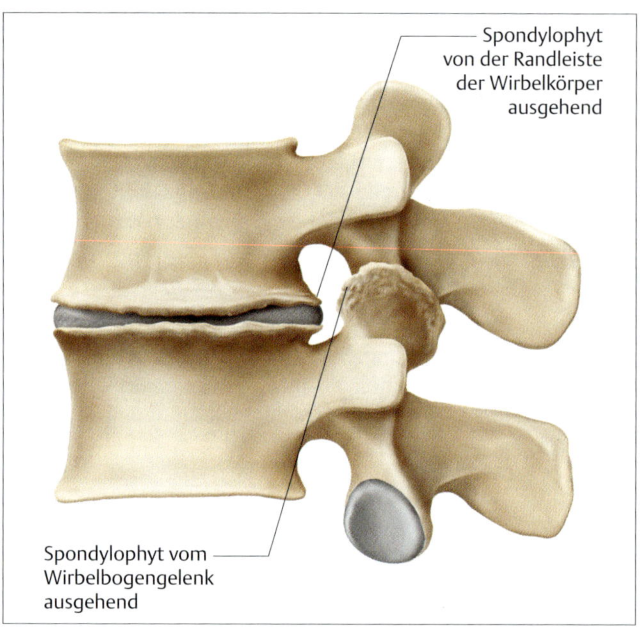

Abb. 1.15 Verengung des Foramen intervertebrale durch Spondylophyten.

Proc. articularis

▸ Abb. 1.16

Es gibt 4 Gelenkfortsätze, die von den Wirbelbögen abgehen: ***Procc. articulares superiores et inferiores***. Jeder Proc. articularis endet mit einer Gelenkfläche, ***Facies articularis***. Die Facies articularis superior bildet mit der Facies articularis inferior des nächsthöheren Wirbels das Wirbelbogengelenk, ***Art. zygapophysialis***.

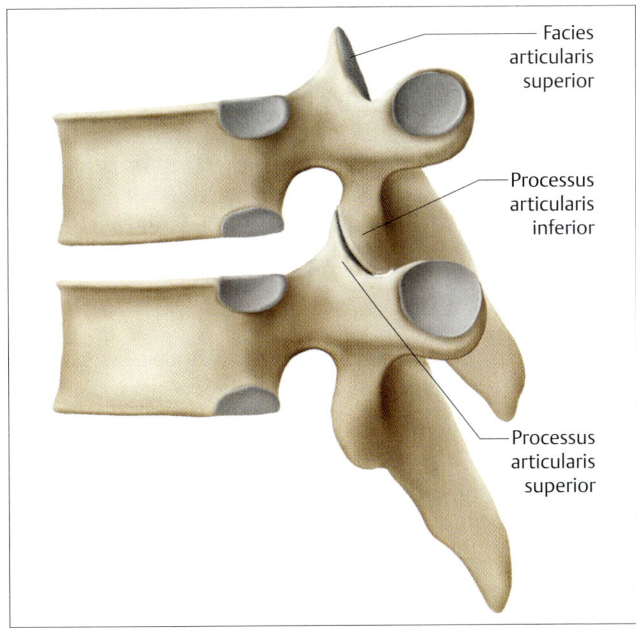

Abb. 1.16 Procc. articulares.

1.2 Art. zygapophysialis

Bei den Wirbelbogengelenken handelt es sich um echte Gelenke mit überknorpelten Gelenkflächen und einer mit Synovialflüssigkeit gefüllten Gelenkkapsel.

Gelenkkapsel

▸ Abb. 1.17

Membrana synovialis

Sie besteht aus 2 Schichten, der Intima und der Subintima.

Die ***Intima*** ist die innere, sehr dünne Schicht, die die Synovialflüssigkeit produziert. Sie zieht an der Knochen-Knorpel-Grenze in das Periost des Proc. articularis. Vor allem nach dorsal hin bildet sie Aussackungen, ***Recc. articulares***, die Reserveräume für maximale Bewegungen darstellen, da sie sich dann vollständig entfalten.

Außerdem besitzt die Membrana synovialis einige Ausstülpungen, die in das Gelenk hineinragen. Diese ***Plicae synoviales*** befinden sich häufiger in den lordotischen Abschnitten der Wirbelsäule. Sie können z. B. im LWS-Bereich bis zu 6 mm in den Gelenkraum ragen. Aufgrund ihres Aussehens werden sie als meniskoide Falten bezeichnet. Sie bestehen aus sehr dichtem Bindegewebe mit geringen Einlagerungen von Fettgewebe. Die Plicae vergrößern die Oberfläche der Membrana synovialis, sodass ausreichend Zellen vorhanden sind, die die Synovialflüssigkeit produzieren und absorbieren.

Die ***Subintima*** besteht überwiegend aus Fettzellen und lockerem Bindegewebe. Sie ist an den Wirbelbogengelenken sehr dick und mit der Membrana fibrosa verwachsen.

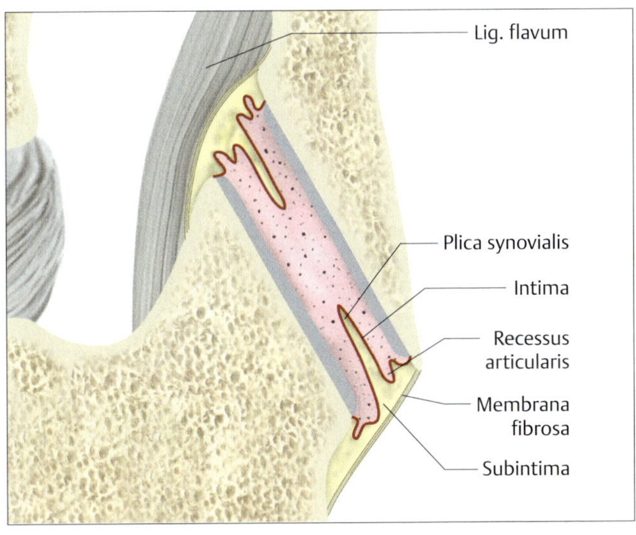

Abb. 1.17 Art. zygapophysialis, Gelenkflächen auseinandergezogen.

Membrana fibrosa

▶ Abb. 1.18

Die Membrana fibrosa umhüllt manschettenartig das Gelenk und besteht aus etwa 80% kollagenen Faseranteilen unterschiedlichen Typs. Der Anteil an elastischen Fasern ist mit 5% sehr gering. Die Fasern verlaufen in unterschiedlichen Richtungen, sodass jeweils andere Anteile bei den Bewegungen um die 3 Achsen zur Anspannung kommen. Die äußerste Lamellenschicht verläuft bei der HWS und BWS vertikal, bei der LWS transversal ▶ **Abb. 1.19 a u. b.**

Die Insertionen der Membrana fibrosa befinden sich einige Millimeter von der Insertion der Membrana synovialis entfernt.

Die Mm. multifidi ziehen mit einigen Fasern in die Kapsel und können sie spannen. Außerdem gibt es eine Verbindung zum lateralen Rand des Lig. flavum.

Die Membrana fibrosa erfüllt überwiegend mechanische Aufgaben, da sie für Stabilität und Führung des Gelenks sorgt.

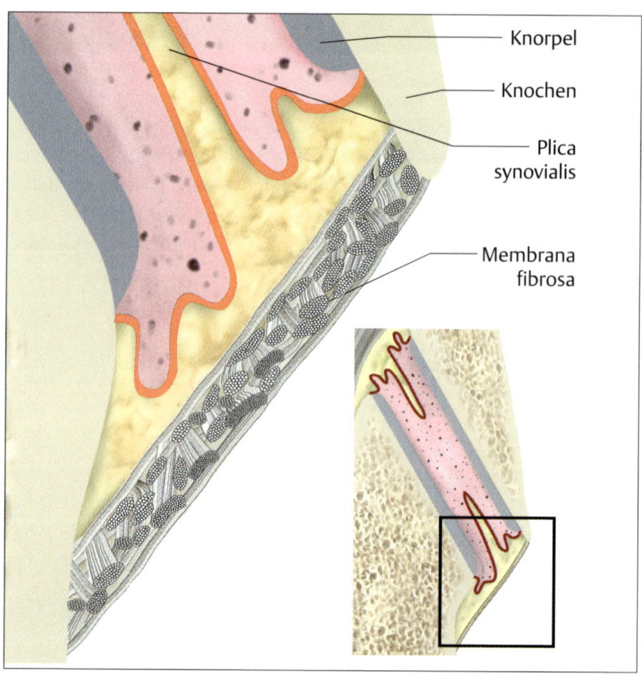

Abb. 1.18 Längsschnitt durch die Membrana fibrosa, Faserstruktur stark vergrößert:

Funktion der Wirbelbogengelenke

Sie haben die Aufgabe, Druckkräfte aufzunehmen und weiterzuleiten und die Bewegung zu steuern. Dabei spielen sowohl die Stellung der Gelenkflächen als auch die Spannung im Kapsel-Band-Apparat eine Rolle.

KLINISCHER BEZUG

Bei den Blockierungen des Bewegungssegments spielen vermutlich die in das Gelenk hineinragenden synovialen Ausstülpungen eine Rolle. Das kann folgendermaßen geschehen: Durch die Divergenzbewegung wird die Synovialmembran gespannt. Beim Zurückgehen in die Konvergenz können die Plicae zwischen den Gelenkflächen eingeklemmt werden, was eine weitere Bewegung blockiert. Bei wiederholten Einklemmungen fransen sie aus, können abreißen und sich in den Gelenkspalt verlagern, sodass ein Gleiten der beiden Gelenkpartner gegeneinander begrenzt wird.

PRAXISTIPP

Bei einer Blockierung aufgrund eingeklemmter Synoviaanteile können diese durch Separation beider Gelenkflächen, z. B. bei Traktionen und kleinen hubfreien Mobilisationstechniken befreit werden. In der Regel wird erst in die freie und dann in die eingeschränkte Richtung geübt.

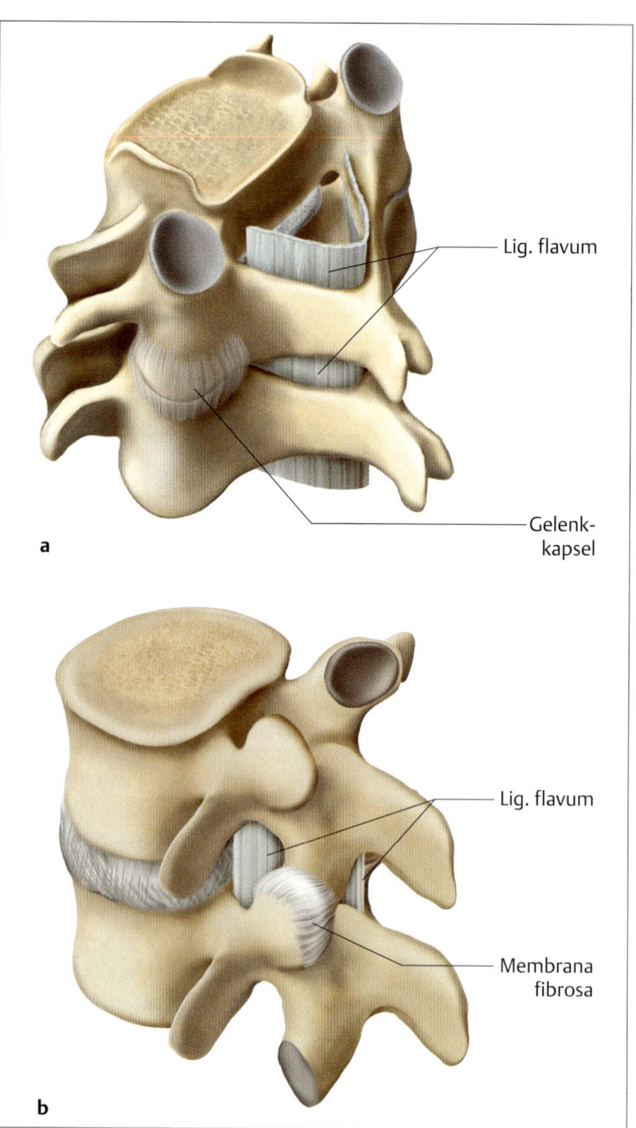

Abb. 1.19 a u. **b** Faserverlauf der Membrana fibrosa. **a** HWS. **b** LWS.

Stellung der Gelenkflächen

Durch die räumliche Stellung der Gelenkflächen sind Bewegungsausmaß und -kombinationen vorgegeben. In der LWS ist z. B. die Rotation nur sehr gering möglich, und in der HWS findet sie in Kombination mit gleichsinniger Lateralflexion statt.

HWS

▸ Abb. 1.20 a

Durch die Neigung der Gelenkfläche entsteht gegenüber der Horizontalen ein Winkel von etwa 45°. Die Facies articularis superior zeigt nach dorsal und kranial.

BWS

▸ Abb. 1.20 b

Gegenüber der Horizontalen steht die Gelenkfläche in einem Winkel von 80°, und aus der Frontalebene ist sie um 20° nach außen gedreht, sodass die Facies articularis superior nach dorsal und etwas nach kranial und lateral zeigt.

LWS

▸ Abb. 1.20 c

Die Stellung der Gelenkflächen gegenüber der Horizontalebene beträgt 90°. Aus der Sagittalebene sind sie im kranialen Abschnitt um 15° nach ventral gerichtet, sodass die Facies articularis superior nach medial und ein wenig nach dorsal zeigt. Dieser Winkel nimmt nach kaudal hin zu, weshalb die Facies articularis inferior im mittleren LWS-Abschnitt mit der Sagittalebene einen Winkel von 45° bildet.

PRAXISTIPP

Traktion der Wirbelbogengelenke

Bei einer Traktionsbehandlung, die im Idealfall im rechten Winkel zur Tangentialebene erfolgen sollte, kann das Behandlungsprinzip nicht immer optimal eingehalten werden. Am besten gelingt es an den Wirbelbogengelenken der HWS, da hier nur die Kippung aus der Horizontalebene zu beachten ist. Ein im Bereich des Wirbelbogens ausgeübter Schub nach kaudal-ventral kann das kranial liegende Wirbelbogengelenk entlasten.

In der BWS muss neben der Neigung aus der Horizontalebene auch die Kippung aus der Frontalebene beachtet werden. Es müsste deshalb eine zusätzliche mediale Schubrichtung erfolgen, die jedoch nicht beidseitig durchgeführt werden kann. Deshalb lässt sich jeweils nur eine Seite entlasten.

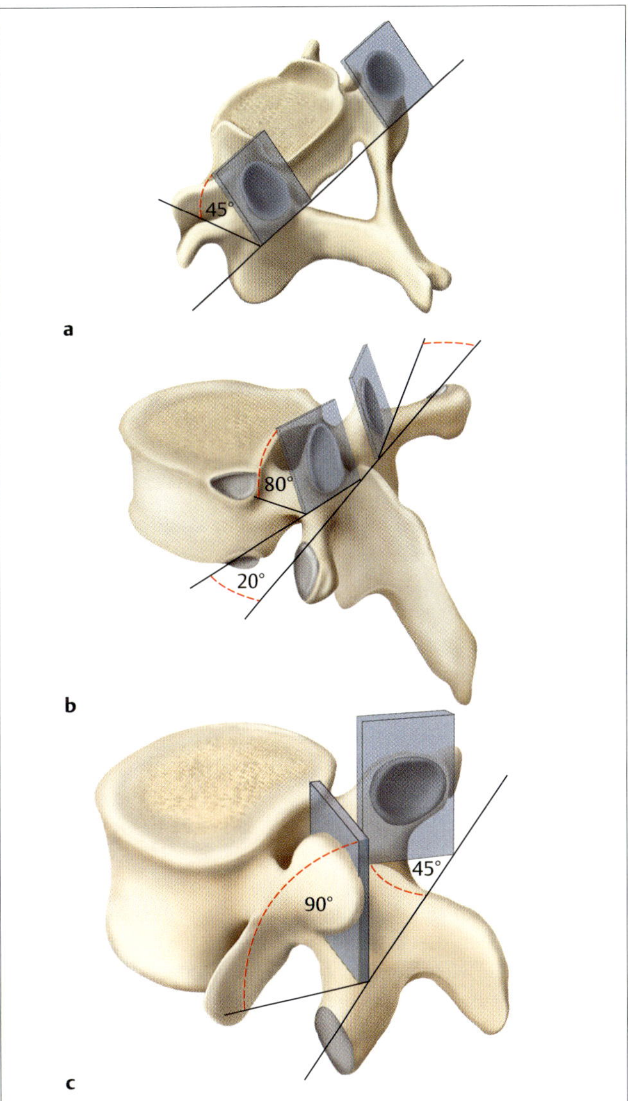

Abb. 1.20 a – c Gelenkflächenstellung der Wirbelbogengelenke. **a** HWS. **b** BWS. **c** LWS.

KLINISCHER BEZUG

Spondylarthrose ▶ **Abb. 1.21**
Verschiedene Faktoren können die Ursache für eine Arthrose der Wirbelbogengelenke sein.

1. Durch stark ausgeprägte Kyphosen, wie z. B. bei M. Scheuermann oder Osteoporose, verlieren die Gelenkfacetten ihren optimalen Kontakt. Es kommt zu einer Verschiebung der Facetten in Richtung Flexion. Die Gelenkmechanik ist gestört, und es entsteht eine Instabilität. Die Folge dieser zunehmenden Inkongruenz ist eine Arthrose mit spondylophytären Anbauten an den Wirbelbogengelenken. Außerdem können sich durch die punktuellen Belastungsspitzen von den ventralen Randleisten Osteophyten ausbilden.

Zusätzlich erhöht das dorsale Klaffen im Bandscheibenraum die Gefahr eines Prolaps.

2. Bei einer Verschmälerung des Diskus aufgrund degenerativer Prozesse verändert sich die Neutral-Null-Stellung des Gelenks, und es kommt zu einer Verschiebung in Richtung Extension. Bei Bewegungen werden die Wirbelbogengelenke größerer Kompression ausgesetzt, sodass an den Rändern der Gelenkflächen und Randleisten der Wirbelkörper Spondylophyten entstehen. Dies stellt eine strukturelle und damit irreversible Veränderung dar.

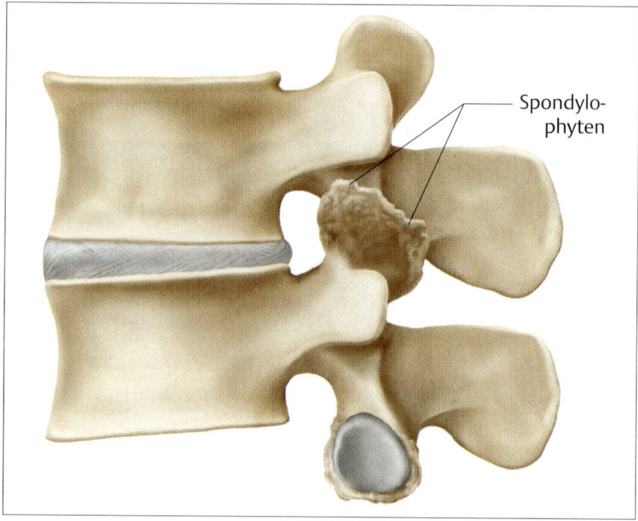

Abb. 1.21 Spondylophyten an den Gelenkflächen.

PRAXISTIPP

Bei strukturellen Veränderungen gelangt die Physiotherapie an ihre Grenzen, da sie keine knöchernen Strukturen beeinflussen kann. Allerdings können Zentrierungstechniken die Beschwerden kurzzeitig lindern und Tipps für das Verhalten im täglichen Leben die Problematik positiv beeinflussen.

1.3 Bänder

Das Bewegungssegment wird durch die verschiedenen Bänder zu einer funktionellen Einheit verbunden. Sie haben die Aufgabe, das Segment in alle Richtungen zu sichern.

Am Bandapparat der Wirbelsäule werden Wirbelkörperbänder wie Lig. longitudinale anterius von Wirbelbogenbändern wie Lig. flavum unterschieden.

Lig. longitudinale posterius

▶ **Abb. 1.22**

Das Band beginnt am Klivus des Os occipitale. Hier ist es sehr breit und wird Membrana tectoria genannt. Nach kaudal hin wird es schmaler und endet am Sakrum, wo es am ventralen Rand des Sakralkanals fixiert ist.

Das Band verläuft an der dorsalen Seite der Wirbelkörper. Es ist in Höhe des Wirbelkörpers schmal (ca. 1 cm breit) und divergiert in Höhe der Bandscheibe. Dadurch zeigt sich eine rhombenartige Form. Es ist mit den äußeren Lamellen des Anulus fibrosus verwachsen. Dabei werden die zipfelartig nach lateral ziehenden Fasern immer dünner. Außerdem ist das longitudinale Band mit einigen Fasern an den Randleisten befestigt. Durch die Verbindung mit den Bandscheiben sprießen hier Gefäße und Nervenfasern in die äußeren Schichten des Anulus und versorgen damit das Areal mit Blut und Rezeptoren.

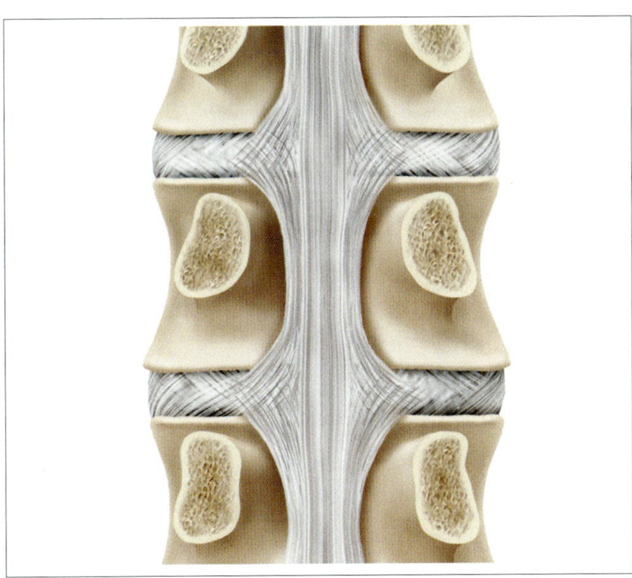

Abb. 1.22 Lig. longitudinale posterius.

Funktionen

Mechanische Komponente

Das dorsale Längsband stabilisiert den dorsalen Bandscheibenraum und steuert die Bewegungen in der Sagittalebene, vor allem die Flexion.

Neurosensorische Komponente

Die Verteilung von Nozizeptoren und golgiähnlichen Rezeptoren ist in diesem Band sehr dicht und zahlreich, vor allem an den lateralen dünneren Ausziehungen. Dadurch ist es intensiv an der Koordination von Bewegungen und Haltung beteiligt, da es über das Gamma-Muskelspindelsystem die Gelenkstabilität regelt.

Lig. longitudinale anterius

▸ Abb. 1.23

Dieses lange Band verläuft an der ventralen Fläche der Wirbelkörper und erstreckt sich vom Tuberculum anterius atlantis bis zum 1. Sakrumwirbel. Im kranialen Bereich ist es schmal und wird nach kaudal hin breit und kräftig. Das ventrale longitudinale Band ist an den oberen und unteren Rändern der Wirbelkörper befestigt, unmittelbar neben den Randleisten. Es zieht über den Bandscheibenraum hinweg und ist nur mit einigen wenigen Fasern locker mit dem Diskus verbunden. Lange oberflächliche Fasern ziehen über mehrere Wirbel, kurze tiefe Faserbündel verbinden benachbarte Wirbel miteinander.

Funktionen

Das Lig. longitudinale anterius wird bei Extension der Wirbelsäule gespannt und stabilisiert dadurch diese Bewegungsrichtung. Da es sehr breit ist, begrenzen die kontralateralen seitlichen Anteile des Bandes die Lateralflexion.

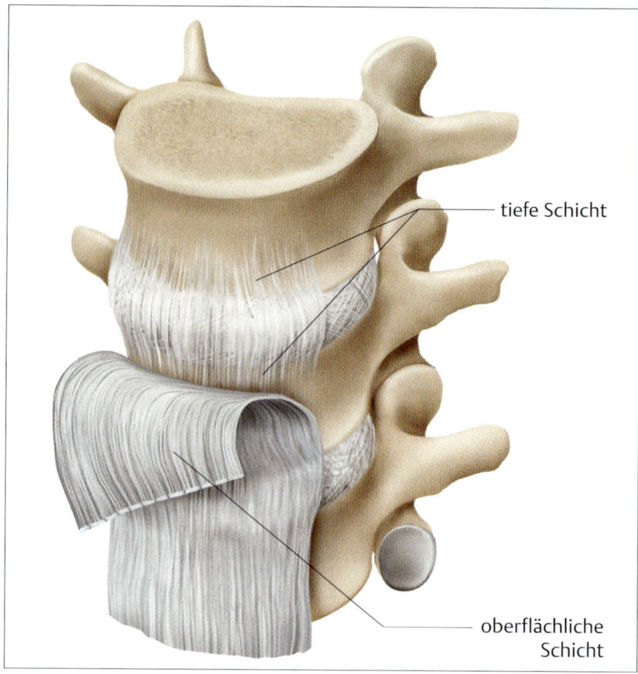

Abb. 1.23 Lig. longitudinale anterius.

Lig. interspinale

▸ Abb. 1.24

Das Band füllt den Raum zwischen 2 benachbarten Dornfortsätzen aus. Es ist sehr flächig ausgebildet. Die Zugrichtung seiner kollagenen Fasern verläuft von kranial-dorsal nach kaudal-ventral. Die Ligg. interspinalia verbinden sich dorsal mit dem Lig. supraspinale und ventral mit den Ligg. flava.

Im HWS-Bereich ist das Band Bestandteil des Lig. nuchae.

Lig. supraspinale

▸ Abb. 1.24

Das schmale Band verbindet die Spitzen der Dornfortsätze und besteht aus langen, vertikal verlaufenden Bandzügen. Es erstreckt sich vom 7. Halswirbel bis zum Os sacrum. Am Halsteil treten oberflächliche, lange Fasern des Lig. nuchae an seine Stelle.

Funktionen

Ligg. interspinale und supraspinale geraten bei Flexion unter Spannung und unterstützen die Stabilisierung der Rotation in beide Richtungen.

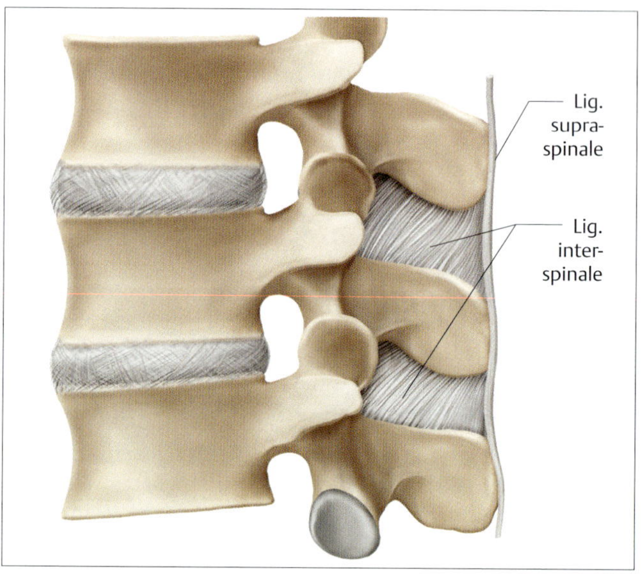

Abb. 1.24 Lig. interspinale und Lig. supraspinale.

Lig. intertransversarium

▸ Abb. 1.25

Die Ligg. intertransversaria sind kurze, segmentale Bänder, die die Spitzen zweier benachbarter Querfortsätze verbinden.

Funktionen

Sie verhindern die Lateralflexion mit dem jeweils kontralateralen Band. Außerdem unterstützen sie die Bewegungsbegrenzung bei der Flexion.

Lig. flavum

▸ Abb. 1.25

Die Ligg. flava sind segmental am dorsalen Rand des Spinalkanals zwischen den Laminae arcus vertebrae ausgespannt und schließen damit den Wirbelkanal nach dorsal-lateral ab. In der BWS und LWS gehen sie lateral eine Verbindung mit der Gelenkkapsel der Wirbelbogengelenke ein.

Das Band ist dick, kräftig ausgebildet und besteht aus mehr als 75% elastischen Fasern, weshalb es die gelbliche Farbe annimmt. Dieser hohe Anteil an elastischen Anteilen sorgt dafür, dass es in allen Stellungen gespannt ist und keine Falten entstehen, die den Spinalkanal verengen könnten. Sie sind großen Längenveränderungen unterworfen. So erreichen sie z. B. bei maximaler Flexion eine Längenzunahme von 50%.

Durch die Nähe zur Gelenkkapsel üben sie bei Flexion einen Druck nach dorsal aus und stabilisieren damit diesen Teil des Wirbelbogengelenks.

KLINISCHER BEZUG

Als Folge einer zunehmenden Instabilität können die ventralen Faseranteile des Lig. flavum hypertrophieren und so dick anschwellen, dass sie den Spinalkanal von dorsal aus einengen.

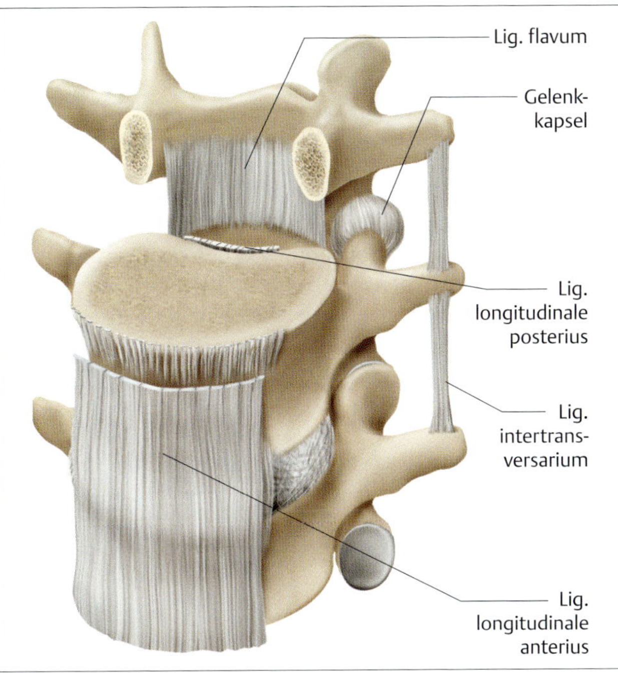

Abb. 1.25 Lig. flavum und Ligg. intertransversaria.

1.4 Bewegungsachsen und Bewegungen

Achsen

▸ Abb. 1.26

Die Achsen für das Bewegungssegment liegen in der Bandscheibe. Sie hängen unter anderem von den Verlagerungsmöglichkeiten der elastischen Anteile der Bandscheibe ab und sind deshalb nicht auf den Punkt bestimmbar (White u. Panjabi 1990).

Horizontale Achse

Für die Flexion liegt die Achse im ventralen, für die Extension im dorsalen Bandscheibenbereich.

Sagittale Achse

Die Achse für die Lateralflexion nach links befindet sich im linken, nach rechts im rechten Diskusabschnitt.

Longitudinale Achse

Die Achse für die Rotation liegt annähernd in der Mitte des Diskus. Sie wird auch als vertikale Achse bezeichnet.

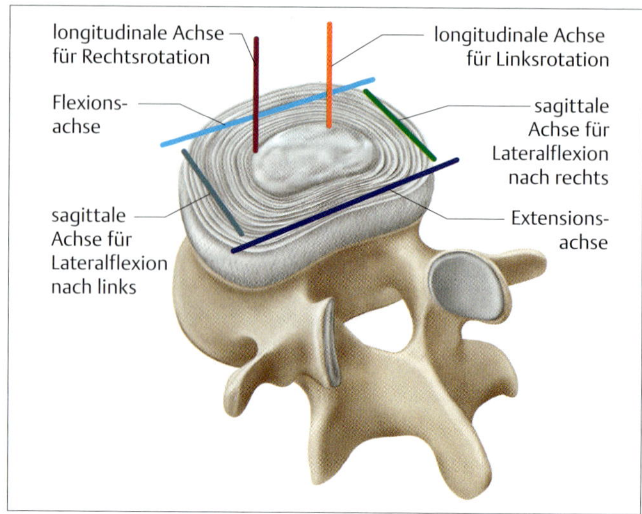

Abb. 1.26 Bewegungsachsen.

Bewegungen

Extension

▸ Abb. 1.27

Die Extension entlastet den ventralen Abschnitt des Bewegungssegments und belastet dorsale Anteile. Das Foramen intervertebrale wird deutlich verengt. Es kommt zu einem Ineinandergleiten der Facetten, was als Konvergenzbewegung bezeichnet wird. Am Ende der Bewegung sind die Facetten verriegelt, da sich die Procc. articulares superiores am interartikulären Anteil des Arcus abstützen. Diese Stellung wird als Facettenschluss bezeichnet.

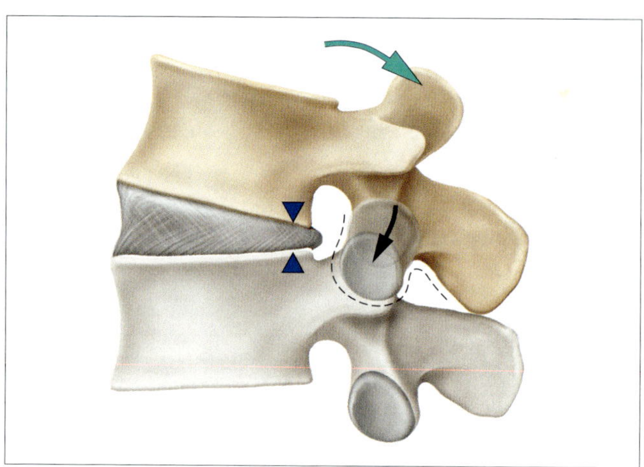

Abb. 1.27 Extension in der LWS.

Flexion

▸ Abb. 1.28

Bei der Flexion werden der ventrale Wirbelkörperabschnitt und die Bandscheibe komprimiert. Die Facies articularis inferior des kranialen Wirbels gleitet gegenüber der Facies articularis superior des kaudalen Wirbels nach kranial. Dieses Auseinandergleiten wird Divergenzbewegung genannt.

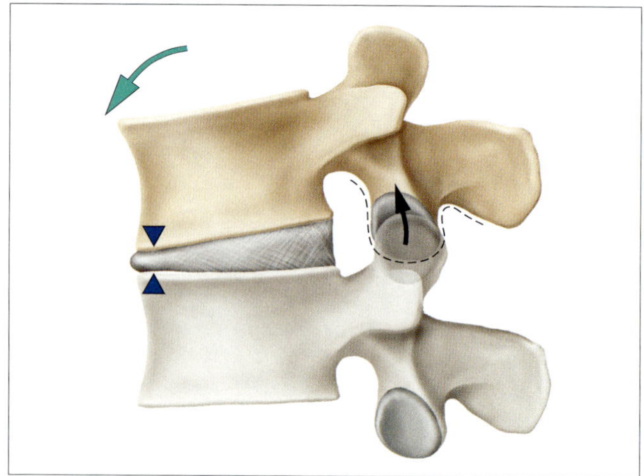

Abb. 1.28 Flexion in der LWS.

Lateralflexion

▶ Abb. 1.29

Bei der Lateralflexion findet auf der konkaven Seite eine Konvergenzbewegung statt, da sich hier die Facetten ineinanderschieben. Auf der kontralateralen Seite erfolgt dagegen eine Divergenzbewegung, weil sich hier die Facetten voneinander entfernen.

Das Foramen intervertebrale wird auf der kontralateralen Seite erweitert, auf der anderen Seite verkleinert es sich.

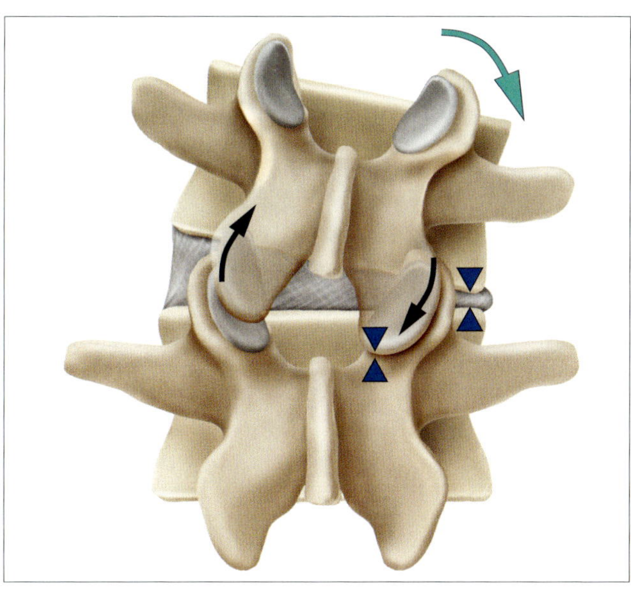

Abb. 1.29 Lateralflexion nach rechts in der LWS.

Rotation

▶ Abb. 1.30

Bei der Rotation gleiten die Facies articulares superiores gegenüber den Facies articulares inferiores zur kontralateralen Seite.

In der HWS ist die Rotation mit einer gleichsinnigen Lateralflexion gekoppelt, etwas weniger ausgeprägt in der BWS.

In der LWS ist die Gelenkflächenstellung sehr steil, weshalb die Gelenkflächen bei Rotation auf der ipsilateralen Seite entlastet und auf der kontralateralen Seite komprimiert werden. Eine geringe Rotation ist nur in Flexionsstellung möglich.

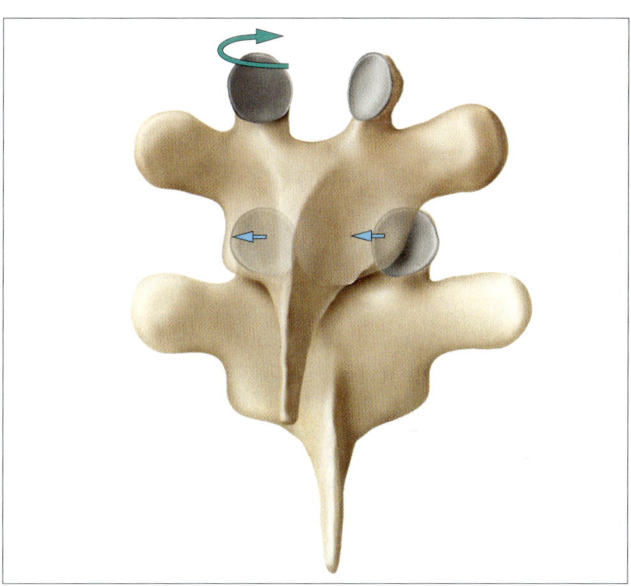

Abb. 1.30 Rechtsrotation in der BWS.

PRAXISTIPP

Divergenz- und Konvergenzblockierung
Die Flexionsblockierung wird Divergenzblockierung genannt. So findet sich z. B. bei einer Flexionsblockierung auf der linken Seite in der Regel eine weitere Bewegungseinschränkung in Richtung Rechtslateralflexion und Rechtsrotation. In diesem Fall sind das Entklemmen des Gelenkraums und die Zentrierung der Gelenke die Bedingungen für die Wiederherstellung des optimalen Facettenkontakts. Die zu mobilisierende Facette wird mit Traktion in einer dreidimensionalen Einstellung, die aufgrund des Befundes festgelegt wird, sowie mit Dehnung der segmentalen Muskeln behandelt.

Eine Bewegungsbehinderung in Richtung Extension wir dagegen als Konvergenzblockierung bezeichnet.

1.5 Discus vertebralis

Die Bandscheiben befinden sich zwischen allen Wirbelkörpern bis auf die 2 oberen Etagen der HWS. Deshalb gibt es nur 23 Bandscheiben. Der Diskus sieht weiß und glänzend aus, ist sehr elastisch und belastungsstabil. Im Alter wird er gelb bis gelbbraun und trocken und ist weniger elastisch und belastbar.

Er ist in den verschiedenen Wirbelsäulenabschnitten unterschiedlich hoch, da das Verhältnis Bandscheibe zu Wirbel meist aus einem Viertel zu drei Vierteln besteht.

Zur Bandscheibe gehören der Anulus fibrosus, der Nucleus pulposus und die Knorpelplatten.

Aufbau des Diskus

Anulus fibrosus

▸ **Abb. 1.31**

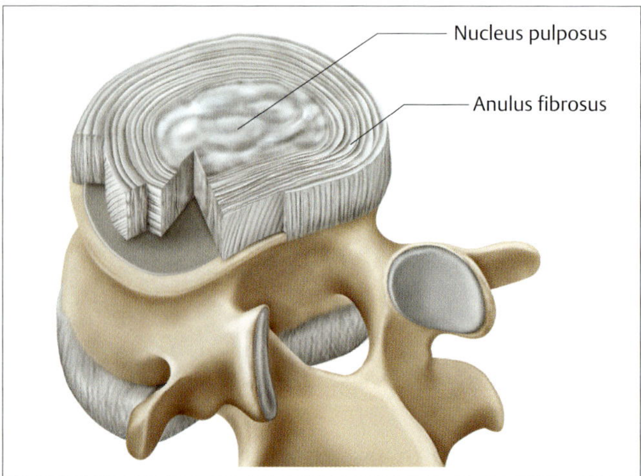

Abb. 1.31 Aufbau des Anulus fibrosus.

Der Anulus ist eine ringförmig ausgebildete Struktur, die aus mehreren Faserschichten besteht.

Schichten des Anulus

Die kollagenen Fasern sind aus einer unterschiedlichen Molekularstruktur aufgebaut. Die Anzahl der Faserschichten liegt zwischen 15 und 20 (Taylor 1990).

Jede Kollagenschicht verläuft gegen die nächste über Kreuz mit unterschiedlich schrägen Faserzügen. Die Fasern der äußersten Schicht verlaufen fast vertikal und so, dass sie sich mit den Fasern der nächsten Schicht in einem Winkel von etwa 100° überkreuzen und diese wiederum mit der nächsten. Der Winkel verändert sich nach innen, d. h. er wird größer, weshalb die Fasern der inneren Schicht fast horizontal verlaufen. Durch die sich kreuzenden Anordnungen der Lamellen kann sich der Anulus den unterschiedlichen Beanspruchungen bei Bewegungen anpassen. Die longitudinal verlaufenden Fasern begrenzen die Flexion, Extension und Lateralflexion, die diagonalen und horizontalen Fasern vor allem die Rotation und teilweise die Lateralflexion.

Nach innen hin ändert sich die Molekularstruktur der Kollagenfibrillen und es vermehren sich dünne Fibrillen vom Kollagentyp II, die elastische Eigenschaften besitzen. Sie eignen sich daher gut zur Verarbeitung von Druckbelastungen. Der Übergang von einer Schicht in die nächste ist ebenso wie der zum Nukleus fließend.

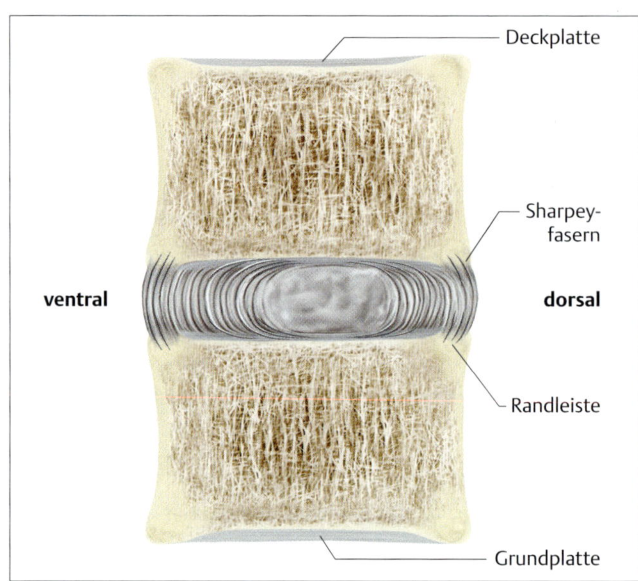

Abb. 1.32 Anulus fibrosus und Lage des Nucleus pulposus.

Die äußeren Schichten bestehen aus Kollagenfasern vom Typ I, die auf Zugbelastung ausgerichtet sind. Es sind dicke Fibrillen, die sich zu Fasern zusammenschließen und parallel zueinander angeordnet sind. Auch ein geringer Anteil an elastischen Fasern ist zu finden. Die Lamellen sind ringförmig angelegt, jedoch nicht immer vollständig. Das bedeutet, sie laufen nicht um den ganzen Diskus herum, sondern gehen in benachbarte Lamellen über. Die Anordnung der Faserschichten ist in der Stärke unterschiedlich. Ventral und lateral sind die Lamellen dick, dorsal feiner. Deshalb ist der dorsale Anulus schmaler als der ventrale, und der Nucleus pulposus liegt nicht ganz in der Mitte ▶ **Abb. 1.32**.

Die äußersten Lamellen des Anulus sind mit den sogenannten ***Sharpeyfasern*** an den knöchernen Randleisten des Wirbelkörpers fixiert.

Dorsal ist die äußerste Schicht des Anulus fibrosus mit dem Lig. longitudinale posterius verwachsen. Auf diesem Weg sprießen kleine Gefäße ein. Allerdings bleiben sie in den oberflächlichen Schichten und sind nur in geringer Anzahl vorhanden ▶ **Abb. 1.33**.

Eine nervale Versorgung der dorsalen Lamellenschicht ist über den R. meningeus des gleichen und der angrenzenden Segmente gewährleistet. In der übrigen Bandscheibe gibt es keine Nerven ▶ **Abb. 1.34**; siehe Kap. 1.1.6 u. 1.1.7.

Bestandteile des Anulus

Der Anulus fibrosus besteht aus 60 – 70 % Wasser. Außer dem Kollagen setzt sich die Grundsubstanz des Anulus aus folgenden Anteilen zusammen (van den Berg 1999):

- Glukosaminoglykane (GAG) ist eine Gruppe hauptsächlich aus Polysaccharidketten bestehender chemischer Verbindungen.
- Proteoglykane sind GAG, die mit Proteinen verbunden sind und dem des Gelenkknorpels gleichen. Die Proteoglykaneinheiten besitzen Wasser anziehende und abweisende Eigenschaften.
- Eiweißspaltende Enzyme (Matrix-Metalloproteinosen, MMP) haben die Aufgabe, alte Matrixbestandteile zu entfernen und durch neue zu ersetzen (Reparationsprozess).
- Zwischen den Kollagenfasern und den Lamellen liegen Chondrozyten und Fibroblasten, die für die Synthese des Kollagens und der Proteoglykane zuständig sind.

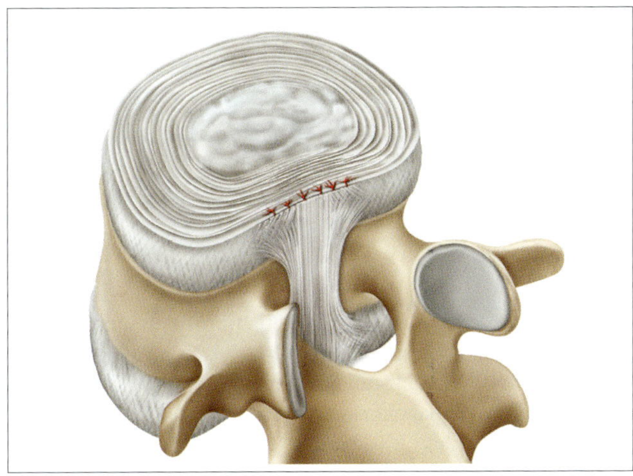

Abb. 1.33 Gefäße im Anulus fibrosus.

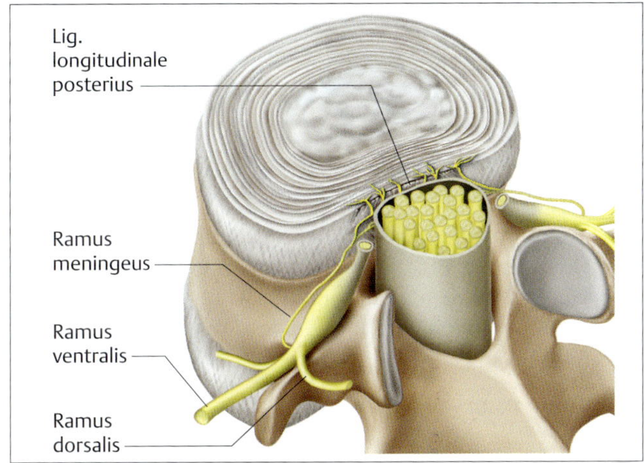

Abb. 1.34 Innervation des Anulus fibrosus.

Nucleus pulposus

▸ **Abb. 1.35**

Es handelt sich um eine gelartige Substanz, die im Inneren der Bandscheibe liegt und als Bandscheibenkern bezeichnet wird. Es gibt keine klare Abgrenzung zum Anulus fibrosus, da die äußeren Anteile des Nukleus mit der inneren elastischen Lamellenschicht des Anulus verschmelzen.

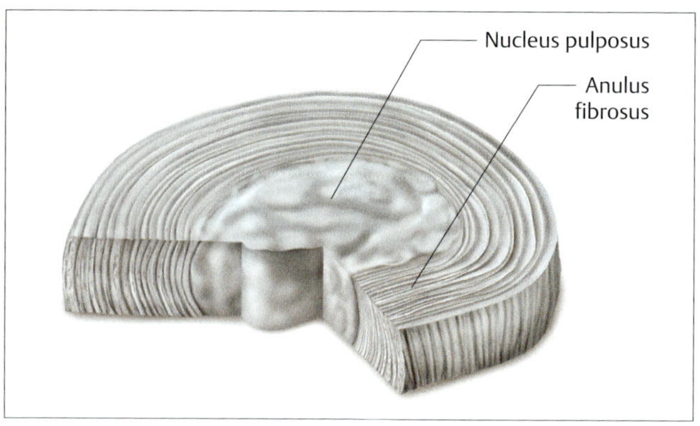

Abb. 1.35 Nucleus pulposus.

Bestandteile

Seine Matrix besteht wie beim Anulus fibrosus hauptsächlich aus Proteoglykanen und Glykosaminoglykanen, die sich mit dünnen elastischen Kollagenfibrillen vom Kollagenfasertyp II vernetzen. Vom Kollagenfasertyp I sind nur geringe Anteile vorhanden. Unter dem Mikroskop sieht es wie ein dreidimensionales Netzwerk aus. Zu den Knorpelplatten hin finden sich einige Chondrozyten, die eine Rolle bei der Synthese der Proteoglykane und des Kollagens spielen.

Diese Zusammensetzung sorgt für eine hohe Ladung der Matrix und besitzt eine starke Wasserbindungsneigung. Deshalb haben sie großen Einfluss auf Elastizität und Quellbarkeit, weshalb der Nukleus als hydroelastisches Polster wirkt.

Beim Jugendlichen beträgt der Wassergehalt etwa 88 %. Im Laufe des Lebens verringern sich die Flüssigkeit und damit auch die Elastizität des Gewebes und seine Belastbarkeit.

Der Nukleus übt durch die in ihm befindliche Spannung Druck nach allen Seiten aus. Dieser hält den Abstand zwischen 2 Wirbelkörpern aufrecht und klammert sie durch die Spannung der vertikal verlaufenden Lamellen des Anulus auch aneinander ▸ **Abb. 1.36**.

Der Nukleus ist gefäß- und nervenlos.

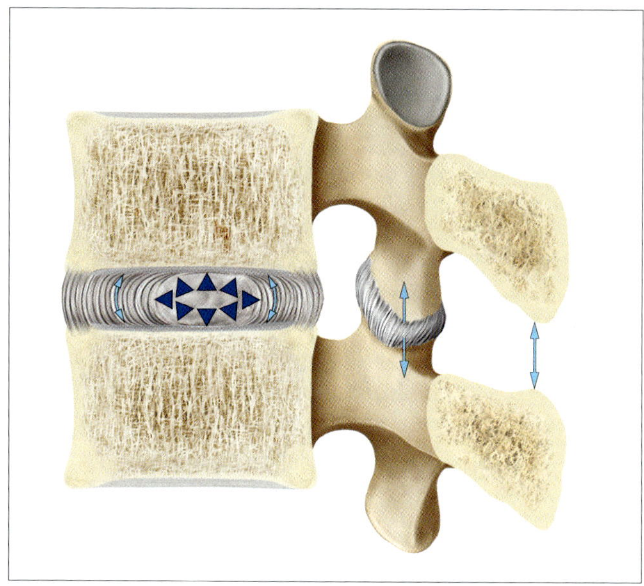

Abb. 1.36 Nucleus pulposus als hydroelastisches Polster.

Knorpelplatten

▶ Abb. 1.37

Die Wirbelkörper werden zur Bandscheibe hin von Wirbelkörperendplatten bedeckt. Diese Grund- und Deckplatten sind etwa 1 mm dick. Sie sind lateral an den Innenflächen der vorstehenden Randleisten des Wirbelkörpers fixiert und bedecken den Anulus nicht vollständig.

Die Lamellen aus dem Anulus setzen sich in der Knorpelplatte mit horizontalem Verlauf fort, weshalb dieser Teil der Knorpelplatte aus Faserknorpel besteht (Bogduk 1997). Zum Wirbelkörper hin besteht die Platte aus hyalinem Knorpel.

Die Knorpelplatten besitzen im Säuglingsalter feine Kanäle für die Gefäße, die aus dem Wirbelkörper in die Bandscheibe führen. Diese gehen mit zunehmender Belastung im Wachstum zurück.

Funktionell gehören die Knorpelplatten zu den Bandscheiben, da sie eine semipermeable Membran zur Ernährung der Bandscheibe darstellen.

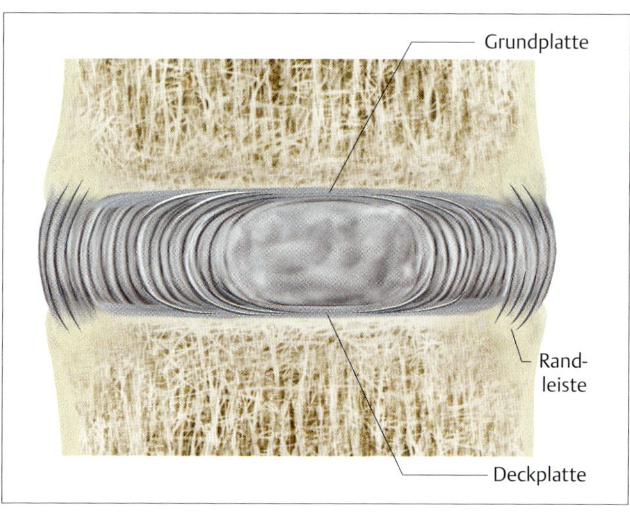

Abb. 1.37 Knorpelplatten.

Ernährung der Bandscheibe

Die Durchblutung der Bandscheibe über die Knorpelplatte wird kontrovers diskutiert. Einige Forscher meinen, dass sie ab dem 2. Lebensjahr nicht mehr durchblutet ist, da sich dann die Kanäle in den Grund- und Deckplatten verschließen (Töndury 1955). Andere legen diesen Zeitpunkt in das 20. Lebensjahr (Krämer 1994).

Die äußeren Lamellen des Anulus fibrosus werden durch einige wenige Kapillaren aus den Ligg. longitudinales posterius et anterius durchblutet. Sie gehen nicht über die 2.–3. Lamelle hinaus. Der Flüssigkeits- und Ernährungsaustausch ist hier sehr gering.

Zum größten Teil findet die Ernährung der Bandscheibe aufgrund der starken Wasserbindungsneigung des Makromolekülgemischs im Diskus durch die Grund- und Deckplatten hindurch statt. Sie haben die Eigenschaft einer semipermeablen Membran, d. h. sie sind nur für die bei den Synthesevorgängen benötigten Nährstoffe durchlässig. Durch sie erfolgt auch der Abtransport von Stoffwechselschlacken zurück in die Wirbelkörper. Im Zentrum ist die Knorpelplatte etwas dünner. Dies ist der Ort der geringsten Zugbelastung mit dem größten Vorkommen von Matrixmaterial. Hier findet der meiste Austausch statt.

Aufnahme von Nährstoffen

▸ Abb. 1.38

Ist der von außen einwirkende Druck niedriger ist als der im Diskus herrschende, werden Nährsubstanzen zusammen mit Wasser aufgenommen. Da mit der Flüssigkeitsaufnahme auch gleichzeitig eine Verdünnung des Makromolekülgemischs eintritt, reduziert sich die Bindungskraft im Diskus, und es entsteht ein Gleichgewicht. Dieses stellt einen Schutzmechanismus für übermäßiges Aufquellen dar.

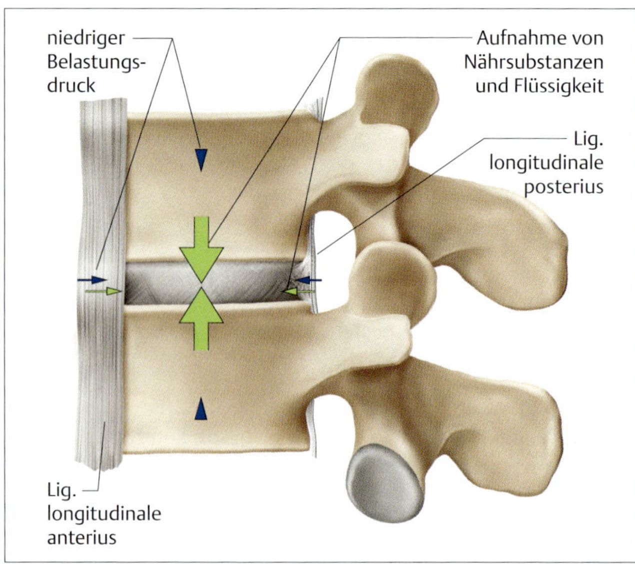

Abb. 1.38 Flüssigkeitsaufnahme der Bandscheibe (grüne Pfeile) bei niedrigem Belastungsdruck (blaue Pfeile).

Abgabe von Stoffwechselschlacken

▸ Abb. 1.39

Überwiegt der von außen einwirkende Druck, gibt die Bandscheibe Flüssigkeit und Stoffwechselschlacken ab. Allerdings ist die Menge an Wasser begrenzt und wird durch das Gleichgewicht zwischen den Kompressionskräften und Bindungskraft an die Matrix bestimmt. Ein Schutz vor dem absoluten Auspressen stellt die zunehmende Konzentration des Gemisches dar, weil dadurch die Ansaugkraft im Diskus erhöht wird und dem Belastungsdruck entgegenwirkt.

Höhenänderungen des Diskus

Durch die Verschiebung der Flüssigkeit verändert sich die Höhe des Diskus, was sich durch die Messung der Körperlänge am Morgen und Abend feststellen lässt. Stehen, Gehen und Sitzen im Laufe des Tages bewirken eine Flüssigkeitsabgabe, wobei ein Körperlängenverlust von bis zu 2 cm beobachtbar ist. Er ist abhängig von den Belastungssituationen und bei Jugendlichen ausgeprägter als bei alten Menschen. Durch die entlastende Position über Nacht nimmt der Diskus wieder Flüssigkeit auf, und es kommt zur Höhenzunahme.

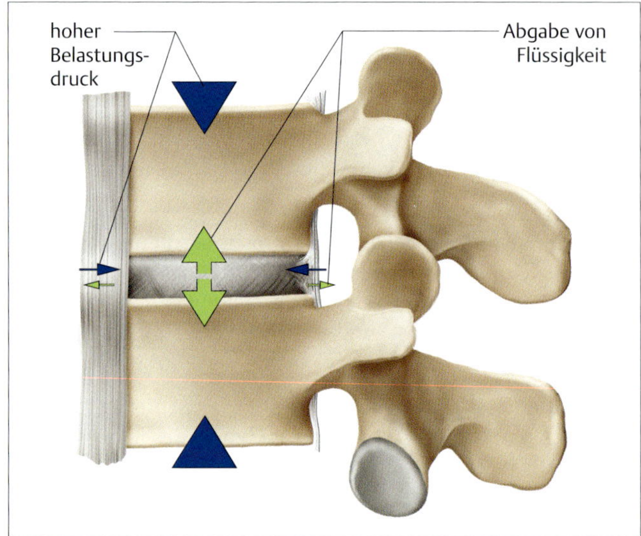

Abb. 1.39 Flüssigkeitsabgabe der Bandscheibe (grüne Pfeile) bei hohem Belastungsdruck (blaue Pfeile).

Grenze von Hydration und Dehydration

▶ **Abb. 1.40**

Die Grenze von Flüssigkeitsaufnahme und -abgabe liegt bei einem intradiskalen Druck von 400 kPa. Die Flüssigkeitsabgabe wird als Dehydration, die -aufnahme als Hydration bezeichnet. Bestimmte Körperpositionen und Übungen beeinflussen den Druck.

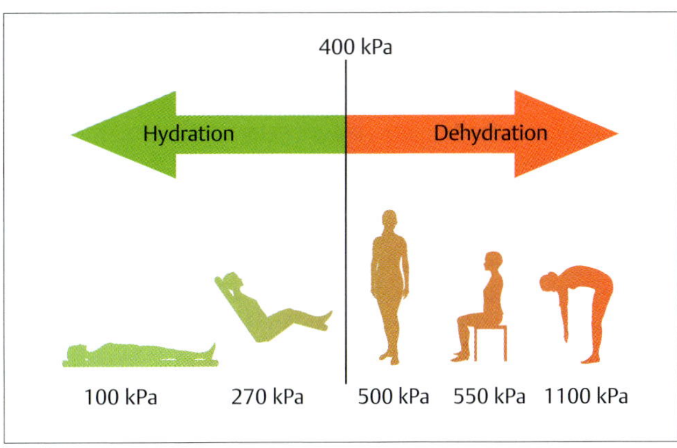

Abb. 1.40 Grenze von Hydration und Dehydration.

KLINISCHER BEZUG

Chondrose
Mit zunehmendem Alter verringern sich der Proteoglykane- und damit auch der Wassergehalt, während der Kollagengehalt zunimmt. In der Folge wird der Nukleus hart und brüchig. Dadurch nimmt die Bandscheibenhöhe ab, und im umgebenden Anulus entstehen Risse. Die Grund- und Deckplatten werden durch die Höhenabnahme der Bandscheibe vermehrt belastet. Die Folge ist eine Sklerosierung, wobei sich Spondylophyten bilden.

PRAXISTIPP

Für den Austausch von Stoffwechselprodukten und damit für die Ernährung der Bandscheibe ist der Wechsel zwischen Be- und Entlastung von großer Bedeutung. Eine weitere wichtige Rolle spielt die Bewegung, um die Nährsubstanz zur weniger belasteten Seite zu verschieben. Deshalb sollten bei Bandscheibenproblematik mobilisierende Behandlungstechniken in unterschiedlich belastenden Ausgangsstellungen ausgesucht werden.

Die ***axiale Traktion*** des Bandscheibenraums beschleunigt die Hydration. So reicht z. B. für den LWS-Bereich eine Zeit von 10 – 15 Minuten aus, um eine deutliche Erweiterung und damit Entlastung des Bandscheibenraums zu bewirken. Nicht jeder Patient spricht positiv auf die Hydration an, da viele Strukturen des Bewegungssegments gestrafft werden. Deshalb sollten die Angaben des Patienten über Schmerzlinderung bzw. -zunahme bei der Durchführung der Traktion Beachtung finden, um entsprechend zu reagieren.

Belastungsmessungen

Eine gesunde Bandscheibe kann unterschiedlich hohe Druckbelastungen verarbeiten bzw. kompensieren. Anders verhält es sich mit Bandscheiben mit beginnenden degenerativen Veränderungen. In diesem Fall können erhebliche Druckerhöhungen eine Degeneration beschleunigen, die deshalb zu vermeiden sind. Es ist kaum möglich, eine Obergrenze der Belastung festzulegen, da darüber keine wissenschaftlichen Auswertungen vorliegen. Es gibt verschiedene Methoden, um den Belastungsdruck in der Bandscheibe festzustellen:

Rechenmodell

Durch Berechnungen der Summe aller Muskelkräfte, Tiefen und Breiten des Rumpfes sowie Gewicht und Schwerpunkt des Körperabschnitts lässt sich eine mathematische Berechnung des Drucks vornehmen. Sie ist jedoch nicht eindeutig möglich, sodass für eine konkretere Aussage Optimierungsfunktionen in Anspruch genommen werden müssen.

Belastungsmessungen an Implantaten

Rohlmann et al. (1995) verankerten bei 10 Patienten mit Wirbelfraktur einen mit Messimplantat versehenen Wirbelfixateur transpedikulär im Wirbelkörper und maßen dann die Biegemomente in den Fixateuren bei verschiedenen Aktivitäten. Die Ergebnisse waren den intradiskalen Messungen sehr ähnlich.

Intradiskale Druckmessungen

Nachemson et al. (1966) untersuchten den intradiskalen Druck anhand einer Kanüle mit integriertem Messsensor, die in den Nukleus der 3. Lendenbandscheibe eines Lebenden eingeführt wurde. Sie beschrieben zum 1. Mal die Abhängigkeit von Körperpositionen und intradiskalen Druckverhältnissen. Die damals ermittelten Ergebnisse haben bis heute Gültigkeit, auch wenn bedingt durch die modernen Messverfahren bei einigen Werten eine Korrektur erforderlich ist.

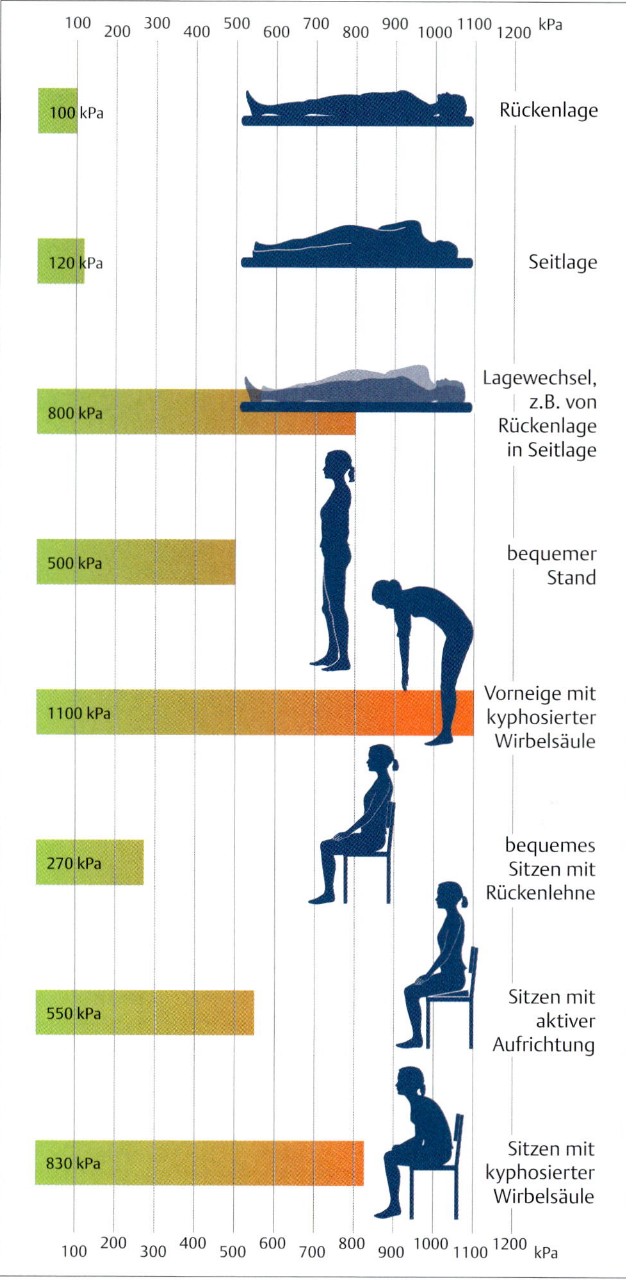

Abb. 1.41 Belastung des Diskus in verschiedenen Stellungen.

Aktuelle Druckmessungen

Die hier dargestellten Druckmessungen beziehen sich auf eine Untersuchung von Wilke et al. (1999). Sie implantierten für 24 Stunden einen flexiblen Druckaufnehmer in den gesunden Nukleus der 4. Bandscheibe der LWS und dokumentierten den Druck. Sie ließen den 75 kg schweren Probanden mehrmals verschiedene Stellungen einnehmen und Übungen durchführen und zeichneten außerdem den Druck während des Schlafens auf.

Druck bei verschiedenen Belastungsstellungen und Tätigkeiten

▸ **Abb. 1.41**, ▸ **Abb. 1.42**

Die dargestellten Messergebnisse zeigen, dass liegende Positionen, egal ob ***Rücken- oder Seitenlage***, sehr entlastend sind. Allerdings kann sich der Druck beim Wechsel einer Ausgangsstellung zwischenzeitlich auf 800 kPa steigern.

Die ***Sitzhaltung*** nach Brügger (1977) mit extendierter LWS und aufgerichteter Wirbelsäule erhöht den Belastungsdruck um 100 kPa, die Übungen nach McKenzie (Push-ups aus Bauchlage; [1988]) erhöhen ihn um 150 kPa.

Der ***Vierfüßlerstand*** ist sehr entlastend. Bei Übungen wie dem „Katzenbuckel" verändert sich der Druck jedoch auf 820 kPa.

Ein ***Vorneigen*** mit gebeugtem Rücken kann den intradiskalen Druck auf 1100 kPa erhöhen. Wird in dieser Stellung ein Gewicht von 20 kg getragen, steigt er auf 2300 kPa. Außerdem verlagern sich die Druckspitzen in den ventralen Bandscheibenbereich. Dagegen ist der Druck geringer, wenn das Gewicht mit geradem Oberkörper und aus den Knien herausgehoben und am Körper getragen wird.

Das ***Gehen*** belastet den Diskus mit 600 kPa, beim ***Treppensteigen*** erhöht sich der Druck um 100 kPa, und ***Hüpfen*** bringt ihn auf über 1000 kPa.

Durch eine entspannte Rücken- oder Seitlage wird beim Schlafengehen ein Druck von 100 – 120 kPa gemessen. Nach 7 Stunden Ruhen erhöht er sich auf etwa 240 kPa, bedingt durch den Quelldruck im Diskus.

Husten verstärkt den Druck um 150 kPa, nicht ganz so deutlich das Lachen. Durch die Erhöhung des abdominellen Drucks mittels ***Bauchpresse*** im Stand wurde eine Steigerung auf 920 kPa gemessen.

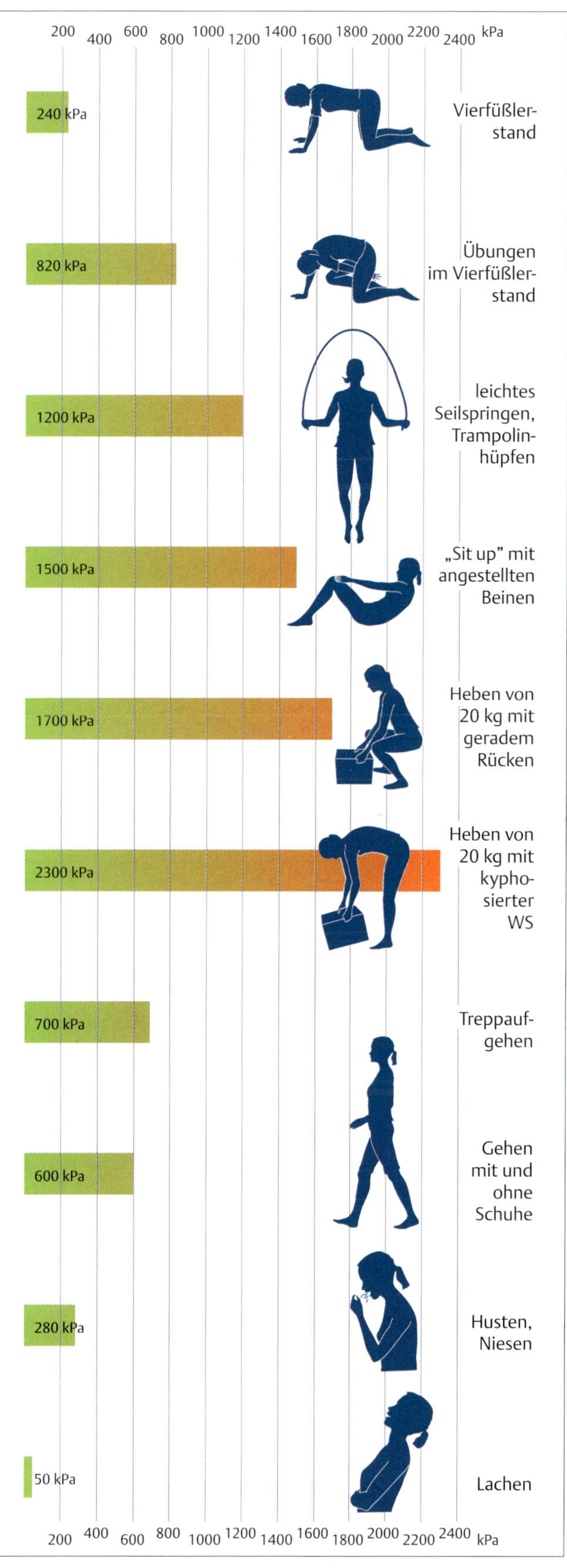

Abb. 1.42 Belastung des Diskus bei verschiedenen Tätigkeiten.

PRAXISTIPP

Konsequenzen der Druckbelastung bei Bandscheibenschäden

Zur Vermeidung von erhöhten Druckbelastungen müssen die belastenden Stellungen und Übungen bei der Auswahl von Behandlungsmaßnahmen berücksichtigt werden.

Die Werte zeigen, dass Sitzen weniger belastend ist als bisher angenommen. Patienten tolerieren nicht immer die extreme Aufrichtung der Wirbelsäule, wie sie z. B. beim Brügger-Prinzip (1977) eingeübt wird. Andere Patienten vertragen dagegen die kyphosierte Lagerung (lumbale Lagerung) nicht. Deshalb sollte es grundsätzlich dem Patienten überlassen werden, welche Stellungen er zur Linderung seiner Schmerzen einnehmen möchte.

Um abgeschwächte Muskulatur aufzutrainieren, bieten sich dosierte Stabilisationen an, wie z. B. segmentale Stabilisation aus der Manuellen Therapie oder funktionelles Bauch- und Rückenmuskeltraining nach Klein-Vogelbach. Der Vorteil dieser Techniken besteht darin, dass nicht mit langem Hebel und Maximalkräften gearbeitet wird, die den Bandscheibendruck deutlich erhöhen.

Beispiel: Die Übung „Brückenbauch" kann der Patient in jeder Phase beenden, d. h. er bestimmt selbst, wie weit er gehen möchte. Wahrscheinlich werden viele Patienten nicht bis zur Endstellung kommen. ▸ **Abb. 1.43**.

Nach wie vor sollte mit den Patienten das Erlernen geeigneter Verhaltensweisen im täglichen Leben eingeübt werden, wie z. B. beim Bücken und Lastentragen, um sie auf ungünstige und daher zu vermeidende Druckbelastungen aufmerksam zu machen ▸ **Abb. 1.44**.

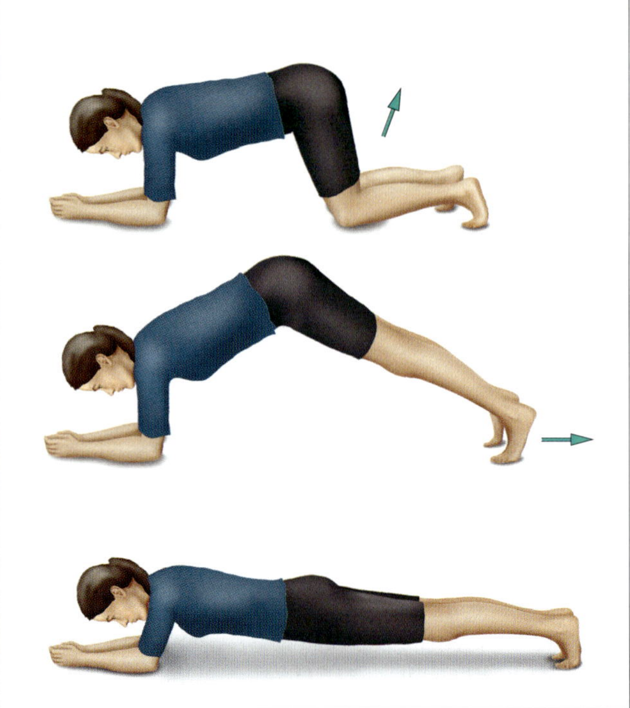

Abb. 1.43 Funktionelles Bauchmuskeltraining nach Klein-Vogelbach: „Brückenbauch".

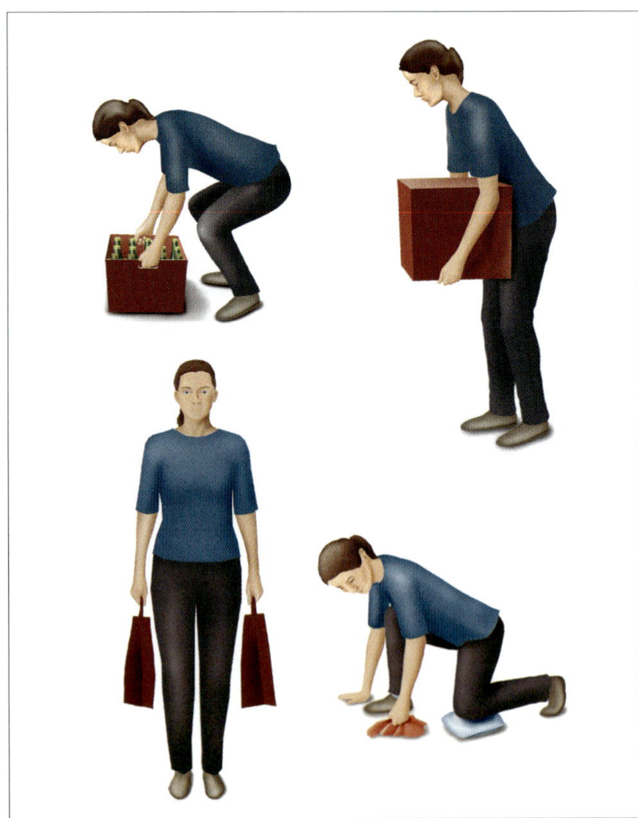

Abb. 1.44 Einüben belastungsreduzierter Verhaltensweisen im täglichen Leben.

Verhalten der Bandscheibe bei Bewegungen

▶ **Abb. 1.45**

Bei einseitiger Belastung (z. B. bei Flexion) wird die Bandscheibe mit unterschiedlichen Zug- und Druckkräften belastet. Der Wirbelkörper neigt sich nach ventral, und dorsal kommt es zu einer keilförmigen Verbreiterung des Bandscheibenraums und Zunahme der Zugspannung. Hier nimmt der Druck ab und es kommt zu einer leichten Einziehung der äußeren Lamellenschichten. Auf der Ventralseite nimmt die Druckbelastung dagegen zu, und der Anulus wölbt sich deutlich vor ***(Bulging-Effekt)***.

Der Nukleus verlagert sich in die Zone des verminderten Drucks, also nach dorsal. Dabei nimmt er die inneren elastischen Fasern des Anulus fibrosus mit. Bedingt durch die Viskosität und damit Trägheit des Nukleus, nimmt die Verlagerung eine gewisse Zeit in Anspruch. Die Geschwindigkeit wird mit 0,5 cm pro 10 Minuten angegeben (van den Berg 1999).

Die begrenzte Dehnfähigkeit der äußeren Anulusschichten bremst die Verschiebung der elastischen Anteile. Das Verspannungssystem des Anulus hält also nicht nur die Wirbel zusammen, sondern verhindert auch ein ausgeprägtes Kippen und bremst damit Bewegungen.

Bei der Lateralflexion geschieht Ähnliches wie bei der Flexion, nur zur Seite. In diesem Fall nehmen die Druckbelastung auf der konkaven und die Zugbelastung auf der konvexen Seite zu.

Bei der Rotation verlagert sich der Nukleus kaum, und es werden schräg gegen die Drehrichtung ausgerichtete Fasern im Anulus gespannt.

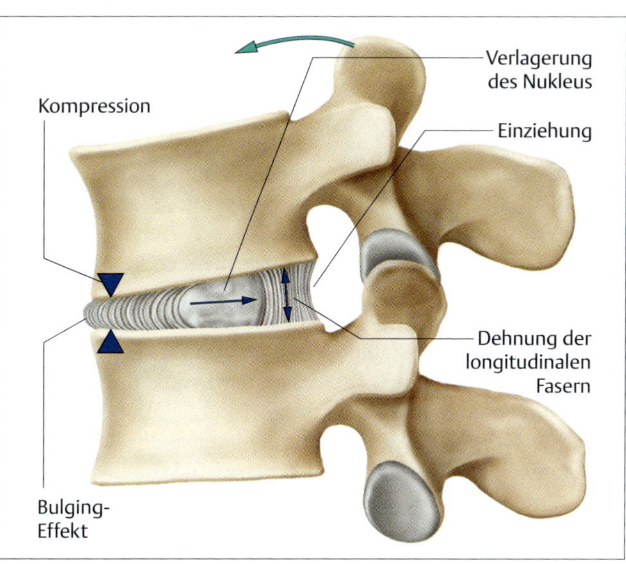

Abb. 1.45 Verhalten der Bandscheibe bei Flexion.

FUNKTIONELLER HINWEIS

Die Verlagerung des Nukleus bei mobilisierenden Übungen ist in der Regel nie maximal: Um sich z. B. bei Flexion vollständig nach dorsal zu verlagern, benötigt der Nukleus etwa 20 Minuten.

Erst langes Verharren in der Flexionsstellung oder einer lang anhaltenden Fehlstatik führen zu maximalen Verschiebungen des Nucleus pulposus.

Funktionen der Bandscheibe

Je besser der Turgor, desto günstiger sind die Bedingungen für die Funktionen der Bandscheibe:

1. Sie absorbiert Kompressions- und Stoßkräfte und verteilt sie. Sie besitzt eine hohe Anpassungsfähigkeit an mechanische Drücke, weshalb kurze Druckerhöhungen bei einer gesunden Bandscheibe keine wesentlichen Konsequenzen bewirken.

2. Sie ermöglicht Bewegungen zwischen den Wirbeln.

3. Sie spielt bei der Stabilität des Bewegungssegments eine große Rolle. Durch seinen Druck hält der Diskus die Segmente auseinander und bringt dadurch die Bänder unter Spannung. Außerdem werden bei Bewegungen unterschiedlich ausgerichtete Lamellen gespannt und begrenzen sie dadurch.

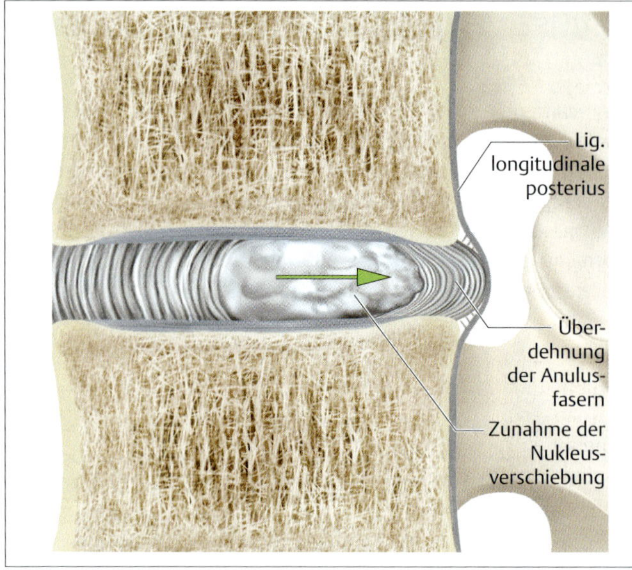

Abb. 1.46 Bandscheibenprotrusion.

KLINISCHER BEZUG

Schon ab dem 2. Lebensjahrzehnt verliert die Bandscheibe zunehmend an Belastungsfähigkeit und an Vermögen zur Regeneration.

Protrusion ▶ **Abb. 1.46**

Die Degeneration der Bandscheibe betrifft vor allem die kollagenen Fasern des Anulus fibrosus. Bei Überbeanspruchung bilden sich kleine Risse, und die Verschiebung der elastischen Anteile bei asymmetrischer Belastung nimmt zu. Die meisten Schichten des Anulus fibrosus sind noch intakt, werden jedoch bei Bewegungen stärker als gewöhnlich über die Wirbelkörperkante hinaus vorgewölbt.

Die Patienten klagen über Schmerzen, die durch die Überdehnung der äußeren Schichten des dorsalen Anulus und des Lig. longitudinale posterius hervorgerufen werden. Die Schmerzausbreitungen ähneln denen einer radikulären Symptomatik, jedoch fehlen die segmentale Zuordnung und die motorischen Störungen. Außerdem wird der Schmerz eher als diffus und dumpf beschrieben.

PRAXISTIPP

Die Heilungsaussichten bei einer Protrusion sind günstig, da das vorgewölbte Gewebe zentralisiert werden kann.

Als Behandlung bei einer Protrusion bietet sich die McKenzie-Methode an, vor allem, wenn sich der Nukleus nicht alleine zurückverlagert. Nach einer ausführlichen Untersuchung werden z. B. wiederholt passive Extensionsübungen ausgeführt. In Bauchlage stemmt der Patient seinen Oberkörper mithilfe seiner Armkraft hoch, sodass eine deutliche Lordose sichtbar ist. Das Becken bleibt dabei liegen. Durch die wiederholten lordosierenden Übungen kann sich das verschobene Diskusmaterial zurückverlagern.

KLINISCHER BEZUG

Prolaps

Bei einem Bandscheibenvorfall sind alle Faserschichten des Anulus zerrissen, und das Bandscheibenmaterial kann in Richtung Spinalkanal oder Spinalnerv vordringen. Bei diesem Material handelt es sich um Teile des Nukleus, Anulus und seltener der Knorpelplatte. Es kann die Verbindung zur Bandscheibe verlieren, was als Sequester bezeichnet wird.

Ein Prolaps in der LWS mit medialer Verlaufsrichtung komprimiert die nach kaudal ziehenden Nervenstränge der Cauda equina. Dabei werden sehr wichtige motorische Funktionen gestört, sodass die Patienten z. B. ihren Stuhl- und Harnabgang nicht kontrollieren können. Deshalb ist bei einem Cauda-equina-Syndrom eine sofortige Operation erforderlich ▶ **Abb. 1.47**.

Der Prolaps mit postero-lateraler Richtung drückt gegen den Spinalnerv. Je nach Lage des Prolapses kann der Spinalnerv nach medial oder lateral gedrängt werden. Im betroffenen Dermatom kommt es zu Schmerzausstrahlungen und Sensibilitätsstörungen. Ebenso finden sich Lähmungen der von dieser Nervenwurzel versorgten Muskeln sowie Reflexabschwächungen bzw. -ausfall. Eine Erhöhung des intradiskalen Drucks, z. B. beim Niesen und Husten, führt zu einer Verstärkung der Beschwerden ▶ **Abb. 1.48**.

Um den Druck auf die Nervenwurzel und damit auch die Beschwerden zu mindern, nimmt der Patient eine Haltung ein, bei der die Kompression am geringsten ist. Dabei handelt es sich um die sogenannte Zwangshaltung, die der Patient nur unter Zunahme von Schmerzen korrigieren kann.

Nukleotomie

Durch Entfernen des Nukleus wird der isolierte Anulus zunehmend einer erhöhten Gewichtsbelastung ausgesetzt. Seine Kollagenlamellen können zwar den axialen Belastungskräften einige Zeit standhalten und die Platzhalterfunktion des Nukleus erfüllen, jedoch nicht auf Dauer. In diesem Fall knicken die Kollagenlamellen ein und das Wasser tritt aus, wodurch sich der Bandscheibenraum deutlich verschmälert.

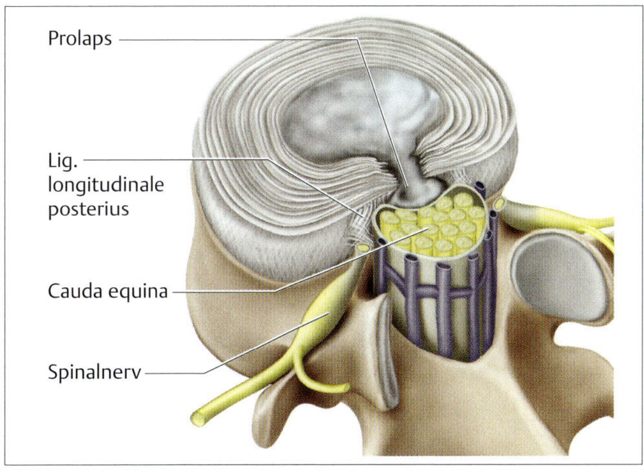

Abb. 1.47 Medialer Prolaps.

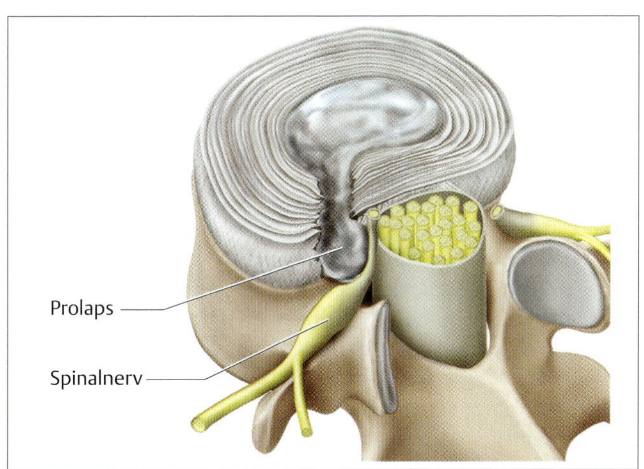

Abb. 1.48 Posterior-lateraler Prolaps.

PRAXISTIPP

Nach Einrissen des Bandscheibengewebes setzt die Regeneration ein, die dem üblichen Ablauf einer Wundheilung entspricht. Die endgültige Heilung dauert etwa 1 Jahr.

Zwangshaltung bei Prolaps
Patienten mit einem Prolaps auf der gleichen Etage und zur gleichen Seite können unterschiedliche Zwangshaltungen nach lateral entwickeln:

- Liegt der Prolaps ***kaudal der Wurzelabgangsstelle*** in der sogenannten Axilla, wird der Schmerz durch eine Lateralflexion zur Gegenseite verstärkt, da der Raum durch die Dehnung des Spinalnervs und des Rückenmarks enger wird und deshalb der Nerv auf den Prolaps drückt. Der Patient neigt sich zur Prolapsseite, um den Nerv zu entlasten und die Beschwerden zu vermindern ▶ **Abb. 1.49 a u. b.**
- Liegt der Prolaps ***kranial der Wurzelabgangsstelle*** auf der Schulter, nehmen die Schmerzen durch Neigung zur Prolapsseite zu, weil das vorgefallene Bandscheibenmaterial gegen den Spinalnerv gedrückt wird. Die Neigung zur Gegenseite bewirkt eine Linderung der Beschwerden ▶ **Abb. 1.50 a u. b.**

Bei beiden Prolapsarten findet sich fast immer eine Flexionsstellung. Durch die Kyphose vermindert sich die Vorwölbung, da die dorsalen Anulusanteile unter Zug gesetzt werden. Außerdem erweitert sich das Foramen intervertebrale. Dies zusammen bewirkt eine Entlastung der Nervenwurzel.

Korrektur einer Schonhaltung
Die Schonhaltung bei einem Prolaps sollte aus den genannten Gründen in der akuten Phase prinzipiell nicht korrigiert werden. Erst wenn die Schmerzhaftigkeit deutlich abnimmt, was in der Proliferationsphase beginnt, darf vorsichtig die Haltungskorrektur beginnen.

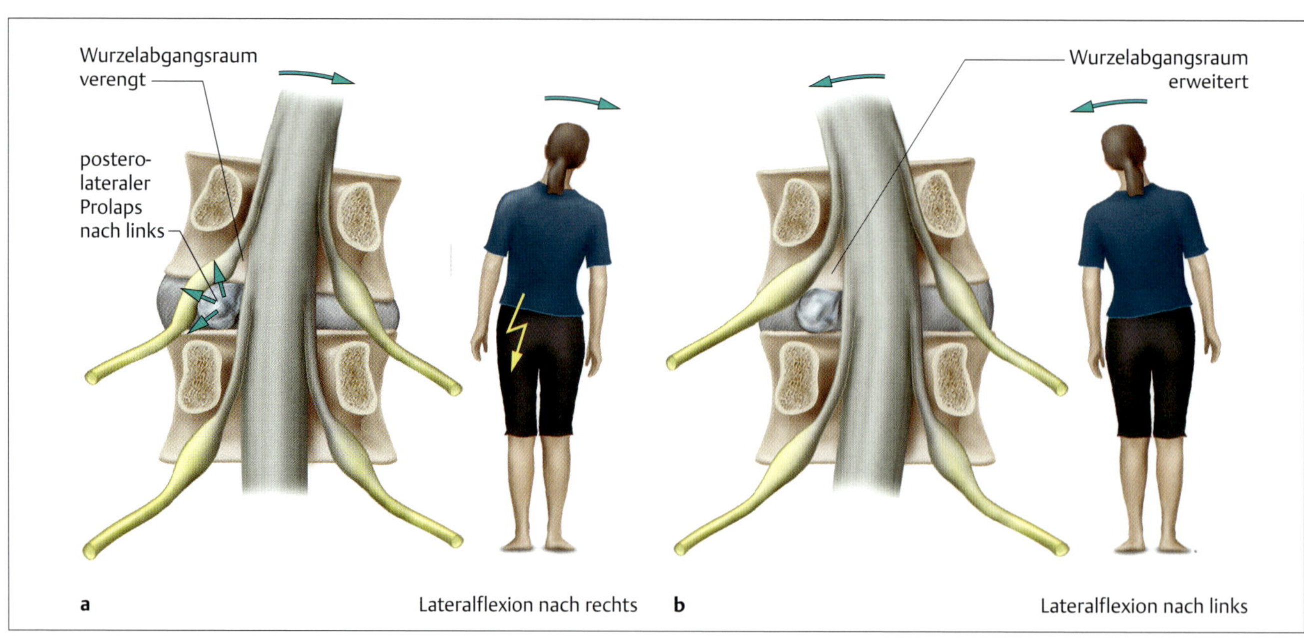

Abb. 1.49 a u. **b** Prolapslokalisation kaudal der Wurzelabgangsstelle. **a** Schmerzprovokation. **b** Schmerzlinderung.

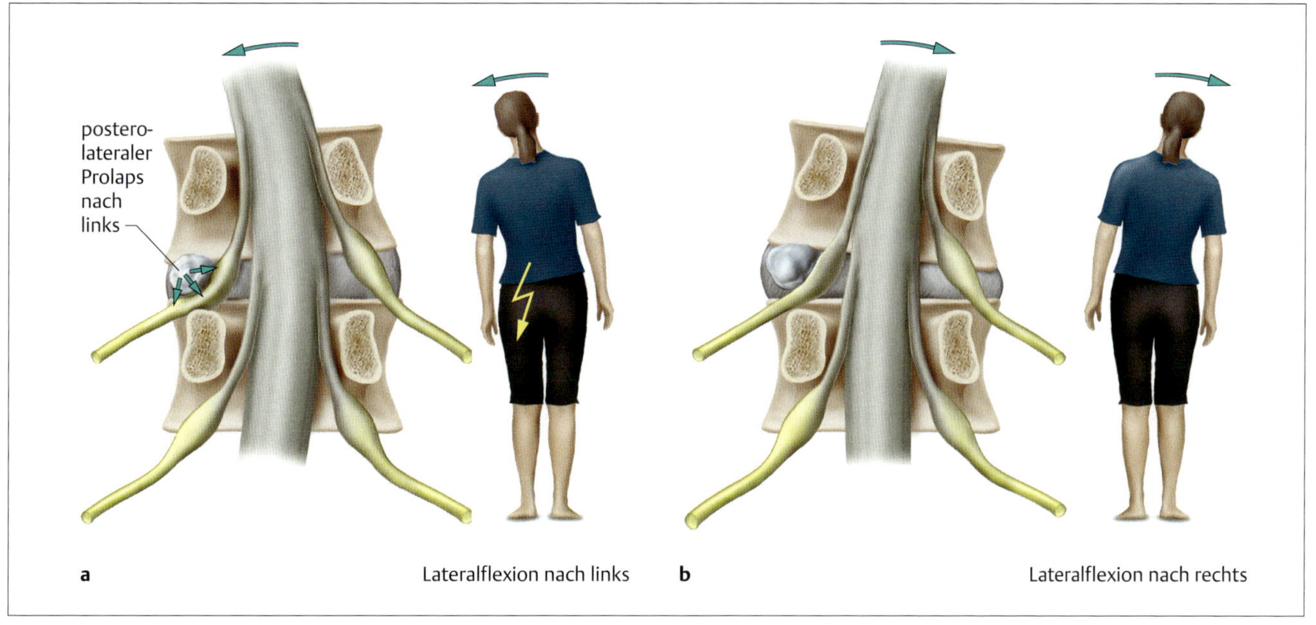

Abb. 1.50 a u. **b** Prolapslokalisation kranial der Wurzelabgangsstelle. **a** Schmerzprovokation. **b** Schmerzlinderung.

1.6 Vaskuläre Aspekte des Bewegungssegments

Arterien

Beim Embryo und Säugling versorgen Blutgefäße aus dem Wirbelkörper die Bandscheibe. Die Versorgung geschieht über ein interlamelläres Kapillarnetz, das jedoch nicht bis zum Nukleus reicht. Diese Gefäße bilden sich während des Wachstums zurück.

Die arterielle Versorgung der Wirbelbogengelenke und benachbarten Bänder ist in den einzelnen Regionen unterschiedlich ▸ **Abb. 1.51 a u. b.**

HWS

In der HWS erfolgt die Versorgung des Bewegungssegments durch Äste aus der ***A. vertebralis***. Sie verzweigen sich in das Periost, zu den Bändern und als ***Rete articulare*** zur Gelenkkapsel.

Weiter dorsal verbinden sie sich mit Ästen aus der ***A. cervicalis profunda***, die neben den Dornfortsätzen longitudinal verläuft und die unmittelbare Umgebung versorgt.

Außerdem gibt die A. vertebralis auf jeder Etage beidseits je einen ***R. spinalis*** ab, der mit dem Spinalnerv durch das Foramen intervertebrale in den Wirbelkanal und zum Rückenmark zieht.

BWS

Im Bereich der BWS wird jedes Segment über Äste aus der ***A. intercostalis posterior*** versorgt. Sie zweigt sich beidseits jeweils direkt aus der Aorta thoracica ab und bildet Äste zur Versorgung aller Strukturen des Bewegungssegments.

Auch sie gibt den ***R. spinalis*** durch das Foramen intervertebrale in den Spinalkanal zur Versorgung des Rückenmarks ab.

LWS

An der LWS zweigen die ***Aa. lumbales*** direkt aus der Aorta abdominalis ab und ziehen auf beiden Seiten in Höhe des Wirbelkörpers nach dorsal. Unterhalb des Proc. costalis teilen sie sich zu Ästen auf, die das gesamte dorsale Bewegungssegment mit seinen Bändern, Muskeln und darüberliegenden Hautarealen versorgen.

Ein Ast aus der A. lumbalis ist der ***R. spinalis***, der durch das Foramen intervertebrale in den Spinalkanal zieht und dessen Inhalt versorgt.

Venen

Zur Drainage des Bewegungssegments bilden die Venen sowohl im Spinalkanal als auch außen um die Wirbel ein dichtes längs gerichtetes Venengeflecht.

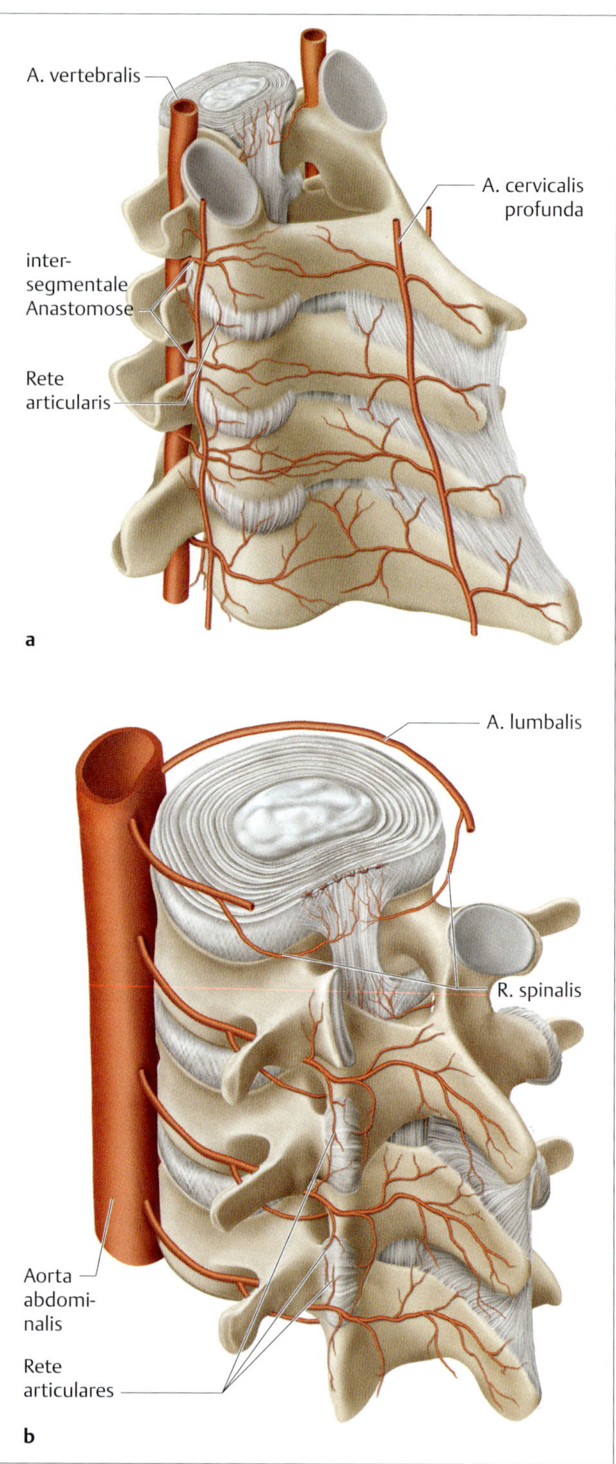

Abb. 1.51 a u. **b** Gefäßversorgung des Bewegungssegments. **a** HWS. **b** LWS.

1.7 Neuroanatomische Aspekte

N. spinalis

▸ Abb. 1.52

Aus der Vorder- und Hintersäule des Rückenmarks ziehen Nervenstränge nach lateral und vereinigen sich zum Nervus spinalis.

Die vordere motorische Wurzel ***(Radix anterior)*** besteht aus 4 – 7 Wurzelfäden, den ***Fila radicularia radicis anterioris***.

Die hintere sensorische Wurzel ***(Radix posterior)*** ist um das Zweifache dicker als die ventrale und besteht aus doppelt so vielen ***Fila radicularia radicis posterioris***. Kurz vor der Vereinigung mit der Radix anterior schwillt sie zum ***Spinalganglion*** an. Der Spinalnerv enthält sowohl afferente sensible als auch efferente motorische Fasern. Nur die kurze Strecke, die der Nerv im Foramen intervertebrale zurücklegt, wird er als Spinalnerv bezeichnet.

Nervenhüllen

Mehrere Axone und Dendriten bilden jeweils die Fasern eines Nervs. Das umgebende Bindegewebe ***(Endoneurium)*** trennt die Axone voneinander und ordnet sie zu Bündeln. Von diesen Bündeln fasst das bindegewebige ***Perineurium*** wieder einige zu größeren Faszikeln zusammen. Einige dieser Faszikel vereinigt das ***Epineurium*** zum gesamten peripheren Nerv.

Die beiden Schichten sind gegenüber Zugkräften widerstandsfähig. Andererseits besteht eine elastische Beanspruchbarkeit, da sie sowohl elastische als auch kollagene Faserstrukturen besitzen. Außerdem bieten sie einen guten Schutz gegen Druckschädigungen von außen. Das Endoneurium ist zudem mit Gefäßen versorgt.

Das ***Mesoneurium*** umgibt den peripheren Nerv und ist eine lockere Gewebeschicht, die das Gleiten des Nervs gegenüber dem angrenzenden Gewebe ermöglicht.

Im Foramen intervertebrale findet der Übergang aus den Rückenmarkshüllen in den Nerv statt. Die Dura mater und die Arachnoidea gehen in das Epineurium und Perineurium des Nervs über. Das ***Endoneurium*** des Nervs ist eine Fortsetzung der Pia mater ▸ Abb. 1.53.

Direkt nach dem Foramen intervertebrale zweigt der ***R. meningeus*** vom Spinalnerv ab und kehrt parallel zu diesem verlaufend in den Spinalkanal zurück, weshalb er auch R. recurrens genannt wird.

Nach der Abzweigung des R. meningeus teilt sich der Spinalnerv in einen ***R. posterior*** und ***R. anterior***. Letzterer stellt über den ***R. communicans albus*** und den ***R. communicans griseus*** die Verbindung zum autonomen Nervensystem her.

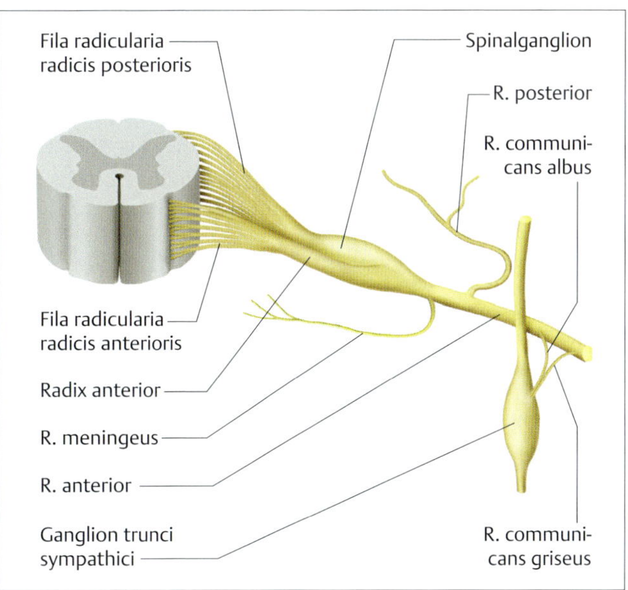

Abb. 1.52 Spinalnerv und seine Verbindungen.

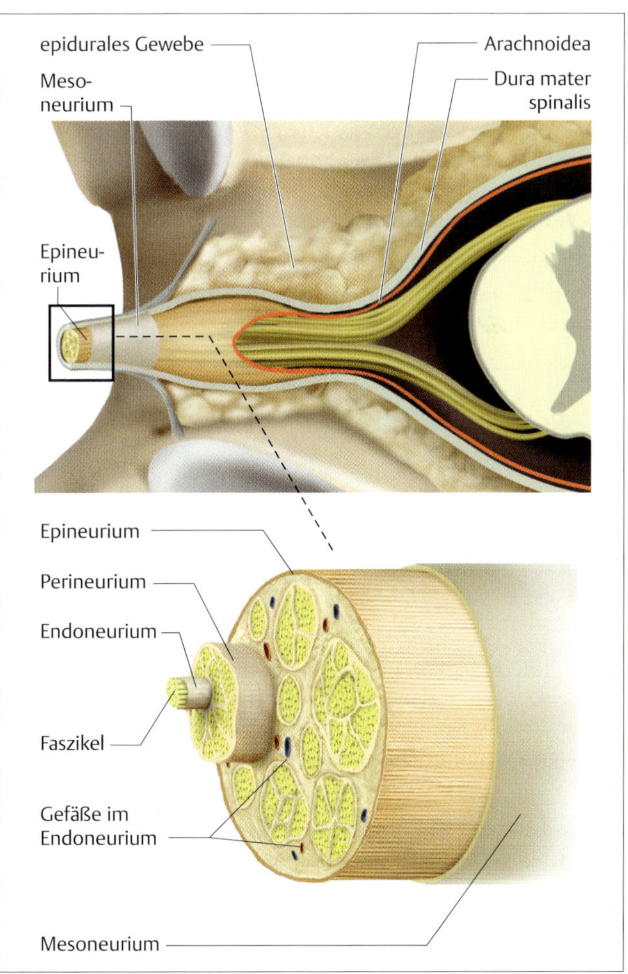

Abb. 1.53 Übergang der Rückenmarkshüllen in den Spinalnerv.

R. meningeus

▶ Abb. 1.54

Kurz nachdem der R. meningeus mit seinen rein sensibel-sympathischen Nervenfasern durch das Foramen in den Wirbelkanal gezogen ist, verzweigt er sich in einen dorsalen und einen ventralen Ast.

Der ***ventrale Ast*** verzweigt sich weiter, um das Lig. longitudinale posterius, die äußeren Schichten des Anulus fibrosus und ventrale Duraabschnitte zu versorgen.

Der ***dorsale Ast*** zieht innerhalb des Spinalkanals zum Periost, den Meningen und den epiduralen Gefäßen. Außerdem gibt es eine Verzweigung zum medial-ventralen Abschnitt des Wirbelbogengelenks.

Die Endfasern beider Äste bilden mit denen des R. meningeus aus den jeweils benachbarten Segmenten Anastomosen. Damit entsteht eine segmentale Überlappung.

Der R. meningeus ist marklos und enthält vor allem Fasern für die Schmerz- und Tiefensensibilität.

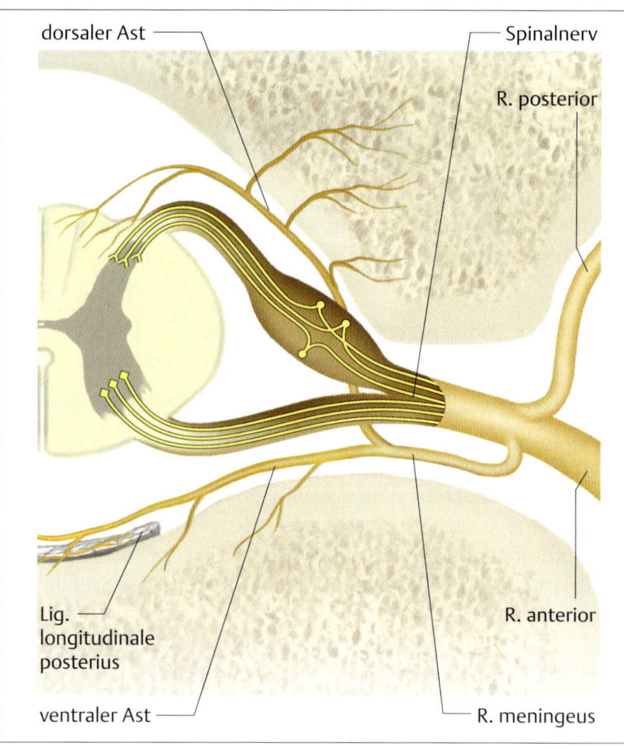

Abb. 1.54 Versorgungsgebiet des R. meningeus.

R. posterior

▶ Abb. 1.55

Der R. posterior ist ein dünner Nerv, der nach dorsal zieht und sich in ein Filamentum mediale und ein Filamentum laterale aufteilt. Das Filamentum mediale versorgt Bänder, das Periost und gelenknahe Muskulatur. Der R. articularis zieht zur dorsallateralen Gelenkkapsel des gleichen Segments. Außerdem werden kollaterale Äste zu 1 – 2 höheren und tieferen Wirbelbogengelenken abgegeben, sodass jeder R. posterior mindestens 2 – 3 Bewegungssegmente versorgt.

Das Filamentum laterale innerviert die autochthone Rückenmuskulatur, die Ligg. intertransversaria und Hautareale in der entsprechenden Segmenthöhe.

R. anterior

▶ Abb. 1.55

Der R. anterior ist dicker als der R. posterior. Mehrere Rr. anteriores aus übereinanderliegenden Segmenten bilden einen Plexus. Die Rr. anteriores von C 4 –Th 1 bilden den Plexus brachialis, der Hautareale, Gelenkkapseln, Bänder und Muskulatur des Schultergürtels und des Armes versorgt.

Die Rr. anteriores der 12 Nn. thoracici bilden dagegen keinen Plexus, sondern verlaufen einzeln zwischen den Rippen und heißen deshalb Nn. intercostales. Sie versorgen motorisch die ventralen Rumpfmuskeln und sensibel die Brust- und Bauchhaut.

Im Lumbal- und Sakralbereich bilden die Rr. ventrales den großen Plexus lumbosacralis, der sowohl motorisch als auch sensibel den Beckenbereich und die untere Extremität versorgt.

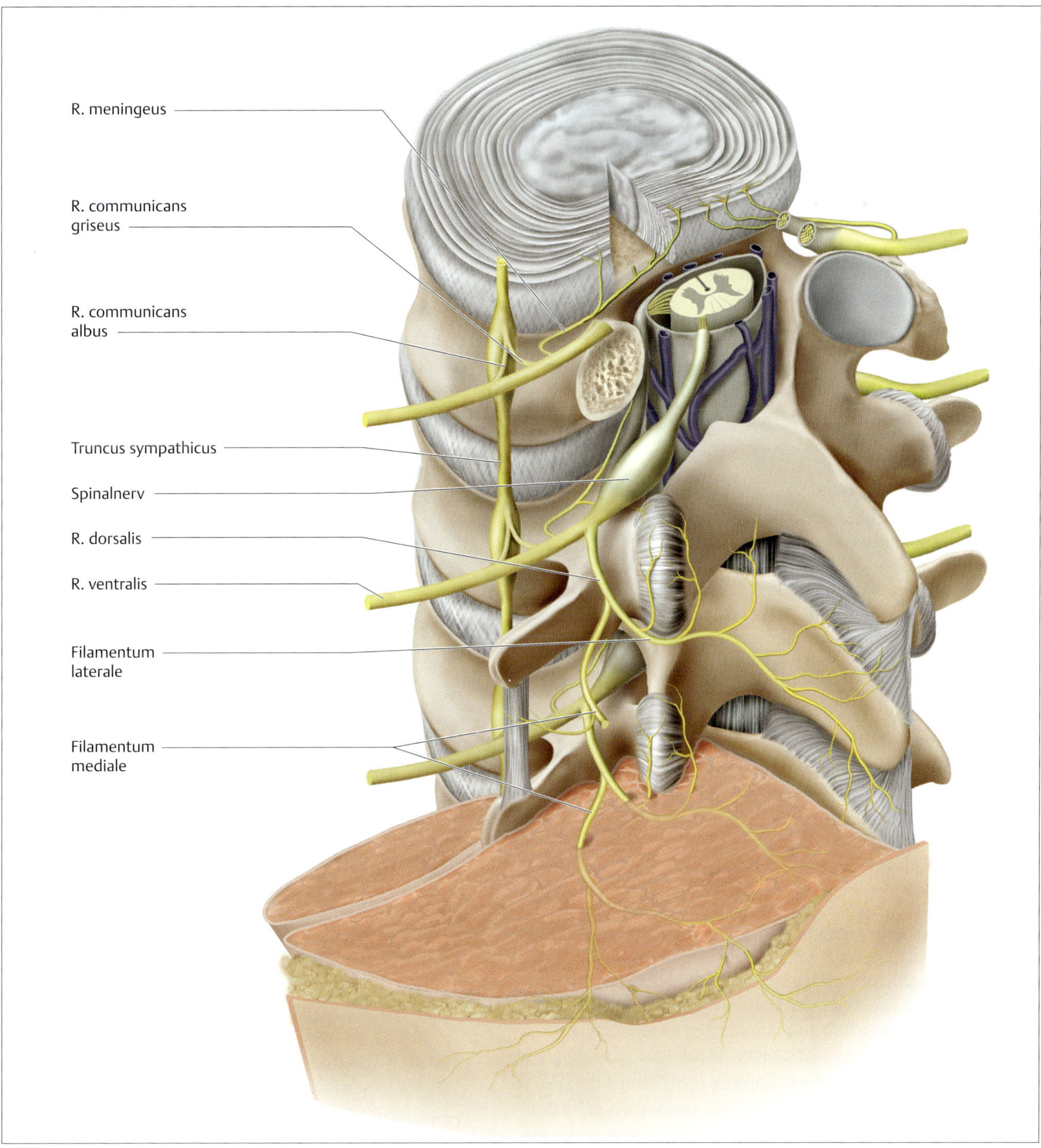

Abb. 1.55 Innervation des Bewegungssegments.

R. communicans

▸ **Abb. 1.55**

Zwischen dem Grenzstrang (Truncus sympathicus) und den Rr. anteriores besteht durch die Rr. communicantes albus et griseus eine Verbindung, die kurz vor dem Abgang des R. meningeus hergestellt wird. Die weiße Farbe des R. albus entsteht durch die markscheidenhaltigen präganglionären Nervenfasern, die graue Farbe des R. griseus durch die markscheidenlosen postganglionären Fasern.

Der Truncus sympathicus gehört zum autonomen Nervensystem, das die vegetativen Lebensfunktionen wie Atmung, Stoffwechsel, Verdauung und Fortpflanzung regelt.

Das Bewegungssegment als sensorisches Organ

Die Gelenkkapsel und die angrenzenden Bänder und Sehnen sind dicht mit Rezeptoren besetzt. Bei der Gelenkkapsel handelt es sich hauptsächlich um folgende Rezeptoren:

Propriozeptoren ▸ Abb. 1.56

Typ-I-Rezeptoren

Ruffini-Rezeptoren befinden sich in der oberflächlichen fibrösen Schicht der Kapsel. Es handelt sich um ein großes, geflechtartiges Gebilde, das dünn eingekapselt ist. Die Verbindung zu den Rr. articulares wird durch dünn myelinisierte afferente Nervenfasern hergestellt. Sie besitzen eine niedrige Leitgeschwindigkeit und melden Veränderungen der Gelenkflächenstellung.

Typ-II-Rezeptoren

Vater-Pacini-Rezeptoren sind Lamellenkörperchen, die vor allem in der tiefen Schicht der Membrana fibrosa vorkommen. Es sind kleine, längliche, eingekapselte und durch dick myelinisierte Nervenfasern mit den Rr. articulares verbundene Rezeptoren. Sie haben eine hohe Leitgeschwindigkeit, sind sensibilisiert für Bewegungen und Druckveränderungen und reagieren schon bei kleinen Spannungswechseln in der Gelenkkapsel.

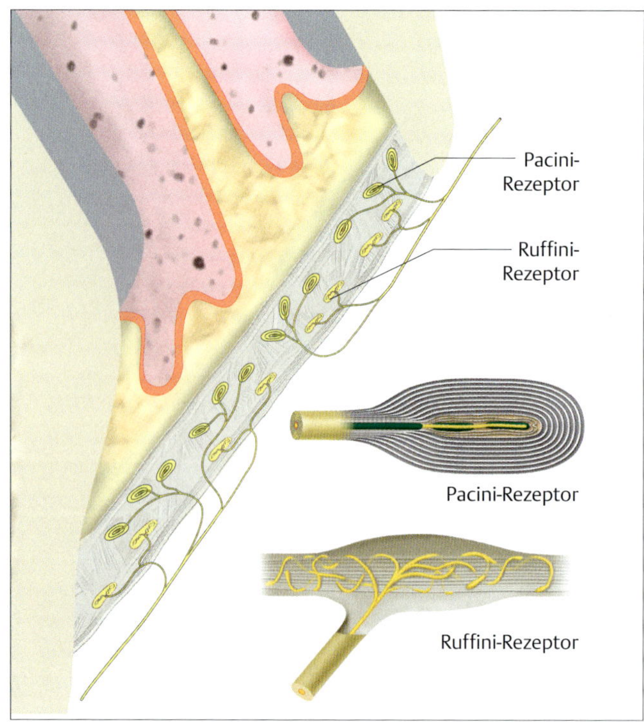

Abb. 1.56 Propriozeptoren in der Gelenkkapsel (Rezeptoren wesentlich vergrößert).

Aufgabe der Propriozeptoren

Die Rezeptoren liefern Informationen über die Position, Bewegung und Spannungsveränderungen. Über die Motoneuronen haben sie reflektorisch Einfluss auf den Spannungszustand der Muskulatur.

Nozizeptoren ▸ Abb. 1.57

Diese freien Nervenendigungen sind plexusartig ausgebreitet. Sie befinden sich in der Membrana fibrosa und dem Fettgewebe, das zwischen Synovialmembran und der fibrösen Schicht der Kapsel liegt. Als Reize wirken thermisch, mechanisch und chemisch verursachte Veränderungen im inneren Milieu des Gewebes. So können z. B. bei Entzündungen freigesetzte körpereigene Stoffe (z. B. Polypeptide, Serotonin, Histamin) Ödeme und andere akute und chronische Druckeinwirkungen die Verursacher sein.

Die Weiterleitung der Afferenz erfolgt teilweise über leicht myelinisierte, teils über nicht myelinisierte Nervenfasern. Die myelinisierten Fasern leiten die Impulse mit etwa 10 – 30 m/s weiter, die nicht myelinisierten sind mit 0,5 – 2 m/s bedeutend langsamer. Die nozizeptiven Afferenzen werden erst dann zu höher gelegenen Zentren weitergeleitet, wenn die Summation sehr hoch ist, z. B. bei einer drohenden Gewebeschädigung.

Neben ihren afferenten Funktionen als „Schmerzfühler" besitzen viele Nozizeptoren eine efferente Funktion. Sie können bei Reizung Neuropeptide im innervierten Gewebe freisetzen. Das dichte Netz von Proprio- und Nozizeptoren an den Wirbelbogengelenken erklärt deren Dominanz als Verursacher von Störungen bei Bewegungen.

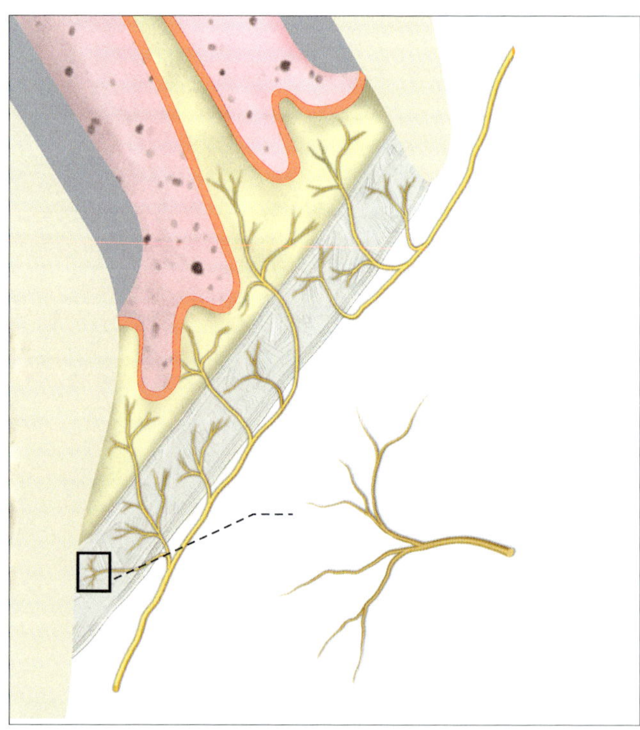

Abb. 1.57 Nozizeptoren in der Gelenkkapsel (Rezeptoren wesentlich vergrößert).

Arthromuskulärer Circulus vitiosus

▸ **Abb. 1.58**

Der arthromuskuläre „Teufelskreislauf" wird auch als ***nozizeptiver somatomotorischer Blockierungseffekt*** (Brügger 1977) bezeichnet.

Normalerweise besteht ein muskuläres Gleichgewicht, die Kapsel entfaltet sich bei Bewegungen und die Bänder geben entsprechend nach. Damit ist das Gelenk frei beweglich.

Die Überdehnung der Kapsel, z. B. durch Fehlbeanspruchung, bewirkt eine Stimulation der Rezeptoren. Wenn die zu erwartende Schädigung des Gewebes groß genug ist, wird die nozizeptive und mechanorezeptive Afferenz weitergeleitet. Die Weiterleitung erfolgt über Nervenfasern der dorsalen Nervenwurzel und weiter über den Tractus spinothalamicus und den Tractus spinoreticularis. Im Thalamus und der Formatio reticularis erfolgt bei Bedarf die Weiterleitung zum Kortex und zum Hypothalamus. Bei einer Summation eingehender nozizeptiver Impulse kommt es zu einer Schutzreaktion, um weitere schädigende Einflüsse auf das Gewebe zu vermeiden. Die Schutzreaktion kann z. B. Bewegungen verändern, da über die von hier ausgehenden Efferenzen sowohl die Alpha- als auch die Gamma-Motoneuronen beeinflusst werden. Dies kann zu einer Verkürzung der intrafusalen Fasern führen, was wiederum einen erhöhten Ruhetonus zur Folge hat. Dies ist der nozizeptive Blockierungseffekt, der weitere schädigende Bewegungen im betroffenen Gelenk verhindert. Ausweichbewegungen und Schonhaltungen sind ebenso Ausdruck dieses Effekts.

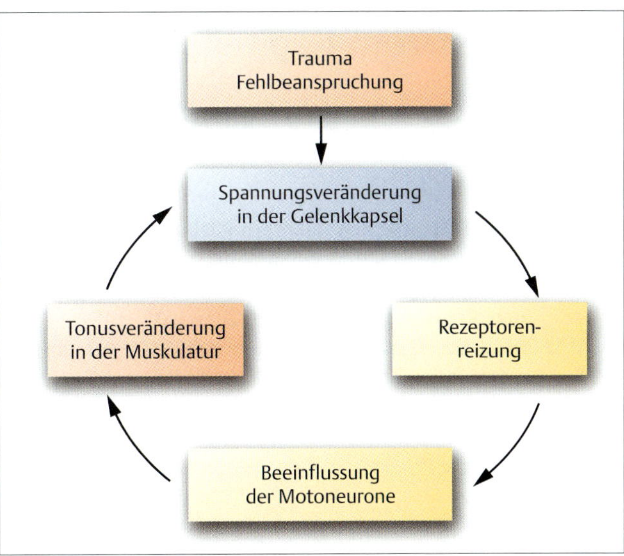

Abb. 1.58 Arthromuskulärer Circulus vitiosus.

PRAXISTIPP

Beeinflussung eines arthromuskulären Circulus vitiosus

Um Beschwerden aufgrund eines Blockierungseffekts dauerhaft zu beseitigen, muss die primäre Störung gefunden und behandelt werden. Erst dann ändert sich über die Rezeptorenmeldung auch die Beeinflussung der anderen Strukturen. Jedoch geht nach Abklingen der akuten Reizsymptomatik die reaktive Bewegungsreduzierung als eine Überlastungsreaktion nicht immer automatisch zurück. Das kann daran liegen, dass der Patient aufgrund der durchlaufenen schmerzhaften Erfahrung Angst vor den Schmerzen entwickelt hat und damit die Bewegungsreduzierung künstlich verlängert wird. Es kann aber auch sein, dass die Bewegungseinschränkung zu lange bestand. In diesem Fall ist die Muskulatur durch ständige Annäherung und damit Teilverlust der kontraktilen Eigenschaften nicht mehr dehnfähig und begrenzt die Bewegungen.

Viele physiotherapeutische Behandlungstechniken nehmen Einfluss auf das Gelenk, die Gelenkkapsel, die Bänder und die Muskulatur.

In der ***Funktionsanalyse*** (FAL) verfolgt die Therapie von Funktionsstörungen 2 wesentliche Ziele: die ***Auflösung von Störfaktoren*** und die ***Initiierung und Automatisierung neuer Bewegungsmuster***. Diese werden durch Dekontraktionstechniken, spezielle Lagerungen, thermische Maßnahmen und intensives Trainieren von Alltagsbewegungen erreicht.

Ein Teil der ***Manuellen Therapie*** nimmt Einfluss auf die Rezeptoren des Kapsel-Band-Apparates, indem eine Fehlstellung durch Traktions- und Mobilisationstechniken korrigiert wird.

PNF setzt die propriozeptiven Reize über Dehnung und Stretch einer Muskelgruppe ein und beeinflusst über spezielle Techniken wie ***Contract relax*** und ***Rhythmic stabilisation*** den Muskeltonus und initiiert diagonale Bewegungsmuster.

1.8 Fragen zum Kapitel „Bewegungssegment“

Knöcherne Strukturen und Gelenke

1. Beschreiben Sie das Bewegungssegment!
2. Womit schließen die Wirbelkörper kranial und kaudal ab? Wie heißt dieser Teil und wozu dient er?
3. Beschreiben Sie Unterscheidungsmerkmale eines Fisch- und eines Keilwirbels und warum sie entstehen!
4. Wie wird der Canalis vertebralis gebildet und welche Strukturen verlaufen in ihm?
5. Worin unterscheiden sich die Procc. transversi in den verschiedenen Wirbelsäulenabschnitten?
6. Wie verhält sich das Foramen intervertebrale bei Bewegungen?
7. Beschreiben Sie das Art. zygapophysialis!
8. Die Ausrichtung der Procc. articulares ist in HWS, BWS und LWS unterschiedlich. Beschreiben Sie diese Stellungen und begründen Sie die verschiedenen Bewegungsmöglichkeiten!

Bänder

1. Wie sieht die Verbindung des Lig. longitudinale posterius zur Bandscheibe aus und warum ist die Verbindung so bedeutungsvoll?
2. Beschreiben Sie die Bandstabilisierung eines Bewegungssegments!
3. Welche Bedeutung hat das Lig. flavum?

Achsen und Bewegungen

1. Beschreiben Sie den Verlauf der Bewegungsachse für die Flexion und begründen Sie, welche Strukturen die Flexion begrenzen!
2. Beschreiben Sie die Konvergenzbewegung im Wirbelbogengelenk und ordnen Sie sie den Bewegungen zu!

Bandscheibe

1. Beschreiben Sie den Aufbau und die Bestandteile eines Anulus fibrosus!
2. Wie sieht der Nucleus pulposus aus und woraus setzt er sich zusammen?
3. Erklären Sie, wie die Bandscheibe ernährt wird!
4. Wir sind morgens grundsätzlich größer als abends! Stimmt das? Bitte begründen Sie!
5. Eine ständige Belastung für die Bandscheibe ist ungünstig, da die Flüssigkeit vollständig ausgedrückt wird und damit ein wichtiger Puffer fehlt! Stimmt das?
6. In verschiedenen Stellungen oder bei bestimmten Bewegungen ergibt sich eine sehr hohe Belastung in der Bandscheibe. Beschreiben Sie mindestens eine Stellung und eine Bewegung, die bei der Therapie mit sogenannten „Rückenpatienten“ ungünstig ist und begründen Sie Ihre Aussage!
7. Welche Funktionen hat die Bandscheibe?
8. Warum neigen sich manche Patienten mit einem Bandscheibenprolaps zur betroffenen, andere zur kontralateralen Seite?

Neuroanatomische Aspekte

1. Beschreiben Sie die Zusammensetzung des N. spinalis und wie er sich nach Verlassen des Foramen intervetrebrale aufteilt!
2. Wie verläuft der R. meningeus des Bewegungssegments und welche Strukturen versorgt er?
3. Beschreiben Sie den arthromuskulären Circulus vitiosus und seine Bedeutung für das Bewegungssegment und die Therapie!

2 KAPITEL 2

2 Halswirbelsäule und Schädel

2.1 Obere Halswirbelsäule

2.1.1 Knöcherne Strukturen

Atlas

▸ Abb. 2.1, ▸ Abb. 2.2

Der Atlas ist der einzige Wirbel, der keinen Wirbelkörper besitzt. Er besteht aus weit ausladenden ***Procc. transversi,*** in denen sich je ein ***Foramen transversarium*** befindet. Durch dieses Loch verläuft die A. vertebralis. Das Foramen hat in der Regel einen Durchmesser von 0,6 cm.

Die lateralen Teile, ***Massae laterales,*** sind ventral durch den Arcus anterior und dorsal durch den Arcus posterior miteinander verbunden. Der ***Arcus anterior*** besitzt nach ventral hin das ***Tuberculum anterius***. Das ***Tuberculum posterius*** ist ein Rudiment des Proc. spinosus und liegt dorsal am ***Arcus posterior***. Außerdem befindet sich kranial am Arcus posterior eine Rinne, ***Sulcus arteriae vertebralis***. Hier bildet die A. vertebralis die sogenannte Atlasschleife, da sie aus dem Foramen transversarium kommend nach dorsal-kranial in das Foramen magnum zieht.

Die ***Facies articulares superiores atlantis*** bilden die Gelenkflächen zum Os occipitale und sind lang gezogen und konkav. Sie liegen rechts und links auf den Massae laterales und nach ventral ausgerichtet, sodass eine Längsachse durch beide Gelenkflächen einen Winkel von etwa 50 – 60° ergibt. Entsprechend der Form der Okziputkondylen sind die Gelenkflächen außerdem nach medial gekippt.

Die ***Facies articulares inferiores*** stellen die Verbindung mit dem Axis her und befinden sich kaudal an den Massae laterales. Sie sind oval geformt, leicht konvex und stehen etwas nach medial vor, sodass sie in das Foramen vertebrale hineinragen. Der Knorpelüberzug ist im mittleren Bereich besonders dick.

Die ***Fovea dentis*** liegt innen am Arcus anterior, ist konkav und stellt die Gelenkfläche zum Dens axis dar.

Das ***Foramen vertebrale*** wird von der Rückfläche des ventralen und der Vorderfläche des dorsalen Bogens sowie dem inneren Rand der Massae laterales gebildet. Verglichen mit den anderen HWS-Abschnitten ist es mit etwa 3,4 cm Durchmesser in der Sagittalen und 3 cm an der breitesten Stelle in der Frontalen sehr groß. Im ventralen Bereich ist das Forman schmaler. Der Grund für diese Maße ist, dass sowohl der Dens ventral als auch das Rückenmark dorsal im Foramen Platz haben müssen.

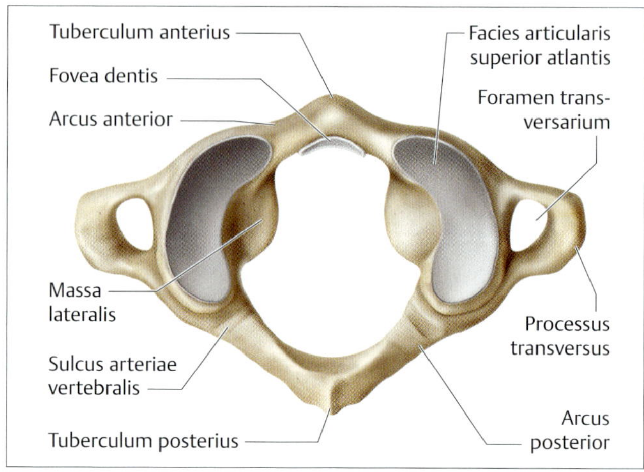

Abb. 2.1 Atlas (Ansicht von kranial).

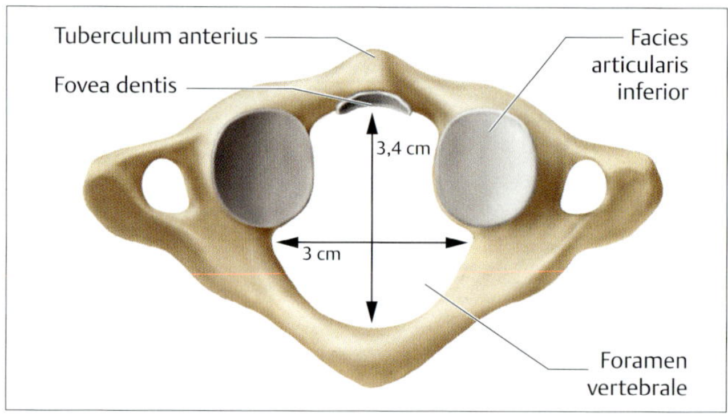

Abb. 2.2 Atlas (Ansicht von kaudal).

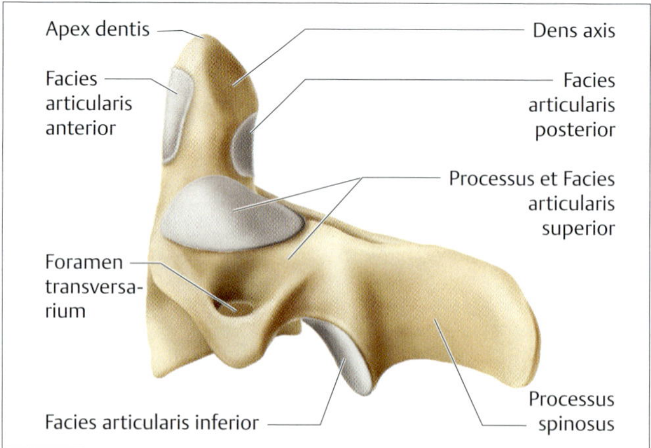

Abb. 2.3 Axis (Ansicht von lateral).

Axis

▸ Abb. 2.3, ▸ Abb. 2.4, ▸ Abb. 2.5

Der Wirbelkörper bildet nach kranial einen zahnförmigen Fortsatz, ***Dens axis***. Seine Höhe wird mit 1,5 cm, sein Durchmesser mit 0,75 cm in der Frontalen angegeben. Seine longitudinale Achse stimmt in der Regel mit der vertikalen Korpusachse überein. Sie kann aber auch ca. 12° nach dorsal geneigt sein. Die Spitze, ***Apex dentis*** ist stumpf.

Der ***Proc. spinosus*** ist kräftig, meist ist er leicht gegabelt.

Der ***Proc. transversus*** ist kurz und nach lateral-kaudal gerichtet. In ihm befindet sich ein Loch, ***Foramen transversarium***, in dem die A. vertebralis verläuft.

Die ***Facies articularis anterior*** ist die oval geformte und konvexe Gelenkfläche an der Ventralseite des Dens. Sie artikuliert mit der Fovea dentis an der Innenseite des Arcus anterior atlantis.

Die ***Facies articularis posterior*** liegt an der Rückfläche des Dens und besteht aus einer Faserknorpelschicht, die mit der knorpelüberzogenen Facies anterior des Lig. transversum atlantis artikuliert.

Die Facies ***articularis superior*** liegt kranial auf dem gleichnamigen Prozessus und stellt die gelenkige Verbindung zur Massa lateralis atlantis her. Sie liegt fast in der Horizontalen und ist von lateral gesehen leicht konvex geformt.

Die ***Facies articularis inferior*** am Proc. articularis inferior artikuliert mit der Facies articularis superior des 3. Halswirbels. Ihre Ausrichtung von etwa 60° zur Horizontalen entspricht den Stellungen in der unteren HWS.

Das ***Foramen vertebrale*** wird von der Rückfläche des ventralen Bogens, der Vorderfläche des dorsalen Bogens und dem inneren Rand der Massae laterales gebildet. Sein Durchmesser beträgt ca. 2,2 cm in der Sagittalen und 2,7 cm in der Frontalen.

Condylus occipitalis

▸ **Abb. 2.6**

Die ***Facies articulares*** an den Okziputkondylen befinden sich an der Pars basilaris des Os occipitale, ventral-lateral des Foramen magnum. Im Sagittalschnitt sind sie konvex geformt und plan mit leichter Schräge von kranial-lateral nach kaudal-medial im Frontalschnitt. Die ventralen Kondylenränder sind nur 16 – 20 mm voneinander entfernt. Der Canalis hypoglossi verläuft direkt ventral durch die Kondylen, ist schräg von medial-dorsal nach lateral-ventral ausgerichtet und führt den N. hypoglossus.

Der ***Canalis condylaris*** befindet sich dorsal am Kondylus und führt eine Vene aus dem Sinus sigmoideus (siehe Kap. 2.6).

Die Verlängerung beider Längsachsen durch die Gelenkflächen nach ventral ***(sagittaler Kondylen- bzw. Gelenkachsenwinkel)*** ergibt im Schnitt einen Winkel von 50 – 60°. Bei breiter Schädelform und rundem Foramen magnum kann der Winkel größer, ca. 90° und bei schmalem Schädel und ovalem Foramen kleiner sein. Dieser Winkel gilt auch bei den Gelenkflächen des Atlas (▸ **Abb. 2.7**).

Der ***frontale Gelenkachsenwinkel*** beträgt etwa 125°. Er wird durch die Tangenten der Okziputkondylen in der Frontalebene bestimmt.

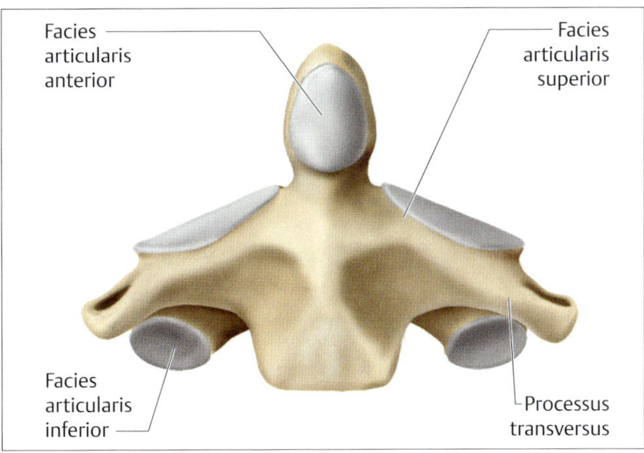

Abb. 2.4 Axis (Ansicht von ventral).

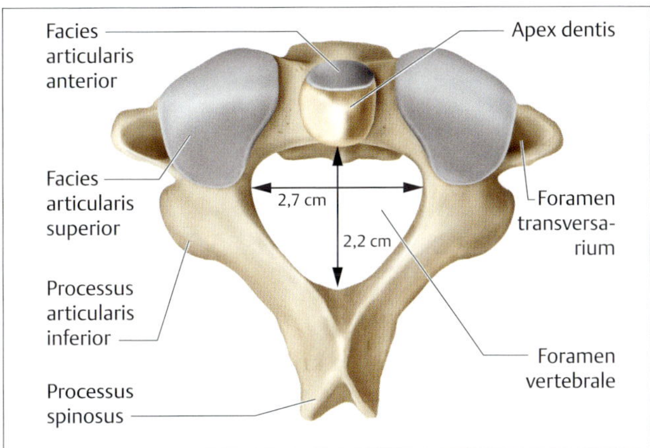

Abb. 2.5 Axis (Ansicht von kranial).

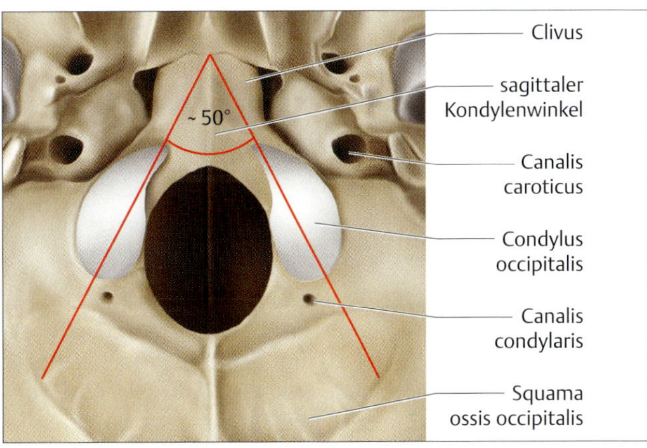

Abb. 2.6 Condyli occipitales mit sagittalem Kondylenwinkel (Ansicht von kaudal).

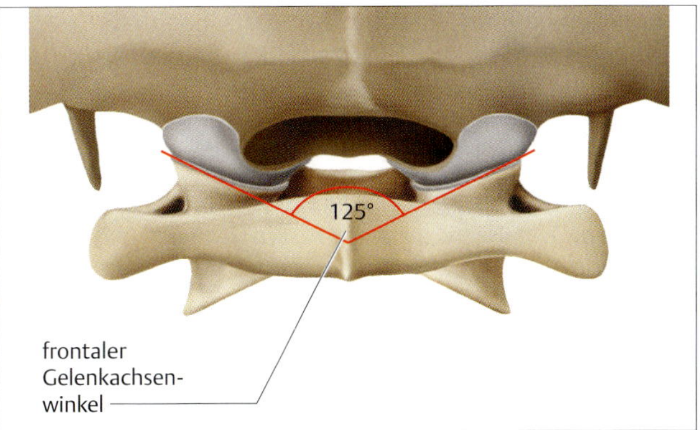

Abb. 2.7 Condyli occipitales mit sagittalem Kondylenwinkel (Ansicht von dorsal).

2.1.2 Gelenkige Verbindungen

Die Bewegungen zwischen Okziput und Atlas, zwischen Atlas und Axis sowie zwischen Axis und dem 3. Halswirbel laufen nur in geringem Umfang isoliert ab. Jede Bewegung in einer der genannten Verbindungen induziert ein Mitreagieren benachbarter Gelenke und Strukturen. Die Bewegungsrichtung wird im Wesentlichen durch die räumliche Anordnung und den Neigungswinkel der Gelenkflächen bestimmt.

Das Zusammenwirken aller Gelenke und Strukturen sorgt für die optimale Stellung des Kopfes im Raum und dessen schnelle Reaktion auf veränderte Situationen.

Art. atlantooccipitalis

▸ **Abb. 2.8**

Dieses Gelenk ist ein Ei- bzw. Ellipsoidgelenk, weshalb nur Bewegungen um 2 Achsen möglich sind. Das rechte und linke Gelenk wirken immer zusammen.

Die ***Condyli occipitales*** artikulieren mit den ***Facies articulares superiores atlantis***. Es sind kongruente Gelenkpartner, deren Krümmung in der Sagittalebene ausgeprägter ist als in der Frontalebene. Die Längsachse durch das Gelenk ist von lateral-dorsal nach medial-ventral ausgerichtet.

Gelenkkapsel

Sie ist relativ straff, mit zahlreichen Rezeptoren besetzt und seitlich durch das ***Lig. atlantooccipitale laterale*** verstärkt.

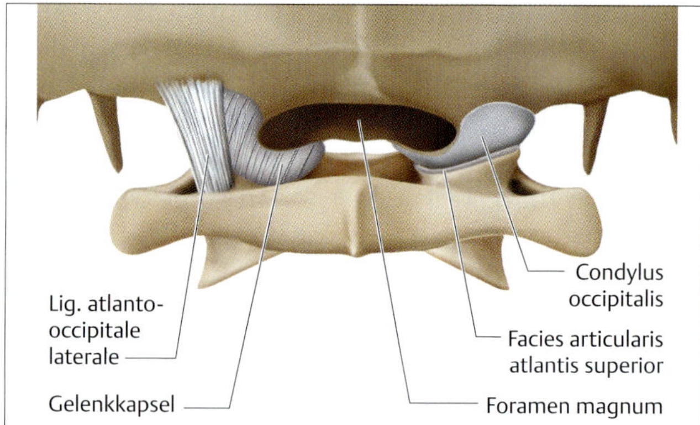

Abb. 2.8 Art. atlantooccipitalis.

Art. atlantoaxialis

Art. atlantoaxialis mediana

▸ **Abb. 2.9**

Die ***Facies articularis anterior*** am Dens artikuliert mit der ***Fovea dentis*** des Arcus anterior atlantis, die ***Facies articularis posterior*** mit dem ventralen Teil des ***Lig. transversum atlantis***. Dieses Band hat im Artikulationsbereich Knorpelzellen eingelagert. Durch Fett- und Bindegewebeeinlagerungen entsteht eine abgeschlossene Gelenkhöhle, ***Bursa atlantodentalis***.

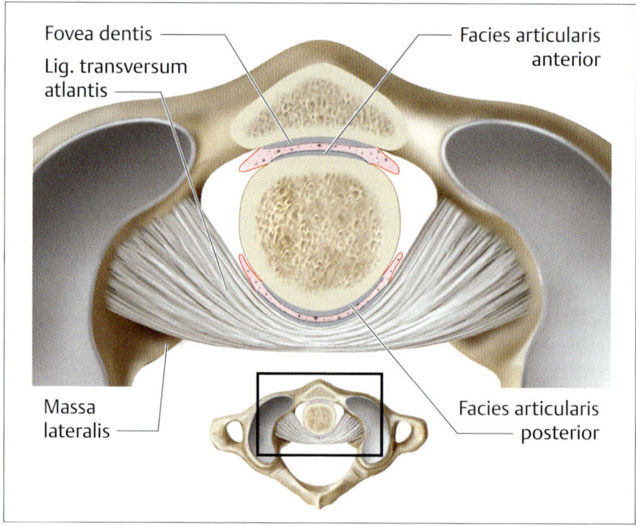

Abb. 2.9 Art. atlantoaxialis mediana.

Gelenkkapsel

Vor allem die ventrale Gelenkkapsel ist dünn und bildet sowohl kranial als auch kaudal kleine Recessus aus. Die Membrana fibrosa ist reich an Rezeptoren.

Art. atlantoaxialis lateralis

▸ **Abb. 2.10**

Die Gelenkfläche am Atlas, ***Facies articularis inferior atlantis,*** ist leicht konvex mit einem 1,5 – 3 mm dicken Knorpelüberzug. Die ***Facies articularis superior*** des Axis ist in der Ansicht von lateral ebenfalls konvex. In der Frontalebene neigt sie sich minimal von medial-kranial nach lateral-kaudal.

Von den Gelenkflächenformen her hat dieser Gelenkanteil keine hohe Stabilität, da der Knochenkontakt sehr gering und nicht kongruent ist. Im ventralen und dorsalen Gelenkabschnitt entsteht ein Spalt, in den keilförmig meniskoidartige Falten der Membrana synovialis hineinragen.

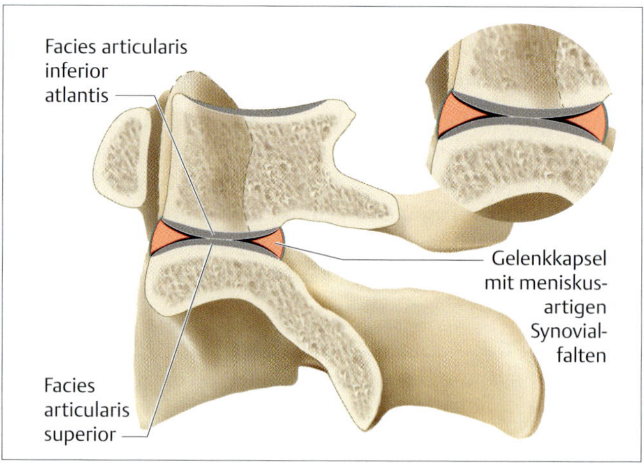

Abb. 2.10 Art. atlantoaxialis lateralis.

Gelenkkapsel

Sie ist weit und schlaff. Die Membrana fibrosa ist reich an Rezeptoren. Dorsal wird sie durch Fasern der Membrana tectoria verstärkt.

FUNKTIONELLER HINWEIS

Osteoligamentärer Ring

Eine Knochenführung im Atlantoaxialgelenk geschieht vorwiegend im medialen Atlantoaxialgelenk durch den osteoligamentären Ring, der den Dens axis umfasst. Bedingt durch die Inkongruenz im lateralen Gelenkabschnitt besteht dort kaum Stabilität.

Gelenke der oberen HWS als Steuerungszentrum

Die Kapsel und Bänder der oberen HWS weisen eine ungewöhnlich hohe Anzahl an Rezeptoren auf und sorgen bei Störungen für eine nozizeptive Reaktion. Die Haltungs- und Stellreflexe aus diesen Gelenken bilden Grundmuster der Körperhaltung. Die Atlasgelenke können also als ein Gleichgewichts- und Steuerungszentrum bezeichnet werden.

KLINISCHER BEZUG

Funktionsstörungen in der oberen HWS

Bei Funktionsstörungen der oberen HWS können viele Faktoren eine Rolle spielen. Am häufigsten treten sie als Folge einer unphysiologischen Gewohnheits- und Arbeitshaltung sowie falscher Bewegungsmuster auf. Die Kapsel wird gereizt, und es können Mikrotraumatisierungen entstehen.

PRAXISTIPP

Für Funktionsstörungen in den oberen Kopfgelenken ist beispielsweise folgender Befund charakteristisch:

- Patienten finden nicht immer eine entlastende Stellung, die den Kopfschmerz reduziert.
- Protrahierte Kopfstellung.
- Palpation der Gelenkkapsel: aufgequollen und druckempfindlich.
- Aktive und passive Beweglichkeit sind eingeschränkt.
- Endgefühl ist zu fest und zu früh.
- Kopfschmerzen sind durch passive Bewegungen provozierbar.
- Kurze Nackenmuskeln sind sehr schmerzhaft und in ihrer Dehnfähigkeit deutlich eingeschränkt.
- Segmentale Muskulatur fällt mit erhöhtem Tonus, verminderter Ausdauerleistung und Druckschmerzhaftigkeit auf.

2.1.3 Bänder

Dorsale Bänder

Lig. nuchae

▸ Abb. 2.11, ▸ Abb. 2.12

Hier handelt es sich eigentlich um kein echtes Band, sondern eine bindegewebige Membran, in der Gefäße verlaufen. Der oberflächliche schmale Strang zieht von der Protuberantia occipitalis externa bis zum Proc. spinosus des 7. Halswirbels. Unterhalb davon geht es in das Lig. supraspinale über. Von diesem Strang aus ziehen kürzere Fasern nach ventral, die an den Dornfortsätzen der Halswirbel fixiert sind, und zwar sowohl an den Spitzen als auch zwischen den Procc. spinosi bis zum Arcus posterior.

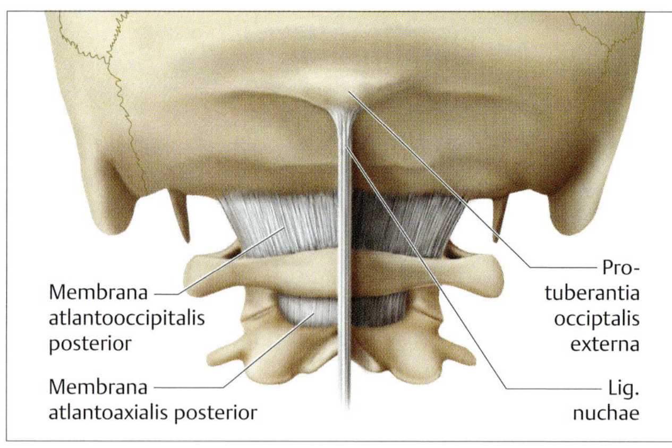

Abb. 2.11 Lig. nuchae (Ansicht von dorsal).

Membrana atlantooccipitalis posterior

▸ Abb. 2.13

Sie zieht vom Arcus posterior atlantis zum dorsalen Rand des Foramen magnum. Knapp oberhalb des Arcus wird sie von der A. vertebralis, der Vene und vom N. suboccipitalis durchbrochen. Ventral ist sie mit der Dura mater spinalis verwachsen.

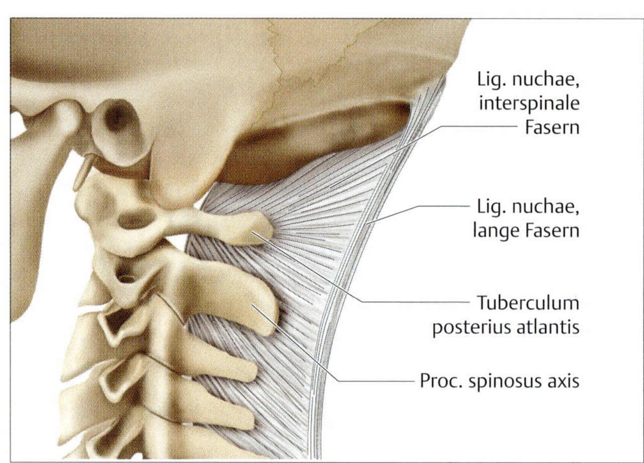

Abb. 2.12 Lig. nuchae (Ansicht von lateral).

Membrana atlantoaxialis posterior

▸ Abb. 2.13

Die Membran spannt sich zwischen dem dorsalen Atlasbogen und dem Axis aus. Aufgrund des sehr schmalen Raums zwischen dem Arcus posterior atlantis und dem dorsalen Axisbogen ist sie dünn und kurz.

Lig. atlantooccipitale laterale

▸ Abb. 2.13

Das Band verbindet das Os occipitale mit dem Arcus posterior atlantis im lateralen Bereich. Es verläuft direkt im Anschluss an die Membrana atlantooccipitalis posterior und ist dort mit ihr verwachsen.

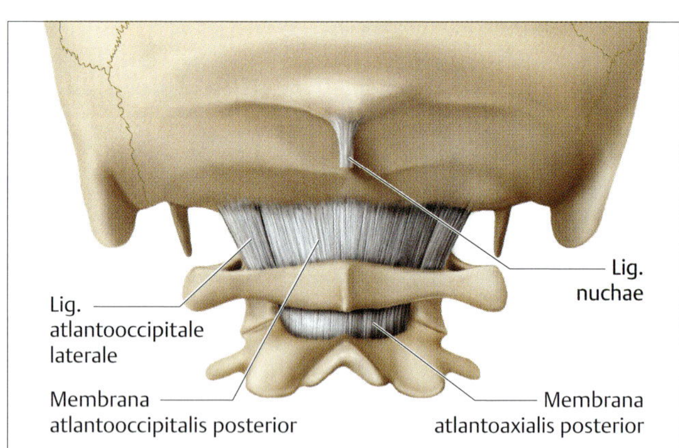

Abb. 2.13 Membrana atlantooccipitalis posterior, Membrana atlantoaxialis posterior.

Nach Entfernen der Wirbelbögen, oberflächliche Schicht

Membrana tectoria

▸ Abb. 2.14

Sie ist die kraniale Fortsetzung des Lig. longitudinale posterius. Es ist ein plattes Band, das den Wirbelkanal nach ventral begrenzt. Der Hauptanteil seiner Fasern verbindet die Facies posterior des Corpus axis mit dem Klivus an der Pars basilaris ossis occipitalis. Laterale Teile verbinden sich mit der Kapsel des Art. atlantooccipitalis, dorsale Anteile gehen oberhalb des Foramen magnum in die Dura mater encephali über. Einige tiefe Fasern verbinden sich mit dem Lig. transversum atlantis.

Funktionen der dorsalen Bänder

Die Bänder haben hauptsächlich Brems- und Haltefunktion:

- Die ***Flexion*** wird durch das Lig. nuchae, die Membrana atlantooccipitalis posterior, Membrana atlantoaxialis posterior und Membrana tectoria gebremst.
- Die ***Rotationshemmung*** erfolgt durch kontralaterale Anteile der Membranae atlantoaxialis et atlantooccipitalis posteriores und der Membrana tectoria.

Nach Entfernen der Wirbelbögen und der Membrana tectoria, mittlere Schicht

Das ***Lig. cruciforme atlantis*** besteht aus 2 Anteilen ▶ **Abb. 2.15**:

- ***Lig. transversum atlantis*** ist der quere Teil, der sich zwischen den Massae laterales atlantis ausspannt. Es stellt den Hauptteil des Lig. cruciforme dar. Kollagene Fasern überkreuzen sich teilweise in der Mitte, weshalb es dort breiter (bis zu 1 cm) und dicker (etwa 2 mm) wird. An der Stelle, an der es eine gelenkige Verbindung mit dem Dens eingeht, sind Knorpelzellen eingelagert, sodass ventral eine dünne Knorpelschicht entsteht. Nach Dvorak (1988) beträgt seine Reißfestigkeit 350 N und kann um 8 mm überdehnt werden.
- Die ***Fasciculi longitudinales*** sind schwächer ausgebildet. Der kaudale Teil zieht von der dorsalen Fläche des Corpus axis zum Lig. transversum und verflechtet sich mit diesem. Kraniale Faseranteile beginnen am kranialen Rand des Lig. transversum und sind am ventralen Rand des Foramen magnum befestigt.

Funktionen des Lig. cruciforme atlantis

Das Lig. transversum atlantis stabilisiert den Dens in einem osteoligamentären Ring. Da es verformbar ist, lässt es Flexions- und Extensionsbewegungen zu. Außerdem verhindert es, dass der Dens bei Inklinationsbewegungen in das Rückenmark drückt, und hat damit eine wichtige Schutzfunktion.

Die Fasciculi longitudinales werden bei Flexion gespannt und zügeln das Lig. transversum in der Vertikalen, indem sie dessen Verschiebungen nach kranial und kaudal verhindern.

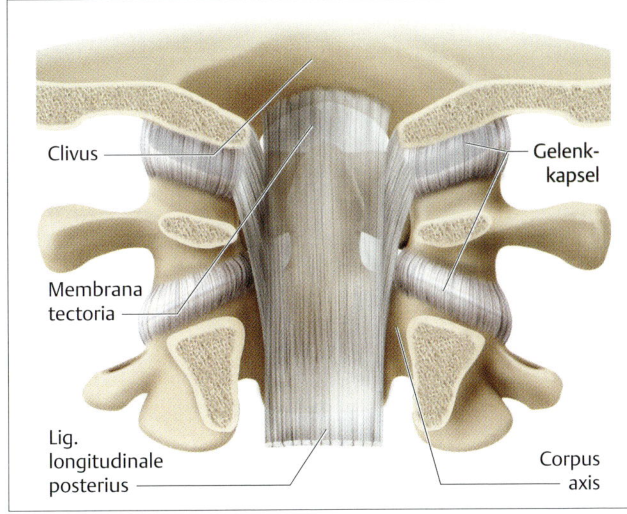

Abb. 2.14 Membrana tectoria.

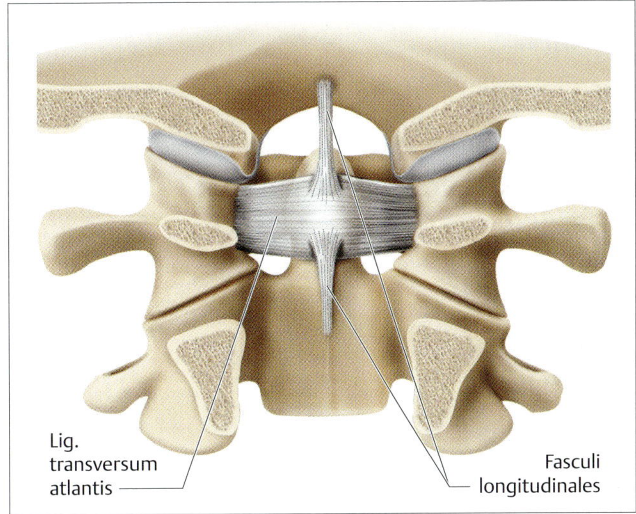

Abb. 2.15 Lig. cruciforme atlantis (Ansicht von dorsal).

KLINISCHER BEZUG

Instabilität des Lig. transversum atlantis

Bei einer Überdehnung von mehr als 8 mm können Teile des Bandes reißen. Dadurch verlagert sich der Dens nach dorsal, was bei einer Röntgenfunktionsaufnahme an der Vergrößerung der anterioren Atlantodentaldistanz zu sehen ist, die normalerweise 2 – 5 mm beträgt. Bei Überdehnung der Bänder wird der Abstand deutlich vergrößert, z. B. 7 mm und mehr.

Die Beschwerden bei einer Instabilität in diesem Bereich sind vielseitig. Es werden Kopfschmerzen beschrieben, die oft brennend in der Okzipitalregion beginnen und später eher dumpf sind. Weiter klagen die Patienten über Koordinationsstörungen, Augenflimmern, eingeschränktes Gesichtsfeld und Drehschwindel.

PRAXISTIPP

Test des Lig. transversum atlantis

Wenn dieses Band insuffizient ist, verlagert sich der Dens in Richtung Rückenmark. Dies kann sich besonders bei Inklinationsbewegungen verstärken. Deshalb sollte vor jeder Behandlung der oberen HWS zur Sicherheit ein Stabilitätstest durchgeführt werden. Der Test erfolgt in flacher Rückenlage. In dieser Stellung wird der Kopf mit dem Axis durch die Schwerkraft nach dorsal verschoben. Die Hand der Therapeutin drückt mit Zeige- und Mittelfinger den Dornfortsatz von C 2 nach ventral. Gibt der Patient in der flachen Rückenlage Beschwerden an, müssten diese durch den Schub des Axis nach ventral sofort geringer werden, da die Kompression auf das Rückenmark beseitigt wird.

Nach Entfernen der Wirbelbögen, der Membrana tectoria und dem Lig. cruciforme, tiefe Schicht

Lig. apicis dentis

▸ Abb. 2.16

Das Band ist sehr dünn und etwa 2 – 4 mm breit. Es zieht von der Spitze des Dens zum ventralen Rand des Foramen magnum. Seine funktionelle Bedeutung ist nicht sehr groß, es wird vermutet, dass es sich um ein Rudiment der Chorda dorsalis handelt.

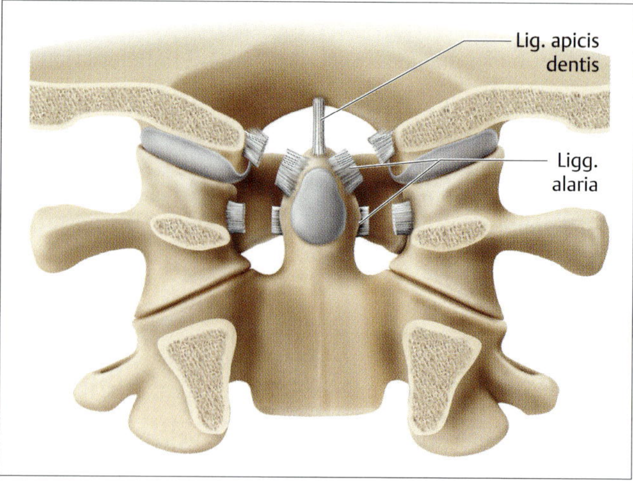

Abb. 2.16 Lig. apicis dentis.

Lig. alare

▸ Abb. 2.17, ▸ Abb. 2.18

Das Lig. alare besteht aus 2 Anteilen und hauptsächlich aus kollagenen Fasern vom Typ I, die nur um etwa 6 – 8 % gedehnt werden können. Laut Dvorak (1988) hat es eine Reißfestigkeit von 200 N.

Pars occipitalis

Dieser Teil stellt die Verbindung vom Dens zu den Okziputkondylen her und ist dort an einer kleinen Rauigkeit am ventral-medialen Rand befestigt. Die Insertion am Dens befindet sich unmittelbar lateral der Facies articularis posterior im kranialen 2. Drittel. Das Band ist etwa 8 mm breit. Sein Verlauf hängt von der Höhendifferenz zwischen Dens und Okziputkondylen ab. In der Regel bilden die Longitudinalen durch rechte und linke Pars occipitalis in der Frontalebene einen Winkel von etwa 150 – 170°.

Pars atlantis

Der kürzere Teil besteht aus einem dünnen schmalen Faserbündel mit horizontalem Verlauf. Die ***Partes atlantes*** ziehen jeweils rechts und links vom ventralen Anteil des Dens zum ventralen Teil der Massae laterales atlantis. Sie sind nicht bei allen Menschen vorhanden.

Lig. atlantodentale anterius

Noch seltener gibt es einen 3. Teil des Lig. alare, der sich zwischen der Basis des Dens und dem Arcus anterior ausspannt.

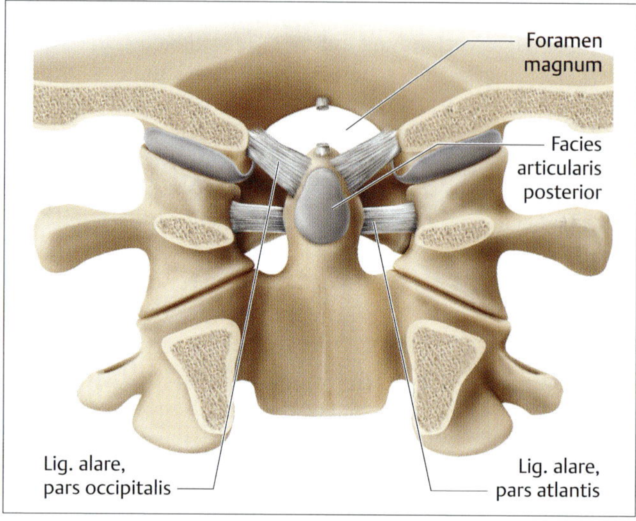

Abb. 2.17 Ligg. alaria (Ansicht von dorsal).

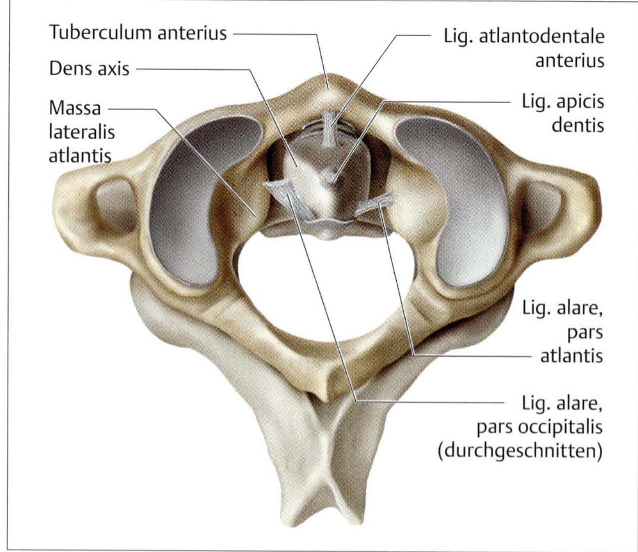

Abb. 2.18 Ligg. alaria (Ansicht von kranial).

Funktionen der Ligg. alaria

- Es begrenzt hauptsächlich die axiale Rotation im oberen HWS-Abschnitt (▶ **Abb. 2.19 a, b**).
- Bei Lateralflexion nach links wird die Pars occipitalis auf der ipsilateralen Seite (hier links) entspannt und auf der kontralateralen Seite (rechts) gedehnt. Durch diese Spannungszunahme wird die rechte Okziputkondyle geringgradig nach dorsal gezogen, was einer Rechtsrotation des Kopfes entspricht (▶ **Abb. 2.20**).
- Zwischen dem 1. und 2. Halswirbel ist nur wenig Lateralflexion möglich. Deshalb sind die Spannungsveränderungen in den ***Partes atlantes*** wesentlich geringer. Bei der Lateralflexion nach links wird das linke Band geringgradig gespannt (Dvorak 1988).
- Die Ligg. alaria begrenzen die Inklinationsbewegungen in der oberen HWS.
- Zusammen mit dem Lig. transversum atlantis übernehmen die Ligg. alaria eine Schutzfunktion, da sie eine Dorsalverschiebung des Dens in Richtung Rückenmark verhindern.

PRAXISTIPP

Stabilitätstest für die Ligg. alaria
Lateralflexion rechts strafft das linke Lig. alare und zieht den Axis in Rechtsrotation. Diese Erkenntnis wird bei dem folgenden Test genutzt: Der Patient sitzt, und die Therapeutin legt den Zeigefinger einer Hand auf den Dornfortsatz des 2. Halswirbels. Mit der anderen Hand wird der Kopf umfasst und vorsichtig, d. h. mit wenig Kraft in Lateralflexion eingestellt. Mit dem Finger wird palpiert, ob die Rotation des Axis stattfindet. Wenn sich der Dornfortsatz nicht bewegt, kann das Lig. alare seine Stabilitätsfunktion nicht optimal erfüllen.

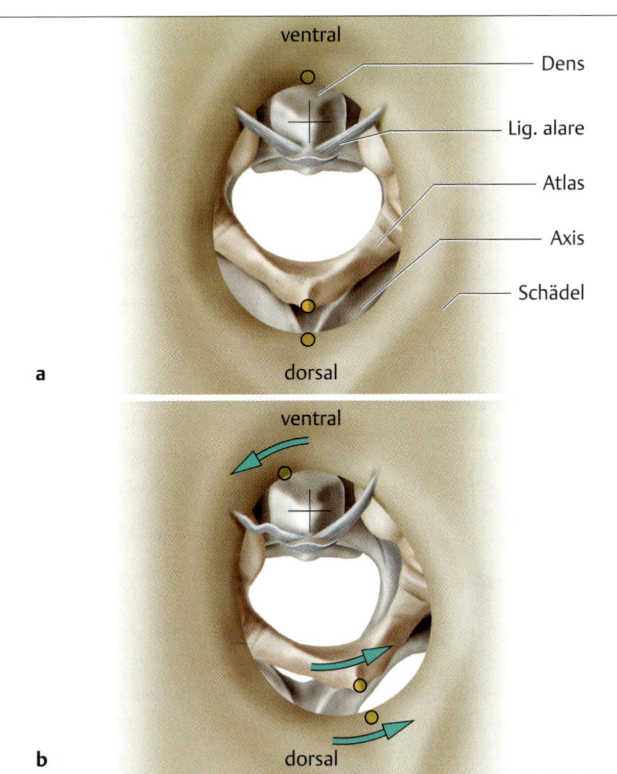

Abb. 2.19 Verlauf der Ligg. alaria in der Ansicht von kranial durch das Foramen magnum.
a In Neutral-Null-Stellung Blick durch das Foramen magnum: Verlauf des Bandes und Teile von Atlas und Axis. Rote Markierungen kennzeichnen die Neutral-Null-Stellung von Schädel und Atlas, das Kreuz im Dens die Stellung der Axis.
b Spannungsveränderung bei Linksrotation von Kopf und Atlas gegen Axis: Die Markierungen haben sich entsprechend verschoben. Die rechte Pars occipitalis des Lig. alare gerät unter Spannung, da sich die Insertion am rechten ventral-medialen Condylus occipitalis von der Insertion am Dens entfernt. Das linke Lig. alare ist dagegen entspannt.

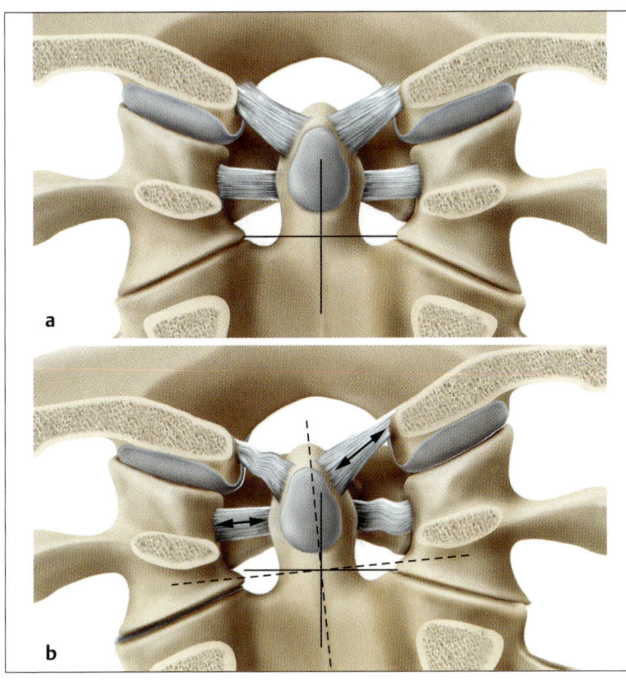

Abb. 2.20 Spannungsveränderungen der Ligg. alaria bei Lateralflexion nach links.

Ventrale Bänder

▶ Abb. 2.21, ▶ Abb. 2.22

Membrana atlantooccipitalis anterior

Der Hauptteil der Membran zieht vom Unterrand des Os occipitale zum Arcus anterior atlantis. Einige wenige längere Faserbündel ziehen in Richtung Proc. transversus. Tiefer gelegene Faseranteile verbinden sich mit der Gelenkkapsel der Art. atlantooccipitalis. Die oberflächliche Schicht ist mit dem Lig. longitudinale anterius verwachsen.

Membrana atlantoaxialis mediana

Sie verbindet Atlas und Axis im ventralen Bereich. Laterale Bandanteile vereinigen sich mit der Gelenkkapsel der Atlantoaxialgelenke.

Lig. longitudinale anterius

Das Band erstreckt sich ventral vom Os occipitale bis zum 1. Sakrumwirbel. Im Bereich der oberen HWS ist es sehr schmal und mit der Membrana atlantooccipitalis anterior verwachsen. Seitlich grenzt es an den Innenrand der Pars recta des M. longus colli. Das Band wird nach kaudal hin breiter und dicker.

Funktionen der ventralen Bänder

Ihre Hauptfunktion ist die Extensionshemmung, da Membrana atlantoaxialis mediana, Membrana atlantooccipitalis anterior und Lig. longitudinale anterius ventral der Bewegungsachse verlaufen.

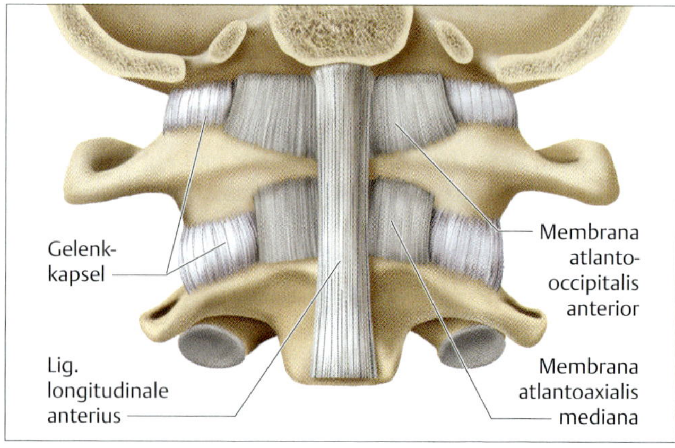

Abb. 2.21 Ventrale Bänder der oberen HWS.

KLINISCHER BEZUG

Verletzungsgefahr der Bänder
Die Faserzusammensetzung der Bänder unterscheidet sich je nach ihrer funktionellen Beanspruchung. Ligg. transversum atlantis et alaria sind Bänder mit einem größeren Anteil an kollagenen Fasern und kaum dehnbar. Sie können z. B. durch maximale Rotation verbunden mit einem kurzzeitigen Stress in Richtung Flexion oder Extension überdehnt werden oder sogar reißen. Dies geschieht beispielsweise als Beschleunigungsverletzung bei einem Auffahrunfall.

Eine Ruptur des Lig. transversum atlantis kann eine pathologische Verschiebung des Atlas nach ventral verursachen. Dagegen kann eine Densfraktur die Dorsalverschiebung des Densfragments bewirken.

Bänder mit höheren Anteilen an elastischen Fasern, beispielsweise die Membrana tectoria und atlantooccipitalis, sind gut dehnbar und reißen deshalb nicht so schnell.

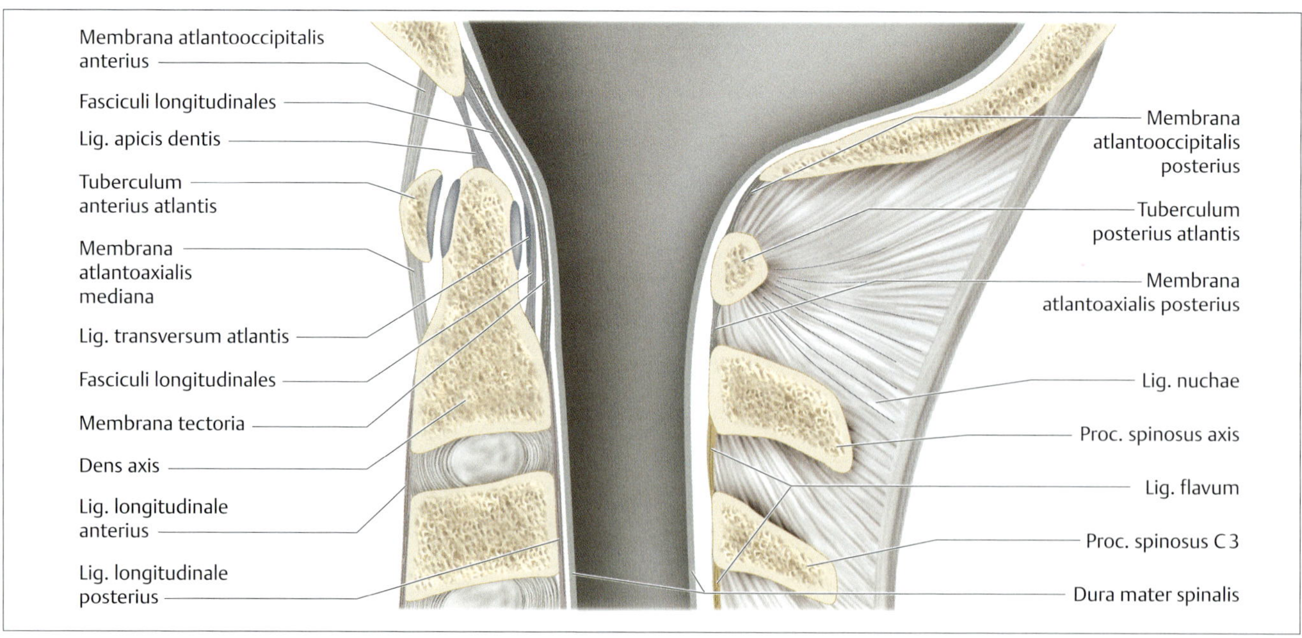

Abb. 2.22 Bänder der oberen HWS (Ansicht von lateral).

2.1.4 Achsen und Bewegungen

Art. atlantooccipitalis

Bei den Bewegungen hat jeder Körper einen hypothetischen Punkt bzw. eine Linie, die sich kaum bewegen. Das ist die Bewegungsachse, die meistens nicht konstant ist, sondern sich mitbewegt. Im Atlantookzipitalgelenk steht in der Regel der Atlas fest, während sich der Kopf bewegt.

Horizontale Achse

▸ **Abb. 2.23**

In der Ansicht von lateral ist die konvexe Gelenkkrümmung am Okziput und die konkave am Atlas ausgeprägt. Die Achse liegt in der Mitte der Okziputkondylen nahe am Gelenk. Um sie sind Flexions- und Extensionsbewegungen möglich.

Flexion (Inklination)

▸ **Abb. 2.24**

Die ***Facies articulares*** der ***Condyli occipitales*** gleiten auf den Foveae articulares superiores atlantes bogenförmig nach dorsal-kranial. Dadurch vergrößert sich der Abstand zwischen Os occipitale und Arcus posterior.

Das aktive ***Bewegungsausmaß*** beträgt etwa 5° ± 2°. Die Bewegung wird durch dorsal liegende Kapsel- und Bandstrukturen gestoppt (z. B. Lig. nuchae und Membrana atlantooccipitalis posterior). Auch die subokzipitale Muskulatur spielt durch ihre begrenzte Dehnfähigkeit bei der Bewegungseinschränkung eine Rolle.

Extension (Reklination)

▸ **Abb. 2.25**

Die Condyli occipitales gleiten nach ventral-kranial, wodurch sich das Os occipitale dem Arcus posterior nähert.

Das aktive ***Bewegungsausmaß*** beträgt etwa 10° ± 2°. Die Bewegung wird durch ventral liegende Kapsel- und Bandanteile begrenzt, z. B. Membrana atlantooccipitalis anterior und Lig. longitudinale anterius. Sowohl die prävertebrale als auch in geringem Ausmaß die supra- und infrahyoidale Muskulatur können die Extensionsbewegung begrenzen; Letztere allerdings nur bei geschlossenem Mund.

Sagittale Achse

▸ **Abb. 2.26**

In der Ansicht von dorsal ist die Gelenkkrümmung wenig ausgeprägt. Die Achse verläuft etwa 2 – 3 Querfinger kranial des Gelenks durch das Os occipitale.

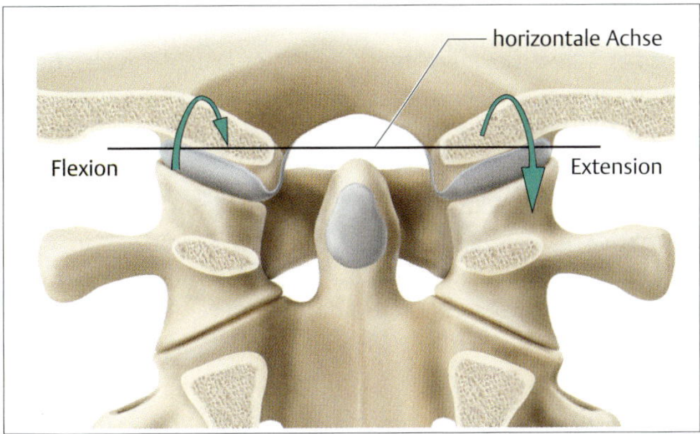

Abb. 2.23 Horizontale Achse für das Atlantookzipitalgelenk.

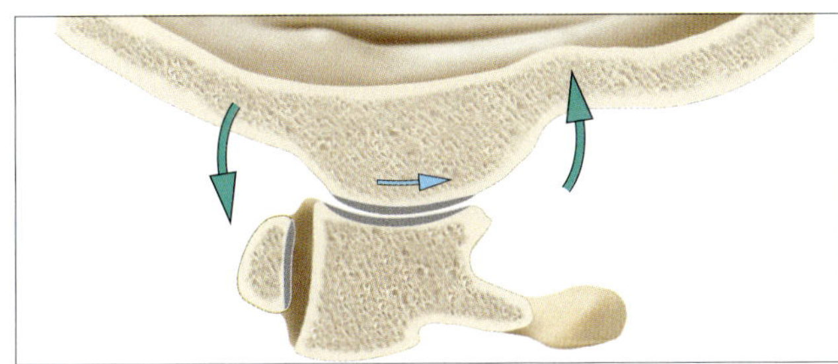

Abb. 2.24 Flexion im Atlantookzipitalgelenk.

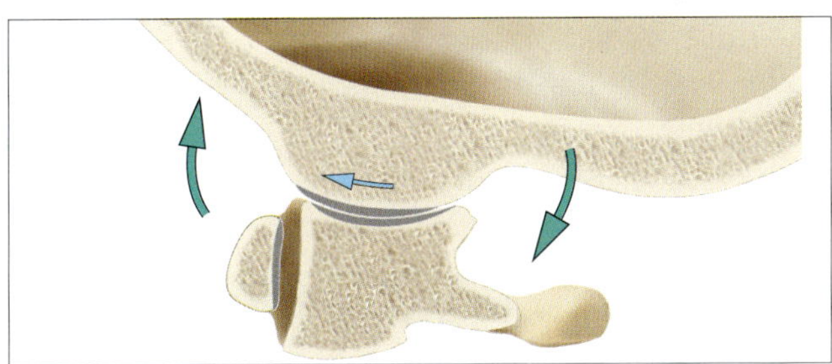

Abb. 2.25 Extension im Atlantookzipitalgelenk.

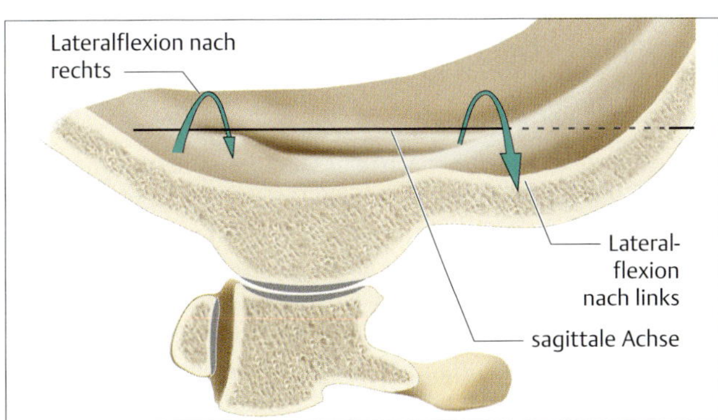

Abb. 2.26 Sagittale Achse für das Atlantookzipitalgelenk.

Lateralflexion ▸ **Abb. 2.27**

Bei einer Lateralflexion gleiten die Facies articulares der Condyli occipitales zur Gegenseite der Neigung. Das bedeutet, dass sowohl die rechte als auch linke Facies articularis bei einer Linkslateralflexion nach rechts gleiten. In beiden Gelenken findet dabei jeweils rechts ein leichtes Klaffen statt.

Das aktive ***Bewegungsausmaß*** beträgt im Schnitt 4° in jede Richtung. Die Bewegung wird durch laterale Anteile der Kapsel, seitliche Anteile der Membrana atlantooccipitalis sowie die kontralaterale subokzipitale Muskulatur begrenzt.

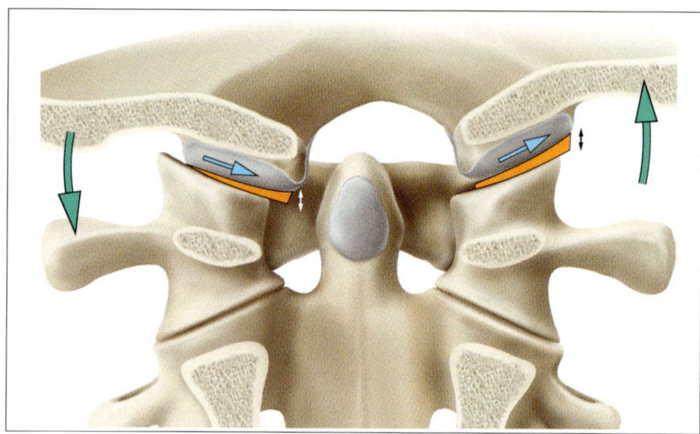

Abb. 2.27 Lateralflexion im Atlantookzipitalgelenk.

Longitudinale Achse

Eine Rotationsachse kann nicht beschrieben werden, weil es keine reine Rotation gibt.

Rotation ▸ **Abb. 2.28**

Da es sich um ein Eigelenk handelt, findet eine geringfügige Rotation nur in Kombination mit Lateralflexion statt. Bei einer Rotation im Uhrzeigersinn geschieht in den beiden kranialen Bewegungssegmenten Folgendes:

Das Okziput dreht sich auf dem Atlas nach rechts, und es kommt zu einem Ventralgleiten der linken Facies articularis des Condylus occipitalis und Dorsalgleiten der rechten. Diese Bewegung ist durch die Gelenkform sowie die straffe Gelenkkapsel zwischen Okziput und Atlas nur geringgradig möglich. Relativ schnell wird weiterlaufend der Atlas gegen den Axis mitgedreht, wodurch das Lig. alare auf der linken Seite gespannt und der linke Condylus occipitalis in Richtung Dens gezogen wird. Die Folge ist eine geringfügige Neigung des Kopfes nach links.

Das aktive ***Bewegungsausmaß*** beträgt etwa 2° in jede Richtung.

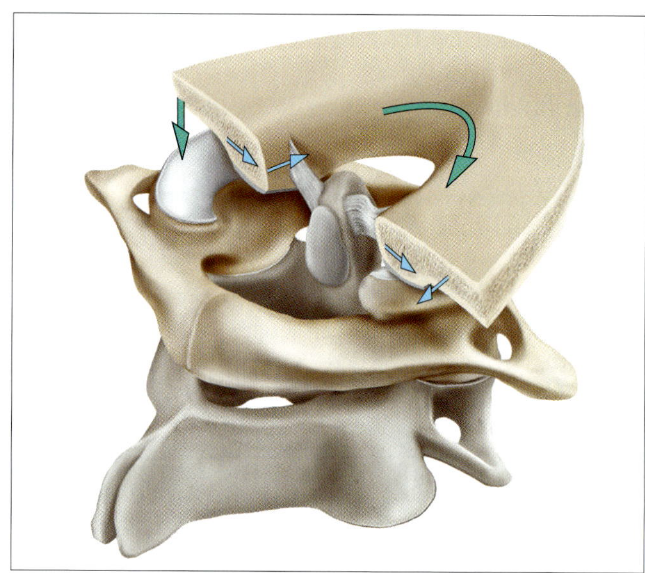

Abb. 2.28 Rotation im Atlantookzipitalgelenk.

Art. atlantoaxialis

Horizontale Achse

▸ **Abb. 2.29**

Die Achse für Flexions- und Extensionsbewegungen liegt quer im kranialen Drittel des Dens axis.

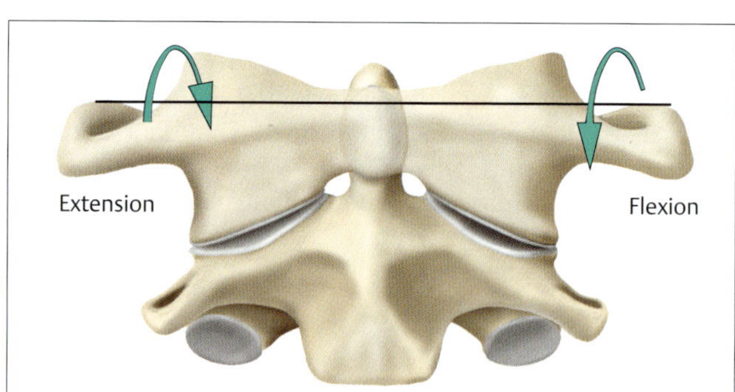

Abb. 2.29 Horizont. Achse Atlantoaxialgelenk.

Flexion (Inklination) ▸ **Abb. 2.30**

Die Fovea dentis gleitet nach kaudal. Dieser Bewegung sind durch die enge Führung zwischen Dens und Arcus anterior Grenzen gesetzt. Dabei entfernt sich der Arcus anterior vom Dens nach ventral, und im kranialen Gelenkbereich entsteht am Bewegungsende ein Klaffen. Gleichzeitig kommt es im kaudalen Abschnitt zu einer Kompression. Durch die Bandführung des Lig. transversum atlantis wird eine Dorsalverlagerung des Dens und eine dadurch bedingten Einengung des Spinalkanals verhindert.

Gleichzeitig mit der Bewegung im medialen Gelenk findet im lateralen Abschnitt ein Gleiten der Foveae articulares inferiores nach dorsal statt. Durch die kombinierten Gleitbewegungen vergrößert sich der Abstand zwischen Arcus posterior atlantis und Proc. spinosus von C 2.

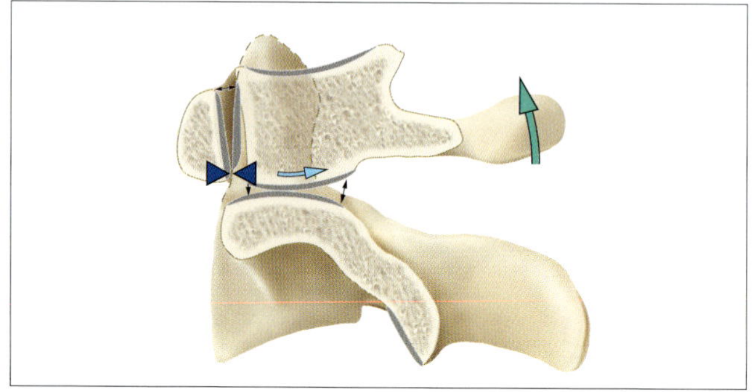

Abb. 2.30 Flexion im Atlantoaxialgelenk.

Das aktive ***Bewegungsausmaß*** beträgt etwa 7°. Die Bewegung wird durch die Spannung dorsaler Kapselanteile, des Lig. nuchae, tiefe Fasern der Membrana tectoria, atlantoaxiale Teile der Ligg. alaria und der Membrana atlantoaxialis posterior begrenzt.

Extension (Reklination) ▸ **Abb. 2.31**

Die Fovea dentis gleitet gegenüber dem Dens nach kranial. Bedingt durch die straffe Führung des Dens sind auch bei dieser Bewegung der Gleitbewegung Grenzen gesetzt. Im kaudalen Abschnitt kommt es zwischen Fovea und Dens zu einem Klaffen, kranial zu einer Kompression.

Die Facies articulares inferiores atlantis gleiten nach ventral.

Das aktive ***Bewegungsausmaß*** beträgt etwa 10°. Die Bewegung wird durch ventrale Kapsel- und Bandstrukturen, z. B. Membrana atlantoaxialis anterior und Lig. longitudinale anterius, begrenzt.

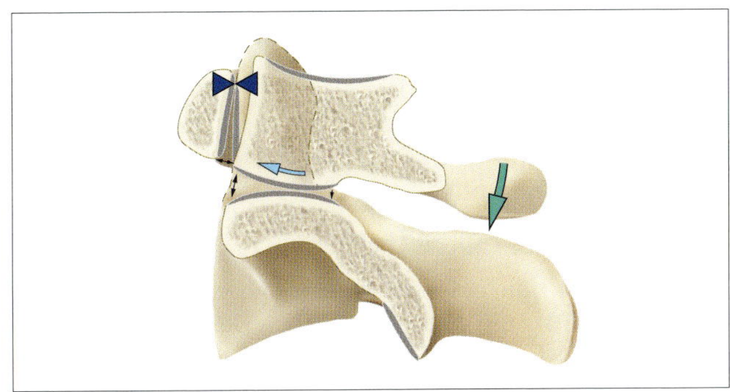

Abb. 2.31 Extension im Atlantoaxialgelenk.

Sagittale Achse

▸ **Abb. 2.32**

Die Bewegungsachse liegt in der Mitte des kaudalen Wirbelkörpers.

Lateralflexion ▸ **Abb. 2.33**

Durch das Einfügen des Dens in den osteoligamentären Ring ist eine kaum messbare Lateralflexion möglich. Sie findet nur als Begleitbewegung bei der Rotation statt. Dabei ergibt sich eine Verschiebung der Massae laterales atlantis um etwa 2 mm zur konkaven Seite.

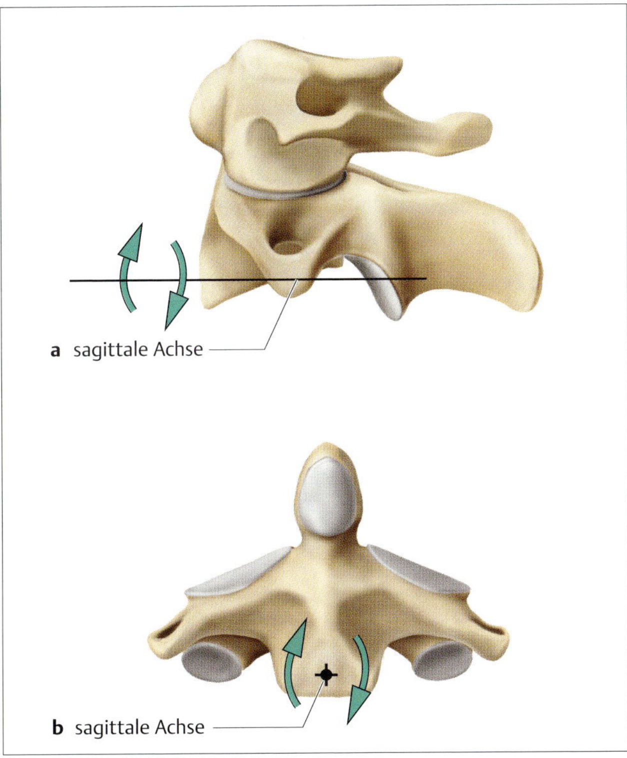

Abb. 2.32 Sagittale Achse für das Atlantoaxialgelenk.
a Von lateral.
b Von ventral.

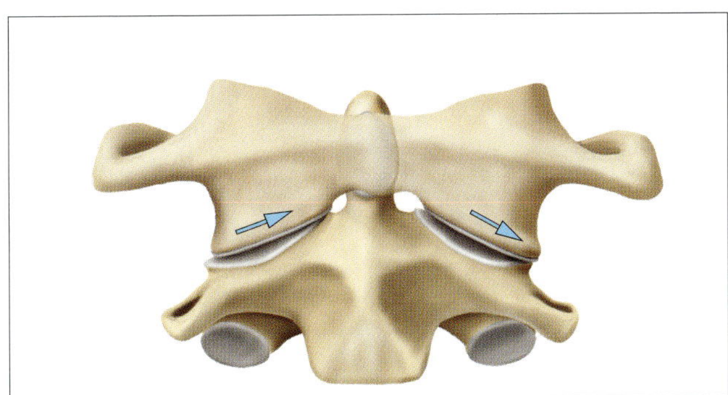

Abb. 2.33 Lateralflexion im Atlantoaxialgelenk.

Longitudinale Achse

▸ Abb. 2.34

Die Rotationsachse geht vertikal durch die Mitte des Dens axis.

Rotation ▸ **Abb. 2.35 a, b**

Bei Rechtsrotation geschieht Folgendes:

- Im medialen Gelenkabschnitt dreht sich der osteoligamentäre Ring des Atlas um den feststehenden Dens. Das bedeutet, die Fovea dentis gleitet zur gleichen und die überknorpelte Gelenkfläche am Lig. transversum atlantis zur entgegengesetzten Seite.
- Im lateralen Gelenk gleitet die rechte Facies articularis inferior des Atlas gegenüber der Facies articularis superior des Axis nach dorsal, die linke nach ventral. Ab 20° Rotation kommt es durch die leichte Konvexität der beiden Gelenkflächen zu einem Absinken des Atlas auf dem Axis. Dieses Absinken und Heben beträgt etwa 2 – 3 mm (Putz 1976).

Kinematografische Studien von Fielding (1964) zeigen, dass die Rotation in der Regel zwischen Atlas und Axis beginnt. Erst wenn hier die maximale Beweglichkeit ausgeschöpft ist, beginnt die untere HWS zu rotieren.

Das aktive ***Bewegungsausmaß*** ist sehr groß. Die Bewegung ist mit ca. 40° in jede Richtung die ausgeprägteste der gesamten Wirbelsäule. Es handelt sich um die Hälfte der Gesamtrotation der HWS.

Die Bewegungsbegrenzung erfolgt vor allem durch die gegensinnige Pars atlantis des Lig. alare, sowie die Membrana atlantoaxialis posterior und die Membrana atlantoaxialis mediana.

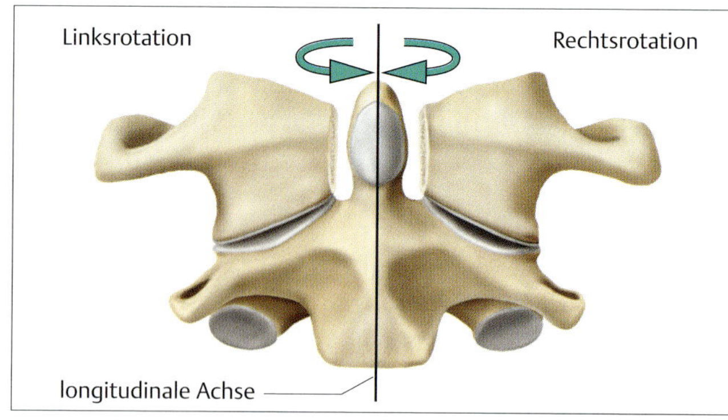

Abb. 2.34 Longitudinale Achse für das Atlantoaxialgelenk.

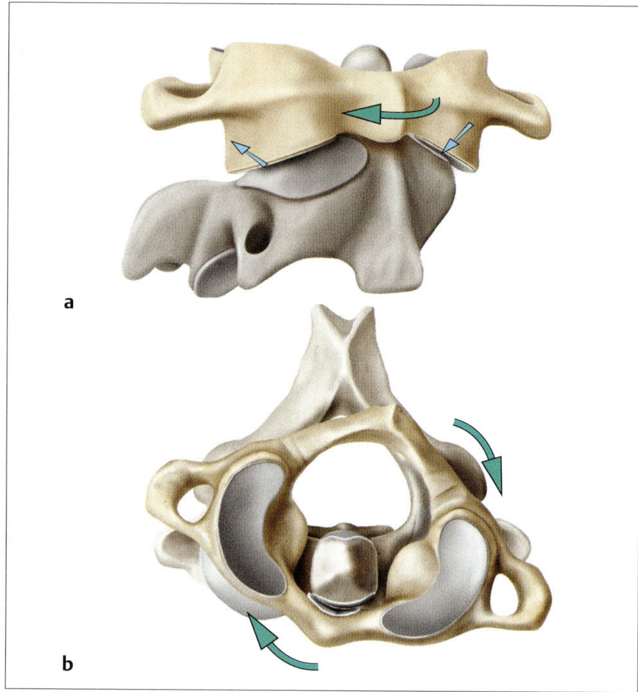

Abb. 2.35 Rotation im Atlantoaxialgelenk.
a Ansicht von ventral-lateral.
b Ansicht von kranial.

Bewegungsausmaß im Atlantookzipital- und Atlantoaxialgelenk

▶ Abb. 2.36

Die Angaben über das Ausmaß der Bewegungen in der oberen HWS sind unterschiedlich. Die Berechnungen wurden entweder durch röntgenologische computertomografische Untersuchungen oder mithilfe der Stereofotogrammetrie und Schätzungen angestellt.

PRAXISTIPP

Prüfen der Beweglichkeit ▶ **Abb. 2.37**
Eine Möglichkeit der Überprüfung der Beweglichkeit in der HWS ist die visuelle Beurteilung. Die angegebenen Winkelgrade entsprechen der Neutral-Null-Methode. Da nicht jede Physiotherapeutin ein spezielles Messgerät für die Wirbelsäule besitzt, wird der Winkel häufig geschätzt. Es können aber auch Distanzmessungen in cm oder Schätzwerte von -/–/— für verminderte Beweglichkeit benutzt werden.

Um die Beweglichkeit der oberen HWS zu beurteilen, muss der untere Abschnitt an einer weiterlaufenden Bewegung gehindert werden. Das kann entweder durch eine passive Fixierung vom 3. Halswirbel oder durch eine Verriegelungsposition der unteren HWS erfolgen. Zur Überprüfung der ***Rotationsfähigkeit*** in der oberen HWS wird deshalb die untere HWS in maximale Flexion gebracht, um dort die Gelenkkapseln und das Lig. nuchae zu straffen. Dann wird der Patient aufgefordert, den Kopf nach rechts und links zu drehen. Da in der unteren HWS keine Rotation mehr stattfinden kann, wird diese nur in den atlantoaxialen und -okzipitalen Etagen geschehen. Es muss beachtet werden, dass wirklich nur die untere HWS in Flexionsstellung eingestellt wird, ohne eine weiterlaufende Inklination in den oberen Etagen.

Für die Beurteilung der ***Re- und Inklination*** zwischen Okziput, Atlas und Axis wird die untere HWS in maximale Rotation eingestellt, um wiederum die Kapsel maximal zu straffen, damit keine weiteren Bewegungen mehr stattfinden können. Bei der Aufforderung an den Patienten zu einer Nickbewegung wird die Reklination als Bewegung des Kinns nach kranial und Inklination als Bewegung des Kinns nach kaudal beurteilt.

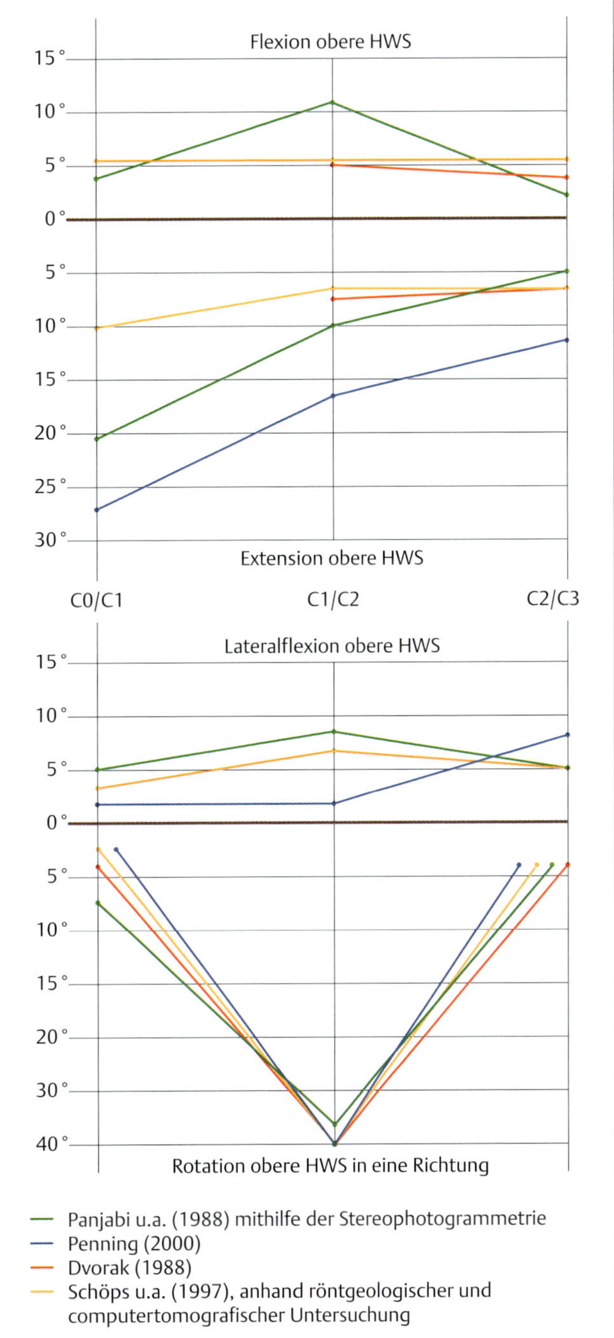

Abb. 2.36 Bewegungsdiagramme verschiedener Autoren zum Bewegungsausmaß der oberen HWS.

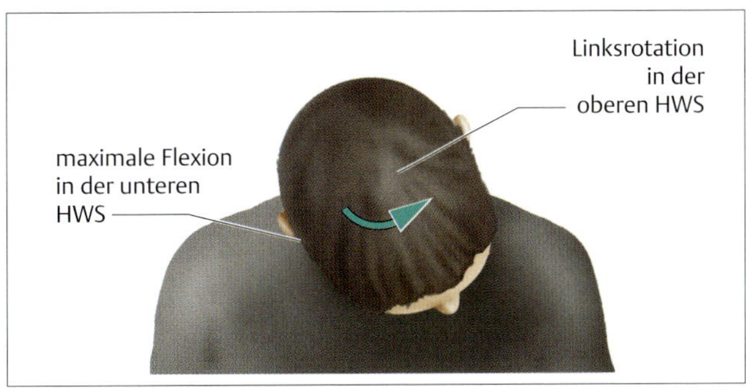

Abb. 2.37 Aktiver Rotationstest für die obere HWS mit Verhinderung weiterlaufender Bewegung in der unteren HWS.

2.2 Untere Halswirbelsäule

2.2.1 Knöcherne Strukturen

Corpus vertebrae

▸ **Abb. 2.38**

Der Wirbelkörper hat eine würfelartige Form. Die kraniale Knochenbegrenzung ist sattelförmig, da der laterale Teil des Wirbelkörpers Ausziehungen nach kranial aufweist ***(Unci corporis)***, die kaudal-lateralen Kanten der Wirbelkörper sind dagegen abgerundet. Nach dorsal geht der Corpus in den Arcus vertebrae über. Dieser Abschnitt wird als ***Pediculus arcus*** bezeichnet.

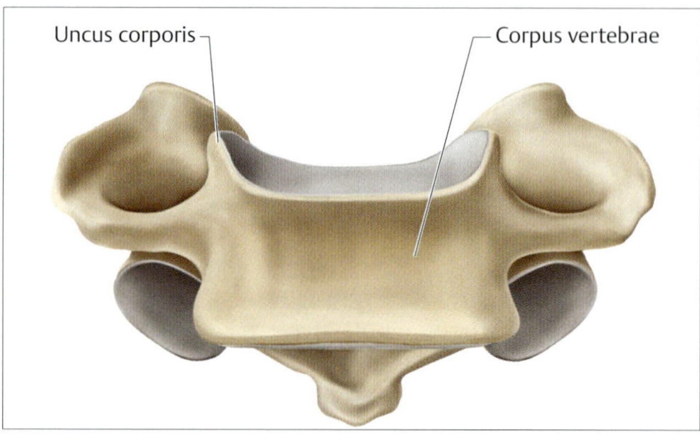

Abb. 2.38 Corpus vertebrae der unteren HWS.

Uncus corporis

▸ **Abb. 2.38**

Diese sattelartige Ausziehung geht von den lateralen Wirbelkörpern nach kranial aus. Der Uncus corporis artikuliert mit einer kleinen schrägen Kante des nächsthöheren Wirbels. Einige Lamellen des Diskus verlagern sich nach lateral, sodass die Oberflächen des Uncus corporis mit Faserknorpel überzogen sind. Außerdem bildet sich durch dort angelagertes Bindegewebe eine Art Gelenkkapsel, weshalb dieser Abschnitt als ***Unkovertebralgelenk*** bezeichnet wird (▸ **Abb. 2.39**).

Unmittelbar lateral des Gelenks verläuft die A. vertebralis, und dorsal lateral zieht der Spinalnerv vorbei. Die Unci bilden sich erst im Alter von etwa 5 Jahren aus.

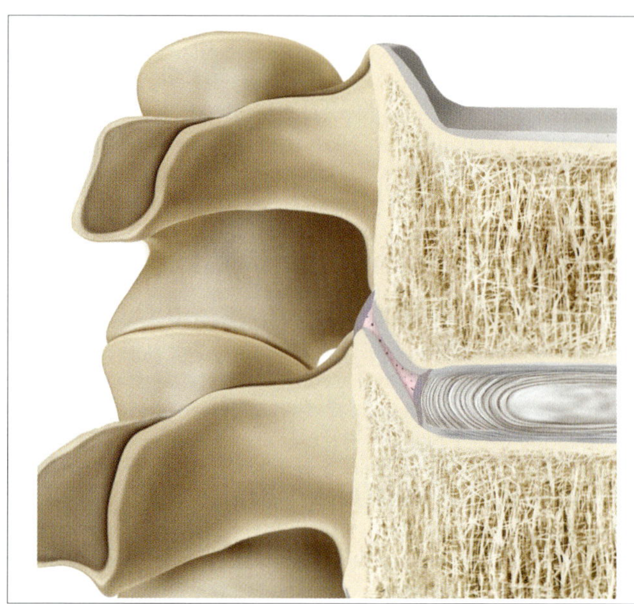

Abb. 2.39 Unkovertebralgelenk.

FUNKTIONELLER HINWEIS

Bedeutung der Unci corporis

Durch die Form bilden die Unci corporis einen Schutz gegen Bandscheibenvorfälle in Richtung Arterie und Spinalnerv. Außerdem haben sie eine Führungsfunktion bei Flexions- und Extensionsbewegungen und begrenzen die Lateralflexion.

KLINISCHER BEZUG

Unkovertebralarthrose ▸ **Abb. 2.40**

Bei einer Höhenverminderung des Diskusabschnitts wird ein hoher Druck auf die Unci corporis ausgeübt, und sie reagieren mit Randzackenbildung. Dieser Osteophyt kann nach dorsallateral in Richtung Spinalnerv wachsen und ihn komprimieren. Ein lateraler Osteophyt engt das Foramen transversarium ein und beeinträchtigt damit das Lumen der A. vertebralis. Kleinere Einengungen gibt es relativ häufig, ohne dass erhebliche Beschwerden auftreten, da die Arterie sehr viel Platz hat und flexibel ist. Symptome treten erst auf, wenn die Zacken sehr groß sind oder bestimmte Bedingungen in der Gefäßmorphologie vorliegen, wie z. B. arteriosklerotische Veränderungen.

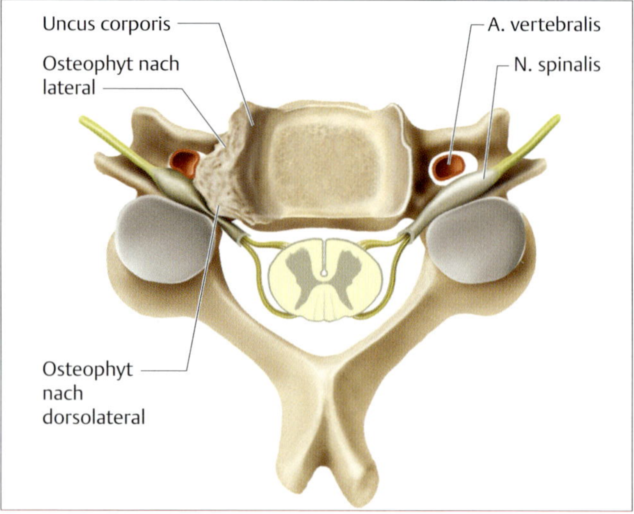

Abb. 2.40 Osteophytenbildung am Uncus corporis.

Discus vertebralis

▸ **Abb. 2.41**

Im Gegensatz zu den anderen Wirbelsäulenabschnitten ist der Diskus im HWS-Bereich sehr klein. Wegen der Unci corporis hat er nach lateral eine spitz zulaufende Form. Außerdem ist er aufgrund der Lordose ventral etwas höher als dorsal.

Die Bandscheibe zeigt häufig eine horizontale Spaltbildung, die von den Unci corporis und äußeren Lamellen des Anulus fibrosus ausgehen. Sie entstehen im 9.– 10. Lebensjahr. Die Spaltbildung kann zur vollständigen Teilung der Bandscheibe in eine kraniale und kaudale Hälfte führen. In die Spalte kann meniskusartig paravertebrales Bindegewebe hineinwachsen. Da große Teile der Bandscheibe erhalten bleiben, nimmt die Höhe des Diskus dabei nicht ab. Am häufigsten finden sich die Spaltbildungen in den Etagen C 2 bis C 4 (Rauber-Kopsch 2003).

Sie können als eine funktionelle Anpassung der Bandscheibe angesehen werden, da dadurch eine große segmentale Beweglichkeit möglich ist.

Vor allem die unteren Bandscheiben sind einem hohen Belastungsdruck von etwa ***550 KPa*** unterworfen. Fällt die Muskulatur als stabilisierender Faktor weg erhöht, sich die Belastung auf bis zu ***3900 KPa***.

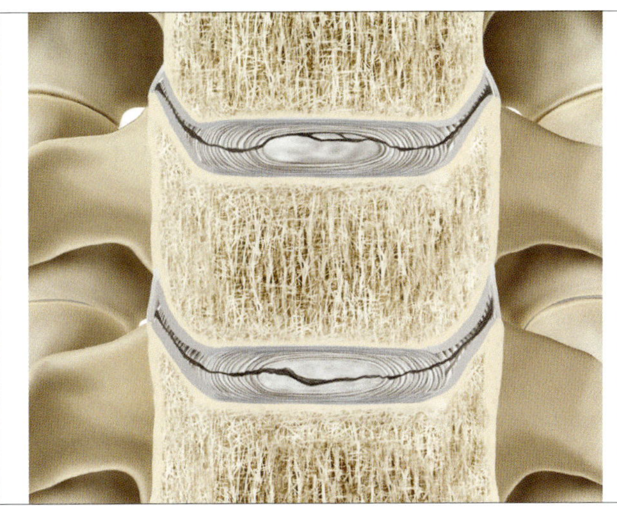

Abb. 2.41 Discus vertebralis im HWS-Bereich.

KLINISCHER BEZUG

Ständige hohe Druckbelastungen, z. B. durch ungünstige Stellungen sowie die extrem gute Beweglichkeit können zur Überdehnung des Anulus fibrosus führen. Die Folge sind intradiskale Massenverschiebungen und Zerreißen von Anulusfasern. Bedingt dadurch kann es zu einer Protrusion oder einem Prolaps kommen. Diese erfolgen in der Regel in Richtung Foramen intervertebrale. Weil das Foramen relativ klein ist, kann diese Einengung schneller zu Beschwerden führen als an den übrigen Wirbelsäulenabschnitten. Am häufigsten sind die Segmente C 5/6 und C 6/7 betroffen. Vermutlich hängt das mit der stärksten mechanischen Beanspruchung zusammen.

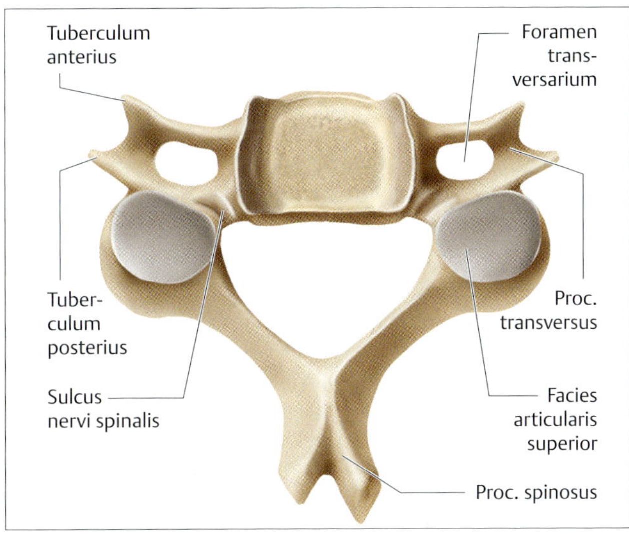

Abb. 2.42 Proc. transversus et spinosus der unteren HWS.

Proc. transversus

▸ **Abb. 2.42**

Der Querfortsatz besitzt ein Loch, ***Foramen transversarium***, für die A. vertebralis und die sie begleitende Vene. Er besteht aus einer ventralen Spange, einem Rippenrudiment, das etwas spitz ausläuft, ***Tuberculum anterius***. Dieses dient verschiedenen Muskeln (z. B. M. scalenus anterior, M. longus colli) als Ursprung. Der dorsale Teil besteht aus dem eigentlichen Querfortsatz, ***Tuberculum posterius***, der runder ist. Auch hier entspringen viele Muskeln, wie z. B. M. splenius cervicis, M. levator scapulae und Mm. scaleni medius et posterius.

Auf der kranialen Fläche und dorsal-medial des Proc. articularis superior liegt eine tiefe Rinne, ***Sulcus nervi spinalis***, für den Spinalnerv. Die Fortsetzung der Rinne – allerdings weniger ausgeprägt – befindet sich zwischen beiden Tuberculi des Querfortsatzes.

Proc. spinosus

▸ **Abb. 2.42**

Die Dornfortsätze sind leicht nach kaudal geneigt, kurz und gabelförmig. Der 7. Proc. spinosus wird als ***Vertebra prominens*** bezeichnet, da er wesentlich dicker und länger ist.

Proc. articularis

▸ **Abb. 2.43**

Es gibt insgesamt 4 Procc. articulares an jedem Wirbel: jeweils 2 ***Procc. articulares superiores*** und ***inferiores***. Sie sind sehr flach und breit. Von der Höhe her ragt der Proc. articularis superior gerade über die Deckplatte des gleichen Wirbels, beim 7. Halswirbel dagegen deutlich darüber hinaus.

Die Processus enden mit den entsprechenden Gelenkflächen, ***Facies articulares***, die vor allem im mittleren Bereich dick überknorpelt sind.

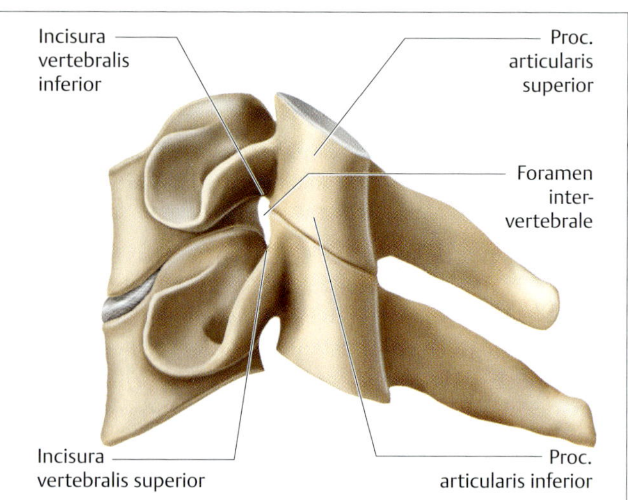

Abb. 2.43 Proc. articularis und Foramen intervertebrale.

Foramen intervertebrale

▸ **Abb. 2.43**

Das Foramen intervertebrale hat die Form einer Ohrmuschel mit einem größeren Durchmesser in der vertikalen als in der sagittalen Ausrichtung. Es wird von der Incisura vertebralis inferior des oberen und der Incisura vertebralis superior des unteren Pediculus arcus begrenzt.

Die weiteren Begrenzungen sind im kaudal-ventralen Abschnitt der Uncus corporis und dorsal-kranial die Wirbelbogengelenke (siehe Kap. 1).

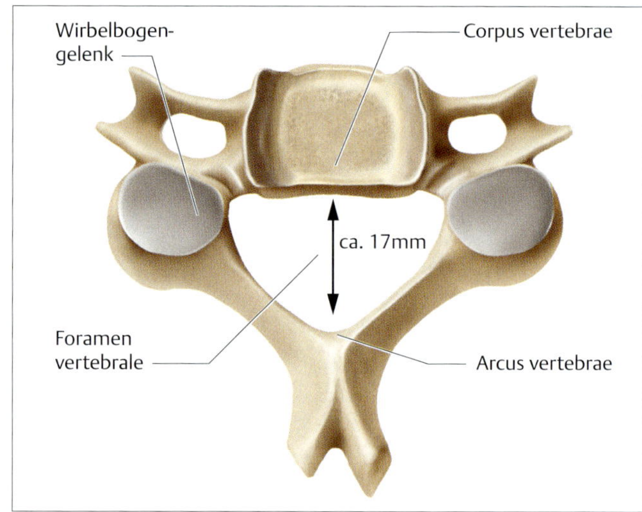

Abb. 2.44 Foramen vertebrale.

KLINISCHER BEZUG

Einengung des Foramen intervertebrale

Das Foramen intervertebrale kann durch Spondylophyten, die von den Unci corporis oder den Wirbelbogengelenken ausgehen, eingeengt werden. Auch ein Bandscheibenvorfall kann den darin verlaufenden Spinalnerv abdrücken. Deshalb wird im ungünstigen Fall, z. B. bei länger bestehenden motorischen und sensiblen Ausfällen, eine operative Entfernung des vorgefallenen Bandscheibenmaterials vorgenommen.

Foramen vertebrale

▸ **Abb. 2.44**

Das Foramen wird dorsal durch den Arcus und ventral vom Corpus vertebrae gebildet. Am dorsal-lateralen Arcus ist das Wirbelbogengelenk von besonderer Bedeutung. Im Transversalschnitt zeigt seine Form ein abgerundetes Dreieck. Der Sagittaldurchmesser beträgt etwa 17 mm. In der Horizontalen ist er breiter. Übereinander bilden die Foramina vertebralia den ***Canalis vertebralis***.

KLINISCHER BEZUG

Verengung des Spinalkanals

Wenn sich der Sagittaldurchmesser des Spinalkanals auf 10 mm und weniger reduziert, kann das Rückenmark komprimiert werden. Unter anderem können vom dorsalen Wirbelkörper ausgehende Osteophytenbildungen die Ursache sein. Sie kommen besonders häufig zwischen dem 3. bis 5. Halswirbel vor.

Eine Veränderung des transversalen Durchmessers kann aufgrund von Osteophytenbildung, die von den Unci corpores ausgehend, erfolgen.

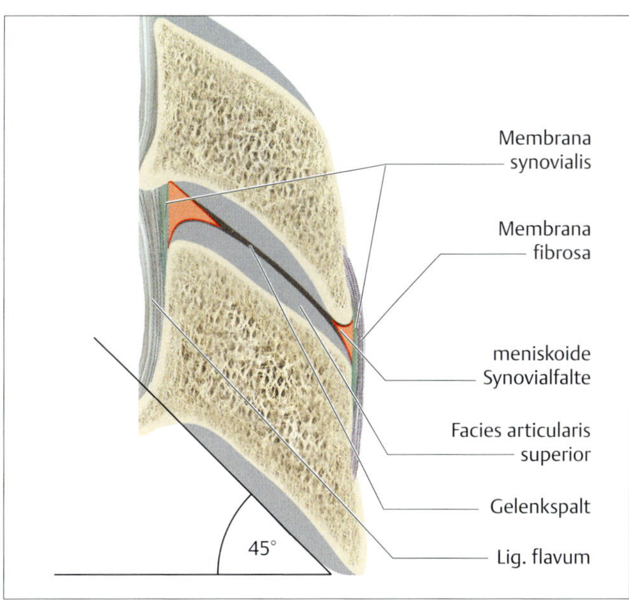

Abb. 2.45 Art. zygapophysialis.

2.2.2 Gelenkige Verbindungen

Artt. zygapophysiales

▸ **Abb. 2.45**

Gelenkflächen

Die überknorpelten Gelenkflächen zeigen gegenüber der Horizontalen eine Neigung von 40 – 60°, sodass die Facies articularis superior nach kranial dorsal ausgerichtet ist. Außerdem stehen die Facies articulares vom 3. und 4.Halswirbel minimal nach innen und vom 5.– 7. Halswirbel leicht nach außen gedreht.

Kapsel

Die ***Membrana synovialis*** inseriert an der Knochen-Knorpel-Grenze. Meniskoide Falten ragen vor allem von kranial und kaudal in den Gelenkspalt hinein. Sie können so ausgeprägt sein, dass sie wie ein Diskus erscheinen.

Die Insertion der ***Membrana fibrosa*** liegt etwa 0,5 – 1 cm von der Insertion der Membrana synovialis entfernt. Die äußeren kollagenen Faserschichten sind longitudinal ausgerichtet. Hier findet sich die höchste Anzahl an Rezeptoren pro Flächeneinheit (siehe Kap. 1.2).

Einige Muskeln haben ihren Ursprung in unmittelbarer Nähe der Kapselinsertion. Unter Umständen können sich die Mm. multifidi kaudal des 4. Halswirbels und einige Fasern der Mm. rotatores mit der Kapsel verbinden. Die Ursprungssehnen des M. semispinalis capitis befinden sich lateral direkt neben den Kapselinsertionen und sind mit dieser ebenfalls verwachsen.

KLINISCHER BEZUG

Einklemmung der Kapsel
Die Einklemmung der meniskusartigen Einstülpungen bedeutet eine Desintegration des Roll-Gleit-Vorgangs. Dabei wird vor allem der Gleitvorgang behindert. Außerdem kann sich beim Bewegen das Punctum fixum zur Einklemmung hin verlagern. In der Folge kommt es bei der weiteren Bewegung (z. B. Extension) zu einem extremen Klaffen im Gelenk. Allerdings wird diese Einklemmung als Ursache von Blockierungen kontrovers diskutiert.

2.2.3 Bänder

Lig. longitudinale posterius

▸ Abb. 2.46

Das Band verläuft an der dorsalen Seite der Wirbelkörper. In Höhe von C 3 nimmt es die ganze Breite des Wirbelkörpers ein, nach distal hin wird es schmaler. An den oberen Wirbelkörpergrenzen verbreitert es sich flügelartig zu den Bandscheiben hin und ist dort fixiert. Es besteht aus longitudinalen und schrägen Faserzügen, wobei die schrägen Züge jeweils in die Längsfasern auslaufen. Seine kraniale Fortsetzung ist die Membrana tectoria. Der Anteil der Kollagenfasern ist höher als der der elastischen Fasern.

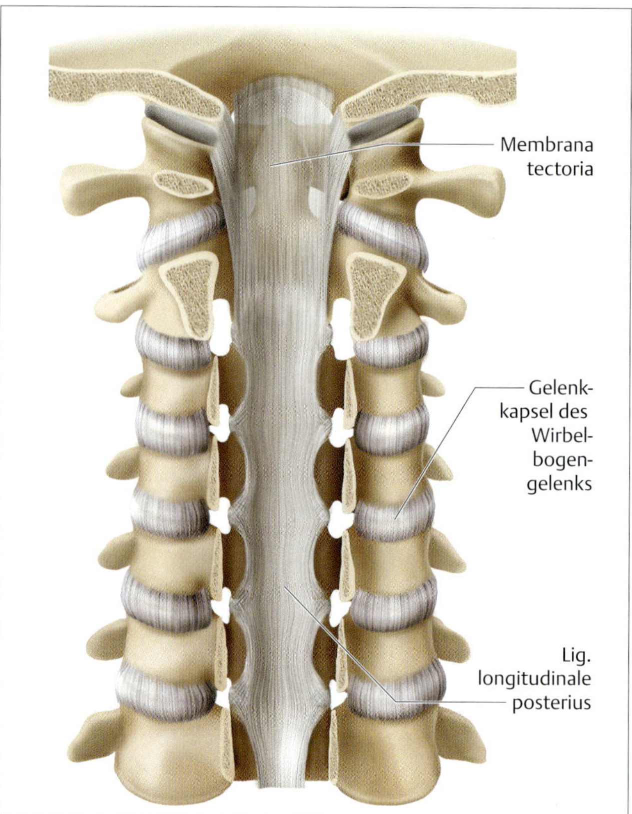

Abb. 2.46 Lig. longitudinale posterius.

Lig. longitudinale anterius

▸ Abb. 2.47

Es zieht nur mit einigen feinen Fäden an die Bandscheibe. Dabei unterscheiden sich lange oberflächliche Faserbündel, die über 4 – 5 Wirbel ziehen, von kurzen, tiefer gelegenen Bündeln, die 2 benachbarte Wirbel miteinander verbinden.

Das Band erstreckt sich vom Os occipitale bis zum ersten Sakrumwirbel. Es verläuft an der ventralen Fläche der Wirbelkörper und ist dort jeweils mit dem mittleren Wirbelkörperanteil verwachsen.

Kranial ist es sehr schmal und mit der Membrana atlantooccipitalis anterior und eine Etage tiefer mit der Membrana atlantoaxialis mediana verwachsen. Seitlich grenzt es an den Innenrand der Pars recta des M. longus colli. Nach kaudal hin wird es breiter und dicker.Es besteht hauptsächlich aus kollagenen und nur wenigen elastischen Fasern.

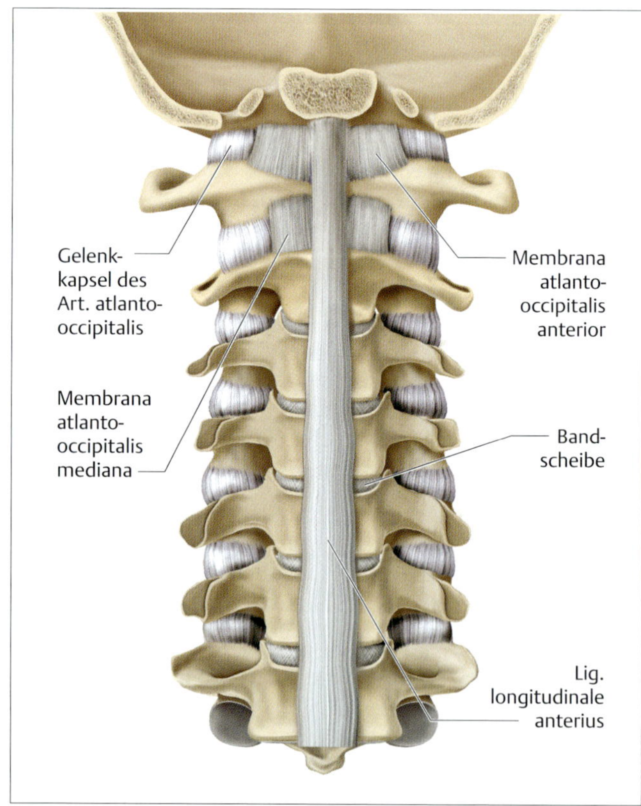

Abb. 2.47 Lig. longitudinale anterius.

Lig. flavum

▸ Abb. 2.48

Das Band begrenzt den Spinalkanal nach dorsal, da es 2 benachbarte Arcus vertebrae miteinander verbindet. Es ist ca. 2 cm breit und bis zu 1 cm dick, wobei seitliche Bandanteile erheblich dünner sind als die im mittleren Bereich.

Die Ligg. flava sind von C 2 an abwärts entwickelt. Sie bestehen zu ca. 60 – 80 % aus längs verlaufenden elastischen Fasern und nur zu 20 – 30 % aus Kollagenfasern. Daher haben sie ihre gelbliche Farbe und als wichtige Funktion den Abschluss des Wirbelkanals nach dorsal. Sie hemmen nicht unbedingt Bewegungen und befinden sich schon beim aufrechten Stand unter Spannung.

Einige Fasern weichen aus der Längsrichtung ab und ziehen in die benachbarte Gelenkkapsel. Im unteren Drittel grenzen die tiefen Muskelbündel der Mm. multifidi et rotatores an das Band.

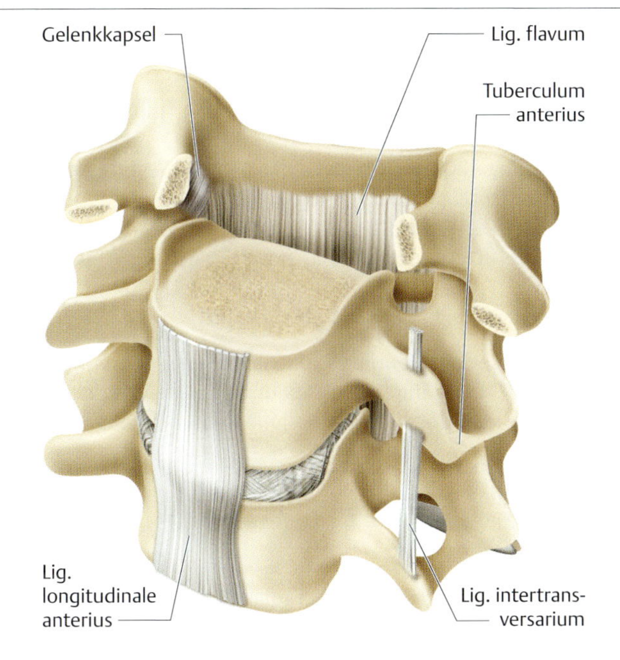

Abb. 2.48 Lig. flavum und Ligg. intertransversaria.

Lig. intertransversarium

▸ Abb. 2.48

Es besteht aus lockeren Bindegewebszügen, die longitudinal ausgerichtet sind. Sie spannen sich vor allem zwischen den Tuberculi anteriora, manchmal auch zwischen den Tuberculi posteriora aus.

Lig. nuchae

▸ Abb. 2.49

Das Band besteht aus sehr kräftigen vertikal verlaufenden Zügen, die die Spitzen der Dornfortsätze verbinden. Tiefere, kurze Anteile füllen den Raum zwischen 2 benachbarten Dornfortsätzen mit einer Zugrichtung von dorsal-kranial nach ventral-kaudal aus. Nach kaudal hin findet es seine Fortsetzung in den Ligg. supra- und interspinale.

Es besteht hauptsächlich aus kollagenen Fasern mit wenigen elastischen Faseranteilen.

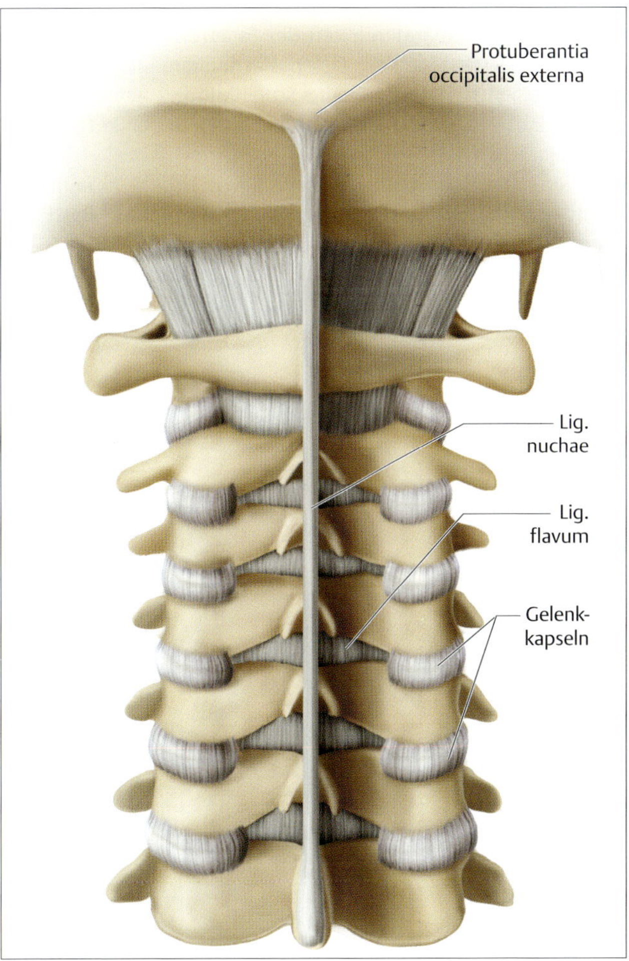

Abb. 2.49 Lig. nuchae.

Funktionen der Bänder

Die verschiedenen Bänder sichern das Bewegungssegment in alle Richtungen. So geraten z. B. bei Lateralflexion nach links die Ligg. intertransversaria, der Kapsel-Band-Apparat auf der rechten Seite sowie seitliche Anteile der Ligg. longitudinale unter Spannung.

2.2.4 Achsen und Bewegungen

Horizontale Achse

▶ Abb. 2.50, a, b

Nach Penning (2000) liegt die Achse im Bewegungssegment des 3. und 4. Halswirbels minimal kranial der Grundplatten und im dorsalen Drittel des 3. Wirbelkörpers. Mit jeder Etage wandert sie etwas weiter nach kranial, sodass sie zwischen dem 6. und 7. Halswirbel in der Mitte der Deckplatte des 6. Wirbelkörpers liegt.

Damit widerspricht Penning (2000) den Aussagen von White und Panjabi (1990), die sie für Flexion in den ventralen und für Extension in den dorsalen Bandscheibenraum legen.

Um die horizontale Achse sind Flexions- und Extensionsbewegungen möglich.

Flexion ▶ Abb. 2.51

- Bei der Flexion gleiten die kranialen Gelenkfacetten nach kranial-ventral.
- Am Ende der Bewegung rutscht die obere Gelenkfacette über den kranialen Rand der unteren Facette. Es kommt zu einer leichten Kippung, da die Gelenkflächen im kaudalen Gelenkabschnitt auseinanderweichen und kranial komprimiert werden.
- Durch das Auseinandergleiten der Facetten ***(Divergenzbewegung)*** verkleinert sich der Gelenkflächenkontakt.
- Als Folge entsteht eine kleine Stufenbildung zwischen den Wirbelkörpern, die im Röntgenbild an den Wirbelkörperkanten gut sichtbar ist.
- Die dorsalen Bandscheibenanteile sowie dorsal verlaufende Bänder und Kapselanteile hemmen die Bewegung. Das Endgefühl ist fest-elastisch.
- Maximales Bewegungsausmaß: Bei geschlossenem Mund sollten zwischen Kinn und Sternum etwa 2 Querfinger passen. Passives Bewegen vergrößert die Beweglichkeit um etwa 2° pro Segment.

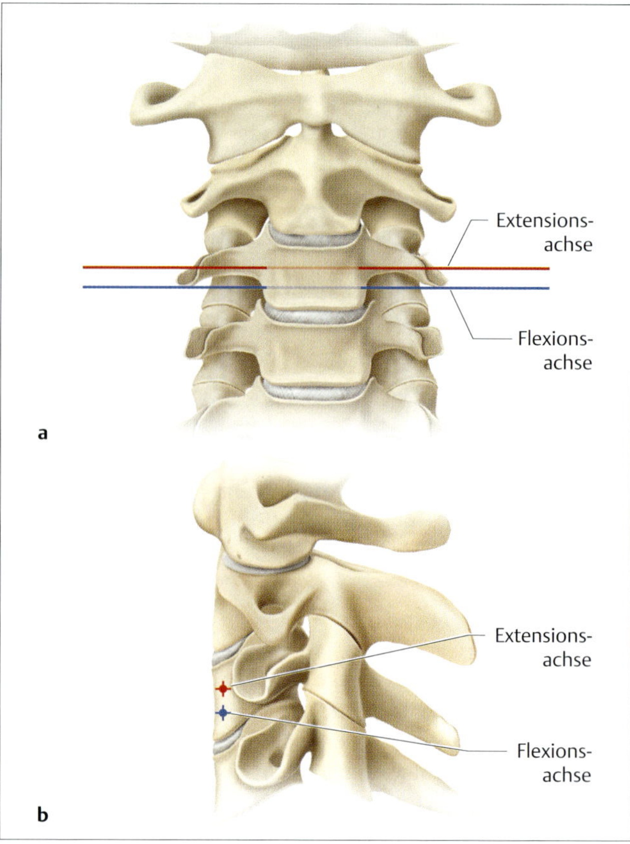

Abb. 2.50 Horizontale Achse für das 3. Bewegungssegment der HWS.
a Ansicht von ventral.
b Ansicht von lateral.

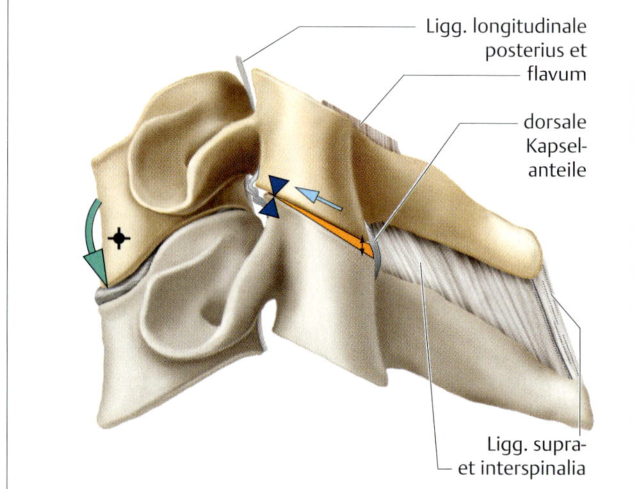

Abb. 2.51 Verhalten der Wirbel bei Flexion.

Extension ▸ Abb. 2.52

- Bei der Extension gleiten die kranialen Gelenkfacetten nach kaudal-dorsal.
- Dabei schieben sie sich ineinander ***(Konvergenzbewegung)***, sodass es am Bewegungsende im kaudalen Gelenkabschnitt zu einer Kompression der Facetten kommt. Die kranialen Anteile weichen auseinander, und es entsteht ein Klaffen.
- Durch die Kompression im kaudalen Gelenkabschnitt ist das Endgefühl hart-elastisch. Zusätzlich hemmen ventrale Bandscheibenanteile, die Kapsel und das Lig. longitudinale anterius die Bewegung.
- Bei Hypermobilität können die Procc. spinosi in Kontakt kommen.
- Maximales Bewegungsausmaß: Die Stirn-Nasen-Linie befindet sich in einem Winkel von ca. 30° zur Horizontalen.

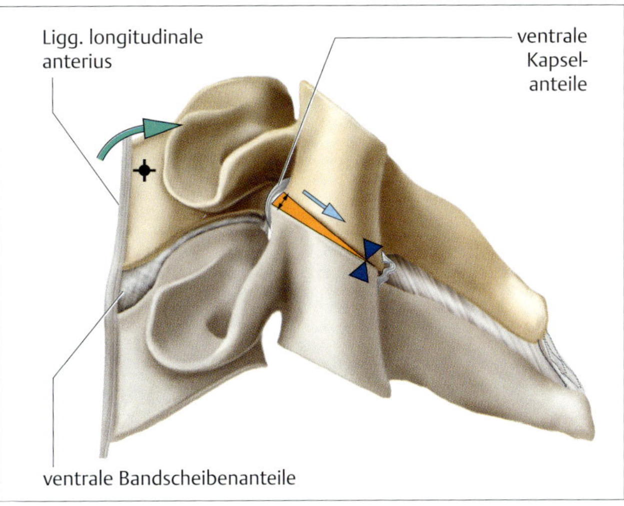

Abb. 2.52 Verhalten der Wirbel bei Extension.

Longitudinale und sagittale Achse

▸ Abb. 2.53

Eine konkrete Achse für die Lateralflexion und für die Rotation darzustellen, ist nicht möglich, da es aufgrund der Gelenkflächenstellung und der Unci corpores in beide Richtungen keine reine Bewegung gibt.

Laut White und Panjabi (1990) besteht für die Lateralflexion keine bestimmbare Achse. Sie legten jedoch für die Rotation eine inkonstante Achse im Bandscheibenraum fest. Penning (2000) errechnete mithilfe von Computertomografiemessungen eine sogenannte ***theoretische Lateralflexionsrotationsachse***. Er beschreibt den dorsalen Teil der Bandscheibe als eine Art Hüftgelenk, wobei der kraniale Wirbelkörper dem Azetabulum und der kaudale dem Caput femoris gleicht. Deshalb legt er ein weiteres Bewegungszentrum durch den kranialen Wirbelkörper. Aufgrund der Verbindung beider Bewegungszentren ergibt sich die Lage und Richtung der Achse. Sie verläuft von ventral-kaudal nach dorsal-kranial und steht fast senkrecht zu den Gelenkflächen der Wirbelbogengelenke.

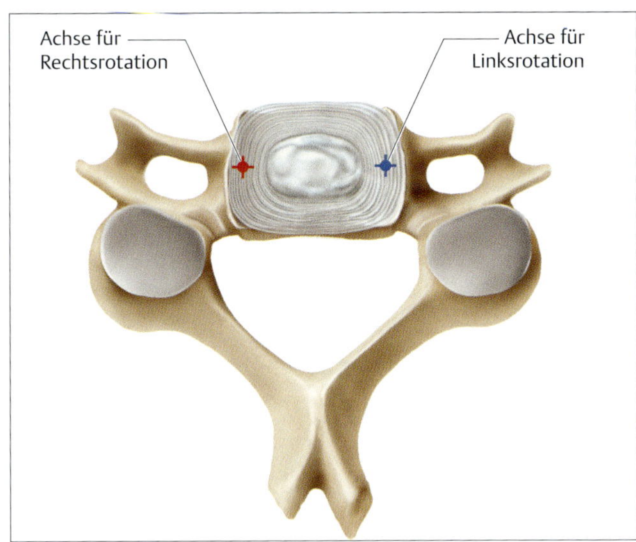

Abb. 2.53 Longitudinale Achse für die untere HWS.

Lateralflexion und Rotation ▸ Abb. 2.54

- Eine reine ***Lateralflexion*** kommt aufgrund der Schrägstellung der Gelenkflächen und der Ausrichtung der Unci corpores nicht vor. Sie ist immer mit einer Rotation gekoppelt. Das bedeutet, dass eine primäre Lateralflexion immer mit einer sekundären homolateralen Rotation einhergeht. Das Ausmaß dieser Begleitrotation nimmt von kranial nach kaudal hin ab. So beträgt z. B. die Begleitrotation zwischen dem 3. und 4. Halswirbel etwa 7° und im Segment C 7/Th 1 etwa 2°.
  Maximales Bewegungsausmaß: etwa 50° Lateralflexion mit ca. 30° Begleitrotation.
- Die primäre ***Rotation*** ist mit einer homolateralen Lateralflexion gekoppelt. Diese Begleitlateralflexion nimmt von kranial nach kaudal hin ab. Sie beträgt z. B. zwischen C 4 und C 5 etwa 6° und zwischen C 7 und Th 1 nur noch 2°.
  Maximales Bewegungsausmaß: 40° Rotation mit 28° gekoppelter Lateralflexion.
- Bei gekoppelten Bewegungen kommt es zu folgenden Gleitvorgängen in den Wirbelbogengelenken: Auf der konkaven Seite gleitet die Facies articularis inferior nach kaudal-dorsal-medial und führt damit eine Konvergenzbewegung aus. Auf der konvexen Seite gleitet sie nach kranial-ventral und ebenfalls etwas nach medial, was eher einer Divergenzbewegung entspricht.

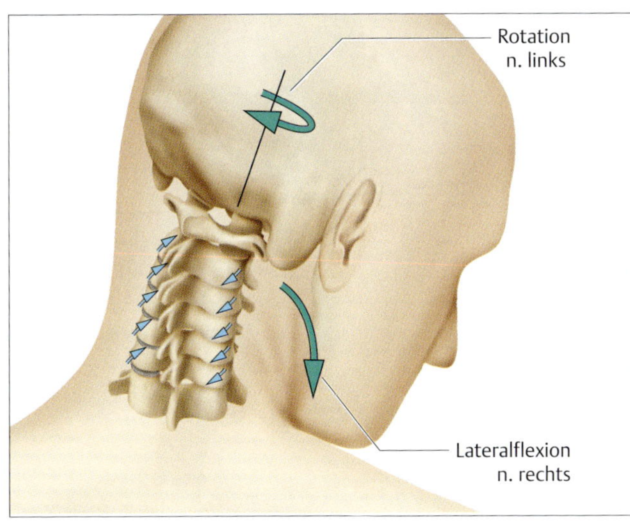

Abb. 2.54 Verhalten der Wirbel bei mit gleichsinniger Rotation gekoppelter Lateralflexion.

Zervikothorakaler Übergang (CTÜ)

Funktionell betrachtet, enden die Bewegungen der HWS erst in Höhe des 5. Brustwirbels. Der zervikothorakale Übergangswirbel ist der 7. Halswirbel.

PRAXISTIPP

Beurteilung der Beweglichkeit
Die Beurteilung der Beweglichkeit ist nicht immer leicht, weil viele Faktoren eine Rolle spielen. So gibt es tägliche Schwankungen, da die Beweglichkeit in der Regel abends besser als morgens ist. Außerdem kommen grundsätzliche Hyper- bzw. Hypomobilitäten vor. Auch das Alter beeinflusst die Beweglichkeit, die mit zunehmendem Alter abnimmt.

Bewegungsausmaß in der unteren HWS

Die Meinungen über das Bewegungsausmaß bei Flexion und Extension sind unterschiedlich. Die Rotations- und Lateralflexionsbewegungen sind als gekoppelte Bewegungen dargestellt, einmal mit primärer Lateralflexion, einmal mit primärer Rotation (▶ **Abb. 2.55**).

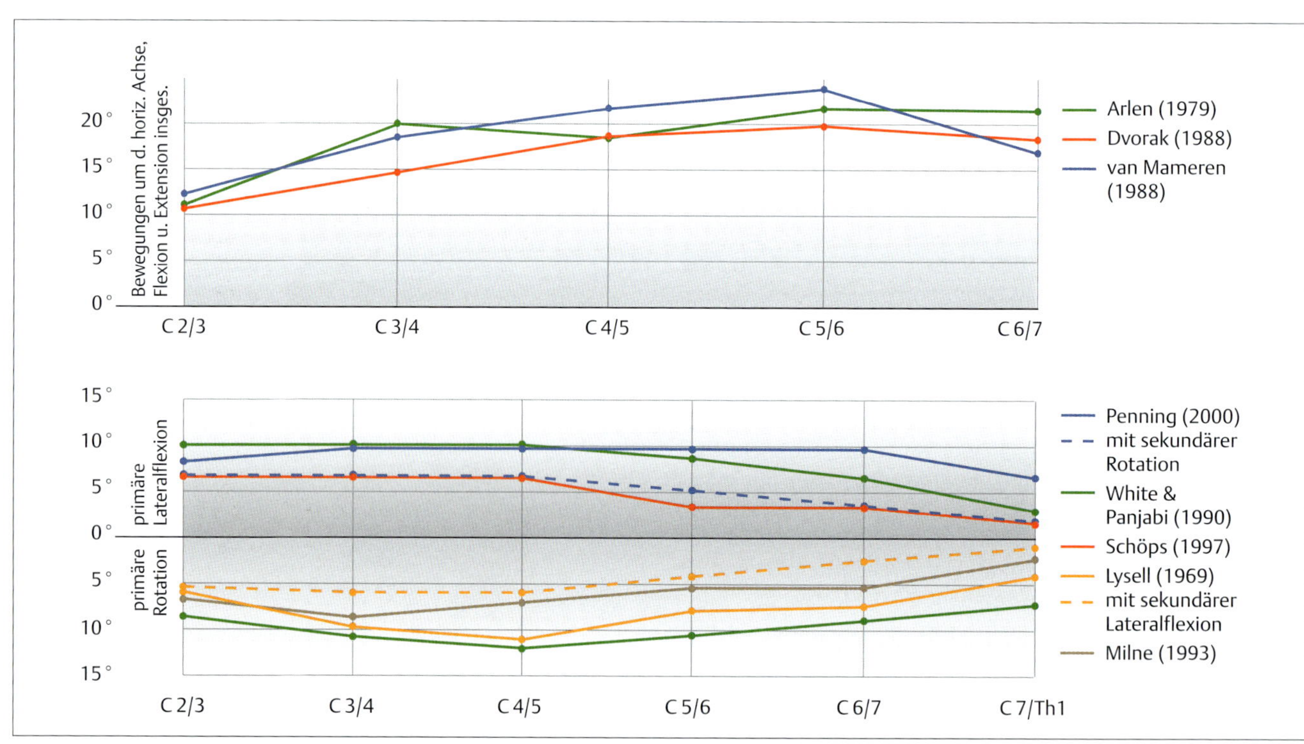

Abb. 2.55 Bewegungsdiagramm verschiedener Autoren zum Bewegungsausmaß der unteren HWS.

2.3 Muskulatur der Halswirbelsäule

2.3.1 Prävertebrale Muskulatur

Oberflächliche Schicht

M. sternocleidomastoideus ▶ Abb. 2.56 a, b

Ursprung:

- Caput sternale: Oberrand des Manubrium sterni.
- Caput claviculare: kraniale Fläche des medialen Drittels der Clavicula.

Ansatz:

- Caput sternale: an der Basis des Proc. mastoideus und lateral der Linea nuchae superior.
- Caput claviculare: unter dem Caput sternale an der Spitze des Proc. mastoideus.

Innervation: N. accessorius/Plexus cervicalis (C 1 – 2).

Verlauf und Besonderheiten:

- Das Caput sternale liegt oberflächlich, ist schmal am Ursprung und wird zum Ansatz hin breiter.
- Das Caput claviculare liegt darunter und ist am Ursprung breiter.
- Distal befindet sich eine Lücke zwischen beiden Anteilen.
- Die Fasern ziehen schräg nach kranial-lateral.
- Der Muskel wird zum Teil vom Platysma bedeckt.
- Mit dem M. scalenus anterior bildet der M. sternocleidomastoideus die vordere Skalenuslücke, durch die die V. subclavia verläuft.

Triggerpunkte:

- Im Caput sternale gibt es insgesamt 4 in gleichmäßigen Abständen über dem Muskel verteilte Triggerpunkte, beginnend jeweils anderthalb Querfinger vom Ursprung und Ansatz entfernt. Die mittleren Triggerpunkte verursachen Schmerzausstrahlungen in Richtung Wange, Oberkiefer und bogenförmig über die Augenbrauen, unter Umständen bis in die Orbita und den Gehörgang. Außerdem können sie Schmerzen zum Pharynx sowie zu einem kleinen Hautareal am Kinn leiten.
  Der kraniale Triggerpunkt überträgt Schmerzen zum Okziput unmittelbar dorsal des Ursprungsareals und in Richtung Scheitel.
- Im Caput claviculare verteilen sich 3 Triggerpunkte in gleichmäßigem Abstand über den Muskel, beginnend jeweils etwa 2 Querfinger im Abstand zu Ursprung und Ansatz. Der kraniale Triggerpunkt bewirkt Schmerzausstrahlungen bis hinter und tief in das Ohr, der mittlere Triggerpunkt bis zur Stirn.

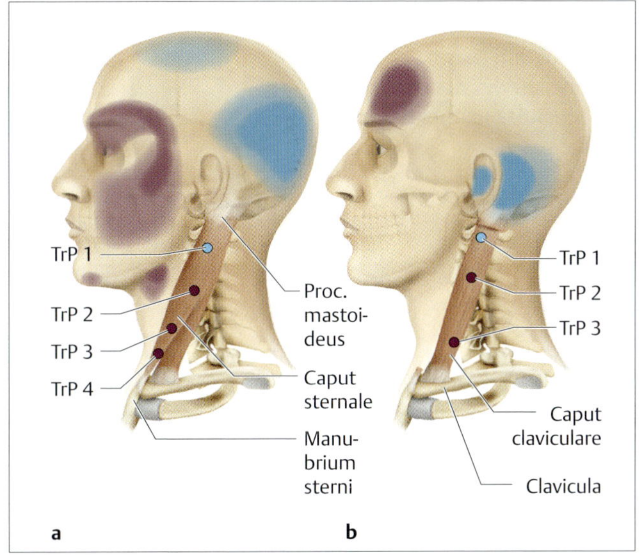

Abb. 2.56 M. sternocleidomastoideus mit Triggerpunkten und Schmerzausstrahlungen.
a Caput sternale.
b Caput claviculare.

Funktionen:
- Bei Punctum fixum am Ursprung:
  - bei beidseitiger Kontraktion: Reklination in der oberen HWS und Flexion der gesamten HWS.
  - bei einseitiger Kontraktion: ipsilaterale Lateralflexion und Rotation zur Gegenseite.
- Bei Punctum fixum am Ansatz:
  - Anheben des oberen Thorax.
  - Unterstützung bei der Inspiration.

FUNKTIONELLER HINWEIS

Die Funktion des M. sternocleidomastoideus in der Sagittalebene richtet sich nach der Stellung der HWS und ihrer ventralen Stabilisierung (▸ **Abb. 2.57**):
- Wird die HWS ventral durch die prävertebrale Muskulatur stabilisiert und ist damit aufgerichtet, ziehen die Mm. sternocleidomastoidei den Kopf und weiterlaufend die HWS in eine Flexion.
- Fehlt diese Stabilisierung und steht die HWS in einer vermehrten Lordose, bewirken sowohl die Mm. sternocleidomastoidei als auch die Mm. scaleni eine Reklination des Kopfes und Extension der HWS.

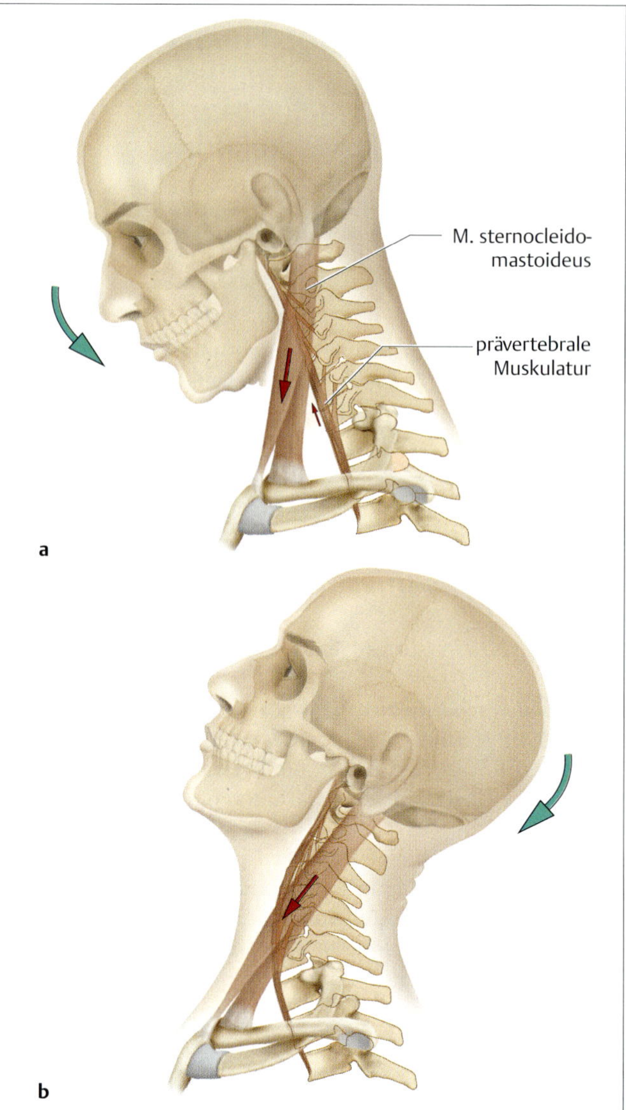

Abb. 2.57 Funktion des M. sternocleidomastoideus in der Sagittalebene.

KLINISCHER BEZUG

Myofasziales Schmerzsyndrom
Durch konstante Überlastungen von Weichteilgewebe reagiert der Muskel mit einer fibrösen, strangartigen Konsistenz und mit sehr empfindlichen, klar abgrenzbaren Schmerzpunkten, die eine umschriebene Reizzone zeigen, den myofaszialen Triggerpunkten. Diese Triggerpunkte lenken Störimpulse in entfernt liegende Übertragungszonen, die für jeden Muskel charakteristisch sind. Werden die Schmerzen nur durch Einwirkung von Druck hervorgerufen, handelt es sich um latente, bei Bewegungen als Ursache um aktive Triggerpunkte.

PRAXISTIPP

Befunderhebung bei Triggerpunkten
Triggerpunkte in einem Muskel werden als bohrend, tief und dumpf beschrieben. Oft können die Patienten den Schmerzort nicht konkret lokalisieren. Allerdings liefert das Schmerzmuster Hinweise, welche Muskulatur betroffen ist. Ein Triggerpunkt im M. sternocleidomastoideus kann Symptome wie Augentränen, Rötung der Konjunktiva, Halsschmerzen, unter Umständen Schwindel und Gleichgewichtsstörungen verursachen. Sie können z. B. nach langer Überkopfarbeit oder ständiger Beanspruchung als Atemhilfsmuskel entstehen.

Im Befund fällt ein erhöhter Muskeltonus auf, der zu Bewegungseinschränkungen bei Lateralflexion und Rotation führen kann, vor allem wenn der Muskel in Dehnstellung kommt. Auch die Kraft, Koordination und Ausdauerleistung sind im betroffenen Muskel gestört.

Zur Identifizierung eines Triggerpunkts ist eine sorgfältige und gut dosierte Palpation nötig. Durch Druck auf den Triggerpunkt wird eine lokale Zuckungsreaktion (Local twitch response) erwartet. Eine direkte Kompression des Muskels durch zu engen Hemdkragen wird ebenfalls als Ursache diskutiert.

Platysma ▸ Abb. 2.58

Ursprung: An der subkutanen Faszie des oberen Thorax, kaudal der Clavicula.

Ansatz: teilweise unterer Rand der Mandibula, teilweise mimische Muskulatur des Mundes.

Innervation: N. fascialis.

Lage: In der subkutanen Faszie, nimmt den gesamten Hals ein.

Triggerpunkte:
- Sehr oberflächlich gelegen, hin- und herrollbar.
- 2 Querfinger kranial der Clavicula, direkt am dorsalen Rand des Caput claviculare des M. sternocleidomastoideus.
- 2 weitere befinden sich über dem Caput sternale des M. sternocleidomastoideus, etwa 3 und 4 Querfinger von dessen Ursprung entfernt.
- Die Schmerzausstrahlungen werden meist als prickelnd zur Wange vom Kinn bis zum Jochbeinbogen beschrieben.

Funktionen:
- Zieht die Mundwinkel nach unten bzw. die Thoraxhaut nach kranial, wobei die seitlichen Begrenzungen sehr deutlich hervortreten.
- Kann die Mundöffnung am Bewegungsende unterstützen.

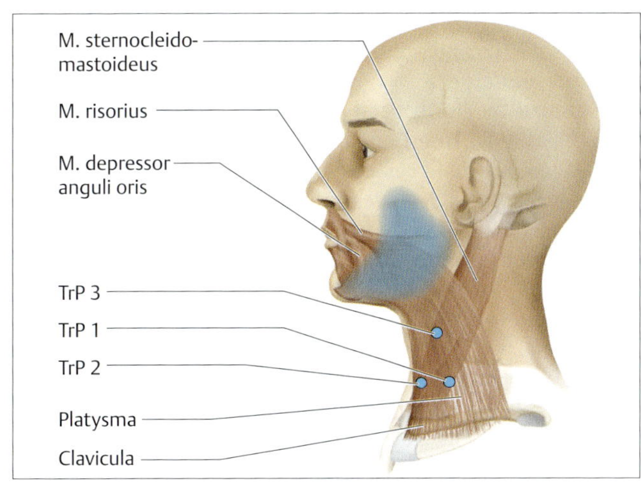

Abb. 2.58 Platysma mit Triggerpunkten und Schmerzausstrahlungen.

Mittlere Schicht

Mm. scaleni ▸ Abb. 2.59

Ursprung:
- M. scalenus anterior: Tubercula anteriora der Procc. transversi C 3 – 6.
- M. scalenus medius: Tubercula posteriora der Procc. transversi C 2 – 7, unmittelbar ventral des Ursprungs des M. levator scapulae.
- M. scalenus posterior: Tubercula posteriora der Procc. transversi C 5 – 7.

Ansatz:
- M. scalenus anterior: Tuberculum musculi scaleni an der kranialen Fläche der 1. Rippe, unmittelbar ventral der Furche für die A. subclavia.
- M. scalenus medius: Außenfläche der 1. Rippe, dorsal vom Sulcus arteriae subclaviae. Selten verbinden sich kleine Anteile mit den Mm. intercostales externi oder ziehen an den kranialen Rand der 2. Rippe.
- M. scalenus posterior: Außenfläche der 2., manchmal auch 3. Rippe.

Innervation: Ventrale Äste aus den Spinalnerven der Segmente C 3 – 8.

Verlauf und Besonderheiten:
- M. scalenus medius ist der größte Muskel und verläuft vertikal.
- M. scalenus posterior verläuft fast horizontal.
- Sie bilden die Skalenuslücken, Engpässe für den Plexus brachialis und A. subclavia sowie V. subclavia.
- Die Faszie der Mm. scaleni ist in der Tiefe mit dem Pleurablatt verwachsen.

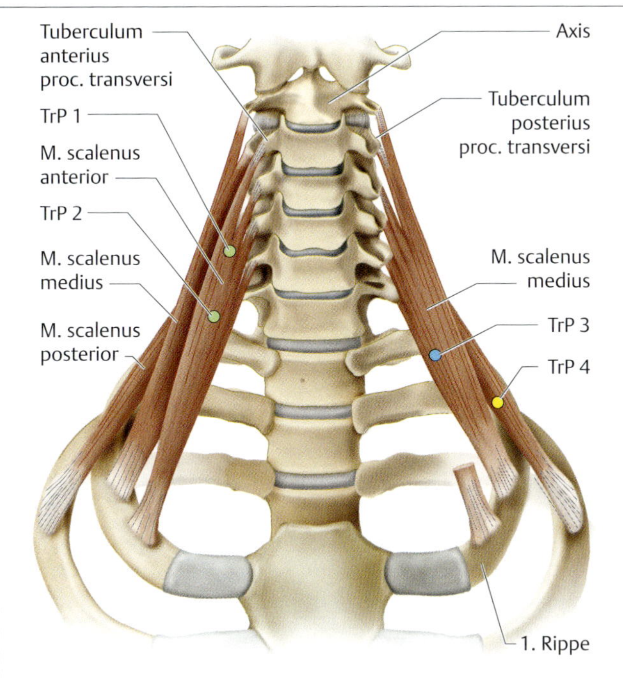

Abb. 2.59 Mm. scaleni mit Triggerpunkten.

Triggerpunkte:

- Im M. scalenus anterior ca. 3 und 4 querfingerbreit von der Insertion entfernt.
- M. scalenus medius hat seinen Triggerpunkt etwa 2 querfingerbreit von der Insertion entfernt.
- Die Triggerpunkte in beiden Muskeln bewirken Schmerzausstrahlungen in den lateralen und dorsalen Armbereich, unter Umständen bis zum Daumenballen und zur Daumen-Zeigefinger-Gabel (▸ **Abb. 2.60**), ähnlich wie Angina-pectoris-Beschwerden. Ein weiterer Übertragungsschmerz des M. scalenus anterior geht in Richtung Margo medialis scapulae und Interskapularregion.
- Etwa 2 querfingerbreit von der Insertion hat der M. scalenus posterior seinen Triggerpunkt. Dieser bewirket Schmerzausstrahlungen nach ventral in Richtung Brustkorb bis zur Brustwarze.

Funktionen:

- Sie sind Inspirationsmuskeln, da sie bei fixierter HWS die kranialen Rippen und damit den Thorax anheben.
- Bei Punctum fixum an den Rippen machen alle Anteile eine Lateralflexion zur gleichen Seite.
- M. scalenus anterior: Rotation zur kontralateralen Seite, HWS-Flexion.
- M. scalenus medius: unterstützt in Flexionsstellung der HWS die Flexion, in Extensionsstellung die Extension (liegt in Neutral-Null-Stellung zwischen Flexions- und Extensionsachse).
- M. scalenus posterior: Rotation zur ipsilateralen Seite, Unterstützung der HWS-Extension.

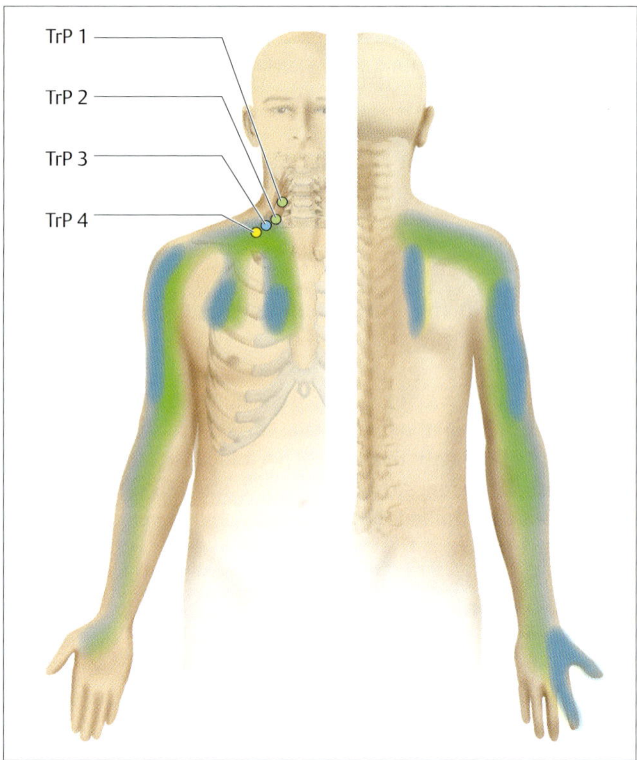

Abb. 2.60 Schmerzausstrahlungen der Triggerpunkte der Mm. scaleni.

PRAXISTIPP

Die Triggerpunkte in den genannten Muskeln können durch Überlastung entstehen, z. B. infolge vermehrter Tätigkeit der Muskeln bei Atemnot.

Bei Amputationen sind aktive Triggerpunkte in den Mm. scaleni sehr häufig für Phantomschmerzen verantwortlich. Daher kann durch ihre Behandlung und damit Ausschaltung Einfluss darauf genommen werden.

FUNKTIONELLER HINWEIS

Skalenuslücken ▸ Abb. 2.61

- ***Hintere Skalenuslücke***: Sie wird ventral vom M. scalenus anterior und dorsal vom M. scalenus medius gebildet. Die kaudale Begrenzung ist die 1. Rippe. Hier verlaufen der Plexus brachialis und die A. subclavia in Richtung Arm.
  Eine Spannungszunahme der Mm. scaleni oder eine Halsrippe können die Ursache für eine Einengung der hinteren Skalenuslücke sein. Dies geschieht dadurch, dass durch den Hypertonus der Muskulatur ein Rippenhochstand entsteht und die Lücke eingeengt wird. Der Plexus wird regelrecht abgeknickt.
  Bei herabhängendem Arm, besonders beim Tragen von schweren Lasten wird dieser Raum weiter eingeengt. Bestehende Schmerzen werden verstärkt, und es treten Parästhesien im ganzen Arm auf. Außerdem kann es durch Einengung der A. subclavia zu einer Verminderung der Zirkulation und als Folge zu ischämischen Erscheinungen an der Hand kommen.

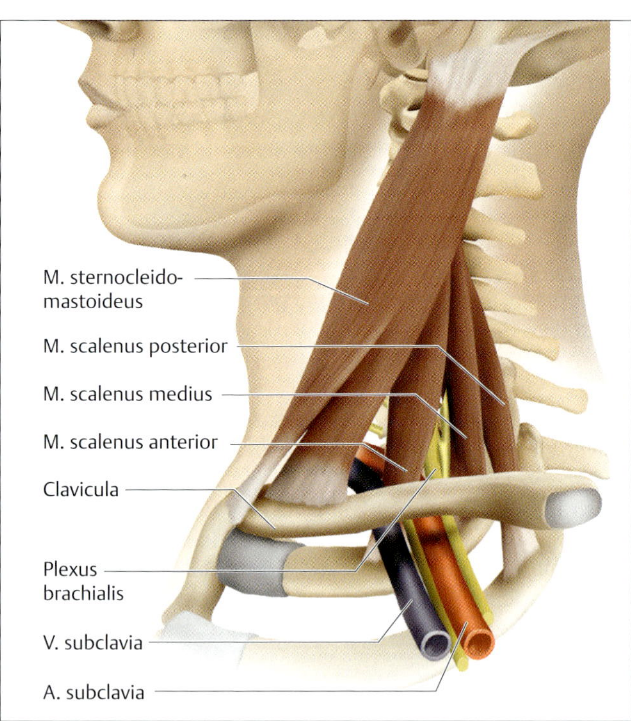

Abb. 2.61 Skalenuslücken.

- ***Vordere Skalenuslücke***: Ihre Begrenzungen sind dorsal der M. scalenus anterior, kaudal die 1. Rippe und ventral die Clavicula sowie der M. sternocleidomastoideus. Hier verläuft die V. subclavia.
  Eine Kompression der vorderen Lücke könnte durch sehr verspannte Mm. scalenus anterior und sternocleidomastoideus (z. B. bei Asthmatikern) auftreten. Da es sich in diesem Fall um eine venöse Kompression handelt und damit der Rückstrom behindert ist, treten Ödeme der Finger und des Handrückens auf (Travell und Simons 1998).

Tiefe Schicht

M. longus colli ▶ Abb. 2.62

Ursprung:
- Pars recta: kaudaler, ventraler Wirbelkörper von C 5 – 7 und Th 1 – 3.
- Pars obliqua superior: Tubercula anteriora der Procc. transversi C 3 – 5.
- Pars obliqua inferior: Brustwirbelkörper 1 – 3.

Ansatz:
- Pars recta: kranialer Teil der 2.– 4. Halswirbelkörper.
- Pars obliqua superior: Tuberculum anterius atlantis.
- Pars obliqua inferior: Procc. transversi C 5 und C 6.

Innervation: Äste des Plexus cervicalis und brachialis (C 2 – 8).

Verlauf und Besonderheiten: Er liegt medial vom M. longus capitis. Die Pars recta hat vertikal, die Pars obliqua schräg verlaufende Faserbündel.

Funktionen:
- Beidseitig: stabilisiert die ventrale HWS, HWS-Flexion.
- Einseitig: mit seitlichen Anteilen machen vor allem die Pars obliqua eine ipsilaterale Lateralflexion und unterstützen ein wenig die Rotation zur Gegenseite.

M. longus capitis ▶ Abb. 2.62

Ursprung: Tuberculi anteriores der Querfortsätze der 3.– 5. Halswirbel.

Ansatz: Pars basilaris ossis occipitalis.

Innervation: Plexus cervicalis C 1 – 4.

Verlauf und Besonderheiten: Verläuft schräg nach kranial-medial und ist häufig mit der Pars obliqua superior des M. longus colli verbunden.

Funktionen:
- Beidseitig:
  - wichtiger ventraler Stabilisator des Kopfes und der HWS.
  - Flexion des Kopfes und weiterlaufend der HWS.
- Einseitig: ipsilaterale Lateralflexion des Kopfes.

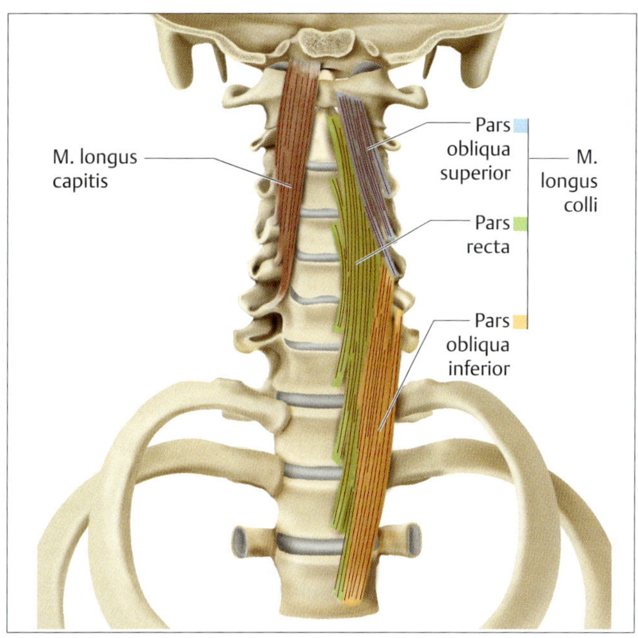

Abb. 2.62 M. longus colli, M. longus capitis.

Mm. intertransversarii anteriores cervicis ▶ Abb. 2.63

Ursprung und Ansatz: Verlaufen zwischen den Tuberculi anteriores der Procc. transversi C2 – 7.

Innervation: Rr. ventrales.

Funktionen:
- Segmentale ventrale Stabilisation.
- Lateralflexion der HWS zur gleichen Seite.
- Helfen bei der HWS-Extension.

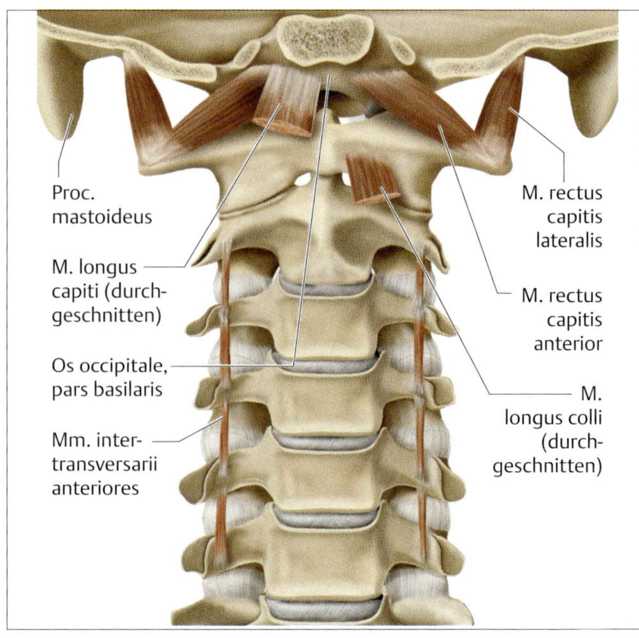

Abb. 2.63 Kurze prävertebrale Muskulatur: Mm. rectus capitis anterior et lateralis und Mm. intertransversarii anteriores cervicis.

M. rectus capitis anterior ▶ Abb. 2.63

Ursprung: Ventraler Bereich des Proc. transversus atlantis.

Ansatz: Pars basilaris des Os occipitale dorsal der Insertion vom M. longus capitis.

Innervation: R. ventralis des N. suboccipitalis.

Verlauf und Besonderheiten: Ist mit der ventralen Gelenkkapsel des Atlantookzipitalgelenks verwachsen.

Funktionen:
- Beidseitig: Inklination.
- Einseitig: kontralaterale Lateralflexion.

M. rectus capitis lateralis ▶ Abb. 2.63

Ursprung: Ventraler Anteil des Proc. transversus atlantis.

Ansatz: Lateral des Condylus occipitalis.

Innervation: R. ventralis des 1. Spinalnervs.

Funktionen:
- Beidseitig: Inklination.
- Einseitig: ipsilaterale Lateralflexion.

FUNKTIONELLER HINWEIS

Der M. rectus capitis lateralis zieht unmittelbar am Foramen jugulare vorbei und kann bei starker Verspannung zu Störungen folgender durch das Foramen verlaufender Strukturen führen: Hirnnerven IX, X und XI und Bulbus superior der V. jugularis. Die Beeinträchtigung des venösen Abflusses kann eine verringerte Liquorresorption zur Folge haben.

2.3.2 Nackenmuskulatur

Oberflächliche Schicht

M. trapezius, pars transversa ▶ Abb. 2.64

Ursprung: Von den Procc. spinosi C6 bis Th3 und den dazwischenliegenden Ligg. supraspinalia zieht sich eine platte Ursprungssehne aus, die mit der kontralateralen Seite das ***Speculum rhomboides*** bildet.

Ansatz: Kraniale Akromionkante und gesamte kraniale Kante der Spina scapulae.

Innervation: N. accessorius.

Verlauf: Horizontal.

Triggerpunkte:
- Triggerpunkt 1: im akromialen Dreieck zwischen Acromion und Clavicula mit Ausstrahlungen in Richtung Acromion.
- Triggerpunkt 2: direkt medial der Margo medialis in Höhe der Spina scapulae mit Übertragungsschmerzen in die Umgebung der Procc. spinosi des 7. Hals- und 1. Thorakalwirbels.
- Triggerpunkt 3: in der Fossa supraspinata etwa 3 Querfinger vom Acromion entfernt mit Schmerzausstrahlungen bis hinter das Ohr.

Funktionen:
- Zieht die Scapula nach dorsal-medial, was einer Retraktion des Schultergürtels bzw. Adduktionsbewegung der Scapula entspricht.
- Kann mit seinen kranialen Fasern die Außenrotation der Scapula unterstützen.
- Wirkt synergistisch mit den Mm. rhomboidei et serratus anterior bei der Fixierung der Scapula auf dem Thorax.

M. trapezius, pars ascendens ▶ Abb. 2.64

Ursprung: Procc. spinosi der 3.– 12. Brustwirbel und Ligg. supraspinalia.

Ansatz: Medialer-kaudaler Rand der Spina scapulae.

Innervation: N. accessorius.

Triggerpunkte:
- Triggerpunkt 1: unterhalb der kaudalen-medialen Kante der Spina scapulae mit Ausstrahlungen in Richtung medialer Rand der Scapula.
- Triggerpunkt 2: in Höhe des 7. Brustwirbels zwischen Margo medialis und Proc. spinosus. Er bewirkt Schmerzausstrahlungen im dorsalen Bereich des M. trapezius und zur lateralen Nackenregion (Proc. mastoideus) bis zum Acromion. Seltener sind tiefe Schmerzen in der Regio subscapularis.

Funktionen: Zieht den medialen Teil der Scapula nach dorsal-medial-kaudal und unterstützt damit den Beginn der Außenrotation der Scapula, weil er dabei ein wichtiges Widerlager für die Pars descendens darstellt.

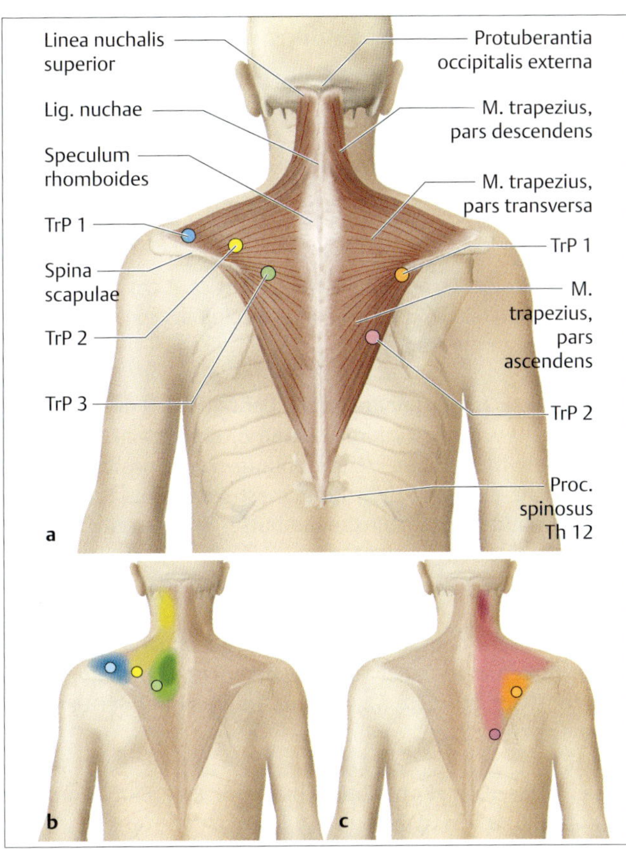

Abb. 2.64 M. trapezius mit Triggerpunkten und Schmerzausstrahlungen (Ansicht von dorsal).

M. trapezius, pars descendens ▶ Abb. 2.65

Ursprung: Protuberantia occipitalis externa, mediales Drittel der Linea nuchalis superior, Lig. nuchae C 1 – 6.

Ansatz: Laterales kraniales Drittel der Clavicula.

Innervation: N. accessorius.

Besonderheit: Der N. occipitalis major tritt ca. 2 cm paramedial und 2 cm kaudal der Protuberantia occipitalis externa durch den Muskel an die Oberfläche.

Triggerpunkte: Triggerpunkt 1 und 2 befinden sich dicht nebeneinander am ventralen lateralen Rand direkt kranial der Clavicula. Sie bewirken Schmerzausstrahlungen zum posterior-lateralen Halsbereich und dem Proc. mastoideus, zur Schläfe, in die Orbita und zum Angulus mandibulae. Seltener gibt es Ausdehnungen bis zum Okziput.

Funktionen:

- Scapula: zieht den Schultergürtel nach kranial-medial, was einer Außenrotation der Scapula entspricht. Er arbeitet dabei synergistisch mit dem M. serratus anterior und der Pars ascendens zusammen.
- HWS:
  - Bei beidseitiger Kontraktion macht er eine Extension des Kopfes und der HWS.
  - Bei einseitiger Kontraktion führt er eine Lateralflexion zur gleichen und Rotation zur kontralateralen Seite aus.

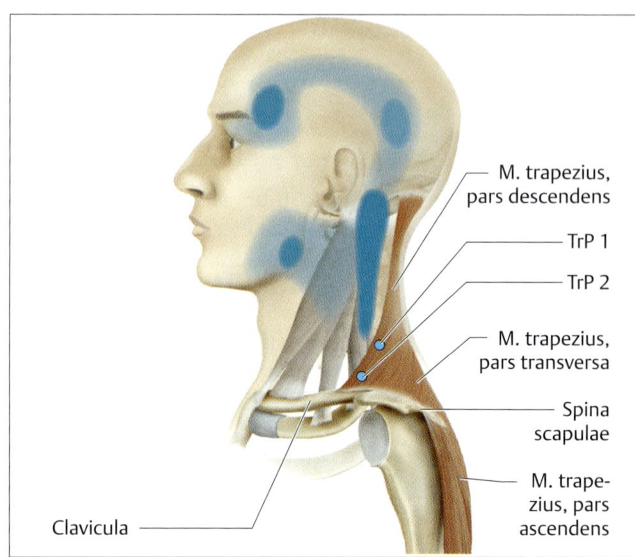

Abb. 2.65 M. trapezius mit Triggerpunkten und Schmerzausstrahlungen (Ansicht von lateral).

FUNKTIONELLER HINWEIS

Der M. trapezius spielt eine große Rolle bei der exakten Position der Scapula, da er sich mit allen 3 Anteilen an Muskelschlingen beteiligt, in denen die Scapula aufgehängt ist (siehe Kap. 4.2).

PRAXISTIPP

Vermeidung von Triggerpunkten

Um die Entwicklung von Triggerpunkten zu vermeiden, sind folgende Maßnahmen zu empfehlen:

- Beim Arbeiten am Schreibtisch sollte die Arbeitsfläche so eingestellt sein, dass die distalen Unterarme dort abgelegt werden können und der Schultergürtel nicht zum Ohr geschoben wird. Deshalb ist bei Computerarbeiten die korrekte Höhe der Tastatur sehr wichtig.
- Stuhl mit Armlehnen in passender Höhe, damit die Unterarme entspannt aufgelegt werden können und der obere Anteil des M. trapezius entspannt ist.
- Bei Druckausübung durch zu straffe und schmale BH-Träger sollten diese verbreitert werden.
- Stützengehen: bei zu hohen Stützen steht der Schultergürtel ständig in Elevation, weshalb eine Kontrolle der Stützenhöhe wichtig ist.

Tiefe Schicht

M. levator scapulae ▶ Abb. 2.66

Ursprung: Tuberculi posteriores der Procc. transversi von C 1 – 4.

Ansatz: Angulus superior scapulae und kranialer Teil der Margo medialis bis zur Basis der Spina scapulae.

Innervation: N. dorsalis scapulae, teilweise Plexus cervicalis.

Verlauf und Besonderheiten:
- Liegt direkt über M. longissimus cervicis und M. iliocostalis cervicis.
- Ist im Ursprungsbereich von der Pars descendens des M. trapezius überlagert.
- Obere Zacken sind mit den Insertionen des darüberliegenden M. splenius cervicis, untere mit den Insertionen des M. longissimus cervicis verbunden.
- Kraniale Ursprungsfasern ziehen am weitesten nach kaudal-medial. Kaudale Fasern verlaufen in der Tiefe und setzen am weitesten lateral an, wodurch sich die Fasern überkreuzen.

Triggerpunkte:
- Triggerpunkt 1: unmittelbar kranial der Insertion mit Schmerzausstrahlungen entlang der Margo medialis und schräg über die Scapula nach lateral-kaudal bis zum Humerus.
- Triggerpunkt 2: in Höhe von C 7, ca. 2 Querfinger vom Dornfortsatz aus nach lateral, mit intensiver Schmerzausbreitung zum Schulter-Hals-Winkel und entlang der Margo medialis.

Funktionen:
- HWS:
  - Bei einseitiger Kontraktion: Lateralflexion und Rotation zur gleichen Seite.
  - Bei beidseitiger Kontraktion: Extension.
- Scapula:
  - Zieht den medialen Skapulabereich nach kranial, wobei sich die Scapula leicht in Innenrotation dreht. Außerdem holt er die außenrotierte Scapula zurück in die Neutral-Null-Stellung.
  - Ist aktiv am Tragen von Lasten auf der Schulter beteiligt.

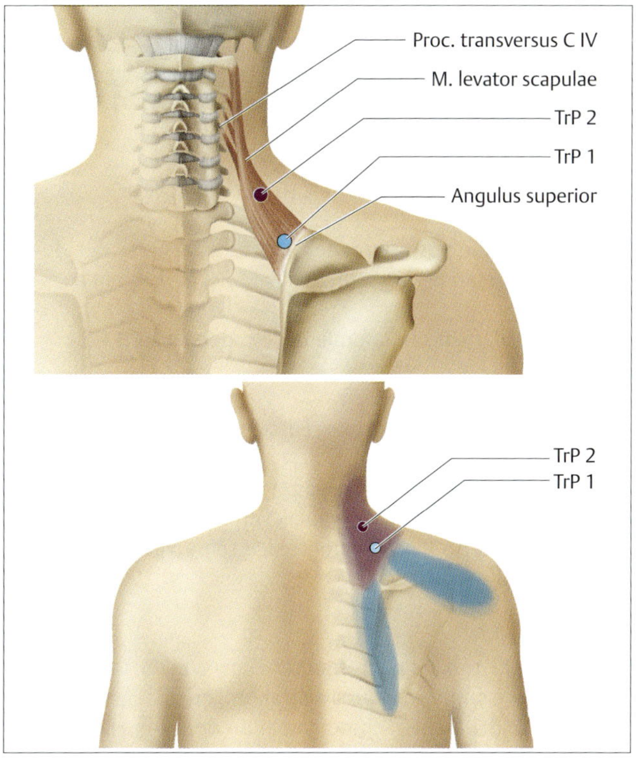

Proc. transversus C IV
M. levator scapulae
TrP 2
TrP 1
Angulus superior
TrP 2
TrP 1

Abb. 2.66 M. levator scapulae mit Triggerpunkten und Schmerzausstrahlungen.

FUNKTIONELLER HINWEIS

Bei der Außenrotation der Scapula muss der M. levator scapulae exzentrisch nachlassen. Da er zum Hypertonus neigt, liegt bei den Armbewegungen hier ein wesentliches Problem eines gestörten humeroskapularen Rhythmus. Bei der Abduktion des Armes schwenkt die Scapula nämlich in eine Außenrotation, was eine Verschiebung des Angulus superior scapulae nach kaudal und minimal nach medial bedeutet. Dadurch entfernt sich der Ansatz vom Ursprung und der Muskel wird gedehnt (siehe Kap. 4.2).

PRAXISTIPP

Symptome wie Nackensteife (wobei vor allem die Kopfrotation zur selben Seite eingeschränkt ist) deuten auf aktive Triggerpunkte im Muskel hin. Die Symptome können durch Gehen mit zu langen Stützen, was ein unnatürliches Anheben der Schulter zur Folge hat, oder durch den „Zuschauerhals" ausgelöst werden, der aufgrund von ständigem endgradigem Drehen des Kopfes (z. B. beim Tennis) entsteht. Auch psychische Belastungen können eine Rolle spielen: „als ob ich das Gewicht der ganzen Welt auf meinen Schultern trage".

2.3.3 Muskeln des lateralen Trakts

Spinotransversales System

M. splenius cervicis ▶ Abb. 2.67

Ursprung: Procc. spinosi des 3.– 5. (6.) Brustwirbels.

Ansatz: Tuberculi posteriora der Procc. transversi der 1.– 3. Halswirbel, dorsal der Ursprünge des M. levator scapulae.

Innervation: Filamentum laterale der Rr. dorsales C 1 – 5.

Verlauf und Besonderheiten:
- Seine Ursprungsareale schließen sich direkt kaudal des M. splenius capitis an.
- Er zieht erst von kaudal-medial nach kranial-lateral und biegt dann um den nach kranial verlaufenden M. splenius capitis herum. Ab hier verändert sich seine Verlaufsrichtung nach kranial-medial.

Triggerpunkte:
- Triggerpunkt 1: kaudal im Schulter-Hals-Winkel, in Höhe des 7. Halswirbels mit Schmerzausstrahlungen zur Schulter-Nacken-Linie; deutliches Schmerzareal im dorsalen Hals-Schulter-Eck.
- Triggerpunkt 2: neben den Procc. spinosi von C 3 und C 4 mit Übertragungsschmerz zum Schläfenbereich und besonders schmerzhaft bis in die Orbita.

Funktionen:
- Beidseitig: Extension.
- Einseitig: Rotation zur gleichen Seite; unterstützt die Lateralflexion zur ipsilateralen Seite.
- Dorsale Stabilisation des zervikothorakalen Übergangs.

M. splenius capitis ▶ Abb. 2.67

Ursprung: Procc. spinosi C 3 –Th 3.

Ansatz:
- Dorsaler Rand des Proc. mastoideus.
- Laterale Hälfte der Linea nuchalis superior.

Innervation: Filamentum laterale der Rr. dorsales C 1 – 5.

Triggerpunkte: Triggerpunkt 1 neben dem Proc. spinosus von C 2 etwa 2 querfingerbreit nach lateral, kaudal des Proc. mastoideus mit Schmerzausstrahlungen zum Scheitelpunkt.

Funktionen:
- Beidseitig: Extension des Kopfes und der HWS.
- Einseitig: Rotation des Kopfes zur ipsilateralen Seite; hilft bei der Lateralflexion zur gleichen Seite.

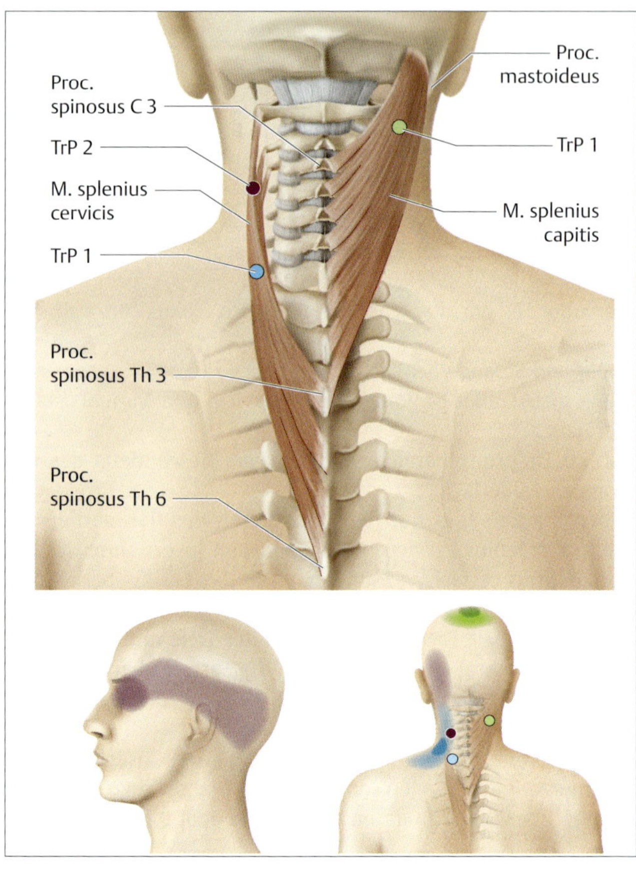

Abb. 2.67 Mm. splenii cervicis et capitis mit Triggerpunkten und Schmerzausstrahlungen.

PRAXISTIPP

Ursache und Beschwerden bei Triggerpunkten
Triggerpunkte können nach Beschleunigungstrauma, durch Brillenumstellung und kalten Luftzug bei ungeschütztem Nacken entstehen. Patienten mit aktiven Triggerpunkten in den Mm. splenii klagen über einen steifen Hals mit stark eingeschränkter Funktion, Verschwommensehen ohne Schwindelgefühl und Schmerzen in der Tiefe der Augenhöhle.

Sakrospinales System

M. longissimus cervicis ▶ Abb. 2.68

Ursprung: Procc. transversi Th 1 – 4 (eventuell bis Th 6).

Ansatz: Tubercula posteriora der Procc. transversi C 2 – 5.

Innervation: Rr. dorsales der Spinalnerven in entsprechender Segmenthöhe.

Funktionen:
- HWS-Extension.
- HWS-Lateralflexion und -Rotation zur ipsilateralen Seite.

M. longissimus capitis ▶ Abb. 2.68

Ursprung: Procc. transversi Th 1 – 3, Procc. transversi et articulares C (4) 5 – 7.

Ansatz: Dorsaler Rand des Proc. mastoideus.

Innervation: Rr. dorsales der Spinalnerven in entsprechender Segmenthöhe.

Verlauf und Besonderheiten:
- Liegt zwischen M. longissimus cervicis und M. semispinalis capitis.
- Häufig mit dem M. longissimus cervicis verwachsen.

Funktionen:
- HWS-Extension.
- Lateralflexion und Rotation des Kopfes zur ipsilateralen Seite.

M. iliocostalis cervicis ▶ Abb. 2.69

Ursprung: Anguli costarum der 3.– 7. Rippe.

Ansatz: Procc. transversi des 3.(4.)– 6. Halswirbels.

Innervation: Rr. dorsales der Spinalnerven in entsprechender Segmenthöhe.

Funktionen:
- Extension der Wirbelsäule.
- Ipsilaterale Lateralflexion und Rotation.

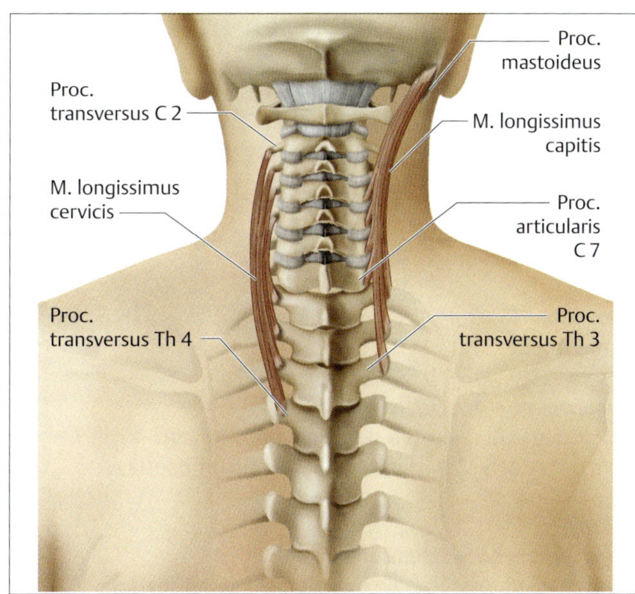

Abb. 2.68 Mm. longissimi cervicis et capitis.

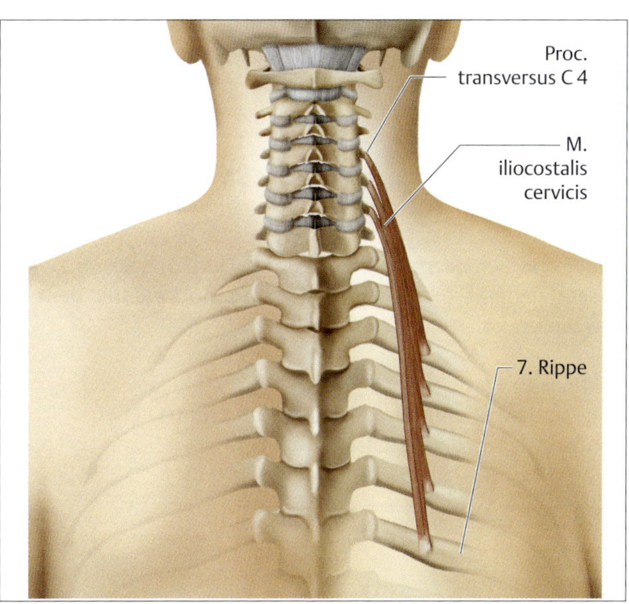

Abb. 2.69 M. iliocostalis cervicis.

2.3.4 Muskeln des medialen Trakts

Spinales System

M. spinalis cervicis ▶ Abb. 2.70

Ursprung: Procc. spinosi Th 1 – 2(3), C 5 – 7.

Ansatz: Procc. spinosi C 2 – 4.

Innervation: Rr. dorsales der Spinalnerven in entsprechender Segmenthöhe.

Verlauf:

- Liegt dem lateralen Teil der Mm. multifidi auf.
- Wird von den Mm. semispinales et splenii überlagert.

Funktionen:

- Beidseitig: HWS-Extension.
- Einseitig: unterstützt die ipsilaterale Lateralflexion.

Mm. interspinales cervicis ▶ Abb. 2.71

Ursprung: Kaudale Kante der zweigeteilten Procc. spinosi der HWS.

Ansatz: Kraniale Kante der Procc. spinosi der HWS, Tuberculum posterius atlantis.

Innervation: Filamentum mediale der Rr. dorsales der Spinalnerven des zugehörigen Segments.

Verlauf und Besonderheiten: Paarig von Dornfortsatz zu Dornfortsatz ziehend, direkt neben dem Lig. nuchae, mit dem es verwachsen ist.

Funktionen:

- Segmentale Stabilisation des HWS-Abschnitts.
- Unterstützung der Extension.

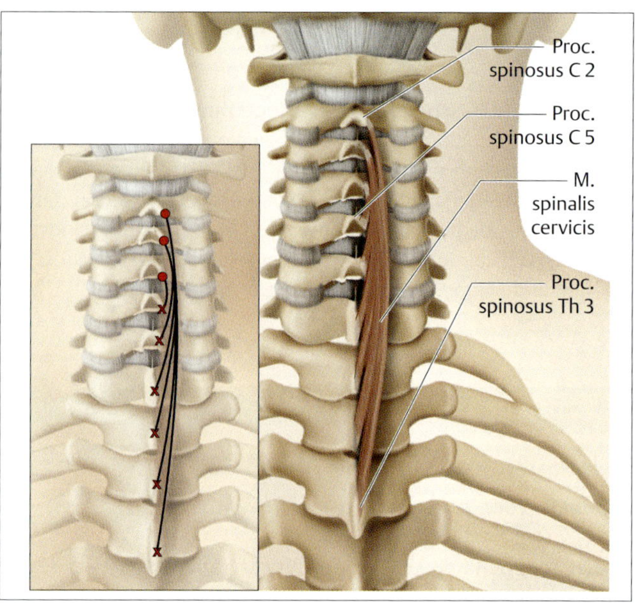

Abb. 2.70 M. spinalis cervicis.

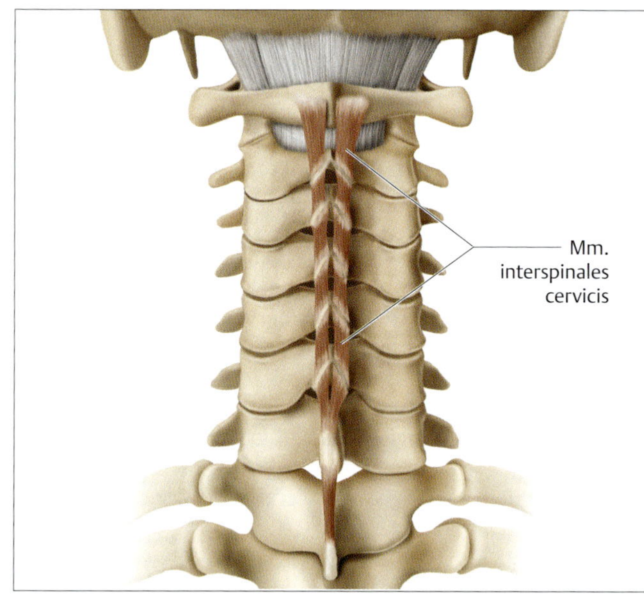

Abb. 2.71 Mm. interspinales cervicis.

Transversospinales System

M. semispinalis cervicis ▶ Abb. 2.72, ▶ Abb. 2.73

Ursprung: Procc. transversi Th 1 – 6.

Ansatz: Procc. spinosi C 2 – 5.

Innervation: Rr. dorsales aus den 3.– 6. zervikalen Spinalnerven.

Verlauf: Liegt auf den Mm. multifidi und ist von den Mm. spinales et semispinalis capitis überlagert.

Triggerpunkte: Triggerpunkt 1 liegt etwa 3 – 4 querfingerbreit unterhalb der Okziputkante und 1 – 2 cm von der Mittellinie entfernt, mit Schmerzausstrahlungen über das Okziput in Richtung Scheitelpunkt.

Funktionen:
- Beidseitig: HWS-Extension.
- Einseitig:
  - Lateralflexion zur gleichen Seite.
  - Rotation zur kontralateralen Seite.

M. semispinalis capitis ▶ Abb. 2.72, ▶ Abb. 2.73

Ursprung: Procc. transversi C 3 – 7 und Th 1 – 6.

Ansatz: Os occipitale zwischen Linea nuchalis superior et inferior.

Innervation: Rr. dorsales der ersten 4 – 5 Spinalnerven.

Verlauf und Besonderheiten:
- Hat einen longitudinalen Verlauf und grenzt medial an das Lig. nuchae.
- Überlagert teilweise den M. semispinalis cervicis und den M. splenius capitis, mit dem er verwachsen ist.
- N. occipitalis major durchbricht den Muskel etwa in Höhe des 1. Halswirbels.

Triggerpunkte: Triggerpunkt 1 liegt an der Okziputkante direkt in der Nähe des Ansatzes. Er bewirkt intensive Schmerzausstrahlungen in Richtung Schläfe, Stirn und über das Auge und Schmerzen, die sich wie ein Band um den Kopf legen.

Funktionen:
- Beidseitig:
  - Extension des Kopfes.
  - Unterstützt die Kopfbalance auf dem Atlas.
  - Verspannt den kraniozervikalen Übergang.
  - Zügelfunktion bei gebeugter Kopfhaltung, z. B. beim Lesen.
- Einseitig: ipsilaterale Lateralflexion.

PRAXISTIPP

Aktivierung der Triggerpunkte und Symptome
Längeres Sitzen am Schreibtisch mit flektiertem Kopf und HWS, ständiges Nach-oben-Schauen oder Abkühlung des Nackens durch Zugluft können die Triggerpunkte in den Rückenstreckern aktivieren. Die Patienten klagen über Nackensteife und Kopfschmerz im Schläfenbereich. Bei der Untersuchung fallen die deutliche Minderung der Flexionsbewegung und das strangartige Hervortreten der paravertebralen Muskulatur auf.

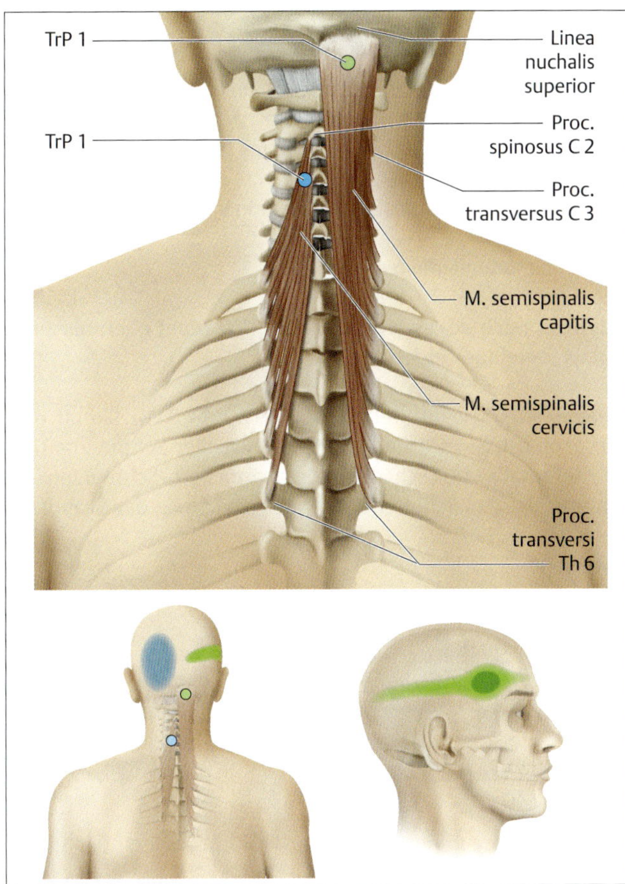

Abb. 2.72 Mm. semispinales cervicis et capitis mit Triggerpunkten und Schmerzausstrahlungen.

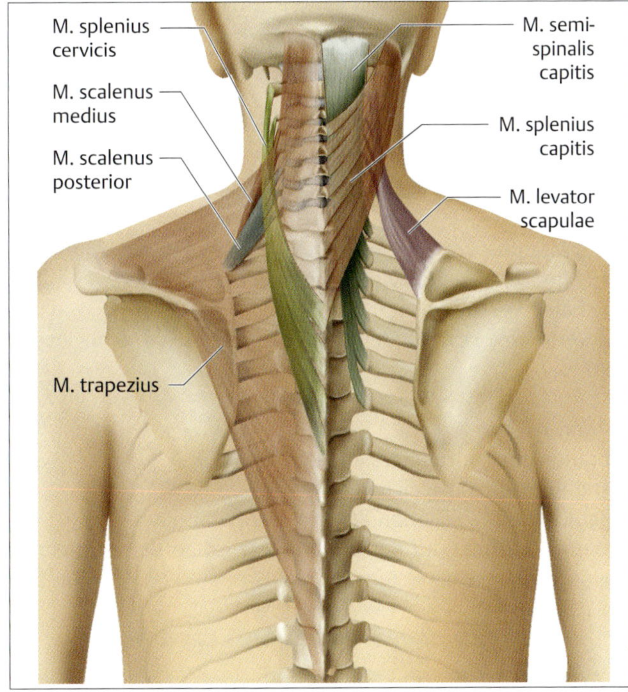

Abb. 2.73 Übersicht über die mittleren Schichten der Nackenmuskulatur.

Mm. multifidi cervicis ▶ Abb. 2.74, ▶ Abb. 2.75

Ursprung: Procc. articulares des 4.– 7. Zervikalwirbels.

Ansatz: Procc. spinosi der HWS bis zum Axis.

Innervation: Rr. dorsales aus den Spinalnerven von C 3 –Th 1.

Verlauf und Besonderheiten:
- Sie überspringen 2 – 4 Wirbel.
- Ansatzbereich etwas breiter als der Ursprung; kann bis zum Arcus vertebrae reichen.

Triggerpunkte: Triggerpunkt 1 liegt etwa 1 – 2 cm lateral der Procc. spinosi von C 4 und C 5, mit deutlicher Schmerzhaftigkeit unterhalb des Schädelrandes; projiziert Schmerzen in Richtung Nacken, Schulter und Trigonum spinae der Scapula.

Funktionen:
- Er ist einer der wichtigsten Muskeln für die Haltungseinstellung der HWS.
- Beidseitig: HWS-Extension.
- Einseitig: Lateralflexion zur ipsilateralen und Rotation zur kontralateralen Seite.

Mm. rotatores cervicis breves et longi ▶ Abb. 2.74, ▶ Abb. 2.75

Ursprung: Tuberculi posteriores der Procc. transversi der HWS.

Ansatz:
- Breves: kaudale Basis des Proc. spinosus des nächsthöheren Wirbels.
- Longi: dicht neben dem M. brevis an der Basis des Proc. spinosus des übernächsten kranialen Wirbels.

Innervation: Rr. dorsales aus den Spinalnerven der entsprechenden Segmente.

Verlauf und Besonderheiten:
- Mm. rotatores cervicis longi liegen über den Mm. rotatores cervicis breves.
- Mm. rotatores cervicis breves haben einen fast horizontalen, die Mm. rotatores cervicis longi einen schräg nach kranial-medialen Verlauf.
- Sie verbinden sich mit der Gelenkkapsel der Wirbelbogengelenke.

Funktionen:
- Rotation zur kontralateralen Seite.
- Lateralflexion zur gleichen Seite.
- Segmentale Stabilisation des HWS-Abschnitts.
- Nehmen Einfluss auf den Spannungszustand der Wirbelbogengelenkkapseln.

Mm. intertransversarii posteriores cervicis ▶ Abb. 2.76

Ursprung und Ansatz: Spannen sich zwischen den Tuberculi posteriores der Procc. transversi von C 1 – 7 aus.

Innervation: Rr. dorsales et ventrales aus den Spinalnerven der entsprechenden Segmenthöhe.

Besonderheit: Gehören zum lateralen Trakt der Nackenmuskeln und bilden das intertransversale System.

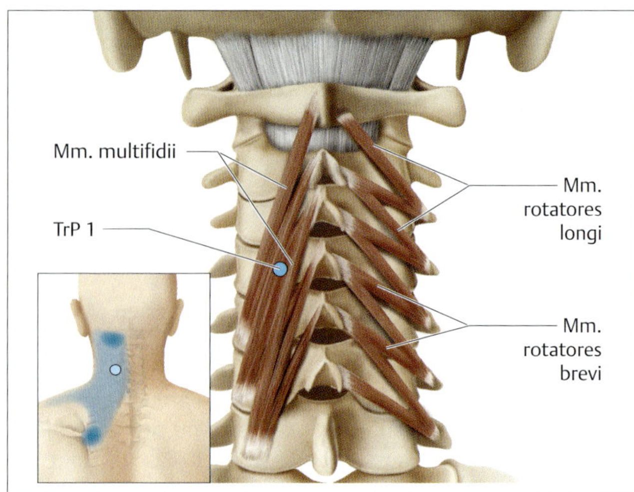

Abb. 2.74 Mm. multifidi und Mm. rotatores.

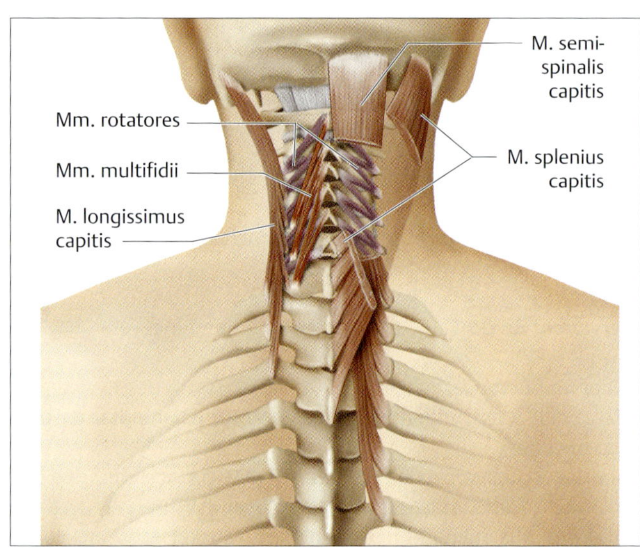

Abb. 2.75 Übersicht über die tiefen Schichten der Nackenmuskulatur.

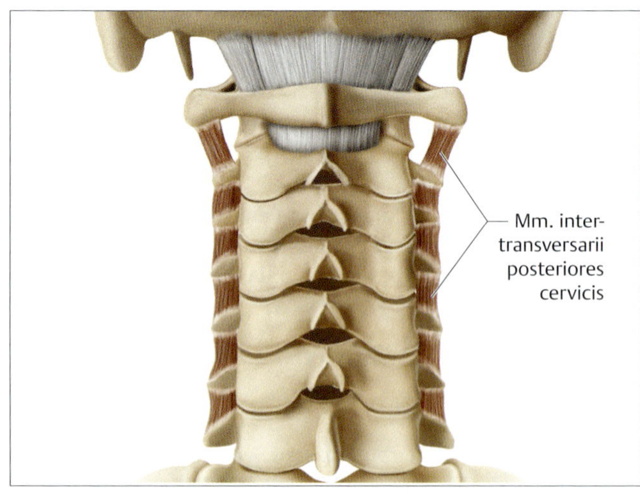

Abb. 2.76 Mm. intertransversarii posteriores cervicis.

Funktionen:
- Beidseitig: segmentale Stabilisation.
- Einseitig: Lateralflexion zur selben Seite.

PRAXISTIPP

Muskeltonus bei Nacht
In der Nacht während des Schlafes fehlt der stabilisierende Tonus der Muskulatur, sodass ungünstige Stellungen des Kopfes den Kapsel-Band-Apparat überdehnen und dadurch Kopfschmerzen und Funktionsstörungen in den Segmenten verursachen können. Deshalb sollten Extremstellungen des Kopfes beim Einschlafen vermieden werden.

2.3.5 Subokzipitale Muskulatur

M. rectus capitis posterior major ▶ Abb. 2.77

Ursprung: Proc. spinosus des Axis.

Ansatz: Lateral an der Linea nuchalis inferior am Os occipitale.

Innervation: R. dorsalis des 1. zervikalen Spinalnervs (N. suboccipitalis).

Verlauf: Schräg von kaudal-medial nach kranial-lateral; breitet sich zum Ansatz hin fächerförmig aus.

Triggerpunkte: Triggerpunkt 1 liegt in der Mitte des Muskelbauchs, etwas oberhalb von C 1 und etwa 2 cm von der Mittellinie entfernt. Er projiziert Schmerzen nach kranial über das Ohr und nach ventral bis zum Auge. Selten kann er Schmerzen auslösen, die ins Innere des Kopfes ziehen.

Funktionen:
- Dorsale Stabilisation der oberen HWS.
- Beidseitig: Reklination in Atlantookzipital- und -axialgelenken.
- Einseitig: zieht sowohl die Okziputkondylen als auch den Atlas etwas nach medial, was einer ipsilateralen Lateralflexion entspricht; außerdem macht er eine Rotation zur gleichen Seite, die atlantoaxial besonders ausgeprägt ist.

M. rectus capitis posterior minor ▶ Abb. 2.77

Ursprung: Tuberculum posterius atlantis.

Ansatz: Medialer Teil der Linea nuchalis inferior am Os occipitale.

Innervation: R. dorsalis des 1. zervikalen Spinalnervs (N. suboccipitalis).

Verlauf: vertikal mit Verbreiterung zum Ansatz hin.

Funktionen:
- Dorsale Stabilisation des Atlantookzipitalgelenks.
- Beidseitig: Reklination im Atlantookzipitalgelenk.
- Einseitig: laterale Fasern bewirken eine geringe Lateralflexion zur gleichen Seite. Er unterstützt die Begleitrotation zur kontralateralen Seite.

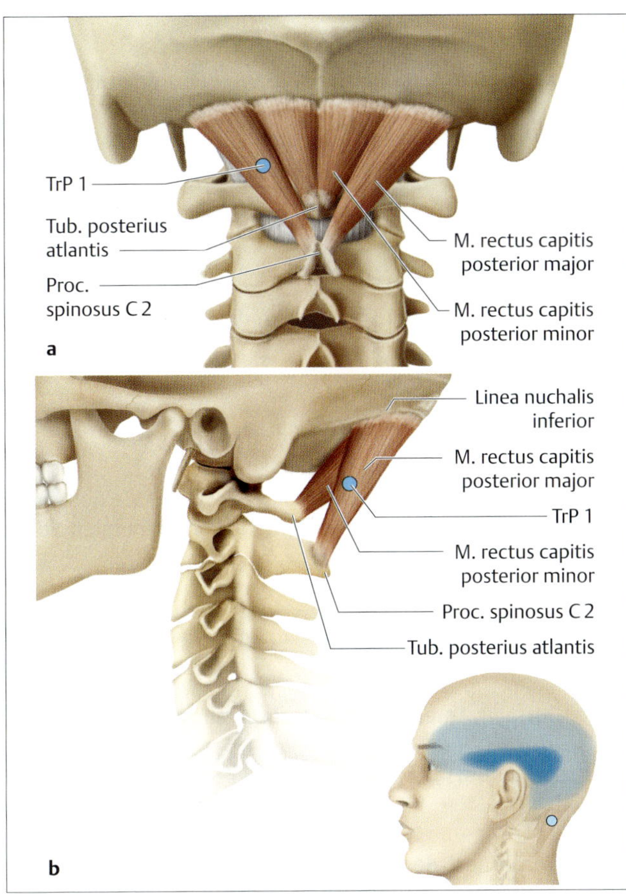

Abb. 2.77 Subokzipitale Muskulatur: Mm. recti capitis posterior major et minor mit Triggerpunkten und Schmerzausstrahlungen.
a Von dorsal.
b Von lateral.

M. obliquus capitis superior ▶ Abb. 2.78

Ursprung: Dorsaler Anteil des Proc. transversus atlantis.

Ansatz: Os occipitale, lateral zwischen Linea nuchalis superior et inferior.

Innervation: R. dorsalis des 1. zervikalen Spinalnervs (N. suboccipitalis).

Verlauf: Zieht von ventral-kaudal nach dorsal-kranial und wird zum Ansatz hin breiter.

Funktionen:
- Dorsale Stabilisation des Atlantookzipitalgelenks.
- Beidseitig: Reklination im Atlantookzipitalgelenk.
- Einseitig: zieht den Kopf in ipsilaterale Lateralflexion, und seine medialen Fasern drehen ihn zur kontralateralen Seite (nur wenig Rotation möglich!)

M. obliquus capitis inferior ▶ Abb. 2.78

Ursprung: Proc. spinosus des Axis.

Ansatz: Dorsaler Anteil des Proc. transversus atlantis.

Innervation: R. dorsalis des 1. zervikalen Spinalnervs (N. suboccipitalis)

Verlauf: Von kaudal-dorsal-medial nach kranial-ventral-lateral.

Triggerpunkte: Triggerpunkt 1 liegt in der Mitte des Muskelbauchs, etwa 0,5 cm kaudal und 1 cm medial des Proc. transversus atlantis. Er bewirkt Schmerzprojektionen zum seitlichen Os occipitale, Schmerzen nach ventral ziehend und kranial des Ohres bis zum Auge.

Funktionen:
- Dorsale, segmentale Stabilisation der Etage C 1/C 2.
- Einseitig: Rotation des Atlas zur gleichen Seite mit minimaler gleichseitiger lateralflexorischer Verschiebung.
- Beidseitig: Reklination in den Atlantoaxialgelenken.

FUNKTIONELLER HINWEIS

Subokzipitales Dreieck ▶ Abb. 2.79

Die Mm. obliqui capitis begrenzen zusammen mit dem M. rectus capitis posterior major das *Trigonum arteriae vertebralis*, auch als subokzipitales Dreieck bekannt. Es wird vom M. semispinalis capitis bedeckt und ist mit Fettgewebe ausgepolstert. In der Tiefe bildet die A. vertebralis die Atlasschleife. Außerdem zieht der N. suboccipitalis durch dieses Dreieck nach kranial, um die subokzipitale Muskulatur zu innervieren.

Besondere Stabilisierungsfunktion

Die kurzen Nackenmuskeln sind ein wichtiger Bestandteil des dorsalen Verspannungssystems der HWS. Sie halten den Kopf im Gleichgewicht, d. h. sie balancieren und stabilisieren ihn, da der Schwerpunkt des Kopfes im Bereich der Sella turcica liegt. Entfällt diese Stabilisation, sinkt der Kopf nach ventral-kaudal ab.

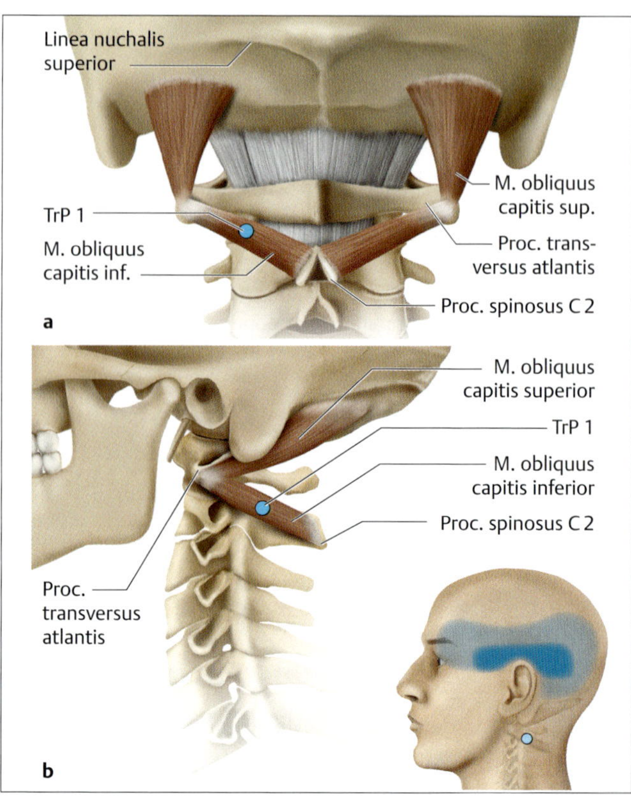

Abb. 2.78 Subokzipitale Muskulatur: Mm. obliqui capitis superior et inferior mit Triggerpunkten und Schmerzausstrahlungen.
a Von dorsal.
b Von lateral.

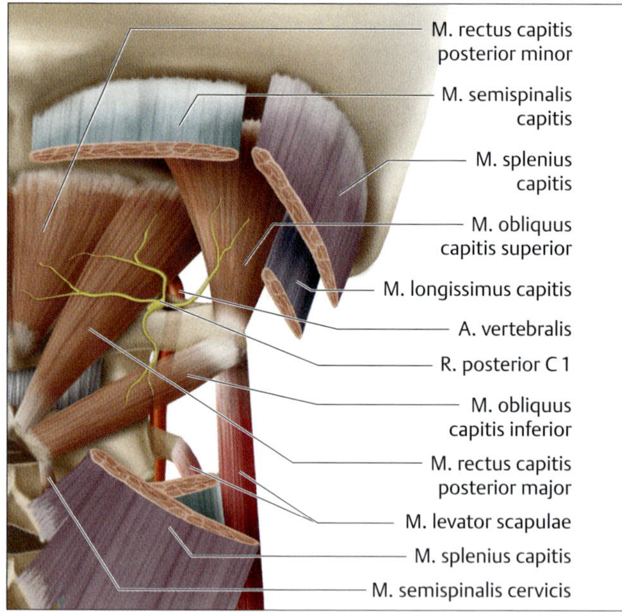

Abb. 2.79 Trigonum arteriae vertebralis.

Subokzipitale Muskulatur als Bestandteil des Nackenrezeptorenfeldes

Die subokzipitale Muskulatur wirkt weniger bewegend, sondern vielmehr stabilisierend und ist eine wichtige sensible Meldestelle. Sie verfügt über eine besonders dichte Innervierung, die eine 100-mal intensivere Spindeldichte als z. B. beim M. gastrocnemius aufweist. Das bedeutet bis zu 312 Muskelspindeln pro Gramm Muskelgewebe, die das ZNS über die Stellung des Kopfes und der oberen HWS informieren. Afferenzen aus den Halsmuskeln ziehen zu den Vestibularkernen. Die konvergente Hemmung der Afferenzen aus den tiefen Nackenmuskeln beträgt etwa 1:10, d. h. 10 Afferenzen sind nötig, damit eine das ZNS erreicht. Der M. gastrocnemius hat dagegen eine Afferenz von 1:100. Das zeigt auf, wie wichtig Informationen aus den Nackenmuskeln sind. Zusammen mit den Gelenkkapseln, Bändern und anderen bindegewebigen Strukturen bilden sie das Nackenrezeptorenfeld.

PRAXISTIPP

Tonusregulierung

Die Tonusregulierung der Nackenmuskeln sowohl bei Hypo- als auch bei Hypertonus ist besonders wichtig, da sie diese Dichte an Rezeptoren und damit Störmelder aufweisen. Der Hypertonus der subokzipitalen Muskulatur ist meist die Folge einer veränderten Kopfstellung in Richtung Protraktion. Die Muskeln sind in einer ständigen Annäherung und können die Inklinationsbewegungen in der oberen HWS beeinträchtigen. Zudem geraten die prävertebralen Muskeln in eine gedehnte Stellung und verlieren damit ihre wichtige Stabilisierungsfunktion. Deshalb müssen die kurzen Nackenmuskeln entspannt, die Kopfstellung korrigiert und die prävertebralen Halsmuskeln auftrainiert werden.

Um die subokzipitalen Muskeln zu detonisieren, ist die Quermassage effektiv. In Rückenlage werden die Fingerkuppen direkt kaudal des Okziputrandes angelegt und gelangen durch das Ablegen des Kopfes immer mehr in die Tiefe. Nach einiger Zeit können die Finger die dort fühlbaren Muskelstränge langsam nach lateral ziehen und wieder lösen. Wenn eine deutliche Tonusminderung zu fühlen ist, wird die prävertebrale Muskulatur gekräftigt. Weitere therapeutische Schritte richten sich nach dem Befund.

2.4 Vaskuläre Aspekte der Halswirbelsäule

2.4.1 Arterien

A. vertebralis

▶ Abb. 2.80 a, b

Verlauf

Die linke A. vertebralis entspringt aus der ***A. subclavia sinistra***, die rechte aus der A. subclavia dextra. Zwischen dem M. scalenus anterior und dem M. longus colli zieht sie nach kranial und tritt kurz danach durch das ***Foramen transversarium*** des 6. Halswirbels. Von hier an steigt sie innerhalb des von Wirbeln und Bändern gebildeten osteofibrösen Kanals der Foramina transversaria geradlinig nach kranial. Sie verläuft dabei unmittelbar lateral der Unci corporis und ventral der Spinalnerven. Auf ihrem Weg nach kranial gibt sie segmentale Gefäße ab und bildet Anastomosen mit allen benachbarten Halsarterien. Nach Durchtritt durch das ***Foramen transversarium atlantis*** biegt sie in einem Winkel von etwa 100° nach dorsal ab und verläuft auf dem dorsalen Atlasbogen im ***Sulcus arteriae vertebralis***. Mit der sogenannten ***Atlasschleife*** biegt sie um das Art. atlantooccipitalis herum und zieht dorsal des Condylus occipitalis in Richtung Dura mater spinalis. Hier durchbricht sie diese und die Membrana atlantooccipitalis posterior gemeinsam mit dem N. occipitalis. In dem Bereich besitzt die A. vertebralis vermehrt elastische Faseranteile und wird von einem sie umgebenden Venenplexus begleitet. Anschließend zieht sie durch das Foramen magnum in die dorsale Schädelgrube und vor der Medulla oblongata gelegen nach kranial.

Beide Aa. vertebrales vereinigen sich in Höhe der Pons-Bulbus-Grenze zur A. basilaris. Im intrakraniellen Abschnitt besitzt sie nur noch wenige elastische Faseranteile und ist deshalb gering dehnfähig.

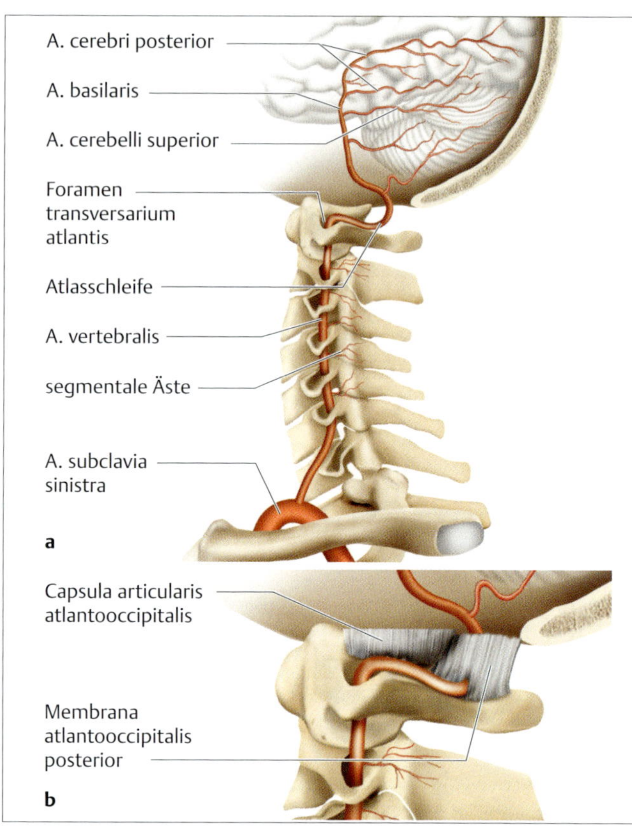

Abb. 2.80 A. vertebralis.
a Verlauf.
b Atlasschleife.

Versorgungsareal

Die Aa. vertebrales versorgen alle Strukturen eines Bewegungssegments: die Dura mater spinalis, das Halsmark sowie dorsale Anteile des Großhirns, Teile des Mittelhirns und des Hirnstamms, das Kleinhirn, Gehör- und Gleichgewichtsorgane, zervikale Spinalnerven und Ganglien.

Einflüsse von Bewegungen auf die A. vertebralis ▶ Abb. 2.81

Die Angaben über den Einfluss von Bewegungen auf das Lumen der Arterie sind sehr uneinheitlich. Grundsätzlich ist davon auszugehen, dass alle Extrembewegungen den Durchfluss ein- oder beidseitig vermindern. Es müssen jedoch pathologische Veränderungen am Gefäß eingetreten sein (z. B. Arteriosklerose oder Anomalien), ehe durch Bewegungen oder eine Fehlhaltung Beschwerden auftreten, da die Arterie grundsätzlich sehr flexibel ist.

De Kleijn und Nienwenkuyse wiesen schon 1917 nach, dass die A. vertebralis durch Rotation und Extension des Kopfes in Höhe von C 1 und C 2 verengt wird.

Extension und Flexion
Extension und Flexion haben kaum Auswirkungen auf die Durchblutung. Beide Arterien werden grundsätzlich gedehnt; sie werden jedoch nur deutlich enger, wenn Osteophyten sie behindern.

Lateralflexion rechts
Die rechte Arterie wird nur gering beeinflusst.

Rotation
Bei Rotationen wird die Pars atlantica der A. vertebralis um etwa 50 – 60% verlängert (Stevens 1985). Da in diesem Bereich vermehrt elastische Fasern nachgewiesen wurden (Lang 1993), hat die Rotation erst bei maximalen Bewegungen Konsequenzen für das Arterienlumen.

Bei Linksrotation bewegt sich der rechte Proc. transversus atlantis nach ventral. Der Knick, an dem die A. vertebralis in die Atlasschleife übergeht, verstärkt sich und der Durchfluss wird mechanisch behindert. Ab ca. 30° Rotation wird sie regelrecht abgeklemmt. Damit hat die Atlasrotation eine große Bedeutung für den Durchfluss.

Im übrigen HWS-Bereich engt sich das Lumen bei Rotation auf der kontralateralen Seite ein, bis zu 70% (Gutmann 1984).

Kombinationsbewegungen

Chrast wies schon 1969 nach, dass Extension oder Flexion zusammen mit Lateralflexion und Rotation gegensinnig die Arterie auf der rotationsabgewandten Seite deutlich einengen.

Durch eine postmortale Angiografie konnten Brown und Tatlow (1963) bei einer kombinierten Rotation und Extension mit Traktion einen kompletten Perfusionsstopp der kontralateralen Seite darstellen.

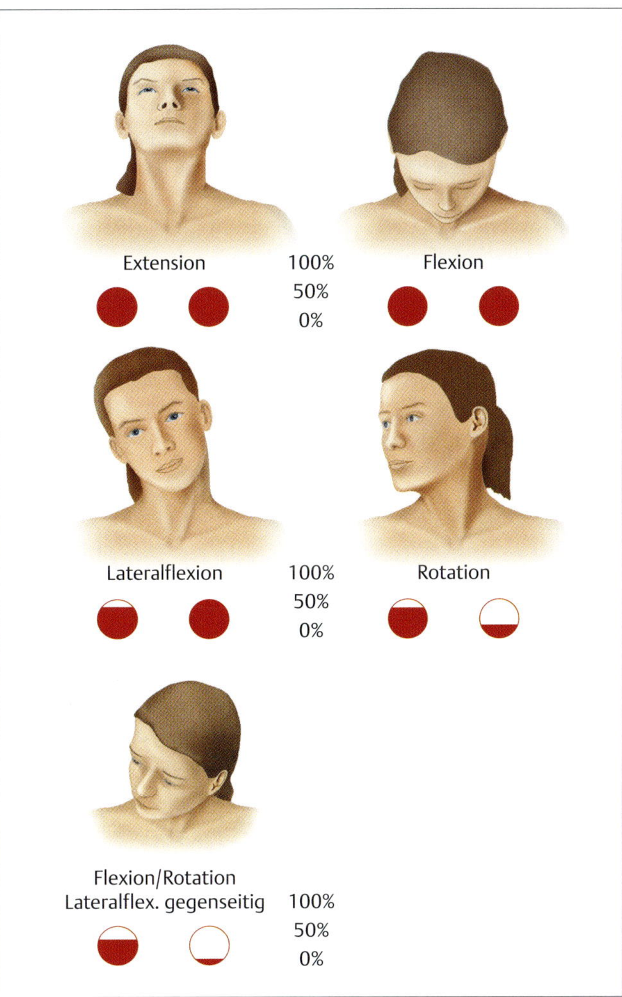

Abb. 2.81 Einflüsse von Bewegungen auf den Durchfluss der A. vertebralis.

KLINISCHER BEZUG

Zervikozephales Syndrom
Durch die enge topografische Beziehung der A. vertebralis zur Unkovertebralregion kann es aufgrund von Fehlstellungen und daraus entstehender Fehlbelastung der Gelenke zu Osteophytenbildung und Einengung der Arterie kommen. Bei den vaskulär- und neurovegetativ bedingten Beschwerden sind die Kopfschmerzen am häufigsten. Diese haben migräneartigen halbseitigen Charakter oder werden als beidseitiger Nacken-Hinterkopf-Schmerz beschrieben, der sich vor allem durch Bewegungen des Kopfes verschlimmern kann. Schwindelattacken (z. B. Drehschwindel) können durch Rotationsbewegungen, manchmal auch durch Extension ausgelöst werden. Anfallsweise und einseitig treten manchmal Ohrensausen und Tinnitus, seltener Seh- und Schluckstörungen auf.

Ob die Arterie selbst eingeengt oder über die gereizten Mechanorezeptoren in der Adventitia der Arterie z. B. durch zu viel Zug eine Konstriktion hervorgerufen wird, ist immer noch nicht geklärt.

Auch durch ein Trauma kann es zu einer Unterbrechung der Blutzufuhr kommen. So kann sich z. B. nach einem Extensionstrauma ein Thrombus aufpfropfen mit der Folge einer sogenannten embolischen Verschleppung und nach einer Latenzzeit von 8 Tagen einer entstehenden Hemiplegie.

Vertebrobasiläre Insuffizienz (VBI)
Die mangelhafte Durchblutungssituation des Gehirns durch die A. vertebralis wird als vertebrobasiläre Insuffizienz bezeichnet. Dabei handelt es sich um Einengungen im atlantookzipitalen Bereich. Die während oder nach einer Mobilisation der HWS auftretenden Symptome sind Schwindel, Doppelsehen, Nystagmus, Übelkeit, unsicheres Stehen und „Nadeln auf der Zunge“.

Da sich beide Aa. vertebrales zur A. basilaris vereinigen, kompensiert bei Einengungsprozessen einer A. vertebralis die Arterie der anderen Seite mittels Hyperperfusion. Außerdem können sich bei genügender Anpassungszeit Kollateralgefäße und Anastomosen bilden. Das bedeutet, im vertebrobasilären Stromgebiet entstehen keine ischämischen Schäden. Diese Kompensation ist jedoch nicht bei einem plötzlichen Ausfall einer Arterie möglich.

Diagnose
Die klinischen Tests eignen sich nicht immer dazu, die Veränderungen von Durchblutungssituationen zu beurteilen, vor allem wenn sie gering sind. Das Risiko eines Schlaganfalls ist groß. Deshalb wird in der Regel die Ultraschall-Doppler-Untersuchung zurate gezogen.

PRAXISTIPP

Provokation für die A. vertebralis
Bei einer Fehlstellung des Atlas kann eine Traktion der oberen HWS Schwindelattacken und Kopfschmerzen auslösen. Weist z. B. der 1. Halswirbel eine Rotationsfehlstellung auf, wird die Arterie durch diese Fehlstellung verlängert und damit mechanischer Stress auf die Gefäßwand ausgeübt. Falls in dieser Fehlstellung eine Traktion ausgeübt wird, dehnt dies die Arterie noch mehr.

Zur Überprüfung der Blutzufuhr zum Gehirn bei einer einseitigen Kompression der Arterie gibt es verschiedene Tests. Meist handelt es sich um Provokationstests, die nur von erfahrenen Therapeuten durchzuführen sind.

A. carotis

Die beiden Aa. vertebrales übernehmen etwa 11 % der zerebralen Durchblutung, den Rest die Aa. carotes.

Die ***A. carotis communis*** zählt zum elastischen Typ. Die rechte entspringt aus dem Truncus brachiocephalicus etwa in Höhe des rechten Sternoklavikulargelenks, die linke geht aus dem Scheitel des Aortenbogens ab.

Zu beiden Seiten der Trachea ziehen die Aa. carotides communes nach kranial. Etwa in Höhe des 4. Halswirbelkörpers und oberen Schildknorpelrands erweitert sich die A. carotis zum Sinus caroticus. Er enthält zahlreiche Pressrezeptoren. Gleichzeitig befindet sich hier die Karotisbifurkation, da sie sich in eine A. carotis interna und externa teilt.

A. carotis externa

▶ **Abb. 2.82**

Sie verläuft ventral-lateral vor der prävertebralen Muskulatur nach kranial. Etwa in Höhe des 3. Zervikalwirbels gibt sie nach ventral die Äste Aa. thyroidea et lingualis zur Versorgung der Zunge und eines Teils des Rachens ab.

Die A. facialis spaltet sich in Höhe des Os hyoideum ab, verläuft hinter dem M. digastricus nach kranial-ventral und versorgt die Gesichtsregion bis zur Orbita.

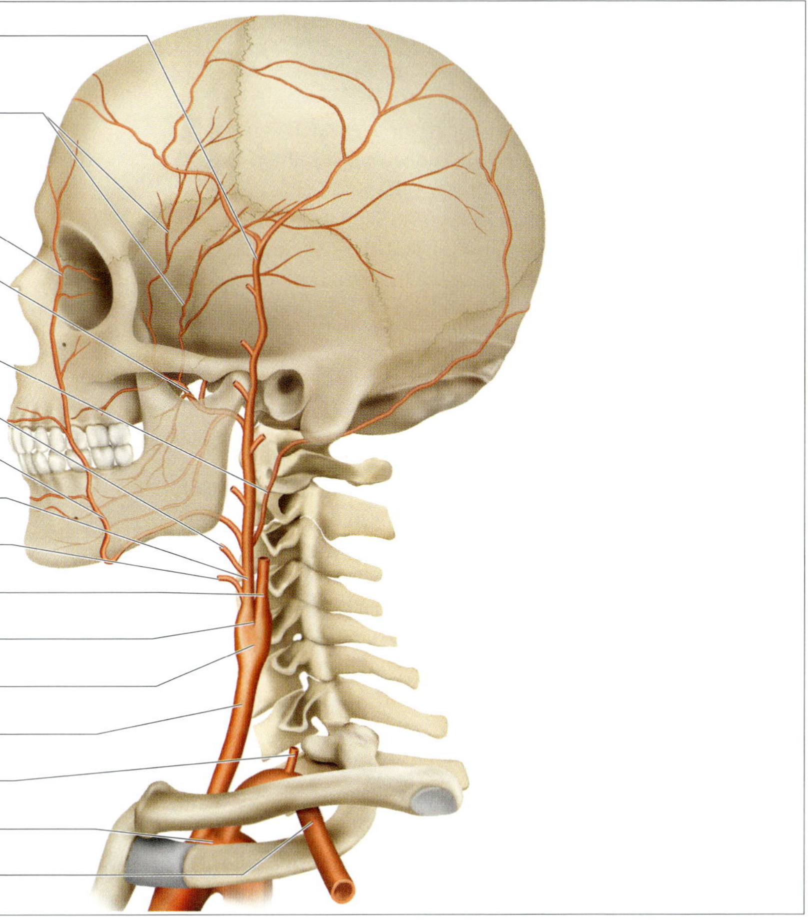

A. temporalis superficialis
Aa. temporales profundae
A. angularis
A. maxillaris
A. occipitalis
A. lingualis
A. facialis
A. carotis externa
A. thyrioidea superior
A. carotis interna
Bifurcatio carotidis
Sinus caroticus
A. carotis communis
A. vertebralis
Aortenbogen
A. subclavia

Abb. 2.82 Verlauf der A. carotis externa.

A. occipitalis

Sie entspringt etwa 2 cm nach der Bifurkation aus der A. carotis externa und verläuft zwischen den beiden Karotisarterien nach kranial. Dann zieht sie zwischen Proc. transversus atlantis und Proc. mastoideus nach dorsal und erreicht den lateralen Rand des M. rectus capitis lateralis, wo sie sich in ihre Endäste zur Nackenmuskulatur aufteilt. Längere Äste verzweigen sich über den gesamten Hinterkopf.

In Höhe des Collum mandibulae teilt sich die A. carotis externa in die A. maxillaris und die A. temporalis superficialis auf. Letztere ist die direkte Fortsetzung der A. carotis externa und gibt Äste zum seitlichen Schädel ab.

A. maxillaris

Sie verläuft unmittelbar am Kiefergelenk und am M. pterygoideus lateralis entlang nach ventral und zweigt sich in sehr viele Endäste zur Versorgung des Kiefergelenks, der Kaumuskulatur und Zähne auf. Lange Äste ziehen nach kranial und verzweigen sich am seitlichen Schädel.

In der Fossa pterygopalatina spaltet sich die ***A. meningea media*** von der A. maxillaris ab. Sie zieht durch das Foramen spinosum in das Schädelinnere und versorgt durch einen ventralen (R. frontalis) und einen dorsalen Ast (R. parietalis) die Kalvaria und die Dura mater encephali (▸ **Abb. 2.83**).

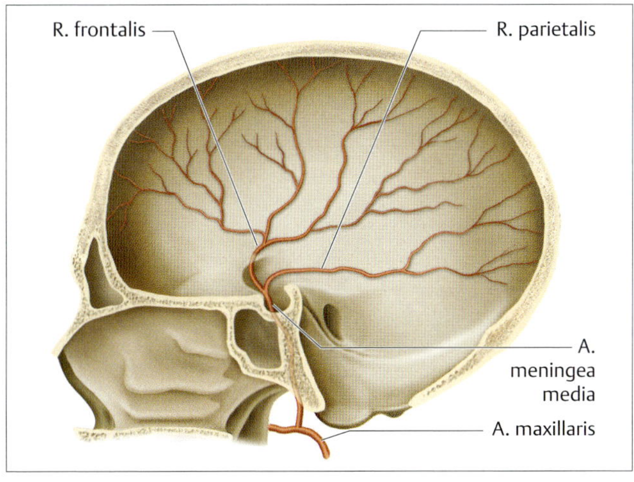

Abb. 2.83 Verlauf der A. meningea media.

KLINISCHER BEZUG

Epidurales Hämatom
Nach einem Schädel-Hirn-Trauma, das vor allem den Temporalbereich betrifft, kann die A. meningea media reißen. Das Blut wird mit hohem Druck zwischen Dura und Schädelknochen gepresst, und es entsteht ein großes Hämatom, das das Gehirn verdrängt. Diese Situation ist akut lebensbedrohlich, weshalb das Hämatom möglichst schnell ausgeräumt werden sollte.

A. carotis interna

▶ **Abb. 2.84**

Die Arterie hat keine extrakranialen Äste. Sie verläuft im Zervikalbereich geradlinig nach kranial, wo sie durch den Canalis caroticus in der Pars petrosa des Os temporale in das Schädelinnere zieht. Ab hier verläuft sie weiter vertikal und macht im ventralen Bereich der Paukenhöhle einen fast rechtwinkligen Knick, um Richtung Corpus sphenoidale zu gelangen. Sie verläuft s-förmig im Sinus cavernosus und gelangt durch die Dura mater encephali in den Subarachnoidalraum. Kurz nach dem Durchtritt durch die Dura geht die A. ophthalmica ab, die das Auge und mit einigen extraorbitalen Ästen die Nasennebenhöhlen und die Stirn versorgt.

Die linke und rechte A. carotis interna bilden im Subarachnoidalraum zusammen mit der A. basilaris den Circulus arteriosus cerebri (Circulus Willisii). Dieser Arterienring versorgt das Gehirn.

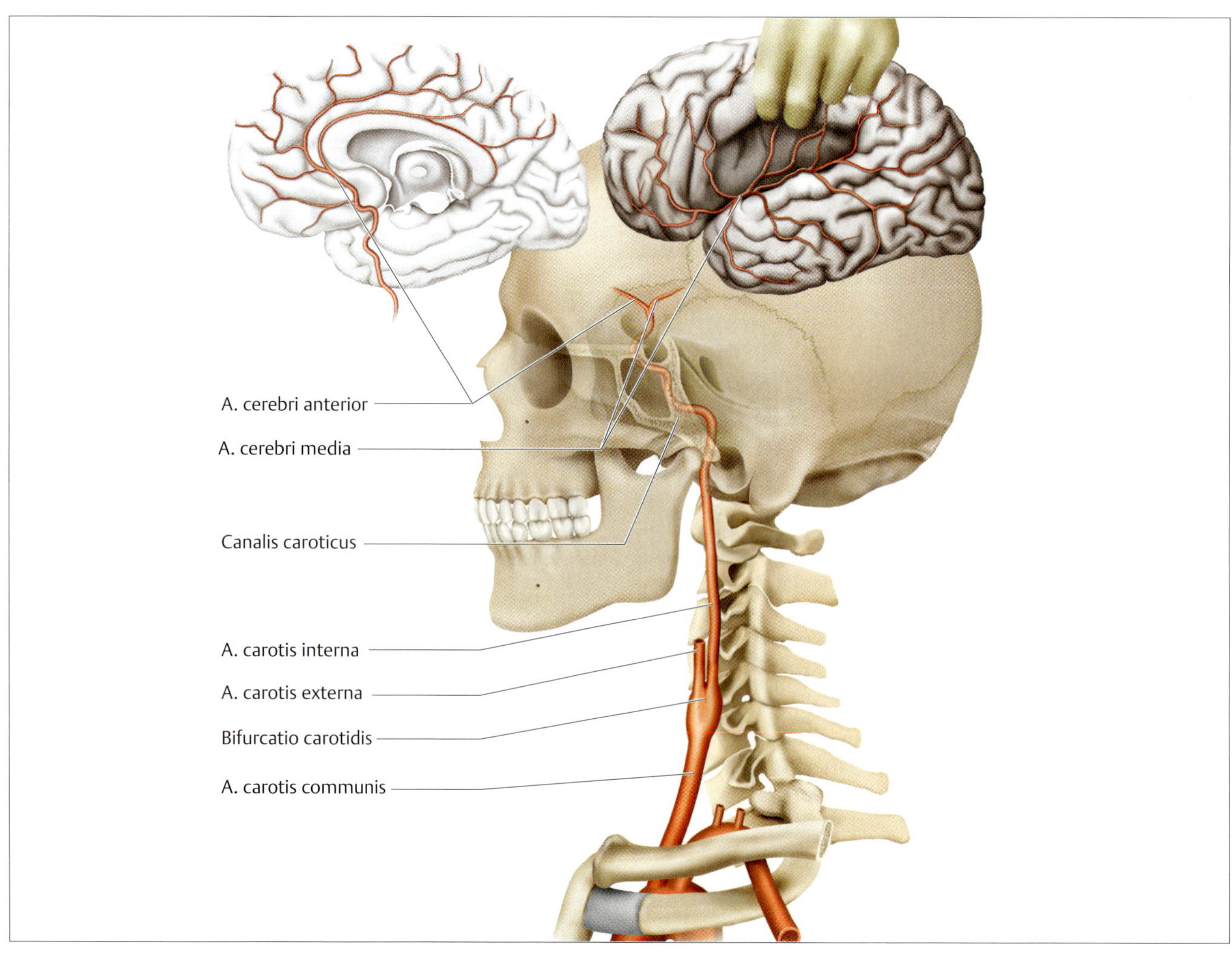

Abb. 2.84 Verlauf der A. carotis interna.

Zervikalarterien

A. cervicalis profunda

▶ Abb. 2.85

Sie entspringt dorsal aus der A. subclavia und zieht kaudal des Querfortsatzes von C 7 nach dorsal-kranial. Dann verläuft sie zusammen mit der gleichnamigen Vene am Rand des M. semispinalis cervicis bis zum Proc. spinosus des 2. Halswirbels. Sie versorgt die Wirbelbögen und die Procc. spinosi. Im kaudalen Abschnitt der HWS gibt sie Zweige zum Spinalkanal ab. Außerdem bildet sie Anastomosen mit Ästen der A. vertebralis.

A. cervicalis ascendens

Sie entspringt aus der A. subclavia, verläuft am medialen Rand des M. scalenus anterior nach kranial und gibt Äste zur prävertebralen Muskulatur ab.

Aus der A. vertebralis entstehen die ***Rr. spinales***, die durch die Foramina intervertebralia in den Spinalkanal ziehen und dort über die ***Aa. radiculares anteriores et posteriores*** die Aa. spinales anteriores et posteriores bilden.

A. spinalis anterior

▶ Abb. 2.86

Sie verläuft ventral in der Fissura mediana anterior des Rückenmarks nach kranial und zieht in Höhe der Medulla nach rechts und links über die Aa. radiculares anteriores in die A. vertebralis. Alle 0,5 – 1 cm gibt sie Äste nach rechts und links lateral zur Substantia alba und die ***Aa. centrales*** in die Tiefe der Fissura mediana anterior ab, wo sie sich in Endäste für die Substantia grisea et alba verzweigen.

Aa. spinales posteriores

▶ Abb. 2.86

Diese Arterien verlaufen im rechten und linken Sulcus posterolateralis des Rückenmarks nach kranial und ziehen ebenfalls in Höhe der Medulla oblongata über die Aa. radiculares posteriores in die A. vertebralis.

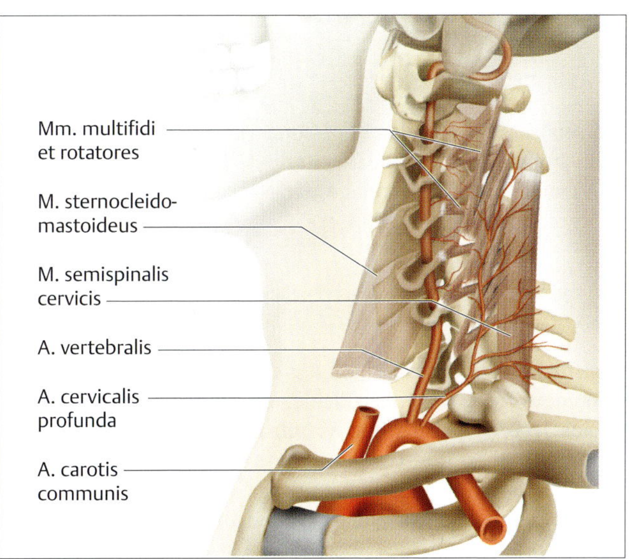

Abb. 2.85 A. cervicalis profunda.

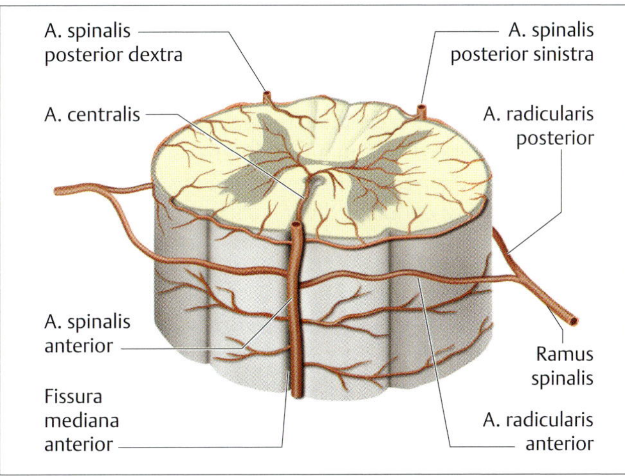

Abb. 2.86 A. spinalis anterior und Aa. spinales posteriores.

2.4.2 Venen

▶ Abb. 2.87

Das venöse Blut aus der Kopf- und Halsregion fließt hauptsächlich über die Vv. jugulares in die V. brachiocephalica bzw. die V. subclavia. Die Drainage der Nackenregion erfolgt über die Vv. cervicales profunda.

V. jugularis interna

Diese dicke Vene sammelt Blut aus dem Gehirn über den Sinus sigmoideus und den oberflächlichen Gesichts-und Schädelbereich (z. B. V. facialis und V. retromandibularis) sowie der Halsregion über die V. thyroidea superior. Sie beginnt in Höhe des Foramen jugulare und verläuft seitlich der infra- und suprahyoidalen Muskulatur in Richtung Clavicula, wo sie in die V. brachiocephalica übergeht. Im kranialen Bereich zieht der M. rectus capitis lateralis unmittelbar dorsal vorbei, weiter kaudal verläuft die Vene ventral des M. scalenus anterior.

V. jugularis externa sinistra et dextra

Die Venen drainieren hauptsächlich das Blut aus der Okzipitalregion, wo sie als Vv. occipitales bezeichnet werden. Sie verlaufen dorsal-lateral der V. jugularis interna nach kaudal und sind wesentlich dünner als diese. Sie enden in der V. suprascapularis, die kurz darauf in die V. subclavia mündet.

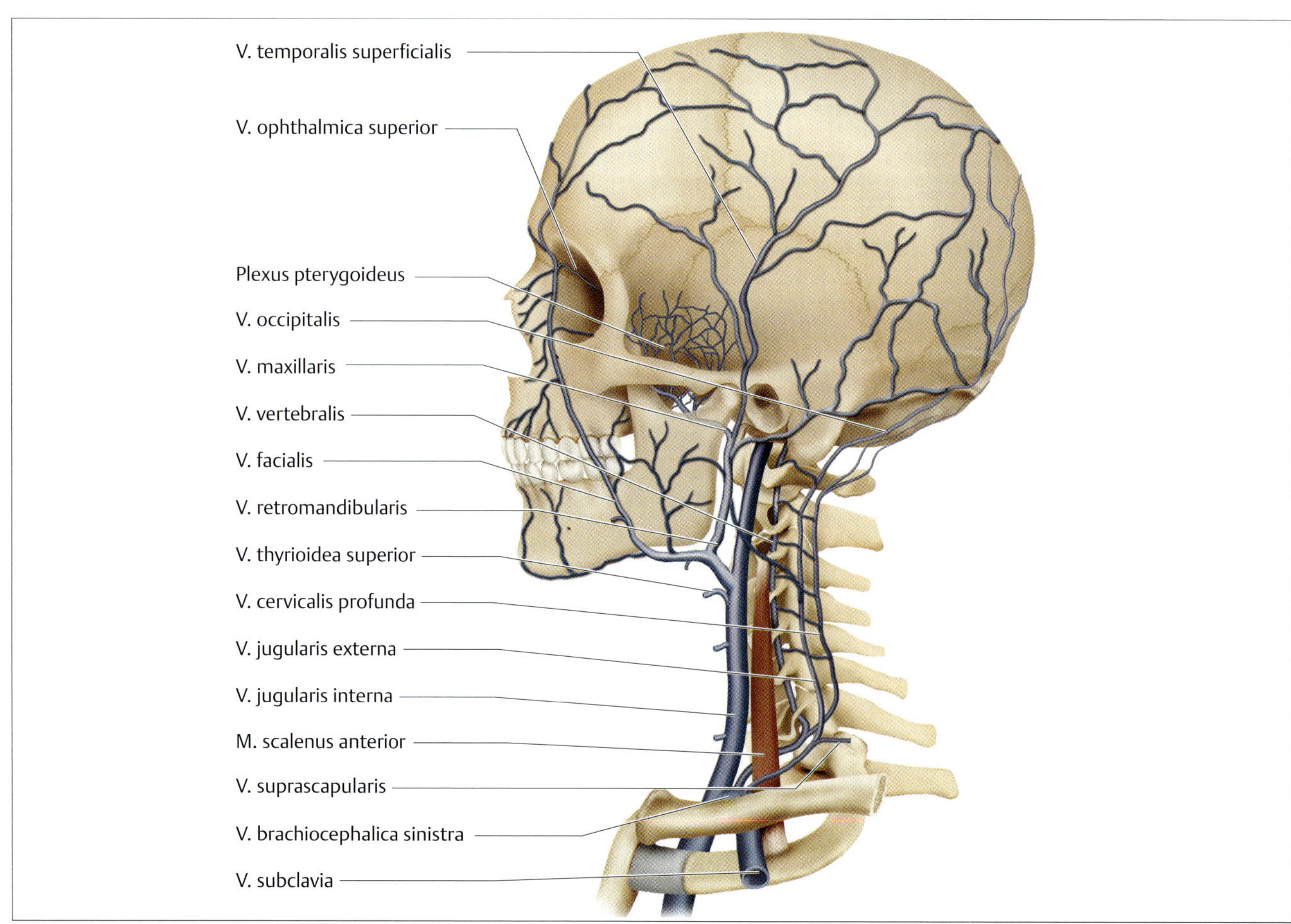

Abb. 2.87 Verlauf der Halsvenen.

V. cervicalis profunda

Die Vene beginnt in der Subokzipitalregion aus kommunizierenden Ästen der V. occipitalis und dem Plexus venosus vertebralis externus posterior, einem Geflecht, das an der Rückseite der Wirbelbögen nach kaudal verläuft.

Die Vv. cervicales profunda ziehen zwischen den Mm. semispinales cervicis et capitis nach kaudal und biegen etwa in Höhe des 7. Halswirbels nach ventral um, wo sie entweder in die V. brachiocephalica sinistra oder die V. subclavia dextra münden.

Die Drainage aus der Rückenmarkregion erfolgt über die Vv. vertebrales et intervertebrales sowie die Plexus venosi vertebrales (siehe Kap. 2.5).

V. vertebralis

Diese Vene umgibt die gleichnamige Arterie als Venengeflecht und bekommt Äste aus den Vv. spinales vor allem im oberen HWS-Bereich. Die rechte V. vertebralis mündet in die V. subclavia, die linke in die V. brachiocephalica.

Vv. intervertebrales

Sie stellen die Verbindung zwischen den Plexus venosi vertebralis interni et externi und den Vv. vertebrales her.

2.4.3 Lymphatisches System der Kopf- und Halsregion

Die Lymphbahnen mit den Lymphknoten, ***Nodi lymphatici profundi,*** verlaufen zusammen mit der A. carotis und der V. jugularis interna nach kaudal. Der Truncus jugularis sammelt die Lymphe und mündet auf der linken Seite in den Ductus thoracicus und rechts in den Venenwinkel.

Im Halsbereich gibt es 2 große Kreuzungen der Lymphbahnen (▸ **Abb. 2.88**):

- ***Jugofaszialer Venenwinkel:*** Die Lymphgefäße von Kopf, Zunge, Kinn und kranialem Halsbereich fließen zusammen.
- ***Jugosubclavialer Venenwinkel:*** Die Bahnen aus dem Nacken, dem Hals und dem axillären Bereich treffen sich.

Oberflächliche Lymphbahnen mit einigen Lymphknoten, ***Nodi lymphatici superficialis,*** verlaufen teilweise am Rand des M. sternocleidomastoideus. Einige Nodi liegen auf dem kranialen Drittel des Muskels sowie am Rand des Proc. mastoideus und an der dorsalen Okzipitalkante.

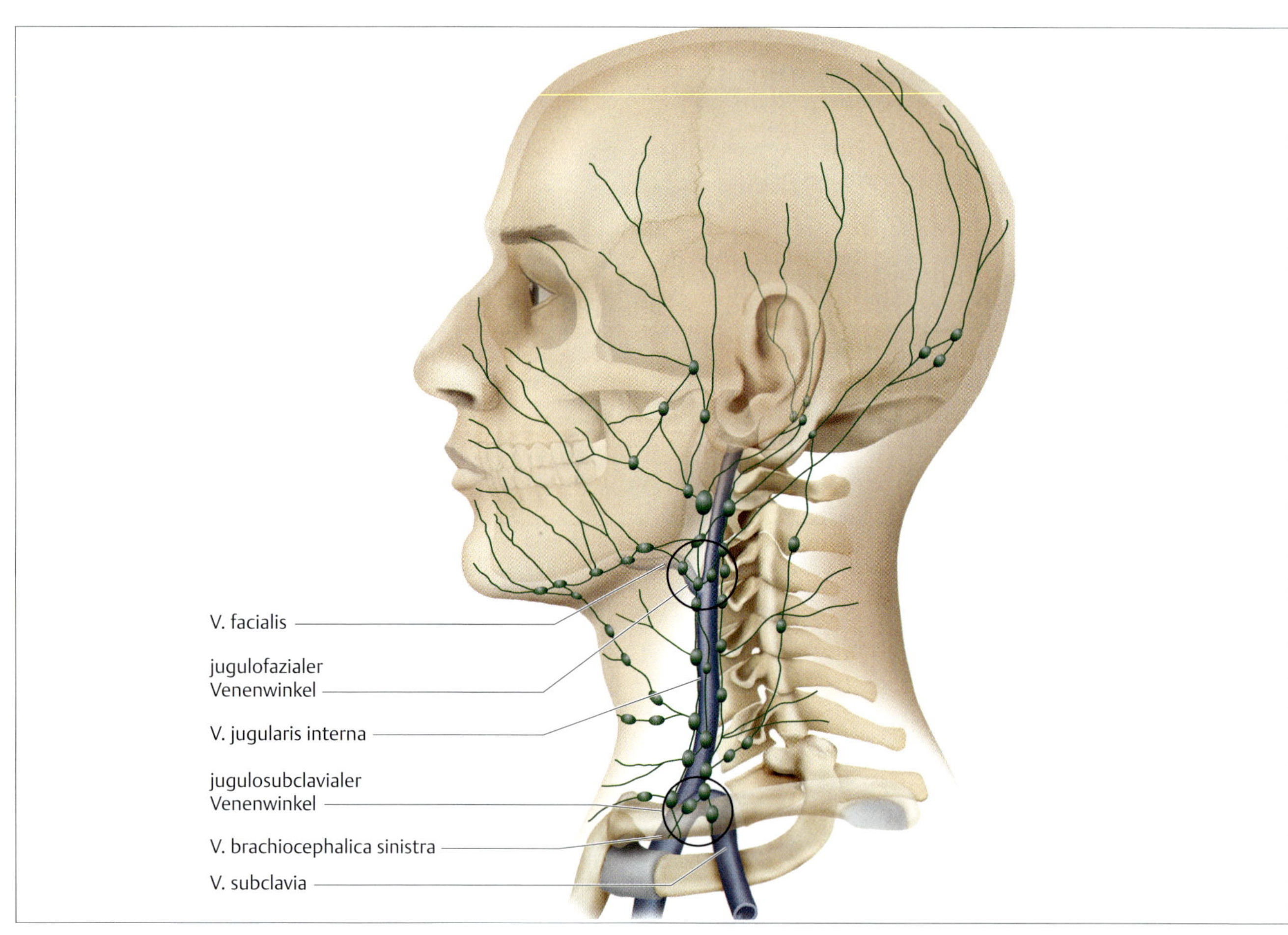

Abb. 2.88 Lymphbahnen und -knoten der Kopf- und Halsregion.

2.5 Neuroanatomische Aspekte der Halswirbelsäule

2.5.1 Medulla spinalis

▶ **Abb. 2.89**

Das Zervikalmark folgt auf die Medulla oblongata nach kaudal. Es ist nicht gleichmäßig dick, sondern weist eine Anschwellung zwischen C 5 und Th 2 auf, ***Intumescentia cervicalis***. Hier verlassen die zervikalen Wurzeln für die obere Extremität das Rückenmark. Die Anschwellung entsteht dadurch, dass die graue und weiße Substanz besonders stark ausgeprägt sind.

Das Halsmark kann in mehrere Segmente unterteilt werden, wobei ein Segment dem Rückenmarksabschnitt entspricht, aus dem die Fasern für ein Spinalnervenpaar austreten. Im Segment C 5/C 6 befindet sich mit 13 – 14 mm der größte quere Durchmesser des Zervikalmarks; der sagittale Durchmesser liegt hier etwa bei 9 mm.

Es gibt 8 Halssegmente, aus denen die Fasern für die Spinalnerven austreten. Der 1. Spinalnerv tritt zwischen Os occipitale und Atlas und der letzte zwischen dem 7. Hals- und dem 1. Thorakalwirbel aus. Die Nerven werden nach dem darunterliegenden Wirbel benannt, nur der letzte heißt C 8 und nicht Th 1.

Die Flexions-Extensions-Achse liegt vor dem Rückenmark, weshalb sich die Hinterstränge bei Flexion mehr bewegen müssen als die Bahnen an der Vorderseite. Bei Extension geraten die Vorderstränge und bei Lateralflexion die Bahnen auf der konvexen Seite unter Zug. Da die dorsalen Stränge am weitesten von der Achse entfernt sind, liegen sie in der neutralen Position mehr gefaltet als die anderen.

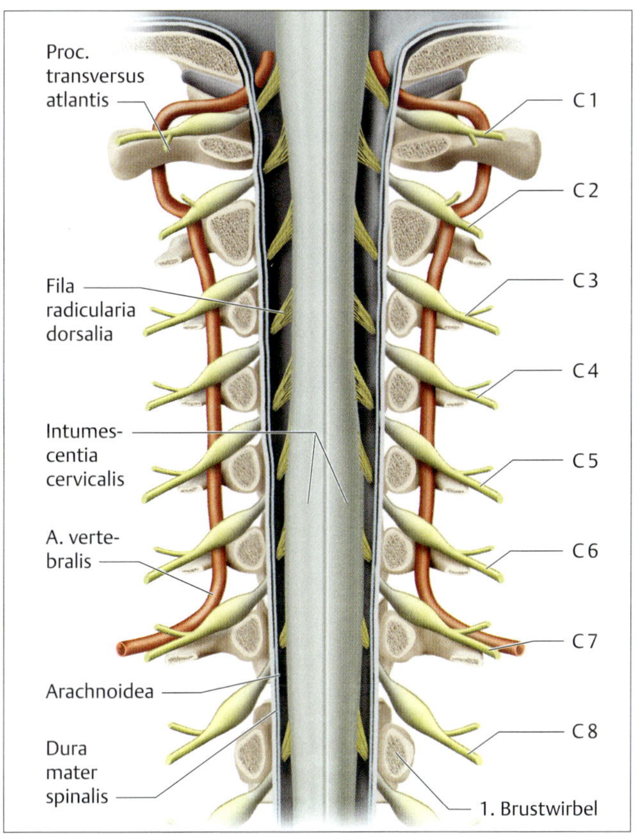

Abb. 2.89 Rückenmark, Pars cervicalis.

Rückenmarkshäute

▶ **Abb. 2.90**

Von innen nach außen ist das Rückenmark von Pia mater, Arachnoidea und Dura mater spinalis umhüllt.

Die ***Pia mater*** liegt dem Rückenmark direkt auf und folgt ihm in die Furchen.

Die ***Arachnoidea*** ist sehr dünn und umspannt das Rückenmark und die Pia mater. Zwischen Pia mater und Arachnoidea liegt der mit Liquor gefüllte Subarachnoidalraum.

Die ***Dura mater spinalis*** ist die äußerste meningeale Schicht und etwa 0,8 mm dick. Die kollagenen und elastischen Faserzüge sind an den Bedarf angepasst und deshalb unterschiedlich ausgerichtet. Die Längsfaserausrichtung ist besonders stark ausgeprägt. Dies weist darauf hin, dass im Duralsack Längsspannungen ablaufen. Auch eine horizontale Faserung ist erkennbar, was eher als Schutzeinrichtung dient.

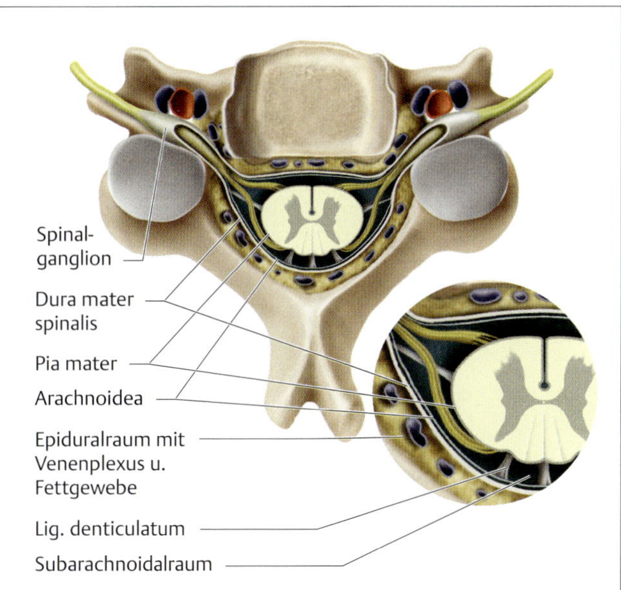

Abb. 2.90 Rückenmarkshäute und intradurale Zügelung.

Intradurale Zügelungseinrichtung

Das ***Lig. denticulatum*** besteht aus längs verlaufenden und diagonalen Faserzügen, die sich teilweise überkreuzen. Sie entstehen aus der äußeren, vorwiegend kollagenen Schicht der Pia mater, ziehen durch die Arachnoidea und heften sich an der Innenseite der Dura mater spinalis mit etwa 20 Zacken an.

Dura mater, Pia mater und Lig. denticulatum bilden eine funktionelle Einheit, da ihre kollagenen Faserbündel gegen Zugkräfte ausgerichtet sind.

Fixierungen der Dura mater

▸ Abb. 2.91

Im Bereich der oberen HWS zeigt die Dura eine Verspannungseinrichtung, die horizontale, longitudinale und diagonale Faserzüge aufweist. Dorsal stellen einige fibröse Fasern die Verbindung zur Innenseite des Arcus posterior atlantis und dem kaudalen Anteil des Axisbogens her. Einige laterale Faseranteile ziehen zu den Gelenkkapseln der Art. atlantoaxialis et atlantooccipitalis.

Ventral laufen einige Fasern in die Membrana tectoria, und am Übergang in den Schädel ist die Dura mater an der Pars basilaris des Os occipitale fixiert. Vermutlich hat diese spezielle Verspannung eine Bedeutung bei der Zentrierung des Durasacks bei Kopfbewegungen.

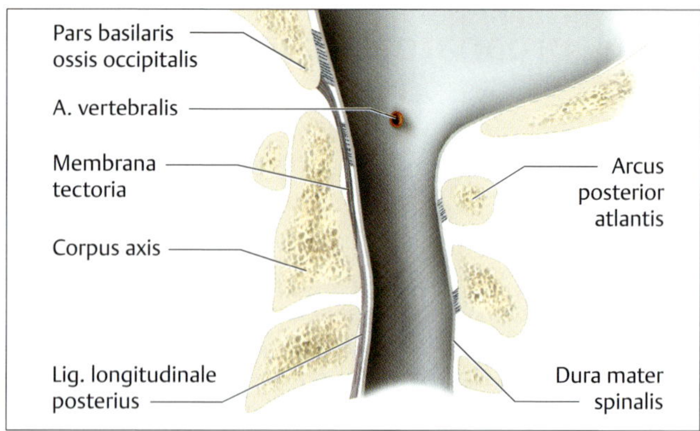

Abb. 2.91 Fixierungen der Dura mater im zervikalen Bereich.

2.5.2 Nervus spinalis

▸ Abb. 2.92

Aus dem Vorder- und Hinterhorn des Rückenmarks ziehen Nervenstränge nach lateral und vereinigen sich zum N. spinalis. Die vordere motorische Wurzel, ***Radix anterior,*** besteht aus 4 – 7 Wurzelfäden; die hintere sensorische Wurzel, ***Radix posterior,*** aus etwa 12 Fila radicularia. Kurz vor der Vereinigung mit der Radix anterior schwillt die Radix posterior zum ***Ganglion n. spinalis*** an.

Der Spinalnerv verläuft in unmittelbarer Nähe des Wirbelbogengelenks und des Uncus corporis. Schon im Foramen intervertebrale zweigt der ***R. meningeus*** von ihm ab und kehrt parallel zu ihm verlaufend in den Spinalkanal zurück. Die ***Rr. communicantes*** stellen die Verbindung zum Truncus sympathicus her. Unmittelbar nach diesem Abgang teilt sich der Spinalnerv. Der dicke ***R. ventralis*** (anterior) bildet mit seinen Nachbarsegmenten den Plexus cervicalis und brachialis. Der ***R. dorsalis*** (posterior) innerviert die Muskulatur des Nackens und die Haut in diesem Bereich.

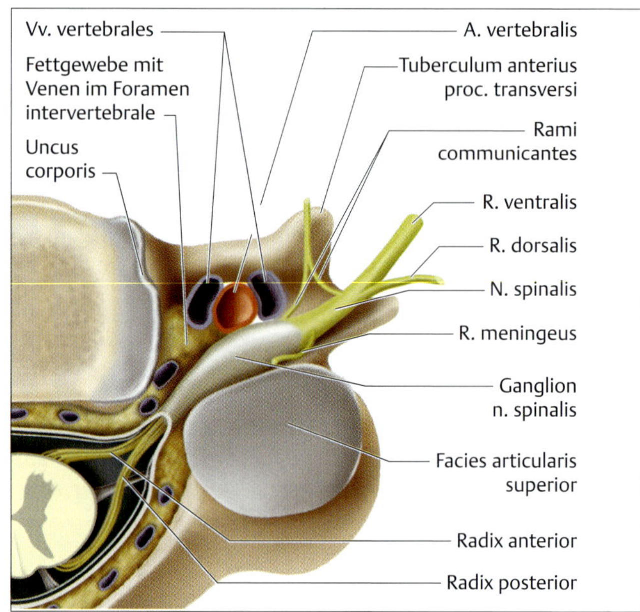

Abb. 2.92 Verlauf des N. spinalis im Foramen intervertebrale.

Segmentale Innervation

▶ **Abb. 2.93**

Im Bereich des Rumpfes ziehen die Nervenbündel in segmentaler Anordnung in die Peripherie, wo sie motorisch und sensibel unter anderem die Muskeln und Hautareale des Nackens und des Halses innervieren. Das bedeutet, dass die sensible Versorgung bestimmter Hautareale einem bestimmten Segment zuzuordnen ist, ***Dermatome***.

Auch an den Extremitäten besteht eine segmentale Innervation, die sich häufig mit Nachbarsegmenten überlappt. Allerdings muss dort von der peripheren Innervation unterschieden werden, da die peripheren Nerven durch die Bildung von Geflechten eigene, nicht den Grenzen der segmentalen Innervation identische Versorgungsgebiete besitzen.

KLINISCHER BEZUG

Wurzelläsion

Läsionen der Spinalnervenwurzeln im HWS-Bereich bewirken charakteristische Syndrome. Da Muskeln vorwiegend von einem Segment innerviert werden, dient die Testung der Kennmuskeln zur Orientierung einer sogenannten Wurzelläsion im betroffenen Segment. Sie werden mithilfe der Muskelfunktionsprüfung bewertet. Zur weiteren Sicherung der Diagnose dienen Reflexuntersuchungen und die segmentale Zuordnung der Dermatome (▶ **Tab. 2.1**).

Tab. 2.**1** Wurzelläsion

Etage	Dermatom	Kennmuskel	Abgeschwächter oder erloschener Reflex
C 4	wie ein breites Halsband mit Ausziehung zur Schulter	Diaphragma	-
C 5	handbreites Areal am lateralen Oberarm	M. deltoideus	Bizepsreflex abgeschwächt
C 6	Radialseite des Ober- und Unterarms Daumenballen Daumen radialer Zeigefinger dorsal und palmar	M. biceps brachii M. brachioradialis	Bizepsreflex Brachioradialisreflex
C 7	schmaler Streifen am dorsal-lateralen Ober- und Unterarm ulnare Zeigefingerkante Mittelfinger radiale Kante des Ringfingers, sowohl dorsal als auch palmar	Thenarmuskulatur M. triceps brachii M. pronator teres	Trizepsreflex
C 8	medial-dorsaler Ober- und Unterarm Kleinfingerballen Kleinfinger ulnare Kante des Ringfingers dorsal und palmar	Hypothenarmuskulatur Fingerflexoren Mm. interossei	Trizepsreflex abgeschwächt Trömmer-Reflex

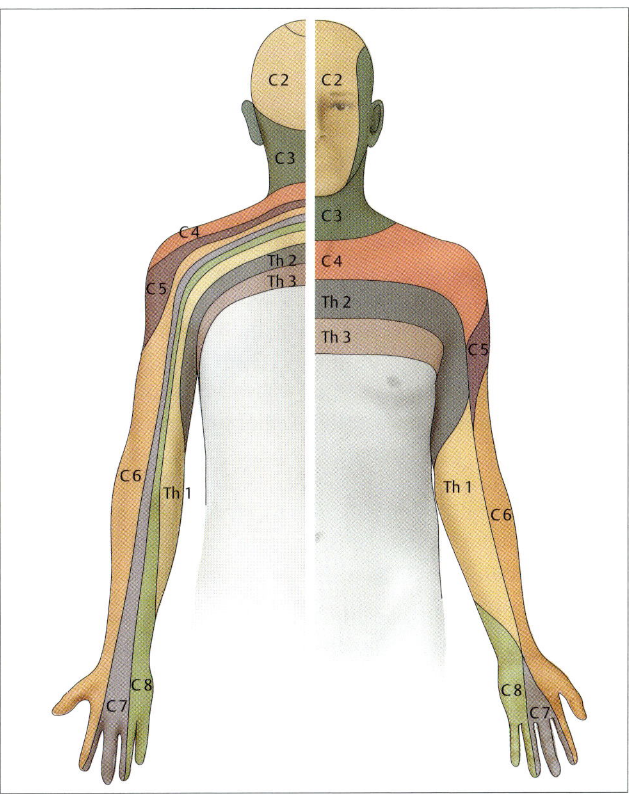

Abb. 2.93 Dermatome der oberen Rumpf- und Extremitätenregion.

2.5.3 Plexus cervicalis

▸ Abb. 2.94, a, b

Der Plexus cervicalis entsteht aus den ventralen Ästen der 4 obersten Spinalnerven C 1 – 4 und versorgt motorisch und sensibel die Halsregion und das Diaphragma. Er liegt in der Tiefe des lateralen Halsdreiecks unter dem M. sternocleidomastoideus. Aus den Segmenten C 3/C 4 entsteht der N. phrenicus, der sowohl motorisch als auch sensibel das Diaphragma innerviert. Aus einem Zusammenschluss mehrerer Äste aus C 1 – 4 gehen einige sensible Nerven hervor, die Hautareale dorsal des Ohres, des lateralen und ventralen Halses sowie oberhalb der Clavicula zwischen Acromion und Sternum versorgen. Ihre Bezeichnung richtet sich nach der Region, in der sie verlaufen. Diese sensiblen Äste treten in einem gemeinsamen Punkt, ***Punctum nervosum,*** an die Oberfläche. Er befindet sich etwa in der Mitte am dorsalen Rand des M. sternocleidomastoideus. Ab hier verlaufen die Äste subkutan und verzweigen sich in die verschiedenen Richtungen.

Kraniale und kaudale Äste bilden eine Schlaufe, ***Ansa cervicalis.*** Von hier gehen Äste zur Innervation der infrahyoidalen Muskulatur ab.

Aus den Segmenten C 1 – 4 werden die prävertebralen Muskeln innerviert, aus den Segmenten C 3 – 4 die Mm. scaleni. Da der Plexus cervicalis sowohl das Diaphragma als auch Teile der Mm. scaleni innerviert, ist nach einer Rückenmarkschädigung oberhalb von C 4 ein Überleben nur mit künstlicher Atmung möglich.

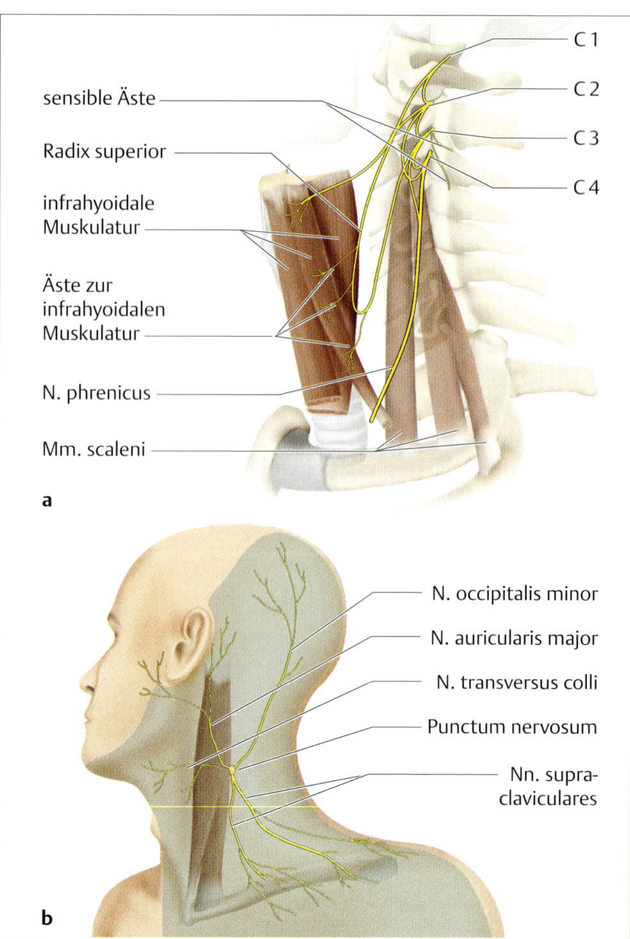

Abb. 2.94 Plexus cervicalis.
a Aufteilung.
b Sensibles Versorgungsgebiet.

2.5.4 Plexus brachialis

▸ Abb. 2.95, ▸ Abb. 2.96

Der Plexus brachialis schließt sich nach kaudal hin dem Plexus cervicalis an, da er seine Äste aus den Segmenten C 5 bis Th 1 erhält. Er setzt sich aus den verschiedenen Strängen der Spinalwurzeln zusammen, die miteinander Kontakt aufnehmen, sich verflechten, aufteilen und schließlich die peripheren Nerven des Armes bilden. Die austretenden Wurzeln und periphe-

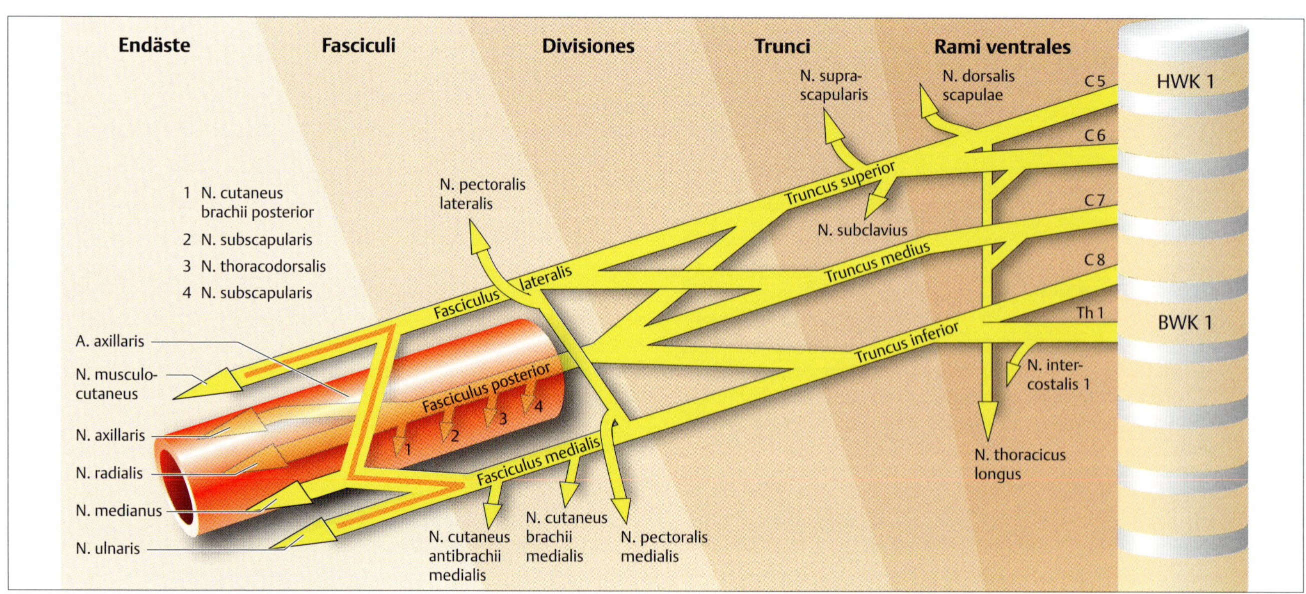

Abb. 2.95 Einteilung des Plexus brachialis.

ren Nerven halten das gesamte System fest und begrenzen die Bewegungen im Spinalkanal nach kranial und kaudal. Der Plexus brachialis verläuft zwischen den Strukturen der Zervikalregion und des Schultergürtels. Er liegt oberflächlich und muss in seinem Verlauf einige muskuläre und bindegewebige Engpässe passieren.

Rami posteriores (dorsales)

Aus den Rr. posteriores entstehen die Nervenäste für die Versorgung der gesamten Nackenmuskulatur. Der kranialste Nerv ist der N. suboccipitalis, der die subokzipitale Muskulatur innerviert.

Rami anteriores (ventrales)

Der Plexus brachialis entsteht aus den Rr. anteriores der 4 unteren zervikalen sowie des 1. thorakalen Segments. In diesem Abschnitt verlassen der N. dorsalis scapulae und der N. thoracicus longus den Plexus.

Trunci (Primärstrang)

Die Rr. anteriores vereinen sich zu 3 Stämmen: Truncus superior aus C5 und C6, Truncus medius aus C7 und Truncus inferior aus C8 und Th1. Diese befinden sich unmittelbar supraklavikulär. Aus dem Truncus superior verlaufen 2 Nerven zur Versorgung der Schultergürtelmuskulatur nach distal: N. suprascapularis und N. subclavius.

Der Primärstrang zieht durch das Dreieck, das von den Mm. scaleni anterior et medius und der 1. Rippe gebildet wird.

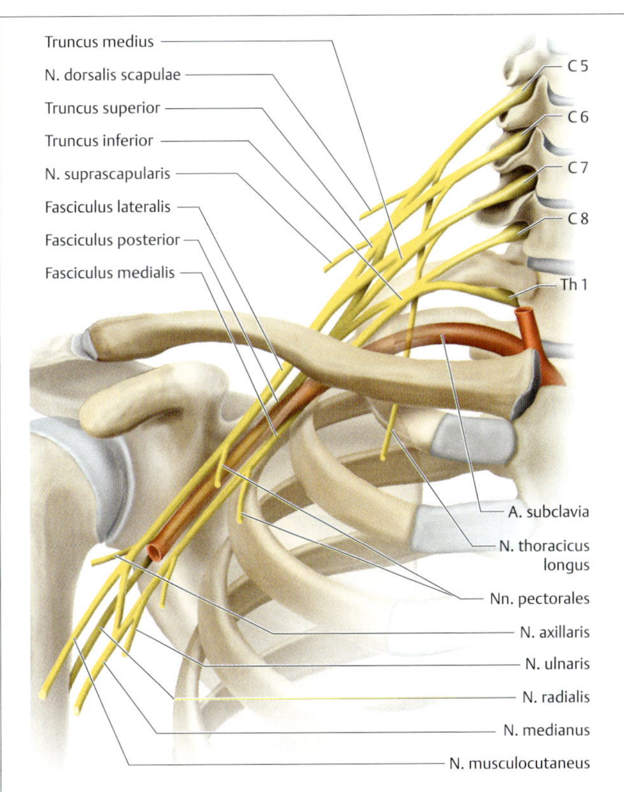

Abb. 2.96 Verlauf des Plexus brachialis.

Divisiones

Nach kurzer Strecke verzweigen sich die Trunci untereinander und bilden die sogenannten ***Divisiones*** mit ventralen Anteilen für die Flexoren und dorsalen Ästen für die Extensoren.

Zusammen mit der A. subclavia tritt der Plexus durch die kostoklavikuläre Passage, die von der Clavicula und der 1. Rippe gebildet wird. Kurz danach gelangen die Nerven unter dem M. pectoralis minor zur Achselhöhle. Danach bilden sie die Sekundärstränge.

Fasciculi (Sekundärstränge)

Aus den Divisiones entstehen 3 Faszikuli, die sich um die A. axillaris anordnen:

- ***Fasciculus posterior:*** Verläuft dorsal der Arterie; aus ihm gehen die Nn. thoracodorsalis et subscapularis sowie N. axillaris und N. radialis hervor.
- ***Fasciculus lateralis:*** Liegt kranial; aus ihm gehen der N. musculocutaneus und N. medianus sowie ein Ast des N. pectoralis hervor.
- ***Fasciculus medialis:*** Verläuft kaudal der Arterie. Der N. ulnaris und 1 Ast zu den Nn. pectorales medialis et lateralis gehen ab. Der N. medianus entsteht ebenfalls aus diesem Teil, sodass er sich aus 2 Faszikuli bildet.

Die Faszikuli sind so um die A. axillaris angeordnet, dass sie ein liegendes ***M*** bilden. Die Aufzweigungen befinden sich unter dem M. pectoralis minor in Höhe der 2. Rippe unmittelbar ventral der Insertion des M. scalenus medius.

FUNKTIONELLER HINWEIS

Kompression des Plexus brachialis ▸ **Abb. 2.97**

Der Plexus brachialis kann an einigen Stellen eine Kompression erfahren. Im Hals-Schulter-Bereich sind es 3 Engpässe, die unter dem Namen ***Thoracic-outlet-Syndrom (TOS)*** bzw. ***neurovaskuläres Kompressionssyndrom*** bekannt sind:

- ***Hintere Skalenuslücke:*** Diese Lücke wird kaudal durch die 1. Rippe, ventral durch den M. scalenus anterior und dorsal durch den M. scalenus medius gebildet. Zusammen mit dem Plexus zieht im ventralen Bereich die A. subclavia durch den Engpass.
- ***Kostoklavikuläre Lücke:*** Zusammen mit der A. subclavia und V. subclavia verläuft der Plexus brachialis durch eine Lücke, die kaudal durch die 1. Rippe, kranial durch die Clavicula und medial durch das Lig. costoclaviculare begrenzt wird.
- ***Subpektoralispassage:*** Der Armplexus zieht mit der A. subclavia und V. subclavia unter dem M. pectoralis minor und seinem Ansatz am Proc. coracoideus in Richtung Axilla. Bei maximaler Abduktion können der Plexus und die Gefäße hier nicht nach oben ausweichen und werden um die Ansatzsehne geschlungen und damit gedehnt.

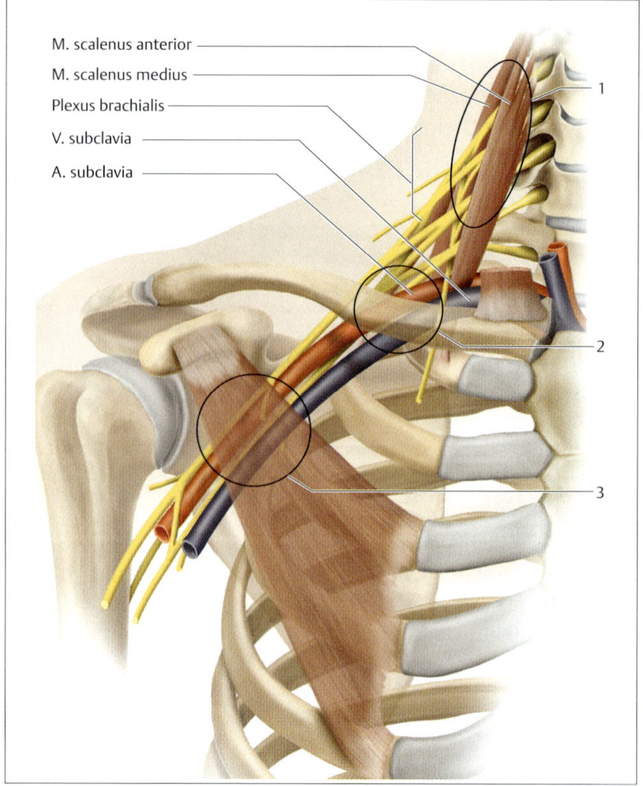

Abb. 2.97 Plexus brachialis.

KLINISCHER BEZUG

Neurovaskuläres Kompressionssyndrom (Thoracic-outlet-Syndrom)

- ***Skalenussyndrom:*** Die hintere Skalenuslücke kann durch Fehlstellungen der HWS und daraus folgende Tonusveränderungen der Mm. scaleni sowie Fehlbildungen verengt werden. So kann z. B. ein verlängerter Proc. transversus des 7. Halswirbels mit einer Bandverbindung zur 1. Rippe den Plexus komprimieren. Eine Halsrippe kann unterschiedlich lang ausgebildet sein; unter Umständen ist es eine vollständig ausgebildete Rippe, die sich mit der 1. Thoraxrippe vereint. Sie drückt in diesem Fall den Truncus inferior, der hinter der A. subclavia und auf der 1. Rippe verläuft, von kaudal her gegen den M. scalenus anterior.
  Die Patienten klagen über dumpfe, diffuse Schmerzen und Parästhesien im Arm, wobei am häufigsten der ulnare Unterarm betroffen ist. Der Trömmer-Reflex kann abgeschwächt sein, aber keine anderen Reflexe des Armes. Muskelatrophien und Paresen finden sich erst im späteren Stadium und betreffen vorwiegend die Handmuskeln.
- ***Kostoklavikuläres Engpasssyndrom:*** Der Raum wird beim Senken und Zurücknehmen des Schultergürtels verengt. Die Ursache einer Einengung sind unter anderem ein ausgeprägter Flachrücken mit retrahierten Schultern, hängende Schultern, Erweiterung der Thoraxapertur bei chronischem Emphysem und Deformität der Clavicula nach Frakturen. Ein längeres schweres Tragen auf der Schulter (z. B. schwerer Rucksack) kann vor allem den N. thoracicus longus betreffen, der den M. serratus anterior innerviert und bei Lähmung zu einer Scapula alata führen kann.
  Bei Belastung des betroffenen Arms beschreiben die Patienten ähnliche Beschwerden wie beim Skalenussyndrom. Allerdings kann bei diesem Engpass auch die Vene betroffen sein, sodass Beschwerden aufgrund einer venösen Stauung hinzukommen.
- ***Hyperabduktionssyndrom:*** Damit werden Beschwerden bezeichnet, die durch einen Engpass unter dem M. pectoralis minor bedingt sind. Der Grund ist, dass der Plexus und die Gefäße bei maximaler Abduktion unter dem Muskel und dem Proc. coracoideus gedehnt und komprimiert werden. Beschwerden treten vor allem bei längerem Halten in maximaler Flexions- oder Abduktionsstellung auf (z. B. im Schlaf). Sie werden hauptsächlich mit Einschlafen der Hände und Raynaud-Erscheinungen der Finger bzw. ähnlich denen der genannten Kompressionssyndrome beschrieben.

PRAXISTIPP

Provokationstest für die Engpässe

Es gibt eine Vielzahl an Provokationstests, die jedoch nur als möglicher Hinweis auf eine Kompressionsproblematik dienen sollten. Auch bei gesunden Menschen verschwindet z. B. der radiale Puls bei den nachfolgend beschriebenen Untersuchungen. Deshalb gelten die hier beschriebenen Tests unter Vorbehalt.

Adson-Test bei Skalenussyndrom

Der Patient soll seinen Kopf zur Seite der Kompression drehen und mit gleichzeitiger tiefer Inspiration das Kinn heben. Reproduzierbare Beschwerden und ein nicht mehr tastbarer Radialispuls sprechen für eine Kompression in diesem Bereich.

Um festzustellen, ob eine verengte ***kostoklavikuläre Lücke*** für ausstrahlende Schmerzen in den Arm verantwortlich ist, wird diese Lücke durch anhaltenden Druck auf den Schultergürtel in Richtung Depression verengt und gleichzeitig der Puls an der A. radialis geprüft. Werden die vorher beschriebenen Schmerzen ausgelöst oder verstärkt und ist der Puls nur schwach zu fühlen oder verschwindet ganz, kann die Ursache in diesem Bereich liegen.

Beim ***Hyperabduktionstest*** wird der Arm nach kranial und dorsal gezogen und dort gehalten. Bei den meisten Menschen ist auch nach 1 – 2 Minuten der Radialispuls immer noch fühlbar, allerdings verschwindet er bei einem Engpasssyndrom ganz. Außerdem dürfen vor allem keine reproduzierbaren ausstrahlenden Schmerzen entstehen bzw. sich verstärken.

KLINISCHER BEZUG

Plexuslähmungen

Komplette posttraumatische Armplexuslähmung

Die Häufigkeit der Armplexuslähmungen hat in den letzten 3 Jahrzehnten zugenommen. Dabei sind Motorradunfälle mit Abstand die häufigste Ursache, z. B. durch Aufprall auf die Schulter oder wenn der Arm durch das Motorrad erfasst wird. Die Intensität geht vom 1. Grad mit funktioneller Lähmung, die innerhalb von 2 Monaten ausheilt, bis zum 5. Grad mit Vorder- und Hinterwurzelausriss, bei dem eine Naht oder Regeneration unmöglich ist. Die Prognose bei letzterem Fall ist besonders dann schlecht, wenn auch die Skapulamuskeln (Mm. serratus anterior, rhomboidei und pectorales) betroffen sind. Bei großer Gewalteinwirkung können auch die begleitenden Gefäße wie die radikulären Arterien (A. subclavia, A. axillaris) geschädigt sein, sodass eine Ischämie besteht.

Die Wiederherstellungsoperationen richten sich nach der Lokalisation der Schädigung. So sind z. B. bei einer Schädigung im Bereich der Trunci eine Nerventransplantation oder Neurolyse möglich. Die postoperative Behandlung ist sehr langwierig und kann bis zu 2 Jahre dauern. Grundsätzlich hat eine Zerrungsläsion ohne Unterbrechung des Nervs eine bessere Prognose als eine Ruptur.

Obere Plexuslähmung, Duchenne-Erb-Lähmung

Durch eine Läsion der Wurzeln in den Etagen C 5 – 6 können vor allem die Oberarm- (M. biceps, M. deltoideus, M. brachialis, M. supraspinatus), teilweise auch die Unterarmmuskeln (M. supinator, M. brachioradialis) ausfallen bzw. paretisch werden. Außerdem können partielle Ausfälle der Skapulamuskeln vorkommen.

Untere Plexuslähmung, Déjerine-Klumpke-Lähmung

Durch eine Läsion der Wurzeln C 7 – Th 1 kann vor allem eine Parese der kleinen Handmuskeln auffallen. Dies betrifft vor allem Versorgungsgebiete des N. medianus und N. ulnaris. Durch eine direkte Schädigung des Halssympathikus tritt häufig ein Horner-Syndrom auf. Da keine sympathische Leitung in Richtung Auge stattfindet, verengt sich die Pupille auf der betroffenen Seite, und das Augenlid hängt. Außerdem findet keine Schweißabsonderung im Kopf-Hals-Bereich statt.

PRAXISTIPP

Therapie bei einer geburtstraumatisch bedingten Plexusparese

Säuglinge mit einer geburtstraumatisch bedingten Armplexuslähmung zeigen eine deutliche Asymmetrie. Die Hand-Hand-Koordination kann nicht stattfinden, da sie sich nur zur gesunden Seite hin orientieren. Damit fehlt die Initialphase für die Greif- und Körperschemaentwicklung. Für eine symmetrische Gesamtentwicklung der Haltung und Bewegung ist deshalb die bestmögliche Wiederherstellung der sensomotorischen Armfunktion das Ziel der physiotherapeutischen Behandlung.

Die Förderung der Reinnervation und Koordination beinhaltet die Behandlung mit dem Bobath-Konzept. Dabei werden vor allem taktile, akustische und optische Reize eingesetzt, um das Kind zu Bewegungen mit dem betroffenen Arm anzuregen. Das Vojta-Konzept arbeitet dagegen mit Teilen aus der Reflexlokomotion, um die ausgefallenen oder schwachen Muskeln (z. B. beim Reflexumdrehen) zu aktivieren.

2.5.5 Autonomes Nervensystem (ANS)

Lage

▶ Abb. 2.98 a, b

Der Halsgrenzstrang des Sympathikus verläuft in unmittelbarer Nachbarschaft zu den Unkovertebralgelenken und den Procc. transversi. Kranial befindet er sich dorsal der A. carotis interna und im kaudalen Abschnitt dorsal der A. subclavia.

Aufteilungen und Versorgungsareale

▶ Abb. 2.99

Für die vegetative Innervation der Kopf-Hals-Region und den Arm sind 3 Halsganglien zuständig. Das obere Ganglion, ***Ganglion cervicale superius,*** steht mit den Segmente C 1 – 4 in Verbindung. Es zieht zum Kopf und gibt Äste zu den Hirnnerven IX, X und XII ab. Einige feine Nervenfäden ziehen in Richtung Aa. carotis interna et externa und umgeben sie mit einem Geflecht, ***Plexus caroticus internus et externus.*** Außerdem gehen Äste zum Auge, Kehlkopf, Pharynx und Herz ab.

Das mittlere Ganglion, ***Ganglion cervicale medium,*** ist wesentlich kleiner als das obere und mit den Segmenten C 5 – 6 verbunden. Äste aus diesem Ganglion ziehen ebenfalls in Richtung Herz und Schilddrüse.

Das untere Ganglion ist zusammen mit dem obersten Thorakalganglion zum ***Ganglion stellatum*** verschmolzen und steht mit den Segmenten C 7 –Th 2 in Verbindung. Das Ganglion stellatum hat als große Verteilerstelle eine besondere Bedeutung, da hier fast alle afferenten und efferenten sympathischen Fasern für Kopf, Hals und obere Extremität durchziehen. Es liefert Äste zur A. subclavia sowie Schilddrüse und ist am Plexus cardiacus beteiligt.

Verbindungen

Über die Rr. communicantes albi et grisei tritt der Truncus sympathicus mit dem Spinalnerv in Verbindung. Einige sympathische Nervenfasern der Halsganglien ziehen zu den Spinalnerven C 4 – 8 und umgreifen geflechtartig die A. vertebralis.

Das autonome Nervensystem muss sich Körperbewegungen anpassen. So wird z. B. der sympathische Grenzstrang bei Extension der HWS stark gedehnt. Durch eine schlechte Haltung mit LWS- und Brustkyphose, Translation des Kopfes nach ventral und Reklination der HWS wird Zug auf diesen Bereich ausgeübt.

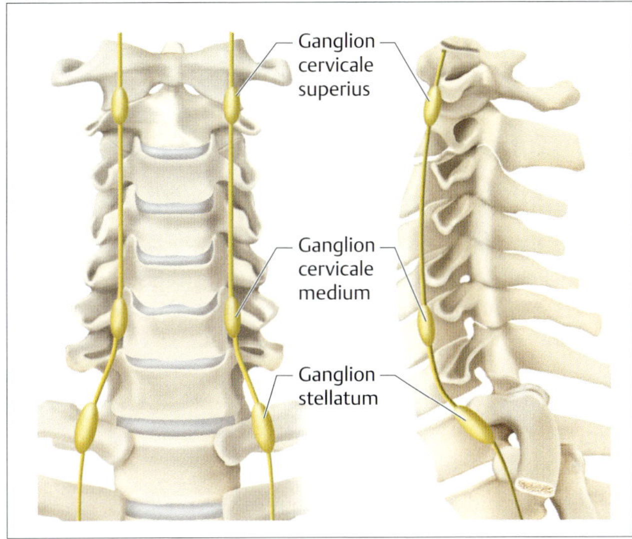

Abb. 2.98 Lage des autonomen Nervensystems im Zervikalbereich.
a ANS-ventral.
b ANS-lateral.

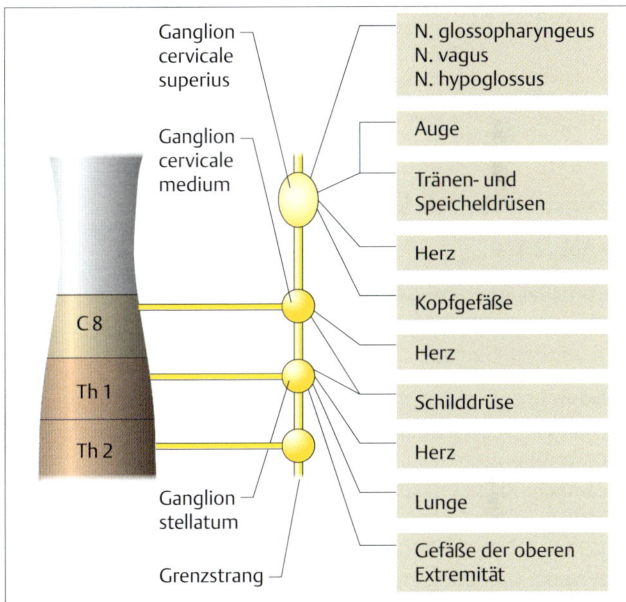

Abb. 2.99 Versorgungsareale der Truncus sympathicus.

2.6 Schädel

2.6.1 Knöcherne Bestandteile des Schädels

▶ Abb. 2.100, ▶ Abb. 2.101

Der Schädel teilt sich in das Viszerokranium,***Cranium fasciale***, das den Beginn der Atem- und Verdauungswege umschließt, und das Neurokranium, ***Cranium cerebrale***, das Gehirn und Hirnstamm enthält. Insgesamt besteht er aus 18 Knochen.

- ***Viszerokranium:***
  1 Os nasale
  2 Concha nasalis inferior
  3 Os lacrimale
  4 Os ethmoidale
  5 Os zygomaticum
  6 Vomer
  7 Os palatinum
  8 Maxilla
  9 Mandibula
- ***Neurokranium:***
  10 Os frontale
  11 Os temporale
  12 Os sphenoidale
  13 Os parietale
  14 Os occipitale

Bezugspunkte am Schädel

▶ Abb. 2.100

Am Schädel gibt es einige Punkte, die als Erkennungsmerkmale unter anderem für die Palpation der Suturae zu Hilfe genommen werden können:

A ***Inion:*** Entspricht der Protuberantia occipitalis externa.
B ***Asterion:*** Schnittpunkt von Os parietale, Os occipitale und Os temporale.
C ***Lambda:*** Kreuzungspunkt der Suturae sagittalis et lambdoidea.
D ***Vertex:*** Höchster Punkt des Schädels.
E ***Bregma:*** Kreuzungspunkt der Suturae sagittalis et coronalis.
F ***Glabella:*** Glatte Fläche direkt über der Nasenwurzel zwischen den Augenbrauenbögen.
G ***Nasion:*** Entspricht dem kranialen Ende der Sutura frontonasalis.
H ***Pterion:*** Punkt auf der Sutura sphenoparietalis zwischen Os frontale, Os parietale, Os sphenoidale und Os temporale.

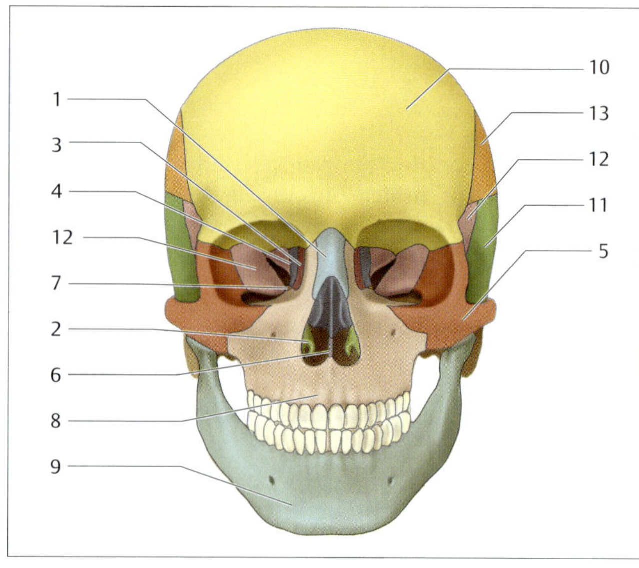

Abb. 2.100 Bezugspunkte am Schädel (Ansicht von lateral).

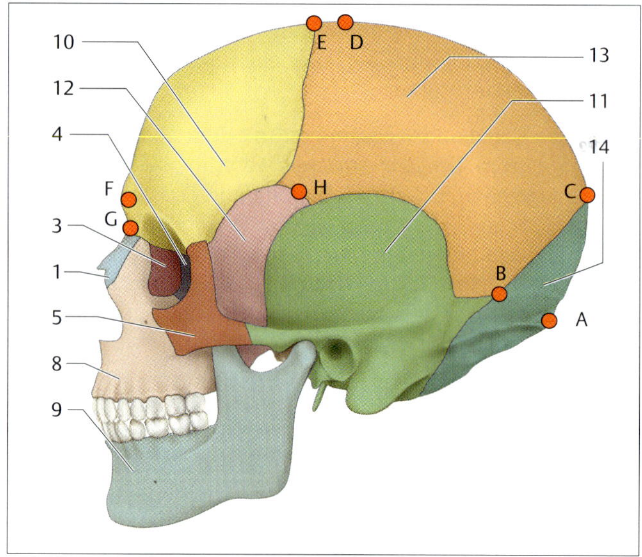

Abb. 2.101 Schädel (Ansicht von ventral).

Viszerokranium

Ossa nasalia

▸ Abb. 2.102

Das Nasenbein bildet das obere Nasenskelett. Kranial ist es mit dem Os frontale, lateral mit der Maxilla verbunden. Medial verbinden sich die beiden Nasenbeine durch die ***Sutura internasalis.*** An der Innenseite verläuft der Sulcus ethmoidalis für einen Ast des N. ethmoidalis, der durch das ***Foramen nasalis*** nach außen tritt.

Der hyaline Nasenknorpel, ***Cartilagines nasi,*** geht distal vom Os nasale ab und bildet die Nasenflügel, ***Alae nasi.*** Die paarige Nasenhöhle wird durch das Septum nasi getrennt. In dieses Septum sind dorsal Knochenplatten eingelagert: kranial die Lamina perpendicularis des Os ethmoidale und kaudal der Vomer.

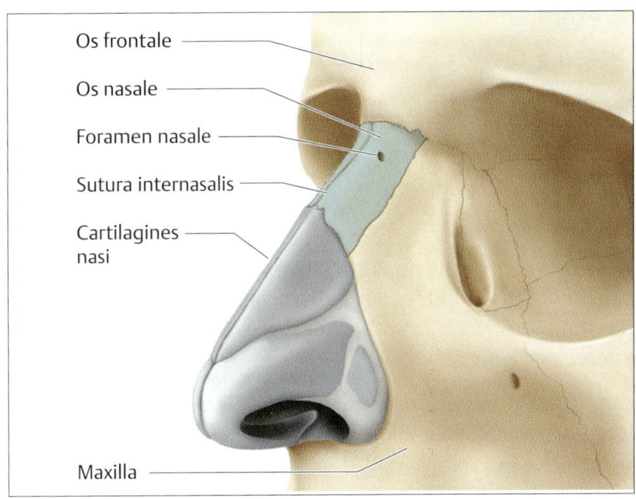

Abb. 2.102 Os nasale.

Concha nasalis inferior

▸ Abb. 2.103

Die untere Nasenmuschel besteht aus einer dünnen Knochenplatte, die mit einer dicken Schleimhaut überzogen ist. Sie ist wie 2 weitere knorpelig angelegte Conchae ebenso an der lateralen Nasenhöhlenwand befestigt. Durch die ***Conchae nasales media et superior*** und die Concha nasalis inferior entstehen 3 Nasenmuscheln, unter denen jeweils die Nasengänge, ***Meatus nasi,*** verlaufen. In den ***Meatus nasi inferior*** mündet der Tränennasengang, ***Ductus nasolacrimalis***, der die Tränenflüssigkeit in den Nasenkanal leitet.

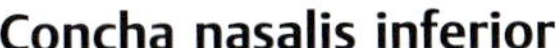

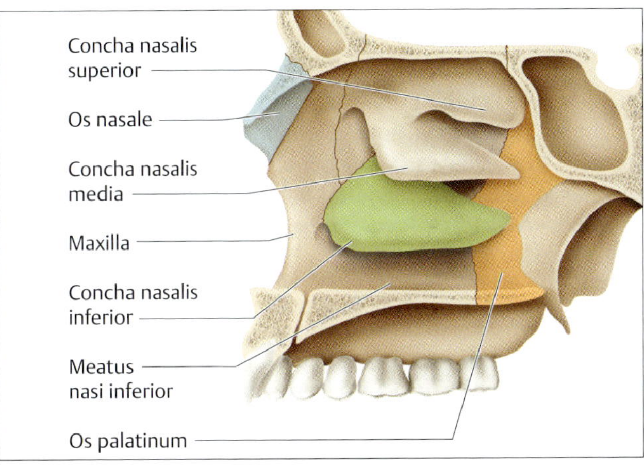

Abb. 2.103 Concha nasalis inferior.

Vomer

▸ Abb. 2.104

Der Vomer ist eine dünne Knochenscheibe, die den dorsalen kaudalen Teil des Nasenseptums bildet. Kranial läuft er in 2 kleine Aufspaltungen aus ***(Alae vomeris)***, die das Rostrum des Os sphenoidale umfassen. Ein kleiner Ast des N. maxillaris, der N. nasopalatinus verläuft in einer Rinne ***(Sulcus vomeris)***, die parallel zur kranialen Knochenkante verläuft.

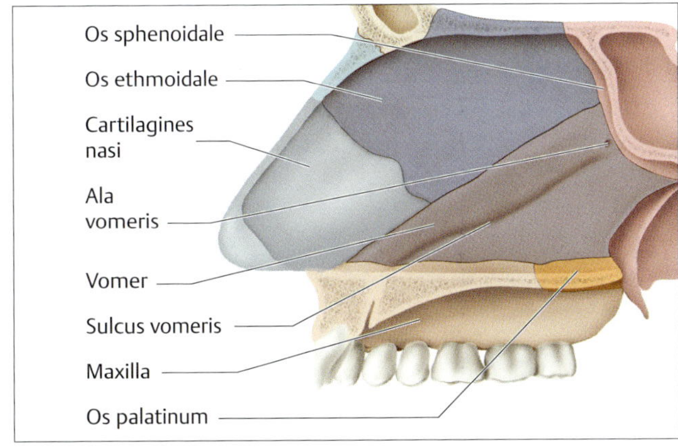

Abb. 2.104 Vomer (linke Seite).

Os ethmoidale

▶ **Abb. 2.105**, ▶ **Abb. 2.106**

Das Siebbein hat eine kubische Gestalt und weist zahlreiche Hohlräume auf. Es besteht aus den Laminae cribrosa et perpendicularis und dem Labyrinthus ethmoidalis.

Lamina cribrosa

Die horizontale Siebbeinplatte bildet die Grenze zwischen Nasen- und Schädelhöhle. Sie besitzt zahlreiche kleine Löcher, durch die die Nn. olfactorii und kleine Gefäße zum Schädelinneren verlaufen.

Lateral der Lamina cribrosa liegt das Foramen ethmoidale, durch den der N. ethmoidalis und eine Arterie ziehen.

Labyrinthus ethmoidalis

An der rechten und linken Lamina cribrosa hängt je ein Labyrinthus ethmoidalis. Dieses wird hauptsächlich durch große übereinanderliegende Siebbeinzellen, ***Cellulae ethmoidales***, gebildet. Die Wände bestehen aus dünnen, mit der Siebbeinplatte verbundenen Knochenlamellen.

Lateral wird das Labyrinth durch die ***Lamina orbitalis*** begrenzt, die einen Teil der medialen Augenhöhlenwand bildet. Zur Nasenhöhle hin bilden sich knöcherne Lamellen aus, ***Concha nasalis media***, die mittlere Nasenmuschel. Ein seitlicher langer und dünner Fortsatz, ***Proc. uncinatus***, verbindet sich mit der Concha nasalis inferior.

Lamina perpendicularis

Sie liegt senkrecht zur Lamina cribrosa und bildet den kranialen Teil der Nasenscheidewand. An den Seitenflächen verlaufen Furchen für die Fila olfactoria. Im ventralen Bereich bildet sich nach kranial ein Knochenkamm aus, ***Crista galli.*** Sie ragt durch die Incisura ethmoidalis des Os frontale in das Schädelinnere hinein und dient der Falx cerebri als Fixierung. Neben der Crista galli gehen 2 kleine Flügel, ***Ala cristae galli***, nach ventral ab und stellen die Verbindung zum Os frontale her.

Stellung des Os ethmoidale im Schädel ▶ Abb. 2.107

Das Os ethmoidale grenzt kaudal an den Vomer und kranial an das Os frontale. Im Bereich der Orbita verbindet es sich kaudal-lateral mit der Maxilla, lateral mit dem Os sphenoidale und ventral mit dem Os lacrimale.

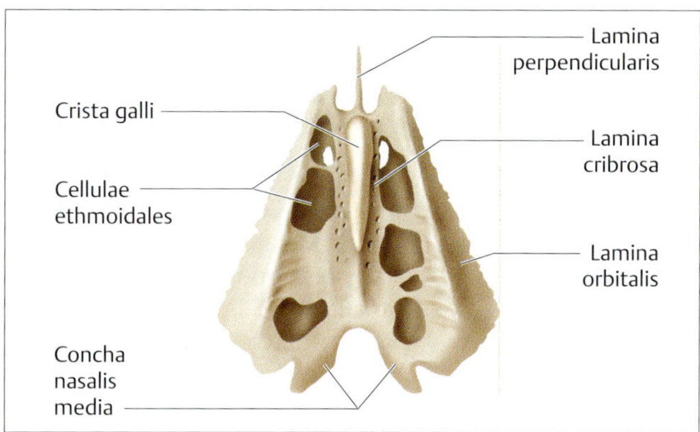

Abb. 2.105 Os ethmoidale von kranial.

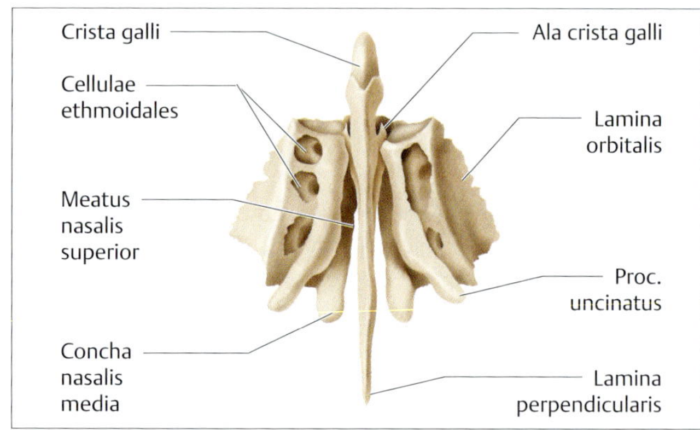

Abb. 2.106 Os ethmoidale von ventral.

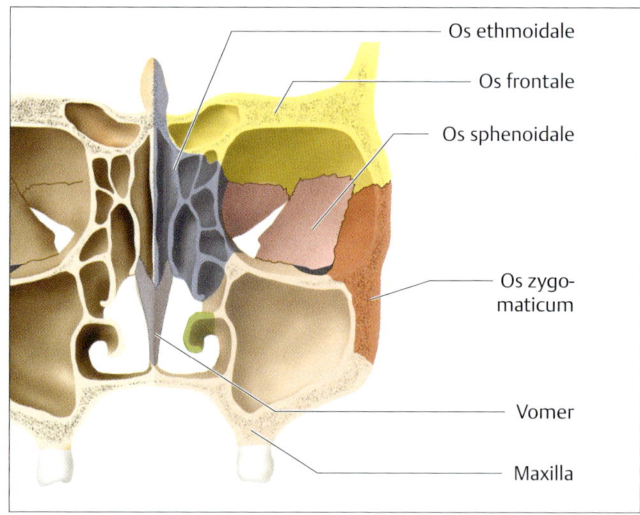

Abb. 2.107 Stellung des Os ethmoidale im Schädel (Ansicht von ventral).

Geruchsorgan, Organum olfactus

Das Geruchsorgan bildet eine Kontrolleinrichtung, da Gerüche zugeleitet, aber auch Abwehrverhalten ausgelöst werden. Das Riechfeld, ***Regio olfactoria,*** befindet sich hauptsächlich im Dach der Nasenhöhle und mit einem kleinen Areal an der Nasenscheidewand. Die Schleimhaut ist dort dicker als im übrigen Nasenraum. Sie besteht aus Riechepithel, das sich aus verschiedenen Zelltypen zusammensetzt. Die Riechzellen haben eine durchschnittliche Lebensdauer von 1 Monat und werden dann erneuert. Sie besitzen Sinneshaare, ***Zilien,*** mit langen, dünnen Nervenfortsätzen, ***Axone,*** die sich am basalen Ende befinden. Diese ***Fila olfactoria*** bündeln sich zu den etwas dickeren ***Nn. olfactorii***, die die Lamina cribrosa durchqueren und im Bulbus olfactorius enden (▸ **Abb. 2.108**).

Bulbus olfactorius

Der Bulbus ist eine länglich ovale Anschwellung und das distale Ende des Tractus olfactorius. Er gehört zum Riechhirn und liegt kranial auf der Lamina cribrosa des Os ethmoidale. Im Bulbus befindet sich die synaptische Schaltstelle. Von hier ziehen Fasern zu den Projektionsfeldern in verschiedenen Gebieten des Paleokortex, die als Riechhirn bezeichnet werden. Die weitere Informationsverarbeitung geschieht dann im Neokortex. Andere Bahnen ziehen direkt zu vegetativen Kernen des Hypothalamus und der Formatio reticularis.

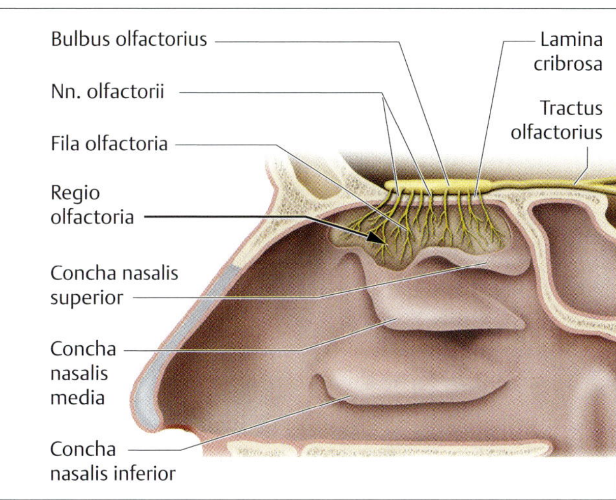

Abb. 2.108 Bulbus olfactorius mit Fila olfactoria.

Ossa lacrimalia

▸ **Abb. 2.109**

Die äußere Fläche des Tränenbeins bildet im ventral-kranialen Bereich eine Rinne, ***Sulcus lacrimalis.*** Diese verbreitert sich nach kaudal-ventral hin und bildet mit der Maxilla den Tränen-Nasen-Kanal.

Die dorsale Fläche des Os lacrimale ist an der Bildung der Orbita beteiligt. Zwischen Sulkus und Facies orbitalis befindet sich eine Kante, ***Crista lacrimalis posterior***, die nach kaudal in den ***Hamulus lacrimalis*** ausläuft. Dieser Teil verbindet sich mit der Maxilla.

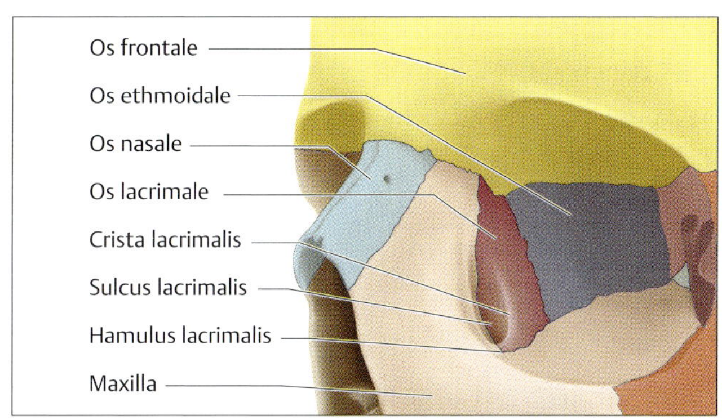

Abb. 2.109 Rechtes Os lacrimale von lateral.

Tränenapparat ▸ Abb. 2.110

Die Tränendrüse, ***Glandula lacrimalis,*** bildet die Tränenflüssigkeit. Sie liegt in der Fossa glandulae lacrimalis des Os frontale, lateral in der Orbita und durch die Sehne des ***M. levator palpebrae superioris*** in eine größere Pars orbitalis und eine kleinere Pars palpebralis geteilt. Die Glandula hat einige unter dem Augenlid endende Ausführungsgänge. Von hier wird die Flüssigkeit durch den Lidschlag über das ganze Auge verteilt.

Auf einer kleinen Erhebung an den medialen Kanten des Ober- und Unterlids sitzen kleine Tränenpunkte, ***Puncta lacrimalia***. Sie nehmen die Flüssigkeit auf und transportieren sie über die Tränenkanälchen, ***Canaliculi lacrimales***, zum Tränensack, ***Saccus lacrimalis***. Dieser leitet sie über den ***Ductus nasolacrimalis*** in der seitlichen Nasenwand zum unteren Nasengang, ***Meatus nasi inferior***.

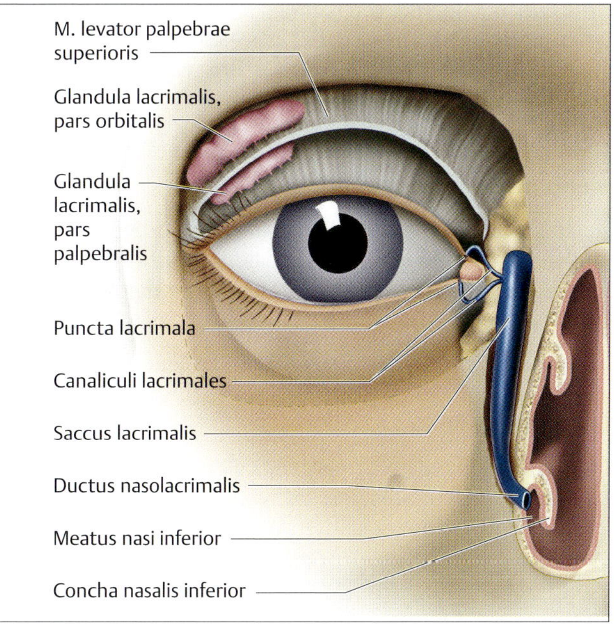

Abb. 2.110 Tränenapparat.

Ossa zygomatica

Das Jochbein verbindet das Viszero- mit dem Neurokranium. Es bildet den deutlich vorspringenden kranialen Teil der Wange. Ein Os zygomaticum besteht aus den Facies lateralis, orbitalis et temporalis.

Facies lateralis ▸ Abb. 2.111

Die Facies lateralis ist nach lateral und ventral gerichtet. Am kaudalen Abschnitt entspringen der M. masseter und der M. zygomaticus major. Etwas kaudal und ventral der Margo orbitalis durchbohrt das ***Foramen zygomaticofaciale*** den Knochen. Durch dieses Loch zieht ein Ast des N. zygomaticus.

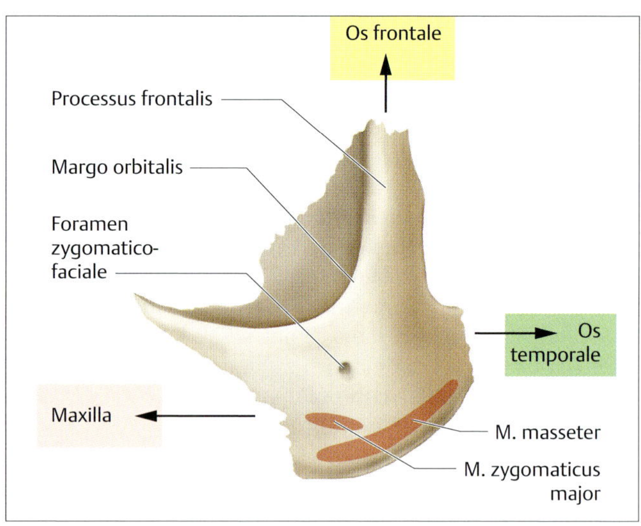

Abb. 2.111 Rechtes Os zygomaticum, Facies lateralis.

Facies orbitalis ▸ Abb. 2.112

Die Facies orbitalis ist an der Bildung der lateralen und kaudalen Augenhöhlenwand beteiligt. Durch diesen Teil der Orbita verläuft der ***Canalis zygomaticus***. Er endet mit den ***Foramina zygomaticotemporale et zygomaticofaciale***, in denen Äste des N. zygomaticus verlaufen.

Facies temporalis ▸ Abb. 2.112

Die dreieckige Facies temporalis ist die mediale Fläche des Os zygomaticum. Die ventrale Begrenzung zur Facies orbitalis stellt der ***Proc. maxillaris*** dar, der sich mit der Maxilla verbindet.

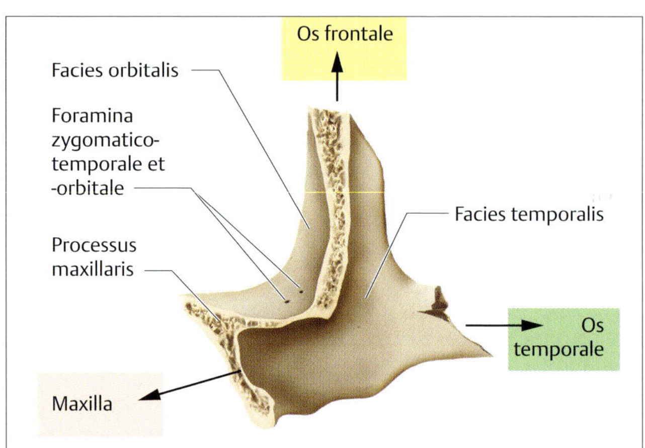

Abb. 2.112 Rechtes Os zygomaticum, Facies temporalis.

Ossa palatina

▸ Abb. 2.113, ▸ Abb. 2.114

Das Os palatinum ist eine dünne, aus 2 Anteilen, ***Lamina horizontalis und Lamina perpendicularis,*** bestehende Knochenplatte.

Lamina horizontalis

Diese horizontale Knochenplatte bildet das dorsale Drittel des harten Gaumens und einen Teil des Nasenhöhlenbodens. Sie endet medial in der ***Spina nasalis posterior*** und lateral mit dem vorspringenden ***Proc. pyramidalis***, der dem M. pterygoideus medialis als Ursprung dient.

Lamina perpendicularis

Dieser Teil stellt den seitlichen Rand der Nasenhöhle, ***Facies nasalis,*** dar. Die kraniale und kaudale Begrenzung der Fläche bilden 2 Leisten, ***Crista ethmoidalis und Crista conchalis,*** für die Anheftung der mittleren und unteren Nasenmuscheln.

Der ***Sulcus palatinus major*** auf der lateralen Seite durchzieht die gesamte Lamina von kranial nach kaudal. In ihm verlaufen Nerven und Gefäße.

Kranial bildet die Lamina perpendicularis den ***Proc. orbitalis***, der mit dem Os ethmoidale verwachsen ist. Seine kraniale laterale Fläche ist am dorsalsten Teil des Orbitalbodens beteiligt.

Der ***Proc. sphenoidalis*** ist eine Ausziehung nach dorsal, die sich kaudal des Proc. orbitalis ausbildet. Hier verbindet sich das Os palatinum mit dem Os sphenoidale.

Der ***Proc. maxillaris*** ist ein deutlich vorspringender Knochenteil nach ventral zur Verbindung mit der Maxilla.

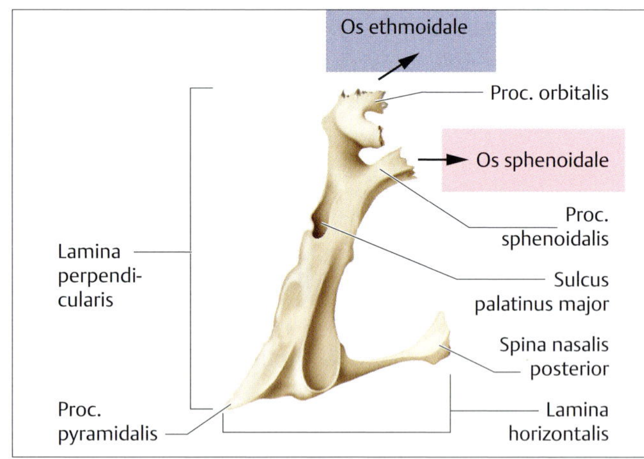

Abb. 2.113 Linkes Os palatinum von dorsal.

Maxilla

▶ Abb. 2.115, ▶ Abb. 2.116, ▶ Abb. 2.117

Es handelt sich um einen paarigen Knochen. Die Maxilla bildet Nasenhöhlenseitenwand und -boden, den harten Gaumen und den Orbitalboden.

Im ***Corpus maxillae*** befindet sich die größte der Nasennebenhöhlen, ***Sinus maxillaris***, die medial-kranial eine Öffnung besitzt, ***Hiatus maxillaris.*** Als Bestandteil des Tränen-Nasen-Ganges verläuft ventral vor dem Hiatus an der Innenseite eine Rinne, ***Sulcus lacrimalis***. Ventral befindet sich die ***Spina nasalis anterior*** zur Befestigung des knorpeligen Nasenseptums.

Es gibt 4 Fortsätze:

- ***Proc. frontalis:*** Er stellt die Verbindung zum Os frontale her und überträgt den Kaudruck auf den Schädel. Dorsal verbindet sich die ***Margo lacrimalis*** mit dem Os lacrimale. An der Innenseite sind 2 übereinanderliegende horizontale Leisten, ***Crista ethmoidalis und Crista conchalis,*** ausgebildet, an denen die mediale und untere Nasenmuschel, ***Conchae nasales media et inferior,*** angeheftet sind.
- ***Proc. zygomaticus:*** Dieser liegt lateral und verbindet sich mit dem Os zygomaticum. Zwischen Proc. frontalis und zygomaticus befindet sich die ***Facies orbitalis***, die den größten Teil des Orbitalbodens bildet. Die Verbindung zwischen beiden Processus ist die bogenförmige ***Margo infraorbitalis,*** die die ventrale Kante der Augenhöhle bildet. Vom mittleren lateralen Augenhöhlenboden schräg nach ventral kaudal verläuft der ***Canalis infraorbitalis***, der unterhalb der Orbita als als ***Foramen infraorbitale*** endet. In ihm verlaufen die Vasa infraorbitale und der N. infraorbitalis, der aus dem N. maxillaris entsteht und den Oberkiefer versorgt.
- ***Procc. alveolaris:*** Hier befinden sich Vertiefungen für die Zahnwurzeln und Knochenkämme zwischen 2 benachbarten Alveolaren. An der Grenze zum Proc. palatini zieht der ***Canalis incisivus*** von kranial nach kaudal und stellt eine Verbindung von der Nasenhöhle zur Mundhöhle her. Der Proc. alveolaris entwickelt sich erst nach der Geburt mit dem Durchbruch der Zähne. Die Erhaltung hängt von der Funktion des Gebisses ab und kann sich bei zahnlosem Kiefer zurückbilden.
- ***Proc. palatini:*** Er bildet den harten Gaumen und verbindet sich dorsal mit der ***Lamina horizontalis*** des Os palatinum. Die rechte und die linke Maxilla vereinen sich in der Mitte des Gaumens mit der ***Sutura palatina mediana***. Ventral im Gaumen befindet sich das ***Foramen incisivum***. Hier vereinigen sich rechter und linker Canalis incisivus und enden in der Mundhöhle (▶ **Abb. 2.117**).

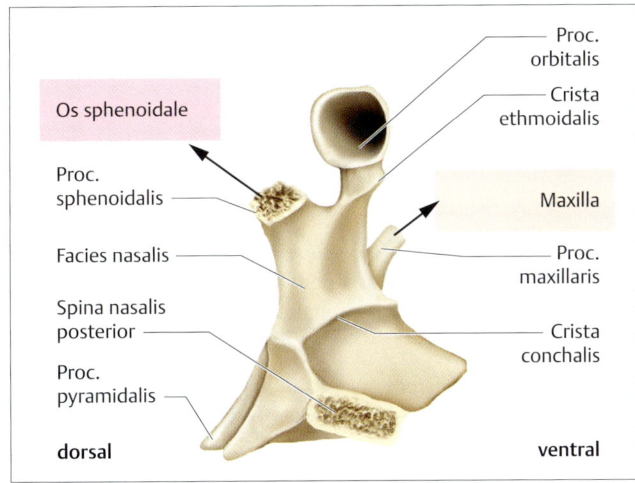

Abb. 2.114 Linkes Os palatinum von medial.

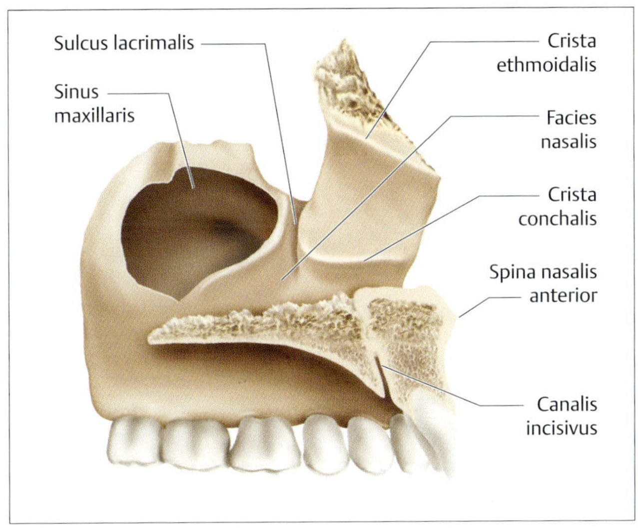

Abb. 2.115 Facies anterior der linken Maxilla.

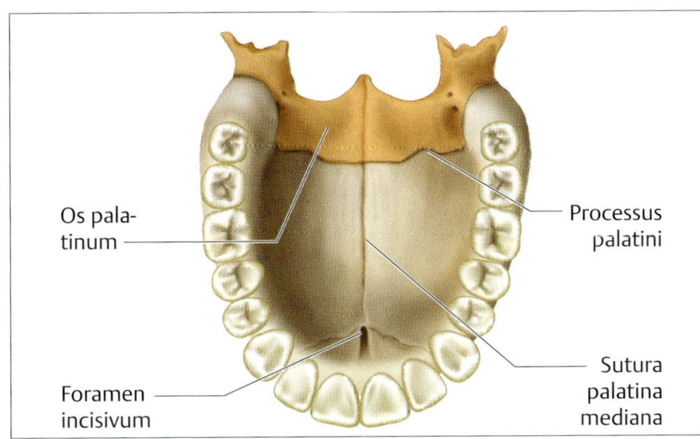

Abb. 2.117 Maxilla von kaudal.

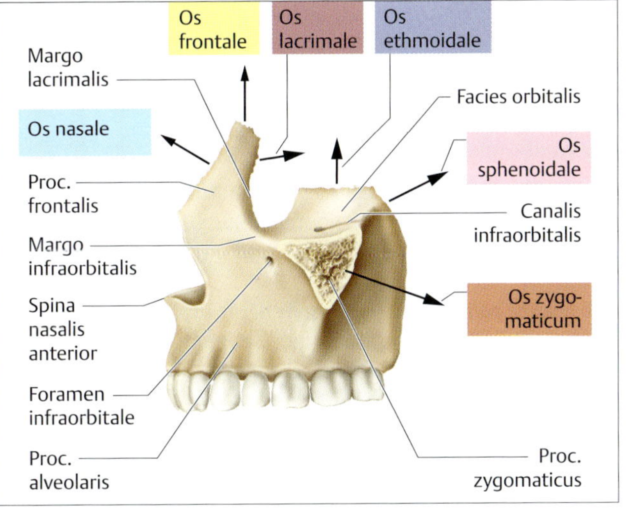

Abb. 2.116 Linke Maxilla von medial.

Orbita

▸ Abb. 2.118

Die Wände der Orbita werden von 7 Knochen gebildet. Durch die vielen Knochennähte besitzt sie eine relativ große Anpassungsfähigkeit.

Das ***Dach der Orbita*** bilden die Pars orbitalis des Os frontale und die Ala minor des Os sphenoidale.

Die ***mediale Wand*** besteht aus dem Proc. frontalis der Maxilla, dem Os lacrimale und der Lamina orbitalis des Os ethmoidale.

An der ***lateralen Wand*** sind das Os zygomaticum, der Proc. zygomaticus des Os frontale und die Ala major des Os sphenoidale beteiligt.

An der ***dorsalen Wand*** treffen sich Os ethmoidale, Os sphenoidale, Os palatinum und Os frontale.

Den ***Boden der Orbita*** bilden die Facies orbitalis der Maxilla und die Facies orbitalis des Os zygomaticum.

Die Orbita wird mit Augapfel, Sehnerv, Augenmuskeln, Tränendrüsen, Fettgewebe und Gefäßen ausgefüllt. Dorsal besitzt sie einige Öffnungen, wie z. B. eine runde, ***Canalis opticus,*** für den N. opticus und die A. ophthalmica. Die ***Fissura orbitalis superior*** dient dem N. occulomotorius, N. ophthalmicus, N. trochlearis, N. abducens und der Vena ophthalmica superior als Durchtritt. Durch die ***Fissura orbitalis inferior*** zieht die V. ophthalmica inferior.

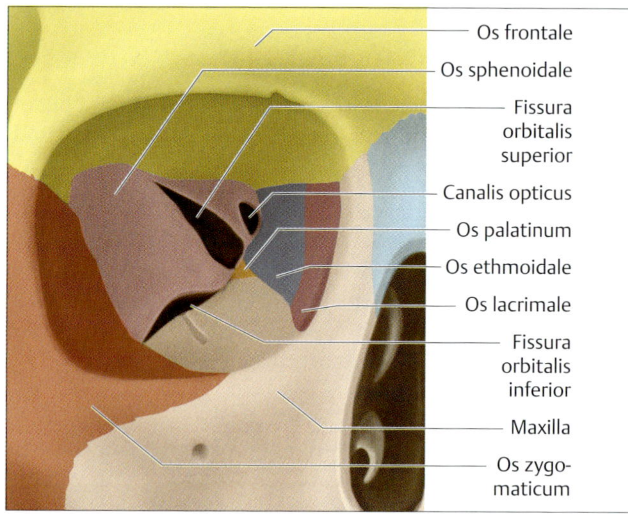

Abb. 2.118 Rechte Orbita.

Augenmuskeln

▸ Abb. 2.119, ▸ Abb. 2.120

Die Augenmuskeln entspringen zum größten Teil in der Tiefe der Orbita und ziehen seitlich sowie kranial und kaudal des Bulbus oculi nach ventral:

- ***M. rectus bulbi superior:*** Verläuft kranial des Bulbus, hebt diesen und dreht ihn nach innen.
- ***M. rectus bulbi inferior:*** Verläuft kaudal des Bulbus, senkt diesen und dreht ihn nach außen.
- ***M. rectus bulbi medialis:*** Verläuft an der nasalen Seite und führt Adduktion aus.
- ***M. rectus bulbi lateralis:*** Liegt an der temporalen Seite und führt Abduktion aus.
- ***M. obliquus bulbi superior:*** Entspringt in der dorsalen Orbita, zieht im kranialen medialen Augenwinkel nach ventral. Er biegt um einen Vorsprung am Os frontale, ***Trochlea,*** herum und ist dort mit einem kleinen Band befestigt. Von dort zieht er zur kranialen dorsalen Hälfte des Bulbus, wo er auch ansetzt. Er senkt den Bulbus und dreht ihn nach innen. Außerdem unterstützt er die Adduktion.
- ***M. obliquus bulbi inferior:*** Entspringt ventral am medialen Boden der Orbita, schlingt sich kaudal um die Orbita herum und setzt lateral an der temporalen Bulbushälfte an. Er dreht den Bulbus nach außen, hebt ihn und unterstützt die Abduktion.
- ***M. levator palpebrae superioris:*** Verläuft kranial in der Augenhöhle und endet ventral in einer Sehnenplatte, die am kranialen Lid in die Haut übergeht.

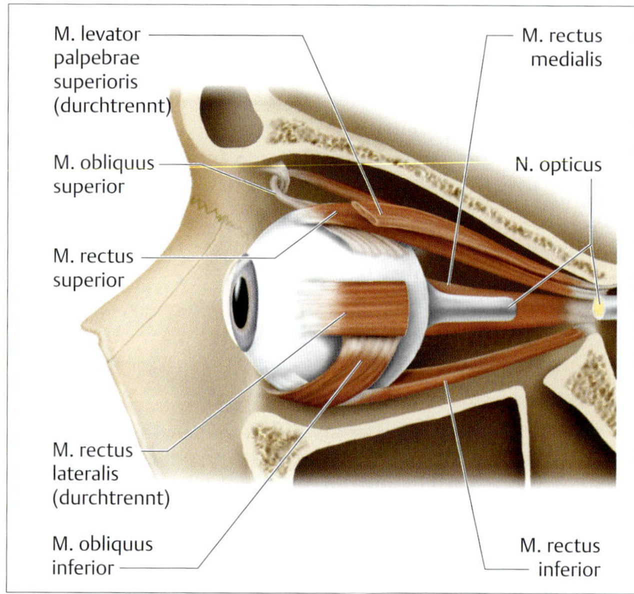

Abb. 2.119 Augenmuskeln des linken Auges von lateral.

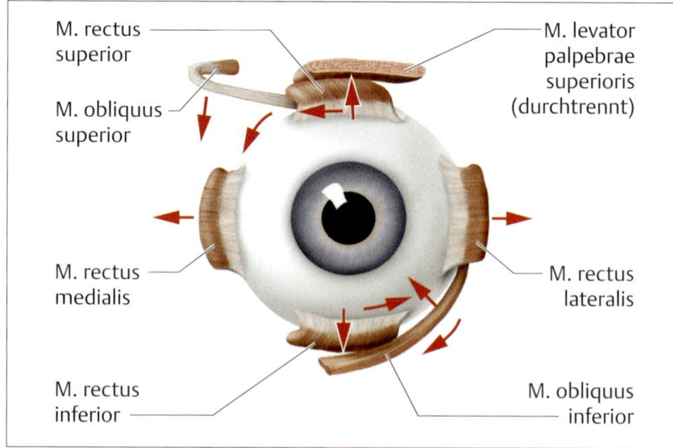

Abb. 2.120 Augenmuskeln des linken Auges von ventral.

Bulbus oculi ▶ Abb. 2.121

In der Orbita befindet sich der Augapfel, Bulbus oculi. Er besteht aus 3 Schichten.

1. Die äußere Schicht besitzt ventral eine lichtdurchlässige Vorwölbung, die Hornhaut, ***Cornea***. Sie ist stärker gekrümmt als der dorsale Abschnitt des Bulbus. Der wesentlich größere Anteil ist die weiße Lederhaut, ***Sclera***. Sie ist etwa 0,5 mm dick, dünner an der Austrittsstelle des N. opticus und dort, wo Augenmuskeln inserieren. Ihre Außenfläche ist ventral von der Augenbindehaut, ***Conjunctiva bulbis,*** überzogen. Die äußere Schicht hat die Aufgabe, Form und Größe des Bulbus konstant zu halten.
2. Die mittlere Augenhaut, ***Tunica vasculosa bulbi,*** besteht aus der Aderhaut, ***Choroidea***, einer dünnen Membran mit einem verzweigten Gefäßnetz. Von den Kapillaren aus werden die Fotozellen der Netzhaut mit Sauerstoff und Nährstoffen versorgt.
   Nach ventral läuft sie in den Ziliarkörper aus, ***Corpus ciliare,*** der eine Verbindung zur Linse herstellt. Dieser ringförmige Abschnitt besteht aus gefäßhaltigem Binde-und Muskelgewebe. In dem Bindegewebe wird durch Ultrafiltration aus den Kapillaren die Augenflüssigkeit gebildet. Der Muskel, ***M. ciliaris,*** spielt eine wichtige Rolle bei der Akkommodation.
   Der 3. Teil der mittleren Schicht geht aus dem Corpus ciliare hervor und liegt zwischen Hornhaut und Linse. Die Regenbogenhaut, ***Iris,*** ist eine runde, individuell verschieden gefärbte und frontal im Bulbus stehende Scheibe mit einer zentralen Öffnung, ***Pupilla***. Diese kann sich je nach Lichteinfall verengen oder erweitern. Die Iris trennt den ventralen Bereich in eine vordere und hintere Augenkammer.
   Die vordere Augenkammer, ***Camera anterior bulbi,*** ist mit klarem Kammerwasser gefüllt, das alle Bestandteile des Blutes mit Ausnahme der Proteine enthält und im Procc. ciliares laufend erneuert wird. Der Sinus venosus sclerae leitet das Kammerwasser in das venöse System ab. Außerdem fließt es von der vorderen durch die Pupille in die hintere Augenkammer. Hier kreuzen sich die Aufhängefasern der Linse. Die ***Camera posterior bulbi*** ist dorsal vom Glaskörper begrenzt. Um den Binnendruck im Auge konstant zu halten, müssen sich Kammerwasserproduktion und -abfluss die Waage halten.
3. An der inneren Augenhaut sind 2 Blätter beteiligt. Das äußere Blatt ist die Pigmentschicht und das innere die Netzhaut, ***Retina***. In dieser lichtempfindlichen Schicht bilden Neuriten die Nervenfaserschicht und am dorsalen Ende einen geschlossenen Strang, ***Nervus opticus***. An der Stelle, an der er aus dem Bulbus austritt, ist kein Platz für die Lichtsinneszellen. Hier liegt der blinde Fleck, ***Discus nervi optici***. Etwas von dieser Stelle entfernt befindet sich die Stelle des schärfsten Sehens, ***Fovea centralis.***
   Der Glaskörper, ***Corpus vitreum,*** füllt den Raum des Augapfels aus. Er besteht aus einer gallertigen Masse und ist transparent. Durch die Mitte des Glaskörpers verläuft der schmale ***Canalis hyaloideus***, der vom blinden Fleck in Richtung Linse zieht und eine kleine Arterie enthält.
   Zwischen dem Glaskörper und der Iris sitzt ventral die Linse, ***Lens***. Sie ist ein bikonvexer farbloser Körper und kein starres, sondern ein elastisches Gebilde, das seine Brechkraft durch Formveränderungen erhöhen kann. Die Linse ist durch feine, von den Ziliarkörpern ausgehende Fäden aufgehängt.

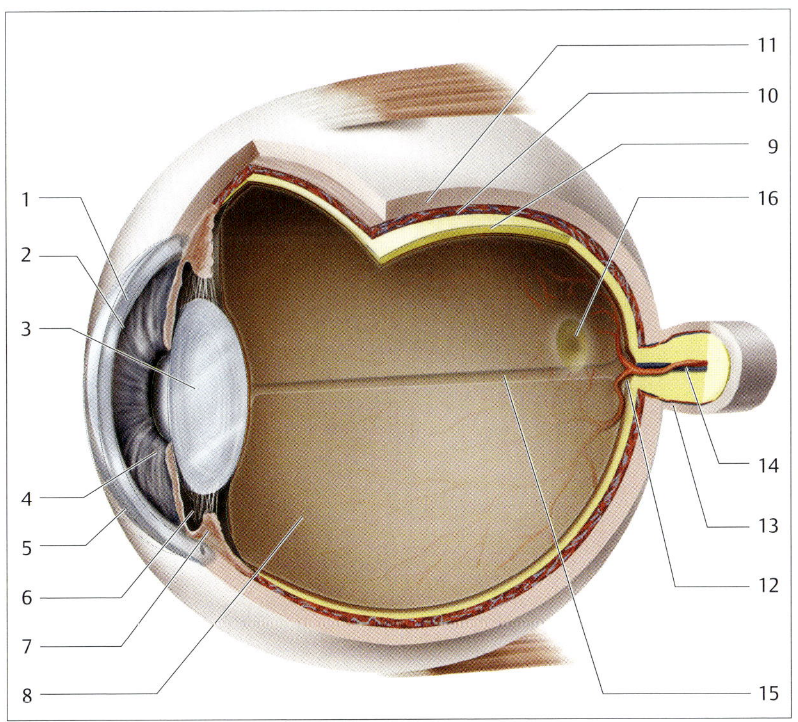

Abb. 2.121 Bulbus oculi.
1 Cornea
2 vordere Augenkammer
3 Lens
4 Iris
5 Conjunctiva bulbis
6 hintere Augenkammer
7 Corpus ciliare
8 Corpus vitreum
9 Retina
10 Choroidea
11 Sclera
12 Blinder Fleck, Discus nervi optici
13 N. opticus
14 A. und V. centralis retinae
15 Canalis hyaloideus
16 Fovea centralis

Signalverarbeitung beim Sehen

▶ Abb. 2.122

Durch den Mittelpunkt der Hornhaut zur Fovea centralis der Netzhaut verläuft die optische Augenachse, ***Axis opticus***. Beim Sehen entsteht in der Fovea ein umgekehrtes verkleinertes Bild. Von hier geschieht die Signalverarbeitung im Neuronensystem der Retina und durch den Sehnerv zur Großhirnrinde.

Der ***N. opticus*** zieht nach dem Austritt aus dem Bulbus durch den ***Canalis opticus*** in die Schädelhöhle. An der Sella turcica vereinigt er sich mit dem der anderen Seite zur Sehnervenkreuzung, ***Chiasma opticum***. Hier kreuzen die Fasern der nasalen Retinahälften zur Gegenseite, die Fasern aus der temporalen Hälfte bleiben ungekreuzt. Aus dem Chiasma geht nach dorsal je ein ***Tractus opticus*** hervor.

Die ersten zentralen Schaltstellen der Sehbahn sind die ***prätektale Region*** und die ***Colliculi superiores*** im Thalamus und das ***Corpus geniculatum laterale***. Von hier ziehen die Afferenzen, ***Radiatio optica*** bzw. ***Gratiolet-Sehstrahlung,*** zum primär visuellen Kortex. Dieses Gebiet wird als Area 17, ***Area striata,*** bezeichnet und liegt im Sulcus calcarinus und an der medialen Hemisphärenoberfläche. Die Area 17 ist die Stelle der kortikalen Repräsentation des Gesichtsfelds.

Kortikale Efferenzen ziehen zur Area 18, die kranial und kaudal an die Area 17 grenzt. In der Area 18 werden visuelle Informationen weiterverarbeitet, weshalb dieses Gebiet als visuelles Sekundärareal bezeichnet wird.

Subkortikale Efferenzen verlassen die Area 17 und enden in Corpus geniculatum laterale, Pulvinar, Area praetectalis, Colliculus cranialis und Formatio reticularis der Brücke.

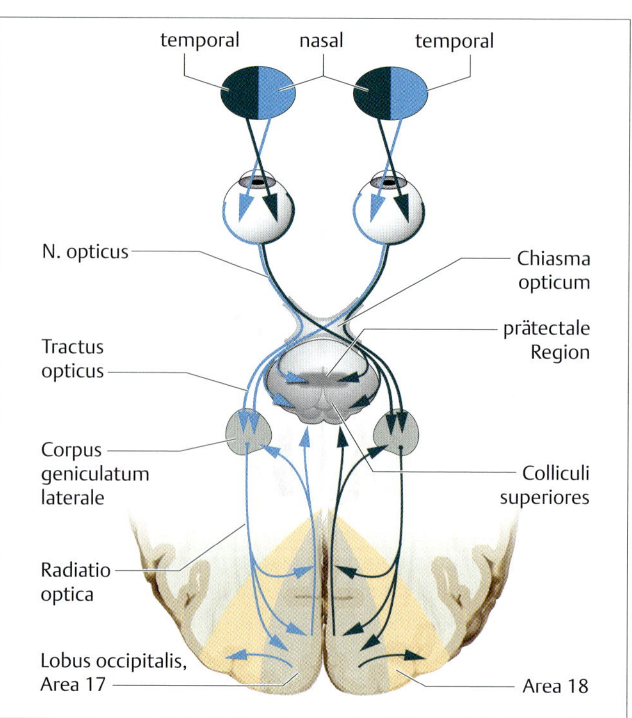

Abb. 2.122 Signalverarbeitung beim Sehen.

Mandibula

▶ Abb. 2.123, ▶ Abb. 2.124

Ramus mandibulae

Er besteht aus dem Proc. condylaris mit Collum mandibulae und dem ***Proc. coronoideus***. Letzterer ist ein deutlich vorspringender Knochenteil, der sich vom R. mandibulae deutlich nach ventral-kranial ausbildet. An der Innenseite setzt der M. temporalis an.

Vom Ramus nach dorsal-kranial bilden sich der ***Proc. condylaris*** und an dessen Ende das Caput mandibulae aus. Die Gelenkfläche für das Kiefergelenk am ***Caput mandibulae*** ist walzenförmig und bikonvex gekrümmt. An der Innenseite des Processus liegt die ***Fovea pterygoidea*** für den Ansatz des M. pterygoideus lateralis.

Etwa in der Mitte des Ramus an der Innenseite liegt das ***Foramen mandibulae***. Hier beginnt der ***Canalis mandibulae*** für den Verlauf von Gefäßen und Nerven zur Pars alveolaris.

Corpus mandibulae

Dieser besteht aus Pars alveolaris, Basis mandibulae und Fossa digastrica. Die ***Pars alveolaris*** mit den Alveoli dentales dient der Verankerung der Zahnwurzeln. Sie bildet sich in den Bereichen zurück, wo eine verminderte funktionelle Beanspruchung besteht (z. B. bei Zahnlücken).

Die ***Basis mandibulae*** besitzt das Foramen mentale für den Durchtritt von N. mentalis und Vasa mentalia. Am äußeren Rand setzen Teile des ***Platysma*** an.

Die ***Fossa digastrica*** liegt an der Innenseite für den Ansatz des ***M. digastricus***. An der Innenseite bildet sich eine schräge, von ventral-kaudal nach dorsal-kranial verlaufende Linie, ***Linea mylohyoidea***, aus. Hier entspringt der ***M. mylohyoideus***.

Angulus mandibulae

Am Übergang zwischen Corpus und Ramus bildet sich der deutlich vorstehende Angulus aus. An der Außenseite liegt die ***Tuberositas masseterica***, an der der M. masseter ansetzt. An der Innenseite inseriert der M. pterygoideus medialis an der ***Tuberositas pterygoidea*** (siehe Kap. 2.7).

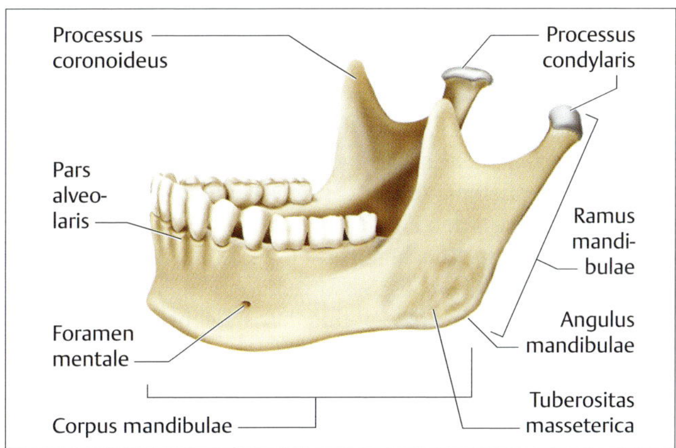

Abb. 2.123 Mandibula (Ansicht von lateral).

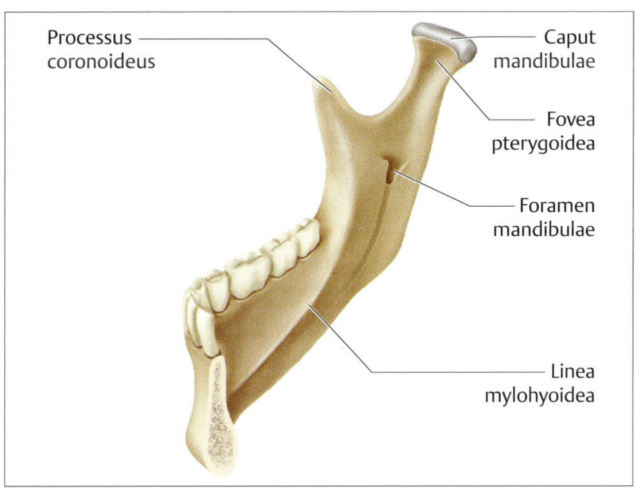

Abb. 2.124 Mandibula (Ansicht von medial).

Neurokranium

Os frontale

▶ Abb. 2.125, ▶ Abb. 2.126

Die ***Squama frontalis*** stellt den deutlich konvex geformten und größten Anteil dar. An der Facies externa wölben sich kranial der Orbitae beidseitig die Stirnbeinhöcker, ***Tuber frontale***, vor. Die Facies interna ist konkav und hat in ihrer Mitte einen Kamm, ***Crista frontalis***, der der Falx cerebri als Ansatz dient.

Die Abgrenzung der Squama frontalis zur Pars orbitalis ist der wulstigen Augenbrauenbogen, ***Arcus superciliaris***. Der Bogen endet kaudal mit der ***Margo supraorbitalis***. Etwa in deren Mitte befindet sich das ***Foramen supraorbitale*** und etwas weiter medial die ***Incisura frontalis*** für Teile des N. supraorbitalis und Gefäße. Zwischen beiden Augenbrauenbögen befindet sich eine flache Stelle, ***Glabella***. Kaudal der Glabella läuft die ***Spina nasalis*** spitz nach kaudal zur Verbindung zum Os nasale. Lateral des Arcus liegt der ***Proc. zygomaticus*** zur Verbindung mit dem Os zygomaticum.

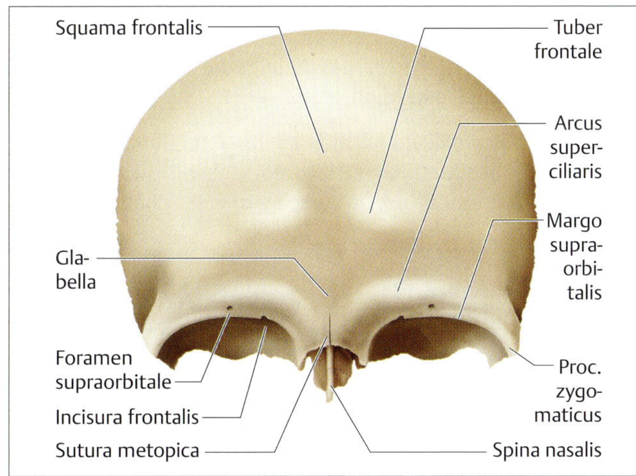

Abb. 2.125 Os frontale von ventral.

Die horizontalen ***Partes orbitales*** bilden das Dach der Orbita. In deren lateralsten Winkel findet sich die ***Fossa glandulae lacrimalis*** für die Tränendrüse.

Zu beiden Seiten der Medianlinie bildet sich die Stirnhöhle, ***Sinus frontalis,*** aus. Durch die ***Incisura ethmoidalis***, die der Aufnahme der Siebbeinplatte dient, stellt sie eine Verbindung zum Nasenraum her. An den Rändern der Incisura ethmoidalis sind einige durch quere Knochenbrücken getrennte Gruben sichtbar, ***Apertura sinus frontalis***. Sie verbinden gleiche Gruben am Os ethmoidale und begrenzen damit das Siebbeinlabyrinth. In diesen Gruben befinden sich die Siebbeinzellen.

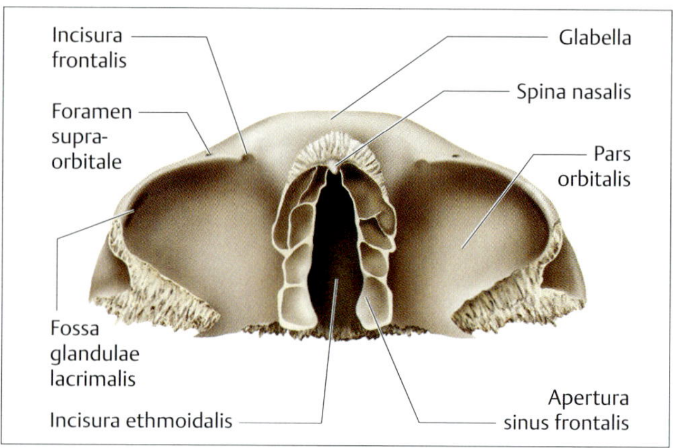

Abb. 2.126 Os frontale von kaudal.

Ossa temporalia

▸ **Abb. 2.127**

Pars squamosa

Dieser Teil ist eine flache Knochenplatte, die den seitlichen Schädel sowie die Gelenkpfanne für das Kiefergelenk, ***Fossa mandibularis,*** und das Dach des äußeren Gehörganges bildet. Ventral und etwas kranial des Kiefergelenks geht der ***Proc. zygomaticus*** nach ventral ab und bildet zusammen mit dem Proc. temporalis des Os zygomaticum den Jochbogen. Ein Teil des M. masseter hat seinen Ursprung am Proc. zygomaticus.

Die Pars squamosa grenzt mit der ***Margo sphenoidalis*** und mit der ***Margo parietalis*** an die gleichnamigen Schädelknochen. An der Innenseite der Pars squamosa sind ausgeprägte Vertiefungen für die Äste der A. meningea media zu erkennen.

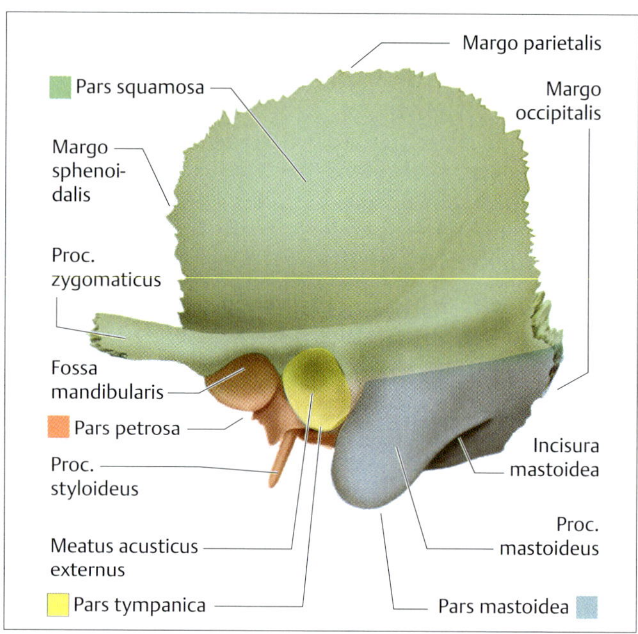

Abb. 2.127 Linkes Os temporale von lateral.

Pars mastoidea

Der nach kaudal, ventral und etwas medial verlaufende Proc. mastoideus bildet sich erst beim Kind mit der Aufrichtung richtig aus. Er besitzt zahlreiche Hohlräume im Inneren, die sich dorsal an die Paukenhöhle, ***Cavitas tympanica,*** als ***Antrum mastoidei*** anschließen. Nach kaudal gehen sie in die ***Cellulae mastoideae*** über. Sie werden von der Paukenhöhle her pneumatisiert. Der Processus dient dem M. sternocleidomastoideus als Ursprung und den Mm. splenius et longissimus capitis als Ansatz. Medial-dorsal am Processus liegt die ***Incisura mastoidea*** als Ansatzstelle für den M. digastricus.

Das ***Foramen mastoideum*** für eine kleine Vene durchbohrt den Processus am dorsalen Rand. Nach dorsal stellt die Margo occipitalis die Verbindung zum gleichnamigen Schädelknochen her.

Pars petrosa ▸ Abb. 2.128

Mit der Facies anterior ist dieser Knochenteil an der Bildung der mittleren Schädelgrube beteiligt. In ihr liegt der Schläfenlappen des Gehirns, ***Lobus temporalis.*** Die Facies posterior ist Bestandteil der hinteren Schädelgrube für Teile des Kleinhirns. An der dorsalen Wand liegt die Öffnung des inneren Gehörgangs, ***Porus acusticus internus.*** Durch diesen ziehen der N. vestibulocochlearis und N. facialis sowie Gefäße zum Innenohr.

An der Facies inferior befindet sich am Übergang zur Pars squamosa etwa in der Mitte eine deutliche Vorwölbung, ***Eminentia arcuata***. Sie wird durch den vorderen Bogengang des knöchernen Labyrinths verursacht.

Der ***Proc. styloideus***, ein spitzer Fortsatz, zieht nach kaudal-ventral. Vom kaudalen Knochenrand entspringen hier die Mm. stylohyoideus, styloglossus et stylopharyngeus und die Ligg. stylohyoideum et stylomandibulare.

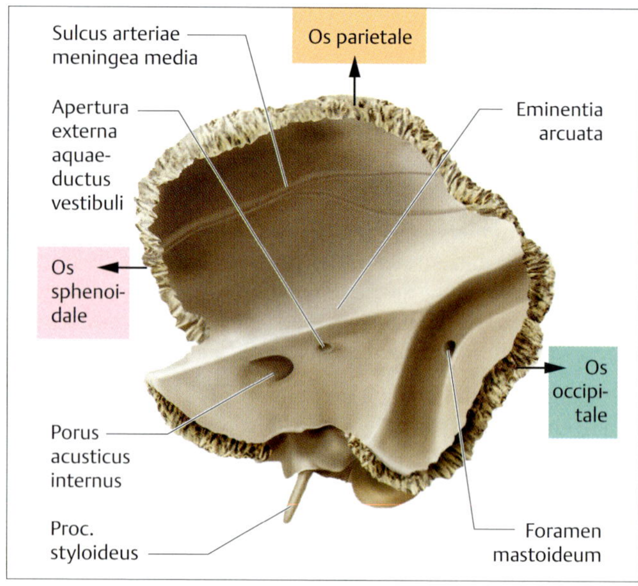

Abb. 2.128 Os temporale von innen. Pars petrosa mit Verbindungen zu anderen Schädelknochen.

Von der kaudalen Seite der Pars petrosa zieht der ***Canalis caroticus*** von medial nach lateral-kranial. In ihm verlaufen die A. carotis interna, Venen und ein sympathisches Nervengeflecht.

Pars tympanica ▶ **Abb. 2.129**

Die Pars tympanica bildet den Boden und die Seitenwände des Meatus acusticus externus. An der konkaven Innenfläche befindet sich eine Art Knochenring, an dem das Trommelfell befestigt ist. Nach lateral hin umgrenzt dieser Knochenteil den ***Porus acusticus externus***.

Äußeres Ohr, Auris externa ▶ **Abb. 2.130**

Es besteht aus dem äußeren Gehörgang, ***Meatus acusticus externus***, der einen Schalltrichter darstellt und zum Mittelohr durch das Trommelfell, ***Membrana tympani*** abgegrenzt ist. Die Ohrmuschel, ***Auricula*** besteht aus elastischem Knorpel und einer dicken Hautfalte mit Fettgewebeeinlagerungen. Der nach innen gebogene und nach kaudal abgeflachte äußere Ohrrand wird als ***Helix*** bezeichnet. Dem Ohrläppchen, ***Lobulus auriculae*** fehlt der Knorpel.

Mittelohr, Auris media ▶ **Abb. 2.131**

Das Mittelohr ist ein System lufthaltiger Räume zwischen dem Trommelfell und dem Innenohr, von denen die Paukenhöhle, ***Cavitas tympanica,*** der größte ist. In ihr befinden sich die Gehörknöchelchen, ***Ossicula auditus,*** und Bänder. Der Hammer, ***Malleus,*** ist an der Innenseite des Trommelfells befestigt und verbindet sich mit dem Amboss, ***Incus***. Dieser ist mit dem Steigbügel, ***Stapes,*** verbunden, dessen Fußplatte im ovalen Fenster zum Innenohr sitzt. Mit kleinen Bändern sind diese Knochen an der mit Schleimhaut ausgekleideten Wand befestigt. Ihre Aufgabe besteht in der Weiterleitung von Schallenergie und der Anpassung des Schallwiderstands, ***Impedanz,*** der Luft an die Flüssigkeit des Innenohrs.

Nach ventral steht die Paukenhöhle durch die Ohrtrompete, ***Tuba auditiva***, eine 3 – 4 cm lange Röhre, mit dem Nasen-Rachen-Raum in Verbindung. Durch sie wird vom Pharynx her ständig Luft in die Paukenhöhle geleitet. Sie ermöglicht den Sekretabfluss aus der Paukenhöhle und dient dem Druckausgleich zwischen Meatus acusticus externus und Cavitas tympanica. Proximal ist die Tuba knöchern, distal knorpelig. Der Übergang befindet sich an der engsten Stelle der Tuba. Die Öffnung ist etwa 1 – 1,2 cm von der dorsalen Kante der Concha nasalis inferior entfernt. Einige Muskeln können das Öffnen der Tuba beeinflussen.

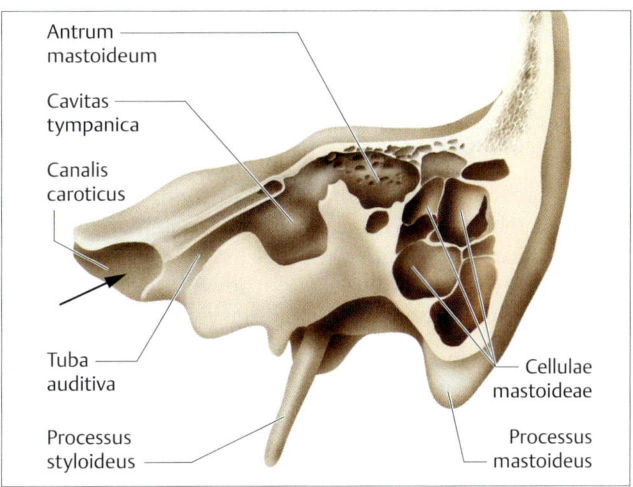

Abb. 2.129 Sagittaler Schnitt durch das rechte Os temporale.

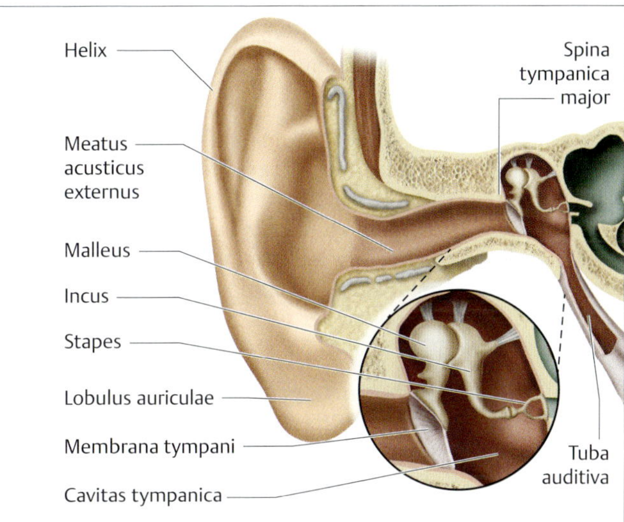

Abb. 2.130 Äußeres und Mittelohr im frontalen Schnitt.

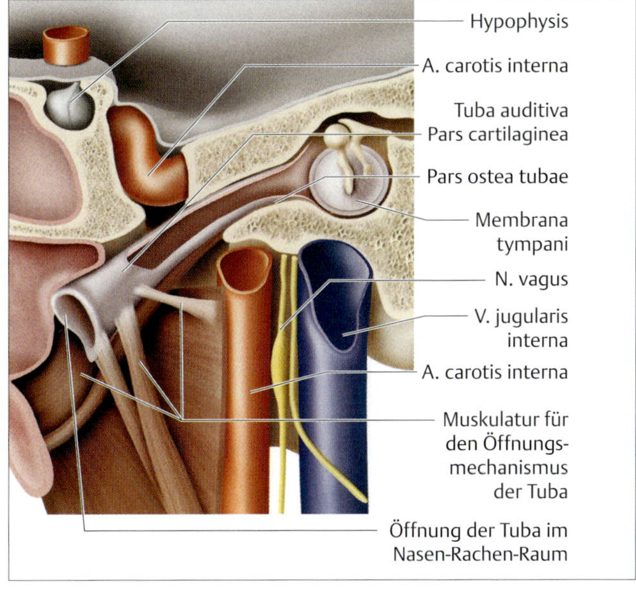

Abb. 2.131 Paukenhöhle und Tuba auditiva.

Innenohr, Auris interna ▸ Abb. 2.132

Ein knöchernes wird von einem membranösen Labyrinth unterschieden. Den zentralen Raum des knöchernen Labyrinths bildet das ***Vestibulum***, von dem nach medial die Cochlea und nach dorsal die 3 Bogengänge, ***Canales semicirculares***, abgehen.

Im knöchernen Labyrinth befinden sich die beiden membranösen Labyrinthanteile ***Sacculus*** und ***Utriculus***. Sie stehen miteinander in Verbindung und enthalten spezifische Sinnesepithelien, die mit den sensorischen Nervenfasern des VIII. Hirnnerven verbunden und für die Lagewahrnehmungen verantwortlich sind.

Vom Utrikulus gehen 3 häutige Bogengänge, ***Ductus semicirculares***, ab. Hier bildet sich jeweils eine Verdickung aus, ***Ampulla***. Hier enden die vestibulären Ganglienzellen und liegt das eigentliche Sinnesorgan mit den Sinnes- bzw. Haarzellen, die sich je nach Kopfstellung ausrichten. Sie leiten Informationen zum Gleichgewicht über den ***N. vestibularis*** zur Verarbeitung ins ZNS weiter. Die Ductus semicirculares sind dreidimensional ausgerichtet und dienen zur Wahrnehmung der Drehbeschleunigung des Kopfes. Durch feine Bindegewebsfasern sind sie am knöchernen Teil befestigt. Außerdem sind sie von Perilymphe, einer aus dem Liquor stammenden Flüssigkeit, umgeben.

Die Schnecke, ***Cochlea***, ist das Hörorgan und besteht aus einem knöchernen Teil, der mit einem membranen Schlauch ausgefüttert ist. Die Windungen der Kochlea verlaufen in der linken Seite im Uhrzeigersinn, in der rechten entgegengesetzt. An jedem Ort des Schneckengangs werden nur ganz bestimmte Frequenzen von Sinnes- bzw. Haarzellen wahrgenommen. Dabei ist jede Hörnervfaser mit einer Haarzelle verbunden und leitet die Signale zum ***N. cochlearis*** weiter, der sie ins ZNS überträgt.

N. vestibularis und N. cochlearis ziehen durch einen kurzen Kanal, ***Meatus acusticus internus***, und vereinigen sich hier zum ***N. vestibulocochlearis***, dem VIII. Hirnnerv. Zusammen mit diesen Nerven zieht der N. facialis durch den knöchernen Kanal.

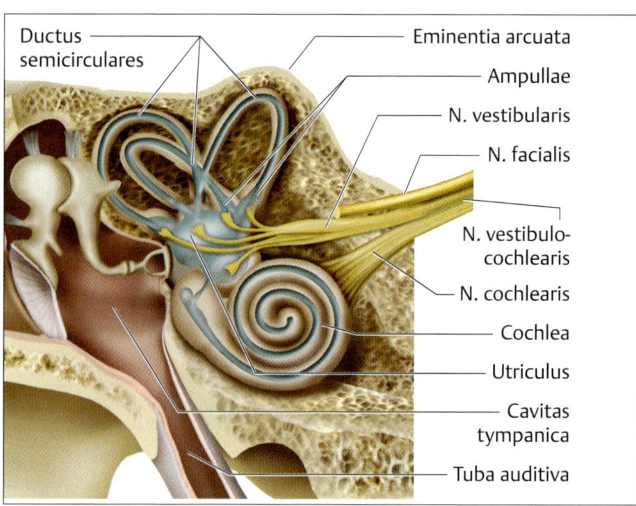

Abb. 2.132 Mittel- und Innenohr im frontalen Schnitt.

Os sphenoidale

▸ Abb. 2.133, ▸ Abb. 2.134

Das Os sphenoidale besteht aus einem Korpus und 2 flügelartigen Fortsätzen sowie 2 nach kaudal vorspringenden Procc. pterygoidei.

Das Corpus sphenoidale ist ein viereckig geformter Teil in der Mitte des Knochens und trägt auf der kranialen Seite den Türkensattel, ***Sella turcica***. In der von ihm gebildeten Grube, ***Fossa hypophysialis***, liegt die Hypophyse. Die Fossa wird dorsal vom ***Dorsum sellae*** und ventral vom ***Tuberculum sellae*** begrenzt. Ventral des Tuberkulum befindet sich eine Rinne, ***Sulcus praechiasmaticus***, die den N. opticus zum ***Canalis opticus*** führt. Die kranialen Ecken des Dorsum sellae tragen beidseitig die ***Procc. clinoidei posteriores***.

Die lateralen Flächen der Sella bilden die Wände für den ***Sinus cavernosus***. Er ist eine Sammelstelle der unteren Sinusgruppe und entwickelt sich aus einem Venengeflecht, das die A. carotis interna und verschiedene Nerven umgibt.

Der dorsale Korpusanteil ist mit dem Os occipitale über die ***Synchondrosis sphenobasilaris*** verbunden. Kranial stellt die ***Spina ethmoidalis*** zum Os ethmoidale und ventral-kaudal das ***Rostrum sphenoidalis*** die Verbindung zum Vomer her.

Am Korpus ist rechts und links je ein Fortsatz, ***Ala minor***, befestigt. Kaudal befindet sich zwischen der Ala minor und der Ala major ein deutlicher Spalt, ***Fissura orbitalis superior***. Durch diesen ziehen N. occulomotorius, N. trochlearis, N. abducens und N. ophthalmicus in die Orbita.

Die ***Ala majores*** gehen etwas kaudaler ebenfalls rechts und links vom Corpus sphenoidale ab. Eine Ala major besitzt 3 Foramina: ***Foramen rotundum*** für den N. maxillaris und begleitende Vene, ***Foramen ovale*** für den N. mandibularis mit Plexus venosus und ***Foramen spinosum*** für die V. meningea media sowie einen Ast des N. mandibularis.

Die ***Facies orbitalis*** bildet die dorsale laterale Orbita. An der ***Facies temporalis*** entspringt ein Teil des M. temporalis. Die ventral liegende ***Margo zygomatica*** stellt die Verbindung zum Os zygomaticus, die ***Margo frontalis*** die zum Os frontale her.

Die ***Procc. pterygoidei*** befinden sich an der kaudalen Fläche des Os sphenoidale. Dieser besteht aus 2 Blättern, den Laminae lateralis et medialis und der ***Fossa pterygoidea***.

Die ***Lamina medialis*** ist lang und schmal und endet mit einem hakenförmigen Fortsatz, dem ***Hamulus pterygoideus***. Er dient als Hypomochlion für die Gaumenmuskulatur. Die ***Lamina lateralis*** ist breiter und kürzer. Am kranialen Ende befindet sich die Facies maxillaris zur Verbindung mit der Maxilla. Die Mm. pterygoidei entspringen in der Fossa und an den Laminae.

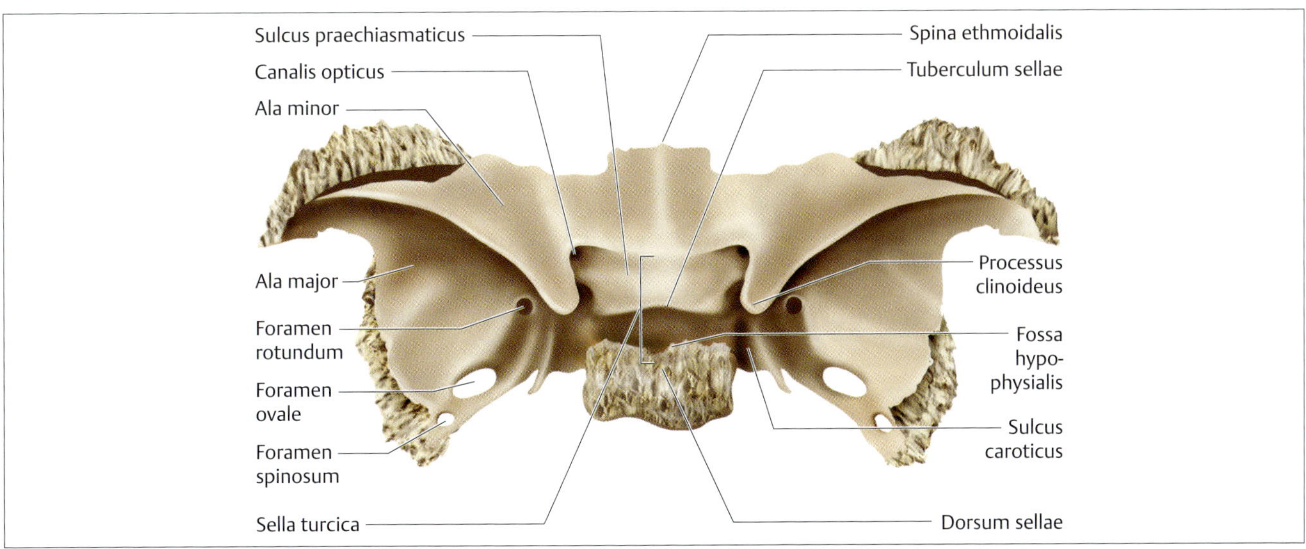

Abb. 2.133 Os sphenoidale von kranial.

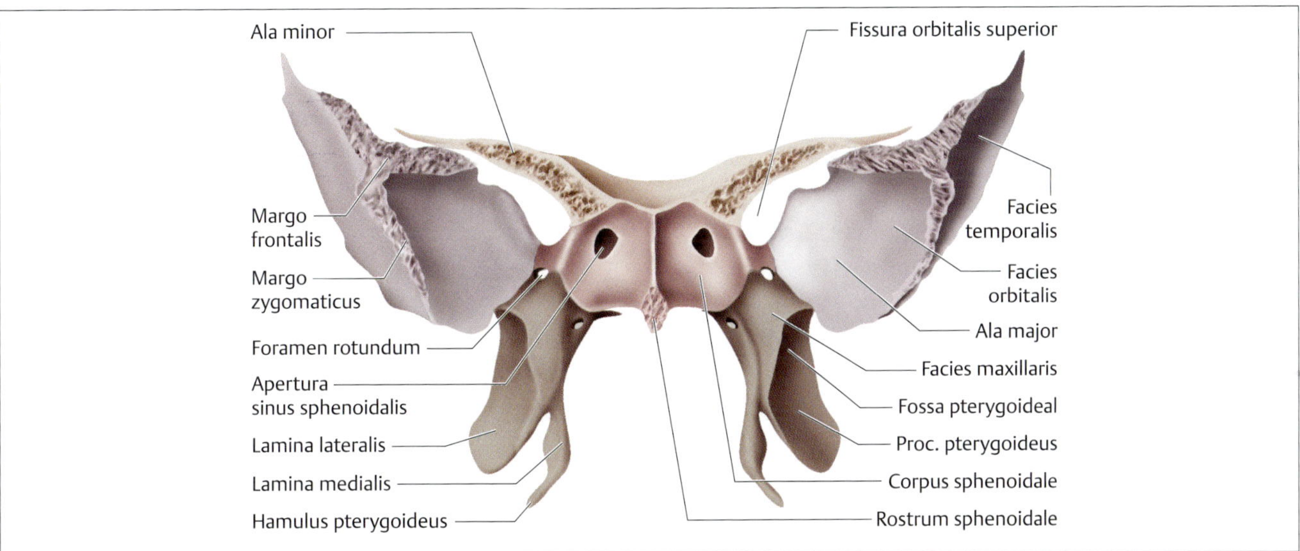

Abb. 2.134 Os sphenoidale von ventral.

Hypophyse

Lage ▸ Abb. 2.135

Die Hypophyse ist das hormonelle Ausführungsorgan des Hypothalamus. Diese neuroendokrine Drüse ist funktionell in einen Hypophysenvorder- und -hinterlappen unterteilt. Sie liegt auf dem Boden der Fossa hypophysialis. Kranial ist sie durch das Diaphragma sellae, einer Membran aus Duralgewebe abgedeckt, sodass nur der mit dem Hypothalamus verbundene Hypophysenstiel, ***Infundibulum,*** herausragt. Die hier gebildeten Neurohormone werden im Hypophysenhinterlappen gespeichert und ins Blut abgegeben.

Hypophysenhormone und ihre Zielorgane ▸ Abb. 2.136

Die Hormone des ***Hypophysenvorderlappens*** (HVL-Hormone) beeinflussen die Hormonproduktion in anderen Drüsen. So veranlasst z. B. das ACTH (adrenokortikotropes Hormon) die Nebennierenrinde zur Kortisonproduktion, TSH (Thyrotropin) aktiviert die Schilddrüse und FSH (**follikelstimulierendes Hormon**) sowie LH (**luteinisierendes Hormon**) führen zur Ausschüttung von Sexualhormonen durch die Ovarien bzw. Hoden.

Über Effekthormone nimmt die Hypophyse außerdem Einfluss auf das Zielorgan. Prolaktin fördert bei stillenden Müttern die Milchproduktion, Melanotropin reguliert die Melaninproduktion und Somatotropin beeinflusst das Wachstum.

Der ***Hypophysenhinterlappen*** (HHL) setzt 2 Hormone frei. Oxytocin wird hier gespeichert und bei Bedarf in das Blut abgegeben. Gegen Ende der Schwangerschaft wirkt es auf die Muskeln der Brustdrüse und des Uterus. Das ADH (antidiuretisches Hormon) hemmt die Diurese in der Niere.

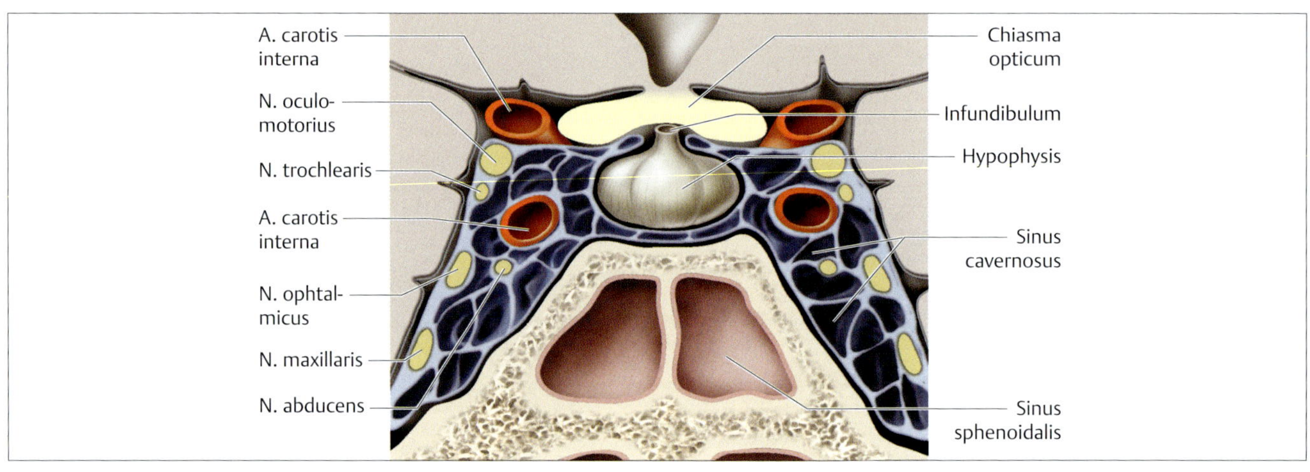

Abb. 2.135 Hypophyse im Sinus cavernosus.

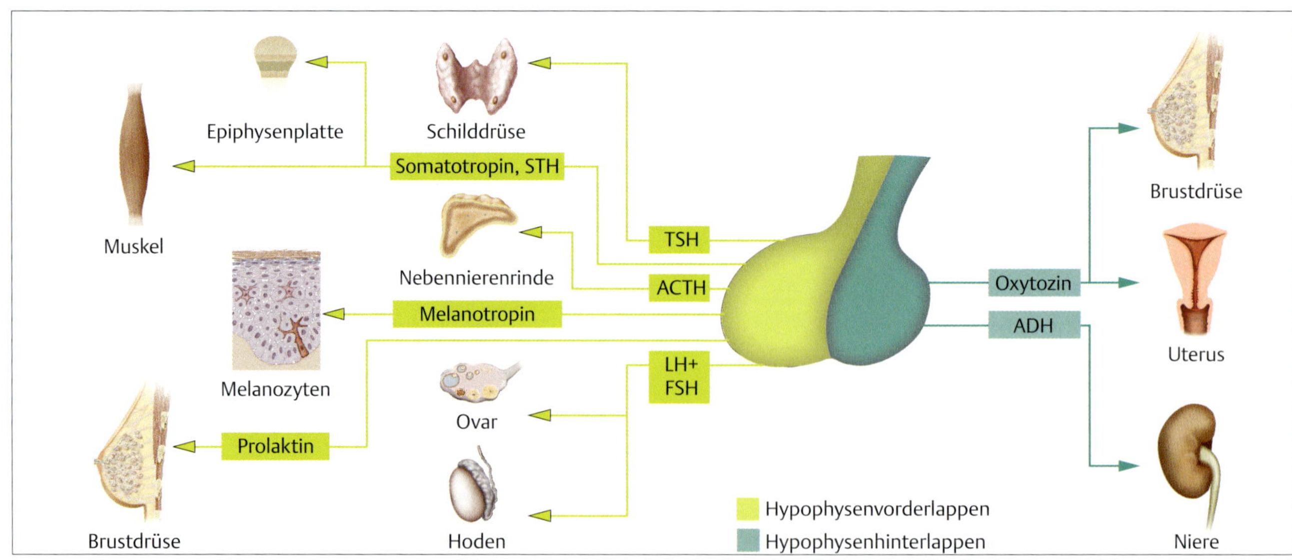

Abb. 2.136 Hypophysenhormone und ihre Zielorgane.

Ossa parietalia

▶ Abb. 2.137, ▶ Abb. 2.138

Sie bilden den lateralen Kalottenanteil des Neurokraniums. An der ***Facies externa*** bilden sich seitlich bogenförmig Linien aus. Kaudal der ***Linea temporalis superior*** ist die Fascia temporalis fixiert. Unterhalb der ***Linea temporalis inferior*** entspringt der M. temporalis.

Die dem Gehirn zugewandte Fläche, ***Facies interna,*** zeigt Gefäßfurchen für die Äste der A. meningea media, ***Sulcus arteriae meningeae mediae***.

Am kaudalen Rand der Margo occipitalis verläuft der ***Sulcus sinus sigmoidei*** für den gleichnamigen venösen Blutleiter. Am kranialen Rand befindet sich der ***Sulcus sinus sagittalis superioris*** für den Sinus sagittalis superior.

Durch die fast viereckige Form des Os parietale bilden sich 4 Winkel und 4 Ränder aus, die entsprechend der angrenzenden Os occipitale, Os frontale, Os sphenoidale und Os temporale bezeichnet werden. Durch die Sutura sagittalis ist ein Os parietale mit dem der anderen Seite verwachsen.

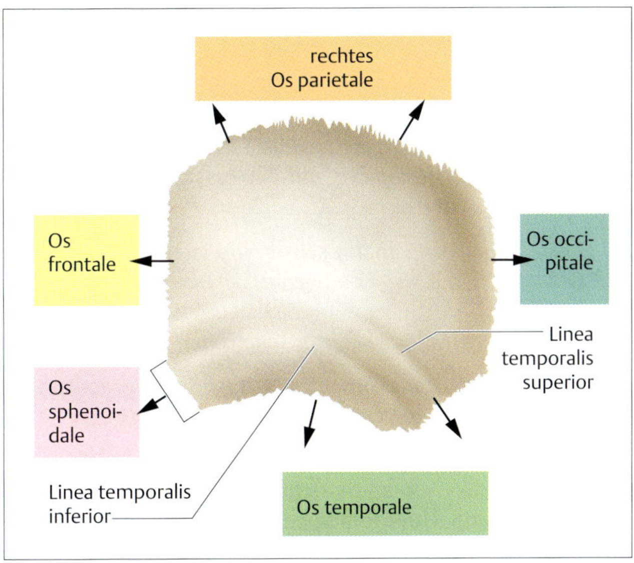

Abb. 2.137 Rechtes Os parietale und Facies externa.

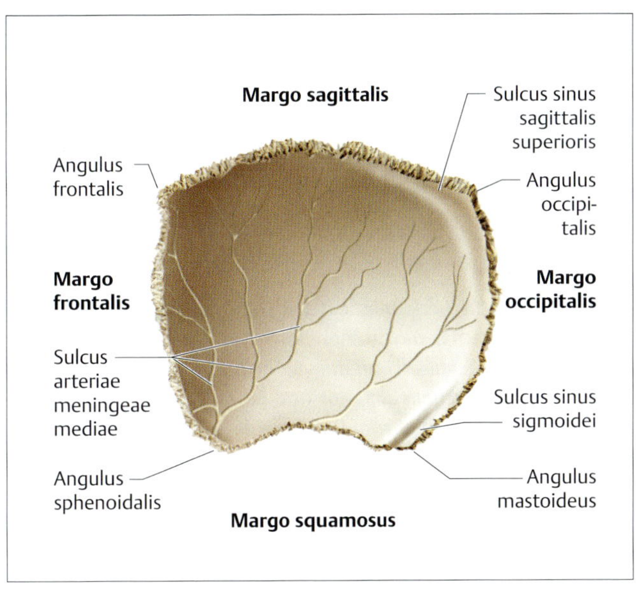

Abb. 2.138 Linkes Os parietale und Facies interna.

Sinus durae matris ▶ Abb. 2.139

Die intrakranialen venösen Blutleiter sind für die Drainage und den Abfluss des venösen Blutes aus dem Gehirn und den Hirnhäuten verantwortlich. Alle oberflächlichen Hirnvenen münden in die Blutleiter, die das Blut zu den Vv. jugulares internae weiterführen.

Die Sinus durae matris sind starrwandige, mit Endothel ausgekleidete Gefäße. Sie besitzen keine Klappen, aber Bindegewebsbalken, ***Chordae Willisi***.

Die wichtigsten der 6 unpaarigen und 5 paarigen Blutleiter sind:

- ***Sinus sagittalis superior:*** Verläuft am Oberrand der Falx cerebri und führt von der Crista galli zur Protuberantia occipitalis interna.
- ***Sinus rectus:*** Liegt am Schnittpunkt der Falx cerebri und cerebelli sowie Tentorium.
- ***Sinus transversus:*** Befindet sich an den lateralen Befestigungen des Tentorium und geht in den ***Sinus sigmoideus*** über, der zum Foramen jugulare zieht.

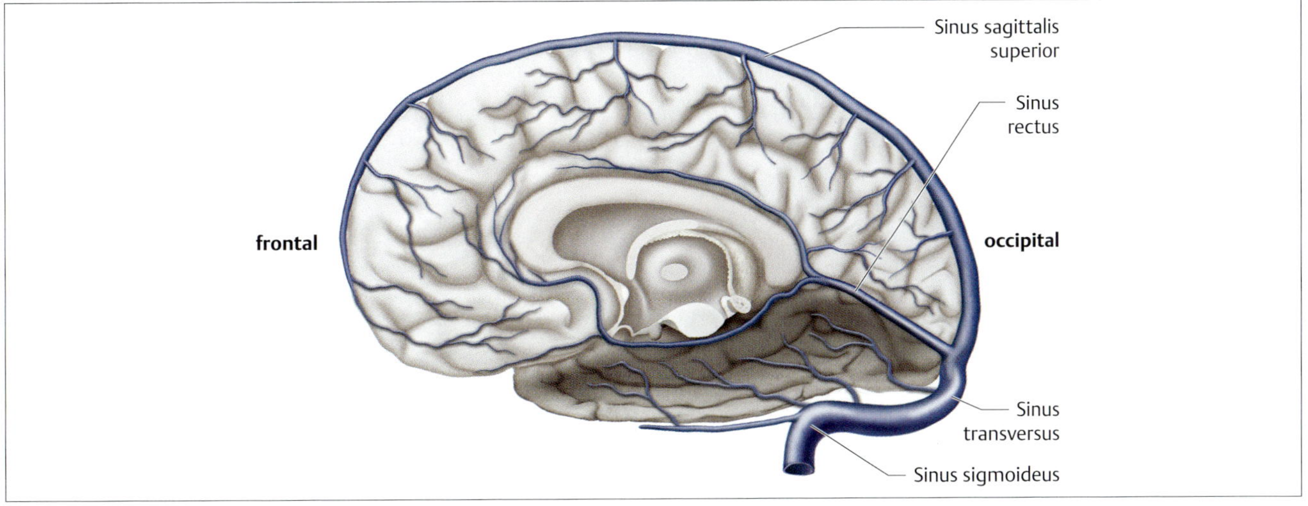

Abb. 2.139 Sinus durae matris.

Os occipitale

▶ Abb. 2.140

Partes condylares (laterales)

Die beiden Anteile bilden die seitliche Begrenzung des Foramen magnum und zusammen mit der Pars basilaris die konvexen Okziputkondylen.

Der ***Canalis hypoglossi*** verläuft schräg von lateral-ventral nach medial-dorsal durch die Kondylenbasis. Der N. hypoglossus zieht hindurch. Direkt über dem medialen Ausgang des Kanals bildet sich ein kleiner Höcker aus, ***Tuberculum jugulare.***

Ein weiterer Kanal, ***Canalis condylaris,*** befindet sich dorsal des Kondylus. Er führt eine Vene aus dem Sinus sigmoideus.

Die Ligg. alaria setzen ventral zwischen Foramen magnum und den Kondylen, das Lig. apicis dentis am ventralen Rand des Foramen an. Lateral der Kondylen hat der M. rectus capitis lateralis seinen Ansatzbereich.

Pars basilaris

Diese Pars umfasst einen Bezirk, der ventral des Foramen magnum liegt und über die Synchondrosis sphenobasilaris mit dem Os sphenoidale eine Verbindung eingeht. An der Innenseite befindet sich der ***Clivus,*** ein leicht ansteigender Übergang zum Os sphenoidale. An der Außenseite setzen das Lig. longitudinale anterius und einige Halsmuskeln an.

Squama occipitalis

Der konvexe Teil des Os occipitale nimmt den größten Teil des Knochens ein und liegt dorsal des Foramen magnum.

Die ***Protuberantia occipitalis externa*** liegt dorsal etwa in der Mitte. Etwas kranial davon zieht eine kurze, feine Linie nach lateral, ***Linea nuchalis suprema.*** Von der Protuberantia aus gehen die ***Linea nuchalis superior*** und etwa 2 Querfinger weiter kaudal die ***Linea nuchalis inferior*** jeweils rechts und links im leichten Bogen nach lateral ab. Die beiden Linien dienen vielen Nacken- und Kopfmuskeln als Verankerung.

Am dorsalen Rand des Foramen magnum setzt die Membrana atlantooccipitalis posterior an.

An der Innenseite befindet sich in der Mitte die ***Protuberantia occipitalis interna.*** Von hier ziehen nach rechts und links eine breite Rinne, ***Sulcus sinus transversi,*** und nach kranial der ***Sulcus sinus sagittalis superioris*** für die venösen Blutleiter. Nach kaudal hin bildet sich die ***Crista occipitalis interna*** für die Befestigung der Falx cerebelli aus (▶ **Abb. 2.141**).

Das Os occipitale hat nach lateral zum Os temporale, nach kranial zu den Ossa parietalia und nach ventral zum Os sphenoidale Kontakt.

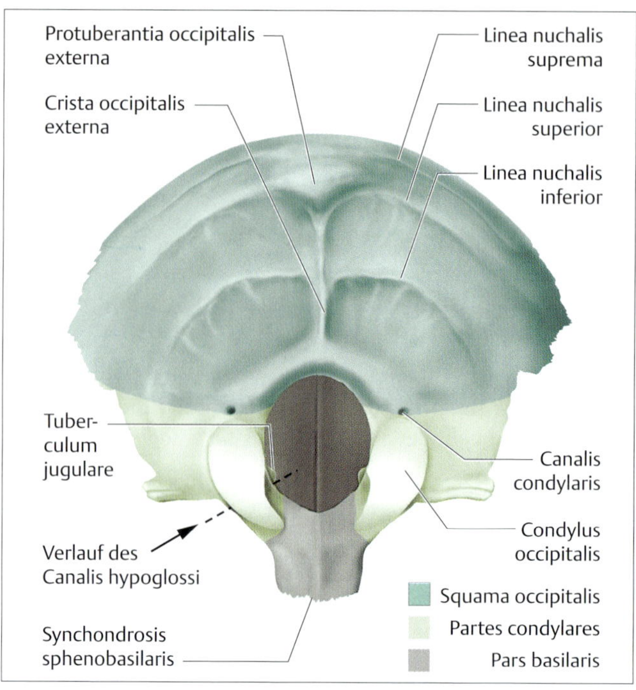

Abb. 2.140 Os occipitale von kaudal.

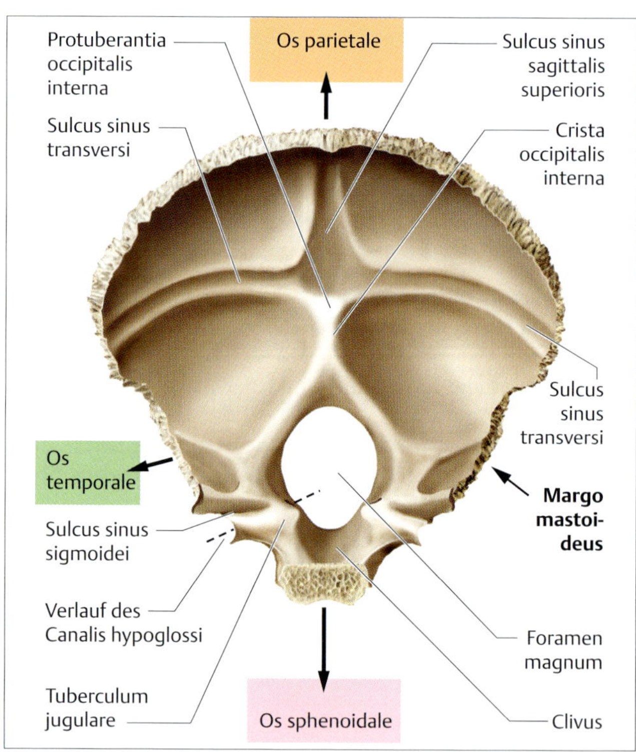

Abb. 2.141 Os occipitale von innen.

Schädelbasis

Die Basis cranii verbindet durch die Synchondrosis sphenobasilaris das Viszero- mit dem Neurokranium. Hier gehen Os occipitale und Os sphenoidale eine subchondrale Verbindung ein, die zwischen dem 20. und 30. Lebensjahr verknöchert.

Innenfläche der Schädelbasis

Die Innenfläche der Schädelbasis wird in eine Fossa cranialis anterior, media und posterior aufgeteilt. Hier befinden sich viele Löcher, durch die Gefäße und Nerven ziehen (▶ **Abb. 2.142**).

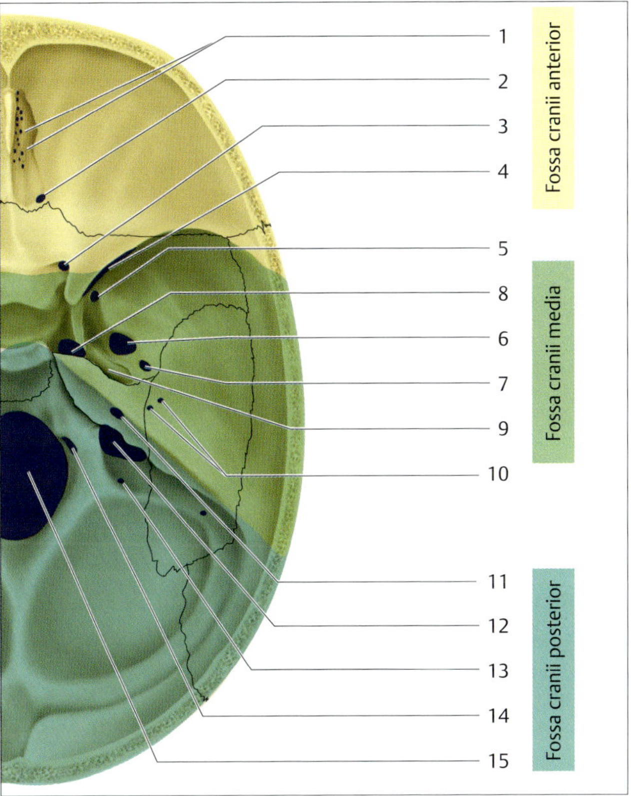

Abb. 2.142 Foramina in der Schädelbasis (Ansicht von innen).

Fossa cranii anterior

1 Lamina cribrosa für die Nn. olfactorii.
2 Foramen ethmoidale posterius für die A., V. und N. ethmoidalis posterior.

Fossa cranialis media

3 Canalis opticus für den N. opticus und die A. ophthalmica.
4 Fissura orbitalis superior für N. occulomotorius, N. trochlearis, N. ophthalmicus, N. abducens und V. ophthalmica superior.
5 Foramen rotundum für den N. maxillaris.
6 Foramen ovale für den N. mandibularis und den Plexus venosum.
7 Foramen spinosum für A. und V. meningea media und einen Ast des N. mandibularis.
8 Foramen lacerum bildet sich dort aus, wo sich Os sphenoidale, Os occipitale und Os temporale treffen. Hier zieht die A. carotis interna in das Schädelinnere.
9 Canalis caroticus für die A. carotis interna und den Plexus caroticus internus.
10 Hiatus canalis nervi petrosi für die Nn. petrosi major et minor.
11 Meatus acusticus internus für den N. facialis, N. vestibulocochlearis und Aa. labyrinthi.

Fossa cranii posterior

12 Foramen jugulare: ventral ziehen der Sinus petrosus inferior und der N. glossopharyngeus, in der Mitte der N. vagus sowie N. accessorius und im dorsalen Teil der Sinus sigmoideus hindurch.
13 Canalis condylaris für die V. emissaria.
14 Canalis hypoglossi für den gleichnamigen Nerv.
15 Foramen magnum für Medulla oblongata, weitere kleine Nervenäste, Aa. vertebrales und ein Venengeflecht.

Außenfläche der Schädelbasis

An der Außenfläche der Schädelbasis entspringen bzw. setzen zahlreiche Muskeln an (▸ **Abb. 2.143**):

Squama occipitalis

1 M. trapezius pars descendens.
2 M. semispinalis capitis.
3 M. rectus capitis posterior minor.
4 M. rectus capitis posterior major.
5 M. obliquus capitis superior.

Partes condylaris des Os occipitale

6 M. rectus capitis lateralis.

Pars basilaris des Os occipitale

7 M. longus capitis.
8 M. rectus capitis anterior.

Proc. mastoideus des Os temporale

9 M. sternocleidomastoideus.
10 M. splenius capitis.
11 M. digastricus.

Proc. styloideus des Os temporale

12 M. stylopharyngeus.
13 M. stylohyoideus.
14 M. styloglossus.

Proc. pterygoideus des Os sphenoidale

15 M. pterygoideus medialis.
16 M. pterygoideus laterale.

Ala major des Os sphenoidale

17 M. temporalis.

Arcus zygomaticus

18 M. masseter.

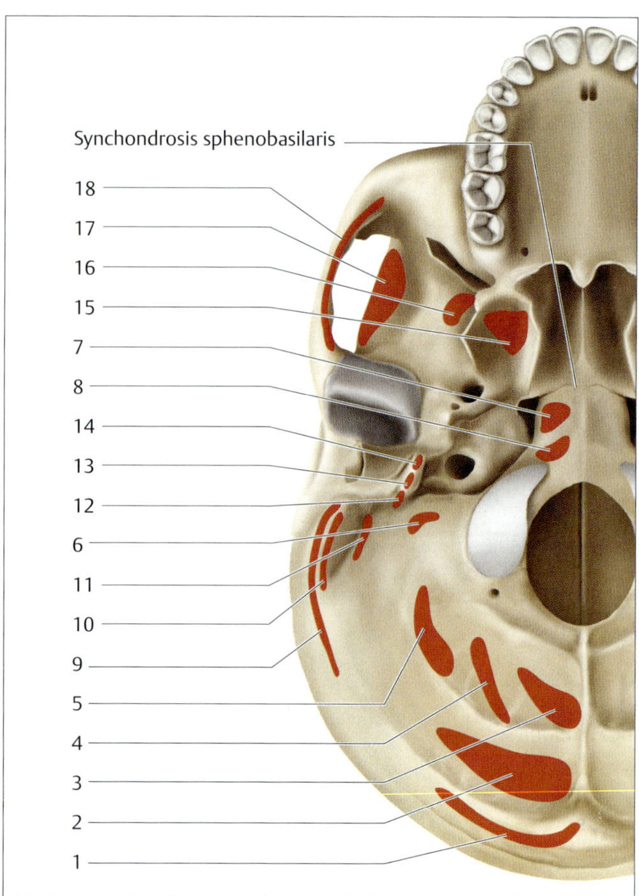

Abb. 2.143 Muskelursprünge und -ansätze am Schädel (Ansicht von kaudal).

2.6.2 Entwicklung des Schädels

▶ **Abb. 2.144**, ▶ **Abb. 2.145**

Die Knochenbildung der knorpelig präformierten Schädelbasis geht von Knochenkernen aus, die aufeinanderzuwachsen und zur Zeit der Geburt in Form von Synchondrosen miteinander verbunden sind. Eine der wichtigsten Knorpelfugen ist die Synchondrosis sphenobasilaris. Sie hat großen Einfluss auf das Längenwachstum des Schädels und verknöchert zwischen dem 20. und 30. Lebensjahr.

Das Wachstum der Schädelkalotte steht in Zusammenhang mit dem Wachstum des Gehirns, während der Gesichtsschädel und die Schädelbasis mehr dem allgemeinen Körperwachstum folgen.

Die Schädelkalotte verknöchert von 5 Knochenzentren aus, die weit auseinanderliegen. Sie befinden sich jeweils rechts und links im Os frontale und Os parietale und ein Knochenkern im Os occipitale. Von diesen Knochenkernen geht das Wachstum radiär und spiralig aus.

Wenn die Knochen zusammenwachsen, bilden sich die Suturae und Fontanellen aus. Zum Zeitpunkt der Geburt sind die Schädelnähte 1 – 10 mm breit und bestehen aus Bindegewebe; es handelt sich also um Bandhaften. An Kreuzungspunkten, an denen mehr als 2 Knochen aufeinandertreffen, erweitern sich diese Nähte zu Fontanellen. Sie schließen sich zu unterschiedlichen Zeiten.

Der ***Fonticulus anterior*** ist der größte mit 2 – 3 cm Durchmesser in Längsrichtung. Er befindet sich am Kreuzungspunkt der Os frontale mit den Ossa parietalia und schließt sich erst sehr spät, etwa im 2.– 3. Lebensjahr.

Der ***Fonticulus posterior*** liegt an der Schnittstelle zwischen Ossa parietalia und Os occipitale. Seine Schließung erfolgt etwa im 3. Lebensmonat.

Der ***Fonticulus sphenoidalis*** (anterolateralis) ist die laterale Lücke zwischen Os frontale, Os parietale, Os temporale und Os sphenoidale. Er schließt sich im 6. Lebensmonat.

Der ***Fonticulus mastoideus*** (posterolateralis) liegt lateral-dorsal und wird vom Os occipitale, Os parietale und Os temporale begrenzt. Seine Schließung ist im 18. Lebensmonat zu erwarten.

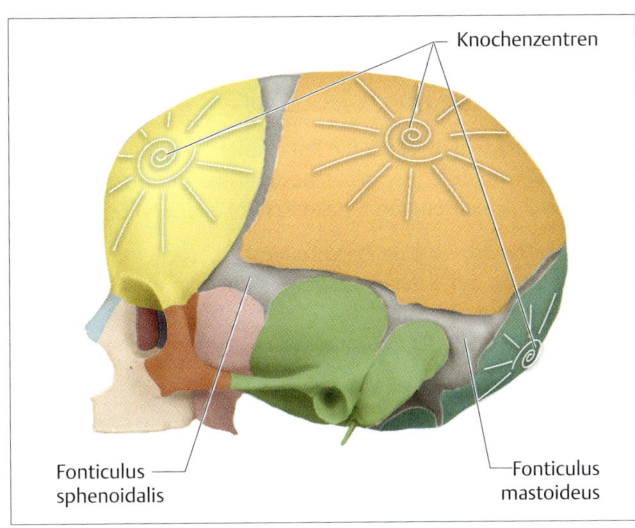

Abb. 2.144 Schädel des Neugeborenen von lateral.

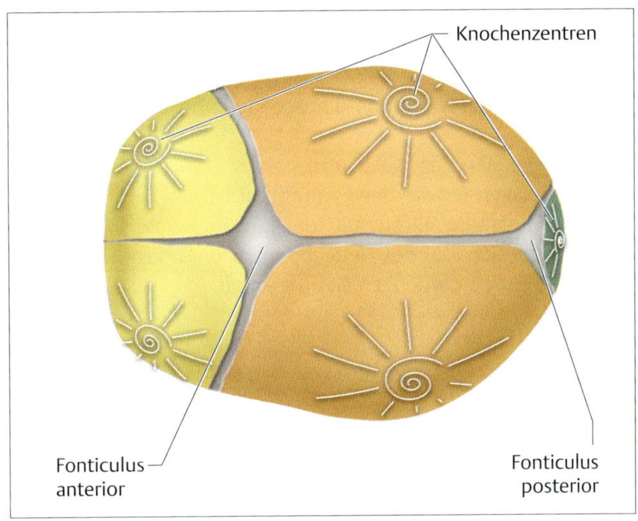

Abb. 2.145 Schädel des Neugeborenen von kranial.

2.6.3 Suturae cranii

▶ Abb. 2.146, ▶ Abb. 2.147, ▶ Abb. 2.148

Durch die Schädelnähte sind die Knochenteile des Schädels miteinander verbunden. Jede Naht besteht aus miteinander verbundenen 2 Schichten und 5 dazwischenliegenden Schichten.

Die ***äußere bindegewebige Periostschicht*** überbrückt die Nahtfuge sowohl an der Schädelaußen- als auch an der Schädelinnenfläche. Diese Fasern stellen einen Schutz der Nahtränder gegen zu starke Belastungsimpulse dar.

Die ***innere Periostschicht*** stülpt sich in die Schädelnaht vor und bedeckt als eine Art Kapsel die Knochenränder. Sie besteht aus kollagenen Faserbündeln. An die innere Periostschicht schließt sich eine bindegewebige Schicht an, die unter anderem Fibroblasten enthält.

Der Raum zwischen den angrenzenden inneren Periostschichten ist die ***zentrale Zone***. Sie ist mit lockerem Bindegewebe, Zellen, Gefäßen, Nerven und Rezeptoren ausgefüllt.

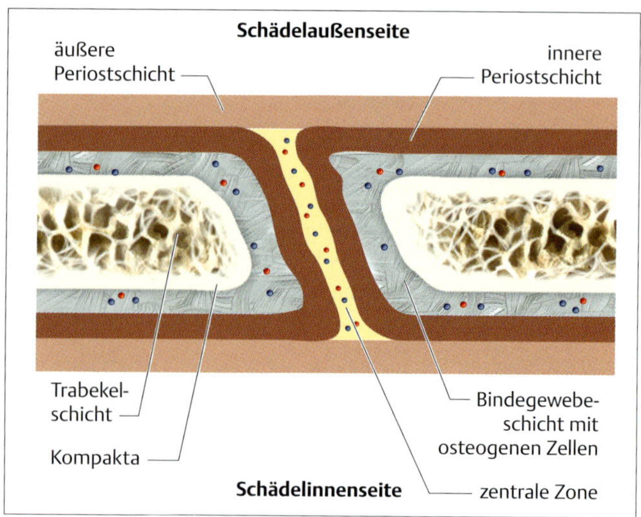

Abb. 2.146 Aufbau der Schädelnaht.

Funktionen der Suturae

- Sie stellen die Verbindung der Schädelknochen untereinander her.
- Sie ermöglichen das Wachstum.
- Sie übertragen feinste Bewegungsimpulse.
- Sie erhöhen die Elastizität des Schädels. Beispielsweise kommt der Schädel des Neugeborenen ohne große Schwierigkeiten durch den engen Geburtskanal.

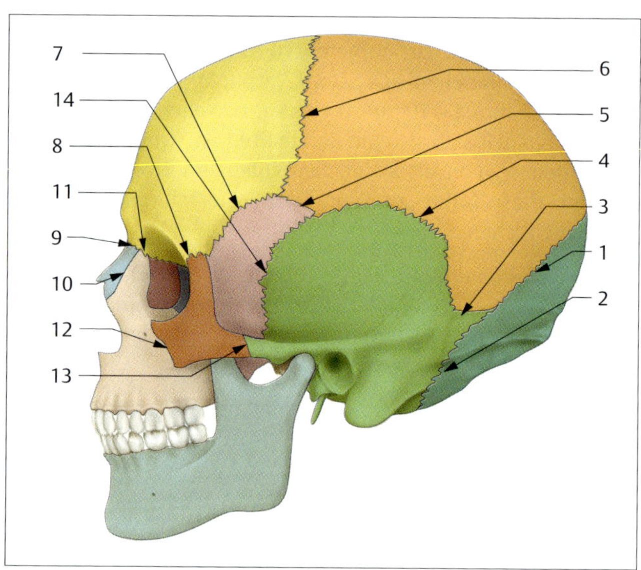

Abb. 2.147 Suturae cranii (Ansicht von lateral).

KLINISCHER BEZUG

Spannungsveränderungen in den bindegewebigen Schichten können dazu führen, dass die Elastizität verloren geht und die Bewegungen der einzelnen Schädelknochen behindert werden.

Durch vorzeitigen Suturenschluss können bestimmte Schädelformen entstehen. Schließt sich z. B. die Sutura coronalis zu früh, weist der Schädel eine spitze Form nach kranial auf.

PRAXISTIPP

Die externe und interne Verbindungsschicht der Sutura muss sich im Gleichgewicht befinden, damit die Bewegungen der Schädelknochen normal stattfinden können. Um eine Sutura zu befreien, bietet sich unter anderem die Desengagement-Technik an, bei der die Schädelnähte auseinandergezogen werden.

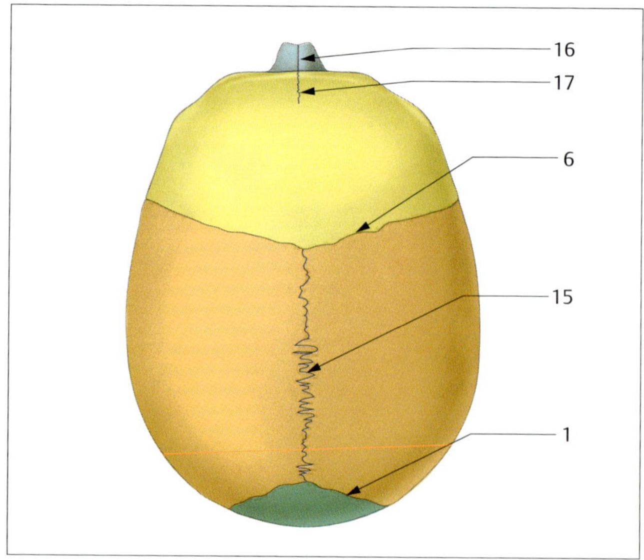

Abb. 2.148 Suturae cranii (Ansicht von kranial).

Bis auf wenige Ausnahmen werden die Schädelnähte nach den angrenzenden Schädelknochen bezeichnet. In der Art, wie sie aneinanderstoßen, weisen sie unterschiedliche Formen auf:

1 ***Sutura lambdoidea*** verbindet das Os occipitale mit den Ossa parietalia. Sie hat kurze Zacken, die teilweise den angrenzenden Knochen überlappen.
2 ***Sutura occipitomastoidea*** stellt die Verbindung zwischen Os occipitale und der Pars mastoidea des Os temporale her. Ihre Form ist unregelmäßig.
3 ***Sutura parietomastoidea*** verbindet das Os parietale mit der Pars mastoidea des Os temporale und hat überlappende Knochenkanten.
4 ***Sutura squamosa*** ist die Naht zwischen dem Os parietale und der Pars squamosa des Os temporale. Hier überlagern sich die abgeschrägten Knochenkanten und bilden die sogenannte Schuppennaht.
5 ***Sutura sphenoparietalis*** ist die Fortsetzung der Sutura sphenofrontalis nach dorsal und verbindet das Os parietale mit dem Os sphenoidale. Die Ränder überlappen sich.
6 ***Sutura coronalis*** verläuft quer über den Schädel. Hier stoßen Os frontale und die Ossa parietalia aufeinander. Die Knochenkanten verzahnen sich nicht nur, sondern überlappen sich auch.
7 ***Sutura sphenofrontalis*** ist eine Naht, die zwischen Os sphenoidale und Os parietale liegt und sowohl verzahnt als auch überlappend ist.
8 ***Sutura frontozygomatica*** ist eine verzahnte Naht. Sie befindet sich am lateralen Orbitalrand zwischen dem Proc. zygomaticus des Os frontale und dem Os zygomaticum.
9 ***Sutura frontonasalis*** ist eine sehr kurze und plane Naht, die die Spina nasalis des Os temporale mit dem Os nasale verbindet.
10 ***Sutura nasomaxillaris*** ist eine glatte Naht, die das Os nasale mit der Maxilla verbindet.
11 ***Sutura frontomaxillaris*** stellt die Verbindung zwischen dem Os frontale und dem Proc. frontalis der Maxilla her. Es handelt sich um eine verzahnte Naht.
12 ***Sutura zygomaticomaxillaris*** ist eine unregelmäßig ausgebildete Naht, die kaudal der Orbita das Os zygomaticum mit der Maxilla verbindet.
13 ***Sutura temporozygomatica*** liegt auf dem Jochbeinbogen und verbindet das Os temporale mit dem Os zygomaticum. Die Verbindung ist verzahnt.
14 ***Sutura sphenosquamosa*** weist sowohl Verzahnung als auch Überlappung auf und verbindet die Pars squamosa des Os temporale mit der Ala major des Os sphenoidale.
15 ***Sutura sagittalis*** verbindet das rechte und linke Os parietale miteinander. Es handelt sich um eine Sägenaht, d. h. eine deutliche Verzahnung mit großen Zacken.
16 ***Sutura internasalis*** ist die Naht zwischen den beiden os nasale.
17 ***Sutura metopica*** verbindet die beiden Ossa frontalia miteinander und verknöchert sehr früh.

2.6.4 Meningen des Gehirns

Dura mater encephali

▶ **Abb. 2.149**

Die harte Hirnhaut besteht aus sehr festem Bindegewebe mit vielen kollagenen Fasern, die teilweise in ihrer Anordnung der Form des Schädels folgen und teils longitudinal, vertikal oder horizontal angeordnet sind. Sie kleidet die Innenfläche der Schädelhöhle aus und besteht aus 2 Schichten. Die äußere Schicht, ***Dura periostale,*** ist das Periost des Schädels und sehr fest. Die Anheftung ist im Bereich der Suturae und an der Schädelbasis ausgeprägter als am Schädeldach. Die innere Schicht, ***Dura meningeale,*** folgt den Gehirnkonturen. An manchen Stellen löst sie sich von der Dura periostale, wodurch hier Hohlräume für die venösen Blutleiter entstehen. Teilweise verlaufen zwischen den beiden Schichten auch kleine Arterien und Äste aus den Hirnnerven. Wo sich von beiden Seiten diese Duraschicht trifft, bilden sie Einstülpungen, Duplikaturen, in das Schädelinnere. So entstehen sehr starke Septen, von denen 2 vertikal, ***Falx,*** und eine zeltförmig, ***Tentorium,*** ausgespannt sind.

In der harten Hirnhaut befinden sich die ***Sinus durae matris***. Sie führen das venöse Blut des Gehirns zur Vena jugularis interna ab.

Falx cerebri

Die Falx cerebri bildet sich sichelförmig aus und trennt die beiden Großhirnhemisphären. Der ventrale Teil ist an der Crista frontalis des Os frontale befestigt. Ventral-kaudal ist sie an der Crista galli des Os ethmoidale fixiert. Die dorsale Befestigung befindet sich an der Protuberantia occipitalis interna. Hier geht die Falx in das Tentorium cerebelli über (▶ **Abb. 2.149**).

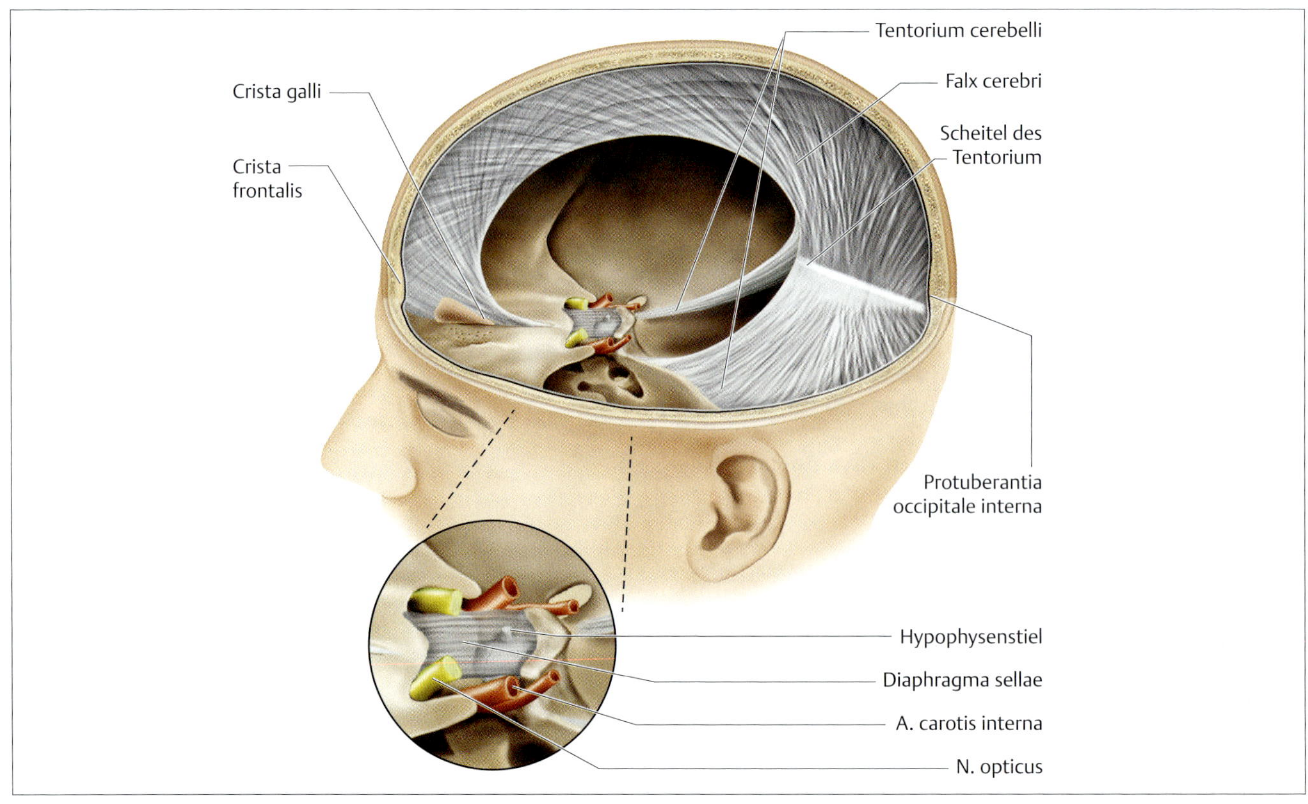

Abb. 2.149 Falx cerebri, Sella turcica und Tentorium cerebelli.

Tentorium cerebelli

Dieses zeltartige Gebilde trennt den Okzipitallappen vom Kleinhirn. Es ist an der Protuberantia occipitalis interna sowie beidseitig an den Querleisten des Os occipitale befestigt. Weiter ventral enden die Ecken des Zeltes jeweils an den Procc. clinoidei des Os sphenoidale.

Falx cerebelli

Die Falx cerebelli ist die Fortsetzung der Falx cerebri in der Furche zwischen den Kleinhirnhemisphären und trennt diese in 2 Hälften. Sie wird als Kleinhirnsichel bezeichnet und verläuft senkrecht in der Medianlinie.

Diaphragma sellae

Im Bereich der Fossa hypophysialis überdeckt die Dura mater als horizontales Diaphragma die Hypophyse. Eine kleine Öffnung, ***Hiatus diaphragmaticus***, bleibt für den Hypophysenstiel.

KLINISCHER BEZUG

Die Folgen abnormer duraler Spannungen sind vielzählig:

- Durch die Fixierung der Falx an der Crista galli kann der Spannungszustand der Dura Einfluss auf das Os ethmoidale und das Riechen nehmen.
- Durch die Verbindungen zu den venösen Blutleitern können venöse Abflussstörungen des Schädels die Folge sein.
- Die Fluktuation des Liquors kann beeinträchtigt werden.
- Da die Hirnnerven teilweise durch die intrakranialen Membranen durchtreten, kann es zu Funktionsstörungen dieser Nerven kommen.
- Der Hypophysenstiel kann eingeengt werden, was Störungen der Hypophysenfunktion auslösen kann.
- Die Schädelknochen, eventuell auch das Sakrum, können in der Beweglichkeit eingeschränkt werden.

PRAXISTIPP

Point of balance

In der kraniosakralen Osteopathie wird die Spannung der intrakranialen Membranen und ihrer Fortsetzung bis zum Sakrum ausgetestet. Es wird der ***Point of balance*** gesucht, der als der Punkt definiert ist, an dem sich die Membranen im Gleichgewicht befinden. Dies ist das wichtigste Prinzip bei der Behandlung. Bei einer Dysfunktion ist der Punkt deutlich in eine Richtung verschoben, es kann sogar eine Bewegungsrichtung völlig blockiert sein. Um wieder ein Spannungsgleichgewicht herzustellen, können unterschiedliche Techniken angewendet werden, wie z. B.:

- Eine Technik sucht die aktuelle Gleichgewichtsposition und hält die Strukturen im Point of balance, bis eine Entspannung wahrnehmbar ist.
- Eine andere Technik bevorzugt einen Impuls auf das Gewebe in die entgegengesetzte Richtung der Blockade. Dann wird auf eine Gewebeantwort gewartet und vorsichtig die Bewegung an die neue, frei gewordene Richtung herangeführt. Die direkte Technik übt Druck oder Zug in Richtung der Blockade aus, während die Desengagement-Technik die Strukturen nur sanft voneinander trennt (Liem 2001).

Leptomeninx

▸ **Abb. 2.150**

Die weiche Hirnhaut besteht aus einem äußeren, ***Arachnoidea,*** und einem inneren Blatt, ***Pia mater encephali.***

Arachnoidea encephali

Die sogenannte Spinngewebshaut ist eine gefäßlose Haut. Sie besteht aus 2 Schichten, die durch einen schmalen Spalt, ***Spatium subdurale,*** voneinander getrennt sind. Die äußere liegt der inneren Duraschicht an, ohne mit ihr zu verwachsen. Im Subduralraum verlaufen einige Venen und Nerven. Die innere Schicht der Arachnoidea besteht aus vielen feinen bindegewebigen Trabekeln, zwischen denen Gefäße liegen. Dieser Subarachnoidalraum, ***Spatium subarachnoideum,*** ist mit Liquor gefüllt.

Die Arachnoidea besitzt an der konvexen Oberfläche des Gehirns – besonders in der Umgebung des Sinus sagittalis superior – zottenförmige, mit Liquor gefüllte Aussackungen, ***Granulationes arachnoideae.*** Über diese Zotten kann der Liquor in das venöse System abfließen.

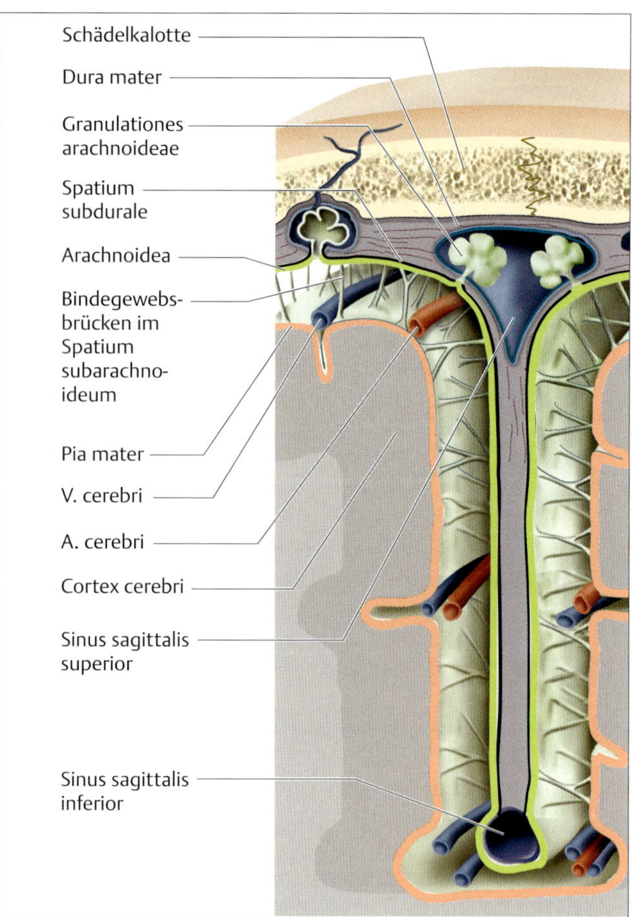

Abb. 2.150 Hirnhautschichten.

Pia mater encephali

Die Pia mater besteht aus einer dünnen elastischen Bindegewebsschicht und überzieht die ganze Oberfläche des Gehirns. Dabei legt sie sich dem Oberflächenrelief dicht an und folgt allen Vertiefungen der Großhirnhemisphäre. Sie schiebt sich teilweise als Septum hinein, ist aber nicht mit dem Cortex cerebri verwachsen.

Sie ist die gefäßführende Hirnhaut mit Gefäßstämmen auf der Gehirnoberfläche, aber auch mit Kapillaren für das Hirninnere. Sie bildet zottenartige Adergeflechte, ***Plexus choroidei***, die sich in die Ventrikel vorwölben und den Liquor cerebrospinalis bilden (▸ **Abb. 2.150**).

Cisternae subarachnoideae

Da die Pia mater der Hirnoberfläche, die Arachnoidea jedoch der Dura folgt, entstehen an einigen Stellen – vor allem an der Schädelbasis – mit Liquor gefüllte Räume. Diese werden Zisternen genannt. Die ***Cisterna cerebellomedullaris*** befindet sich zwischen Kleinhirn und Medulla, die ***Cisterna interpeduncularis*** zwischen dem Hirnstiel und dem Pons. Die ***Cisterna chiasmatis*** liegt am Chiasma opticum, die ***Cisterna ambiens*** zwischen der Kleinhirnoberfläche und der Vierhügelplatte.

Funktionen der Meningen

Die Funktionen der Hirnhäute sind vielseitig. Die festen Hirnhäute stellen z. B. ein wichtiges Verspannungssystem sowohl in Längs- als auch in Querrichtung dar und vermitteln damit ein Gleichgewicht zwischen Viszero- und Neurokranium. Sie haben gewisse Auswirkungen auf die Koordination zwischen Sakrum und Schädel und sichern die Schädelform, vor allem zum Zeitpunkt, wenn die Suturae noch nicht verwachsen sind. Außerdem besitzen sie bei einem Trauma eine bestimmte Schutzfunktion.

Die weichen Häute dagegen versorgen das Gehirn mit Blut und spielen eine wichtige Rolle bei der Liquorproduktion und -verteilung.

KLINISCHER BEZUG

Meningitis
Bei der bakteriellen Meningitis handelt es sich um eine Entzündung der Pia mater und Arachnoidea. Die Erreger sind meist Bakterien, die über den Blutweg, durch Fortleitung aus Nachbarstrukturen (z. B. Mittelohr) oder bei Schädelfrakturen auf die Hirnhaut gelangen. Die Symptome umfassen Fieber, Abgeschlagenheit, Frösteln, Kopfschmerzen, Nackensteifigkeit, extreme Berührungsempfindlichkeit der Haut, Bewusstseinstrübung und Koma. Der Liquor ist trüb bis eitrig und es sind massenhaft Leukozyten sowie eine starke Eiweißvermehrung nachweisbar.

Dagegen verläuft die virale Meningitis etwas milder und klingt in der Regel nach einigen Tagen wieder ab.

2.6.5 Mobilität des Schädels

Der Schädel ist ein elastisches Gewebe. An ihm kann ein rhythmischer Bewegungsimpuls palpiert werden, der ***primärer respiratorischer Mechanismus*** (PRM) genannt wird. Die normale Frequenz beträgt etwa 6 bis 12 Impulse pro Minute. Der PRM wird durch verschiedene Faktoren beeinflusst:

- Durch den Spannungsaufbau und -abbau in den Zellen von Gehirn und Rückenmark entsteht eine Eigenmobilität des ZNS.
- Die Produktion des Liquors in den Ventrikeln bewirkt einen erhöhten Druck, der die weitere Produktion stoppt. Dann sinkt der Druck und wenn er eine bestimmte Schwelle unterschreitet, wird die Produktion von Liquor wieder aufgenommen und der Druck steigt. Dieser Druckwechsel bringt einen deutlichen Rhythmus zustande.
- Das Spannungsgleichgewicht in den intrakranialen und intraspinalen Membranen beeinflusst den PRM. Normalerweise befindet es sich im Point of balanced membrana tension. Nur dann können die Membranen die Kraft weiterleiten und die Spannung ausrichten.
- Die fluiden Aspekte eines Knochens, der zum größten Teil aus Flüssigkeit besteht, haben Einfluss auf den PRM. Dabei arbeiten die Suturae wie Dehnungsfugen. Die Richtung der Bewegung hängt von der Ausrichtung und Form der Naht ab.
- Die Mobilität des Sakrums hat Auswirkung auf den PRM. Die Dura mater spinalis ist am 2. Sakrumwirbel und am Os coccygeum fixiert. Weiter nach kranial ist die Dura nur locker im Spinalkanal angeheftet. Am 1. und 2. Halswirbel und ringsum am Foramen magnum ist die Dura fixiert. Ab hier geht sie über in die Dura mater encephali. Jede Positionsveränderung des Sakrums beeinflusst daher aufsteigend den PRM.

PRAXISTIPP

Durch die spinale und intrakraniale Kontinuität der Duralmembran sind bei einer Funktionsstörung des Sakrums immer die Konsequenzen für die HWS und des Kraniums zu bedenken. Deshalb sollte in diesem Fall immer die obere HWS und der Schädel untersucht werden, um dies bei der anschließenden Behandlung berücksichtigen zu können. Umgekehrt gilt es auch, wenn im Bereich des Schädels oder der oberen HWS eine Störung auftritt (▸ **Abb. 2.151**).

Bei einer Restriktion zwischen Os occipitale und Sakrum kann die Technik mittels Dural tube ***stretch*** durchgeführt werden: Das Sakrum wird nach kaudal, das Os occipitale nach kranial bis zu einem Gefühl der Spannungsbarriere geschoben. Diese wird nicht überschritten, sondern hier wird angehalten, bis der Widerstand nach einiger Zeit aufhört. Die Release-Technik wird so lange fortgesetzt, bis kein Widerstand mehr zu spüren ist. Der Schub am Sakrum und Okziput kann auch reziprok durchgeführt werden.

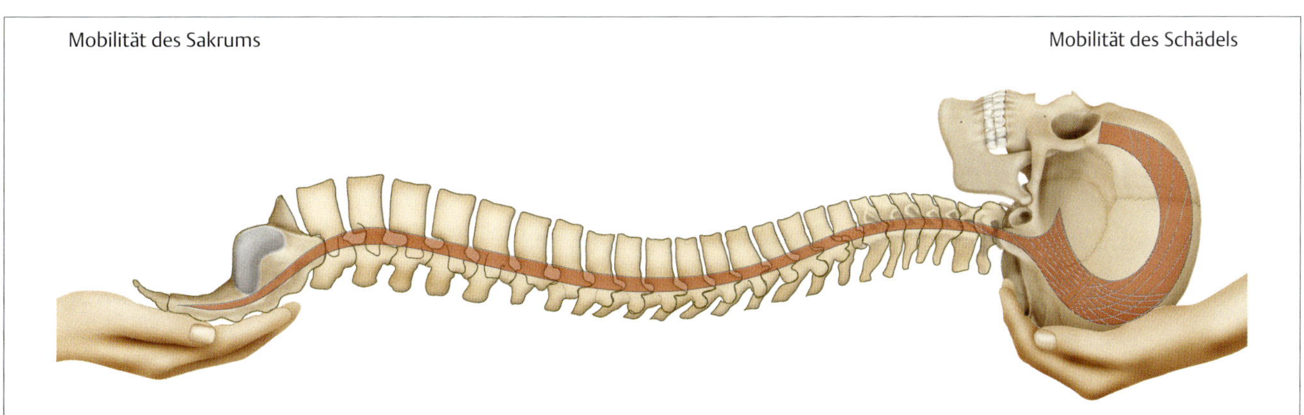

Abb. 2.151 Zusammenhänge der Mobilität zwischen Schädel und Sakrum.

2.6.6 Liquor cerebrospinalis

Der Liquor füllt die Hirnventrikel und den Subarachnoidalraum. Er wird hauptsächlich in den Plexus choroidei gebildet.

Plexus choroidei

Die Adergeflechte befinden sich in den Hirnventrikeln und sind Gefäßzotten, die sich von der Pia mater ausgehend in die Ventrikel ausstülpen. In den Seitenwänden der lateralen Ventrikel sind sie am größten.

Der Plexus choroideus besteht aus einer inneren einschichtigen epithelialen Platte und einer äußeren Bindegewebsschicht mit zahlreichen gewundenen Kapillaren. In den Maschen des Bindegewebes kommen zahlreiche Zellen vor, wie z. B. Mast- und Plasmazellen. Mit den Arterien gelangen postganglionäre, sympathische Fasern in die Plexus choroidei und bilden Verflechtungen in den Blutgefäßwänden und im Bindegewebe. Im Bereich der Aufhängung dieser Plexus an den Ventrikelwänden geht die innere Schicht in das Ependym der Hirnwand über.

Liquor cerebrospinalis

Über die externe Schicht der Plexus choroidei wird mittels Ultrafiltration Plasma aus dem Blut selektiert. In der inneren Schicht, den Plexusepithelien, wird durch aktive Stoffwechselvorgänge der Liquor produziert und in die Ventrikel abgegeben. In 24 Stunden werden 500 – 800 ml Liquor produziert, da er sich mindestens 3-mal täglich (eventuell sogar häufiger) erneuert. Ständig sind etwa 140 ml vorhanden, davon 20 ml im Rückenmark.

Der Liquor ist wasserklar und ähnelt in seiner Zusammensetzung dem Blutplasma. Allerdings unterscheidet er sich vom Plasma dadurch, dass er kein Cholesterin, kaum Eiweiß und weniger Kalzium, Kalium und Glukose enthält. Der pH-Wert beträgt 7,32. Im Liquor befinden sich einige wenige Zellen, wie z. B. Lymphozyten und Monozyten. Außerdem können Hormone wie Endorphine und Neurotransmitter nachgewiesen werden.

Liquorzirkulation ▸ **Abb. 2.152**

Nach der Bildung des Liquors in den Seitenventrikeln zirkuliert er durch das Foramen interventriculare, ***Monroi,*** zum ***Ventriculus tertius*** und von dort durch den ***Aquaeductus mesencephali, Sylvii,*** zum 4. Ventrikel. Weiter fließt er durch die Apertura lateralis, ***Luschka,*** et medialis, ***Magendie,*** in den äußeren Liquor- und den Subarachnoidalraum.

An einigen Stellen ist der Subarachnoidalraum zu den Zisternen erweitert. Die Zirkulation wird durch die Strömung von den Bildungsorten zu den Resorptionsstellen und durch die arterielle Pulswelle angeregt.

Granulationes arachnoideae

Die Granulationes sind von der Arachnoidea ausgehende gefäßlose Ausstülpungen. Sie liegen in kleinen Gruben, die die Schädelkalotte von innen vor allem im Bereich des Sinus sagittalis superior aufweist. Es sind Zotten, die von einer mehrschichtigen Zelllage und Sinusepithel überzogen sind. Hier findet die Resorption des Liquors in die Venen des Sinus statt. Über den Mechanismus gibt es widersprüchliche Meinungen. Jedoch spielt der Liquordruck eine Rolle, der wiederum vom venösen Druck beeinflusst wird. Er beträgt etwa 150 mm H_2O.

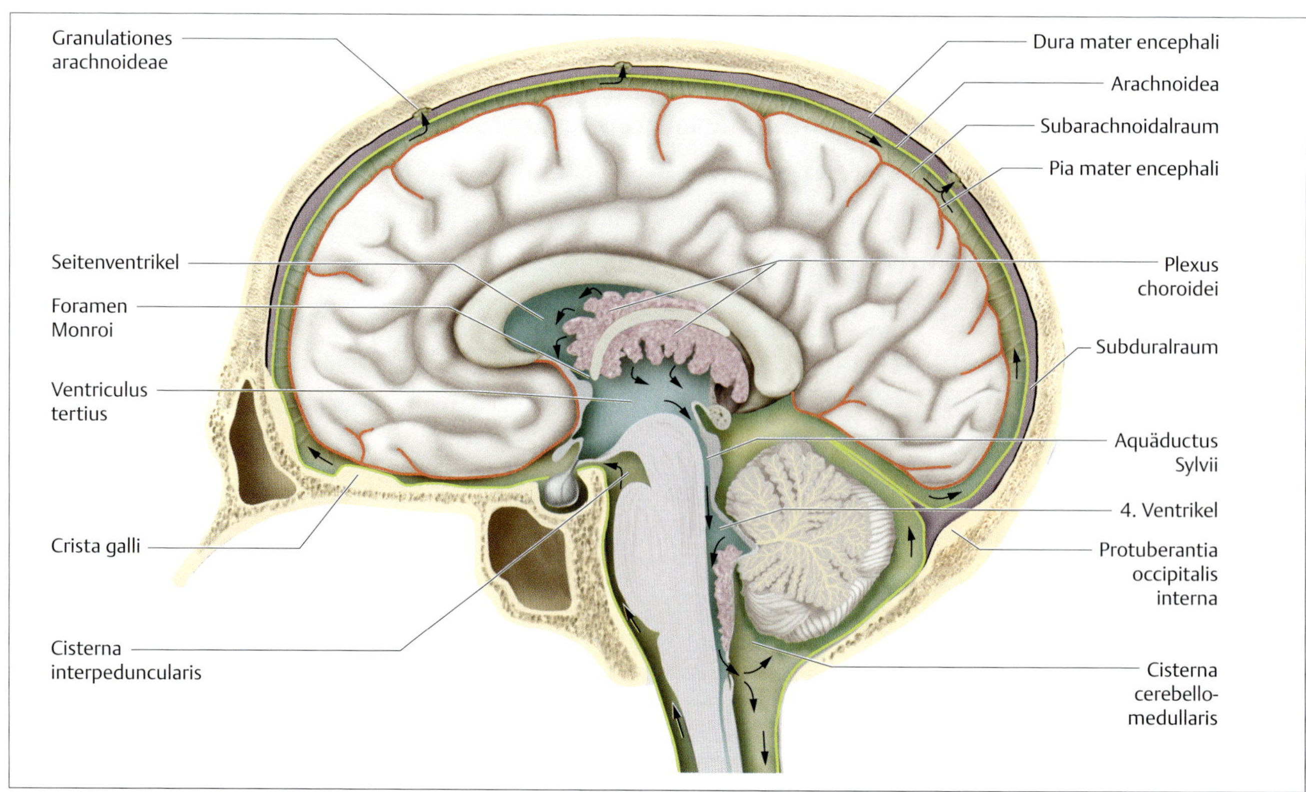

Abb. 2.152 Liquorverteilung im Gehirn.

Funktion des Liquors

Der Liquor hat in zweierlei Hinsicht eine lymphogene Funktion: immunologisch, da er das Gehirn frei von Bakterien und Viren hält. Außerdem hat er hat eine Drainagefunktion, indem er die Abfallstoffe aus dem Gehirn abtransportiert. Weitere Funktionen sind die Ernährung des Gehirns und angrenzender Meningen sowie Schutzfunktion für das Gehirn und Rückenmark.

KLINISCHER BEZUG

Lumbalpunktion

Der Liquor hat diagnostische Bedeutung, da sich bei vielen neurologischen Erkrankungen die chemische Zusammensetzung charakteristisch verändert. Deshalb wird zur Diagnose die Lumbalpunktion durchgeführt. Zwischen den Wirbelbögen des 3. und 4. Lendenwirbels wird eine lange Kanüle bis in den Subarachnoidalraum geführt und die Flüssigkeit entnommen.

Erhöhung des intrakraniellen Drucks

Ist die Liquorresorption behindert oder kann der Liquor nicht aus den Ventrikeln in den Subarachnoidalraum abfließen, kommt es aufgrund des Staus zu einem gesteigerten intrakraniellen Druck. Beim Kind führt dies zu einer Größenzunahme des Neurokraniums, ***Hydrozephalus***. Beim Erwachsenen, bei dem sich der Schädel nicht mehr ausweiten kann, kommt es zu Hirndruckzeichen wie z. B. Kopfschmerzen und Erbrechen.

PRAXISTIPP

Technik zur Beeinflussung der Liquorfluktuation
▸ **Abb. 2.153**

In der kraniosakralen Therapie kann die Fluktuation der Liquorflüssigkeit durch spezielle Griff- und Behandlungstechniken verlangsamt oder beschleunigt werden. So hat z. B. eine Kompression auf den 4. Ventrikel einen homöostatischen Einfluss auf den gesamten kraniosakralen Rhythmus, da über die Erhöhung des intrakranialen Drucks der Liquor in alle Räume verteilt wird. Bei dieser sogenannten CV-4-Technik erfolgt die Kompression an den lateralen Flächen des Os occipitale. Die Finger werden übereinander- und die Daumenspitzen zusammengelegt, sodass sie ein V bilden. Die Daumenspitzen liegen etwa in Höhe des Proc. spinosus des Axis, die Daumenballen lateral am Os occipitale. Während der Exspirationsphase folgt der Daumen den Bewegungen des Schädels, weil er sich verschmälert. In der Inspirationsphase wird dieser leichte Druck gehalten und damit das Verbreitern des Schädels verhindert. Nach einigen Zyklen wird der Druck in der Inspirationsphase aufgegeben und einige Zeit entspannt.

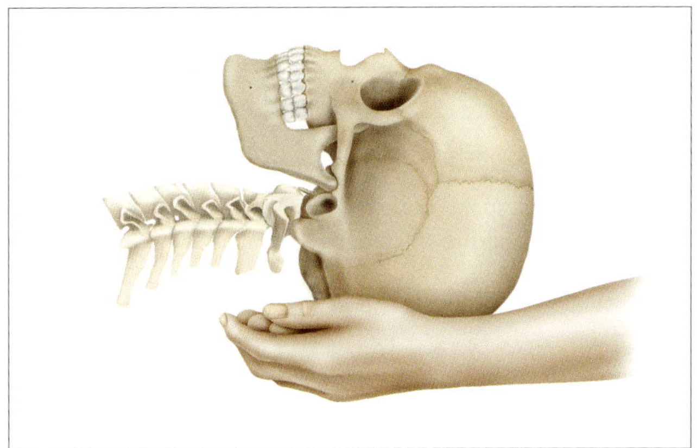

Abb. 2.153 Technik zur Kompression des 4. Hirnventrikels.

2.6.7 Muskulatur

M. epicranius Abb. 2.154

M. temporoparietalis

Ursprung: Galea aponeurotica (großes Sehnenblatt, das den Scheitel bedeckt und mit der Haut verwachsen ist).

Ansatz: Wurzel der Ohrmuschel.

Innervation: Rr. temporales, N. facialis.

Verlauf und Besonderheiten:
- Ist mit der Kopfhaut verwachsen.
- Dorsaler Anteil des Muskels: **M. auricularis posterior**. Dieser Anteil besteht aus sehr kurzen horizontalen Fasern, die die dorsale Ohrwurzel mit der Pars mastoidea des Os temporale verbinden.

Funktionen: Zieht das Ohr nach kranial und dorsal.

M. occipitofrontalis

Ursprung:
- Venter occipitalis: Linea nuchalis suprema.
- Venter frontalis: Haut über den Augenbrauen.

Ansatz: Galea aponeurotica.

Innervation: N. facialis.

Verlauf und Besonderheiten: Venter frontalis ist im Augenbrauenbereich mit dem M. orbicularis oculi verwachsen.

Triggerpunkte:
- Triggerpunkt 1 befindet sich im Venter frontalis etwa 2 – 3 Querfinger kranial der Augenbraue. In der unmittelbaren Umgebung erfolgt der größte Übertragungsschmerz.
- Triggerpunkt 2 liegt im Venter occipitalis direkt oberhalb der Linea nuchalis superior etwa 2 – 3 Querfinger von der Mittellinie entfernt mit Ausstrahlungen in Richtung Orbita und Ohr sowie seitlichem Schädel.

Funktionen:
- Venter frontalis hebt bei Punktum fixum an der Galea aponeurotica die Augenbrauen und -lider. Der Venter occipitalis kann diese Funktion durch Zug an der Galea verstärken.
- Verschiebt die Kopfhaut nach ventral und dorsal.

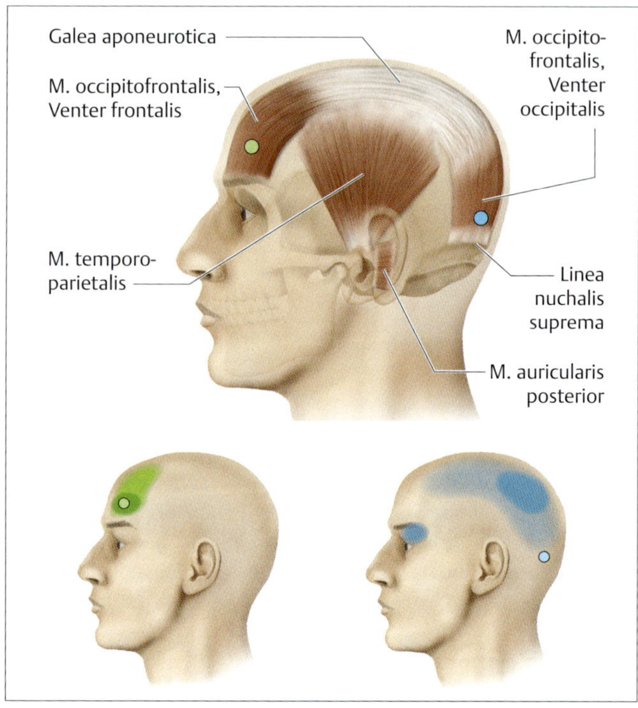

Abb. 2.154 M. epicranius mit Triggerpunkten und Schmerzausstrahlungen.

Mimische Muskulatur (Tab. 2.2)

► Abb. 2.155

Tab. 2.2 Mimische Muskulatur.

Muskel	Funktion
M. corrugator supercilii	runzelt die Augenbrauen
M. procerus	zieht die Haut zwischen den Augenbrauen zusammen
M. nasalis	verengt oder erweitert die Nasenöffnung
M. levator anguli oris	hebt den Mundwinkel
M. buccinator	Trompetenmuskel: die in den Wangen angesammelte Luft wird ausgestoßen
M. mentalis	hebt den Kinnwulst an, wodurch die nach oben konvexe Kinn-Lippen-Furche entsteht
M. depressor anguli oris	zieht den Mundwinkel nach unten
M. depressor labii inferioris	zieht die Unterlippe nach unten
M. risorius	zieht den Mundwinkel zur Seite und ruft die Grübchen hervor
M. orbicularis oris	macht einen spitzen Mund
M. zygomaticus minor	entblößt die obere Zahnreihe
M. zygomaticus major	hebt den Mundwinkel nach oben-außen
M. levator labii superioris	zieht die Oberlippe nach oben
M. levator nasi superioris	zieht den Nasenflügel nach oben
M. orbicularis oculi	• kneift die Augen zusammen • verteilt die Tränenflüssigkeit

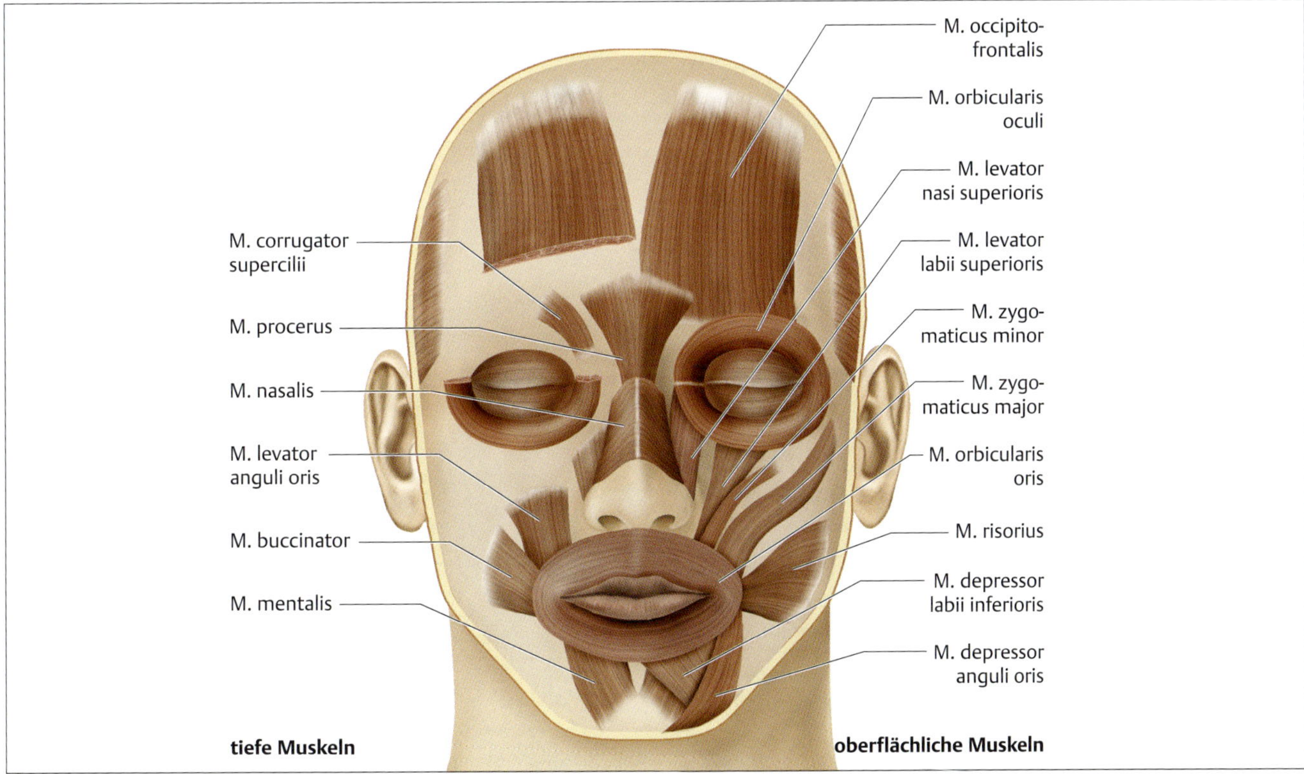

Abb. 2.155 Mimische Muskulatur.

2.7 Kiefergelenk

Kraniomandibuläre Region

Das Kiefergelenk ist in ein System von Knochen, Bändern und Muskeln verschiedener Abschnitte eingebunden, die sich gegenseitig beeinflussen. Vor allem ist das Zusammenwirken mit der HWS und die enge Nachbarschaft mit dem Ohr von Bedeutung. Deshalb gilt das Kiefergelenk als Bestandteil des kraniomandibulären Systems. Gegenseitige Abhängigkeit und Beeinflussung kennzeichnen diese Systembeziehung. Aus diesem Grund werden Störungen an einem Glied des Beziehungsgefüges alle Komponenten des Systems verändern.

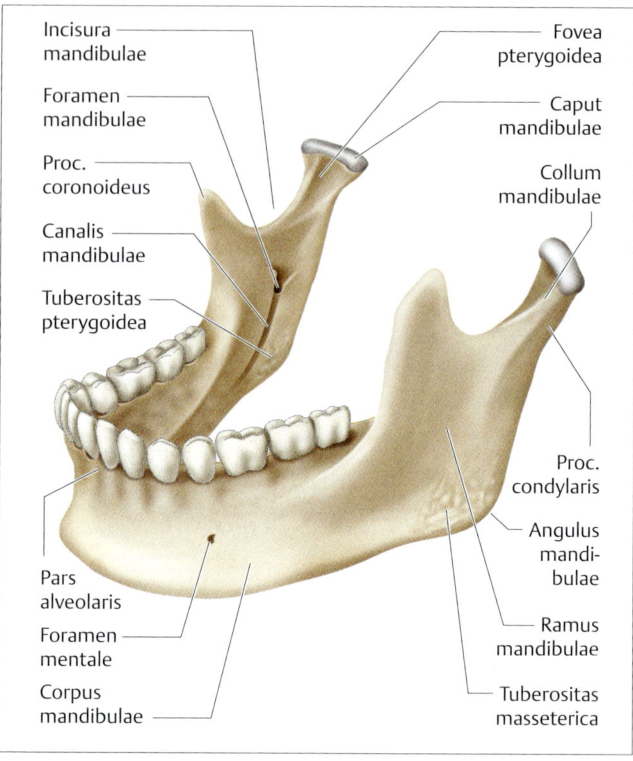

Abb. 2.156 Mandibula.

2.7.1 Knöcherne Strukturen

Mandibula (siehe Kap. 2.6.1)

▸ **Abb. 2.156**

Ramus mandibulae

Vom Ramus nach dorsal-kranial bildet sich der Proc. condylaris aus. Er beginnt mit dem ***Collum mandibulae*** und endet mit dem ***Caput mandibulae***. An der Innenseite des Processus liegt eine flache Grube, ***Fovea pterygoidea,*** für den Ansatz des M. pterygoideus lateralis.

Der ***Proc. coronoideus*** geht vom R. mandibulae nach ventral-kranial ab und dient dem M. temporalis als Ansatz. Etwa in der Mitte des Ramus liegt an der Innenseite das ***Foramen mandibulae.*** Hier beginnt der ***Canalis mandibulae***, in dem Gefäße und Nerven zur Pars alveolaris verlaufen.

Corpus mandibulae

Die ***Pars alveolaris*** mit den Alveoli dentales dient der Verankerung der Zahnwurzeln. Die Alveoli werden von dazwischenliegenden Septa interalveolaria getrennt. Außerdem wölben sie sich nach außen vor, ***Juga alveolaria***. Sie bilden sich in den Bereichen zurück, in denen eine verminderte funktionelle Beanspruchung besteht, z. B. bei Zahnverlust im Alter.

Die ***Basis mandibulae*** besitzt ventral-lateral das Foramen mentale für den Durchtritt des N. mentalis, einem Ast des N. trigeminus, und der Vasa mentalia, die das Kinn versorgen.

Nach ventral hin bildet sich die Kinnspitze aus, ***Protuberantia mentalis,*** die beiderseits einen mehr oder weniger ausgeprägten Höcker besitzt, ***Tuberculum mentale.***

An der Innenseite der Basis mandibulae befinden sich einige Knochenerhebungen und Leisten, die verschiedenen Muskeln als Ansatz bzw. Ursprung dienen. So findet sich z. B. ventral die ***Fossa digastrica*** für den M. digastricus und seitlich die ***Linea mylohyoidea,*** an der der M. mylohyoideus entspringt.

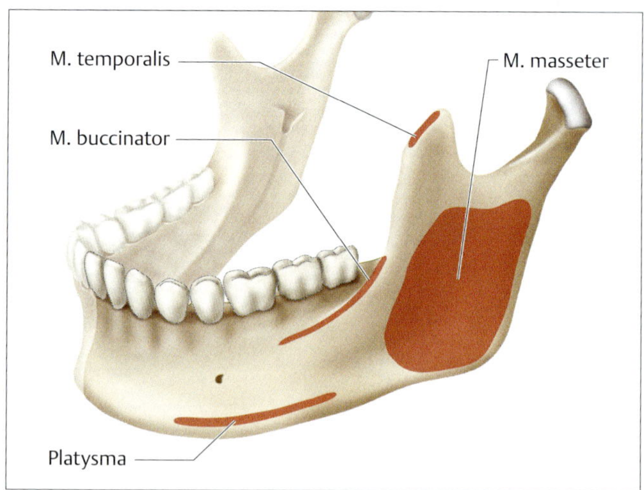

Abb. 2.157 Muskelansätze an der Mandibula. Ansicht von lateral.

Angulus mandibulae

An der Außenseite liegt die ***Tuberositas masseterica***, an der der M. masseter ansetzt. An der Innenseite inseriert der M. pterygoideus medialis an der ***Tuberositas pterygoidea***. Die beiden Muskeln nehmen also den Angulus wie ein „Sandwich" zwischen sich, weshalb hier von einer Muskelschlinge gesprochen wird.

Der Angulus mandibulae weist beim Säugling einen Winkel von 140° auf und verkleinert sich durch die Belastung beim Kauen auf ca. 100°. Auch im Alter – vor allem bei zahnlosem Kiefer – vergrößert sich der Winkel wieder. Da sich auch die Pars alveolaris im Alter zurückbildet, wird der Corpus kleiner und flacht ab, wodurch sich das Kinn weiter nach ventral verschiebt (▸ **Abb. 2.157** und ▸ **Abb. 2.158**).

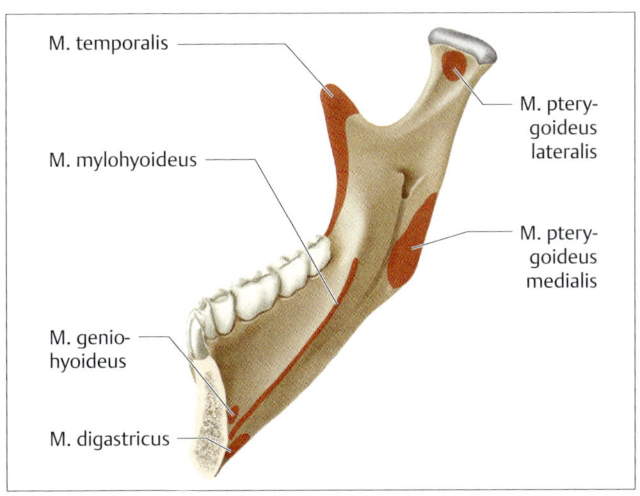

Abb. 2.158 Muskelansätze an der Mandibula. Ansicht von medial.

2.7.2 Gelenkflächen

Gelenkfläche an der Mandibula

Die Gelenkfläche am ***Caput mandibulae*** ist walzenförmig, weshalb dieser Gelenkanteil als Kondylus bezeichnet wird. Er ist sowohl in der Sagittal- als auch Frontalebene konvex gekrümmt, wobei der Krümmungsradius in der Sagittalebene kleiner ist als in der Frontalebene. Der Kondylus zeigt im kranial-medialen Bereich eine dicke Überknorpelung, die an den kapselnahen Randzonen wesentlich dünner wird. Er besteht aus Faserknorpel.

Die ***Kondylenachse*** verläuft von lateral-ventral nach medial-dorsal. Die Achsen beider Kondylen schneiden sich in der Medianebene und bilden den ***Kondylarwinkel***. Er beträgt in der Regel etwa 150 – 165°, kann aber variieren. Wenn sich die beiden Achsen nicht in der Medianebene, sondern seitlich davon treffen, spricht das für eine unterschiedliche Kondylenstellung (▸ **Abb. 2.159**).

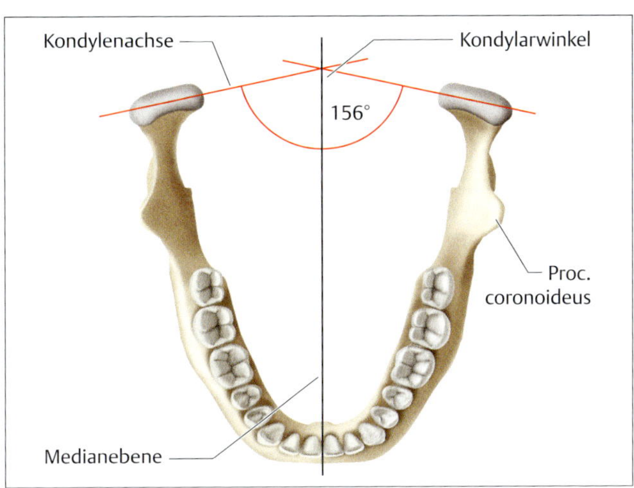

Abb. 2.159 Kondylarwinkel der Mandibula (Ansicht in der Transversalebene).

Gelenkfläche am Os temporale

▸ **Abb. 2.160**

Die Facies articularis am Os temporale besteht aus der konkaven ***Fossa mandibularis*** und dem ventral davon liegendem konvexen ***Tuberculum articulare***. In der Ansicht von lateral hat sie deshalb einen s-förmigen Verlauf. Die Ausrichtung der Gelenkfläche ist schräg nach medial-dorsal, was auch der Stellung der Mandibulakondylen entspricht. Die Fossa ist 2 – 3-mal größer als die Gelenkfläche am Caput mandibulae. Der ventrale Abschnitt der Fossa ist dicker überknorpelt als der übrige Teil. Dorsal grenzt sie an die ventrale Wand des äußeren Gehörgangs.

Die Ausbildung der Gelenkform richtet sich nach der Belastung; beim Säugling ist die Form der Fossa flach und entwickelt sich erst nach den bleibenden Zähnen deutlich aus. Auch das Tuberkulum ist zu Beginn kaum ausgebildet. Es entwickelt sich erst nach dem Erscheinen der bleibenden Zähne und flacht beim zahnlosen Kiefer wieder ab.

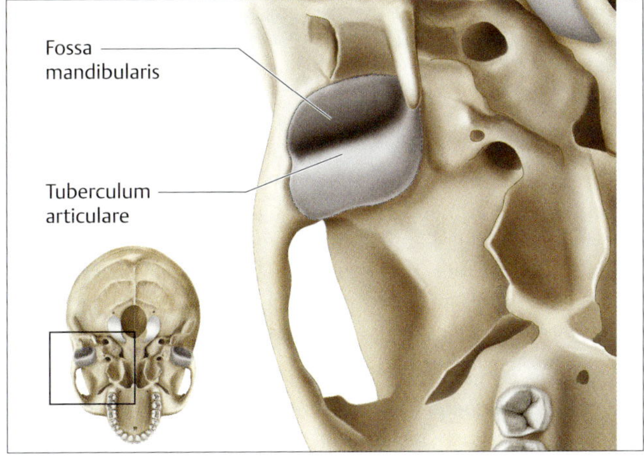

Abb. 2.160 Kiefergelenk, Gelenkfläche am Os temporale.

2.7.3 Diskus und Gelenkkapsel

Discus articularis

▶ Abb. 2.161

Der Discus articularis besteht aus straffem kollagenen Bindegewebe und Faserknorpel. Die Fasern sind dreidimensional nach anterior-posterior, medial-lateral und kranial-kaudal ausgerichtet. So nimmt der Diskus erhebliche Kräfte auf. Er liegt zwischen der Fossa mandibularis sowie dem dorsalen Teil des Tuberculum articulare und dem Caput mandibulae. Sein ventraler Abschnitt ist dünn, Fasern des M. pterygoideus lateralis ziehen hinein. Dorsal ist er wesentlich dicker. Beide Abschnitte sind durch eine Art sanduhrartige bindegewebige Einschnürung voneinander getrennt. Die posteriore Zone des dorsalen Diskus wird als ***bilaminäre Zone*** bezeichnet. Diese besteht nach kranial hin aus elastischem Bindegewebe, während der Richtung Caput ziehende Teil aus fibrösem Gewebe besteht. Im dorsalen Bereich schließt sich an diese Zone ein retroartikuläres Polster an und erst danach schließt die Membrana fibrosa das Gelenk ab.

Der Diskus ist rundherum mit der Gelenkkapsel verwachsen und teilt damit die Gelenkhöhle in eine obere ***diskotemporale*** und eine untere ***diskomandibuläre Gelenkkammer.*** Er enthält kaum Gefäße und Nerven. Nur im retroartikulären Polster finden sich einige Arterien und Venen und an seinen Fixierungen im Bereich der Gelenkkapsel sprießen einige Endäste hinein. Ansonsten wird der Diskus über die Synovialflüssigkeit ernährt. Durch die fehlenden Rezeptoren manifestieren sich Beschwerden erst, wenn es zu deutlichen Veränderungen in der Dynamik bzw. Diskusperforation oder -verschmälerung kommt.

Der Diskus verbessert die Kongruenz der Gelenkflächen und leitet Druck weiter. Bei der Mundöffnung verlagert er sich nach ventral. Zusätzlich zur Dynamisierung durch die Fixierung an der Mandibula ergibt sich eine weitere aus der Verbindung mit dem M. pterygoideus lateralis. Die Pars superior des Muskels ist mit dem Diskus verbunden und zieht ihn bei der Mundöffnung nach ventral.

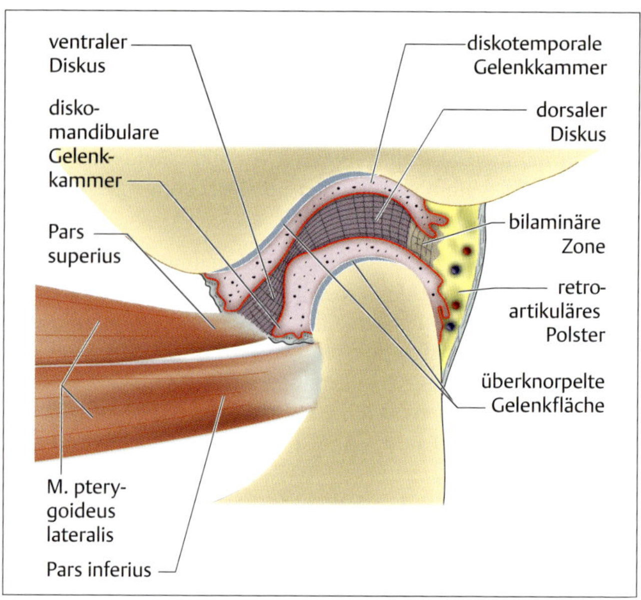

Abb. 2.161 Discus articularis, Gelenkflächen auseinandergezogen.

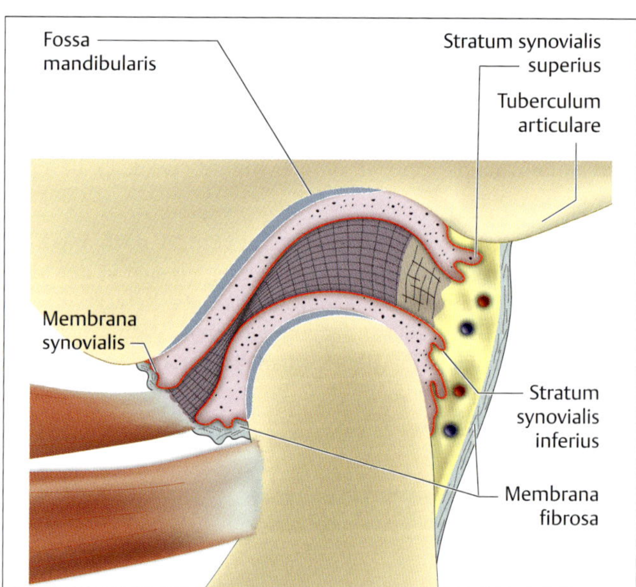

Abb. 2.162 Gelenkkapsel, Gelenkflächen auseinandergezogen.

Gelenkkapsel

▶ Abb. 2.162

Die Gelenkkapsel inseriert an der dorsalen Wand der Fossa mandibularis und umschließt ventral einen Teil des Tuberculum articulare. Beim distalen Gelenkpartner ist sie ventral und dorsal am Collum mandibulae befestigt. Da die Fossa pterygoidea außerhalb der Kapsel liegt, inserieren der ventrale und mediale Kapselanteil höher als der laterale und dorsale. Die Kapsel ist schlaff und bildet kleine Reccesus, so lässt sie große Verschiebungen zu, ohne zu zerreißen.

Im dorsalen Bereich bildet die Membrana synovialis ein ***Stratum synovialis superius***, die Verbindung zwischen Diskus und Fossa mandibularis. Das ***Stratum synovialis inferius*** zieht vom kaudalen Diskusrand zum Collum mandibulae. Zusammen mit eingelagertem Fettgewebe und Gefäßen bilden diese Strukturen ein Polster zwischen dem äußeren Gehörgang und der Rückfläche des Caput mandibulae, das ***retroartikuläre Polster***. Die Membrana fibrosa schließt diese Zone nach außen hin ab. Die durch den Diskus entstandene obere und untere Gelenkkammer beinhalten insgesamt etwa 2 ml Gelenkflüssigkeit.

Die Pars superior des M. pterygoideus lateralis zieht in die ventrale Kapsel. Lateral ist sie durch Lig. laterale genannte kollagene Fasern verstärkt.

2.7.4 Bänder

▶ Abb. 2.163 und ▶ Abb. 2.164

Lig. laterale

Dieses Band liegt der Kapsel direkt lateral-ventral auf und ist mit ihr verwachsen. Es ist quasi das Kollateralband des Kiefergelenks, zieht schräg vom Arcus zygomaticus nach kaudal-dorsal in Richtung Collum mandibulae und inseriert distal der Kapselinsertion.

Lig. stylomandibulare

Es entspringt am Proc. styloideus und zieht zum dorsalen kaudalen Rand des R. mandibulae. Das sehr dünne Band verläuft von kranial-dorsal nach kaudal-ventral.

Lig. sphenomandibulare

Dieses flache und dünne Band verläuft an der Innenseite des Unterkiefers. Es zieht von der Spina sphenoidalis zwischen den beiden Mm. pterygoidei nach kaudal an die Innenseite des R. mandibulae und setzt unmittelbar neben dem Foramen mandibulae an. Dort breitet es sich fächerförmig aus und bildet einen Schlitz, sodass der N. alveolaris inferior und die gleichnamige Arterie hindurch und in das Foramen ziehen können.

Lig. mediale

Medial des Gelenks befindet sich das wesentlich dünnere Lig. mediale, das als ein verstärkter Zug der Kapsel angesehen wird.

Funktionen der Bänder

Die Bänder steuern und begrenzen die Bewegungen im Kiefergelenk. Das Lig. sphenomandibulare wird bei Mundöffnung gespannt, die Ligg. mediale et laterale stabilisieren den Kondylus auf der Arbeitsseite bei Mahlbewegungen und das Lig. stylomandibulare begrenzt die Protrusion der Mandibula.

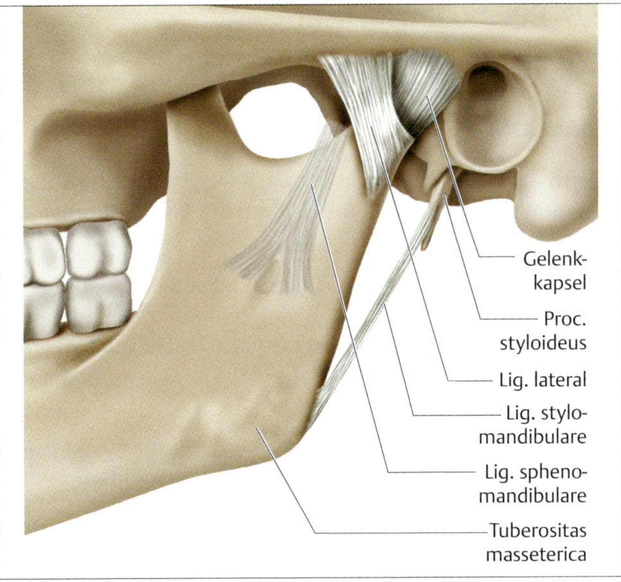

Abb. 2.163 Bänder des linken Kiefergelenks (Ansicht von lateral).

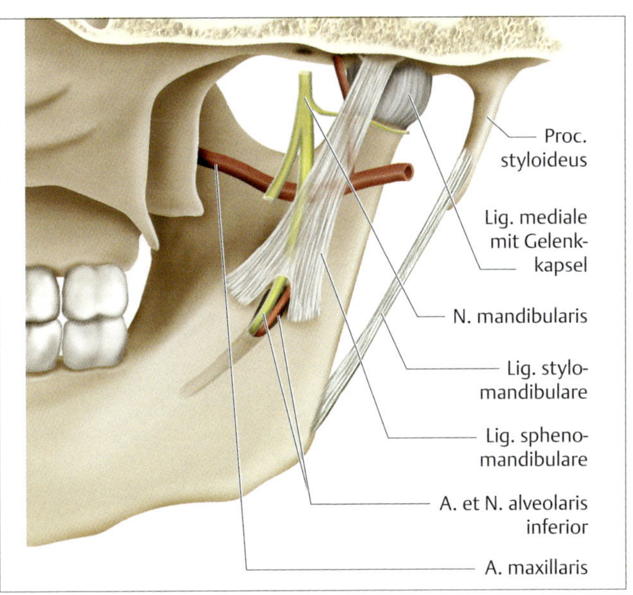

Abb. 2.164 Bänder des rechten Kiefergelenks (Ansicht von innen).

2.7.5 Bewegungsachsen

Horizontale Achse

▶ **Abb. 2.165**

Sie wird als ***Interkondylarachse*** bezeichnet und ist eine Längsachse durch die Kaputkondylen. Sie verläuft von ventral-lateral nach dorsal-medial.

Um diese Achse dreht sich das Caput mandibulae bei Mundöffnung. Dabei findet immer eine Rotation in Kombination mit einer Verschiebung des Unterkiefers nach ventral statt ***(Protrusion).***

Vertikale Achse

▶ **Abb. 2.166**

Diese auch ***Okklusionssenkrechte*** genannte Achse geht senkrecht durch den Mittelpunkt des rechten und linken Caput mandibulae. Um sie dreht sich der Mandibulakopf bei Mahlbewegungen. Bei Rotation um die Achse auf der einen Seite findet auf der kontralateralen Seite gleichzeitig eine Verschiebung nach medial und ventral statt.

Sagittale Achse

▶ **Abb. 2.167**

Diese gibt es sowohl auf der rechten als auch auf der linken Seite. Um sie erfolgt eine Drehung des Unterkiefers auf einer Seite und gleichzeitig auf der kontralateralen Seite eine Kippung mit Verschiebung nach ventral und medial.

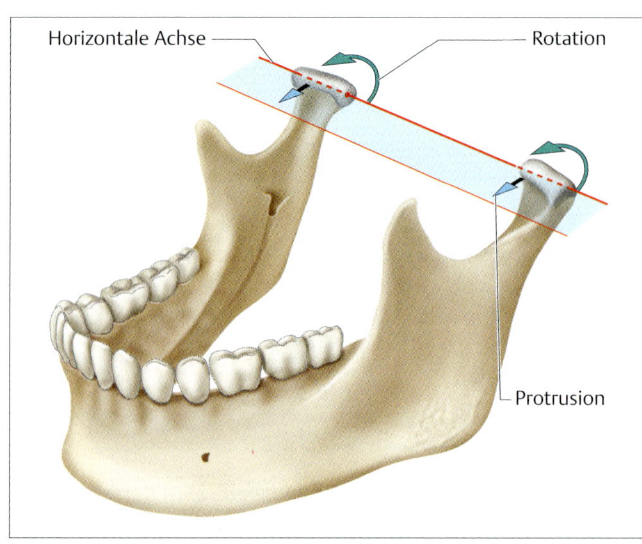

Abb. 2.165 Horizontale Achse, Rotation mit Protrusion.

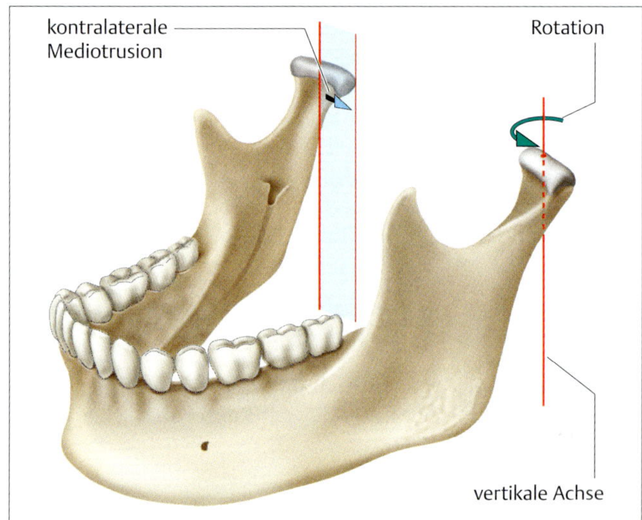

Abb. 2.166 Vertikale Achse, Rotation mit Mediotrusion auf der kontralateralen Seite.

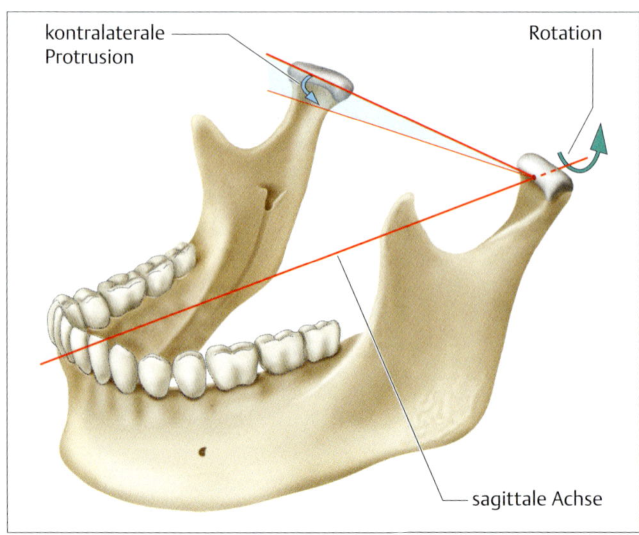

Abb. 2.167 Sagittale Achse, Rotation mit Protrusion kontralateral.

2.7.6 Bewegungen

Am häufigsten finden Bewegungen im Kiefergelenk beim Sprechen statt, die weniger häufigen, dafür umso kraftvolleren und größeren, beim Kauen. Die Bewegungen beim Sprechen oder Kauen sind zwangsläufig miteinander gekoppelt. Das bedeutet, sie sind nur in beiden Gelenkkammern gleichzeitig möglich und erfolgen in einer Bewegungskombination. Art und Begrenzung von Bewegungen werden beim Mundschluss durch die okklusionalen Kontakte der Zähne bestimmt. Beim Mundöffnen spielen dagegen die Muskeln und Bänder eine Rolle.

Ruhestellung

In der Ruhestellung (Loose pack position), die auch als ***Ruheschwebelage*** bezeichnet wird, befindet sich das Caput mandibulae im ventralen Abschnitt der Fossa mandibularis. Die Zähne des Unterkiefers haben keinen Kontakt zu denen des Oberkiefers.

Mundöffnung

Beim Mundöffnen und -schließen findet die Bewegung bilateral symmetrisch statt. Eine kombinierte Roll-Gleit-Bewegung setzt gleich zu Beginn der Öffnungsphase ein, da sich das Caput in die Mulde zwischen dorsalem und ventralem Diskusanteil dreht. Es erfolgt also zuerst eine Bewegung in der diskomandibulären Gelenkkammer (▸ **Abb. 2.168**).

Bei weiterer Mundöffnung verschiebt das Caput mandibulae den Diskus gegenüber der Fossa und dem aufsteigenden Tuberkulum nach ventral und kaudal. Deshalb kommt jetzt zusätzlich zur Bewegung in der unteren Kammer die Translation in der diskotemporalen Gelenkkammer dazu. Durch diese Verschiebung wird der dorsale Diskusanteil gedehnt. Auch ventrale Anteile erfahren über die Kontraktion des M. pterygoideus lateralis eine Dehnung (▸ **Abb. 2.169**).

Bei maximaler Mundöffnung hat sich das Caput mandibulae aus der Fossa herausgedreht, und der Diskus ist so weit nach ventral verschoben, dass sich seine sanduhrartige Einschnürung in Höhe des Tuberculum articulare befindet. Durch die Ventralverschiebung werden die bilaminäre Zone und die dorsalen Kapselanteile deutlich gestrafft (▸ **Abb. 2.170**).

Zur Beurteilung der maximalen Mundöffnung wird der Abstand zwischen den Schneidezahnkanten des Ober- und Unterkiefers, die sogenannte Schneidekantendistanz (SKD) gemessen, die etwa 40 – 50 mm betragen sollte.

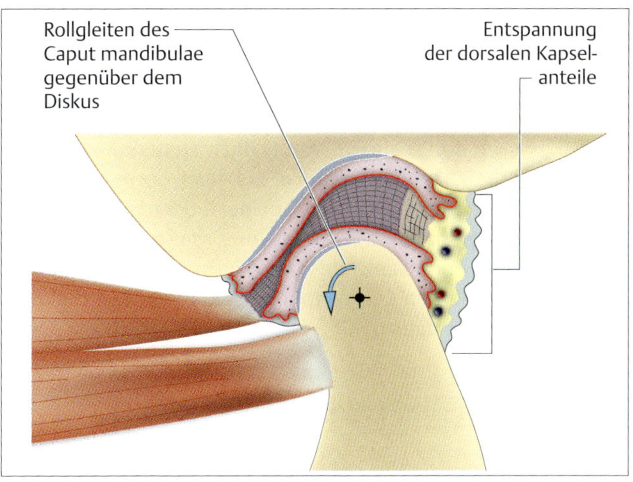

Abb. 2.168 Mundöffnung, Rollgleiten des Caput in der diskomandibulären Gelenkkammer.

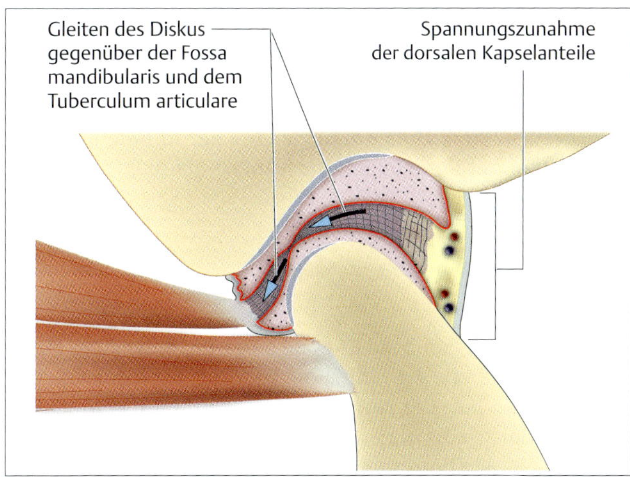

Abb. 2.169 Mundöffnung, Verschiebung des Diskus in der diskotemporalen Gelenkkammer.

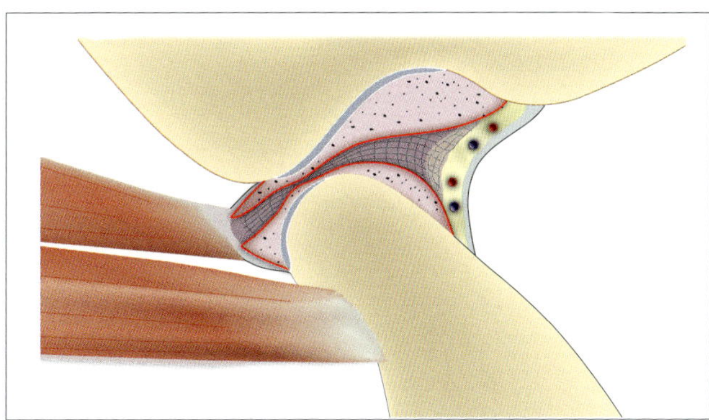

Abb. 2.170 Kiefergelenkstellung bei maximaler Mundöffnung.

Mundschluss

▶ Abb. 2.171

Beim Mundschließen verlagern sich die Mandibulaköpfe und der Diskus nach dorsal zurück. Am Schluss stehen die Gelenkpartner und die Zähne in ***Okklusion***. Bei einer optimalen statischen Okklusion steht das Caput in der Fossa und wird als ***zentrale Kontaktposition*** (ZKP) bezeichnet. Außerdem befindet sich die Schneidezahnkante des Oberkiefers im Verhältnis zu der des Unterkiefers in der gewohnheitsmäßigen Bissstellung, ***habituelle Interkuspidation, IKP***.

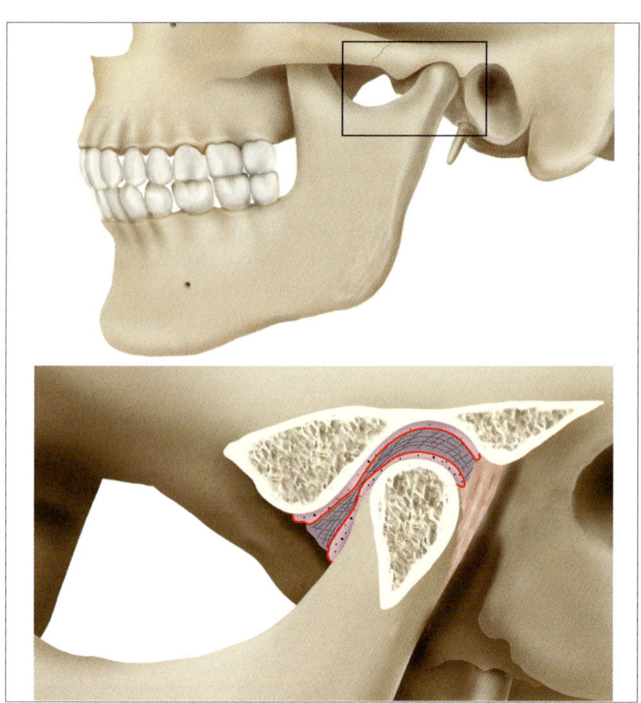

Abb. 2.171 Stellung des Kiefergelenks bei Okklusion.

Protrusion/Retrusion

▶ Abb. 2.172

Als Protrusion wird die Verschiebung des Unterkiefers nach ventral, als Retrusion die nach dorsal bezeichnet. Beide finden vor allem in der diskotemporalen und nur wenig in der diskomandibulären Gelenkkammer statt. Es ist eine Gesamtverschiebung von 1,5 – 2 cm zu erwarten und davon nur 0,2 – 0,5 cm nach dorsal. Um den Unterkiefer zu verschieben, muss der Mund ein wenig geöffnet werden. Protrusion und Retrusion sind Gleitbewegungen, die sehr selten isoliert eingesetzt werden. Sie kommen häufiger bei der Mundöffnung in Kombination mit Rotation um die frontale Achse vor.

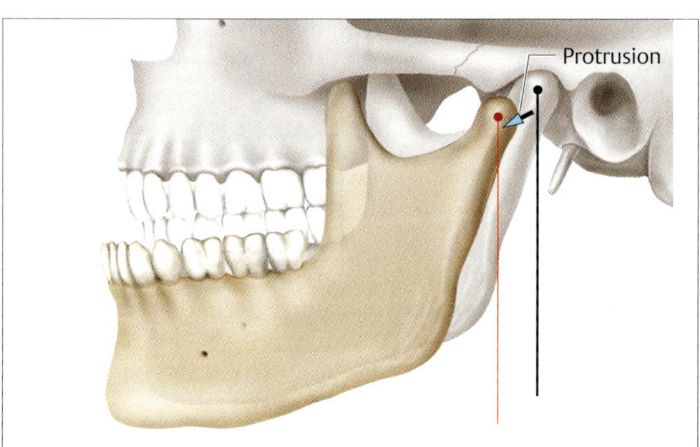

Abb. 2.172 Protrusion.

Laterotrusion/Mediotrusion

▶ Abb. 2.173

Bei der Laterotrusion handelt es sich um die Bewegung einer Unterkieferseite von der Mittellinie weg, bei der Mediotrusion zur Mittellinie hin. Die Bewegungen finden immer in beiden Gelenken gleichzeitig statt, auf der einen Seite Latero- auf der anderen Seite Mediotrusion. Es ist keine gradlinige Bewegung, sondern sie weist einen leicht bogenförmigen Verlauf auf, da es sich um eine Kombination von Translation zur Seite und Rotation um die Sagittalachse handelt. Die seitlichen Verschiebungen sind beim Kauen von Bedeutung. Das Ausmaß der Verschiebung beträgt in jede Richtung ca. 10 – 13 mm.

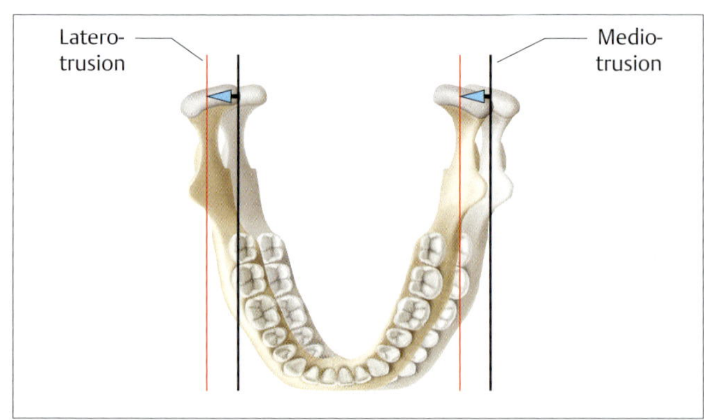

Abb. 2.173 Latero- und Mediotrusion.

Mahlbewegungen beim Kauen

▸ **Abb. 2.174 a, b**

Bei der Mahlbewegung zeigen die beiden Gelenke einen unterschiedlichen Bewegungsablauf. Auf der ***Arbeitsseite*** findet eine Rotation um eine vertikale Achse und geringe Laterotrusion statt. Die Bewegung ist gering, sie wird durch die Kaumuskulatur und die Bänder stabilisiert. Hier wird der Kaudruck erzeugt.

Auf der ***Balanceseite*** erfolgt eine Kombination aus Protrusion und Mediotrusion statt. Außerdem verlagert sich das Caput mandibulae nach kaudal. Insgesamt sind die Bewegungen auf dieser Seite ausgeprägter als auf der Arbeitsseite.

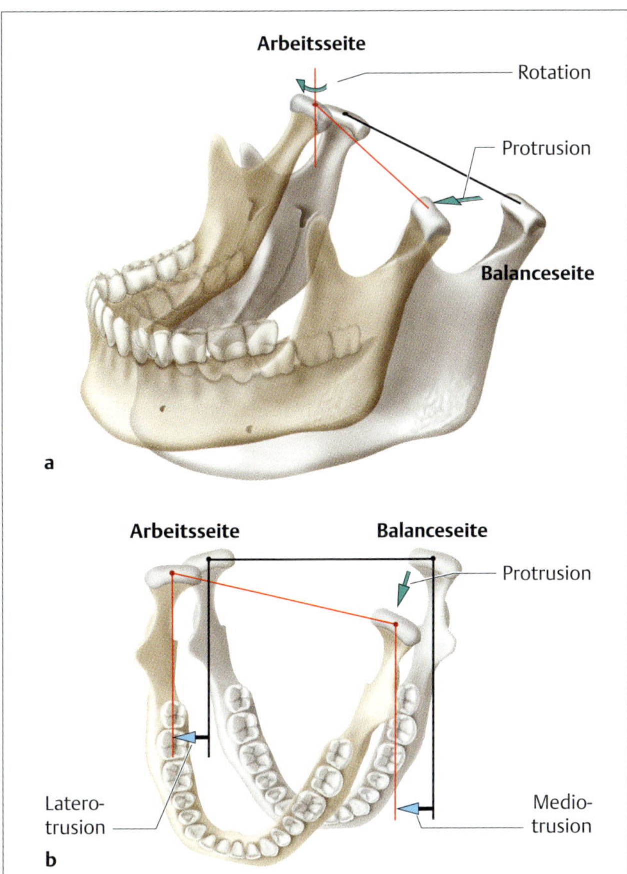

Abb. 2.174 Mahlbewegung im Kiefergelenk.
a Laterale Ansicht.
b Transversale Ansicht.

KLINISCHER BEZUG UND PRAXISTIPP

Kraniomandibuläre Dysfunktionen (CMD)
Bei der CMD erfolgt die Differenzierung in myogene, arthrogene und dentookklusiogene Störungen. Die Zielsetzung der Therapie richtet sich nach der Art der Funktionsstörung. Für eine spezifische Therapie ist es deshalb wichtig, die Diagnose durch ein funktionelles Screening abzusichern.

Bei der ***myogenen Funktionsstörung*** sind die Kaumuskeln, die Kauhilfsmuskeln und die Nackenmuskeln überlastet. Sie reagieren mit Verspannungen und Bildung von Triggerpunkten. Außerdem kann sich die Problematik auf die Gesamtstatik auswirken. Bei der Mundöffnung fällt eine Dyskoordination des Unterkiefers auf, ***Deviation***, eine Abweichung des Unterkiefers zu einer Seite mit Rückkehr in die Medianebene. Dies kann z. B. durch eine einseitige vermehrte Spannung des M. pterygoideus lateralis bedingt sein. Bei der Palpation der Kau- und Nackenmuskulatur finden sich meist schmerzhafte Triggerpunkte mit Schmerzausstrahlungen in Richtung Zähne, Augen, Ohren und Schädel. Die Behandlung sieht hier Entspannungstechniken der Muskulatur und Beeinflussung der Gesamtstatik sowie tonusregulierende Maßnahmen vor.

Dislokation des Diskus ▸ **Abb. 2.175**
Die arthrogen bedingte Dysfunktion kann ihre Ursache sowohl in morphologischen Veränderungen des Caput mandibulae oder der Gelenkpfanne als auch des Diskus und der Gelenkkapsel haben. Die häufigste Dislokation des Diskus findet nach ventral statt und kann durch verschiedene Faktoren bedingt sein. So kann z. B. die Pars superior des M. pterygoideus lateralis durch eine zu hohe Spannung den Diskus so stark nach ventral ziehen, dass die sanduhrartige Einschnürung in Neutral-Null-Stellung in Höhe des Tuberculum und der ventrale Diskusteil davor stehen, während sich das Caput mandibulae in der Fossa befindet. Damit wird eine weitere Translationsbewegung in der oberen Kammer bei der Mundöffnung unmöglich. Die Mundöffnung geschieht nur durch Roll-Gleiten des Mandibulakopfes gegen den Diskus, ist sehr gering und schmerzhaft.

Differenzialdiagnostisch sind vor allem die aktive und passive Bewegungsprüfung, das Endgefühl und das ***Joint play*** aussagekräftig. Die Provokation des Gelenks durch Kompression des Caput nach dorsal und kranial sowohl in Ruhe als auch in der Dynamik wird ebenfalls überprüft.

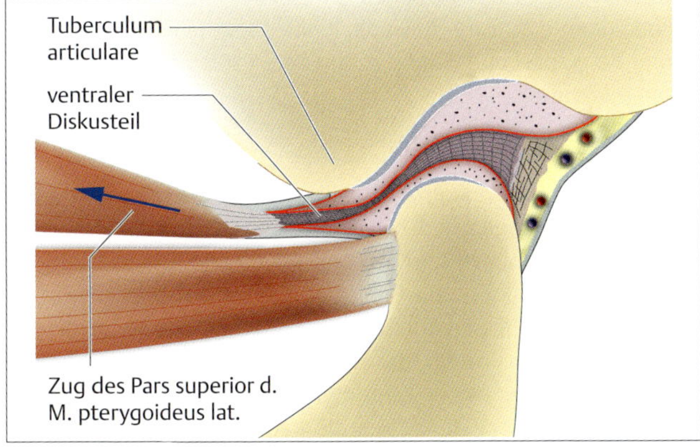

Abb. 2.175 Diskusdislokation nach ventral.

Traktion im Kiefergelenk ▸ Abb. 2.176
Bei der arthrogenen Dysfunktion ist das wichtigste Ziel die Entlastung des Kiefergelenks, was durch die manuelle Traktion bewirkt wird. Bei Dislokation des Diskus wird die Reposition des Diskus mit translatorischen Gelenktechniken, wie z. B. Gleiten nach dorsal, behandelt. Aber auch tonussenkende Maßnahmen der Muskulatur spielen bei der Zentrierung eine wichtige Rolle.

Die Diagnostik und Therapie der dentookklusiogenen Dysfunktion liegt in den Händen des Zahnarztes.

Knackphänomene und Krepitationen
Diese können zu Beginn, im Verlauf und am Ende der Mundöffnung auftreten. Ein Knacken zu Beginn (initiales Knacken) spricht z. B. für eine Diskushypermobilität. Bei einer Diskusadhäsion ist mit einem Knacken im Verlauf der Mundöffnung zu rechnen. Geräusche am Schluss der Bewegung könnten dadurch verursacht werden, dass der Diskus zu weit vor dem Caput mandibulae liegt, weil die bilaminäre Zone zu schlaff ist. Es wird bei maximaler Mundöffnung mit einem hörbaren Klicken in die sanduhrartige Einschnürung des Diskus und beim anschließenden Mundschluss wieder hörbar hinter den Diskus springen (Bumann und Lotzmann 2000).

Unterkieferluxation
Beim Gähnen oder sonstiger übermäßiger Mundöffnung kann sich das Caput mandibulae so weit vor das Tuberculum articularis verlagern, dass es bei Mundschluss nicht ohne weiteres zurückgleiten kann. Der Mund bleibt dann geöffnet und es stellt sich die sogenannte Kiefersperre ein. Bei einseitiger Luxation nach ventral steht der Mund offen und das Kinn weicht zur gesunden Seite ab. Diese Luxation kann durch vorsichtige Traktion verbunden mit Dorsalgleiten auf der betroffenen Seite beseitigt werden. Die Ursachen können konstitutionelle Faktoren sein, z. B. eine abgeflachte Pfanne oder ein kleines Tuberculum articulare. Auch nach einer spontanen Überdehnung der Kapsel und Bänder kann es zu rezidivierenden Luxationen kommen.

Bruxismus
Das rhythmische verkrampfte Mahlen der Zähne mit minimalen Kaubewegungen und hohem Kraftaufwand in der Nacht ist ein deutliches Stresszeichen und zeigt aggressionsbezogene Zusammenhänge von Gebiss und Psyche auf. Der beim Knirschen und Pressen entstehende Kaudruck übersteigt den normalen Druck um ein Vielfaches. Es kommt zu Stauchungen des Zahnes, wobei Zahnsubstanz abgeschmirgelt wird (Abrasion). Dadurch senkt sich die Kauebene allmählich mit der Folge von Fehlstellungen und damit Spannungsveränderungen in den Band- und Muskelstrukturen. Vielen Patienten ist das Zähnemahlen als Reaktion auf Stresssituationen nicht bekannt. Daher sind Aufklärung und Sensibilisierung ihrer Probleme sowie Entspannungsübungen eine adäquate Therapie. Der bewusste Umgang mit Ärger und Konflikten kann entscheidend zum Stressabbau beitragen.

Eine vom Zahnarzt verordnete und hauptsächlich nachts getragene Relaxationsschiene entspannt die Muskulatur, reduziert den Druck im Gelenk, sorgt für eine optimale Zentrierung und verhindert das Abschmirgeln der Zähne. Hier ist es sinnvoll, vor der Verordnung eine intensive physiotherapeutische Behandlung anzusetzen, da mit dieser Behandlung eine verbesserte muskuläre Balance und die Zentrierung des Caput in der Fossa zu erwarten ist. Dann muss die Schiene nur noch zur Stabilisierung des erreichten Ergebnisses genutzt werden.

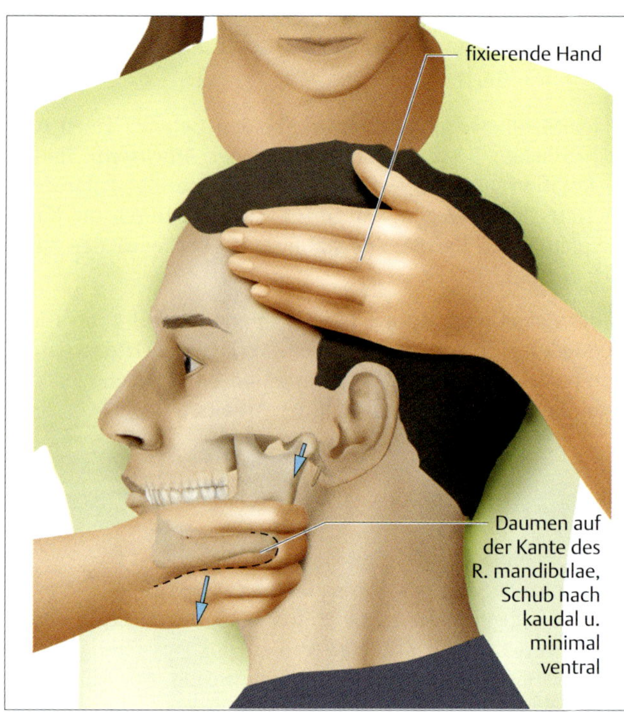

Abb. 2.176 Traktionsbehandlung des Kiefergelenks.

2.7.7 Zusammenhänge zwischen Kausystem und Haltung

Kraniomandibuläres und -zervikales System

▶ Abb. 2.177

Die funktionelle Einheit Schädel/HWS/Schultergürtel bildet über die Verschaltung der Kau- und Nackenmuskeln, prävertebraler sowie der supra- und infrahyoidaler Muskulatur ein besonders komplexes System. Dabei handelt es sich um eine geschlossene kinematische Kette, die bis zum Becken fortgesetzt werden kann. Über diese Muskelketten kann es zu absteigenden oder aufsteigenden Störungen kommen. Das bedeutet, es hat immer Konsequenzen für die anderen Bereiche, wenn in diesem Gefüge eine Verschaltung nicht mehr stimmt.

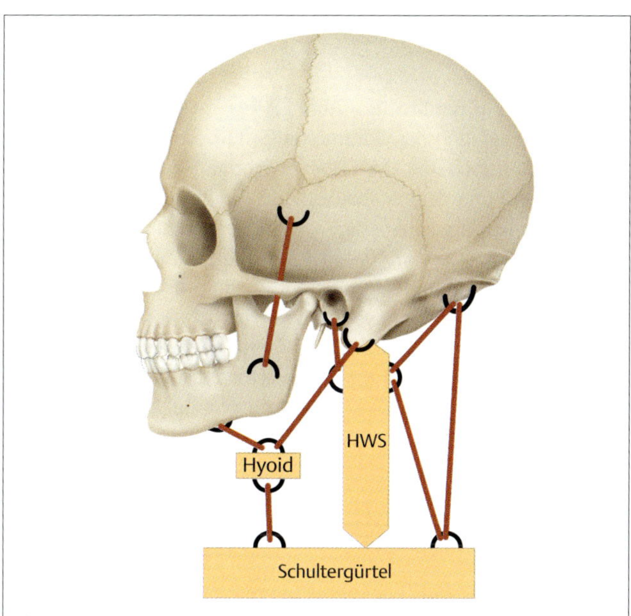

Abb. 2.177 Funktionelle Einheit.

FUNKTIONELLER HINWEIS

Statikveränderung in der HWS ▶ Abb. 2.178
Bei einer Translation des Kopfes nach ventral (Anteposition) verändert sich das Gleichgewicht zwischen den Muskeln. Die suprahyoidalen Muskeln werden gedehnt und halten dadurch die Mandibula dorsal. Das bedeutet, dass die Okklusion nicht mehr stimmt und ein sogenannter Überbiss entsteht. Die weiteren Konsequenzen bei dieser Abweichung sind eine vermehrte Extensionsstellung in der oberen HWS und die Abnahme der Lordosierung im mittleren HWS-Abschnitt. Im zervikothorakalen Übergang entsteht eine ausgeprägte Kyphose, und der Schultergürtel gerät in Protraktion.

Auch kleine Flexions- und Extensionsbewegungen der HWS können die Okklusion verändern, da bei Flexion die Mandibula nach ventral und bei Extension nach dorsal geschoben wird. Andererseits kann ein Fehlbiss durch eine zu hohe Krone über die verspannte Muskulatur eine Fehlstellung in der HWS oder im Schultergürtel bewirken. In diesem Fall hat es primär keinen Sinn, die Fehlstatik zu korrigieren, da die Ursache im Bereich der Zähne liegt.

Statikveränderungen von kaudal
Wie schon beschrieben, ist das Kiefergelenk nicht nur in die Funktionseinheit HWS/Kiefer, sondern in die Gesamtstatik des Körpers eingegliedert. Das einseitige Absinken des Fußlängsgewölbes verändert die Statik von Bein und Becken auf dieser Seite. Die Muskulatur, die ein Absinken des Beckens verhindert, wird zunehmend aktiviert. Sie verspannt sich bei Überforderung und beeinflusst dadurch die Statik nach kranial, was über die Nackenmuskulatur mit Beeinflussung der Extensionsstellung der HWS bis zu einem Fehlbiss führen kann.

Auch eine Skoliose bzw. skoliotische Fehlhaltung kann zu einer Verlagerung des Unterkiefers zur Seite führen. Dies wird als Kreuzbiss bezeichnet.

Statikveränderung durch Zahnfehlstellungen
Bei einer Fehlstellung einzelner Zähne, wie z. B. einer Zahnlücke mit anschließendem Abkippen der Nachbarzähne in diese Lücke, versucht der Körper, einen Ausgleich zu finden. Dies kann über die veränderte Spannung der Muskulatur Stellungsänderungen in der HWS und der Gesamtstatik hervorrufen.

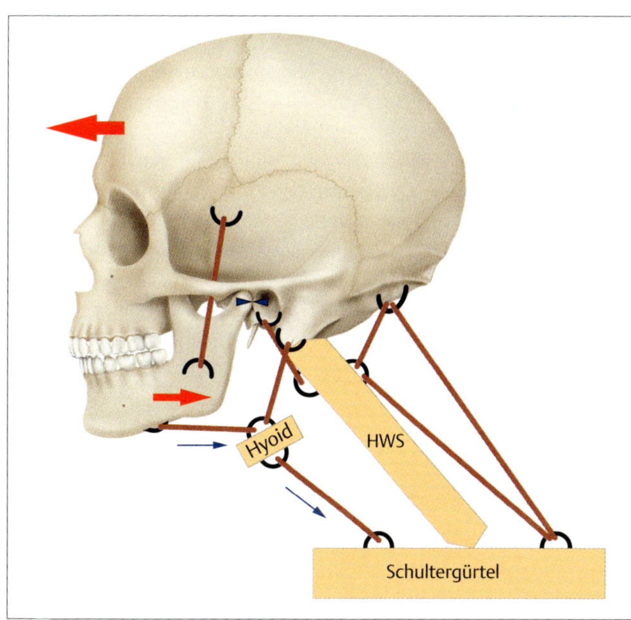

Abb. 2.178 Ventrale Translation des Kopfes und die Konsequenzen für die Okklusion.

PRAXISTIPP

Untersuchung der Statik ▸ **Abb. 2.179**

Eine Untersuchung der Gesamtstatik mit besonderer Berücksichtigung der oberen HWS liefert wichtige Hinweise auf eine Fehlstellung und daraus abzuleitende Funktionsstörungen im Kiefergelenk. Für die Aussage des Status ist das Anfertigen von Fotos vor einem in 10 – 15 cm große Quadrate unterteilten Hintergrund empfehlenswert. Die anatomischen Bezugspunkte können eingezeichnet und Haltungsveränderungen beurteilt werden. Die weiteren Untersuchungen sollten sowohl in habitueller als auch korrigierter Stellung vorgenommen werden, um mögliche Auswirkungen der durchgeführten Korrekturen festzustellen.

KLINISCHER BEZUG

Folgen von Daumenlutschen und Schnullergebrauch ▸ **Abb. 2.180**

Die Stellung des Unterkiefers wird unter anderem durch die Zungenlage beeinflusst. So kann z. B. durch den ständigen Sog und Druck einer verlagerten Zunge auf den Gaumen die Entwicklung des Oberkiefers und der benachbarten Nebenhöhlen behindert werden. Die Folgen sind eine zu schmale Maxilla in der Transversalen und eine retrale Verlagerung des Unterkiefers (Rückbiss).

Vergrößerte Tonsillen können die Zunge nach ventral-kaudal verschieben. Dies kann bei Kindern das Wachstum der Mandibula so ungünstig beeinflussen, dass sich ein frontal offener Biss oder ein Kreuzbiss entwickelt. Der offene Biss kann auch durch Daumenlutschen und den Schnuller entstehen, da der Schnuller oder der Daumen die Oberkieferzähne nach ventral und den Unterkiefer nach dorsal drückt.

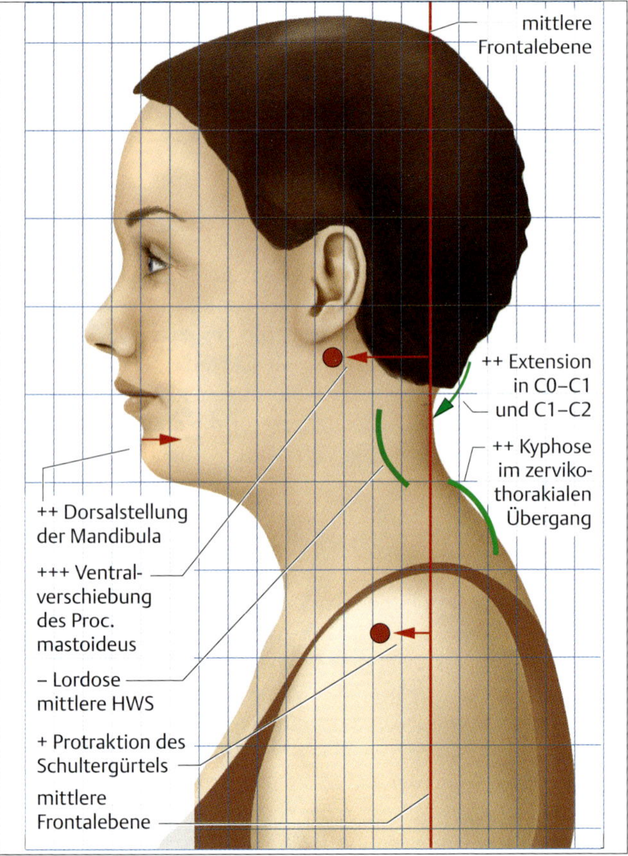

Abb. 2.179 Beurteilung von Statikveränderungen in der HWS mithilfe eines Rasters.

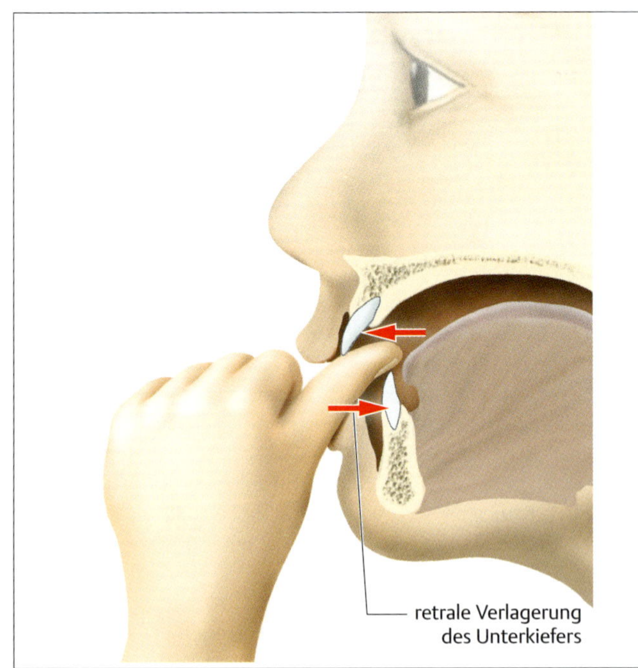

Abb. 2.180 Offener Biss durch Daumenlutschen.

2.7.8 Kaumuskulatur

M. temporalis ► Abb. 2.181

Ursprung: Linea temporalis inferior des Planum temporale, teilweise Os sphenoidale und Os parietale.

Ansatz: Proc. coronoideus der Mandibula.

Innervation: N. mandibularis des N. trigeminus.

Verlauf: Die Muskelfasern verlaufen im ventralen Abschnitt vertikal, in der Mitte von kranial-dorsal nach kaudal-ventral und im dorsalen Abschnitt annähernd sagittal.

Triggerpunkte (► **Abb. 2.182**): Alle 4 Triggerpunkte befinden sich kranial des Arcus zygomaticus.

- Triggerpunkt 1: ventral neben dem aufsteigenden Arcus zygomaticus mit Ausstrahlungen in Richtung Augenbrauen und obere Schneidezähne.
- Triggerpunkt 2: etwa 1 – 2 Querfinger kranial der Mitte des Arcus zygomaticus mit Schmerzausstrahlungen in Richtung Schädelkalotte und obere Eckzähne.
- Triggerpunkt 3: am dorsalen Arkusende mit Schmerzausstrahlungen nach kranial zum Schädel und kaudal-ventral zu den oberen Backenzähnen.
- Triggerpunkt 4: direkt über dem Ohr, projiziert Schmerzen zur dorsalen Schädelkalotte.

Funktionen:

- Mundschluss.
- Er ist ein kräftiger Muskel beim Kauakt und vor allem für die Steuerung der Bewegung zuständig. Beim Schneidezahnbiss sind die ventralen Faseranteile, beim Bruxismus mittlere und dorsale Faseranteile tätig.
- Dorsale Faseranteile machen Retrusion und führen damit das Caput mandibulae in die Fossa articularis zurück.
- Er unterstützt die laterale Verschiebung bei der Mahlbewegung.

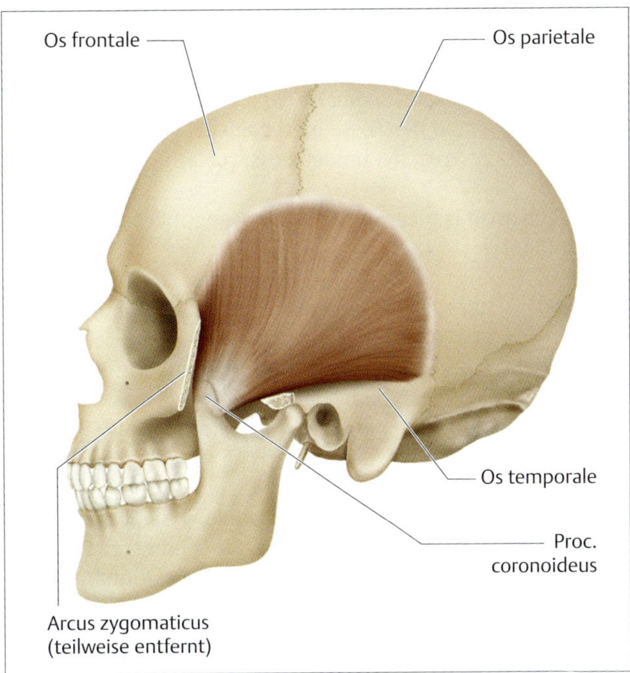

Abb. 2.181 M. temporalis

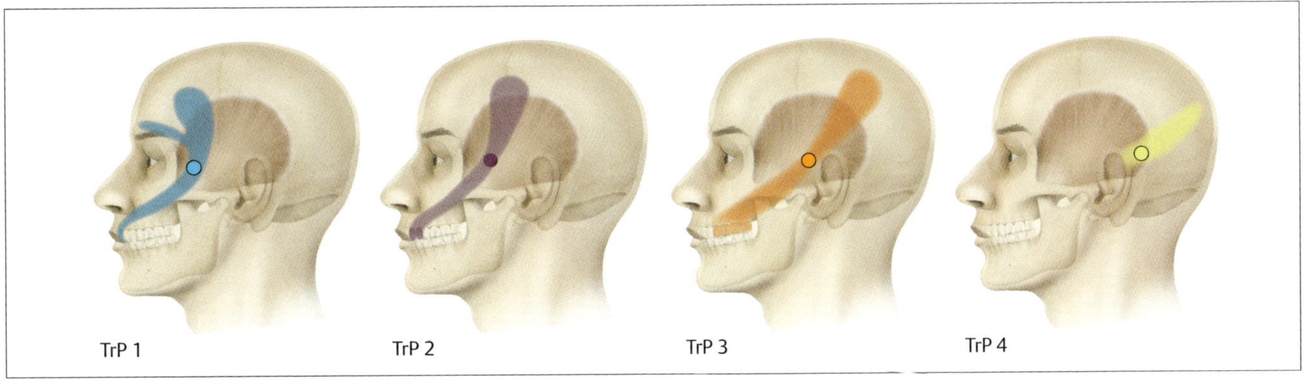

Abb. 2.182 M. temporalis mit Triggerpunkten und Schmerzprojektionen.

M. pterygoideus medialis ▸ Abb. 2.183

Ursprung:

- Caput mediale: Facies medialis der Lamina lateralis processus pterygoidea in der Fossa pterygoidea.
- Caput laterale: Proc. pyramidalis ossis palatinii.

Ansatz: Tuberositas pterygoidea an der Innenfläche des Angulus mandibulae.

Innervation: N. pterygoideus medialis des N. mandibularis.

Verlauf: Zieht schräg nach kaudal-dorsal und verbreitert sich im Ansatzbereich. Hier bildet er mit dem M. masseter eine Muskelschlinge. Er hat eine enge Nachbarschaft zur Glandula parotis und Glandula submandibularis.

Triggerpunkte (▸ **Abb. 2.184**): Triggerpunkt 1 liegt mittig im oberen Drittel des Muskels und überträgt Schmerzen in Richtung Zunge, harten Gaumen, Rachen, Kiefergelenk und ins Ohr.

Funktionen:

- Mundschluss und Protrusion bei beidseitiger Kontraktion.
- Bei einseitiger Kontraktion beteiligt er sich auf der Balanceseite durch Verschieben der Mandibula nach medial an der Mahlbewegung.

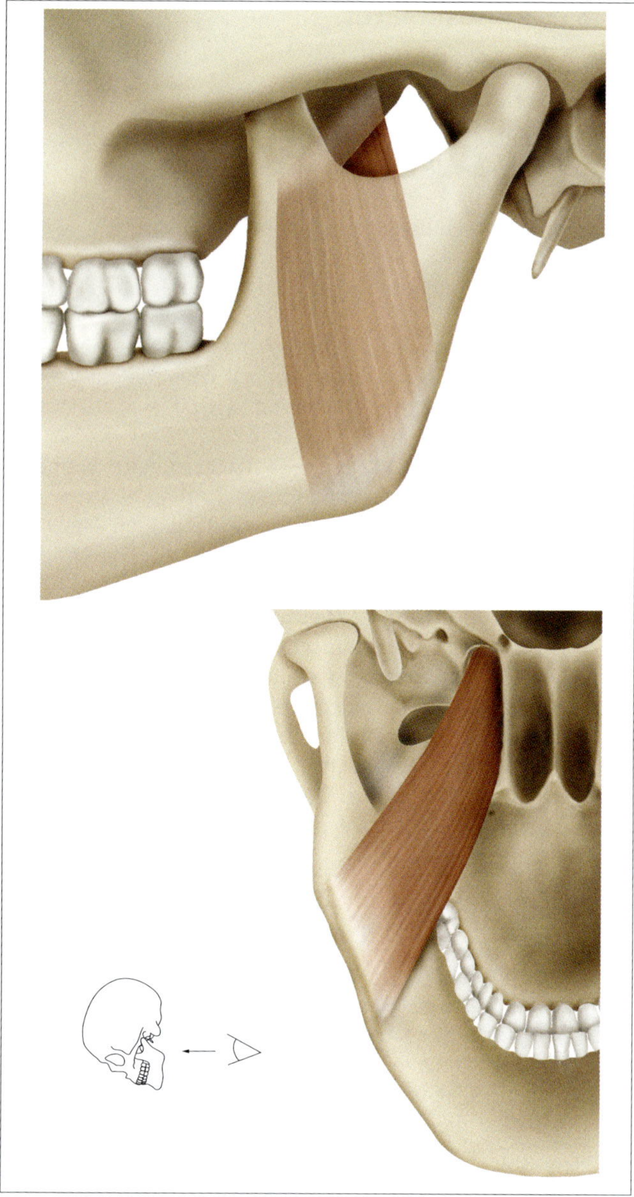

Abb. 2.183 M. pterygoideus medialis.

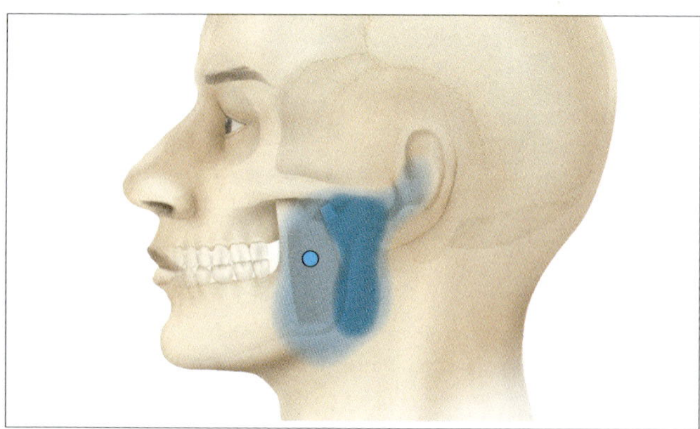

Abb. 2.184 M. pterygoideus medialis mit Triggerpunkten und Schmerzprojektionen.

M. masseter ▶ Abb. 2.185, ▶ Abb. 2.186

Ursprung:

- Pars superficialis: kaudaler Anteil der Facies lateralis und Proc. temporalis des Os zygomaticum.
- Pars profunda: Innenfläche des Arcus zygomaticus/ tiefes Blatt der Fascia temporalis.

Ansatz: Tuberositas masseterica am Angulus mandibulae und kaudales Drittel des R. mandibulae.

Innervation: N. massetericus des N. mandibularis.

Verlauf: Die Pars superficialis verläuft etwas schräg nach dorsal-kaudal, die Pars profunda fast vertikal. Zusammen mit dem M. pterygoideus medialis bildet er eine Muskelschlinge, in die der Angulus mandibulae eingelagert ist.

Triggerpunkte (▶ **Abb. 2.187**):

- Pars profunda:
  - Triggerpunkt 1: liegt am kranialen dorsalen Rand; überträgt Schmerzen in Richtung Wangenregion, Kiefergelenk und Ohr.
- Pars superficialis:
  - Triggerpunkte 2 und 3: im kranialen Muskelabschnitt mit Schmerzübertragung zu den oberen Molaren.
  - Triggerpunkte 4 und 5: im mittleren Muskelteil; übertragen Schmerzen zu den unteren Molaren und zum Unterkiefer.
  - Triggerpunkte 6 und 7: am Ansatzbereich; übertragen Schmerzen bogenförmig in Richtung Schläfe und Augenbraue sowie Unterkiefer.

Funktionen:

- Mundschluss. Er ist ein Muskel mit großer Schließkraft, der nicht in Ruhestellung des Gelenks, sondern erst beim Kauen aktiv wird.
- Protrusion durch die Pars superficialis aufgrund des schrägen Verlaufs von kranial-ventral nach kaudal-dorsal.

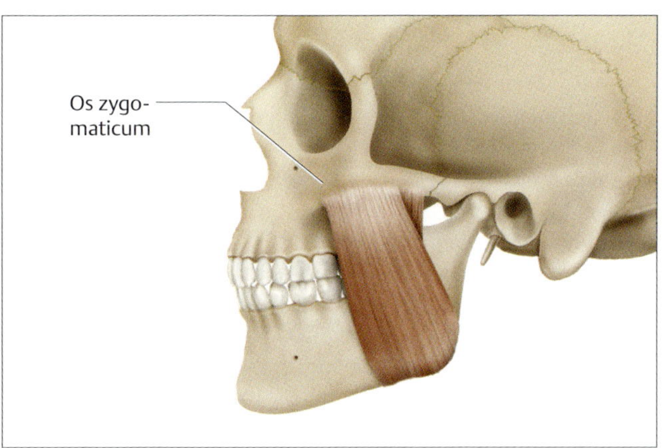

Abb. 2.185 M. masseter pars superficialis.

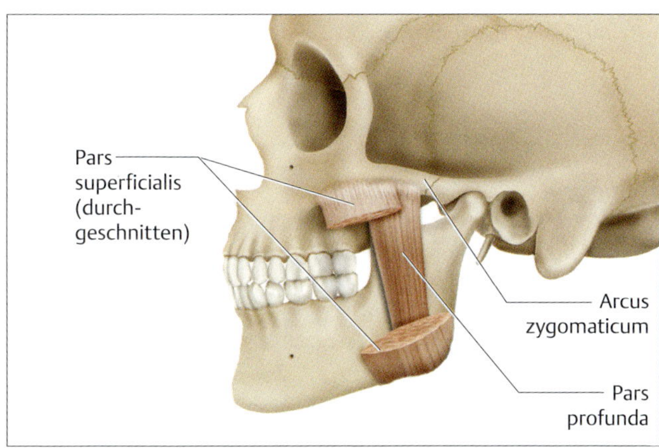

Abb. 2.186 M. masseter pars profunda.

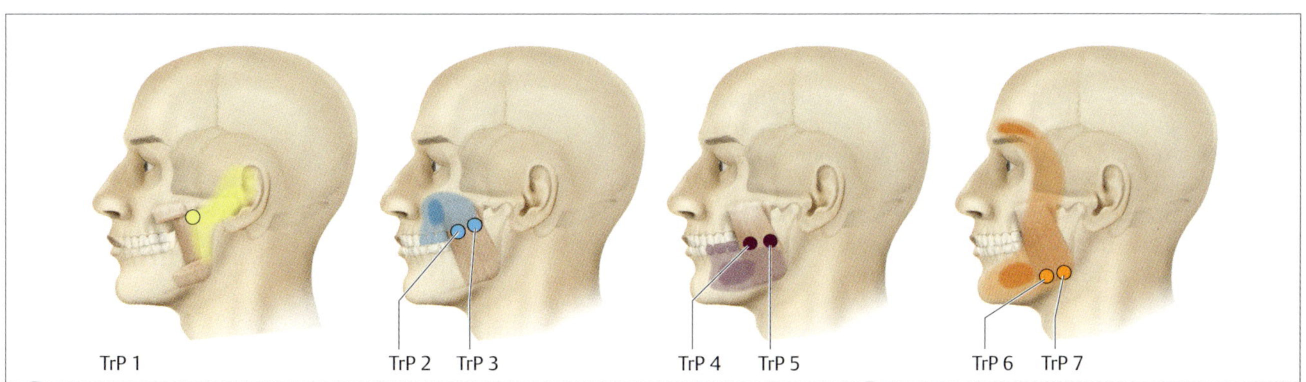

Abb. 2.187 M. masseter mit Triggerpunkten und Schmerzprojektionen.

PRAXISTIPP

Bei anhaltender (z. B. durch Kaugummikauen, Bruxismus, Überdehnung bei Zahnbehandlung), aber auch bei kurzzeitiger Belastung (z. B. Beißen auf Nüsse) wird die Kaumuskulatur sehr stark beansprucht. Die Folge ist ein Hypertonus mit Aktivierung von Triggerpunkten und entsprechender Symptomatik. Die Hauptsymptome umfassen ausstrahlende Schmerzen und weniger Bewegungseinschränkungen im Kiefergelenk. Ab und zu wird ein Tinnitus beschrieben.

Außerdem kann durch die muskulären Verbindungen von Mandibula und Maxilla zum Os sphenoidale und Os temporale die Dynamik des Schädels beeinflusst werden, da die Suturae, über die die Kaumuskeln ziehen, komprimiert werden.

Zur Detonisierung der Muskeln sind Dehnungen in Richtung Mundöffnung und Retraktion bzw. Protraktion, verbunden mit Gelenkmobilisationen effektiv. Außerdem kann eine Traktion tonussenkenden Einfluss auf die Muskulatur haben.

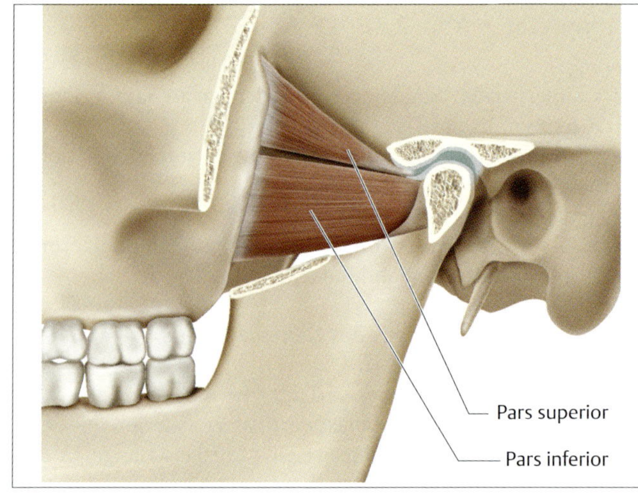

Abb. 2.188 M. pterygoideus lateralis.

M. pterygoideus lateralis ▶ Abb. 2.188

Ursprung:
- Pars superior: Crista infratemporalis, kaudale und laterale Fläche der Ala major ossis sphenoidalis.
- Pars inferior: Facies lateralis der Lamina lateralis des Proc. pterygoideus an der Basis des Os sphenoidale.

Ansatz:
- Pars superior: Gelenkkapsel und Discus articularis des Kiefergelenks.
- Pars inferior: Oberrand der Fovea pterygoidea.

Innervation: N. pterygoideus lateralis des N. mandibularis.

Verlauf und Besonderheiten:
- Der Muskel wird als der Schlüsselmuskel des Kiefergelenks bezeichnet.
- Er liegt größtenteils hinter dem Arcus zygomaticus und Proc. coronoideus.
- Die Pars inferior verläuft schräg von kranial-ventral nach kaudal-dorsal.
- Die Pars superior verläuft horizontal.Ihre Verbindung zur Gelenkkapsel und zum Diskus hat eine besondere funktionelle Bedeutung, da er durch Tonusveränderungen die Gelenkmechanik direkt beeinflussen kann.
- Der N. buccinator zieht durch den von beiden Anteilen gebildeten Schlitz und versorgt danach den gleichnamigen Muskel und die darüberliegende Wangenhaut.

Triggerpunkte: Triggerpunkt 1 und 2: in jeder Pars liegt ein Triggerpunkt jeweils in der Mitte des Muskels mit Ausstrahlungen zum Kiefergelenk und zum Sinus maxillaris (▶ **Abb. 2.189**).

Funktionen:
- Die Pars inferior zieht das Caput mandibulae nach ventral-kaudal.
- Die Pars superior zieht den Diskus nach ventral, sodass dieser auf das Tuberculum gleiten kann. Daher sind beide Anteile an der Mundöffnung als koordinierte Rotation mit translatorischer Bewegung beteiligt.
- Pars inferior: Protrusion und Mediotrusion.

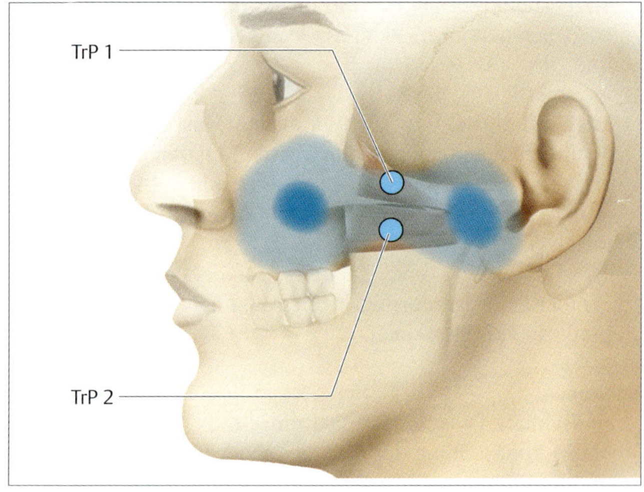

Abb. 2.189 M. pterygoideus lateralis mit Triggerpunkten und Schmerzprojektionen.

PRAXISTIPP

Aufgrund der Schmerzausstrahlungen in das Kiefergelenk muss eine arthrogene Funktionsstörung von der des M. pterygoideus lateralis unterschieden werden. Die Palpation des Muskels von der Mundhöhle her und über den isometrischen Test in Richtung Protrusion und Mediotrusion ermöglicht eine klare Aussage über die Muskelproblematik.

Beim Mundschluss muss die Pars superior exzentrisch nachlassen, damit sich der Diskus zurückverlagern kann. Dazu ist er nicht in der Lage, wenn er einen zu hohen Tonus aufweist. Um den Muskel zu dehnen, wird bei leicht geöffnetem Mund der Unterkiefer langsam nach dorsal verschoben, für die Pars inferior dazu in Richtung Laterotrusion.

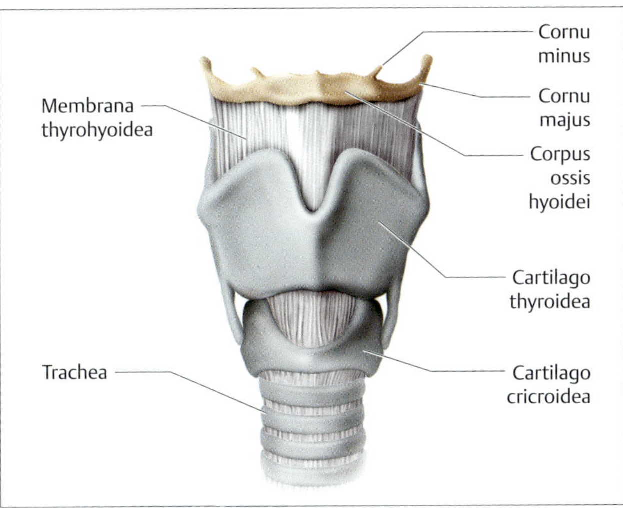

Abb. 2.190 Os hyoideum mit Cartilago thyroidea und Trachea.

Os hyoideum

▶ **Abb. 2.190**

Das Os hyoideum ist eine hufeisenförmige Knochenspange, die ventral etwa in Höhe des 3. Zervikalwirbels zu finden ist. Es besteht aus einem Corpus und 2 Fortsätzen.

Das ***Corpus*** besitzt zahlreiche kleine Leisten und Vertiefungen für die Insertionen der supra- und infrahyoidalen Muskulatur. Seitlich endet es jeweils mit dem großen Zungenbeinhorn, ***Cornu majus***. Zwischen dem Corpus und dem Cornu majus setzt eine bindegewebige Schlaufe an, die die Zwischensehne des M. digastricus hält.

Der ***Cornu majus*** dient dem M. stylohyoideus als Ansatz und den Mm. omohyoideus et hyoglossus als Ursprung. Auch den Pharynxmuskeln dient es als Ansatz, z. B. dem M. constrictor pharyngis medius. Vom Corpus nach kranial geht ein kleiner Fortsatz, ***Cornu minus***, ab. Hier inseriert das Lig. stylohyoideum.

Das Os hyoideum ist durch das ***Lig. stylohyoideum*** mit dem Proc. styloideus des Os temporale verbunden. Nach kaudal stellen 2 Bänder, ***Ligg. Thyrohyoidea***, und die Faszienplatte, ***Membrana thyrohyoidea***, eine Verbindung mit dem Kehlkopf, ***Cartilago thyroidea***, her. Der Kehlkopf ist wiederum durch eine Faszienplatte mit der ***Cartilago cricoidea*** verbunden, an die sich nach kaudal die Trachea anschließt. Die Mm. hyoglossus et chondroglossus verbinden das Os hyoideum mit der Zunge.

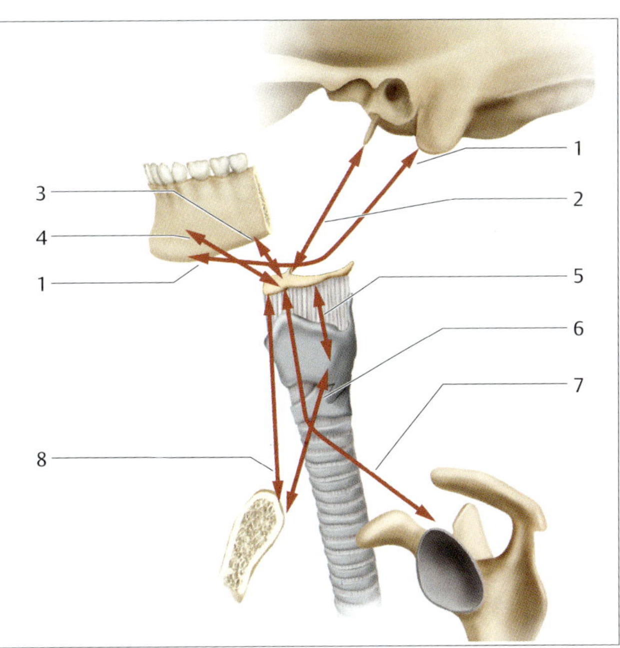

Abb. 2.191 Einfluss der supra- und infrahyoidalen Muskulatur auf die Stellung des Os hyoideum.
1 M. digastricus
2 M. stylohyoideus
3 M. geniohyoideus
4 M. mylohyoideus
5 M. thyrohyoideus
6 M. sternothyroideus
7 M. omohyoideus
8 M. sternohyoideus

FUNKTIONELLER HINWEIS

Einfluss der Strukturen auf die Stellung des Os hyoideum
▶ **Abb. 2.191**
Die Position des Os hyoideum wird durch seine muskulären, ligamentären und faszialen Verbindungen bestimmt. Es stellt z. B. die Schaltstelle zwischen supra- und infrahyoidaler Muskulatur dar. Jede Spannungsveränderung in einem Teil dieser Muskeln kann zu einer Positionsveränderung des Os hyoideum führen.

2.7.9 Supra- und infrahyoidale Muskulatur

M. mylohyoideus (Diaphragma oris) ▸ Abb. 2.192

Ursprung: Innenseite des Unterkiefers im Bereich des Corpus mandibulae.

Ansatz: Corpus ossis hyoidei.

Innervation: N. mylohyoideus des N. mandibularis.

Verlauf und Besonderheiten:

- Verläuft mit kurzen schrägen Fasern zur faszialen Mittellinie, die sich zwischen Innenseite des Kinns und dem Os hyoideum ausspannt.
- Der flächige Muskel bildet den Mundboden (Diaphragma oris) und damit eine Art Tragegurt für die Organe der Mundhöhle.

Funktionen:

- Bei Punctum fixum an der Mandibula wird das Os hyoideum nach ventral-kranial gezogen, was beim Schlucken geschieht.
- Der Muskel unterstützt die Mediotrusion des Unterkiefers.

M. geniohyoideus ▸ Abb. 2.192

Ursprung: Innenseite des Unterkiefers im Kinnbereich.

Ansatz: Corpus ossis hyoidei.

Innervation: Rr. ventrales aus Nerven von C 1 und C 2.

Verlauf: Verläuft von kranial-ventral nach kaudal-dorsal und liegt in der Mundhöhle kranial auf dem M. mylohyoideus.

Funktionen:

- Zieht das Os hyoideum nach ventral-kranial.
- Ist an der Retrusion des Unterkiefers beteiligt.

M. digastricus ▸ Abb. 2.193

Ursprung:

- Venter posterior: Mediale Fläche des Proc. mastoideus.
- Venter anterior: Fossa digastrica.

Ansatz: Indirekt über eine fibröse Schlinge, die am Corpus ossis hyoidei und an der Basis des Cornu majus befestigt ist.

Innervation:

- Venter anterior: N. mylohyoideus des N. mandibularis.
- Venter posterior: R. digastricus des N. facialis.

Verlauf und Besonderheiten:

- Der Venter posterior verläuft unter dem M. sternocleidomastoideus nach ventral-kaudal und ist länger als der Venter anterior.
- Beide Muskelbäuche sind durch die über eine Bindegewebsschlaufe am Os hyoideum befestigte Zwischensehne miteinander verbunden. Hier bildet der M. stylohyoideus einen Schlitz, durch den der M. digastricus zieht.

Triggerpunkte (▸ **Abb. 2.194**):

- Triggerpunkt 1: Im Venter posterior direkt dorsal des Angulus mandibulae mit Ausstrahlungen in Richtung Muskelbauch und Proc. mastoideus bis zum Os occipitale sowie nach ventral in Richtung Kehle.

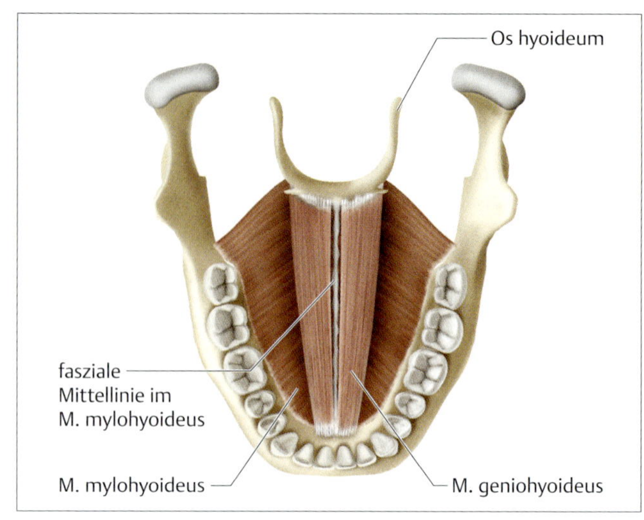

Abb. 2.192 Suprahyoidale Muskulatur: M. mylohyoideus und M. geniohyoideus.

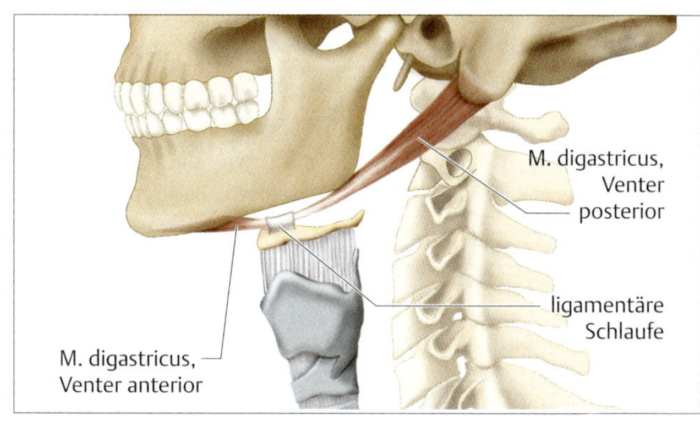

Abb. 2.193 M. digastricus.

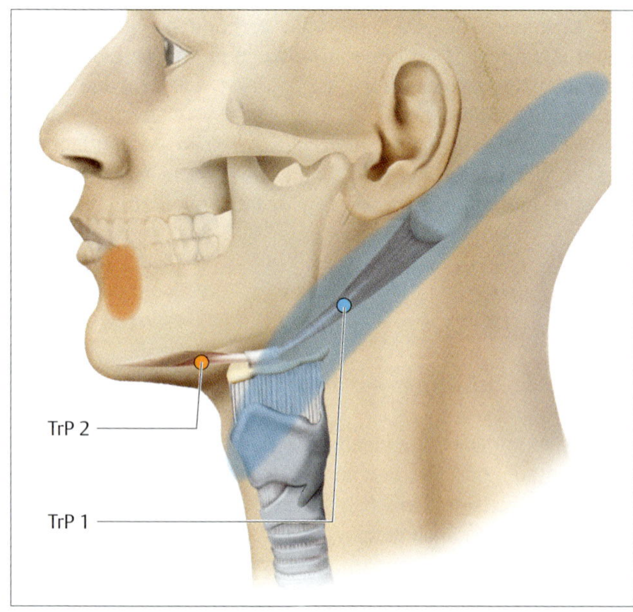

Abb. 2.194 M. digastricus mit Triggerpunkten und Schmerzprojektionen.

- Triggerpunkt 2: Im Venter anterior 2 Querfinger dorsal der Kinnspitze mit Schmerzübertragung zu den unteren Schneidezähnen und dem Pars alveolaris mandibulae.

Funktionen:
- Bei Punctum fixum an Mandibula und Schädel hebt er das Os hyoideum kranialwärts, z. B. beim Schlucken.
- Bei Punctum fixum am Os hyoideum öffnet er bei beidseitiger Kontraktion den Mund und bringt die Mandibula in Retraktion. Außerdem kann der Venter posterior die Reklination des Kopfes unterstützen.
- Einseitig: Laterotrusion zur gleichen Seite.

M. stylohyoideus ▶ Abb. 2.195

Ursprung: Basis des Proc. styloideus.

Ansatz: Corpus ossis hyoidei.

Innervation: N. facialis.

Verlauf und Besonderheiten:
- Gehört zur suprahyoidalen Muskulatur.
- Spaltet sich kurz vor der Insertion in 2 Zipfel und umgreift die Zwischensehne des M. digastricus.

Funktion: Zieht beim Schlucken das Os hyoideum nach kranial und etwas nach dorsal.

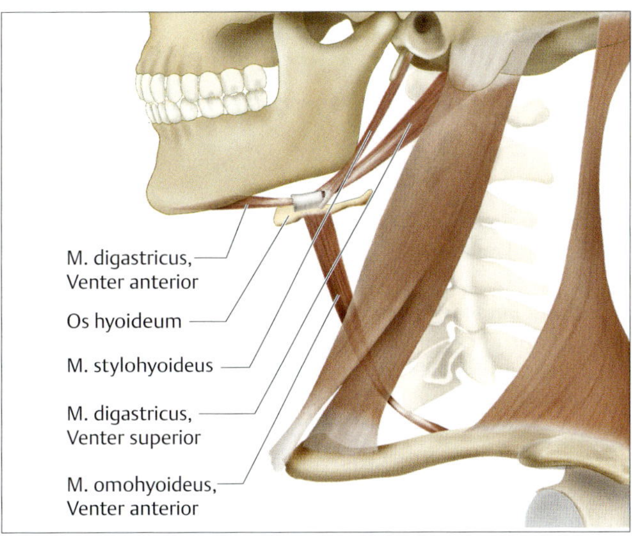

Abb. 2.195 M. stylohyoideus

M. omohyoideus ▶ Abb. 2.196

Ursprung: Mit Venter inferior vom oberen Rand der Scapula lateral der Incisura scapulae, vom Lig. transversum scapulae und medial der Basis des Proc. coracoideus.

Ansatz: Mit Venter superior am lateralen kaudalen Rand des Corpus ossis hyoidei.

Innervation: Radix superior (C 1 – 2)/Radix inferior (C 2 – 4).

Verlauf und Besonderheiten:
- Gehört zur infrahyoidalen Muskulatur.
- Etwa in Höhe des 6. Halswirbels teilt eine Zwischensehne den Muskel in einen Venter superior und inferior. Hier unterkreuzt er den M. sternocleidomastoideus.
- Venter inferior verläuft nach medial und leicht kranial, liegt ventral der Mm. scaleni und dorsal des M. sternocleidomastoideus.
- Venter superior verläuft nach kranial und hat dabei eine vertikale Ausrichtung.
- Die beiden Muskelbäuche wie auch die übrige infrahyoidale Muskulatur werden von der mittleren Halsfaszie, Lamina praetrachealis, umschlossen. Wo die Zwischensehne des Muskels liegt, verwächst die Lamina mit ihr und der darunterliegenden Vagina carotica. Die Vagina umgibt als feste Bindegewebshülle einen Gefäß-Nerven-Strang: A. carotis communis, V. jugularis interna und N. vagus.

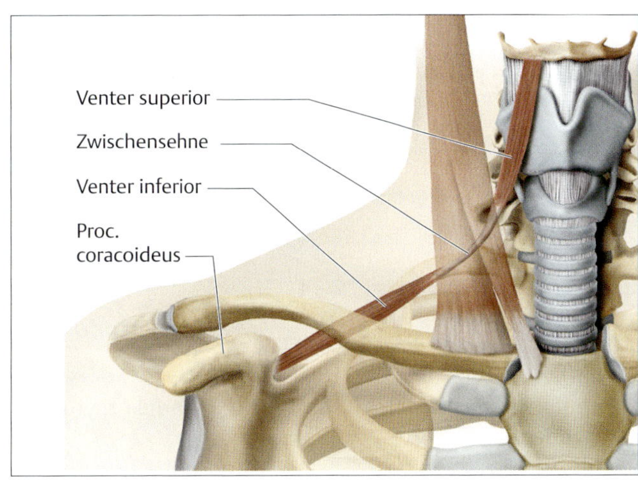

Abb. 2.196 M. omohyoideus

Funktionen:
- Bei Punctum fixum an der Scapula zieht er das Os hyoideum nach kaudal und kann es fixieren.
- Spannt das mittlere Blatt der Halsfaszie, da diese seitlich an beiden Venter entspringt.
- Bei Punctum fixum am Os hyoideum protrahiert er die Scapula, kann ihre Außenrotation und die Elevation des Schultergürtels unterstützen.
- Durch seine Verbindung zur Lamina praetrachealis kann er durch Spannung das Lumen der Vena jugularis interna offen halten und damit den venösen Rückstrom aus dem Kopf-Hals-Bereich fördern.

M. sternohyoideus ▶ Abb. 2.197

Ursprung: Rückfläche Manubrium sterni, Sternoklavikulargelenk, Rückfläche der Extremitas sternalis der Clavicula.

Ansatz: Kaudaler Rand des Corpus ossis hyoidei.

Innervation: Äste der Ansa cervicalis, kraniale Muskelteile aus C 1 und C 2, kaudale aus C 2 und C 3.

Verlauf und Besonderheiten:
- Gehört zur infrahyoidalen Muskulatur.
- Im Ursprungsbereich ist er breit und flach, nach kranial hin wird er schmaler und dicker.

Funktion: Er zieht das Os hyoideum nach kaudal und bietet der suprahyoidalen Muskulatur durch Feststellen des Os hyoideum ein Punctum fixum beim Mundöffnen.

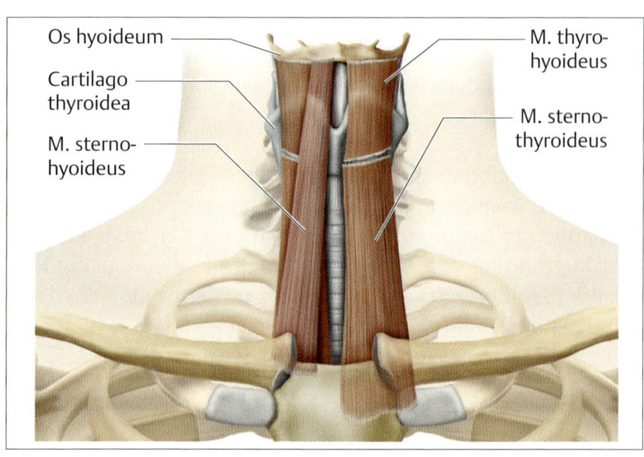

Abb. 2.197 Infrahyoidale Muskulatur: auf der linken Seite die tiefer liegenden Mm. sternohyoideus et thyrohyoideus.

M. sternothyroideus ▶ Abb. 2.197

Ursprung: Rückfläche Manubrium sterni, 1. Rippenknorpel.

Ansatz: Cartilago thyroidea:
- dorsokraniale Fasern kranial am Tuberculum thyroideum superius;
- kaudoventrale Fasern kaudal am Tuberculum thyroideum inferius;
- mittlere Fasern am Sehnenbogen, der sich zwischen beiden Tuberculi ausspannt.

Innervation: Ansa cervicalis (C 2 – 4).

Verlauf und Besonderheiten:
- Gehört zur infrahyoidalen Muskulatur.
- Ist durch lockeres Bindegewebe mit der Glandula thyroidea verbunden.

Funktionen: Er zieht den Larynx nach kaudal, wodurch er Einfluss auf die Phonation (gedeckte Tongebung) nimmt.

M. thyrohyoideus ▶ Abb. 2.197

Ursprung: Cartilago thyroidea, ventral-kranialer Anteil.

Ansatz: Lateraler kaudaler Rand des Corpus ossis hyoidei.

Innervation: Ansa cervicalis (C 1 – 2).

Verlauf und Besonderheiten:
- Gehört zur infrahyoidalen Muskulatur.
- Ist eine flache Muskelplatte.
- Bedeckt die Membrana thyrohyoidea und ist mit ihr verwachsen.

Funktionen:
- Zieht das Os hyoideum nach kaudal.
- Ist durch Anheben des Kehlkopfs nach kranial am Schluckakt beteiligt.

FUNKTIONELLER HINWEIS

Spezielle Funktion der suprahyoidalen Muskulatur

- Wenn das Os hyoideum fixiert ist, hilft die suprahyoidale Muskulatur beim Mundöffnen und beim Kauakt.
- Beim Schlucken ziehen die suprahyoidalen Muskeln gemeinsam mit den Pharynxmuskeln das Os hyoideum und den Kehlkopf nach kranial-ventral. Anschließend wird es durch die infrahyoidale Muskulatur wieder nach kaudal gezogen.

Spezielle Funktion der infrahyoidalen Muskulatur

Die infrahyoidale Muskulatur zieht das Os hyoideum und den Larynx nach kaudal. Dadurch und durch die Stabilisation des Kehlkopfes über die sternothyrohyoidale Muskelschlinge hat sie Einfluss auf die Phonation. Bei einer Tonusänderung in dieser Muskulatur kann es z. B. zu einer Verkippung des Schildknorpels gegenüber dem Ringknorpel kommen, wodurch sich die Stimmbandspannung verändert. Es entsteht das Bild einer hyperfunktionellen Dysphonie, die sich als asynchrone Stimmbandschwingungen darstellen oder bis zu einem einseitigen Stimmbandstillstand (Stiffness) reichen kann. Durch den veränderten Muskeltonus oberhalb der Stimmbandebene werden aber auch der Resonanzraum und somit der Stimmklang beeinflusst.

Zusammenspiel der Kaumuskulatur und der supra- und infrahyoidalen Muskulatur (▸ Abb. 2.198)

Die supra- und infrahyoidale Muskulatur kann als Muskelschlinge betrachtet werden, in die das Os hyoideum als ein Fixum eingeschaltet ist. Eine besondere Funktion hinsichtlich der Statik der HWS kommt der Schlinge zu, wenn die Kaumuskulatur das Kiefergelenk stabilisiert, d. h. für einen festen Kieferschluss sorgt. Die supra- und infrahyoidale Muskulatur haben in diesem Fall eine flexorische Wirkung auf die HWS und reduzieren die Lordose. Somit sind für die Statik der HWS bedeutsam.

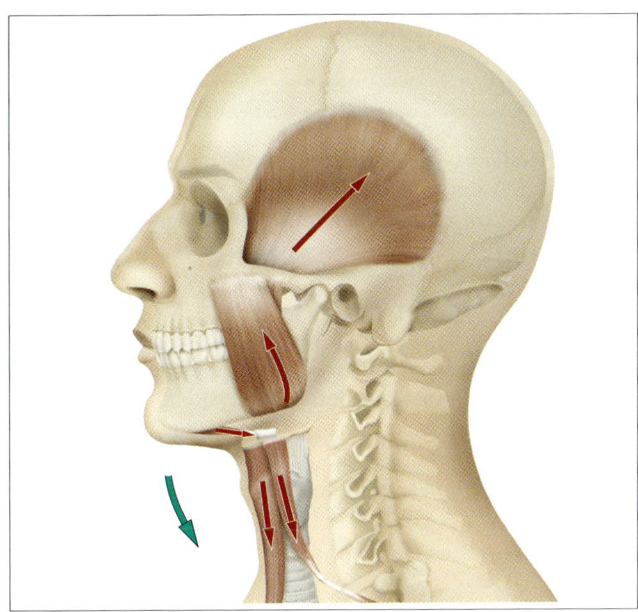

Abb. 2.198 Flexion der HWS durch das Zusammenspiel der Kaumuskulatur und der hyoidalen Muskulatur.

PRAXISTIPP

Wie zuvor beschrieben, beeinflussen alle Muskeln, die eine Verbindung mit dem Os hyoideum eingehen, die Stellung dieses Knochens. Dies kann Konsequenzen für die Beweglichkeit des Os hyoideum haben, was wiederum zu Störungen beim Sprechen und Singen führen kann. Deshalb muss bei Heiserkeit, Stimmverlust und Globusgefühl der Spannungszustand der supra- und infrahyoidalen Muskulatur untersucht werden.

Wegen der direkten Verbindung der Muskulatur zur Schädelbasis ist es ebenfalls erforderlich, die atlantookzipitale Verbindung wegen möglicher Stellungsänderungen zu untersuchen.

2.7.10 Innervation der Kieferregion

N. trigeminus

Der N. trigeminus (V. Hirnnerv) besteht aus sensiblen und motorischen Ästen und versorgt mit 3 großen Ästen Hautareale des Gesichts sowie die mimische und Kaumuskulatur.

N. ophthalmicus

Der N. ophthalmicus ist der am weitesten kranial gelegene Ast des N. trigeminus, der sich in 3 weitere Nerven aufteilt, die alle durch die Fissura orbitalis superior in die Orbita gelangen. Sie innervieren die Haut der Stirn, den medialen und lateralen Lidwinkel, die Tränendrüse, die Hornhaut, die Sklera und die Iris. Weitere Äste innervieren den Nasenrücken.

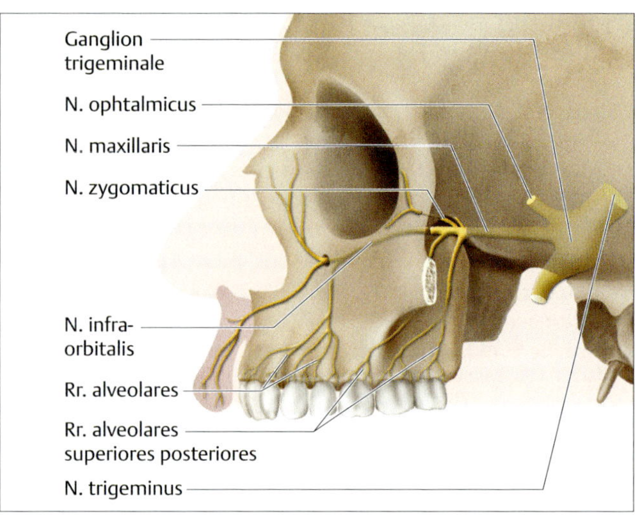

Abb. 2.199 N. maxillaris und seine Aufzweigungen.

N. maxillaris

(▶ **Abb. 2.199**)

Dieser rein sensible Nerv teilt sich in 3 Äste für die Versorgung des Oberkieferbereichs sowie des Unterlids und der Schleimhäute der dorsalen Nasenhöhle auf.

Der ***N. infraorbitalis*** innerviert die Haut zwischen Oberlippe und unterem Augenlid. Von ihm zweigen einige Rr. alveolares zu den Zähnen, dem Zahnfleisch und der Kieferhöhle des Oberkiefers ab.

Der ***N. zygomaticus*** versorgt ein Hautareal der oberen Wangengegend bis zur Schläfe, wobei sich seine Äste mit denen des N. facialis verbinden.

Seitlich ziehen ***Rr. alveolares superiores posteriores*** direkt aus dem N. maxillaris, um die Zähne und umgebendes Gewebe zu versorgen.

Der ***N. nasopalatinus*** tritt in den dorsalen kranialen Bereich der Nase und innerviert hier ebenso wie am Gaumen und im Rachen die Schleimhaut.

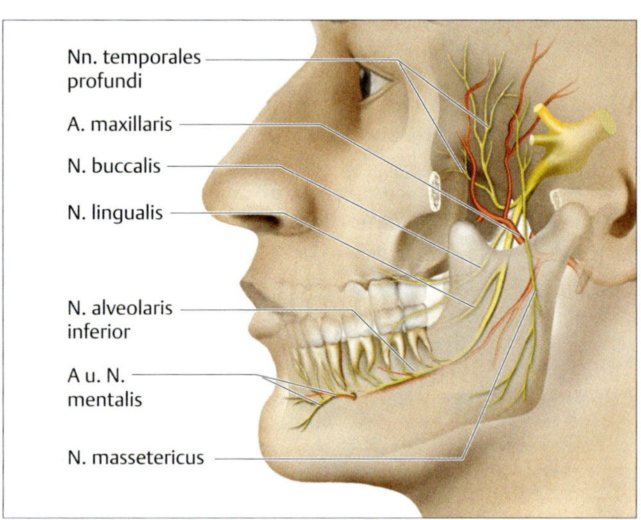

Abb. 2.200 N. mandibularis und seine Aufzweigungen.

N. mandibularis

(▶ **Abb. 2.200**)

Aus diesem sensibel-motorischen Nerv gehen folgende kleine Nerven für die verschiedenen Kaumuskeln hervor:

Der ***N. massetericus*** verläuft unter dem M. temporalis und zieht zur Innenseite des M. masseter, den er motorisch innerviert. In Höhe des Kiefergelenks gibt er kleine sensible Äste an die Gelenkkapsel ab.

Die ***Nn. temporales profundi*** versorgen den M. temporalis.

Die ***Nn. pterygoideus medialis et lateralis*** innervieren die entsprechenden Muskeln.

Der ***N. lingualis*** verläuft zwischen den beiden Mm. pterygoidei nach kaudal-ventral in Richtung Mundboden. Er versorgt sensibel die Zunge und den Mundboden.

Ein weiterer sensibler Ast, ***N. buccalis***, zieht durch den Spalt zwischen beiden Anteilen des M. pterygoideus lateralis über die A. maxillaris hinweg und innerviert den unteren Teil der Wange und die laterale Mundhöhle.

Der ***N. alveolaris inferior*** enthält sensible und motorische Äste. Er tritt durch das Foramen mandibulae in den Canalis mandibulae und gibt kurz vorher einen Ast ab, den motorischen ***N. mylohyoideus***. Dieser innerviert den M. mylohyoideus und den Venter anterior des M. digastricus. Innerhalb des Canalis mandibulae bildet der N. alveolaris inferior einen Plexus dentalis anterior, aus dem die Rr. dentales für die Zähne abgehen. Einer seiner Endäste, ***N. mentalis,*** zieht durch das Foramen mentale und innerviert die Haut des Kinns und der Unterlippe.

N. facialis

Der Nerv besteht aus motorischen und sensiblen Nervenfasern. Er ist hauptsächlich für die mimische Muskulatur verantwortlich. Ein R. auricularis versorgt den dorsalen Ohrbereich und den äußeren Gehörgang. Der R. digastricus innerviert den Venter posterior des M. digastricus.

2.7.11 Gefäßversorgung der Kieferregion

Arterien

A. maxillaris

▸ Abb. 2.201

Diese Arterie ist der stärkste Ast aus der ***A. carotis externa.*** Sie verläuft dorsal des R. mandibulae und zieht im weiteren Verlauf zwischen M. temporalis und M. pterygoideus lateralis in die Tiefe.

Die ***A. maxillaris*** gibt in Höhe des Kiefergelenks mehrere Äste zur Kapsel, Bändern und umliegenden Muskulatur ab.

Die ***A. alveolaris inferior*** zieht nach ventral in den Canalis mandibulae und versorgt die Zähne und den Unterkiefer. Zusammen mit dem N. mentalis zieht sie durch das Foramen mentale zum Kinn.

In Höhe des Abgangs der A. alveolaris inferior geht nach kranial die ***A. meningea media*** ab. Sie versorgt die innere Schädelkalotte und die Dura mater.

Die ***A. temporalis superficialis*** ist die direkte Fortsetzung der A. carotis externa nach kranial zur äußeren Schädelkalotte.

Das Gesicht wird aus vielen Zweigen der ***A. facialis*** versorgt, die etwa in Höhe des 3. Halswirbels aus der A. carotis externa austritt.

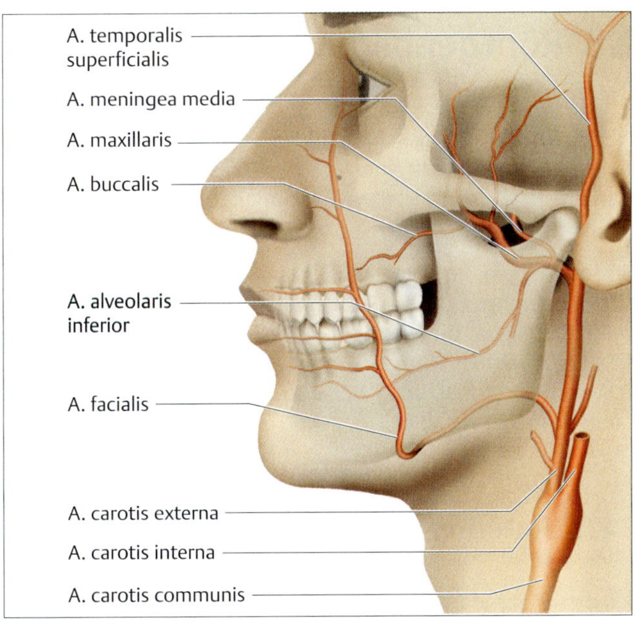

Abb. 2.201 Arterielle Versorgung der Kiefergelenkregion.

Venen

V. jugularis interna

▸ Abb. 2.202

Der Hauptabflussweg der Kopfvenen ist die ***V. jugularis interna***. Im Bereich der Fossa infratemporalis zwischen den Mm. pterygoidei und dem M. temporalis befindet sich ein ausgedehntes Venengeflecht, ***Plexus pterygoideus***. Aus diesem Geflecht transportiert die ***V. maxillaris*** das Blut in die ***V. retromandibularis.*** Sie ist die kaudale Fortsetzung der ***V. temporalis superficialis***, die die äußere seitliche Schädelkalotte drainiert. Zusammen mit der ***V. facialis*** mündet sie etwa in Höhe des 3. Halswirbels in die ***V. jugularis interna***. Die V. facialis transportiert das Blut aus dem Gesicht. Über Foramen lacerum und Foramen ovale ist der Plexus mit dem Sinus cavernosus verbunden.

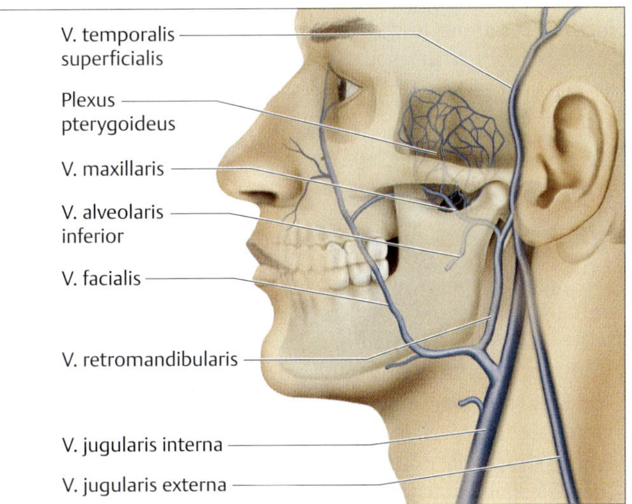

Abb. 2.202 Venöse Versorgung der Kiefergelenkregion.

2.8 Röntgenbild der Halswirbelsäule und des Schädels

Die klassischen Röntgenaufnahmen vermitteln einen zweidimensionalen Eindruck von Knochen und Gelenken. Um bestimmte Bereiche beurteilen zu können, bedarf es einer speziellen Aufnahmetechnik.

Veränderungen im Röntgenbild und Beschwerden stimmen nicht unbedingt überein. So können Patienten große Spondylophyten zeigen, die von den Wirbelkörpern ausgehen, ohne dass Beschwerden auftreten. Andererseits kann es einen deutlichen klinischen Befund geben, obwohl auf dem Röntgenbild kaum etwas zu sehen ist.

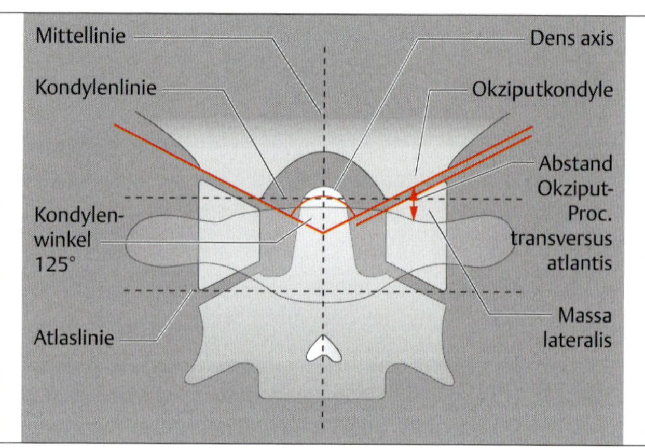

Abb. 2.203 Anterior–posteriore Aufnahme von Okziput und Atlas.

2.8.1 Anterior–posteriore Aufnahme

Bei dieser Standardübersichtsaufnahme wird die obere HWS von ventral betrachtet. Sie wird im Liegen durchgeführt. Die Linie zwischen Stirn und Kinn ist parallel zur Filmplatte eingestellt. Der Patient öffnet den Mund, durch den der zentrale Strahl geht (transoral). Bei dieser Aufnahme lassen sich Abweichungen des Dens und der atlantoaxialen Gelenkstellung in der Frontaleben beurteilen.

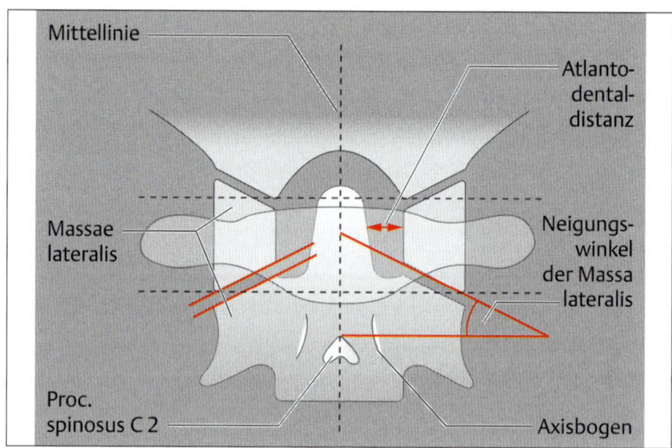

Abb. 2.204 Anterior–posteriore Aufnahme von Atlas und Axis.

Obere HWS

▸ **Abb. 2.203**, ▸ **Abb. 2.204**

Folgende Aussagen entsprechen der Norm:

- Der ***Kondylenwinkel,*** der durch die atlantookzipitalen Linien entlang der Gelenkflächen beider Seiten gebildet wird, zeigt Werte um 125°. Bei symmetrischem Kondylenbau liegt der Winkelschnittpunkt etwa in der Densmitte.
- Die Kondylen des Os occipitale und die Massae laterales atlantes stehen parallel und symmetrisch zueinander.
- Linien durch die untere Begrenzung der Okziputkondylen ***(Kondylenlinie)*** und die untere Kante der Massae laterales des Atlas ***(Atlaslinie)*** verlaufen parallel.
- Der Abstand der Squama occipitalis zum Proc. transversus atlantis ist rechts und links gleich groß.
- Die Massa lateralis atlantis ist gleichmäßig konisch geformt.
- Auf der Mittel- bwz. Lotlinie liegen Clivus, Dens axis und Proc. spinosus axis.
- Der ***Neigungswinkel*** der Gelenkflächen zwischen den ersten beiden Wirbeln ist gleich, der Gelenkspalt rechts/links gleich breit und der Gelenkflächenabstand symmetrisch.
- Die ***laterale Atlantodentaldistanz*** beträgt etwa 3 mm und ist seitengleich.
- Der Übergangsbereich zwischen Wirbelkörper und -bogen ***(Axisbogenbasen)*** stellt sich im Röntgenbild als ein verdichteter halbbogenförmiger Bezirk dar, der in der Verlängerung der kaudalen seitlichen Wirbelkörperkanten nach kranial zu erkennen ist.

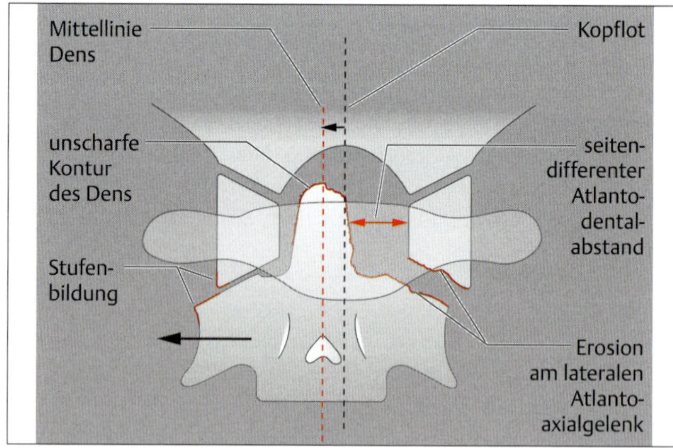

Abb. 2.205 Anterior–posteriore Aufnahme der oberen HWS: pathologische Veränderungen.

Pathologische Veränderungen in der Anterior-posterior-Aufnahme der oberen HWS

Beispiel: Rheumatoide Arthritis ▶ **Abb. 2.205**

Für eine transversale seitliche Atlasdislokation sprechen folgende Kriterien:

- Der Dens steht im Foramen magnum zur Seite verschoben, sichtbar an der Verschiebung zum Kopflot.
- Der Winkelschnittpunkt des Kondylenwinkels liegt nicht in der Mitte des Dens.
- Die Atlantodentaldistanz ist seitendifferent.
- Stufenbildungen an den Atlantoaxialgelenken.
- Erosionen am lateralen Atlantoaxialgelenk.
- Erosionen des Dens, der dadurch eine unscharfe Kontur zeigt.

Rotationsfehlstellung ▶ **Abb. 2.206 a, b**

Zur Beurteilung einer Rotationsfehlstellung dient in der Regel der Proc. spinosus des Axis als wichtiger Indikator. Wegen möglicher anlagebedingter Asymmetrien werden weitere Parameter zu Hilfe genommen (Kamith 1983).

- Axiskörper-Querfortsatzmulde (KQM) ist rechts und links seitlich gleich deutlich zu sehen. Schon bei geringer Axisrotation flacht sich diese Mulde auf der Rotationsseite ab.
- Die Axisbogenbasen verschieben sich zur kontralateralen Rotationsseite.
- Als weiterer wichtiger Parameter der Positionsdiagnostik gilt das sogenannte ***Massa-lateralis-Dreieck.*** Es entsteht als Projektionsphänomen, da sich hinterer Atlasbogen und Massa lateralis überschneiden. In jeder Massa lateralis zeichnet sich deshalb ein Dreieck ab. In Neutral-Null-Stellung stellen sich beide Dreiecke seitensymmetrisch dar. Atlasrotation führt auf der Rotationsseite zu einer Verbreiterung der Basis des Massa-lateralis-Dreiecks. Außerdem verringert sich die Atlantodentaldistanz auf der Rotationsseite und das laterale Atlantoaxialgelenk verschmälert sich. Dagegen verbreitert sich die Massa lateralis auf der rotationsabgewandten Seite.

Untere HWS

▶ **Abb. 2.207**

Folgende Aussagen entsprechen der Norm:

- Die Grund- und Deckplatten der Wirbelkörper verlaufen horizontal und parallel.
- Die Dornfortsätze stehen im Kopflot (Alignement-Linie).
- Die Unci corpores sind spitz zulaufend, scharf begrenzt und haben keine Ausziehungen.
- Die Pediculi arci liegen untereinander und haben beidseitig symmetrischen Abstand zur Mittellinie.
- Die Weite des Spinalkanals wird durch die Interpedikulardistanz dargestellt. Sie beträgt zwischen C3–C7 etwa 20 – 33 mm. Diese Messung dient zum Erkennen intraspinaler expansiver Prozesse.

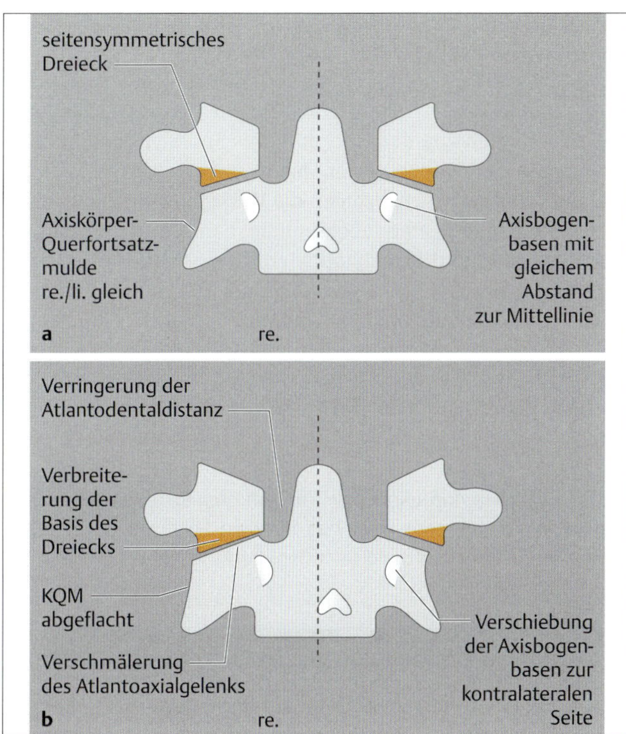

Abb. 2.206 Anterior–posteriore Aufnahme der oberen HWS zur Beurteilung einer Rotationsfehlstellung.
a Norm.
b Bei Rechtsrotation des Axis.

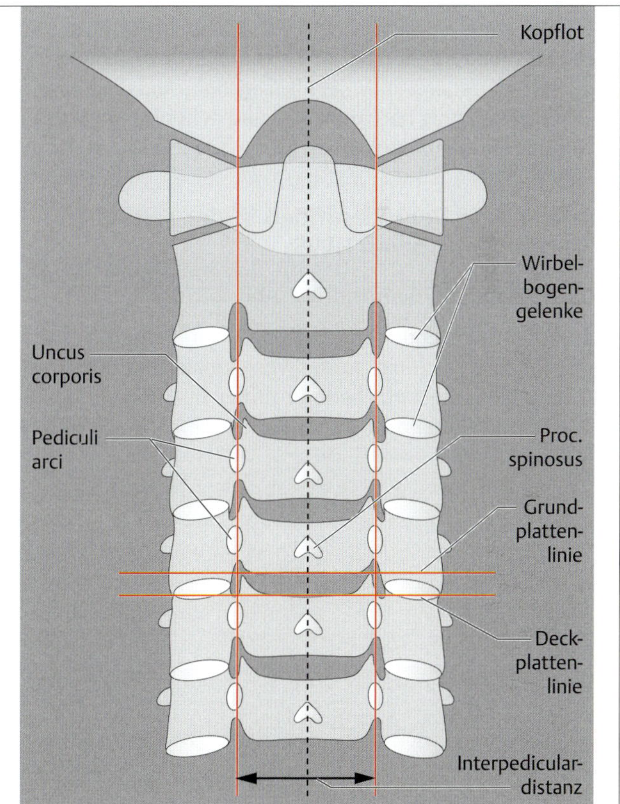

Abb. 2.207 Anterior–posteriore Aufnahme der unteren HWS.

Pathologische Veränderungen in der Anterior-posterior-Aufnahme der unteren HWS

Beispiel: Arthrose ▸ Abb. 2.208

- Seitlich können von den Unci corpores Spondylophyten ausgehen. Sie sind Zeichen einer Unkovertebralarthrose.
- Bei der Spondylarthrose zeigen die Wirbelbogengelenke eine abnorme Stellung, eine subchondrale, bandförmige Spongiosaverdichtung und Spondylophyten.
- Drehfehlstellungen sind an den Pediculi arci sichtbar, da sich diese zur Mittellinie hin bzw. von dieser weg verschieben.

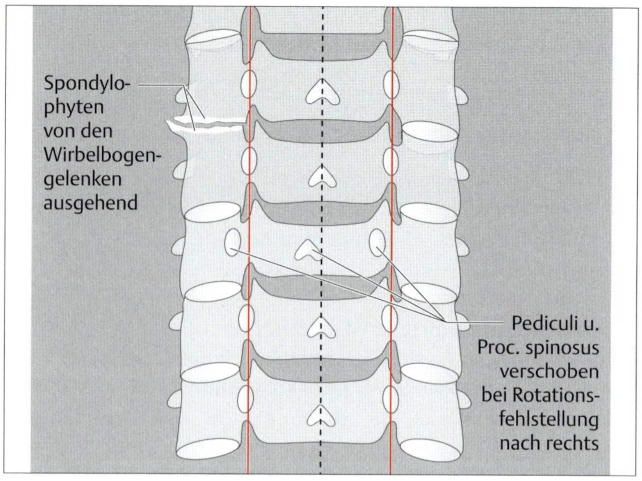

2.8.2 HWS im frontalen Strahlengang

Bei der ***seitlichen Aufnahme*** bzw. ***im frontalen Strahlengang*** können die Wirbelbogengelenke der unteren HWS und Verschiebungen der Wirbel in der Sagittalebene eingesehen werden.

Obere HWS

▸ **Abb. 2.209**

- Die horizontale Halbierungslinie durch den Atlas ***(Atlaslinie)*** und eine Linie vom Unterrand der Bogenwurzel zum Unterrand des Bogenschlusses des Axis ***(Axislinie)*** verlaufen in der Neutral-Null-Stellung parallel.
- Die ***ventrale Atlantodentaldistanz***, d. h. der Abstand zwischen dem Dens und dem Arcus anterior atlantis, beträgt etwa 3 mm.
- In Höhe von C 1 umfasst der sagittale Durchmesser des Spinalkanals bis zu 24 mm, in Höhe von C 2 bis zu 21 mm.
- Die spinolaminäre bzw. ***Wirbelbogenabschlusslinie*** weicht leicht bogenförmig nach dorsal ab und geht bis zum dorsalen Rand des Foramen magnum.

Pathologische Veränderungen in der seitlichen Aufnahme der oberen HWS

Beispiel: Rheumatoide Arthritis ▸ Abb. 2.210

Dafür spricht folgender röntgenologischer Befund: Ventrale Atlasdislokation, sichtbar an der Verschmälerung der ventralen Atlantodentaldistanz, bedingt durch Insuffizienz des Lig. transversum atlantis oder durch Formveränderung des Dens, Denserosion.

Spondylophyten von den Wirbelbogengelenken ausgehend

Pediculi u. Proc. spinosus verschoben bei Rotationsfehlstellung nach rechts

Abb. 2.208 Anterior–posteriore Aufnahme der unteren HWS: Pathologische Veränderungen.

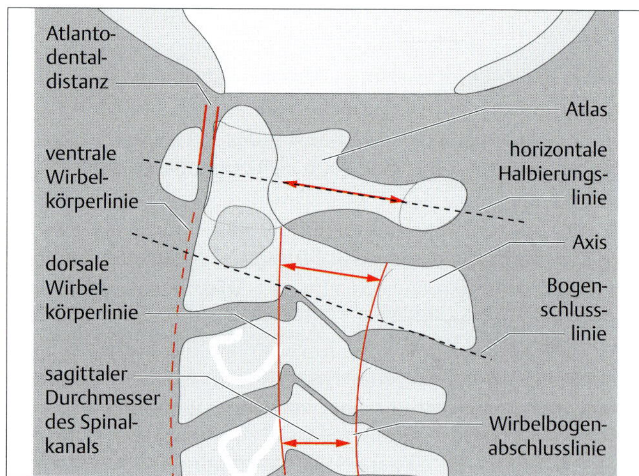

Abb. 2.209 Obere HWS im frontalen Strahlengang.

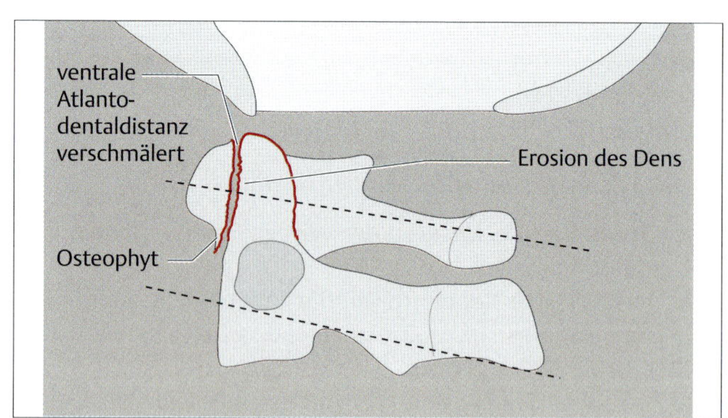

Abb. 2.210 Veränderungen der oberen HWS im frontalen Strahlengang bei Arthrose.

Beispiel: Beschleunigungstrauma ▶ **Abb. 2.211 a, b,** ▶ **Abb. 2.212**

Bei klinischem Verdacht auf ein zervikales Trauma muss besonders auf eine Dislokation, Konturenunterbrechung und Verformung geachtet werden.

- Eine Vergrößerung der ventralen Atlantodentaldistanz um mehr als 3 mm spricht für eine Überdehnung oder partielle Ruptur des Lig. transversum atlantis. Diese Distanz wird bei einer Inklinationsaufnahme erheblich vergrößert. Bei einer Distanz von 7 mm ist eine vollständige Ruptur, bei 10 – 12 mm auch eine Zerreißung der Ligg. alaria anzunehmen.
- Bei einer Abrissfraktur der Axisbogenwurzeln und Luxation des Axiskörpers nach ventral ist die vordere Wirbelkörperlinie unterbrochen und eine Stufenbildung erkennbar. Da C 1 gegenüber C 2 gekippt steht, verläuft die Wirbelbogenabschlusslinie nicht regelrecht.

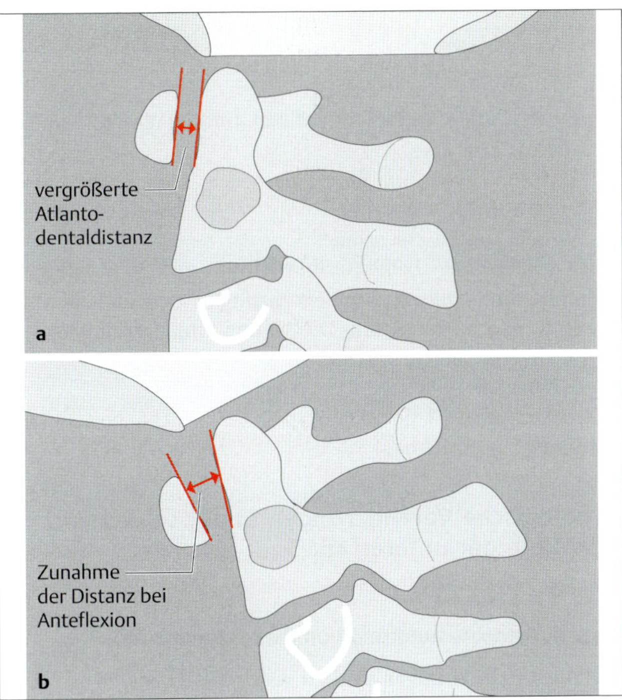

Abb. 2.211 Veränderungen der oberen HWS im frontalen Strahlengang bei Instabilität.
a In Neutral-Null-Stellung.
b Funktionsaufnahme in Anteflexion.

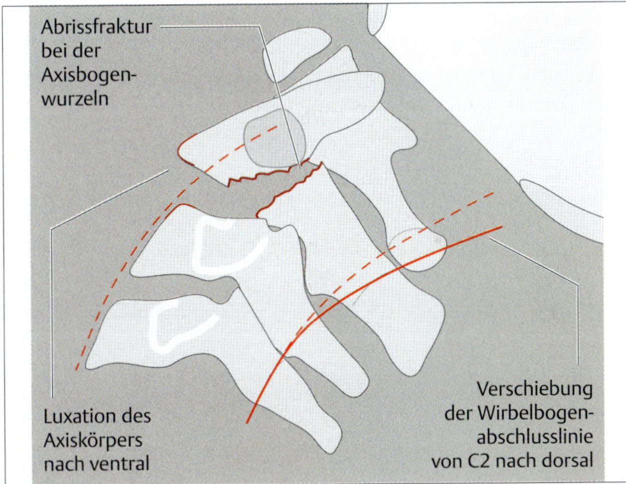

Abb. 2.212 Veränderungen der oberen HWS im frontalen Strahlengang nach einem Trauma.

Untere HWS

▸ Abb. 2.213

- Folgende Linien verlaufen parallel und in einem harmonischen Bogen:
  - Vordere Wirbelkörperlinie.
  - Hintere Wirbelkörperlinie.
  - Wirbelbogenabschlusslinie.
- Die hintere Wirbelkörperlinie und die Wirbelbogenabschlusslinie bilden die Begrenzungen des Spinalkanals. Durchmesser: 16 – 18 mm. Die beiden Linien verlaufen von C 3 bis C 7 parallel.
- Der Diskusraum ist ab C 3 gleichmäßig hoch.
- Normalerweise ist der Gelenkspalt C 2/3 nicht, bei C 3 – C 7 dagegen gut einsehbar.

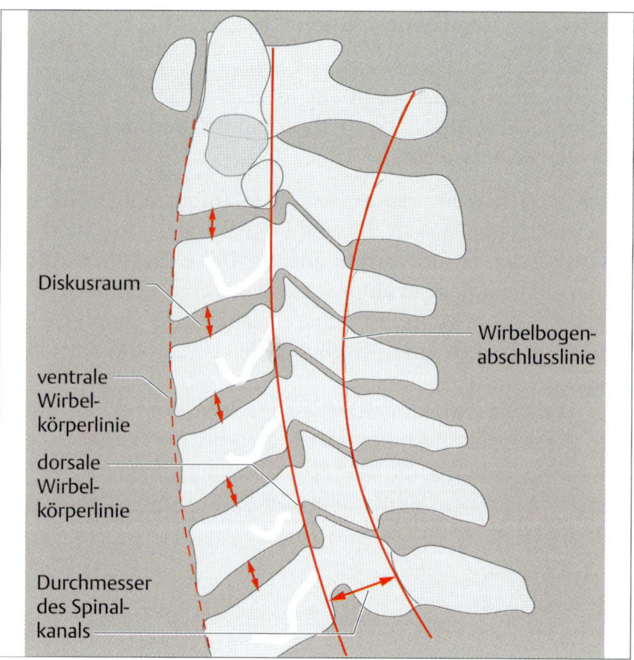

Abb. 2.213 Untere HWS im frontalen Strahlengang.

Pathologische Veränderungen in der seitlichen Aufnahme der unteren HWS

▸ Abb. 2.214

Beispiel: Arthrose aufgrund von Diskusdegeneration

Folgende Veränderungen sind zu beobachten:

- Höhenminderung des Bandscheibenraums.
- Verdichtung der Deck- und Grundplatten.
- Osteophyten, die von den Randleisten, den Wirbelbogengelenken oder den Unci corpores ausgehen.
- Anterolisthese: Gleiten eines Wirbels nach ventral, als positive Stufenbildung bei Flexion erkennbar.
- Retrolisthese: Gleiten eines Wirbels nach dorsal, als negative Stufenbildung in Extension erkennbar.
- Eventuell knöcherne Ankylose der Wirbelbogengelenke und der Bänder bei Spondylitis ankylosans.

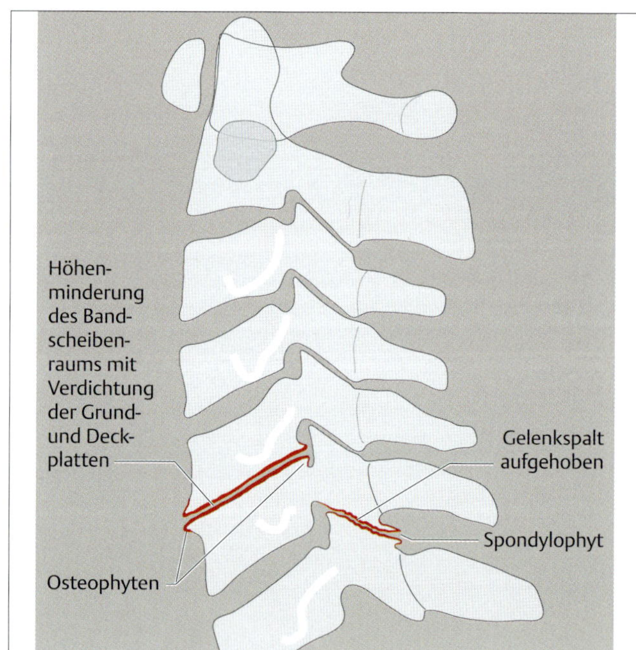

Abb. 2.214 Veränderungen an der untere HWS im frontalen Strahlengang bei Arthrose.

Beispiel: Zervikales Hyperflexionstrauma ▶ Abb. 2.215

Dabei handelt es sich um eine Weichteilverletzung, z. B. infolge eines Beschleunigungstraumas. Es kommt zu einer Hyperflexionsbewegung mit Zerreißung des dorsalen Bandapparats. Einige Auffälligkeiten im Röntgenbild sprechen für die Schwere der Weichteilverletzung:

- Diskrete anguläre Kyphose.
- Dorsale Diskushöhenzunahme.
- Leichtes Dornfortsatzklaffen im betroffenen Bewegungssegment.
- Der Gelenkspalt in den Wirbelbogengelenken erscheint erweitert.
- Eventuell ventrale Subluxation eines Wirbels.

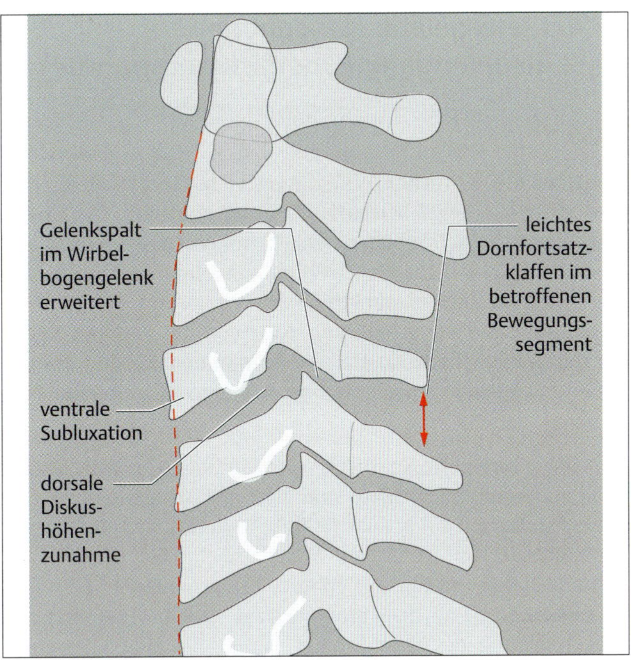

Abb. 2.215 Veränderungen der unteren HWS im frontalen Strahlengang bei Hyperflexionstrauma.

Beispiel: Zervikales Hyperextensionstrauma ▶ Abb. 2.216

Das Trauma kommt durch kurzzeitige dorsale Wirbelluxation zustande, mit Zerreißung des Lig. longitudinale anterius sowie Fasern des Anulus fibrosus. Folgende Veränderungen können in der akuten Phase zu erkennen sein:

- Erweiterung des ventralen Bandscheibenraumes.
- Kleine Abrisse von Knochenkanten, die als Tear drops (Tränen) zu sehen sind.
- Leichte Retrolisthese ohne Wirbelbogenverletzung.
- Bei schwerem Trauma: Fraktur der Gelenkfortsätze, verbunden mit leichter Subluxation des betroffenen Wirbels nach vorne und vorderer Deckplattenstauchung des unteren Wirbels.

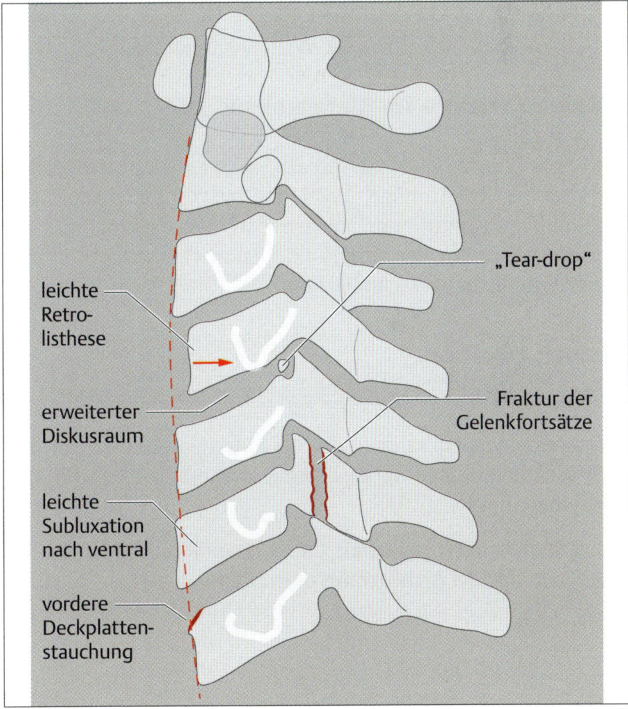

Abb. 2.216 Veränderungen der unteren HWS im frontalen Strahlengang bei Hyperextensionstrauma.

2.8.3 Funktionsaufnahmen

Zervikale Funktionsröntgenaufnahmen in maximaler Flexions- und Extensionsstellung informieren über die Stabilität des Atlantoaxialgelenks und das Lig. transversum atlantis, z. B. nach Beschleunigungstrauma oder bei rheumatoider Arthritis. Sie müssen sehr vorsichtig ausgeführt werden. Bei Verdacht auf Densfraktur sind sie kontraindiziert, sonst droht eine Densdislokation.

2.8.4 Kiefergelenk im frontalen Strahlengang (Übersichtsaufnahme)

(▶ **Abb. 2.217 a, b**)

Da es bei den seitlichen Aufnahmen viele Störschatten gibt, werden in der Regel Schichtaufnahmen gemacht. Die Übersichtaufnahme nach Schüller wird (1) bei geschlossenen Zahnreihen und (2) bei maximal geöffnetem Mund durchgeführt. Dabei trifft der Zentralstrahl in einem Winkel von 25 - 30° von kranial auf das Kiefergelenk und zwar von der anderen Seite, also durch die Schädelkalotte. Die Aufnahmen werden immer im Seitenvergleich gemacht, wobei folgende Kriterien zur Beurteilung dienen:

- ***Gelenkkonturen:*** Die Konturen von Mandibulakondylus, Fossa und Tuberculum articulare sind glatt und scharf.
- ***Gelenkstellung:*** In der Ruhestellung befindet sich das Caput mandibulae im ventralen Fossabereich, bei maximaler Mundöffnung in Höhe des Tuberculum articulare.
- ***Gelenkspalt:*** Die normale Breite beträgt etwa 1 - 1,5 mm. Eine Vergrößerung des Gelenkspalts spricht für eine Ergussbildung, eventuell auch für eine traumatische Blutung in das Gelenk.

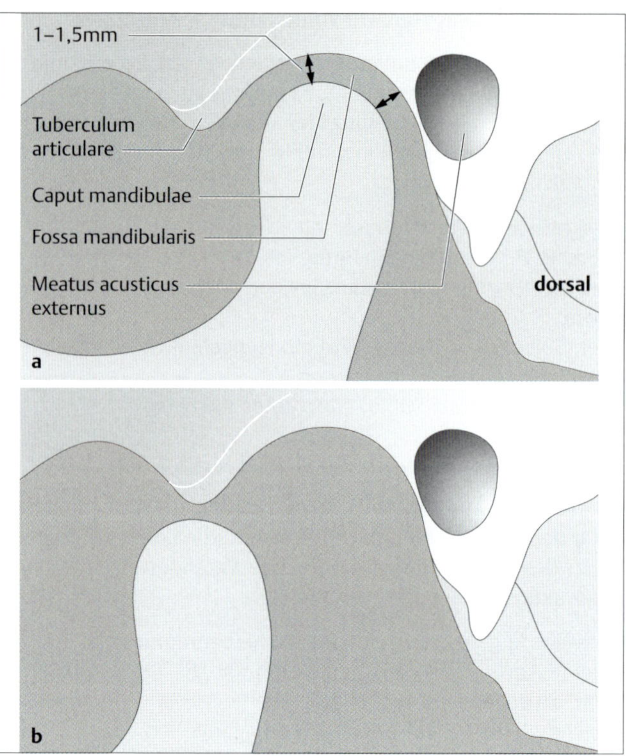

Abb. 2.217 Kiefergelenk im frontalen Strahlengang.
a Bei geschlossenem Mund.
b Bei offenem Mund.

Pathologische Veränderungen in der seitlichen Aufnahme

Beispiel: Arthrose im Kiefergelenk

▶ **Abb. 2.218 a**

- Es kann zu Verformungen des Mandibulakondylus kommen, z. B. unklare Kontur oder „ausgefranstes" Aussehen.
- Die Degeneration des Diskus und Knorpelabrieb führen zu einer Gelenkspaltverschmälerung.

Beispiel: Luxation

▶ **Abb. 2.218 b**

In der seitlichen Aufnahme wird bei einer Unterkieferluxation nach ventral die Stellung des Caput mandibulae ventral vor dem Tuberculum sichtbar.

Lageveränderungen zwischen Caput mandibulae und Discus lassen sich mittels Arthrografie darstellen.

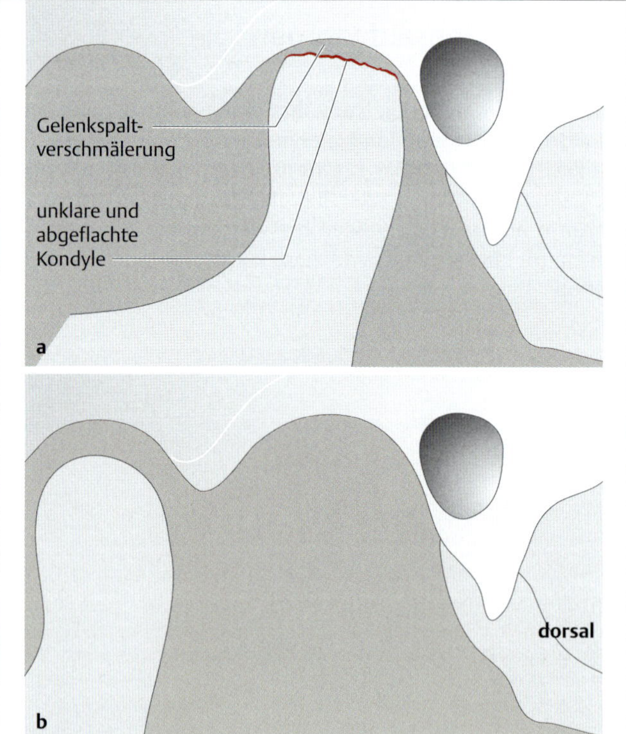

Abb. 2.218 Veränderungen am Kiefergelenk im frontalen Strahlengang.
a Bei Arthrose.
b Bei Kiefergelenkluxation.

Beispiel: Frakturen

(► **Abb. 2.219**)

Die Frakturen der Mandibula liegen in der Regel in der Nähe des Kiefergelenks. Folgende Frakturen werden unterschieden:

- Diakapitale.
- Subkapitale.
- Mittlere Kollumfraktur.

Bei diesen proximalen Frakturen, die etwa bis zur Mitte des Collum mandibulae gehen, kann es aufgrund der Zugwirkung des M. pterygoideus lateralis zu einer Luxation des Fragments nach ventral kommen.

Nach kaudal hin folgen die basale Kollumfraktur und die subkondyläre Fraktur.

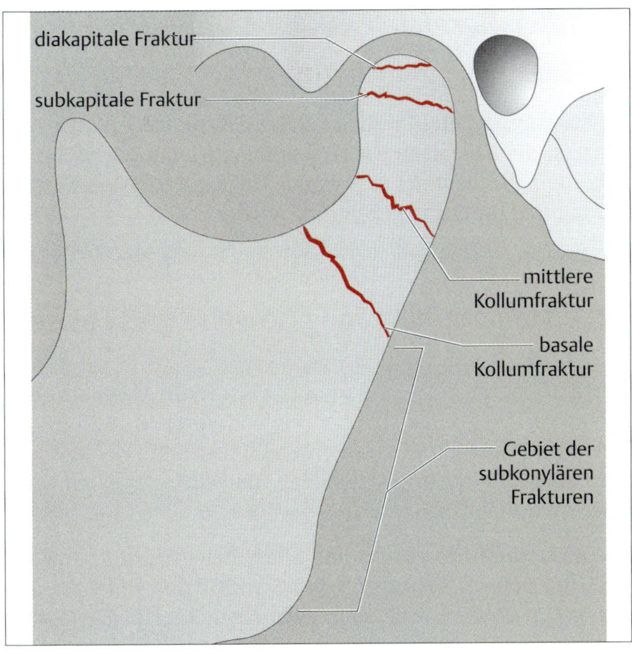

Abb. 2.219 Veränderungen an der Mandibula im frontalen Strahlengang bei gelenknahen Frakturen.

2.8.5 Kiefergelenk in posterior-anteriorer Aufnahme

Die subokzipitonasofrontale Übersichtsaufnahme erfolgt bei Verdacht auf knöcherne Verletzungen. Dabei wird der Mund geöffnet und die Röhre um 40° nach kranial gekippt, sodass der Strahl einer Linie vom Nackenhaaransatz zur Nasenwurzel entspricht. Beurteilt werden Unterbrechungen der Mandibula und seitliche Verschiebungen über die Mittellinie hinaus.

2.9 Palpation der Halswirbelsäule und des Schädels

Die Palpation setzt die dreidimensionale Vorstellung der Struktur voraus, z. B. wie Knochenstrukturen, Bänder und Muskulatur in der topografischen Region angeordnet sind. Durch die Palpation lassen sich Anomalien im Weichteilgewebe erkennen. In der Regel wird die Region palpiert, in der ein Patient Schmerzhaftigkeiten angibt oder wo Veränderungen zu vermuten sind. Gesucht werden schmerzhafte Strukturen, Aufquellungen, Verhärtungen und Temperaturveränderungen sowie Elastizität des Gewebes.

Um eine möglichst genaue Aussage über das Gewebe zu erhalten, wird die Palpation mit den Fingerspitzen durchgeführt, da sie mit einem dichten Netz taktiler Reizpunkte besetzt und damit empfindlicher für die Reizwahrnehmungen sind. Die Palpation findet mit unterschiedlichem Druck statt, mit Anpassung der Druckintensität an die zu palpierende Struktur und den Widerstand. Die Interpretation des Palpationsbefundes wird dann in Zusammenhang mit weiteren funktionellen Untersuchungen der betroffenen Strukturen gesetzt.

Dorsaler Bereich

Die Ausgangsstellung für die Palpation des dorsalen HWS-Bereichs ist die Bauchlage. Dabei liegt die Stirn auf einem Sandsack, die HWS befindet sich in der Flexion-Extension-Mittelstellung und die Arme neben dem Körper.

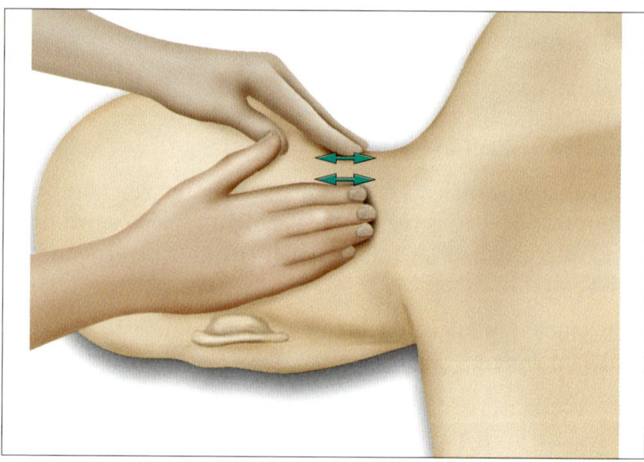

Abb. 2.220 Hautverschiebungen im Nackenbereich.

2.9.1 Haut, subkutanes Gewebe und Faszien

Beurteilt werden verminderte oder verstärkte Dicke, erhöhte Spannung, Rauigkeiten, Temperatur und vermehrtes Transpirieren. Die Palpation der rechten und linken Seite der Wirbelsäule sollte gleichzeitig stattfinden, um einen direkten Vergleich zu ermöglichen.

Die Fingerspitzen von Zeige- und Mittelfinger werden paravertebral im Bereich der unteren HWS rechts und links auf die Haut gelegt und mit leichten kreisförmigen Streichelbewegungen nach kranial und kaudal bewegt, ohne den Hautkontakt zu unterbrechen.

Die Fingerspitzen werden mit etwas mehr Druck paravertebral auf die Haut gesetzt und die Haut gegen die Unterhaut nach kranial und kaudal verschoben. Die Haut muss sich leicht gegen die Unterhaut verschieben lassen (▶ **Abb. 2.220**).

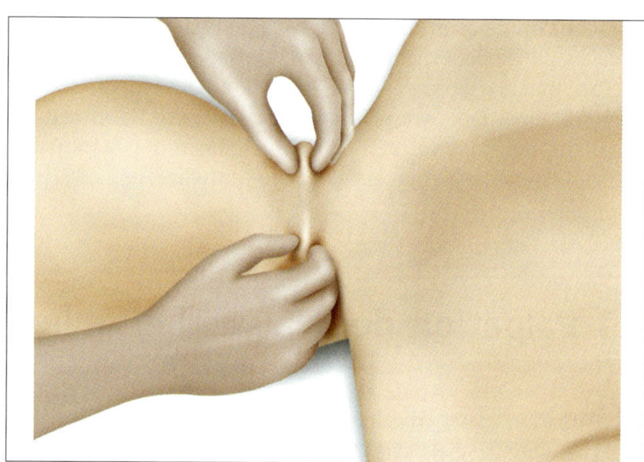

Abb. 2.221 Kibler-Falte im Nackenbereich.

Kibler-Falte

▶ **Abb. 2.221**

Um tiefer gelegene Gewebeschichten hinsichtlich der Konsistenz und Verschiebbarkeit zu prüfen, wird mit Daumen, Zeige- und Mittelfinger paravertebral rechts und links gleichzeitig eine Hautfalte gebildet. Sie wird hinsichtlich der unterschiedlichen Dicke und Spannung beurteilt. Es kann sein, dass bei deutlicher Gewebespannung keine Hautfalte gebildet werden kann.

2.9.2 Knöcherne Strukturen und Insertionen

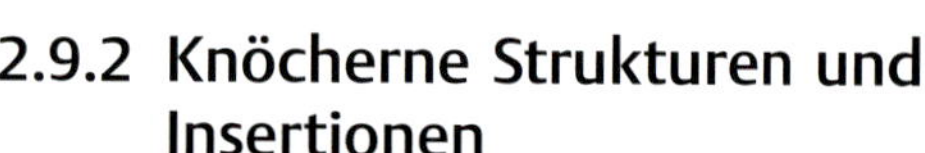

Protuberantia occipitalis externa

▶ **Abb. 2.222**

Um diesen Vorsprung zu palpieren, werden Zeige-, Mittel- und Ringfinger einer Hand von den Dornfortsätzen der HWS aus langsam nach kranial verschoben. Der erste deutliche Rand ist der Okziputrand, und etwa 3 – 4 Querfinger weiter kranial ist die Protuberantia als umschriebene Erhebung zu fühlen.

Eine Palpationsvariante ist das flächige Auflegen der ganzen Hand auf den Hinterkopf, die nach kranial und kaudal verschoben wird. Die Protuberantia ist im kaudalen Drittel des Os occipitale und seiner Mittellinie zu finden. Die Größe variiert. Von hier aus zieht das Lig. nuchae nach kaudal.

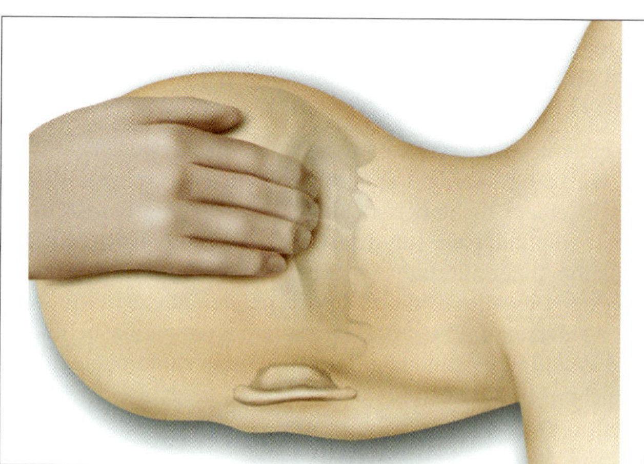

Abb. 2.222 Palpation der Protuberantia occipitalis externa.

Linea nuchalis superior

▶ Abb. 2.223

Die Palpation wird erst flächig mit mehreren Fingern durchgeführt. Als Orientierungshilfe dient die Protuberantia, da von hier aus die Linea nuchalis superior nach rechts und links abgeht. Die Linea ist ein kleiner Grat, der leicht bogenförmig mit der Wölbung nach kranial nach lateral verläuft.

Medial und kaudal an der Linea nuchalis superior entspringt die ***Pars descendens musculi trapezii***. Dieser Teil ist sehr flächig und sehnig und lässt sich besser palpieren, wenn der Kopf gegen Widerstand in Richtung Lateralflexion oder die Schulter in Elevation angespannt wird. Kranial der Linie kann beim Hochziehen der Augenbrauen mit weiterlaufender Verschiebung der Kopfhaut nach dorsal der dünne ***M. occipitofrontalis*** palpiert werden. An der lateralen Linea nuchalis sind mediale Fasern des ***M. splenius capitis*** zu identifizieren. Dies wird deutlich, wenn der Kopf gegen Widerstand in Richtung Extension gedrückt wird. Danach folgen nach lateral die dorsalen Fasern des ***M. sternocleidomastoideus*** (▶ **Abb. 2.224**).

Nach etwa einem Drittel der Strecke zwischen Protuberantia und Proc. mastoideus treten die A. und V. occipitalis und der N. occipitalis major an die Oberfläche. Die Identifizierung wird durch das Fühlen des Pulses möglich. Diese Okzipitalregion ist vor allem bei Migräne schmerzhaft.

Proc. mastoideus

▶ Abb. 2.225

Wird die Linea nuchalis superior weiter nach lateral hin verfolgt, ist der Proc. mastoideus als ein deutlich vorspringender, nach kaudal ausgerichteter Höcker zu identifizieren. Als weitere Orientierungshilfe dient das Ohr, da sich der Processus mastoideus unmittelbar dorsal des Ohrläppchens befindet. Bei der Palpation rund um den Processus kann der von ventral-kaudal kommende und hier breitflächig ansetzende ***M. sternocleidomastoideus*** auch im Ruhezustand palpiert werden.

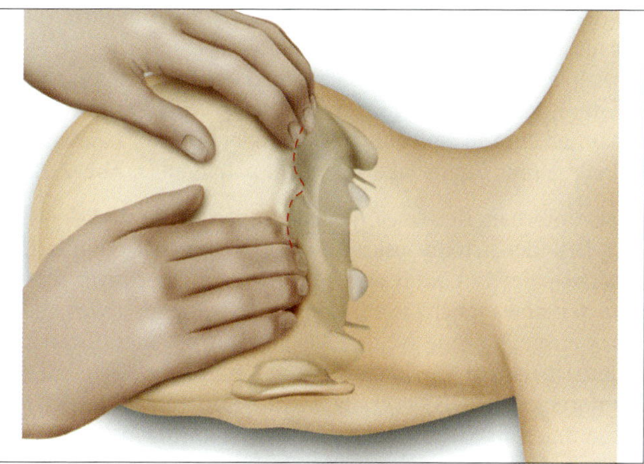

Abb. 2.223 Palpation der Linea nuchalis superior.

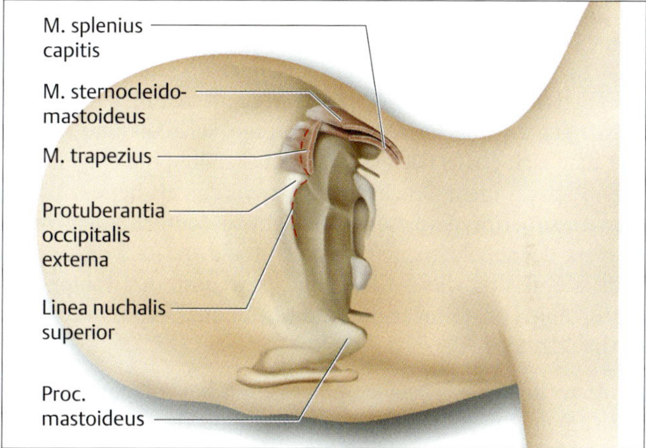

Abb. 2.224 Muskelinsertionen an der Linea nuchalis superior.

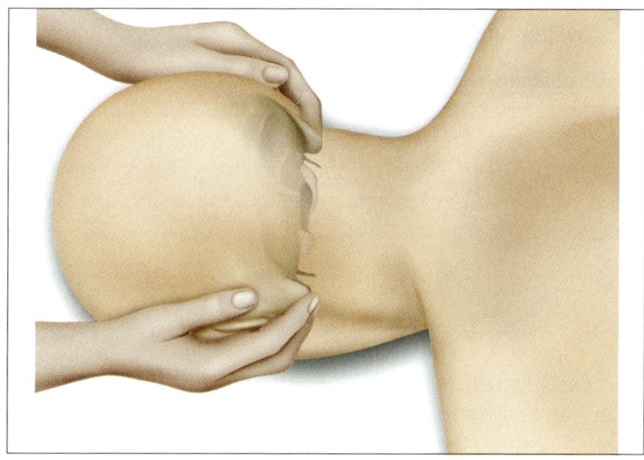

Abb. 2.225 Palpation des Proc. mastoideus.

Um den unter dem M. sternocleidomastoideus am Proc. mastoideus ansetzenden ***M. splenius capitis*** zu identifizieren, wird der Palpierfinger an den dorsalen Rand des Processus angelegt und der Kopf in Richtung Extension gegen Widerstand bewegt. Das unter dem M. splenius liegende kleinere Ansatzareal des M. longissimus capitis lässt sich nicht palpieren (▶ **Abb. 2.226**).

Etwas unterhalb der Linea nuchalis superior im medialen Bereich befindet sich die Insertion des ***M. semispinalis capitis.*** Um diese zu palpieren, wird der Finger etwa 1 Querfinger unterhalb der Linea nuchalis superior angelegt und etwas mehr Druck ausgeübt. Eine weitere Möglichkeit der Identifizierung ergibt sich, indem sein longitudinaler Verlauf paravertebral der Dornfortsätze der HWS verfolgt wird. Sein Strang lässt sich bei Anspannung in Richtung Extension sehr gut nach kranial bis zur Insertion spüren. Sie ist etwa 2 – 3 Querfinger breit.

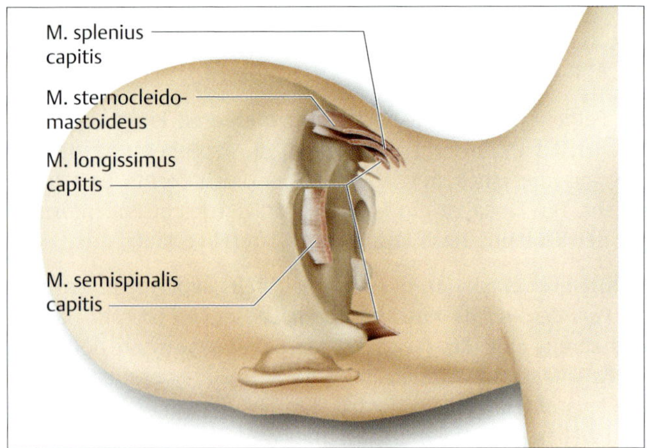

Abb. 2.226 Muskelinsertionen am Proc. mastoideus und Insertion des M. semispinalis capitis.

Linea nuchalis inferior

▶ **Abb. 2.227**

Etwa 1,5 Querfinger kaudal der Linea nuchalis superior und an der kaudalen Kante des Schädels verläuft parallel dazu die Linea nuchalis inferior. Von der unteren Schädelkante orientiert man sich etwas nach kranial. Dabei sollten die Fingerspitzen mit etwas mehr Druck aufgesetzt werden als bei der Linea nuchalis superior, da diese Leiste nicht so deutlich vorspringt. Sie dient der subokzipitalen Muskulatur als Ansatz. Von medial nach lateral sind dies M. rectus capitis posterior minor, M. rectus capitis posterior major und M. obliquus capitis superior (▶ **Abb. 2.228**).

Der ***M. rectus capitis posterior minor*** ist nur bei entspanntem M. semispinalis zu palpieren. Direkt oberhalb der Schädelkante wird von der Mittellinie nach lateral hin mit der Fingerspitze und deutlichem Druck palpiert, da der Muskel vom dicken M. semispinalis überdeckt wird.

Der ***M. rectus capitis posterior major*** wird ähnlich palpiert, nur etwas weiter lateral an der Linea.

Der ***M. obliquus capitis superior*** liegt etwas oberhalb der Linea nuchalis inferior und noch weiter lateral. Der Palpierfinger geht dabei vom lateralen Rand des M. semispinalis an die Schädelkante. Zur besseren Identifizierung kann der Kopf gegen Widerstand in kontralaterale Rotation angespannt werden.

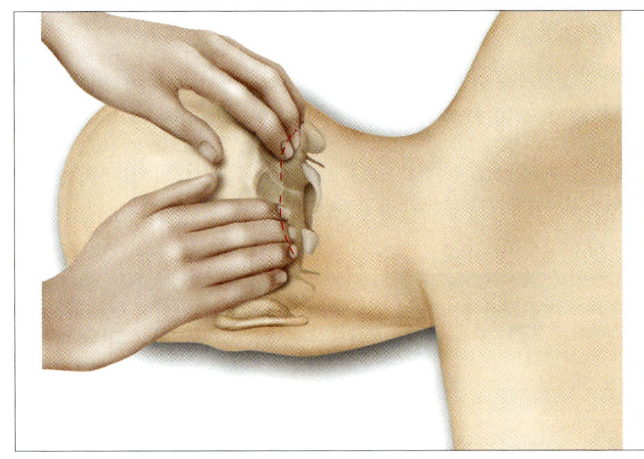

Abb. 2.227 Palpation der Linea nuchalis inferior.

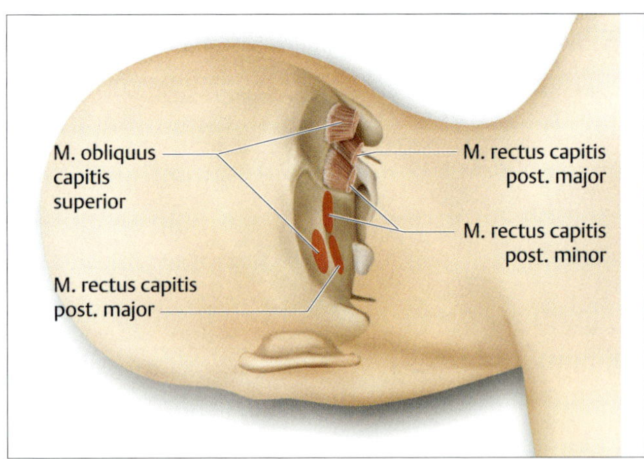

Abb. 2.228 Muskelinsertionen in der Umgebung der Linea nuchalis inferior.

PRAXISTIPP

Bei der Palpation im lateralen Bereich der Lineae nuchae müssen Irritationszonen der oberen HWS von Tendinosen abgegrenzt werden. Diese Zonen sind Indikatoren einer Fehlstellung in den Wirbelbogengelenken von C 0 und C 1. Bei Letzterem wird sich der Schmerz durch konstanten Druck auf diese Zonen bei passiver Kopfrotation nach rechts und/oder links verstärken.

Proc. transversus atlantis

▸ **Abb. 2.229**

Etwas unterhalb und ventral des Proc. mastoideus sowie direkt dorsal des R. mandibulae liegt der Proc. transversus atlantis. Er ist als deutliche abgepolsterte Erhebung zu identifizieren, da er einigen Muskeln als Ursprung bzw. Ansatz dient. Die Palpation sollte mit angepasstem Druck erfolgen, da der Muskel sehr empfindlich ist und bei zu fester Palpation Kopfschmerzen auftreten können.

Teilweise wird der Processus vom M. sternocleidomastoideus überdeckt, weshalb dieser ebenfalls als Orientierungshilfe dienen kann. In diesem Fall geht die Palpation vom ventralen oberen Rand des Muskels aus nach medial in die Tiefe (▸ **Abb. 2.230**).

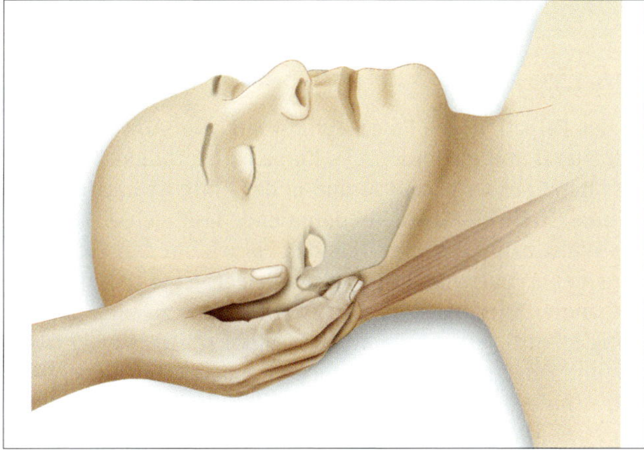

Abb. 2.229 Palpation des Proc. transversus atlantis.

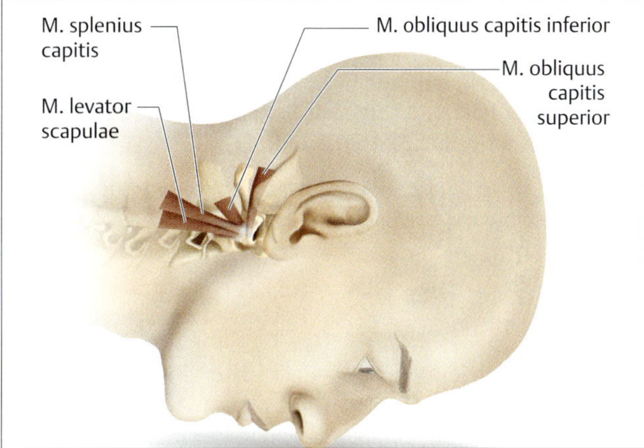

Abb. 2.230 Muskelinsertionen am Proc. transversus atlantis.

Procc. transversi der unteren HWS

▸ **Abb. 2.231**

Da die Querfortsätze der HWS etwas nach ventral ausgerichtet sind, wird die Palpation von ventral lateral durchgeführt. Der M. sternocleidomastoideus dient dabei als gute Orientierung. Im oberen Drittel des Muskels und von seinem ventralen Rand aus werden 2 Finger nach dorsal-medial bis zu einem festen Widerstand geführt, dem Proc. transversus von C 2. Die genaue Identifizierung der beiden Tuberculi am Proc. transversus ist nicht möglich, da sie mit sehr vielen Muskeln besetzt sind. Der Processus ist nur als deutlich vorspringender Wulst zu fühlen. Die weiteren Procc. transversi finden sich ausgehend von C 2 in einer geraden Linie nach kaudal.

PRAXISTIPP

Neben der Schmerzhaftigkeit und Schwellung wird auch die Stellung des Atlas beurteilt. So deutet z. B. alles auf eine Rotationsfehlstellung des Atlas hin, wenn der Querfortsatz auf einer Seite sehr dick und weiter dorsal stehend palpiert werden kann, während er auf der anderen Seite nach ventral-medial hinter den Ramus mandibulae verschoben ist.

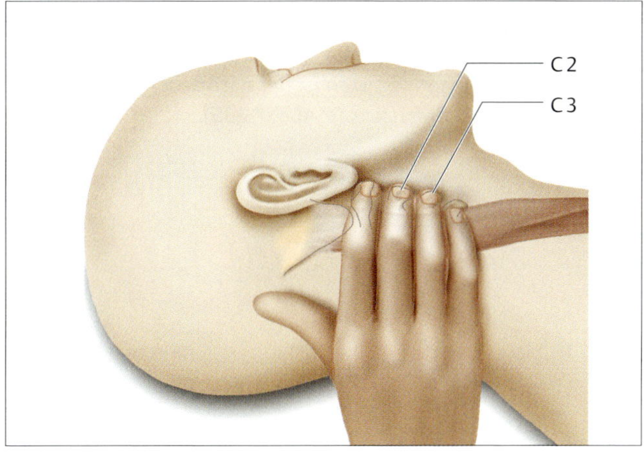

Abb. 2.231 Palpation der Procc. transversi der unteren HWS.

Proc. spinosus

▶ **Abb. 2.232**

Bei der Palpation der Procc. spinosi sind die Abweichungen nach lateral und die lordotische Kurve zu beurteilen. Vom unteren Rand des Os occipitale und in der Mitte ist nach kaudal hin eine Grube zu fühlen. An deren Ende lässt sich ein deutlicher Wulst palpieren. Dabei handelt es sich um den Proc. spinosus des 2. Halswirbels. Er ist nur leicht gespalten, was bei entspannter Muskulatur fühlbar ist. Um sicher zu sein, dass er richtig identifiziert wurde, wird der Kopf rotiert, wobei Daumen und Zeigefinger den Dornfortsatz fixieren. Nach etwa 40° wird sich der Processus gegen die fixierenden Finger drücken.

Da hier zahlreiche Muskeln ansetzen bzw. entspringen, ist er als ein gut abgepolsteter Vorsprung spürbar (▶ **Abb. 2.233**).

Vom Proc. spinosus des Axis ausgehend, wird weiter nach kaudal palpiert, um die weiteren Dornfortsätze zu finden. Sie sind gespalten und nur bei entspannter Nackenmuskulatur zu identifizieren. Vor allem die zervikalen Dornfortsätze 4 und 5 können sehr schwierig auffindbar sein. Leichte passive Bewegungen in Flexion helfen, da sie sich bei dieser Bewegung etwas voneinander entfernen (▶ **Abb. 2.234**).

Der 7. Proc. spinosus ist – wie sein Name vertebrae prominens sagt – deutlich vorspringend und nicht mehr zweigeteilt.

PRAXISTIPP

Häufig bestehen Zweifel, welcher der vorstehenden Proc. spinosi der 7. Processus ist, da auch der des 1. Thorakalwirbels prominent sein kann. Zur Identifizierung werden Zeige-, Mittel- und Ringfinger auf 3 benachbarte Dornfortsätze am zervikothorakalen Übergang gelegt und palpiert, während der Patient sehr langsam eine maximale Extension durchführt. Der Dornfortsatz des 6. Halswirbels verschwindet unter dem Palpierfinger, weil er sich auf den 7. Dornfortsatz schiebt, während dieser länger stehen bleibt. Das bedeutet, nach dem verschwundenen sechsten ist der nächste kaudal zu palpierende der 7. Dornfortsatz (▶ **Abb. 2.235**).

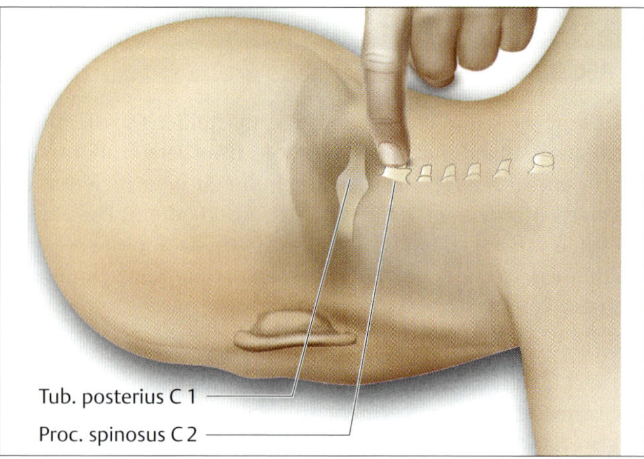

Abb. 2.232 Palpation des Proc. spinosus von C 2.

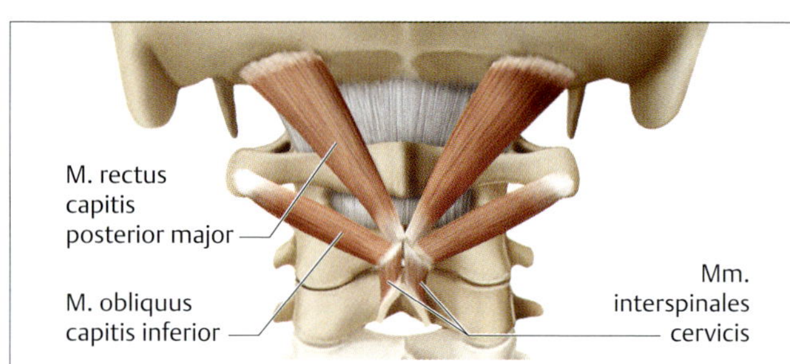

Abb. 2.233 Muskelinsertionen am Proc. spinosus von C 2.

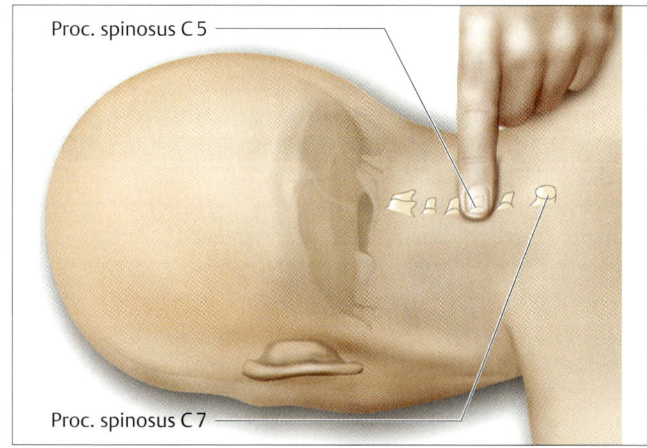

Abb. 2.234 Palpation der Procc. spinosi der mittleren und unteren HWS.

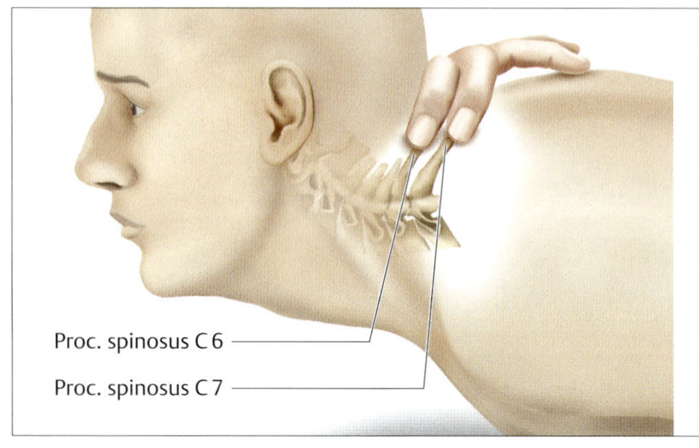

Abb. 2.235 Palpation des Proc. spinosus des 7. Halswirbels bei Extension der HWS.

Intervertebralgelenke

▸ Abb. 2.236

Der Palpierfinger wird in Höhe des Proc. spinosus des Axis etwa 2 Querfinger nach lateral und etwas ventral verschoben. Das Intervertebralgelenk von C 2/3 ist prominent und empfindlich. Feste Palpation kann Schmerzen provozieren. Die einzelnen Facetten lassen sich nicht identifizieren, da sie von einer festen Kapsel umschlossen sind.

Eine weitere Orientierung ist durch die Nackenmuskulatur möglich. Zwischen dem M. semispinalis capitis und dem M. longissimus capitis entsteht eine Rinne, in der sich nach ventral hin die Gelenke als kleine Erhebung finden. Darüberliegende Muskulatur kann durch Lagerung in leichter Extension und ipsilateraler Lateralflexion entspannt werden.

Der Gelenkspalt ist nicht direkt identifizierbar. Bei passiver Bewegung in Richtung Extension wird jedoch durch Schub am Intervertebralgelenk von dorsal nach ventral ein geringes Gelenkspiel spürbar. Die weiteren Wirbelbogengelenke sind in gleicher Weise jeweils in Höhe der Dornfortsätze aufzufinden.

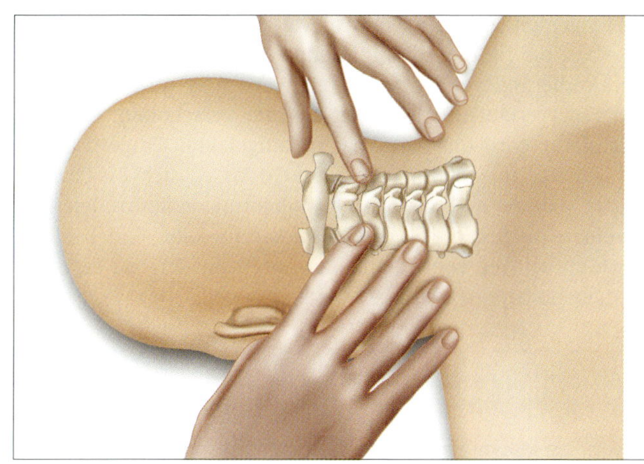

Abb. 2.236 Palpation der Intervertebralgelenke.

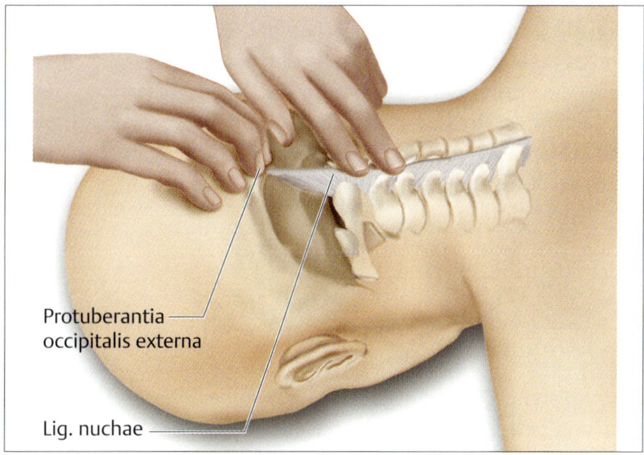

Abb. 2.237 Palpation des Lig. nuchae.

PRAXISTIPP

Druckdolenzen und Aufquellungen kommen häufig auf der blockierten Seite vor. Insertionsschmerzen können auftreten, wenn sich dort ansetzende Muskulatur unter konstanter Spannung befindet.

Dvorak (1988) spricht von segmentalen Irritationspunkten, die auf eine funktionelle Störung in diesem Segment hinweisen. Sobald die Funktionsstörung behoben ist, verschwindet der schmerzhafte Punkt.

2.9.3 Bänder

Lig. nuchae

▸ Abb. 2.237

Mit dem Palpierfinger geht die Orientierung von der Protuberantia occipitalis externa aus nach kaudal. Genau in der Mittellinie lässt sich das Band als sehr fester dünner Strang erspüren, besonders deutlich ist die Verbindung direkt kaudal des Okziputs. Eine leichte Flexion genügt, um das Band unter Spannung zu bringen und damit zwischen den Dornfortsätzen besser zu identifizieren.

2.9.4 Muskulatur und Sehnen

Ein Muskel ist im Verlauf vom Ursprung bis zum Ansatz zu untersuchen. Besondere Berücksichtigung müssen die Insertionen finden, da diese sehr schmerzhaft und aufgequollen sein können. Im Muskelverlauf können umschriebene runde Verhärtungen auffallen, die bei Druck möglicherweise Schmerzausstrahlungen auslösen und Triggerpunkte genannt werden. Beurteilt werden Schmerzhaftigkeit, umschriebene Verhärtungen, sonstige Tonusveränderungen, Aufquellungen und Vertiefungen.

Die Fingerspitzen gehen mit so viel Druck in die Tiefe des Gewebes, bis sie die zu palpierende Muskulatur erreicht haben. Um Veränderungen zu spüren, werden sie quer und längs zum Faserverlauf des Muskels langsam verschoben. Breitere Muskulatur wird mit allen, flächig aufgelegten Fingern beurteilt. Runde, gut abgrenzbare Muskeln lassen sich im Pinzettengriff sowie mit Finger- und Handknetungen beurteilen. Die einzelnen mittleren und tiefen Nackenmuskeln sind bei der Palpation schwer voneinander zu unterscheiden, da sie sehr eng nebeneinander und übereinander liegen.

KLINISCHER BEZUG

Weist ein Muskel einen länger bestehenden Tonus auf, kommt es zu einer örtlichen Ischämie, da die Sauerstoffversorgung verringert wird. Außerdem sorgt die Verspannung für unzureichende Drainage und Abtransport von Stoffwechselendprodukten. Die Folge sind Ermüdung und Entzündungsreaktionen, die Schmerzen verursachen und dadurch wieder eine Tonuserhöhung bewirken. Ein Circulus vitiosus entsteht. Weitere Folge des hypertonen Gewebes kann die Entstehung von sogenannten Stressfaserbündeln sein, die dafür sorgen, dass die Sehnen und Insertionen am Knochen unter Zugspannung geraten. Es kommt zu degenerativen Umbauprozessen und Periostschmerzen sind palpierbar.

M. trapezius pars descendens ▶ Abb. 2.238 und ▶ Abb. 2.239

Der palpierende Finger liegt auf der Protuberantia occipitalis externa und bewegt sich von hier aus nach lateral am unteren Rand der Linea nuchalis superior entlang. Da der Muskel an dieser Stelle sehr dünn und sehnig ist, sollte der Palpationsdruck sehr gering sein. Eine Anspannung des Schultergürtels in Elevation bei gleichzeitiger Palpation macht ihn besser spürbar. Weiter nach kaudal wird der Palpierfinger seitlich an das Lig. nuchae und die Dornfortsätze der HWS angelegt, um das Ursprungsareal der Pars descendens zu finden. Zum Ansatz hin wird der Muskel dicker, besonders an der Schulter-Nacken-Linie. Der nach lateral ziehende Muskelrand wird mit dem sogenannten Pinzettengriff bis zur Clavicula verfolgt. Zur Beurteilung des Insertionsareals am lateralen Drittel der Clavicula wird die Fingerspitze oberhalb der Clavicula angelegt und quer zur Faserrichtung verschoben.

M. trapezius pars transversa ▶ Abb. 2.240

Die Palpation der seitlichen Dornfortsätze und dem dazwischen verlaufenden Lig. supraspinale ist etwas schwierig, da dieser Trapeziusteil mit einer rautenförmigen Sehnenplatte entspringt. Eventuell hilft die Anspannung der Scapula in Richtung Adduktion. Erst im weiteren Verlauf in Richtung Acromion können die Fasern besser identifiziert werden. Die Palpation erfolgt flächig mit mehreren Fingern. Zur Palpation der Insertionsareale wird die Fingerspitze am oberen Akromionrand und dem Oberrand der Spina scapulae angelegt und mit etwas Druck quer zur Faserrichtung verschoben.

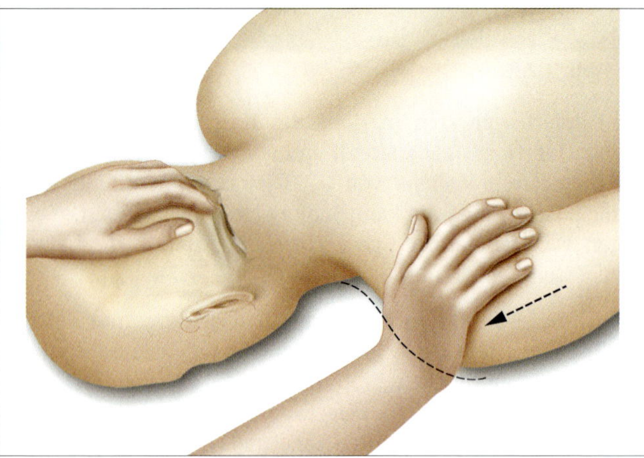

Abb. 2.238 Palpation der Pars descendens M. trapezii am Schädel.

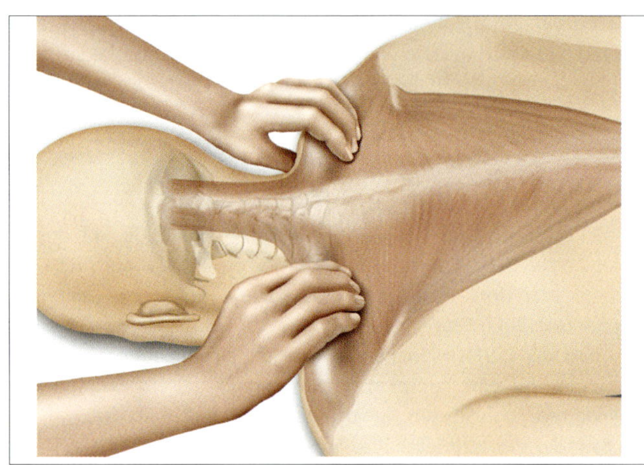

Abb. 2.239 Palpation des M. trapezius im Schulter-Nacken-Bereich.

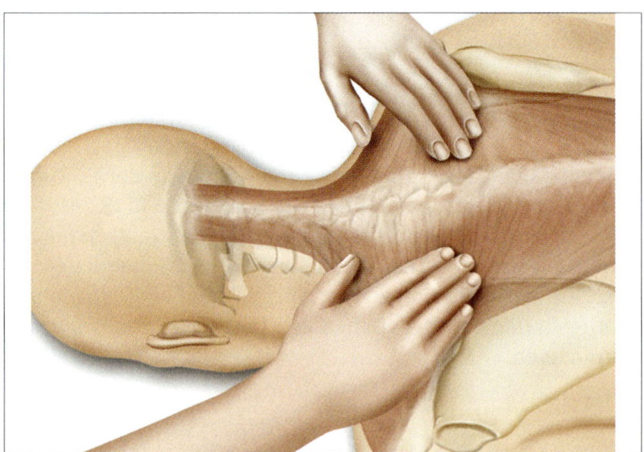

Abb. 2.240 Palpation der Pars transversa der Mm. trapezii.

M. trapezius pars ascendens ► Abb. 2.241

Sein Ursprungsareal am lateralen Rand der Procc. spinosi an der BWS bis Th 12 und dem dazwischen liegenden Lig. supraspinale wird mit einem Finger quer zum Faserverlauf palpiert. Dabei hilft die Anspannung in Richtung posteriore Depression. Die Beurteilung seines weiteren Verlaufs nach lateral-kranial erfolgt flächig mit mehreren Fingern quer und längs zum Faserverlauf. Um eine Aussage über sein Insertionsareal zu bekommen, wird der Palpationsfinger am unteren Rand des medialen Drittels der Spina scapulae angelegt und quer zur Faserrichtung palpiert.

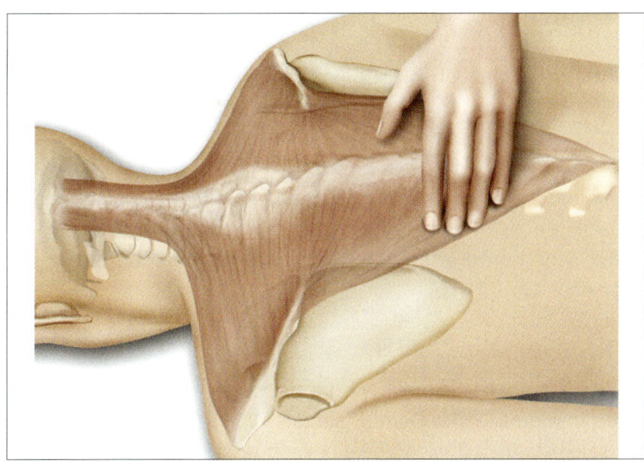

Abb. 2.241 Palpation der Pars ascendens der Mm. trapezii.

M. levator scapulae ► Abb. 2.242

Zur besseren Orientierung für die Palpation seines Ursprungsareals an den oberen 4 zervikalen Querfortsätzen kann der obere ventrale Rand des M. sternocleidomastoideus dienen. Von dort aus ist nach medial-dorsal eine deutliche Erhebung, Proc. transversus atlantis, zu palpieren. Von seinem dorsalen Rand entspringt der Muskel. Um die weiteren Ursprünge an den Procc. transversi zu finden, kann von der 1. Querfortsatzspitze eine vertikale Linie nach kaudal gezogen werden. Hier wird der M. levator von Nackenmuskeln überlagert und lässt sich nur durch Elevation der Scapula von den Muskeln seiner Umgebung abgrenzen.

Sein Insertionsgebiet am Angulus superior ist nur mit deutlichem Druck – eventuell sogar mit dem Daumen – von kaudalmedial nach kranial-lateral zu palpieren. Da der Angulus gegenüber der übrigen Scapula nach ventral gekippt steht, dient die Margo medialis oberhalb der Spina scapulae zur Orientierung. Hier beginnt etwa 1 Querfinger weiter kranial das Insertionsareal.

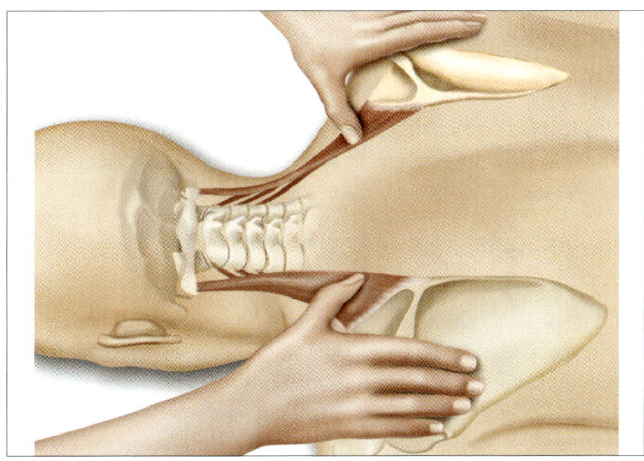

Abb. 2.242 Palpation der Insertion des M. levator scapulae.

M. splenius capitis ► Abb. 2.243

Die Palpation beginnt am dorsalen Rand des Proc. mastoideus. Da ihn der M. sternocleidomastoideus teilweise überlagert, lässt sich der M. splenius durch Anspannung in Richtung gleichseitige Rotation von diesem unterscheiden. Bei der Anspannung kann auch sein Ansatzareal an der lateralen Linea nuchalis superior identifiziert werden. Mit mehreren Fingern wird sein schräger Verlauf von kaudal-medial nach kranial-lateral verfolgt. Dadurch ist er von den anderen Nackenmuskeln und den Trapeziusfasern abzugrenzen. Die Palpation seines Ursprungareals am lateralen Rand der Procc. spinosi der oberen thorakalen und unteren 4 zervikalen Wirbel ist schwierig, da sie unter denen des M. trapezius liegen.

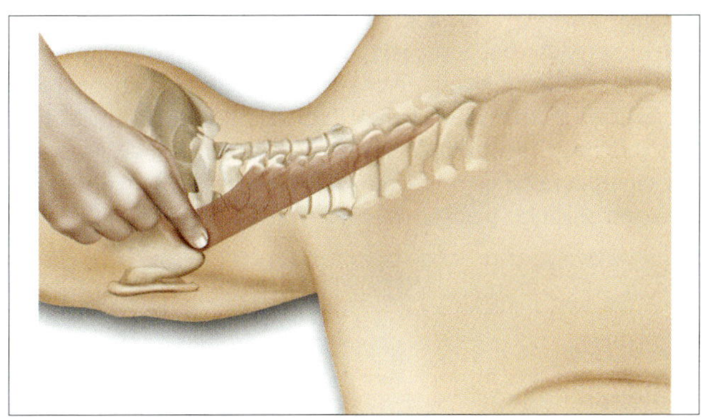

Abb. 2.243 Palpation der Insertion des M. splenius capitis.

M. splenius cervicis ▶ Abb. 2.244

Zur besseren Palpation ist eine passive Lateralflexion zur gleichen Seite erforderlich, um M. trapezius und M. levator scapulae zu entspannen, die den Muskel überdecken: Der Rand des M. trapezius wird nach medial, der M. levator nach ventral-lateral weggeschoben. Zwischen beiden lässt sich dann der M. splenius cervicis palpieren. Sein Insertionsgebiet an den Procc. transversi C 1 – 3 ist nur sehr schwer von denen der anderen Nackenmuskeln zu unterscheiden.

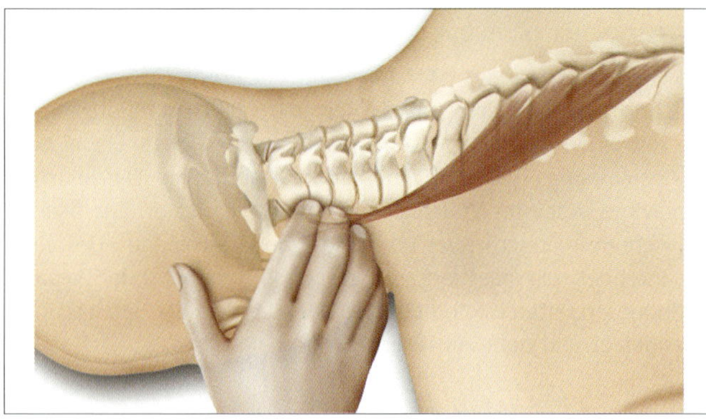

Abb. 2.244 Palpation des M. splenius cervicis.

M. semispinalis capitis ▶ Abb. 2.245

Der M. semispinalis capitis verläuft als runder Strang unmittelbar neben und parallel der Dornfortsätze im HWS-Bereich. Die Palpation seines longitudinalen Verlaufs kann durch Daumen und 1 – 2 Finger mit dem Pinzettengriff erfolgen. Über dem Muskel liegen M. trapezius und M. splenius capitis, weshalb der ausgeübte Druck angepasst sein muss. Die Palpation seiner Insertion am Okziput neben der Mittellinie zwischen Linea nuchalis inferior und superior quer zum Faserverlauf sollte mit wenig Druck stattfinden. Sein Ursprungsbereich ist wegen der unmittelbaren Nachbarschaft anderer Insertionen schwer von diesen abzugrenzen. Die einzige Möglichkeit besteht am kranialen äußeren Drittel der Querfortsätze C 3 –Th 5. Die Anspannung in Richtung Rotation zur Gegenseite bringt ihn deutlicher hervor.

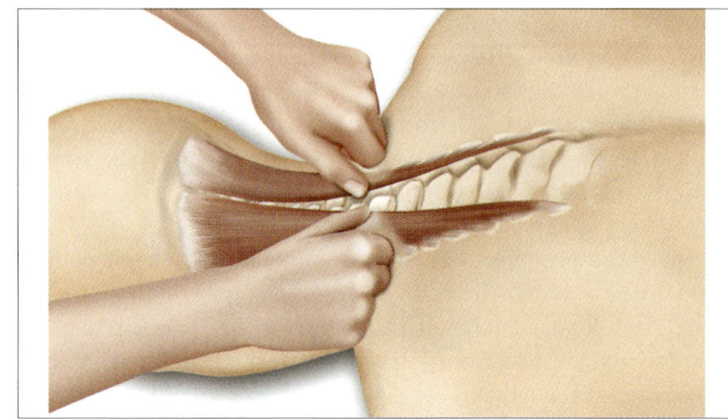

Abb. 2.245 Palpation des M. semispinalis capitis.

M. longissimus capitis ▶ Abb. 2.246

Der Muskel inseriert unter dem M. sternocleidomastoideus und dem M. splenius capitis am Proc. mastoideus. Sein Ansatzareal ist viel kleiner als das der anderen Muskeln. Da er am tiefsten liegt, ist eine Identifikation nur bei erhöhtem Tonus möglich. In diesem Fall lässt sich ein Strang vom Proc. mastoideus ausgehend am seitlichen Hals identifizieren. Sein Ursprung an den Querfortsätzen der oberen BWS und unteren HWS kann nicht von denen der anderen Nackenmuskeln unterschieden werden.

M. longissimus cervicis ▶ Abb. 2.246

Auch dieser Muskel gehört zu den tiefer liegenden Nackenmuskeln und lässt sich kaum identifizieren. Sein Verlauf ist longitudinal, da er die Querfortsätze der oberen BWS mit denen der mittleren HWS verbindet. Eventuell kann er am äußersten Rand des M. splenius capitis in Höhe der mittleren HWS zwischen diesem und dem M. levator scapulae palpiert werden.

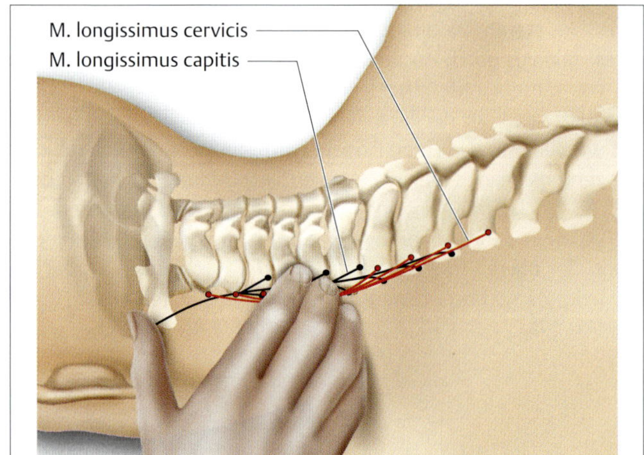

Abb. 2.246 Palpation der Mm. longissimus capitis et cervicis.

M. spinalis cervicis ► Abb. 2.247

Die Palpation des isolierten M. spinalis cervicis ist ebenso kaum möglich, weil er unter den Mm. semispinalis et splenius capitis liegt. Da er zwischen den Procc. spinosi der oberen BWS und denen der mittleren HWS ausgespannt ist, kann die Palpation direkt neben den Dornfortsätzen von medial nach lateral erfolgen. Wenn überhaupt, ist er als ein longitudinaler Strang zu fühlen.

M. semispinalis cervicis ► Abb. 2.247

Der Muskel liegt in der Tiefe und ist unter Umständen nur aufgrund seines Verlaufs von den darüber liegenden Muskeln zu unterscheiden. Sein Verlauf geht leicht schräg von den Querfortsätzen der oberen 4 Brustwirbel zu den Dornfortsätzen C 2 – 5. Die Palpation muss mit viel Druck durch M. trapezius und die Mm. splenii erfolgen.

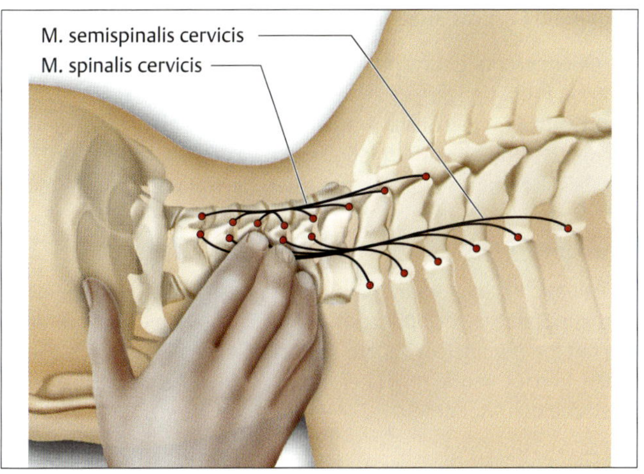

Abb. 2.247 Palpation der Mm. spinalis et semispinalis cervicis.

M. iliocostalis cervicis ► Abb. 2.248

Da er von den Anguli costae der 3.– 7. Rippe kommt, kann er aufgrund seines schrägen Verlaufs zu den Querfortsätzen der 3.– 6. zervikalen Wirbel von longitudinal verlaufenden Nackenmuskeln unterschieden werden. Das bedeutet, seine Palpation ist am ehesten im Bereich der BWS von den Anguli costae ausgehend möglich. Allerdings liegen hier M. trapezius, M. serratus posterior superior und Mm. rhomboidei darüber und die Scapula ist im Weg. Um an die Anguli costae zu gelangen, muss die Scapula in maximale Abduktion eingestellt werden. Etwa 4 Querfingerbreit neben den Dornfortsätzen ist an den Rippen ein Knick zu fühlen, der Angulus und damit sein Ursprungsbereich. Der Palpierfinger wird kranial des Angulus angelegt, wobei die nach kranial-medial ziehenden Fasern identifiziert werden können. An seinem Ansatzareal ist er von anderen Nackenmuskeln nicht zu unterscheiden.

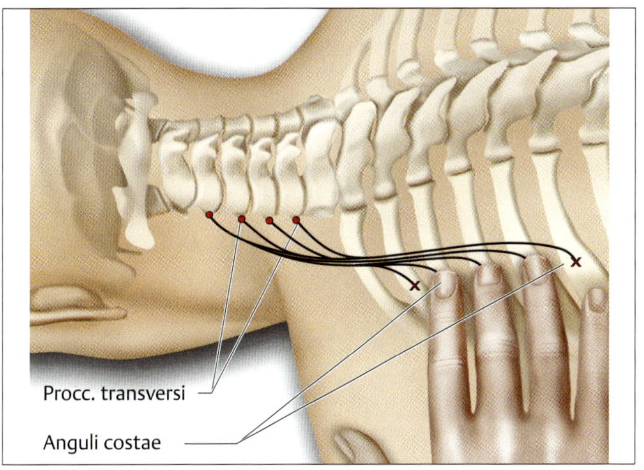

Abb. 2.248 Palpation des M. iliocostalis cervicis.

Subokzipitale Muskulatur

Diese Muskeln liegen unter der oberflächlichen und mittleren Schicht der Nackenmuskulatur und sind deshalb nur mit angemessenem Druck palpierbar.

M. rectus capitis posterior minor ► Abb. 2.249

Der Muskel ist zwischen den beiden Mm. semispinales capitis in der Tiefe als parallel zur Mittellinie verlaufender kleiner Muskelbauch zu finden.

M. rectus capitis posterior major ► Abb. 2.249

Er kann am 2. zervikalen Dornfortsatz nach lateral und kaudal in die Tiefe gehend unter dem M. semispinalis als kleiner longitudinal verlaufender Strang palpiert werden.

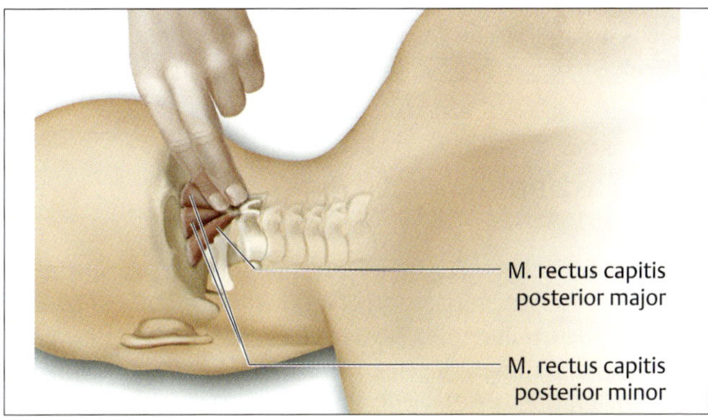

Abb. 2.249 Palpation der Mm. rectus capitis posteriores minor et major.

M. obliquus capitis superior ▸ **Abb. 2.250**

Die Orientierung geht vom Proc. mastoideus aus. Von hier in Richtung Proc. transversus atlantis gehend, ist er als kleiner fester Strang vom Proc. aus nach kranial-dorsal zu palpieren. Da er von den Mm. splenius capitis et longissimus capitis überdeckt wird, ist eine Palpation nur möglich, wenn diese Muskeln entspannt sind.

M. obliquus capitis inferior ▸ **Abb. 2.251**

Die Palpation erfolgt vom Atlasquerfortsatz in kaudal-dorsale Richtung zur Spitze des Dornfortsatzes des Axis. Da hier einige Muskeln mit longitudinalem Verlauf über ihm liegen, lässt er sich durch seinen Verlauf von kranial-lateral nach kaudal-medial von diesen unterscheiden. Außerdem ist er wesentlich kürzer.

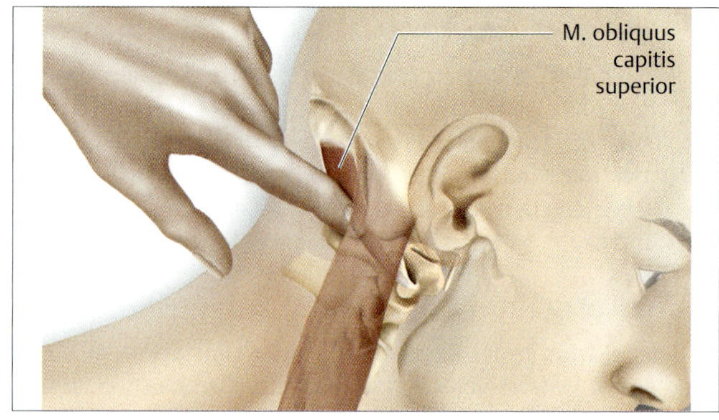

Abb. 2.250 Palpation des M. obliquus capitis superior.

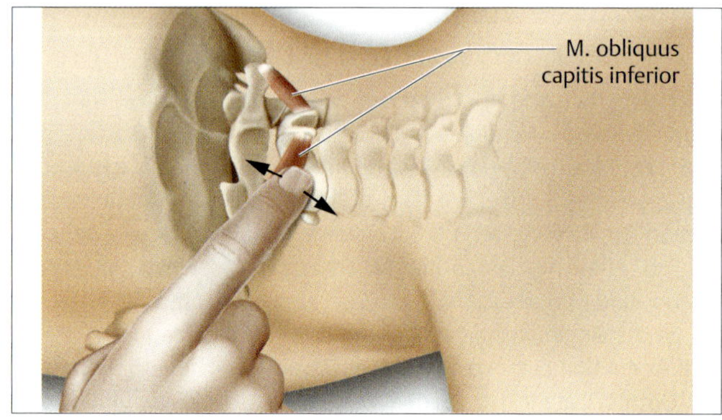

Abb. 2.251 Palpation des M. obliquus capitis inferior

Regio colli und Gesicht

Die Ausgangsstellung für die Palpation des Hals- und Gesichtsbereichs ist die flache Rückenlage. Der Therapeut sollte am Kopfende sitzen.

2.9.5 Faszien

Für das oberflächlich liegende Platysma und die Fascia superficialis des Halses müssen die Finger flächig aufliegen. Zur Spannungsbeurteilung der Faszie wird oberhalb der Clavicula der seitliche Daumen angelegt und mit langsam zunehmendem Druck hinter die Clavicula geschoben. Dabei ist der direkte Vergleich von rechter und linker Seite interessant (▸ **Abb. 2.252**).

Das ***Platysma*** ist eine Muskelplatte, die direkt unter der Haut des Halses liegt und mit dieser verwachsen ist. Deshalb wird mit sehr wenig Druck und flächig, beginnend am Unterrand der Mandibula zum seitlichen und kaudalen Hals hin palpiert. Beim Auftrag, die Mundwinkel nach unten zu ziehen, kommt vor allem sein lateraler Rand deutlich hervor (▸ **Abb. 2.252**).

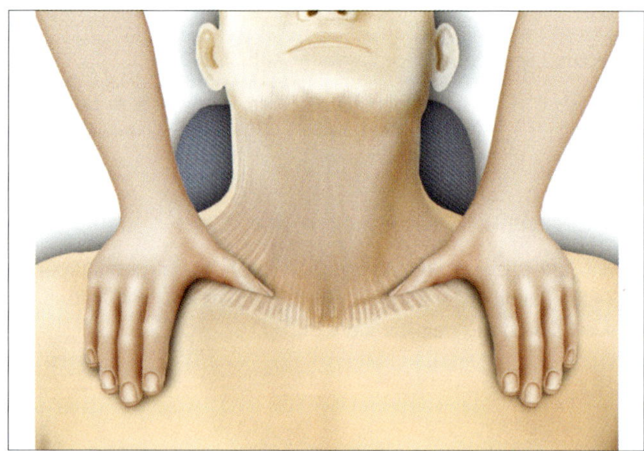

Abb. 2.252 Palpation von Fascia superficialis und Platysma.

2.9.6 Knöcherne Strukturen und Insertionen im Gesichts- und Halsbereich

Proc. coronoideus

▸ **Abb. 2.253**

Bei geschlossenem Mund befindet er sich hinter dem Jochbogen und ist deshalb nicht zu palpieren. Der Palpierfinger liegt unterhalb des Jochbogens und spürt beim Öffnen des Mundes, dass der Processus nach ventral vorkommt. Er ist nicht scharf abzugrenzen, da der M. temporalis den gesamten Processus als Ansatzbereich benutzt. Leichte isometrische Anspannung in Richtung Mundschluss bestätigt die Insertion.

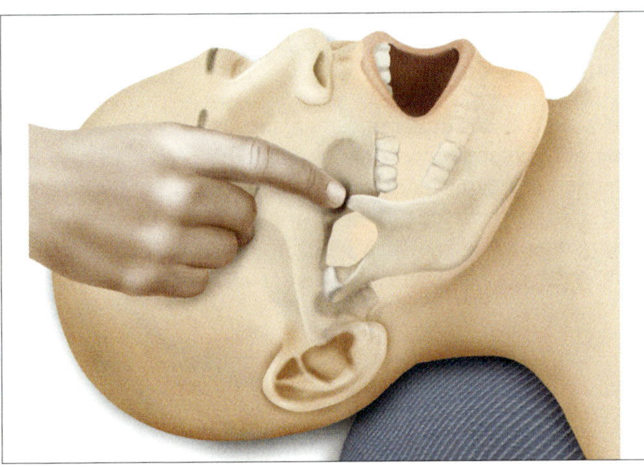

Abb. 2.253 Palpation des Proc. coronoideus.

Tuberositas masseterica

▸ **Abb. 2.254**

Der Ansatzbereich des M. masseter findet sich an der Außenseite des Angulus mandibulae. Die Palpation erfolgt mit den Fingerspitzen vom kaudalen Rand her, wobei sie den Muskel nach kranial schieben. Eine Rauigkeit ist nur zu erahnen, da der Muskel sehr dick ist und das übrige Insertionsareal überdeckt.

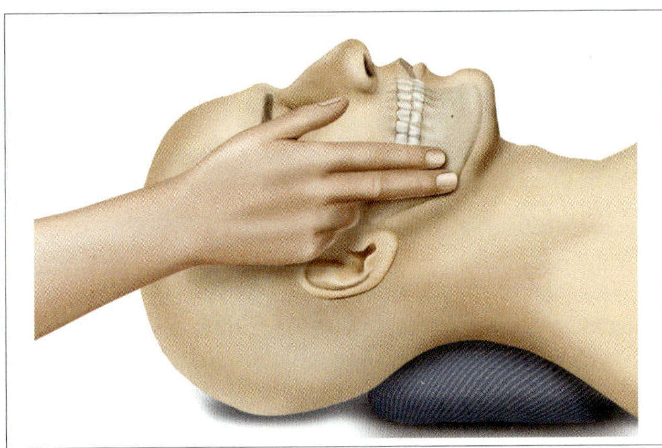

Abb. 2.254 Palpation der Tuberositas masseterica.

Os hyoideum

▸ **Abb. 2.255**

Am Übergang der dorsalen horizontalen Kinnlinie in die vertikale Halslinie ist das Zungenbein als eine Spange mit seinen beiden Hörnern zu tasten. Es lässt sich jeweils seitlich mit dem Pinzettengriff umgreifen und nach lateral verschieben, was gleich weit durchführbar sein sollte. Die von hier nach kranial abgehende Muskulatur kann bei Anspannung in Richtung Mundöffnung palpiert werden.

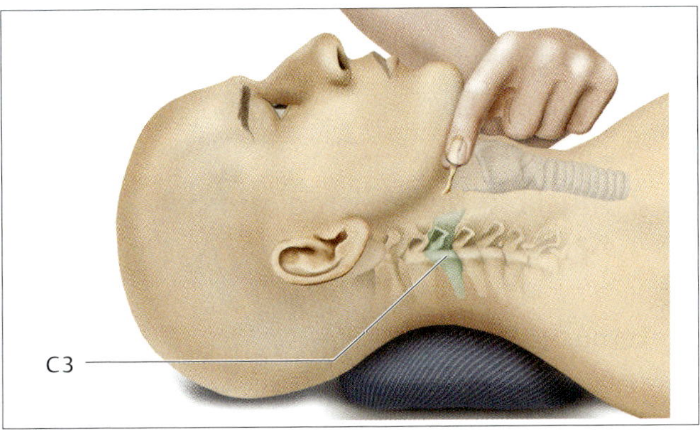

Abb. 2.255 Palpation des Os hyoideum.

Regio laryngea

Die Prominentia laryngea ist vor allem beim männlichen Geschlecht häufig sehr ausgeprägt und gut sichtbar. Im Pinzettengriff können der vortretende Teil des Cartilago thyroidea und die sich kaudal anschließende Trachea seitlich palpiert und vorsichtig zu den Seiten hin verschoben werden.

Art. temporomandibularis

▶ Abb. 2.256

Direkt ventral des äußeren Gehörgangs ist das **Caput mandibulae** als vorspringender Wulst palpierbar. Beim Öffnen bewegt sich das Caput nach ventral und der palpierende Finger sinkt in eine Vertiefung. Die Palpation von der Innenseite des Gehörgangs aus ermöglicht eine Einschätzung der Empfindlichkeit der bilaminären Zone, die dorsal des Caput liegt.

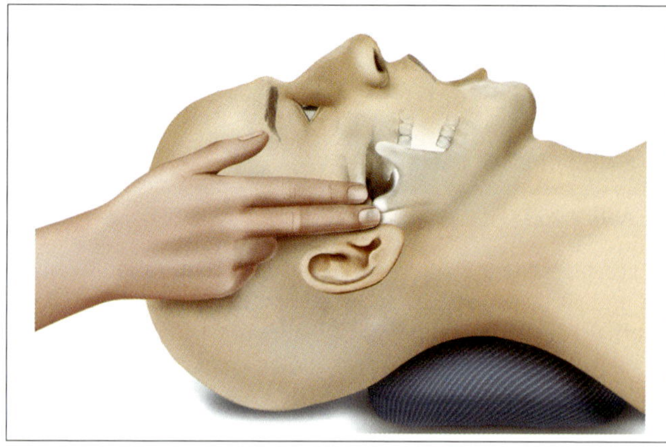

Abb. 2.256 Palpation des Art. temporomandibularis.

PRAXISTIPP

Die simultane Palpation beider Gelenke bei den verschiedenen Bewegungen des Unterkiefers gibt Auskunft über die Symmetrie. Gleichzeitig können dabei Reibungen oder Knackgeräusche beurteilt werden (siehe Kap. 2.9).

2.9.7 Bänder im Halsbereich

Lig. stylomandibulare

▶ Abb. 2.257

Die Palpation erfolgt vom aufsteigenden Rand der Mandibula aus, etwas oberhalb des Angulus mandibulae. Die Fingerspitze geht mit Druck hinter diesen Rand und fühlt einen nach kranial ziehenden Strang. Die Zugrichtung verläuft in Richtung äußerer Gehörgang, jedoch mehr nach medial orientiert. Das Ligament ist am Proc. styloideus nicht zu palpieren.

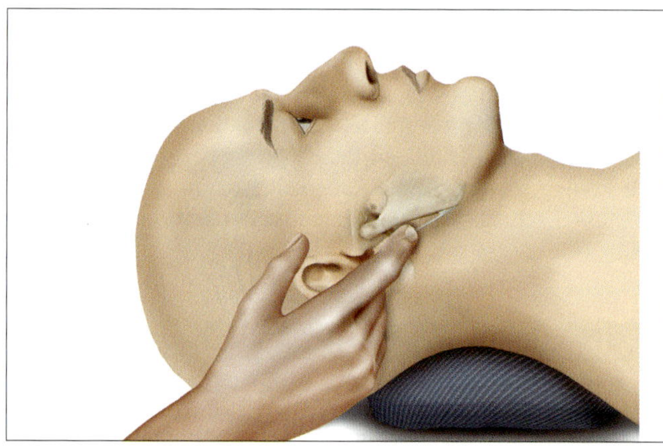

Abb. 2.257 Palpation Lig. stylomandibulare.

Lig. laterale

Das Band lässt sich nicht genau identifizieren. Es verstärkt die seitliche Kapsel des Kiefergelenks und kann deshalb lateral über dem Caput mandibulae palpiert werden.

2.9.8 Muskeln der Halsregion und des Kauapparats

M. sternocleidomastoideus ▶ Abb. 2.258

Er verläuft oberflächlich und ist in seinem gesamten Verlauf gut zu palpieren. Für die Palpation seines Ursprungs am Sternum orientiert sich der Finger vom Sternoklavikulargelenk nach medial und findet am kranialen Rand des Manubrium einen festen Strang. Um seinen klavikulären Ursprung zu identifizieren, wird der Finger lateral des Gelenks auf den Oberrand der Clavicula gelegt und nach lateral verschoben. Dieser Ursprungsbereich ist flächiger und breiter. Die Palpation erfolgt quer zum Faserverlauf.

Zwischen den beiden Insertionen ist ein Spalt zu fühlen. Der Muskel wird nach kranial-lateral längs und quer zum Faserverlauf mit den Fingerspitzen und mit dem Pinzettengriff bis zur Insertion am Proc. mastoideus verfolgt. Vor allem bei Anspannung in Richtung gleichseitiger Lateralflexion mit gegensinniger Rotation kommt der Muskel sehr gut heraus.

Rund um den Processus wird die Palpation seines Ansatzes mit 1 – 2 Fingern quer zum Faserverlauf vorgenommen.

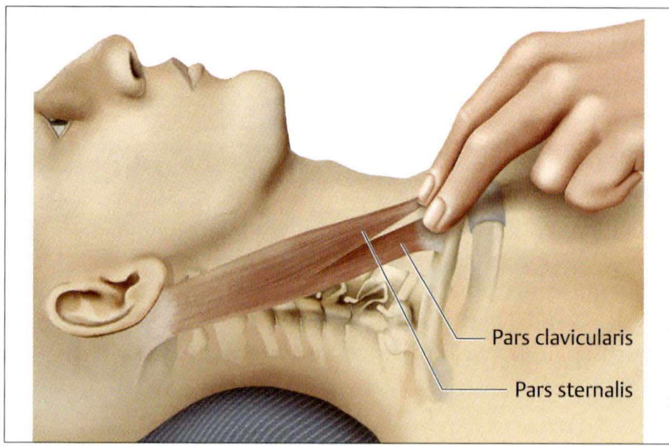

Abb. 2.258 Palpation des M. sternocleidomastoideus.

M. longus colli ▸ Abb. 2.259

Kranial zwischen M. sternocleidomastoideus und Larynx ist der kraniale Anteil des M. longus colli palpierbar. Dabei werden die Finger im Pinzettengriff um den Kehlkopf gelegt und etwas nach kranial-dorsal geschoben, bis sie auf einen festeren Widerstand stoßen. Hier befinden sich die Wirbelkörper und ventral darauf verläuft der M. longus colli. Bei Anspannung des Kopfes in Richtung Flexion kommt der Muskel deutlich hervor. Die kaudalen Teile werden von den Mm. scaleni überlagert und verlaufen dorsal des Larynx und der Trachea.

M. omohyoideus ▸ Abb. 2.260

Die Orientierung geht vom dorsalen Rand im unteren Drittel des M. sternocleidomastoideus aus. Hier unterkreuzt der M. omohyoideus den M. sternocleidomastoideus. Um ihn zu finden, muss der Palpierfinger in die Tiefe gehen. In der vorderen Skalenuslücke kann er nur ein kurzes Stück palpiert werden. Aufgrund seines Verlaufs nach lateral-dorsal und durch Anspannung der Scapula in Richtung Elevation lässt er sich von anderen Muskeln seiner Umgebung abgrenzen.

Mm. scaleni ▸ Abb. 2.261

Für die Palpation des ***M. scalenus anterior*** wird der Finger neben der Pars clavicularis des M. sternocleidomastoideus direkt oberhalb der Clavicula angelegt und langsam Druck in die Tiefe ausgeübt. Der M. scalenus ist als fester Strang zu identifizieren, dessen Spannung bei tiefer Einatmung zunimmt.

Der ***M. scalenus medius*** liegt deutlich dorsaler und ist vom ventralen Rand der Pars descendens des M. trapezius ausgehend palpierbar. Mit mehreren Fingerspitzen wird der Rand des M. trapezius aufgesucht und sich von dort aus etwas nach ventral in Richtung Hals bewegt. Die Lateralflexion des Kopfes gegen Widerstand oder vertieftes Einatmen unterstützt die bessere Darstellung.

Der ***M. scalenus posterior*** verläuft unmittelbar vor dem Trapeziusrand und ist der Palpation schwerer zugänglich. Der Finger wird am unteren ventralen Rand des M. levator scapulae angelegt und nach medial verschoben. Da der Faserverlauf des Skalenus posterior etwas horizontaler ausgerichtet ist, ist er von den anderen abzugrenzen.

Die Identifizierung der Ursprünge der Mm. scaleni an den Procc. transversi der HWS ist von ventral her möglich, indem der Finger rechts und links von der Trachea in die Tiefe und etwas nach lateral geht. Hier sind die Proccesus als deutliche Erhebung und damit die Insertionen der Mm. scaleni palpierbar.

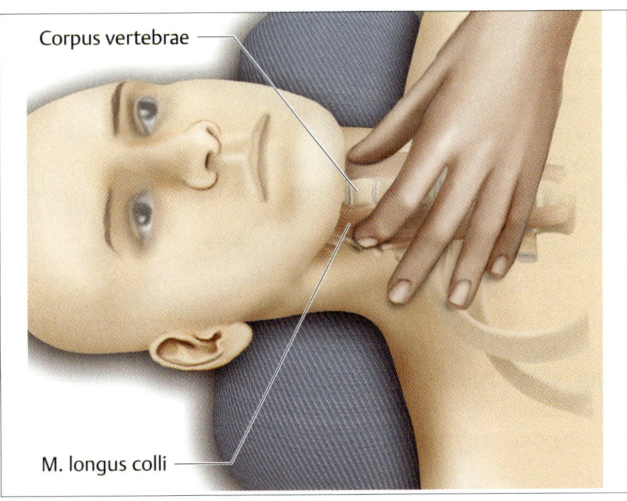

Abb. 2.259 Palpation des M. longus colli.

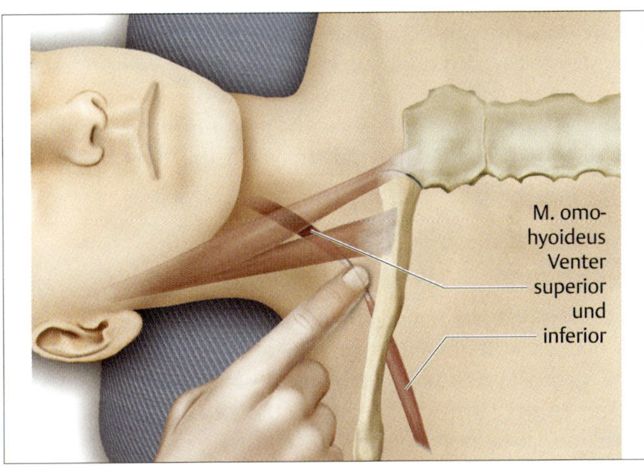

Abb. 2.260 Palpation des M. omohyoideus.

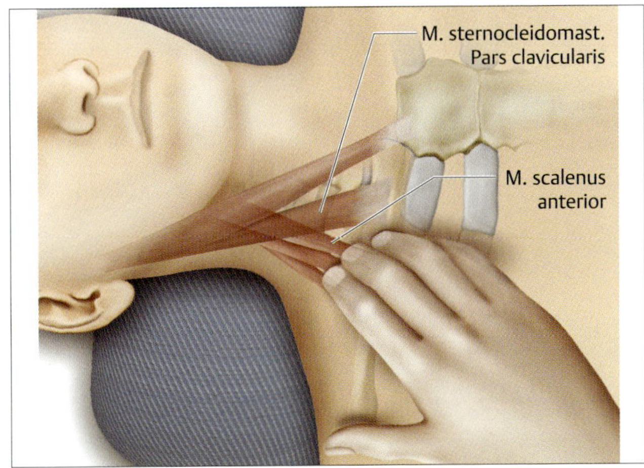

Abb. 2.261 Palpation der Mm. scaleni.

M. masseter ▶ Abb. 2.262

Er ist als dickes fast viereckiges Muskelpaket im Bereich des Angulus mandibulae gut zu palpieren. Beim Mundschluss tritt er deutlich sichtbar als dicker Muskelwulst hervor. Die Palpation erfolgt flächig mit mehreren Fingern. Sie beginnt am ventralen kaudalen Rand der Mandibula und setzt sich nach kranial-dorsal bis zum Arcus zygomaticus fort.

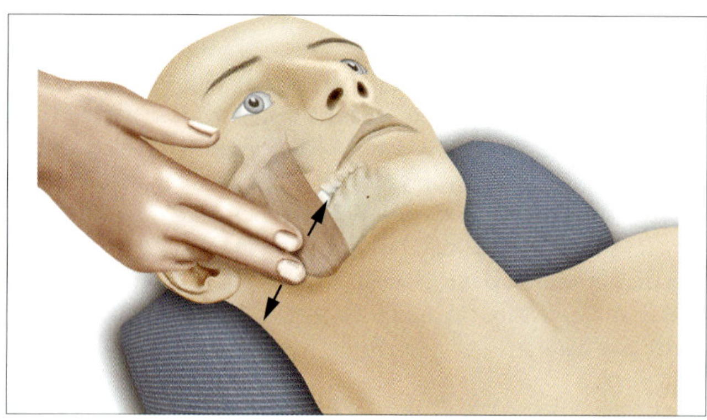

Abb. 2.262 Palpation des M. masseter.

M. temporalis ▶ Abb. 2.263

Er ist im Schläfenbereich, gut 3 Querfinger lateral der Augenbrauen sehr gut als fächerförmig ausgebreiteter Muskel vor allem bei festem Mundschluss palpierbar. Seine Insertion am Proc. coronoideus mandibulae kommt beim Öffnen des Mundes kaudal des Arcus zygomaticus hervor.

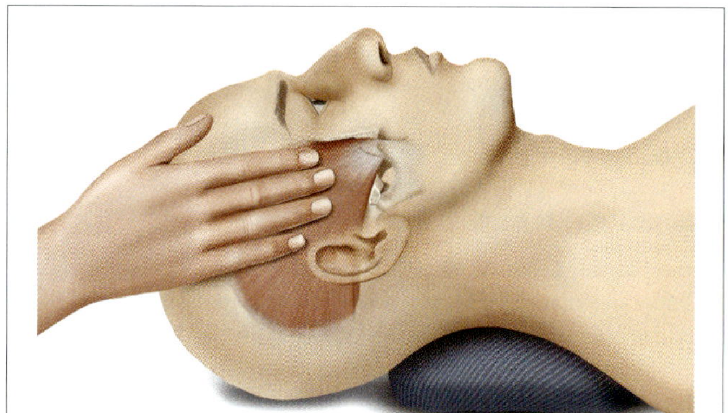

Abb. 2.263 Palpation des M. temporalis.

M. pterygoideus lateralis ▶ Abb. 2.264

Die Palpation ist nur vom Mundinnern möglich. Die Orientierung zur Palpation erfolgt folgendermaßen: Der Mund muss etwa 2 – 3 cm geöffnet sein. Der Palpierfinger orientiert sich an den oberen Molaren nach dorsal und geht vom hinteren oberen Backenzahn weiter nach dorsal-lateral zum Dach der Wangentasche. Zum besseren Auffinden des Proc. coronoideus, muss der Unterkiefer nach medial und lateral verschoben werden. Genau darauf liegt zum Mundinnern hin der M. pterygoideus. Ein isometrischer Widerstand beim Mundöffnen lässt die Anspannung deutlicher fühlen.

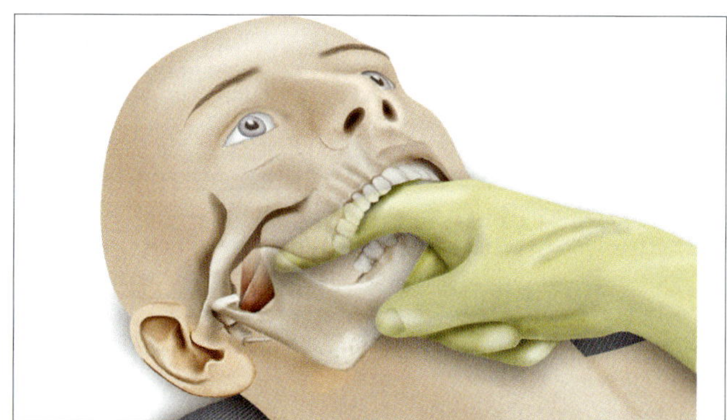

Abb. 2.264 Palpation des M. pterygoideus lateralis.

M. pterygoideus medialis ▶ Abb. 2.265

Der Palpierfinger wird an den Rand des Angulus mandibulae gelegt und vorsichtig weiter hinter diesen geschoben. Wird der Mund gegen Widerstand geschlossen, ist die Anspannung des Muskels an der Innenseite zu fühlen. Die weitere Palpation nach kranial-medial zum Ursprung hin ist nicht möglich.

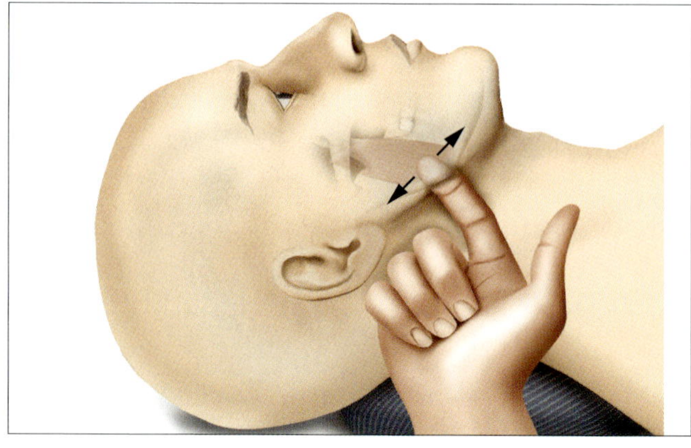

Abb. 2.265 Palpation des M. pterygoideus medialis.

M. digastricus ▶ Abb. 2.266

Zur Palpation des ***Venter anterior*** liegen die Finger an der Innenseite der Kinnspitze und verfolgen den Muskel am unteren Kinnrand entlang in Richtung Os hyoideum. Die Anspannung in Richtung Mundöffnen hilft bei der Darstellung des Muskels.

Um den ***Venter posterior*** zu palpieren, geht der Finger am dorsalen Angulus mandibulae und am Vorderrand des M. sternocleidomastoideus in Richtung Proc. mastoideus in die Tiefe. Durch die Anspannung in Richtung Mundöffnung kann der Muskel identifiziert werden.

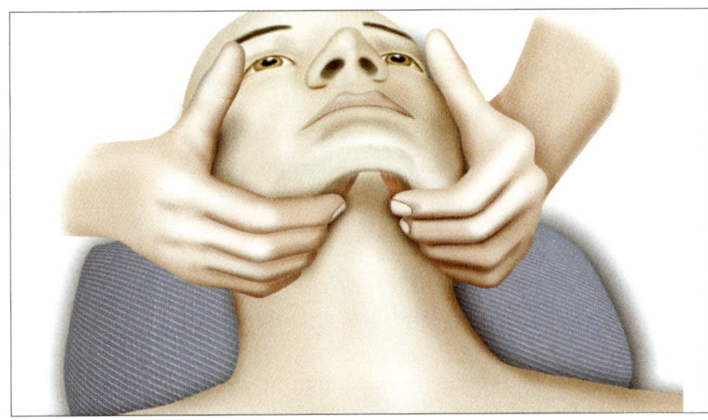

Abb. 2.266 Palpation des Venter anterius des M. digastricus.

M. mylohyoideus ▶ Abb. 2.267

Dieser Muskel füllt den gesamten Unterkieferboden aus. An der Kinnunterseite werden mehrere Fingerspitzen angelegt und in Richtung Hals verschoben. Beim Öffnen des Mundes ist die Anspannung in dieser Muskelplatte palpierbar.

Weitere Muskeln in diesem Bereich liegen so tief, dass eine Palpation nicht möglich ist.

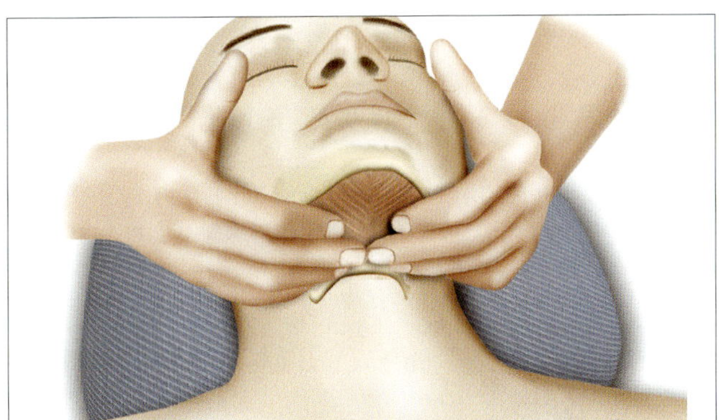

Abb. 2.267 Palpation des M. mylohyoideus.

2.9.9 Gefäße und Nerven

A. carotis

▶ **Abb. 2.268**

Die Fingerspitzen werden am ventralen Rand etwa in der Mitte des M. sternocleidomastoideus angelegt und etwas Druck nach dorsal ausgeübt. Hier ist der Puls der A. carotis deutlich zu fühlen.

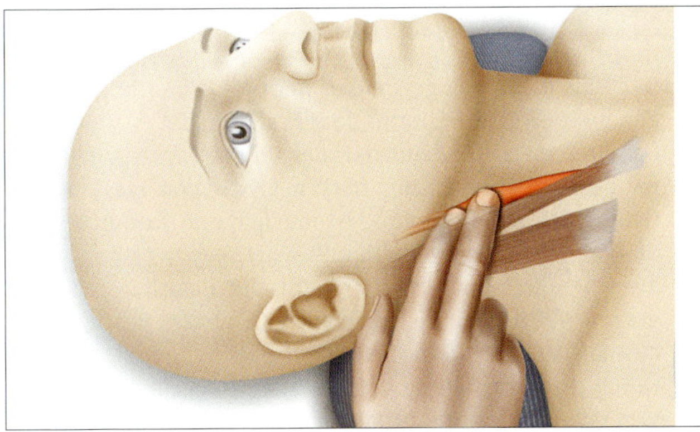

Abb. 2.268 Palpation der A. carotis.

Plexus brachialis

▶ **Abb. 2.269**

Zwischen dem M. scalenus anterior und medius befindet sich eine Lücke, durch die der Plexus brachialis und die A. subclavia ziehen. Dieser Punkt wird als ***Erb-Punkt*** bezeichnet. Der hier fühlbare Arterienpuls kann bei der Orientierung helfen. Die Nervenfasern sind als sehr feste dünne Stränge zu palpieren.

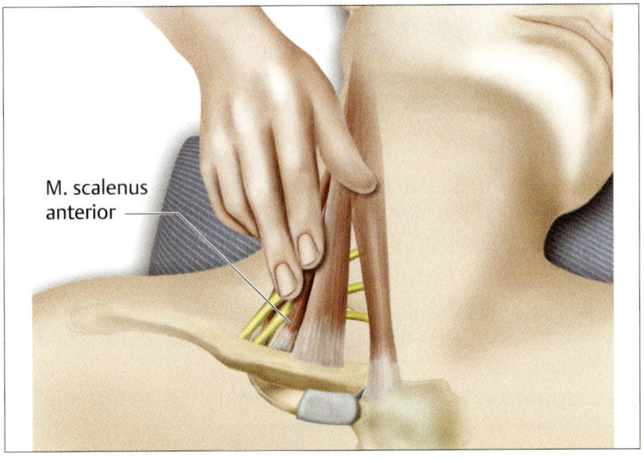

Abb. 2.269 Palpation des Plexus brachialis.

2.10 Fragen zum Kapitel Halswirbelsäule und Schädel

Knöcherne Strukturen und Gelenkflächen

1. Beschreiben Sie Unterscheidungsmerkmale zwischen Atlas und Axis!
2. Beschreiben Sie charakteristische Merkmale der unteren HWS, vor allem im Hinblick auf die anderen Wirbelsäulenabschnitte!
3. Eine Unkovertebralarthrose entsteht aufgrund einer Fehlbelastung. Beschreiben Sie das Gelenk und begründen Sie diese Aussage!
4. Begründen Sie, warum ein vom Uncus corporis ausgehender Spondylophyt die A. vertebralis oder den Spinalnerv bedrängen kann!

Bänder

1. Beschreiben Sie Lage und Funktion der Ligg. flava!
2. Welche Bandstrukturen stabilisieren den Dens und wie liegen sie?
3. Beschreiben Sie das Lig. cruciforme und erklären seine Bedeutung!
4. Wo verläuft das Lig. nuchae und wie sieht seine Fortsetzung aus? Erklären Sie!
5. Welche Bänder begrenzen an der unteren HWS die Flexion? Begründen Sie dies anhand des Verlaufs!

Achsen und Bewegungen

1. Der Axis kann sich gegenüber dem Atlas in alle Richtungen gut bewegen! Stimmt das? Erklären Sie!
2. Beschreiben Sie das Ausmaß der Inklinations- und Reklinationsbewegung in der oberen HWS: Was passiert im Gelenk, wie viel Bewegung ist möglich und wodurch werden die Bewegungen gestoppt?
3. Zwischen Okziput und C 1 weist die Rotation mit insgesamt 40° in jede Richtung ein sehr großes Bewegungsausmaß auf. Stimmt das? Erklären Sie!
4. Durch die Anspannung des Lig. alare findet bei der Rotation des Kopfes eine kombinierte Bewegung statt. Welche ist das? Begründen Sie!
5. In der unteren HWS findet Lateralflexion immer in Kombination mit gleichsinniger Rotation statt. Stimmt das? Erklären Sie!

Schädel

1. Welche Knochen sind an der Bildung der Orbita beteiligt? Beschreiben Sie, wo diese jeweils liegen1
2. Wo liegt das Riechfeld und wie ziehen die Nerven von hier aus zum Schädelinnern?
3. Wo befinden sich die Okziputkondylen und wie ist ihre Ausrichtung?
4. Wo befinden sich die Lineae nuchales und warum bilden sie sich aus?
5. Beschreiben Sie eine Sutura. Benennen Sie mindestens 4 und welche Knochen sie verbinden!
6. Beschreiben Sie das Kiefergelenk!
7. Was passiert bei der Mahlbewegung auf der Arbeitsseite und der Balanceseite?

Muskulatur

1. Beschreiben sie den Unterschied des Verlaufs von M. rectus capitis posterior major et minor!
2. Was verbindet den M. obliquus capitis superior und inferior? Welcher von beiden rotiert mehr und warum?
3. Worum handelt es sich beim Trigonum arteriae vertebralis und welche Muskeln sind daran beteiligt?
4. Der M. multifidus cervicis überspringt mehrere Segmente. Stimmt das?
5. Welche Funktionen hat der M. semispinalis capitis bei einseitiger Kontraktion? Beschreiben Sie diese aufgrund seines Verlaufs!
6. Bewirkt der M. splenius cervicis eine Seitneigung des Kopfes? Erklären Sie!
7. Beschreiben Sie den Verlauf des M. splenius capitis und leiten Sie seine Funktionen ab!
8. Nennen Sie die Unterscheidungsmerkmale zwischen M. longissimus capitis und M. longissimus cervicis!
9. Die Funktion des M. sternocleidomastoideus in der Sagittalebene richtet sich nach der Stellung der HWS. Erklären Sie, was damit gemeint ist?
10. Beschreiben Sie die vordere und hintere Skalenuslücke der Mm. scaleni und welche Strukturen hindurchziehen!
11. Benennen und beschreiben Sie die Lage der prävertebralen Muskulatur!
12. Welche Muskeln gehören zur supra- und infrahyoidalen Muskulatur? Beschreiben Sie aus jeder Gruppe konkret je einen Muskel!
13. Welcher Muskel wird auch als Diaphragma oris bezeichnet?
14. Was hat die suprahyale Muskulatur mit dem Mundöffnen zu tun?
15. Erklären Sie aufgrund des Verlaufs und der Insertionen von M. temporalis und M. masseter, warum sie den Mund schließen.
16. Wie heißen die beiden Anteile des M. masseter und worin unterscheiden sie sich?
17. Weshalb hat der M. pterygoideus lateralis Muskel bei der Mundöffnung eine besondere Bedeutung?
18. Hilft der M. pterygoideus medialis bei der Mundöffnung oder beim Mundschluss? Erklären Sie das anhand seines Verlaufs!
19. Erklären Sie das Zusammenspiel von Kaumuskulatur und supra- u. infrahyoidaler Muskulatur!
20. Welche Muskeln fallen Ihnen zu folgenden Stichworten bzw. Aussagen ein? Bitte erklären Sie die Zusammenhänge genau:
    - Verbindet Axis mit Atlas
    - Macht eine Lateralflexion in der unteren HWS
    - Rechtsrotation des Kopfes
    - Horizontaler Verlauf
    - Ventraler Halsstabilisator
    - Protrusion des Unterkiefers
    - Bilden eine Muskelschlinge
    - Zwischensehne
    - Verbindung der Scapula zum Schädel.

3 THORAX

3 Thorax

3.1 Thorax

3.1.1 Knöcherne Strukturen

Die Brustwirbel mit ihren Bandscheiben und Bändern sowie die 12 Rippenpaare und das Sternum mit seinen Bändern bilden den Thorax.

Brustwirbel

Die Brustwirbelsäule besitzt 12 Wirbel mit dazwischenliegenden Bandscheiben. Sie ist nach dorsal konvex gebogen, was als Kyphose bezeichnet wird. Dadurch bedingt verläuft die Einwirkungslinie der Körperlast vor den Wirbeln, sodass die ventralen Abschnitte starken Druckbelastungen ausgesetzt sind. Die Kyphose beginnt etwa in Höhe des 6. Halswirbels und endet am 9. Brustwirbel, da dieser im Lot zwischen Kyphose und Lordose liegt. Die größte Krümmung befindet sich etwa in Höhe des 6. Brustwirbels.

Das normale Ausmaß der Kyphose liegt bei 50° nach Cobb-Messung. Dieser Winkel ist nur mithilfe des Röntgenbildes zu ermitteln (▸ **Abb. 3.1**; siehe Kap. 3.5).

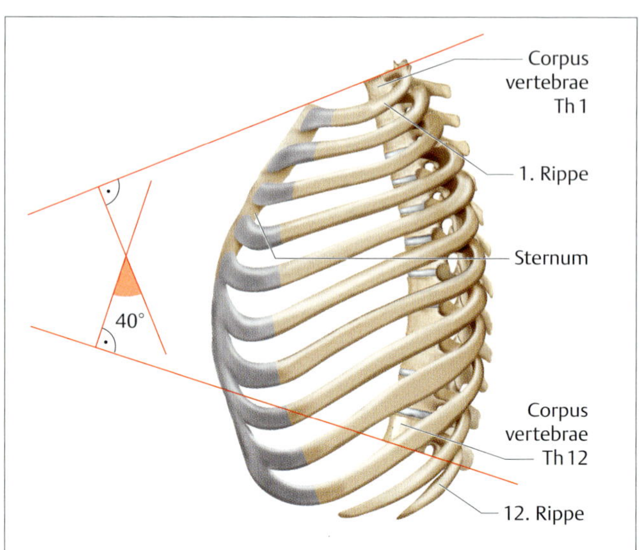

Abb. 3.1 Thorax (Ansicht von lateral mit Cobb-Winkel).

Corpus vertebrae

▸ **Abb. 3.2 a, b**

Die Höhe der Wirbelkörper nimmt vom 1. bis 12. Wirbel allmählich zu. Bedingt durch die Kyphose sind sie dorsal etwas höher als ventral. Der sagittale und transversale Durchmesser ist im kranialen und mittleren Abschnitt gleich groß. Dies ändert sich erst kaudal, weil der Thorax zunehmend breiter und tiefer wird.

Foveae costales superior et inferior

An den kranialen Abgangsstellen des Wirbelbogens aus dem Wirbelkörper befinden sich an der oberen Wirbelkörperkante halbrunde Gelenkflächen, Foveae costales superior. An den unteren Kanten sind die kleineren Foveae costales inferiores. Sie artikulieren mit dem Caput costae der Rippe. Am 10., 11. und 12. Wirbel gibt es nur noch 1 Fovea costalis, die eine ovale Form hat und sich etwa in Wirbelkörpermitte befindet.

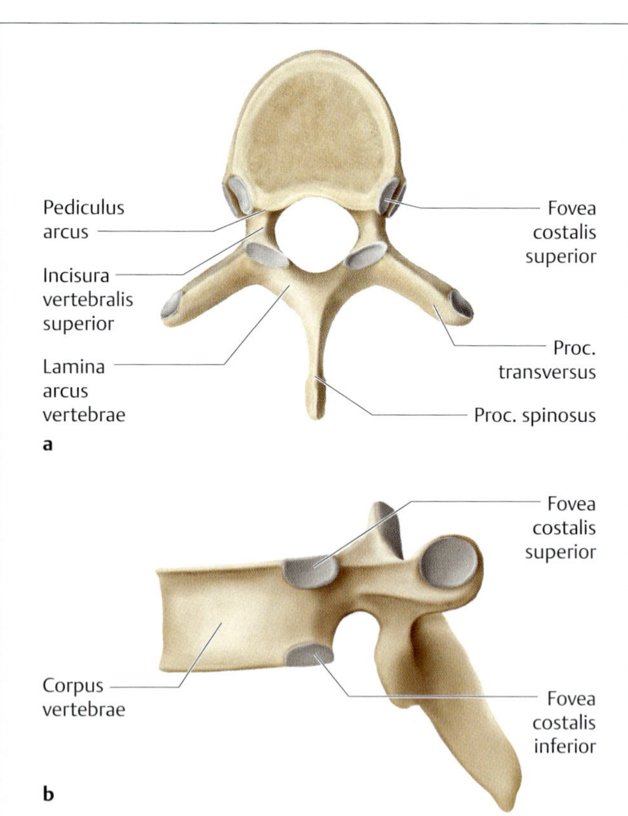

Abb. 3.2 Corpus vertebrae.
a Ansicht von kranial.
b Ansicht von lateral.

KLINISCHER BEZUG

Morbus Scheuermann

Der M. Scheuermann ist eine Wachstumsstörung, die vor allem die Grund- und Deckplatten befällt. An den Gefäßdurchtrittsstellen entstehen kleine Ossifikationslücken, durch die das Bandscheibengewebe aufgrund des Quellungsdrucks in den Wirbelkörper eindringen kann. Im Röntgenbild sind diese Einbrüche etwa erbsengroß und als sogenannte ***Schmorl-Knorpelknötchen*** sichtbar. Aufgrund der Einbrüche verschmälert sich der Bandscheibenraum. Da außerdem der ventrale Wirbelkörperteil dauerhaft mit erhöhtem Druck belastet wird, kann der dorsale Bereich schneller wachsen. Die Folge ist eine Wirbelkörperdeformierung (Keilwirbel), was wiederum die Kyphose verstärkt.

Andere Gründe für die ventrale Höhenminderung des Wirbelkörpers und Entwicklung von Keilwirbeln sind Osteoporose, Tumoren oder eine tuberkulöse Infektion.

Pediculus arcus

▸ **Abb. 3.3 a**

Der Abgangsbereich des Wirbelbogens aus dem Wirbelkörper, Pediculus arcus, divergiert nicht wie bei der HWS, sondern geht dorsal aus dem Wirbelkörper ab.

Proc. spinosus

▸ **Abb. 3.3 a, b**

Die Dornfortsätze sind lang und ihre Spitzen sind etwas aufgerieben. Der Verlauf der Procc. spinosi unterscheidet sich in den verschiedenen Etagen.

Der Dornfortsatz des 1.Thorakalwirbels verläuft nahezu horizontal.

Zwischen Th 2 und Th 6 sind sie schräg nach kaudal gerichtet, sodass die Spitzen bis zur Mitte des nächsten unteren Wirbels reichen.

Ab Th 6 wird der schräge Verlauf noch steiler, da die Spitzen bis zur Grundplatte des nächsten Wirbels reichen.

Die Dornfortsätze von Th 10 und Th 11 sind kürzer und verlaufen nicht mehr so steil. Sie reichen nur noch bis zur Deckplatte des nächsten Wirbels.

Die Neigung des 11. Proc. spinosus gleicht dem der Etagen Th 2 – 6.

Der 12. Dornfortsatz hat einen annähernd horizontalen Verlauf und gleicht dem eines Lendenwirbels, da er kürzer und höher ist.

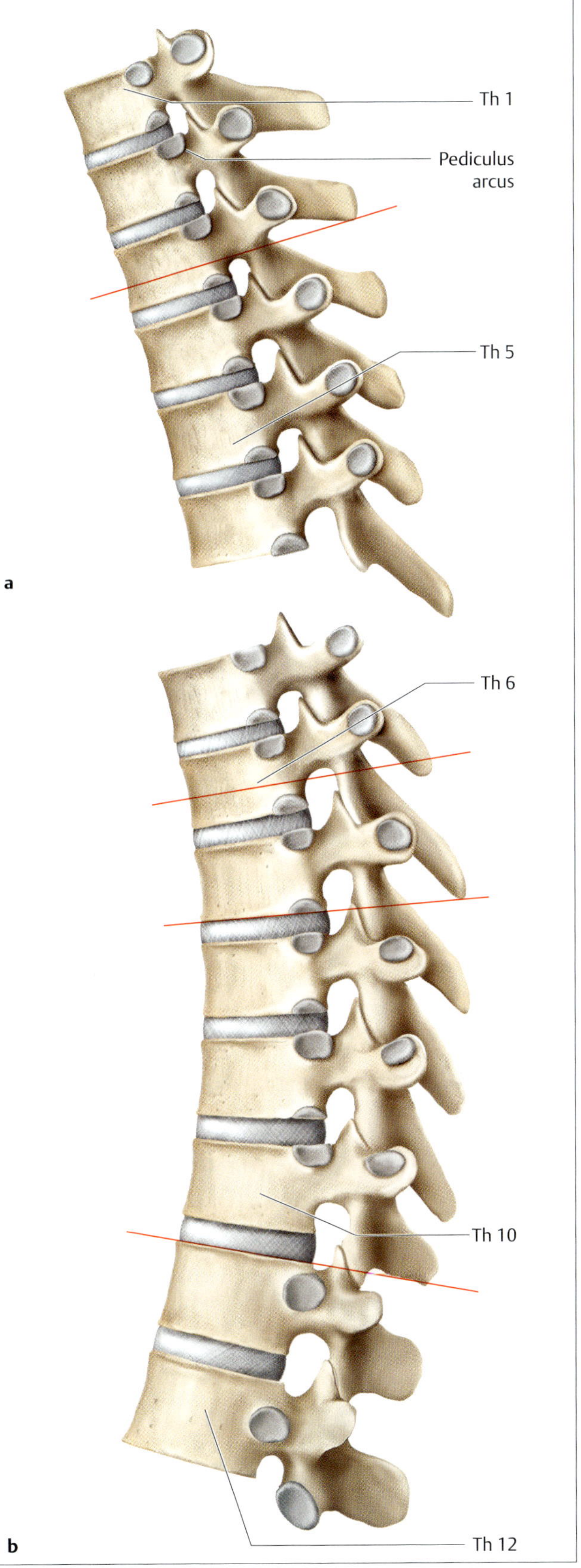

Abb. 3.3 Proc. spinosus.
a In den Etagen Th 1 – 5.
b In den Etagen Th 6 – 12.

Proc. transversus

▸ Abb. 3.4 a, b

Die Querfortsätze sind lang und kräftig und am 7. und 8. Brustwirbel am längsten. Nach kaudal hin werden sie deutlich kürzer, bis sie am 12. Brustwirbel nur noch halb so lang sind wie an der oberen BWS.

Eine longitudinale Achse durch die Querfortsätze der kranialen BWS bildet mit der Frontalebene einen Winkel von ca. 35°. Dieser Winkel wird nach kaudal hin größer und erreicht in Höhe des 6. Brustwirbels 55°.

Fovea costalis processus transversi

Am ventralen Ende jedes Querfortsatzes befindet sich die Fovea costalis zur Verbindung mit dem Tuberculum costae der Rippe. Diese Gelenkfläche liegt in den meisten Abschnitten in der Mitte des Proc. transversus. Erst beim 10. Thorakalwirbel ist sie nach kranial verlagert und am 11. und 12. Wirbel fehlt sie.

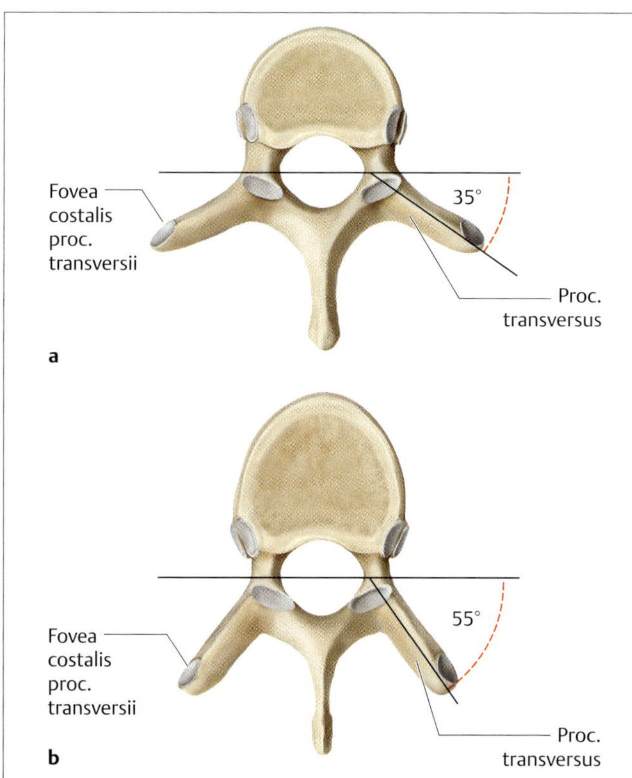

Abb. 3.4 Proc. transversus.
a Im kranialen Abschnitt.
b Im kaudalen Abschnitt.

FUNKTIONELLER HINWEIS

Der Verlauf der Querfortsätze spielt für die Richtung der Rippenbewegungen eine Rolle. Da das Tuberculum costae der Rippe mit den Querfortsätzen verbunden ist, hat deren schräge Ausrichtung einen veränderten Achsenverlauf des Rippenhalses zur Folge. Die Bewegungsrichtung verändert sich, weil um diese Achsen die Bewegungen der Rippen erfolgen (siehe Kap. 3.1.4).

KLINISCHER BEZUG

Skoliose ▸ Abb. 3.5
Die Skoliose ist eine Wachstumsdeformität der Wirbelsäule mit Seitenausbiegung und Rotation des Achsenorgans sowie Torsion der Wirbel mit einer Teilversteifung der betroffenen Segmente. Die Deformationen innerhalb eines Wirbels sind:

- Der Wirbelkörper verbiegt sich sehr stark und verdreht sich in Richtung Konvexität, weshalb er in der Anterior-posterior-Ausrichtung auf der konkaven Seite schmaler ist als auf der konvexen Seite.
- Der Arcus ist in sich verdreht, sodass er auf einer Seite auseinandergezogen ist. Deshalb sind die Pediculi unterschiedlich lang.
- Der Proc. transversus ist auf der konvexen Seite deutlich nach dorsal verschoben.
- Der Proc. spinosus dreht sich in der Regel zur konkaven Seite.

Aufgrund der Wirbelrotation folgen die Rippen dieser Drehung, und es entsteht dorsal auf der konvexen Seite der Rippenbuckel und ventral das Rippental. Auf der konkaven Seite geschieht dies umgekehrt.

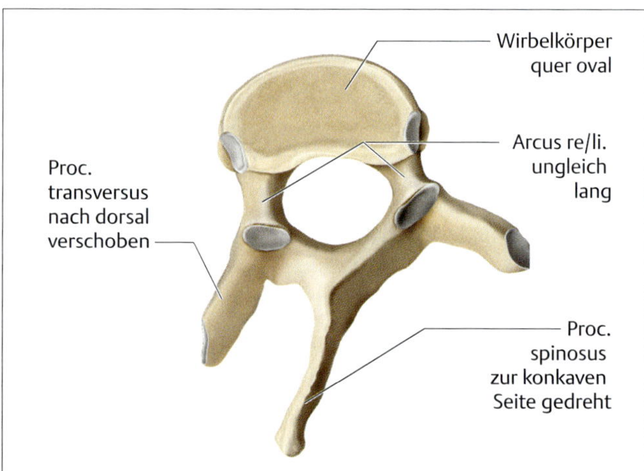

Abb. 3.5 Skoliose. Torquierung eines Wirbels bei Skoliose.

Procc. articulares

▶ **Abb. 3.6**

Es gibt insgesamt 4 Processus articulares an jedem Wirbel: je 2 Procc. articulares superiores und inferiores.

Die ***Procc. articulares superiores*** stellen die Verbindung zum nächsten kranialen Wirbel her. Von der Höhe her ragen sie gerade über die Deckplatte des gleichen Wirbels hinaus und sind etwas größer als die unteren Processus.

Die ***Procc. articulares inferiores*** verbinden sich mit dem nächsten kaudalen Wirbel und ragen vollständig über die Grundplatte des eigenen Wirbels hinaus.

Die Processus enden mit den entsprechenden Gelenkflächen, ***Facies articulares***, die vor allem im mittleren Bereich dick überknorpelt sind. Die Ausrichtung der Gelenkflächen bestimmt unter anderem die möglichen Bewegungen sowie Bewegungskombinationen und -ausmaß (siehe Kap. 3.1.4).

Beim 12. Brustwirbel entspricht der Proc. articularis dem eines oberen Lendenwirbels.

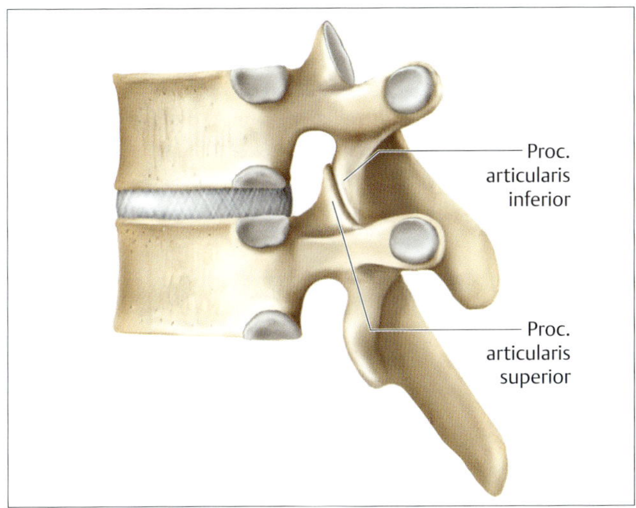

Abb. 3.6 Procc. articulares.

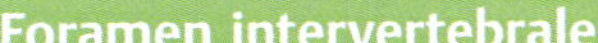

Foramen intervertebrale

▶ **Abb. 3.7**

Das Zwischenwirbelloch wird aus der ***Incisura vertebralis*** inferior des kranialen und der ***Incisura vertebralis superior*** des kaudalen Wirbels gebildet. Die Incisura vertebralis inferior ist wesentlich ausgeprägter als die Incisura vertebralis superior. Das Foramen intervertebrale hat im Vergleich zu den anderen Wirbelsäulenabschnitten einen relativ kleinen Durchmesser.

Die Foramina befinden sich in Höhe der Wirbelkörper. Dies ist einer der Gründe, warum hier seltener Bandscheibenvorfälle auf die Nervenwurzel drücken können.

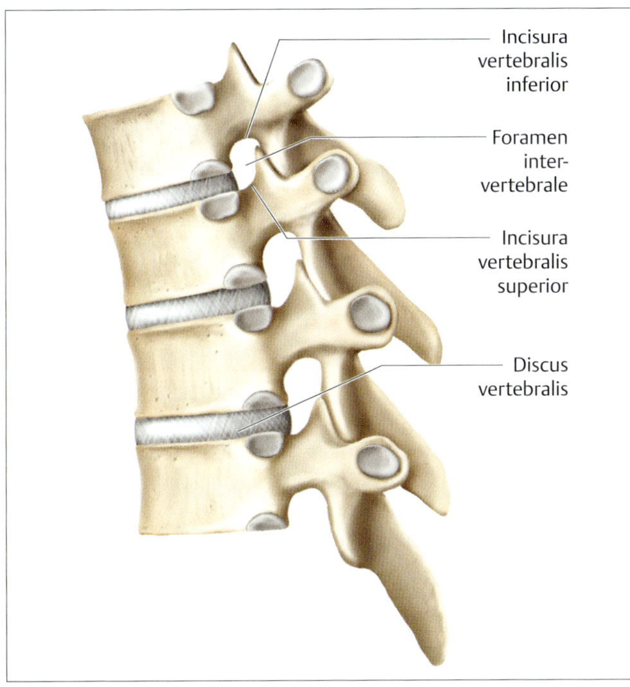

Abb. 3.7 Foramen intervertebrale und Discus vertebralis.

Discus vertebralis

▶ **Abb. 3.7**

Im Verhältnis zum Wirbelkörper sind der Bandscheibenraum und damit der Diskus niedriger als an HWS und LWS. Das bedeutet, dass in der BWS eine geringe Beweglichkeit zu erwarten ist. Dies ist wiederum ein Grund, warum in diesem Abschnitt seltener Bandscheibenvorfälle auftreten.

Die Disci nehmen von kranial nach kaudal hin an Höhe und Breite zu.

KLINISCHER BEZUG

Degeneration der Bandscheibe
Hauptsächlich bedingt durch die eingeschränkte Bewegung der thorakalen Wirbelsäule, sind die Bandscheibenschäden in dieser Region sehr selten. Lediglich 2 % der Bandscheibenerkrankungen treten in der BWS auf. Die Betroffenen leiden unter anderem unter tief sitzenden Schmerzen, die vom Rücken gürtelförmig in Richtung Sternum ausstrahlen. Sie verstärken sich durch Niesen und Husten und lassen unter Entlastung nach. Veränderungen der Sensibilität, Hyperästhesie oder Hypästhesie folgen einem Dermatom und lassen Rückschlüsse auf die Höhe der Läsion zu. Da der Wirbelkanal relativ eng ist, können Pyramidenzeichen auftreten.

Foramen vertebrale

▸ Abb. 3.8

Ventral begrenzen die Wirbelkörper oder die Bandscheiben, lateral die Pediculi arci und die Procc. articulares und dorsal die Lamina arcus vertebrae das Foramen. Es ist fast rund und kleiner als in den übrigen Wirbelsäulenabschnitten.

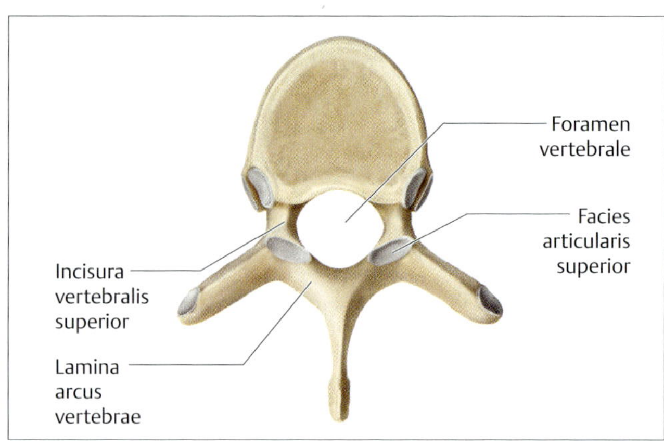

Abb. 3.8 Foramen vertebrale.

Canalis vertebralis

Der Wirbelkanal ist schmaler als in der HWS. Die schmalste Stelle befindet sich zwischen Th 4 und Th 9.

Rippen

Die Rippen sind knöcherne Spangen, die ventral in Knorpel übergehen. Sie bestehen aus den knöchernen Anteilen ***Caput, Collum*** und ***Corpus*** sowie aus einem knorpeligen Anteil, ***Cartilago costalis***.

Caput costae

▸ Abb. 3.9, ▸ Abb. 3.10

Am Caput costae befindet sich die Gelenkfläche, ***Facies articularis capitis costae.*** Sie ist durch eine quere Leiste, ***Crista capitis,*** zweigeteilt. Die kleinere kraniale Gelenkfacette stellt die Verbindung zur Fovea costalis inferior des nächsthöheren Wirbels her. Die größere kaudale Facette artikuliert mit der Fovea costalis superior des unteren Wirbels.

Am Caput costae der 11. und 12. Rippe befindet sich nur eine Gelenkfläche. Sie artikuliert mit der mittig am Wirbelkörper gelegenen Fovea costalis des in gleicher Höhe gelegenen Wirbels.

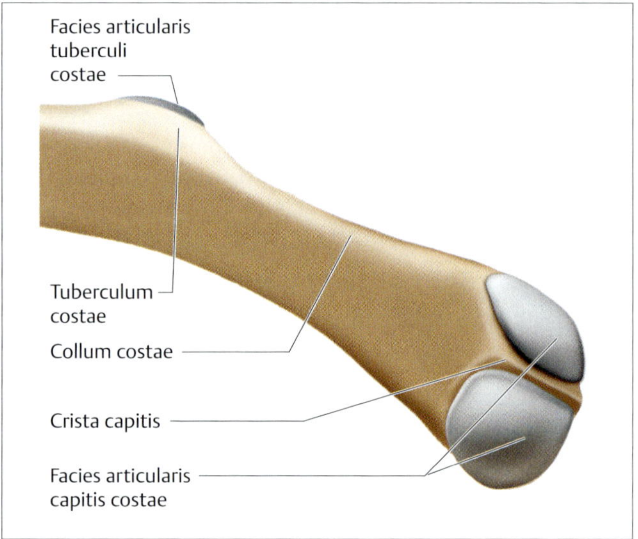

Abb. 3.9 Rippe (Ansicht von kranial).

Collum costae

▸ **Abb. 3.10**

Der Rippenhals folgt auf den Kopf und ist nach dorsal-lateral ausgerichtet. Das Collum endet nach einigen Zentimetern mit dem ***Tuberculum costae***, einer nach dorsal gerichteten Erhebung, die die Gelenkfläche, ***Facies articularis tuberculi costae***, trägt. Sie artikuliert mit der Fovea costalis transversalis am Proc. transversus.

Als ***Crista colli costae*** wird eine Leiste am kranialen Rand des Rippenhalses bezeichnet. Sie ist nur an den unteren 8 Rippen vorhanden.

Corpus costae

▸ **Abb. 3.10**

Der Rippenkörper beginnt am Tuberculum und endet ventral am Knorpel. Ab dem Tuberculum costae ändert die Rippe ihre Verlaufsrichtung und biegt nach ventral um. Etwa eine Handbreit vom Caput entfernt bildet sich der ***Angulus costae*** aus. Hier ändert die Rippe auch ihre horizontale Verlaufsrichtung und verläuft steiler nach kaudal.

Die kraniale Kante des Corpus ist abgerundet, die kaudale etwas spitzer. An der Innenseite bildet sich im dorsalen Abschnitt eine flache Rinne aus, ***Sulcus costae***, durch die Interkostalnerven und -gefäße ziehen.

Das ventrale Ende ist etwas uneben, wie ausgefranst, und verbindet sich mit dem Rippenknorpel.

Cartilago costalis

▸ **Abb. 3.11**

Die Länge des Rippenknorpels nimmt von kranial nach kaudal hin zu. Im kranialen Abschnitt zieht er horizontal in Richtung Sternum. Ab der 4. Rippe verläuft er von kaudal nach kranial und leicht gebogen von ventral nach dorsal. Den längsten und am deutlichsten zum Sternum aufsteigenden Knorpelanteil hat die 7. Rippe.

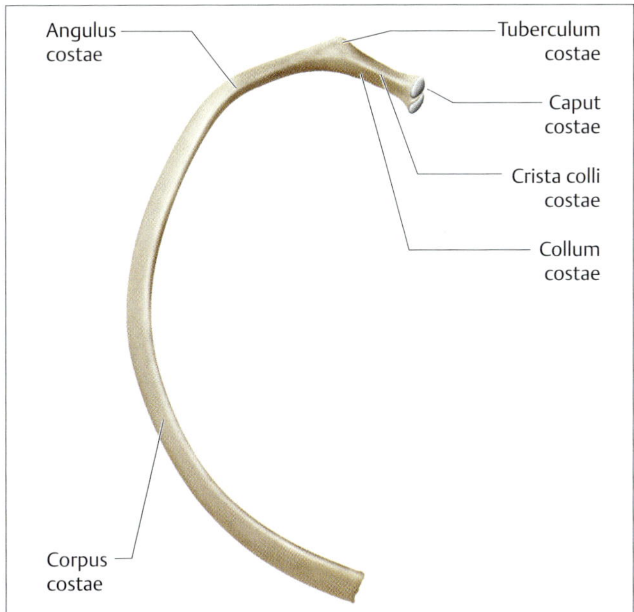

Abb. 3.10 Caput costae mit Gelenkflächen.

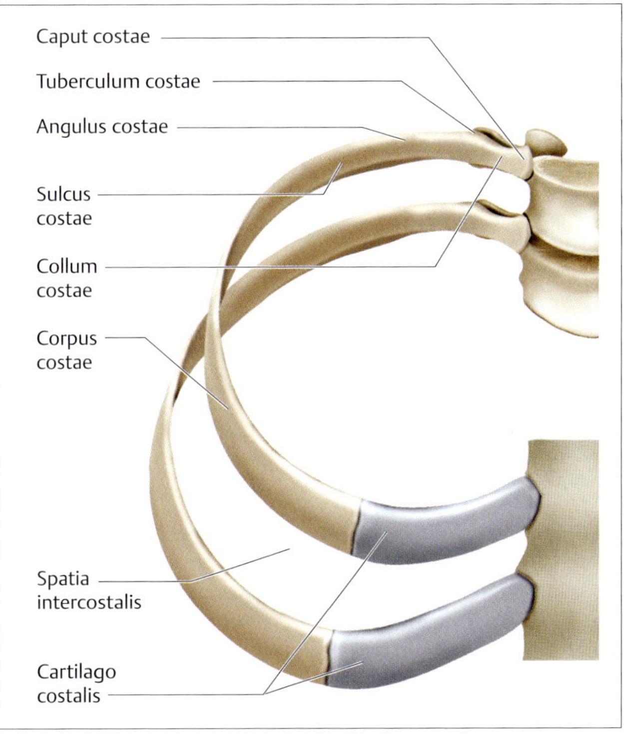

Abb. 3.11 3. und 4. Rippe (Ansicht von ventral).

Einteilung der Rippen

▶ Abb. 3.12

Costae verae

▶ Abb. 3.13

Die ersten 7 Rippenpaare gehen ventral über den Rippenknorpel eine direkte Verbindung mit dem Sternum ein. Die ***1. Rippe*** ist kurz, breit und stärker gekrümmt als die anderen. Die überknorpelte Gelenkfläche am Caput hat eine konvexe Form.

An der kranialen Fläche befindet sich der ***Sulcus arteriae subclaviae***, eine Rinne für die A. subclavia. Unmittelbar daneben inseriert der M. scalenus anterius am ***Tuberculum musculi scaleni anterioris***. Ventral-medial verläuft die V. subclavia im ***Sulcus venae subclaviae***. Der M. scalenus medius setzt dorsal dieser Furche an. An der 1. Rippe inserieren folgende Bänder und Muskeln:

- Das Lig. costoclaviculare verbindet sich mit der Clavicula.
- Das Lig. pleurocostale stellt eine Verbindung zur Pleurakuppel her.
- Durch die Mm. scaleni anterius et medius besteht eine Verbindung zu den 2.–7. Halswirbeln.
- Der M. subclavius hat eine Verbindung zur Clavicula.

Costae spuriae

Die 8.–10. Rippenpaare sind untereinander durch Knorpel verbunden. Es handelt sich um sogenannte ***falsche Rippen***, da sie keine direkte knorpelige Verbindung zum Sternum haben.

Costae fluctuantes

Die letzten beiden Rippenpaare besitzen weder einen Angulus, ein Tuberculum noch Rippenknorpel. Sie sind sehr kurz und enden frei zwischen den Muskeln der Bauchwand.

Verlauf der Rippen

▶ Abb. 3.14

Die Rippen verlaufen dorsal erst ein kleines Stück horizontal. Ab dem Angulus costae neigen sie sich um etwa 45° nach kaudal. Durch diese Absenkung reicht das ventrale Rippenende bis zu 3 Wirbel tiefer als der dorsale Rippenteil. Die Rippen machen die Wölbung des Thorax aus, wobei sie dorsal stärker gekrümmt sind als ventral.

Spatia intercostalia

Die Zwischenrippenräume sind ventral breiter als dorsal und mit den Interkostalmuskeln sowie den Membranae intercostales ausgefüllt.

Die 5 kranialen Interkostalräume reichen bis zur seitlichen Sternumkante. Die 6.–9. Interkostalräume werden dagegen durch die Knorpelverbindungen begrenzt, die die Rippen untereinander eingehen.

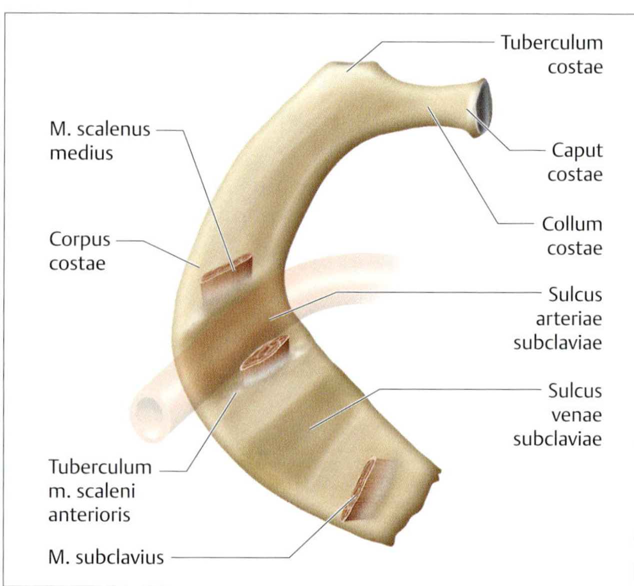

Abb. 3.12 1. Rippe.

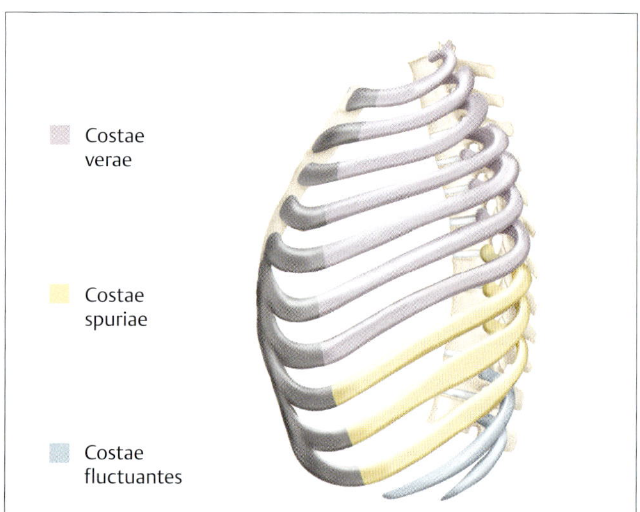

Abb. 3.13 Einteilung der Rippen (Ansicht von lateral).

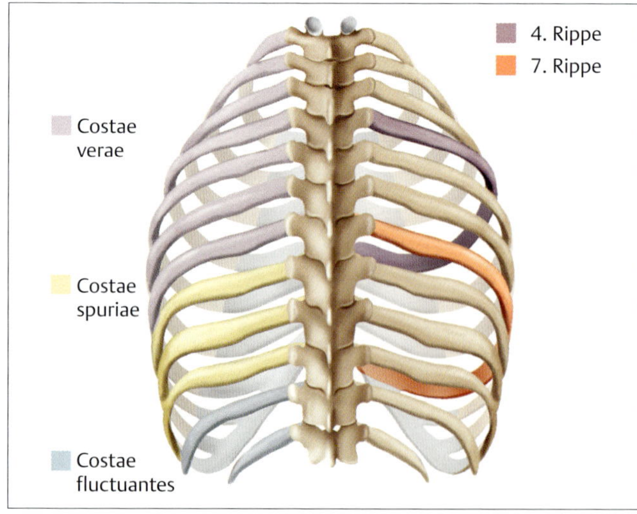

Abb. 3.14 Rippenverlauf (Ansicht von dorsal).

Sternum

▶ Abb. 3.15, ▶ Abb. 3.16

Das Sternum liegt in der Mitte der ventralen Thoraxwand und gleicht einem römischen Schwert. Kranial ist es breit und dick, nach kaudal hin wird es dünner und schmaler. Seine Länge beträgt etwa 17 cm. Es wird in die Abschnitte Manubrium sterni, Corpus sterni und Proc. xiphoideus unterteilt.

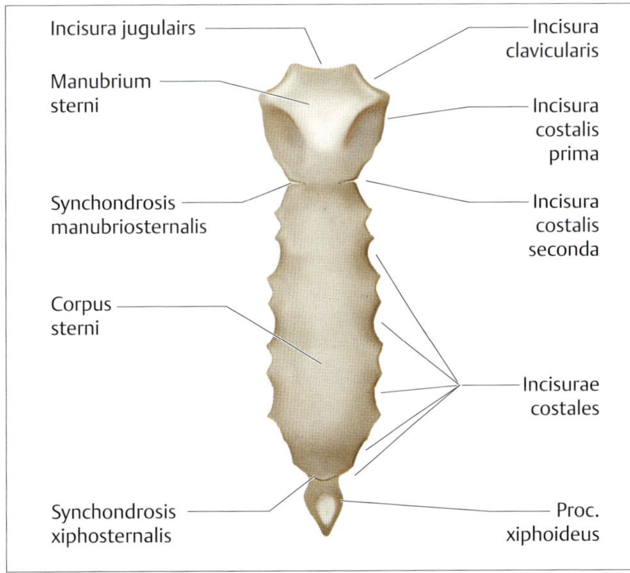

Abb. 3.15 **Sternum.** Ansicht von ventral.

Manubrium sterni

Die obere Kante ist dick und zeigt eine Einziehung, ***Incisura jugularis***. Jeweils lateral davon befindet sich eine oval geformte ***Incisura clavicularis***. Sie ist überknorpelt, nach kranial-lateral sowie etwas dorsal ausgerichtet und stellt die Verbindung zur Clavicula her.

Kaudal und lateral davon liegt die ***Incisura costalis prima*** zur Verbindung mit der 1. Rippe. Am Übergang vom Manubrium zum Corpus sterni befindet sich eine unvollständige dünne Knorpelschicht, die als ***Synchondrosis manubriosternalis*** bezeichnet wird. Diese Verbindung kann sowohl knorpelig als auch knöchern verschmolzen sein. Hier wölbt sich der Knochen etwas vor und bildet den ***Angulus sterni***. Die Kontaktstelle zur 2. Rippe ***(Incisura costalis secunda)*** befindet sich neben dem Angulus.

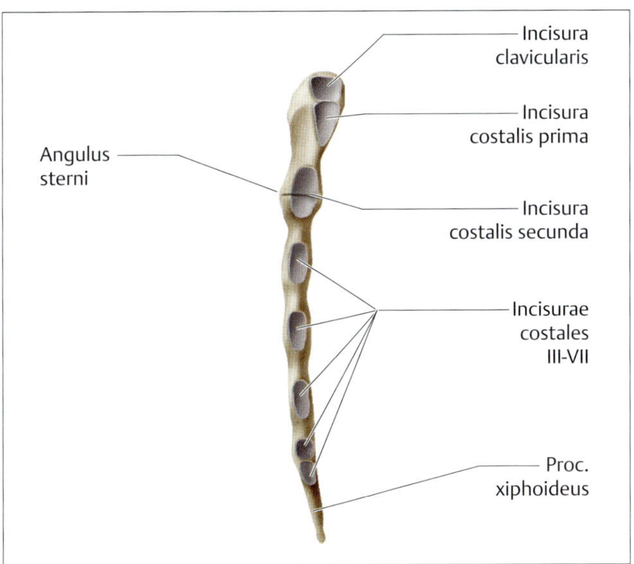

Abb. 3.16 **Sternum.** Ansicht von lateral.

Corpus sterni

Das Corpus sterni ist länger und dünner als das Manubrium. In Höhe der 3 transversal angeordneten abgerundeten Leisten liegen jeweils die Kostosternalverbindungen. Es hat seitlich je 5 ovale Vertiefungen für die Rippen, ***Incisurae costales.*** Das kaudale Ende verbindet sich mittels einer Knorpelfuge, ***Synchondrosis xiphosternalis,*** mit dem Proc. xiphoideus. An diesem Übergang endet der Knorpel der 7. Rippe, wodurch sie Kontakt zum Corpus und mit einem kleineren Teil zum Proc. xiphoideus hat.

Proc. xiphoideus

Der Processus ist in der Regel schmal, dünn und spitz zulaufend. Kaudal bildet er zusammen mit den Knorpelanteilen der 7.– 10. Rippe den epigastrischen Winkel, ***Angulus infrasternalis***.

KLINISCHER BEZUG

Trichterbrust
Sie ist eine angeborene Fehlbildung der ventralen Thoraxwand in Form einer Vertiefung. Sie beginnt unterhalb der Synchondrosis manubriosternalis und geht bis zum Proc. xiphoideus. Die meisten Patienten haben keine Beschwerden. Nur bei schweren Formen kann die Folge eine Verminderung der Vitalkapazität und Herzinsuffizienz sein.

Cavum thoracis

▸ Abb. 3.17

Die Thoraxhöhle ist kranial schmal und quer oval ebenso wie ihre dortige Öffnung, ***Apertura thoracis superior.*** Sie hat normalerweise eine Neigung von etwa 45°. Kaudal ist der Thorax breit mit einem größeren transversalen als sagittalen Durchmesser, ***Apertura thoracis inferior.***

Die Form des Thorax weist alters- und geschlechtsspezifische sowie individuelle Unterschiede auf. Der männliche Thorax ist breiter und höher als der weibliche.

Beim Fetus ist die obere Apertur so stark geneigt, dass sie im spitzen Winkel zur Wirbelsäule steht. Die unteren Rippen sind leicht angehoben, weshalb der Thorax eine birnenförmige Gestalt hat. Durch die Entfaltung der Lunge bei der Geburt werden die kranialen Rippen gehoben, sodass die obere Apertur fast horizontal steht. Der Thorax nimmt damit eine Inspirationsstellung ein. Ab dem 2. Lebensjahr ändert sich diese Form, da sich durch das Wachstum und das Einnehmen der aufrechten Haltung die Rippen und das Sternum senken. Der Brustkorb wird schmaler und länger und nimmt mehr Exspirationsstellung ein.

Im hohen Alter senken sich die Rippen mehr, der ventrale Thorax wird abgeflacht und der Umfang der Apertura thoracis inferior nimmt ab. Der Grund liegt meist an der kyphotischen Krümmung der BWS.

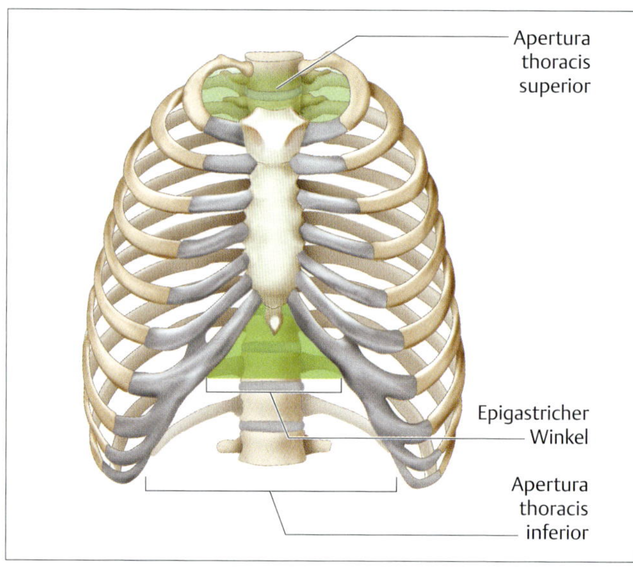

Abb. 3.17 Aperturae thoracis (Ansicht von ventral).

FUNKTIONELLER HINWEIS

Einfluss der Haltung auf die Neigung der Apertura und der Rippen ▸ Abb. 3.18 a, b, c
Ein ***Flachrücken*** kann eine Veränderung der Ausrichtung der Thoraxapertur bedingen. Die Neigung der Apertura thoracis superior kann in diesem Fall nur noch 30° betragen. Mit dem gleichen Grad neigen sich die Rippen zur Horizontalen.

Dagegen vergrößern sich bei einem ***Rundrücken*** der Winkel der Apertura und die Rippenneigung auf etwa 60°.

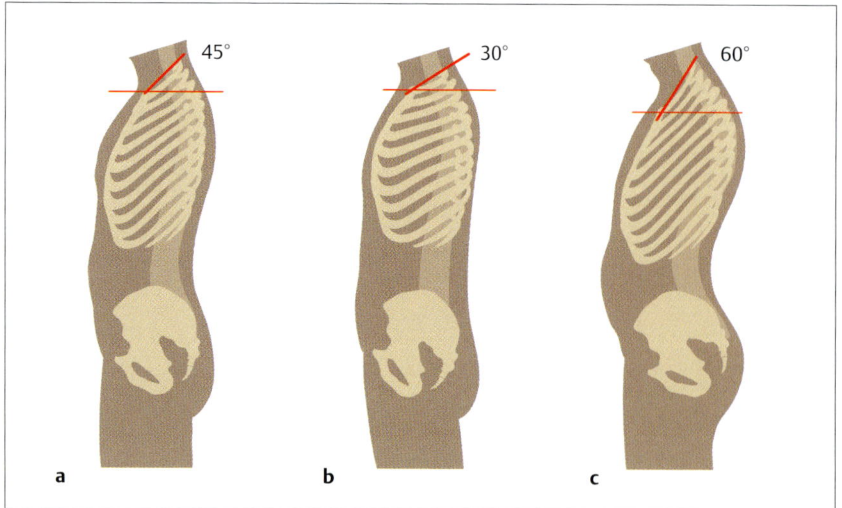

Abb. 3.18 Rückenformen. Thoraxneigung bei verschiedenen Rückenformen.
a Norm.
b Flachrücken.
c Rundrücken.

3.1.2 Gelenkige Verbindungen

Artt. zygapophysiales

Die Wirbelbogengelenke dienen einerseits der Aufnahme von Druckkräften, andererseits steuern sie die Bewegung. Beide hängen von der räumlichen Stellung der Gelenkflächen zur Richtung der beanspruchten Kraft ab.

Gelenkflächen ▸ **Abb. 3.19**

Die Facies articulares superiores artikulieren mit den Facies articulares inferiores des nächsthöheren Wirbels. Die Facetten sind um 20° aus der Frontalebene gedreht und bilden mit der Horizontalen einen Winkel von etwa 80°. Deshalb zeigen die Facies articulares superiores nach dorsal-lateral-kranial.

Im kaudalen Abschnitt nimmt die Steilheit noch etwas zu, sodass die Facetten des 11. Brustwirbels einen Winkel von 85° zur Horizontalen zeigen.

Der 12. Brustwirbel ist ein typischer Übergangswirbel, da seine Facies articularis superior der eines Brustwirbels, die Facies articularis inferior jedoch der eines Lendenwirbels gleicht.

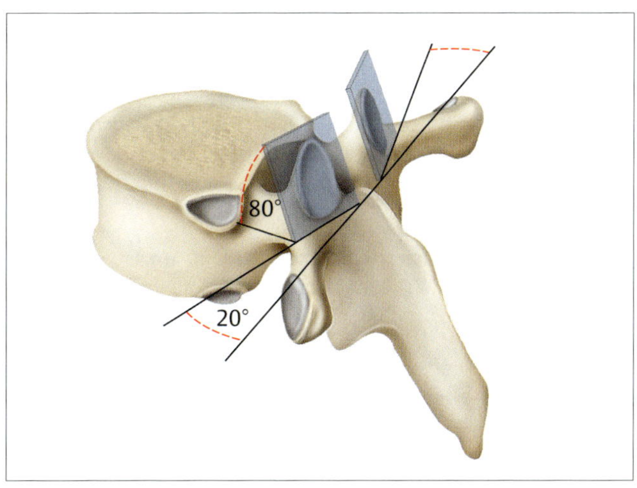

Abb. 3.19 Stellung der Gelenkflächen des Art. zygapophysialis.

Gelenkkapsel

▸ **Abb. 3.20**

Membrana synovialis

Die Membrana synovialis inseriert an der Knochen-Knorpel-Grenze. Sie bildet nach außen hin Ausbuchtungen, ***Rec. articulares***, die Reserveräume für die Bewegungen darstellen. Außerdem entwickelt die Membrana synovialis in den Gelenkspalt hineinragende kleine Ausstülpungen, ***Plicae synoviales,*** die an der BWS allerdings nicht so ausgeprägt sind wie an der HWS.

Die Subintima ist mit ihrem Fettgewebe und den Bindegewebszügen relativ dick.

Membrana fibrosa

Die Insertion der Membrana fibrosa liegt etwa 0,5 – 1 cm von der der Intima entfernt. Die äußeren kollagenen Faserschichten sind vertikal ausgerichtet. Sowohl im Fettgewebe als auch in der Kollagenschicht findet sich eine hohe Anzahl von Rezeptoren, die Informationen über Bewegungen und Stellungen des Gelenks weiterleiten.

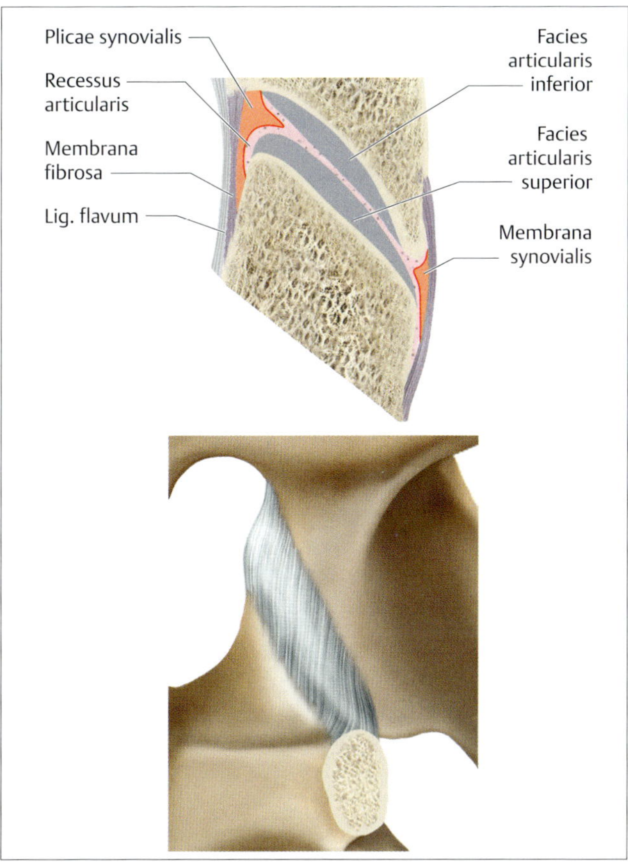

Abb. 3.20 Art. zygapophysialis (sagittaler Schnitt).

Art. costotransversaria

▶ Abb. 3.21

Am Tuberculum costae befindet sich die ***Facies articularis tuberculi costae.*** Sie ist an den kranialen Rippen leicht konvex geformt. An den kaudalen Rippen werden die Gelenkflächen zunehmend plan.

Die ***Fovea costalis processus transversus*** liegt am Querfortsatz auf gleicher Höhe. Die Gelenkfläche ist konkav geformt.

Die Gelenkflächen der 1.– 7. Rippe befinden sich direkt ventral der Querfortsätze, ab der 8. Rippe am kranialen Teil des Proc. transversus. Die letzten beiden Rippen verlieren den Kontakt zum Proc. transversus.

Gelenkkapsel

Sie ist dünn und hat kleine Recessus. Außerdem gibt es kleine synoviale Ausstülpungen, ***Plicae synoviales.***

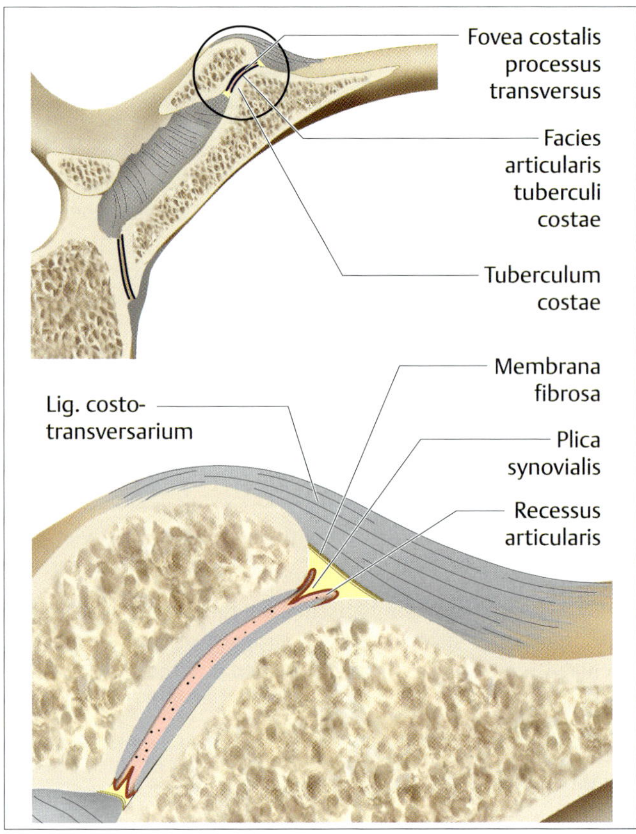

Abb. 3.21 Art. costotransversaria.

Art. capitis costae

▶ Abb. 3.22

Am kranialen und kaudalen Rand des dorsal-lateralen Wirbelkörpers liegen die Gelenkflächen, ***Foveae costales inferiores et superiores,*** für die Verbindung zur Rippe. Die Foveae zweier benachbarter Wirbelkörper bilden gemeinsam mit der dazwischenliegenden Bandscheibe die konkave Gelenkpfanne für das Caput costae. Ausnahmen sind die Gelenkflächen der 1., 11. und 12. Rippe. Bei Letzteren liegen die Gelenkflächen mehr in der Mitte des Wirbelkörpers.

Die ***Facies articularis costae*** ist die Gelenkfläche am Caput costae und wird durch die ***Crista capitis costae*** in 2 Facetten geteilt. Die untere ist etwas größer und artikuliert mit dem Wirbelkörper auf gleicher Höhe. Die kleinere, obere Facette hat mit dem nächst höheren Wirbelkörper Kontakt. Ausnahmen bilden die 11. und 12. Rippe. Sie haben nur eine Facette und artikulieren mit dem Wirbelkörper auf gleicher Höhe. Von der Crista zieht das Lig. capitis costae intraarticulare zur Bandscheibe (▶ **Abb. 3.23**).

Gelenkkapsel

Die Gelenkkapsel ist sehr dünn und mit dem Lig. capitis costae radiatum verwachsen.

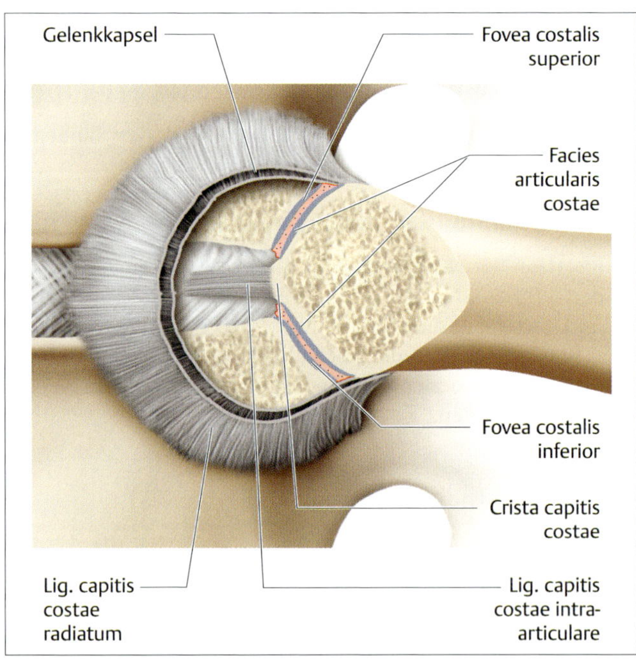

Abb. 3.22 Art. capitis costae.

FUNKTIONELLER HINWEIS

Bedeutung der Kostovertebralverbindung bei Bewegungen der BWS
Durch die Verbindung der Rippe mit 2 Wirbeln wird bei jeder Bewegung der BWS die Rippe mitbewegt. *Beispiel:* Bei Linksrotation der BWS dreht der linke Proc. transversus des kranialen Wirbels die Rippe nach außen, die rechte wird nach innen bzw. ventral gedreht.

Artt. sternocostales

▶ Abb. 3.24

Die Verbindungen der Rippen zum Sternum zeigen häufig eine leichte Rechts-Links-Asymmetrie, da die linken Gelenke kaudaler liegen können als die rechten.

Art. sternocostalis 1

Etwas kaudal und lateral des Sternoklavikulargelenks liegt die ***Incisura costalis prima*** zur Verbindung mit der 1. Rippe. Sie ist durch eine Synchondrose mit dem Sternum verbunden.

Artt. sternocostales 2 – 5

Nur die 2.– 5. sternokostalen Verbindungen sind echte Gelenke.

Gelenkflächen am Sternum

Am Übergang vom Manubrium zum Corpus sterni befindet sich die Kontaktstelle zur 2. Rippe, ***Incisura costalis secunda.*** Das Corpus sterni hat seitlich ovale Vertiefungen zur Verbindung mit den weiteren Rippen.

Gelenkflächen an den Rippen

Die sternalen Enden des Rippenknorpels lassen sich ähnlich wie bei den Artt. capitis costae in eine kraniale und eine kaudale Facette mit einem kleinen First dazwischen einteilen.

Gelenkform und -kapsel

Ein deutlicher Gelenkspalt ist nur in den 2.– 5. Sternokostalgelenken ausgebildet. Eine faserknorpelige Platte, ***Lig. sternocostalis intraarticularis,*** teilt das Gelenk in 2 Kammern. Die Gelenkkapseln bilden sich aus dem Periost des Sternums, das in Höhe des Gelenkspalts in das Perichondrium des Rippenknorpels übergeht.

Artt. sternocostales 6 – 7

Die kostosternalen Verbindungen der 6.– 7. Rippen sind ebenfalls Synchondrosen. In Höhe des Übergangs vom Corpus sterni zum Proc. xiphoideus endet der Knorpel der 7. Rippe, sodass sie Kontakt zum Corpus und mit einem kleineren Teil zum Proc. xiphoideus hat.

Artt. interchondrales

Die Rippen 8, 9 und 10 sind untereinander durch die Artt. interchondrales verbunden. Sie können einen Gelenkspalt mit einer vom Perichondrium gebildeten Kapsel aufweisen.

KLINISCHER BEZUG

Sternale Belastungshaltung
Eine ständige kyphotische Haltung führt zu einer großen mechanischen Belastung. Da der Schultergürtel und die Arme nach ventral verschoben sind, ergibt sich eine ventrale Schubbelastung, die die Kostosternalgelenke auf Kompression beansprucht. Dadurch entstehen degenerative Veränderungen an den Gelenkflächen.

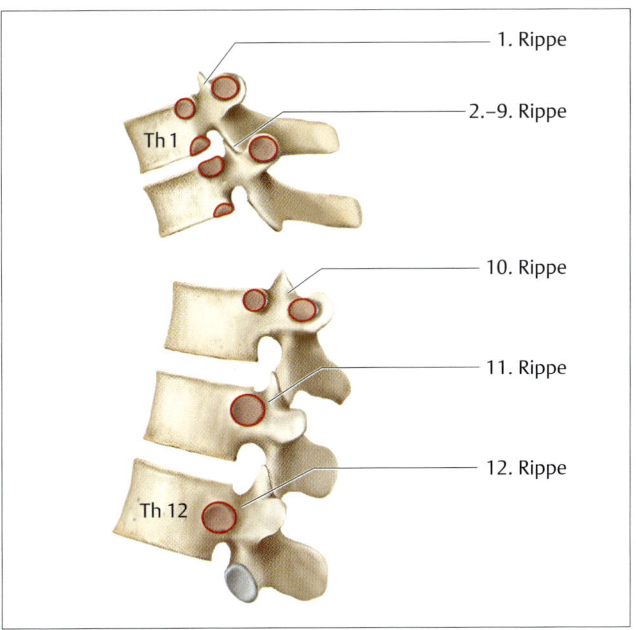

Abb. 3.23 Kontaktstellen der Rippen mit den Wirbeln.

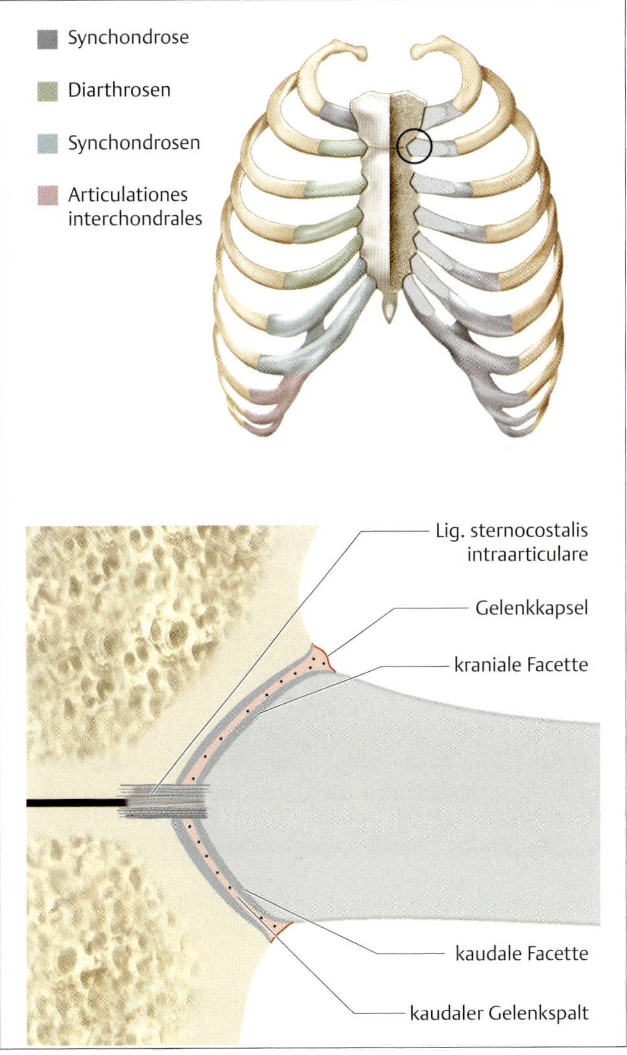

Abb. 3.24 Artt. sternocostales.

3.1.3 Bänder

Bänder der BWS (siehe Kap. 1.3)

▶ Abb. 3.25, ▶ Abb. 3.26

Lig. longitudinale anterius

Das Band erstreckt sich an der ventralen Fläche der Wirbelkörper. Es ist sehr breit, jeweils mit dem Wirbelkörper verwachsen und besteht hauptsächlich aus kollagenen sowie wenigen elastischen Fasern.

Lig. longitudinale posterius

Dieses verläuft an der dorsalen Seite der Wirbelkörper. Es ist in Höhe des Corpus vertebrae schmal und wird zu den Bandscheiben hin breiter, wo es fixiert ist. Der Anteil an kollagenen ist gegenüber den elastischen Fasern höher.

Lig. flavum

Das Band ist dünn und elastisch. Es begrenzt den Spinalkanal nach dorsal, da es 2 benachbarte Wirbelbögen miteinander verbindet. Seine Insertionen sind jeweils am Oberrand der Lamina posterior des unteren Wirbels und am kaudalen Rand der Lamina posterior des nächsthöheren Wirbels. Einige Fasern verbinden sich mit der nahe gelegenen Gelenkkapsel und dem ventralen Anteil des Lig. interspinale. Im unteren Drittel grenzen tiefe Fasern der Mm. multifidi et rotatores an das Band.

Ligg. supraspinale et interspinale

Das Lig. supraspinale besteht aus sehr kräftigen vertikal verlaufenden Bandzügen, die die Spitzen der Dornfortsätze verbinden. Tiefere Anteile mit gleicher Faserrichtung füllen den Raum zwischen 2 benachbarten Dornfortsätzen aus; dabei handelt es sich um das Lig. interspinale. Es ist ein sehr dünnes flächiges Band. Der Anteil an kollagenen Fasern ist sehr hoch.

Lig. intertransversarium

Es besteht aus lockeren longitudinal ausgerichteten Bindegewebszügen, spannt sich zwischen den Spitzen der Procc. transversi aus und ist sehr schmal.

Funktionen der Bänder

Das Bewegungssegment wird durch die unterschiedlich ausgerichteten Bänder gut gesichert. Bei jeder Bewegung geraten Bandanteile oder das gesamte Band unter Spannung. So werden z. B. bei Lateralflexion nach links die Ligg. intertransversaria, die Kapsel sowie seitliche Anteile der Ligg. flava et longitudinale anterius auf der rechten Seite gespannt.

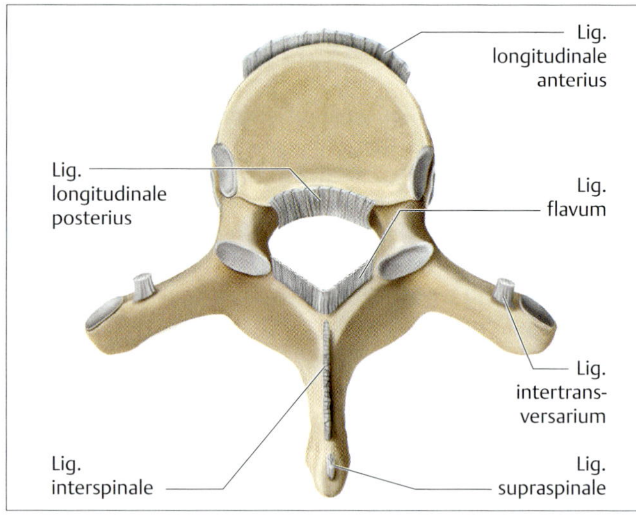

Abb. 3.25 Bänder der BWS. Ansicht von kranial.

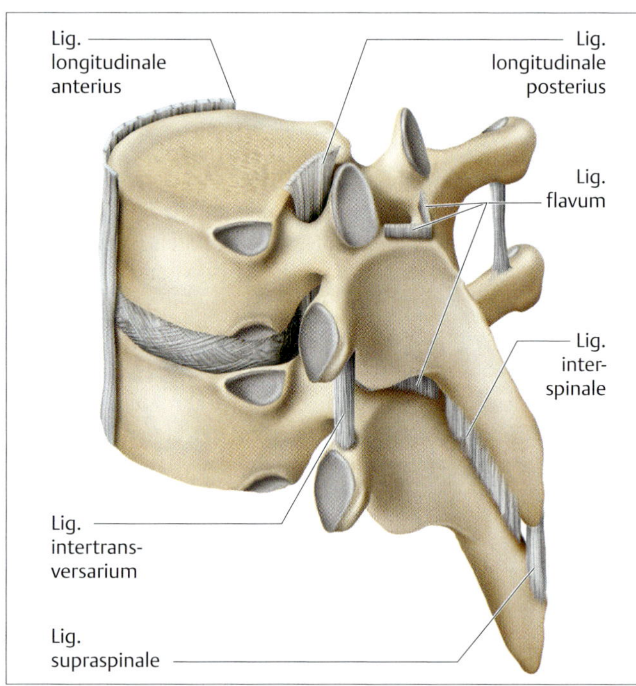

Abb. 3.26 Bänder der BWS. Ansicht von dorsal-lateral.

Kostovertebrale Bänder

▸ Abb. 3.27

Lig. costotransversarium laterale

Dieses Band verläuft dorsal und verbindet die Spitze des Querfortsatzes mit der Rippe auf gleicher Höhe. Es liegt unmittelbar der Kapsel auf und ist mit dieser verwachsen. An den 2.–7. Rippen ist es am kräftigsten und wird kaudal schwächer.

FUNKTIONELLER HINWEIS

Zugbeanspruchung des Lig. costotransversarium laterale
Das Ligament spielt eine wichtige Rolle bei den Bewegungen der Rippen. Die Bewegungsachse verläuft fast senkrecht durch dieses Band. Es wird durch die in den oberen Rippen stattfindenden Drehbewegungen starken Zugbeanspruchungen ausgesetzt.

In den unteren Rippen ist die Belastung aufgrund der planen Gelenkflächen und der Lage der Gelenke auf dem Querfortsatz geringer.

KLINISCHER BEZUG

Insertionsligamentopathie
Wegen der Zugbeanspruchung des Lig. costotransversarium laterale im kranialen Abschnitt kann es zu Insertionsligamentopathien kommen. Kaudal ist durch die vermehrte Gelenkbelastung mit arthrotischen Veränderungen zu rechnen.

Lig. costotransversarium

Es inseriert an der dorsalen Fläche des Collum costae und am Querfortsatz des Wirbels in gleicher Höhe. Dabei füllt es den Raum zwischen dem Collum und dem Proc. transversus aus. Es ist nur an den 1.–10. Rippen zu finden.

Lig. costotransversarium superior

Das Band ist schmal und verläuft schräg von kaudal-ventral nach kranial-dorsal. Seine Insertionen liegen an der kranialen Kante des Collum costae nahe des Kostotransversalgelenks und mittig an der unteren Kante des Querfortsatzes des nächsthöheren Wirbels.

Lig. capitis costae radiatum

▸ Abb. 3.28

Das Band verbindet das Caput costae mit den Wirbelkörpern und der Bandscheibe. Es teilt sich in 3 unterschiedlich verlaufende Faserzüge. Einige Fasern ziehen nach kranial zum höher gelegenen Wirbelkörper, horizontale Fasern zur Bandscheibe und einige Fasern nach kaudal zum darunterliegenden Wirbelkörper. Das Ligament verläuft um den gesamten Rippenkopf herum und ist besonders ventral ausgeprägt. Seine Insertion liegt unmittelbar neben der Gelenkkapsel des Art. capitis costae und ist mit dieser verwachsen. Das Band gibt es nicht an den 1. und 10.–12. Rippen.

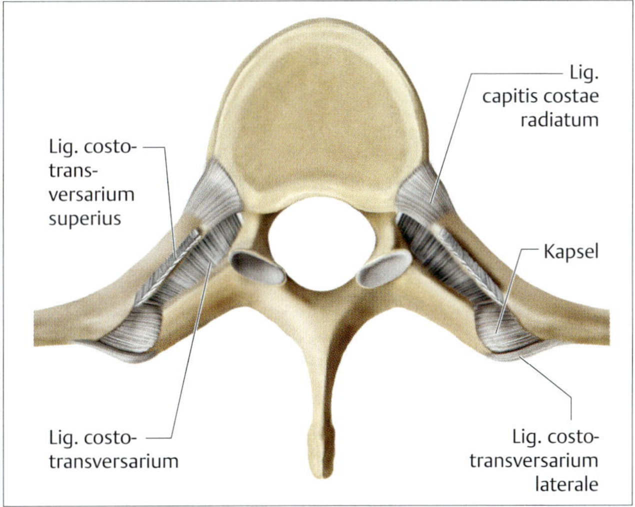

Abb. 3.27 Bänder des Kostovertebralgelenks (Ansicht von kranial).

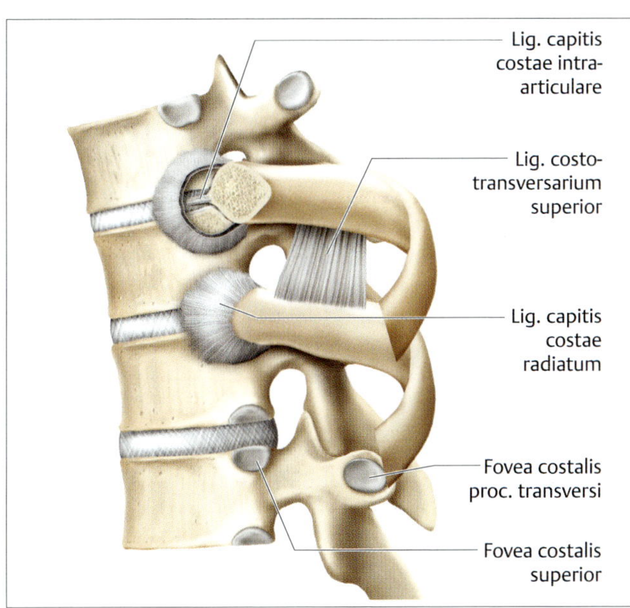

Abb. 3.28 Bänder des Art. capitis costae (Ansicht von lateral).

Lig. capitis costae intraarticularis

► Abb. 3.28

Es verläuft intraartikulär, da es die Crista capitis costae mit den äußeren Lamellen des Anulus fibrosus verbindet. Dieses Band gibt es nur an den 2.–9. Rippen.

FUNKTIONELLER HINWEIS

Zusammenhang zwischen Rippen und Brustwirbel

Das Art. capitis costae mit den umgebenden Bändern stellt eine sehr enge Verbindung zu den thorakalen Bewegungssegmenten her. Das bedeutet, dass bei einer Rippenblockierung das auf gleicher Höhe gelegene Bewegungssegment behandelt werden muss, damit keine Rezidive entstehen. Auch umgekehrt müssen bei Funktionsstörungen im BWS-Bereich die Rippen behandelt werden.

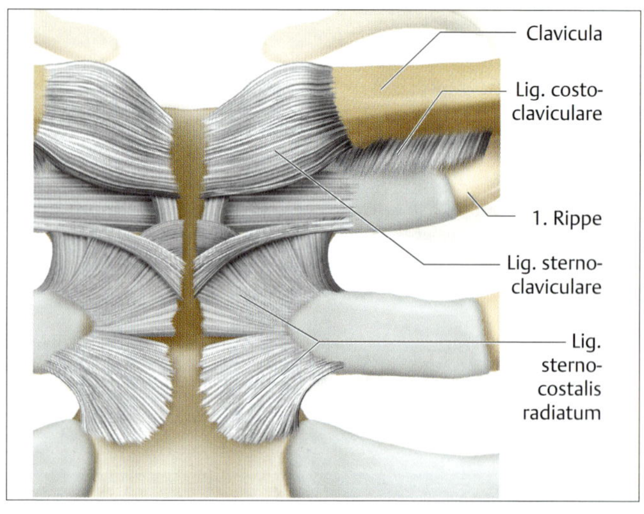

Abb. 3.29 Ligg. sternocostalis radiatum et costoclaviculare.

Sternokostale Bänder

Lig. sternocostalis radiatum

► Abb. 3.29

Das Band zieht vom Rippenknorpel an die ventrale Fläche des Sternums, wo es sich fächerartig ausbreitet. Es ist mit der Gelenkkapsel verwachsen und besonders in den 5 kranialen Abschnitten ausgeprägt.

Lig. costoxiphoideum

► Abb. 3.30

Die Fasern dieses Bands ziehen hauptsächlich vom 6. und 7. Rippenknorpel an den Proc. xiphoideus. Die Verlaufsrichtung der Fasern ist leicht schräg von kranial-lateral nach kaudal-medial. Sie verbinden sich mit dem Lig. sternocostale radiatum der 6. und 7. Rippen.

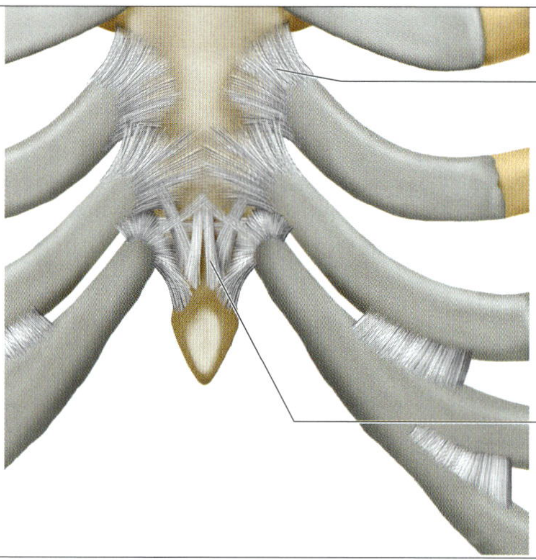

Abb. 3.30 Lig. costoxiphoideum.

Funktionen der Bänder

Die Stabilisation der Kostovertebral- und Sternokostalverbindungen ist durch die in unterschiedliche Richtungen ziehenden Bänder sehr gut gewährleistet.

3.1.4 Achsen und Bewegungen

Achsen und Bewegungen in den Wirbelbogengelenken

Ausrichtung der Gelenkfacetten der HWS und ihre Bedeutung für die Bewegungen

Gegenüber der Horizontalen stehen die Gelenkflächen in einem Winkel von etwa 80° und sind aus der Frontalebene um 20° nach außen gedreht (s. Kap. 1, Abb. 1.20b). Die Facies articularis superior ist flach und zeigt nach dorsal, ein wenig nach lateral und kranial. Die Facies articularis inferior ist entsprechend nach ventral, ein wenig nach medial und kaudal ausgerichtet.

Die Stellung der Gelenkfacetten bestimmt die kombinierte Bewegung in den Wirbelbogengelenken. So findet z. B. die Lateralflexion mit einer gleichsinnigen Rotation statt. Dies wird besonders in der mittleren BWS deutlich. Allerdings sind die sogenannten **Coupled pattern** hier nicht so ausgeprägt wie in der HWS.

Ausmaß der Beweglichkeit

Das Ausmaß der segmentalen Beweglichkeit hängt von folgenden Faktoren ab:

- Verhältnis der Höhe der Bandscheibe zu ihrem Durchmesser: Aufgrund der niedrigen Höhe der Bandscheiben im BWS-Bereich ist auch die Beweglichkeit sehr gering.
- Verbindungen zwischen Rippen und Sternum: Sie setzen der Beweglichkeit Grenzen, obwohl der Rippenknorpel elastisch nachgibt. Da die Knorpelanteile in den kaudalen Abschnitten Th 9 – 12 sehr groß sind, ist dort eine ausgeprägtere Verformung möglich.
- Viele stabilisierende Bänder verbinden sowohl die Wirbel untereinander als auch die Rippen mit den Wirbeln.

Messung der Beweglichkeit

Die Beweglichkeitsmessung wird in der Regel mittels standardisierter Testverfahren durchgeführt, z. B. nach Ott. Weitere aktuelle Messungen erfolgen mit der **Medimouse** oder dem Inklinometer. Eine genaue Messung der Beweglichkeit ist nur mittels Röntgenbild in der Funktionsaufnahme möglich.

Horizontale Achse

▸ Abb. 3.31

Um die horizontale Achse sind Flexions- und Extensionsbewegungen möglich. White und Pandjabi (1990) legten die Bewegungsachse für die Flexion und Extension in ein Areal im kranialen und Übergang vom ventral zum mittleren Wirbelkörperabschnitt sowie in den angrenzenden Bandscheibenraum.

Flexion ▸ Abb. 3.32

Bei der Flexion spielen sich folgende Abläufe ab:

- Die kranialen Gelenkfacetten gleiten nach kranial und etwas nach ventral.
- Im kaudalen Gelenkabschnitt entfernen sich die Gelenkflächen, ***Divergenzgleiten,*** und nähern sich gleichzeitig im kranialen Abschnitt an. Insgesamt verkleinert sich der Gelenkflächenkontakt.
- Am Ende der Bewegung rutscht die obere Gelenkfacette über den kranialen Rand der kaudalen Facette. Die Kippung verstärkt sich, und im kranialen Anteil kommt es zu einer leichten Kompression.
- Durch die Anspannung der dorsalen Diskusfasern, der dorsal verlaufenden Bänder und der Kapselanteile ist das Endgefühl der Flexionsbewegung fest-elastisch.

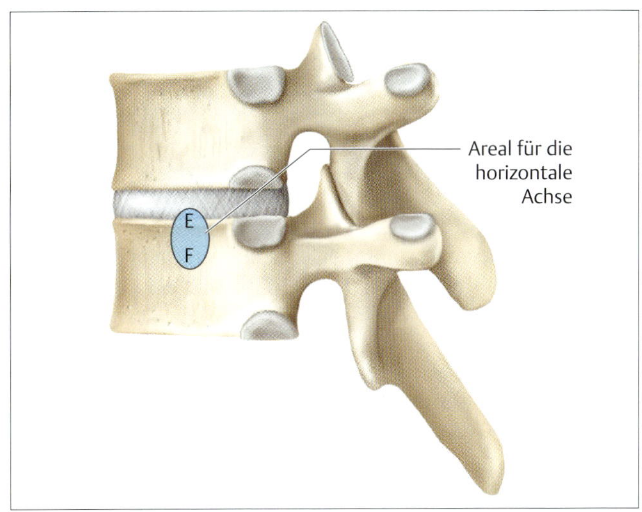

Abb. 3.31 Horizontale Achsen für die BWS.

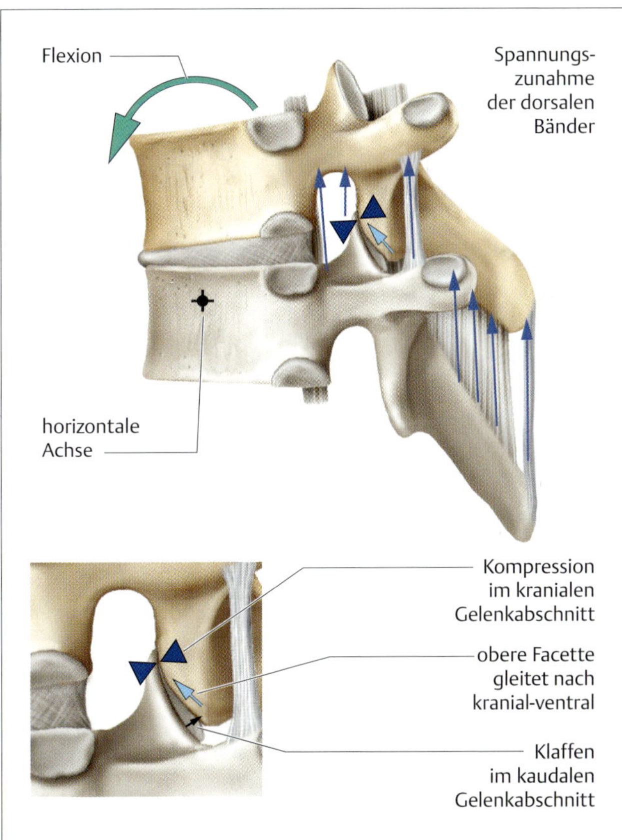

Abb. 3.32 Abläufe im Bewegungssegment bei Flexion.

Extension ▸ Abb. 3.33

Folgende Abläufe finden bei der Extension statt:

- Die kranialen Gelenkfacetten gleiten nach kaudal und etwas nach dorsal.
- Dabei schieben sie sich ineinander, und der Gelenkflächenkontakt nimmt zu. Dies wird als ***Konvergenzbewegung*** bezeichnet.
- Am Bewegungsende kommt es im kaudalen Gelenkabschnitt zu einer Kompression der Facetten, sodass die Druckbelastung auf eine kleine Fläche verteilt wird. Im kranialen Gelenkabschnitt dagegen weichen sie auseinander, und es entsteht ein minimales Klaffen.
- Das Endgefühl ist durch den Gelenkschluss hart-elastisch. Außerdem verhindert der Knochenkontakt der Wirbelbögen ein weiteres Gleiten der Facette nach kaudal, und die Procc. spinosi können in Kontakt kommen.

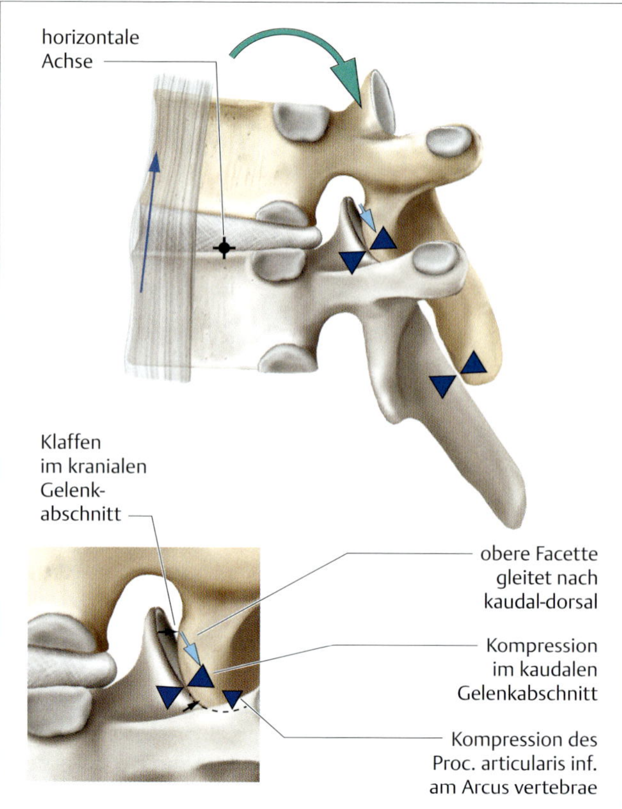

Abb. 3.33 Abläufe im Bewegungssegment bei Extension.

Messung nach Ott ▸ Abb. 3.34

Dieser Test misst die Beweglichkeit in der BWS. In der Neutral-Null-Stellung wird eine horizontale Linie in Höhe des Proc. spinosus von C 7, dann eine weitere Linie 30 cm weiter kaudal gezogen. Der Patient wird aufgefordert, seinen Rumpf nach vorne und anschließend nach hinten zu beugen. In jeder Position wird die Änderung der Messstrecke protokolliert. Bei Flexion sollte sie sich um etwa 2 – 4 cm erweitern, bei Extension um 1 – 2 cm verringern.

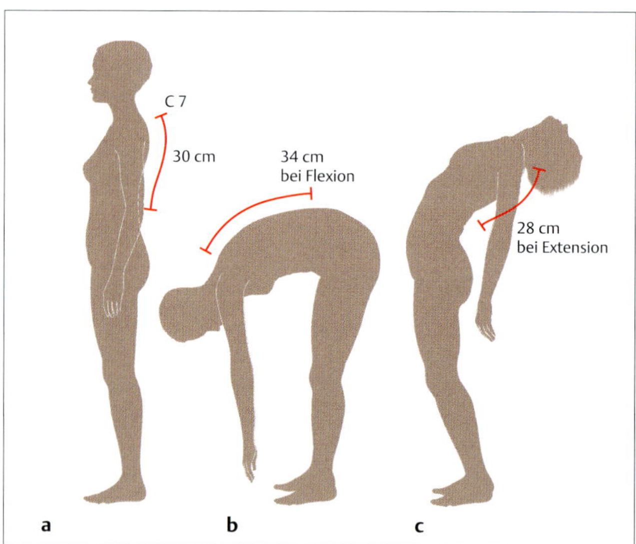

Abb. 3.34 Messung der Beweglichkeit für die Flexion und Extension der BWS nach Ott (1957).

Bewegungsausmaß

Das Ausmaß der segmentalen Beweglichkeit sowohl in Richtung Flexion als auch Extension ist sehr gering.

Unterschiedliche Angaben des Bewegungsausmaßes sind in der Literatur kaum zu finden, wobei sich die meisten auf White und Pandjabi (1990) beziehen (▸ **Abb. 3.35**).

FUNKTIONELLER HINWEIS

Extensorische und flexorische Bewegungen bei der Atmung

In aufgerichteter Sitzhaltung oder im Stand besteht bei der Inspiration eine Extensions-, bei der Exspiration eine Flexionstendenz der BWS. Das verändert sich durch Abstützen mit den Armen vor dem Körper, da dadurch der Schultergürtel fixiert wird. Die BWS kann sich nicht aufrichten und zeigt bei der Inspiration eine Zunahme der Kyphose.

Sagittale Achse

▶ Abb. 3.36

White und Pandjabi (1990) legten die Bewegungsachse für die Lateralflexion nach rechts in ein oval geformtes Areal im kranialen linken Drittel des unteren Wirbelkörpers. Für die Lateralflexion nach links liegt sie im kranialen rechten Drittel.

Lateralflexion ▶ Abb. 3.37

Folgende Abläufe spielen sich bei einer Lateralflexion nach rechts ab:

- Die rechte kraniale Gelenkfacette gleitet nach kaudal, ***Konvergenzgleiten,*** die linke nach kranial, ***Divergenzgleiten.***
- Das Gleiten ist mit einer automatisch ablaufenden Begleitbewegung in der Transversalebene gekoppelt, ***Coupled pattern***. Die Richtung der Begleitrotation hängt von der Stellung der Gelenkfacetten in der Frontalebene ab. Wegen der relativ kleinen Drehstellung der BWS von etwa 20° ist die Rotation nur gering und gleichsinnig zur Lateralflexion.

Nach Frisch (2007) entsteht die Lateralflexion mit Begleitrotation folgendermaßen: Am Ende der Lateralflexion gibt es auf der ipsilateralen Seite einen Facettenschluss. Bei weiterer Lateralflexion wird dieses Gelenk zum Drehpunkt. Das Wirbelbogengelenk auf der kontralateralen Seite bewegt sich weiter, indem es sich nach ventral mit weiterem Divergenzgleiten oder nach dorsal mit Traktion verschiebt. Beides bedingt eine Rotation um die longitudinale Achse. Die Bewegungstendenzen nach ventral bewirken eine Flexion mit gleichsinniger Rotation, die Bewegung nach dorsal eine Extension mit gegensinniger Rotation.

Kaltenborn (1992) weist allerdings darauf hin, dass es bei Bewegungskombinationen Varianten gibt.

PRAXISTIPP

Verriegelungstechnik
Da bestimmte Bewegungskomponenten gekoppelt sind, kann diese Gelenkmechanik genutzt werden, um ein Segment festzustellen. Wird eine der Komponenten verändert, kann damit ein Segment verriegelt werden, um ein darüberliegendes hypomobiles Segment zu mobilisieren.

Beispiel: Die BWS wird unterhalb von Th 8 in Extension und kontralaterale Lateralflexion eingestellt, um kranial davon in Flexion, Lateralflexion und Rotation gleichsinnig zu mobilisieren. Voraussetzung ist eine entspannte Muskulatur

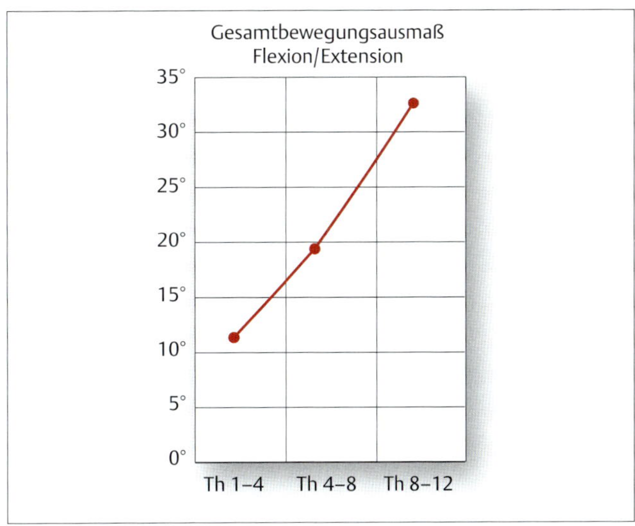

Abb. 3.35 Bewegungsdiagramm für Flexion und Extension.

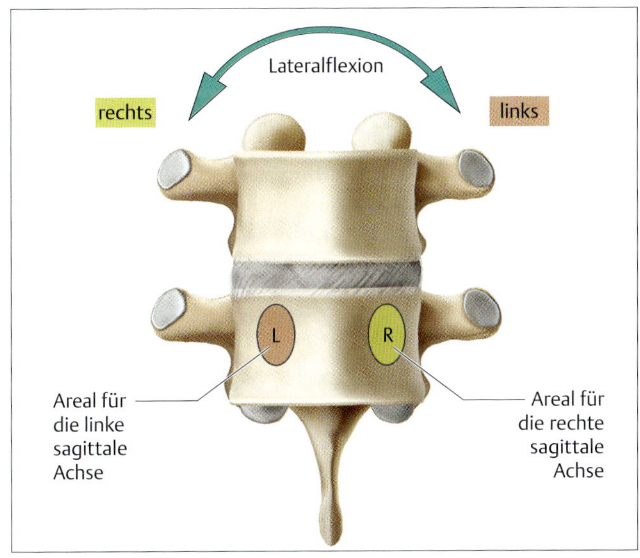

Abb. 3.36 Sagittale Achse.

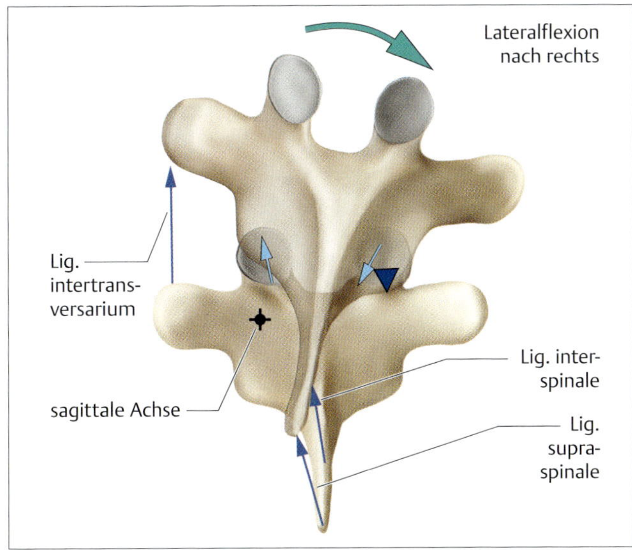

Abb. 3.37 Abläufe im Bewegungssegment bei Lateralflexion.

Longitudinale Achse

▶ **Abb. 3.38**

White und Pandjabi (1990) legten für die Rotation eine inkonstante Achse im dorsalen Wirbelkörperbereich des unteren Wirbels fest.

Rotation ▶ Abb. 3.39

Die Rotation ist nicht mit einer Lateralflexion gekoppelt. Dies liegt an der leicht gebogenen Krümmung der Gelenkflächen, da die Facies articularis inferior nach dorsal-kranial-lateral zeigt.

Folgende Abläufe finden bei einer Rechtsrotation statt:

- Die kranialen Gelenkfacetten gleiten gegenüber den Facies articulares superiores des unteren Wirbels nach links.
- Durch die Anspannung der schräg verlaufenden Diskusfasern, der Gelenkkapsel und der Bänder, die zwischen den Wirbelbögen und Quer- und Dornfortsätzen ausgespannt sind, ist das Endgefühl der Rotation fest-elastisch.

Bewegungsdiagramm Lateralflexion/Rotation

Vom kranialen zum kaudalen BWS-Abschnitt wird die Lateralflexion zunehmend besser möglich. Im kaudalen Abschnitt ist die Rotation am geringsten ausgeprägt.

Das Ausmaß der Beweglichkeit für die Lateralflexion und Rotation ist im Bewegungsdiagramm nach White und Pandjabi (1990) dargestellt (▶ **Abb. 3.40 a, b**).

FUNKTIONELLER HINWEIS

Bewegungen im zervikothorakalen Übergang (ZTÜ)
Die obere BWS gehört funktionell zur HWS. Das ist bei den Bewegungsprüfungen der HWS als weiterlaufende Bewegung gut zu beobachten und zu palpieren. Funktionsstörungen in der oberen BWS haben damit Einfluss auf die Kopfbewegungen und können ausstrahlende Schmerzen in Richtung Nacken, Schulter und Arm verursachen.

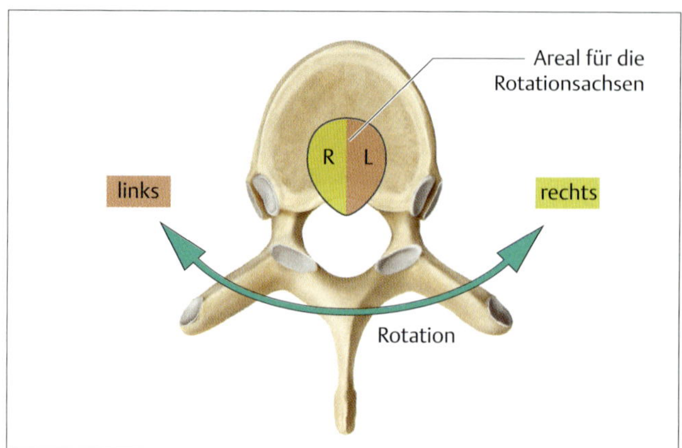

Abb. 3.38 Longitudinale Achse.

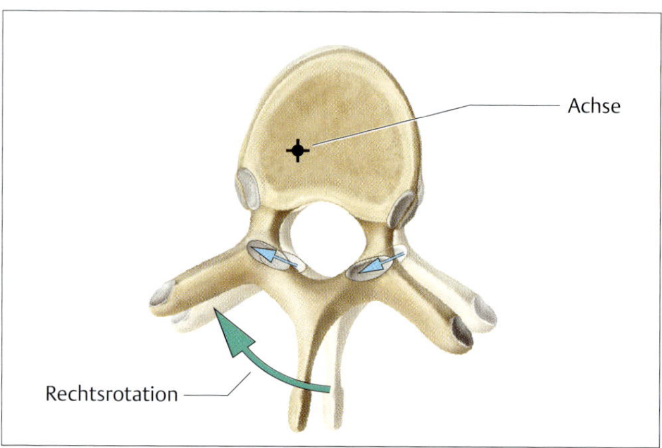

Abb. 3.39 Abläufe im Bewegungssegment bei Rotation.

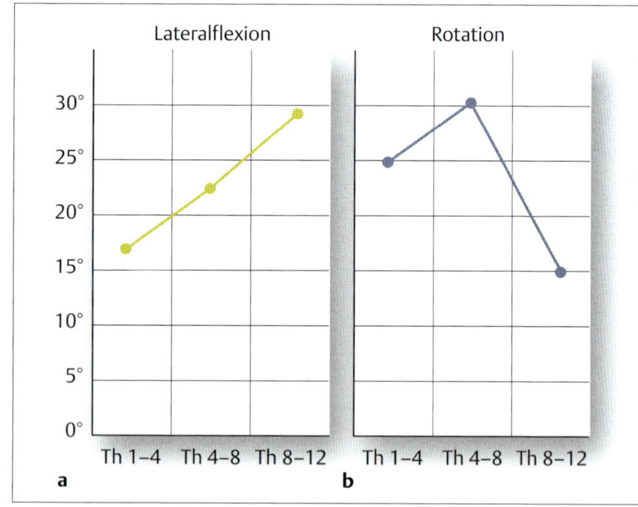

Abb. 3.40 Bewegungsdiagramm.
a Lateralflexion.
b Rotation.

Verhalten des Thorax bei segmentalen Bewegungen

▶ Abb. 3.41 a, b, c

Bewegungen in der BWS bewirken Veränderungen im gesamten Thorax.

Flexion

Bei der Flexion werden alle Winkel größer, die die Rippen mit dem Sternum, den Wirbeln und die Rippen untereinander bilden. So hebt sich z. B. der Rippenknorpelwinkel der 10. Rippe.

Lateralflexion

Bedingt durch die Anhebung des Brustkorbs, vergrößern sich bei Lateralflexion die Interkostalräume und der Rippenknorpelwinkel auf der konvexen und verengen sich auf der konkaven Seite.

Rotation

Die Rippen werden dorsal auf der rotierten Seite stärker gebogen, während sie ventral abflachen. Auf der rotationsabgewandten Seite verhält sich dies umgekehrt. Aufgrund dieser Verformung stellt sich das Sternum schräg.

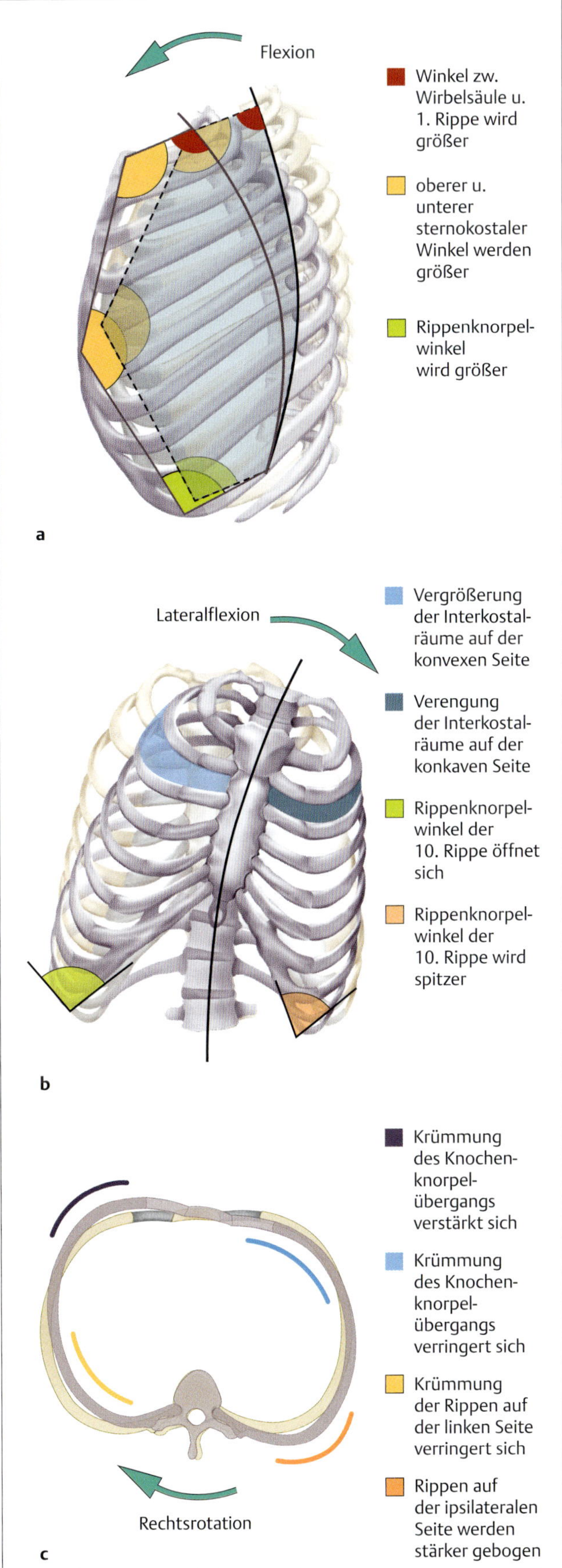

Abb. 3.41 Veränderungen des Thorax bei Wirbelsäulenbewegungen.
a Flexion.
b Lateralflexion nach links.
c Rotation nach rechts.

Achsen und Bewegungen der Rippen bei den Atemexkursionen

Durch die Atembewegungen erfolgt eine Volumenveränderung des Brustkorbs in dreidimensionaler Richtung: von ventral nach dorsal, von medial nach lateral und von kranial nach kaudal. Ausmaß und Richtung der Volumenveränderung variieren in den verschiedenen Bereichen des Thorax. Das ist durch die unterschiedliche Form und Ausrichtung der Bewegungsachsen der Rippen sowohl kostovertebral als auch kostosternal bedingt.

Kostovertebralgelenke

Die Artt. capitum costarum et costotransversaria sind morphologisch selbstständige Gelenke, bilden funktionell jedoch eine Einheit. Die Rippenhebung und -senkung erfolgt durch die Rotation der Rippen um eine Achse, die durch beide Kostovertebralgelenke gezogen wird. Sie entspricht der Längsachse des Rippenhalses. Vor allem beeinflusst die Stellung des Proc. transversus den Verlauf dieser Achse. Er zeigt in den kranialen Abschnitten nach lateral und in den kaudalen nach dorsal. Deshalb verlaufen die um die Rippenhalsachsen, um die die Rippen rotieren, unterschiedlich.

Bewegungen der 1. bis 5. Rippen ▸ Abb. 3.42

Die Rippenhalsachse verläuft in einem Winkel von etwa 35° zur Frontalebene. Bei Rippenhebung kommt es zu einer Vergrößerung des sagittotransversalen Thoraxdurchmessers, was einer Bewegung nach ventral-kranial entspricht. Diese Art der Bewegung wird als **Pumpenschwengelbewegung** bezeichnet (▸ **Abb. 3.43**).

In den Kostotransversalgelenken ebenso wie in den Artt. capites costae findet ein Gleiten nach kaudal sowie eine Drehung um das Lig. capitis costae intraarticulare statt.

Bewegungen der 6. bis 10. Rippen ▸ Abb. 3.44

Die Achse verläuft in einem Winkel von 35° zur Sagittalebene und ist damit mehr nach dorsal ausgerichtet. Bei Rippenhebung kommt es zu einer Vergrößerung des frontotransversalen Thoraxdurchmessers, was einer Bewegung nach lateral-kranial entspricht. Im Zusammenhang mit den Sternokostalverbindungen kann die Bewegung dieser Rippen mit dem Henkel eines Eimers verglichen werden (Gray 2004). Die Rippen sind der gebogene Henkel und die Wirbelsäule sowie das Sternum die Fixpunkte des Henkels am Eimer (▸ **Abb. 3.45**).

In den Kostotransversalgelenken findet ein Gleiten nach kaudal, in den Artt. capites costae ein Gleiten nach kaudal-ventral statt.

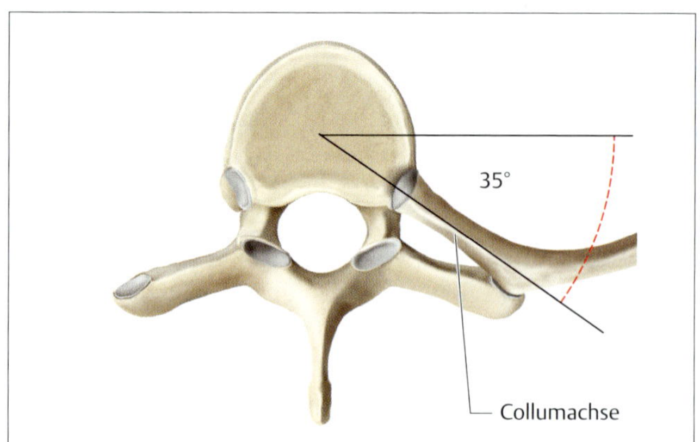

Abb. 3.42 Verlauf der Rippenhalsachse im kranialen Anschnitt.

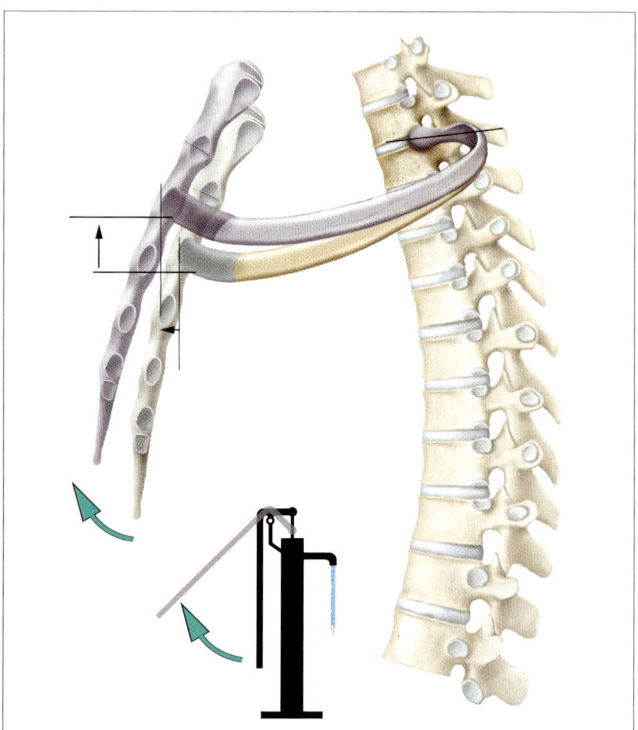

Abb. 3.43 Bewegungen der kranialen Rippen: Pumpenschwengelbewegung.

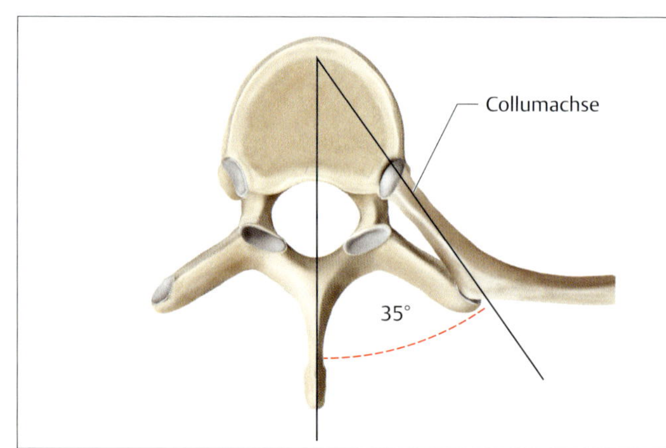

Abb. 3.44 Verlauf der Rippenhalsachse im kaudalen Anschnitt.

Sternokostalgelenke

▶ Abb. 3.46

Die Bewegungsachse verläuft in der Sagittalebene. Bei der Einatmung findet in den Sternokostalgelenken eine minimale Gleitbewegung nach kaudal statt. Der Rippenknorpel wird nach kranial verlagert und torquiert, was bei der Exspiration rückgängig gemacht wird.

Durch das relative Fixum der Rippen im Bereich der Sternokostalgelenke ist die Verdrehung und Elastizität des Rippenknorpels für die Thoraxbewegung bedeutsam.

KLINISCHER BEZUG

Blockierung einer Rippe
Patienten mit Blockierung einer Rippe beschreiben gürtelförmige Schmerzausstrahlungen mit starker Druckdolenz, verbunden mit dem Gefühl der Atemnot. Die verminderte Beweglichkeit der Rippe bei der Atmung wird bei der Inspektion deutlich, da sie stehenbleibt. In welcher Stellung dies geschieht, muss dann weiter untersucht werden.

M. Bechterew
Die Spondylitis ancylopoetica ist eine chronische rheumatische Entzündungskrankheit mit Tendenzen zu Fibrose und Ankylose. Bei diesem Krankheitsbild versteift der Thorax durch Verkalkungsprozesse vor allem der longitudinalen Bänder der BWS. Außerdem kommt es zu entzündlichen Vorgängen an den Wirbelbogen-, Kostovertebral- und Kostosternalgelenken, da das kollagene Bindegewebe verknöchert. Die Versteifung erfolgt häufig in einer ausgeprägten Flexionsstellung, weil durch die kyphotische Gewohnheitshaltung das dorsale Längsband in gedehnter und das ventrale in angenäherter Stellung verkalkt. Durch die Kyphose und die Verknöcherung der Kostovertebralgelenke wird der Thorax eingeengt, und die Atembewegungen sind stark vermindert. Bei der Messung der Atemexkursion fällt eine Differenz zwischen Inspiration und Exspiration von 0,5 – 1 cm und weniger auf. Normal sind etwa 3 – 4 cm. Die Kompensation der verminderten Thoraxatmung ist die Bauchatmung. Dadurch ist der Bauch stark vorgewölbt, und es entsteht der sogenannte **Fußballbauch**.

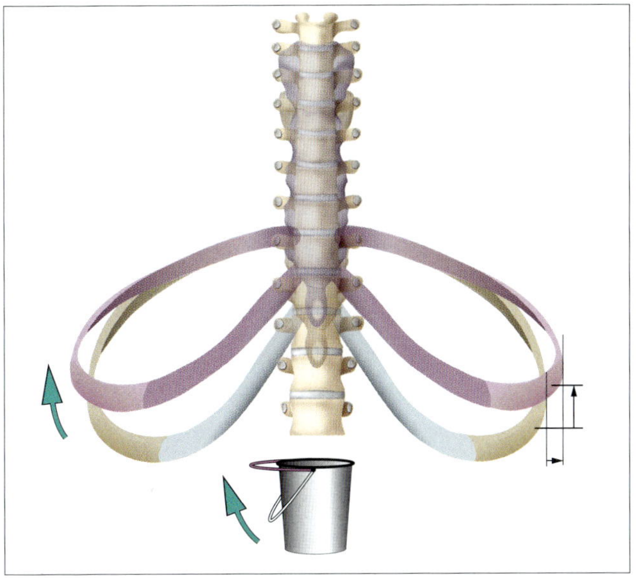

Abb. 3.45 Bewegungen der kaudalen Rippen: Eimerhenkelbewegung.

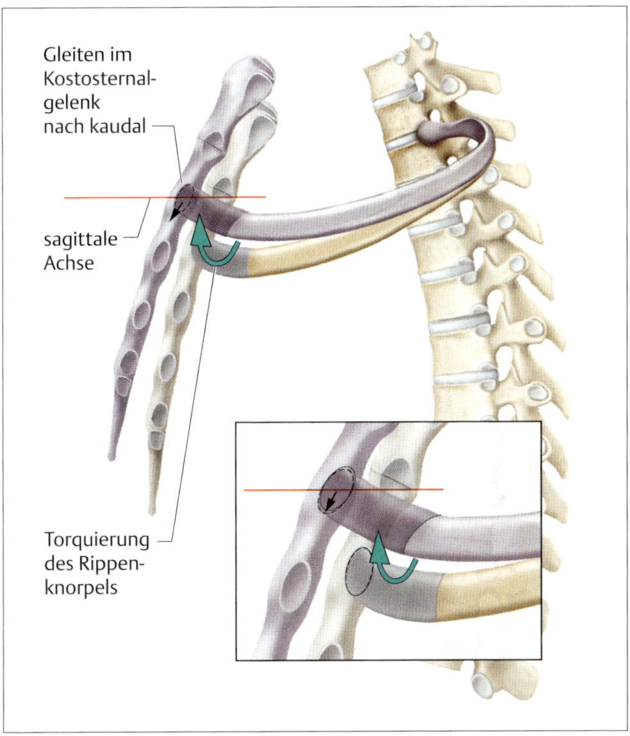

Abb. 3.46 Bewegungen der Rippen in den Kostosternalgelenken.

3.2 Muskulatur

Die autochthone Rückenmuskulatur wird als M. erector spinae bezeichnet und ein medialer von einem lateralen Trakt unterschieden (▶ **Tab. 3.1**). Beide Trakte enthalten ein Gerad- und ein Schrägsystem. Das Gliederungsprinzip erfolgt nach der Lage der einzelnen Muskeln und der Innervation durch die Filamenta medialis et lateralis.

Durch die unterschiedlich langen Faserzüge und den teils horizontalen, teils schrägen Verlauf können die Bewegungssegmente optimal stabilisiert werden.

Tab. 3.**1** Autochthone Rückenmuskulatur

	Lateraler Trakt	Medialer Trakt
Geradsystem	sakrospinal	• interspinal • intertransversal
Schrägsystem	spinotransversal	transversospinal
Funktionen	• bewegungsorientiert • Bewegungen in alle Richtungen	• statisch • segmentale Stabilisation

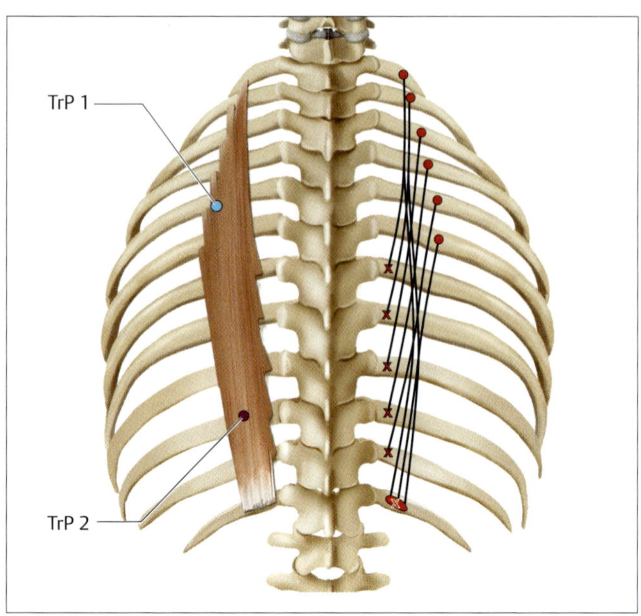

Abb. 3.47 Ursprung, Ansatz und Verlauf des M. iliocostalis thoracis.

3.2.1 Muskeln des lateralen Trakts

Sakrospinales System

M. iliocostalis thoracis ▶ Abb. 3.47

Ursprung: Oberrand der 7.– 12. Rippen lateral neben dem Tuberculum costae.

Ansatz: Angulus costae der oberen 6 Rippen.

Innervation: Filamentum laterale der Rr. dorsales der Spinalnerven in entsprechender Segmenthöhe.

Verlauf: Fasern verlaufen von kaudal-medial nach kranial-lateral.

Triggerpunkte (▶ **Abb. 3.48**):

- Triggerpunkt 1 liegt etwa in Höhe der 5. Rippe direkt neben der Margo medialis scapulae. Die Schmerzausstrahlungen ziehen zur Scapula und zu einem Areal zwischen der Margo medialis und der Wirbelsäule. Ein ausgeprägtes Schmerzareal befindet sich in der Umgebung des Angulus inferior scapulae. Außerdem können Beschwerden am ventralen Thorax unmittelbar lateral des Proc. xiphoideus auftreten.
- Triggerpunkt 2 liegt in Höhe der 10. Rippe mit Schmerzausstrahlungen zum Lumbalbereich und in Richtung Scapula. Intensive Schmerzen werden am dorsal-lateralen Rumpf in Höhe der unteren Rippen empfunden. Die Schmerzen können bis zum Abdomen etwas lateral und kaudal des Bauchnabels ziehen.

Funktionen:

- Extension.
- Ipsilaterale Lateralflexion.
- Ipsilaterale Rotation.

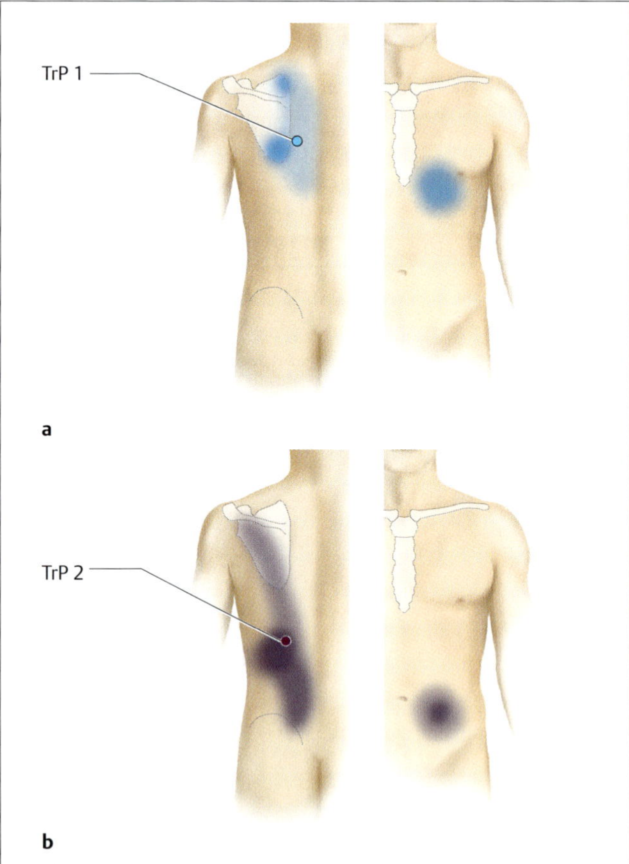

Abb. 3.48 Triggerpunkte und Schmerzausstrahlungen des M. iliocostalis thoracis.

M. longissimus thoracis ▶ Abb. 3.49, ▶ Abb. 3.50

Ursprung: Os sacrum, dorsaler Teil der Crista iliaca, Procc. spinosi L 1 – 5, Procc. transversi Th 9 – 12.

Ansatz:
- Mediale Zacken: Procc. accessorii L 1 – 5 und Procc. transversi Th 1 – 12.
- Laterale Zacken: Procc. costales L 1 – 5, am tiefen Blatt der Fascia thoracolumbalis, 2.– 12. Rippen medial des Angulus costae.

Innervation: Filamentum laterale der Rr. dorsales der Spinalnerven in entsprechender Segmenthöhe.

Verlauf und Besonderheiten:
- Liegt medial des M. iliocostalis.
- Ist kaudal sehr kräftig und wird nach kranial dünner.
- Weiter kranial folgen die Abschnitte Mm. longissimi cervicis et capitis.

Triggerpunkte:
- Triggerpunkt 1 befindet sich etwa in Höhe der 10. Rippe. Die Schmerzen strahlen nach kaudal in Richtung Lumbalbereich und Gesäß aus. Die Schmerzen sind besonders am unteren Gesäß ausgeprägt.
- Triggerpunkt 2 liegt etwas weiter kaudal in Höhe des 1. Lendenwirbels. Er überträgt sehr ausgeprägte Schmerzen im Verlauf des Muskels im LWS-Bereich und zum dorsalen Beckenkamm.

Funktionen:
- Extension.
- Ipsilaterale Lateralflexion.
- Unterstützt die ipsilaterale Rotation.

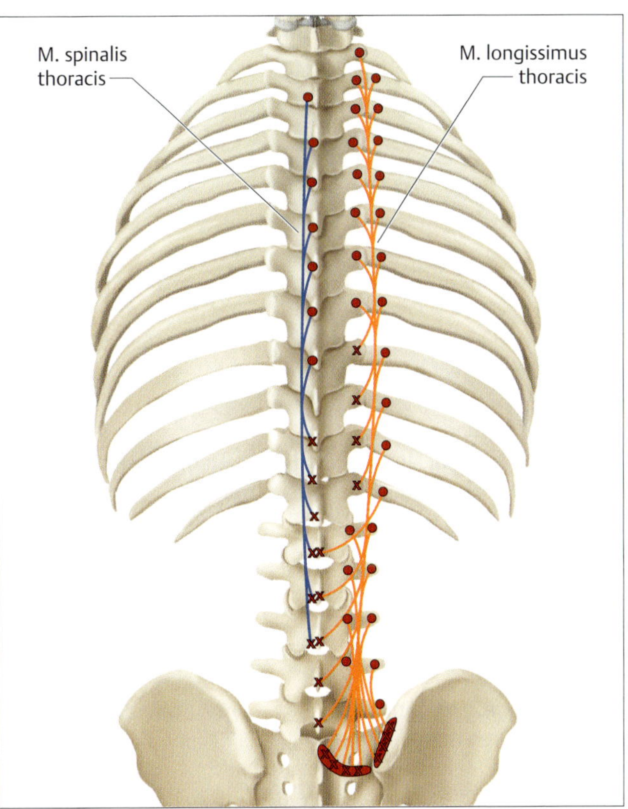

Abb. 3.49 Ursprünge und Ansätze von M. longissimus thoracis und M. spinalis thoracis.

3.2.2 Muskeln des medialen Trakts

Spinales System

M. spinalis thoracis ▶ Abb. 3.49

Ursprung: Procc. spinosi von Th 10 – 12 und L 1 – 2(3).

Ansatz: Procc. spinosi Th 2 – 8.

Innervation: Filamentum mediale der Rr. dorsales der Spinalnerven in entsprechender Segmenthöhe.

Verlauf und Besonderheiten:
- Verbindet sich mit den Ursprungszacken des M. longissimus.
- Liegt medial des M. longissimus thoracis.

Funktionen:
- Extension.
- Unterstützt die ipsilaterale Lateralflexion.

Mm. interspinales thoracis ▶ Abb. 3.51

Ursprung/Ansatz: Verbinden 2 Procc. spinosi miteinander, sind paarig zwischen den 1.– 3. und 11.– 12. Brustwirbeln angelegt.

Innervation: Filamentum mediale der Rr. dorsales der Spinalnerven in entsprechender Segmenthöhe.

Verlauf und Besonderheiten:
- Liegen seitlich neben den Ligg. supraspinalia.
- Fehlen im mittleren BWS-Bereich.

Funktionen:
- Stabilisation eines Bewegungssegments.
- Unterstützung der Extension.

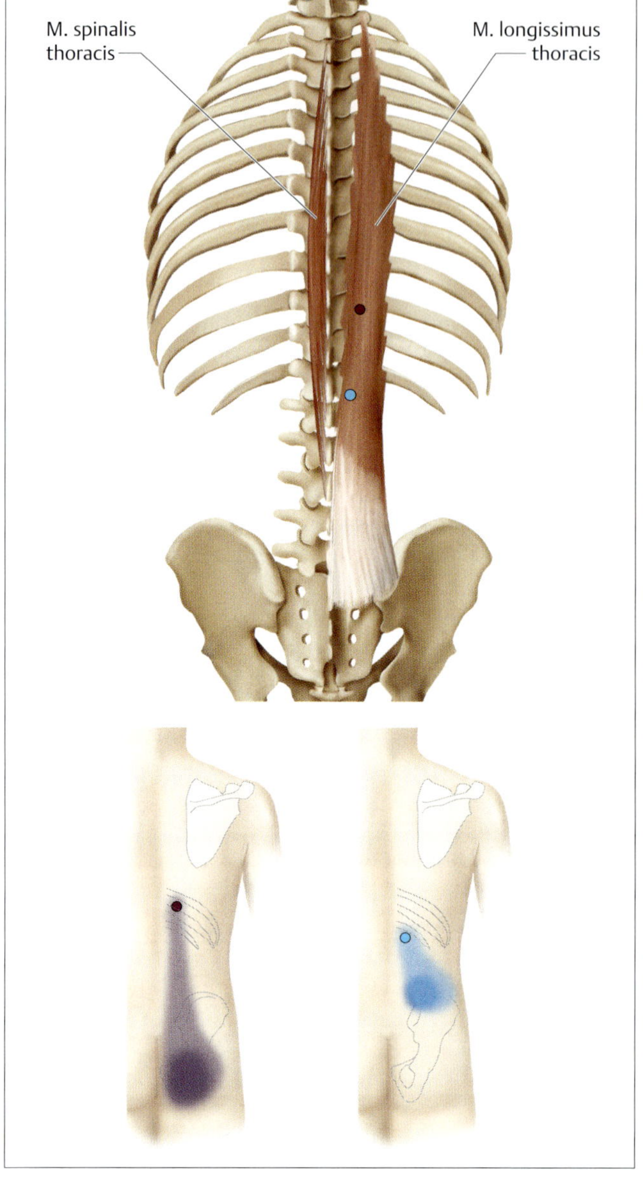

Abb. 3.50 Verlauf, Triggerpunkte und Schmerzausstrahlungen von M. longissimus thoracis und M. spinalis thoracis.

Intertransversales System

Mm. intertransversarii thoracis ▶ Abb. 3.51

Ursprung/Ansatz: Verbinden die Spitzen der Dornfortsätze miteinander.

Innervation: Rr. dorsales des jeweiligen Spinalnervs.

Besonderheit: Sie sind nicht immer vorhanden.

Funktionen:
- Stabilisation der Bewegungssegmente.
- Ipsilaterale Lateralflexion.

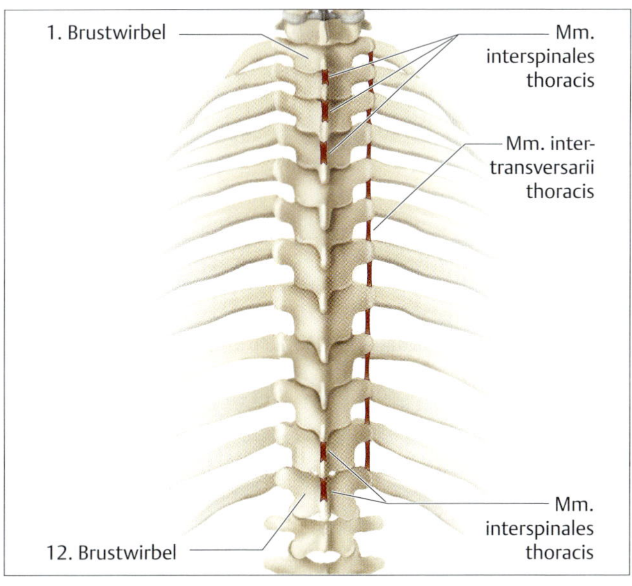

Abb. 3.51 Mm. interspinales et intertransversarii thoracis.

Transversospinales System

M. semispinalis thoracis ▶ Abb. 3.52

Ursprung: Procc. transversi von Th 6 – 12, Proc. mamillaris von L 1.

Ansatz: Procc. spinosi von Th 1 – 5 (6) und C 7 (C 6).

Innervation: Filamentum mediale der Rr. dorsales der Spinalnerven des jeweiligen Segments.

Verlauf und Besonderheiten:
- Verläuft schräg von kaudal-lateral nach kranial-medial.
- Ist der oberflächlichste Muskel des transversospinalen Systems.
- Liegt auf dem lateralen Teil des M. multifidus und unter den Mm. longissimus et spinalis.

Funktionen:
- Rotation zur kontralateralen Seite.
- Ipsilaterale Lateralflexion.
- Stabilisierung des Rumpfes: Der M. semispinalis aktiviert sich nicht bei Extension, sondern beim Zurückgehen des Rumpfes aus Extension, d. h. er bremst die Ventralkippung oder wenn der Rumpf aus der Flexion zurück in Richtung Extension geht.

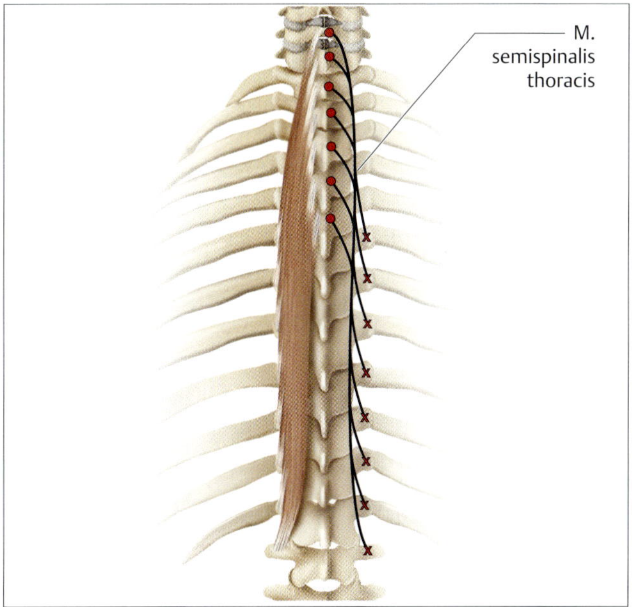

Abb. 3.52 Ursprung, Ansatz und Verlauf des M. semispinalis.

Mm. multifidi breves et longi ▶ Abb. 3.53

Ursprung: Proc. transversus aller Brustwirbel.

Ansatz:
- M. multifidus brevis: Jeweils an den Basen der Procc. spinosi der BWS.
- M. multifidus longus: An der kaudalen Spitze der Procc. spinosi der BWS.

Innervation: Filamentum mediale der Rr. dorsales der Spinalnerven des jeweiligen Segments.

Verlauf und Besonderheiten:
- Zieht schräg von kaudal-lateral nach kranial-medial.
- Seine Muskelmasse füllt die Furche zwischen den Procc. transversi et spinosi aus.
- Besitzt unterschiedlich lange Fasern, die über 2, 3 und 4 Wirbel hinwegziehen.

Triggerpunkte: In jeder Höhe können die Mm. multifidi Triggerpunkte entwickeln. Sie übertragen Schmerzen um den Triggerpunkt herum, die auch die nahen Dornfortsätze erfassen.

Funktionen:
- Segmentale Stabilisation in allen Ebenen.
- Kontralaterale Rotation.
- Ipsilaterale Lateralflexion.

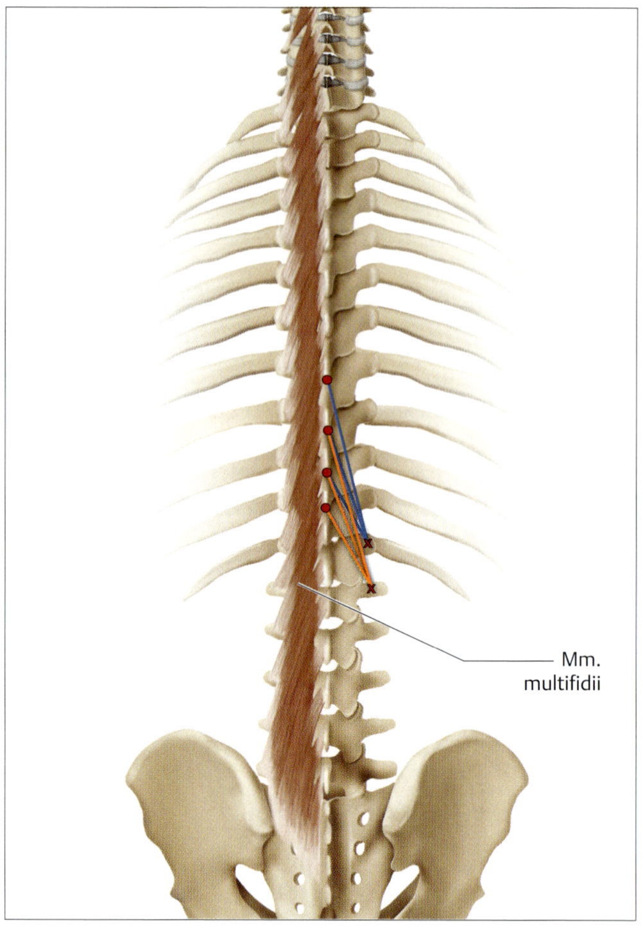

Abb. 3.53 Mm. multifidi breves et longi.

Mm. rotatores thoracis breves et longi ▶ Abb. 3.54

Ursprung:
- M. rotator thoracis brevis: Kranialer dorsaler Proc. transversus aller Brustwirbel.
- M. rotator thoracis longus: Proc. transversus von jedem Brustwirbel.

Ansatz:
- M. rotator thoracis brevis: Basis des Proc. spinosus des nächsthöheren Wirbels.
- M. rotator thoracis longus: Basis des Proc. spinosus des übernächsten kranialen Wirbels.

Innervation: Filamentum mediale der Rr. dorsales der entsprechenden Segmente.

Verlauf und Besonderheiten:
- Die Mm. rotatores thoracis breves haben einen horizontalen Verlauf.
- Die Mm. rotatores thoracis longi ziehen schräg von kaudal-lateral nach kranial-medial. Sie liegen über den Mm. rotatores thoracis breves.
- Sie verbinden sich mit der Gelenkkapsel der Wirbelbogengelenke.

Triggerpunkte: Triggerpunkte können in jedem Muskel auftreten. Sie übertragen Schmerzen rund um den Triggerpunkt herum.

Funktionen:
- Segmentale Stabilisation in allen Ebenen.
- Beeinflussung der Kapselspannung.
- Rotation zur kontralateralen Seite.
- Unterstützen die ipsilaterale Lateralflexion.

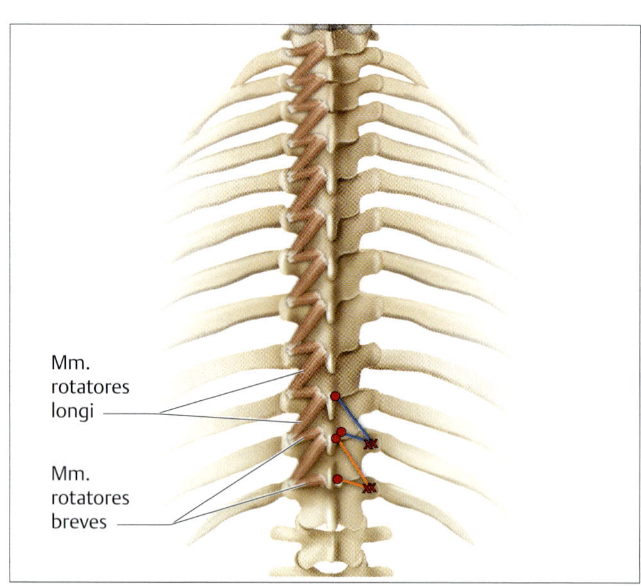

Abb. 3.54 Mm. rotatores thoracis breves et longi.

3.2.3 Inspirationsmuskeln

Diaphragma ▶ Abb. 3.55

Ursprung:

- Pars sternalis: Innenfläche des Proc. xiphoideus, teilweise Aponeurose des M. transversus abdominis.
- Pars costalis: Innenseite der Rippenknorpel 7 – 12. Dieser Teil liegt eng an der Brustwand und ist durch den von der Pleura parietalis ausgekleideten Rec. costodiaphragmaticus von der Wand getrennt.
- Pars lumbalis:
  - Crus mediale: Ventral-laterale Fläche der 1.– 3. (4.) Lendenwirbelkörper und den dazwischenliegenden Bandscheiben sowie vom Lig. longitudinale anterius.
  - Das Ursprungsareal des Crus mediale reicht auf der rechten Seite weiter nach distal bis zum 4. Lendenwirbelkörper als auf der linken Seite.
  - Crus intermedium: Laterale Fläche des 2. Lendenwirbelkörpers.
  - Crus laterale: 1. Sehnenbogen, vom Proc. costalis des 1. Lendenwirbels zur kranialen Kante der 12. Rippe, überspannt den M. quadratus lumborum. 2. Sehnenbogen zieht vom 2. Lendenwirbelkörper zum Proc. costalis des 1. (2.) Lendenwirbels und über den M. psoas major. Diese Crus befinden sich sowohl auf der rechten, ***Crus dextrum,*** als auch auf der linken Seite, ***Crus sinistrum.***

Ansatz: Große Sehnenplatte im Zentrum, ***Centrum tendineum***. Das Centrum tendineum hat eine größere transversale als sagittale Ausdehnung. Auf seinem ventralen Teil ist das Perikard des Herzens durch das Lig. fibrosum mit dem Centrum tendineum verwachsen.

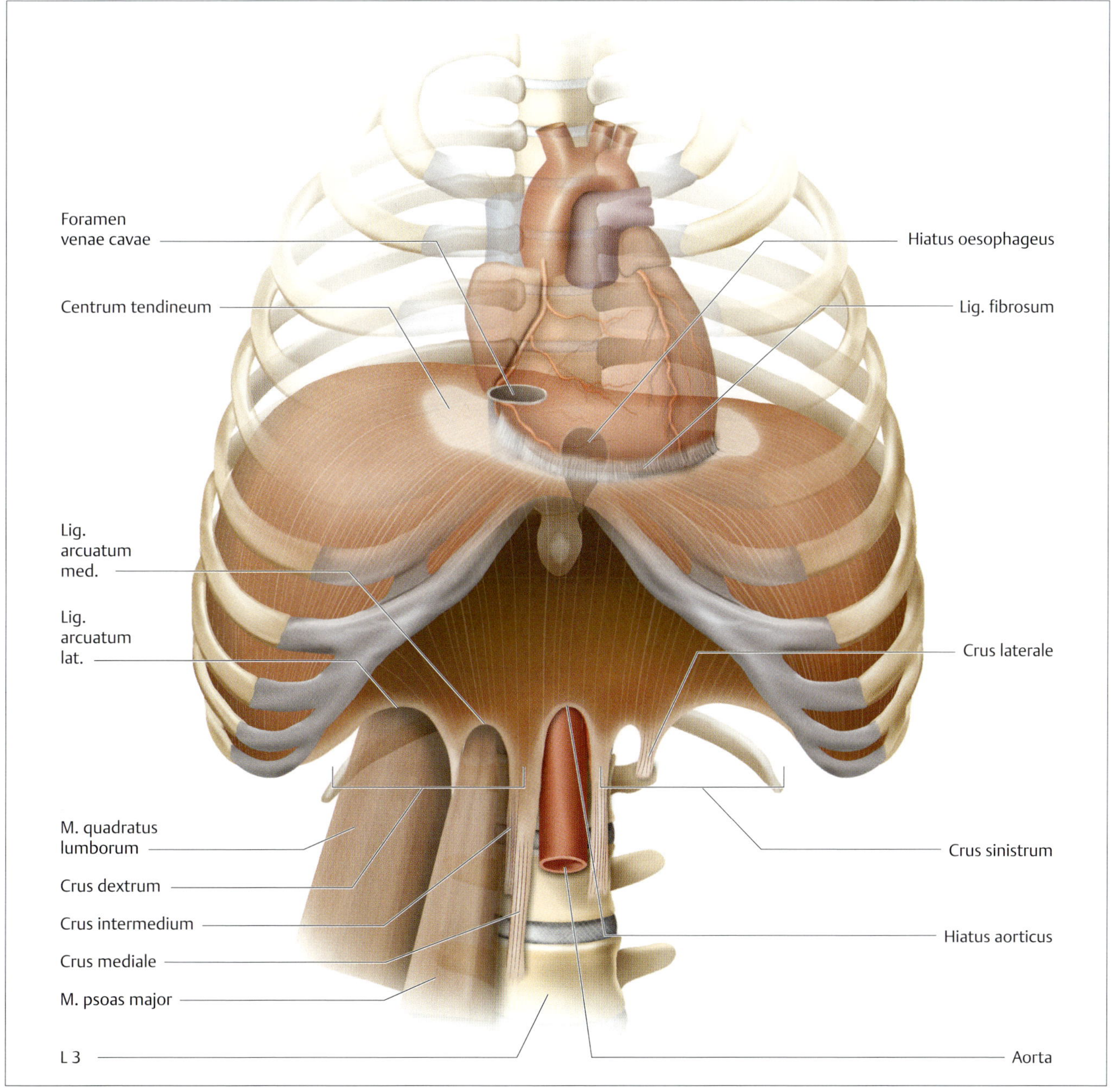

Abb. 3.55 Diaphragma.

Öffnungen (▶ **Abb. 3.56**):

- ***Hiatus oesophageus*** liegt im kranialen Bereich für den Durchtritt des Ösophagus. Dieser ist am Hiatus über die Membrana phrenicooesophagea mit dem Diaphragma verbunden. Die Membran zieht nach kranial und kaudal in die Wand der Speiseröhre, wodurch diese ohne Lücken im Hiatus verankert ist.
- ***Hiatus aorticus*** für die Aorta liegt weiter kaudal zwischen den beiden Anteilen der Pars lumbalis ungefähr in Höhe von Th 12/L 1. Dieser Schlitz ist durch einen Sehnenbogen umrandet, sodass die Aorta bei Kontraktionen des Diaphragmas nicht eingeengt wird.
- ***Foramen venae cavae*** liegt am weitesten kranial und ventral im Centrum tendineum für den Durchtritt der Vena cava. Diese Öffnung wird von Sehnenbündeln mit unterschiedlicher Faserrichtung umrahmt. Sie fixieren die Gefäßwand so, dass das Gefäßlumen offen gehalten wird. Die Zwerchfellkuppe ist an dieser Stelle etwas eingedellt, ***Herzsattel***, weshalb eine rechte und linke Kuppe unterschieden wird.
- ***Trigonum sternocostale*** befindet sich zwischen Pars sternalis und costalis. Hier ziehen einige Gefäße und Nerven durch.
- ***Trigonum lumbocostale*** zwischen Pars costalis und lumbalis ist mit Bindegewebe ausgefüllt. Auch hier ziehen kleine Gefäße durch.

Innervation: Nn. phrenici.

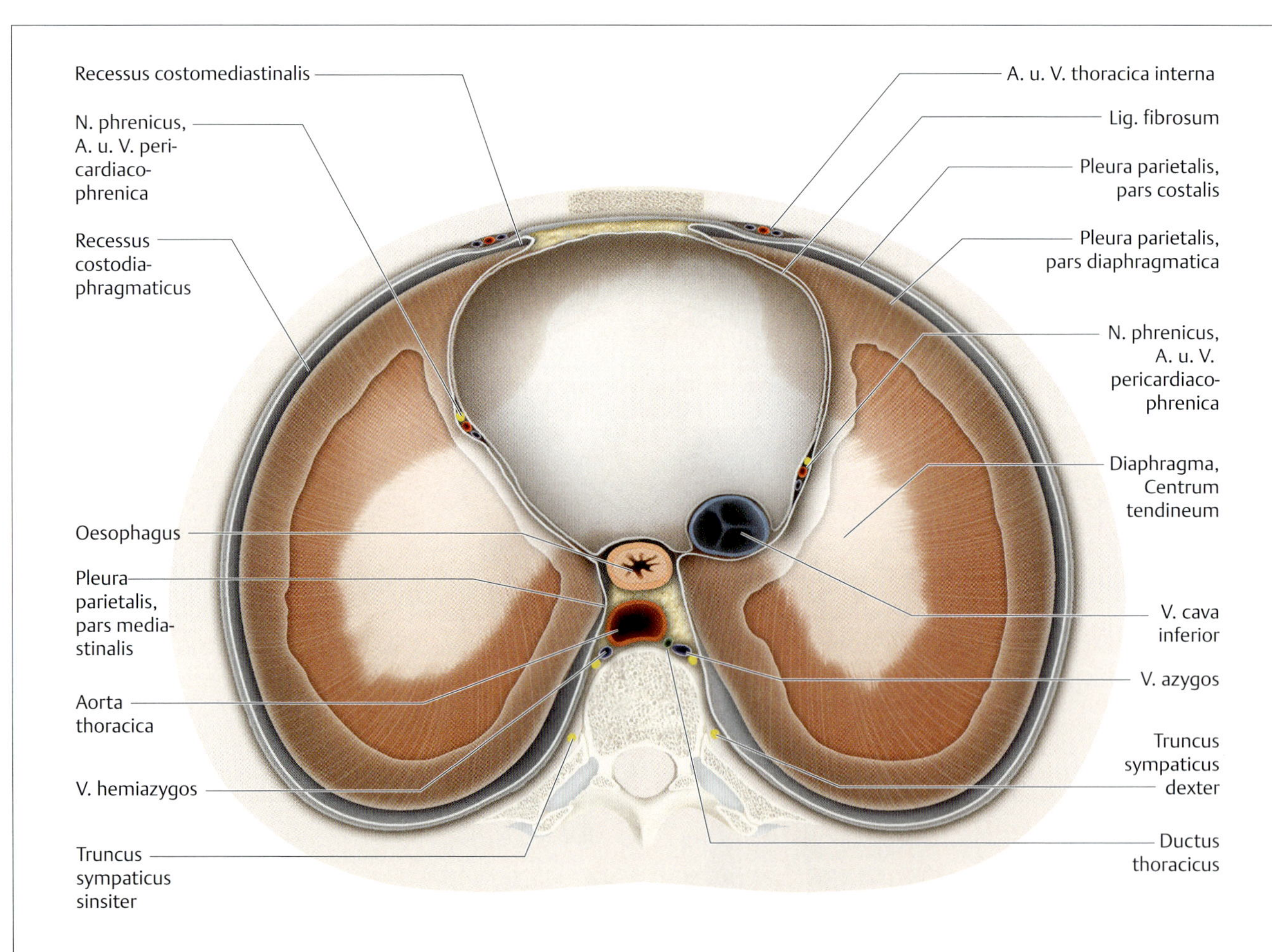

Abb. 3.56 Durchtrittsstellen des Diaphragmas (Ansicht von kranial).

Verlauf und Besonderheiten (▶ **Abb. 3.57**):

- Ein Sehnenbogen ***(Lig. arcuatum mediale*** bzw. ***Psoasarkade)*** überspannt den M. psoas major. Das Lig. arcuatum mediale zieht von der lateralen Fläche des 2. Lendenwirbelkörpers zur Spitze des Proc. costalis von L 1(2).
- Das ***Lig. arcuatum laterale*** bzw. ***Quadratusarkade*** überspannt den M. quadratus lumborum und verläuft von der Spitze des Proc. costalis des 1. Lendenwirbels zur Spitze der 12. Rippe. Beide Bänder sind mit den Faszien dieser Muskeln verbunden.
- Kranial ist das Diaphragma durch die ***Lamina parietalis*** mit der Pleura diaphragmatica und durch das ***Lig. fibrosum*** oder ***Lig. phrenicopericardiacum*** mit dem Perikard verbunden. Das Perikard ist nach ventral durch die Ligg. sternopericardiata inferius et superius mit der Innenseite des Sternums und nach dorsal-kranial mittels Ligg. vertebropericardiaca mit den Wirbelkörpern von C 7 und Th 1 – 2 verbunden.
- Auf der rechten kaudalen Seite ist es durch die ***Ligg. triangulare dextrum et sinistrum*** mit der Leber verwachsen. Unter der linken Zwerchfellkuppe liegt der Magen. Auch hier verbinden sich Diaphragma und Organ.

Triggerpunkte: Triggerpunkte sind nicht klar benannt. Simons und Travell (2002) beschreiben jedoch als **Seitenstechen** bezeichnete Schmerzzustände. Vom zentralen Teil ausgehende Schmerzausstrahlungen können bis zur ipsilateralen Schulter reichen. Triggerpunkte an den Ursprüngen verursachen Schmerzen bis zu den Rippenkanten. Durch schnelles Laufen oder langanhaltenden Husten können diese Triggerpunkte aktiviert werden.

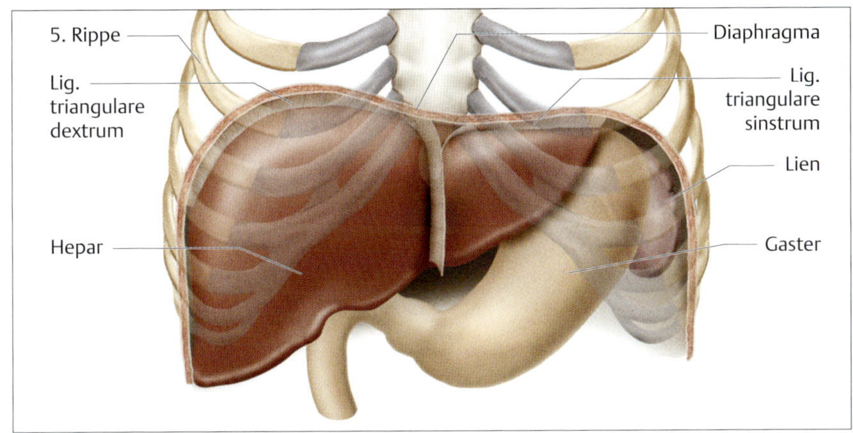

Abb. 3.57 Lage des Diaphragmas zu den Bauchorganen.

Funktionen:

- Inspiration (▸ **Abb. 3.58**): Die unteren Zacken der Pars costalis kontrahieren sich so, dass die beiden Zwerchfellkuppen abflachen, sich die Recc. costodiaphragmatica entfalten und das Centrum tendineum tiefer tritt. Dadurch wird der Binnenraum des Thorax größer und das Einströmen der Luft erleichtert. Das kann jedoch nur geschehen, wenn die Baucheingeweide nach unten ausweichen und die unteren Rippen durch Muskulatur (M. quadratus lumborum und M. serratus posterior inferior) fixiert werden. Der Bauch wölbt sich nach ventral vor. Dabei bleibt die Größe des Bauchraums gleich, es ändert sich nur die Form. Die Kontraktion der Bauch- und Beckenbodenmuskulatur verhindert, dass es übermäßig geschieht. Der intraabdominelle Druck erhöht sich, sodass sich das Centrum tendineum auf dieser „Bauchblase" abstützen kann und für die Pars costalis ein Punctum fixum bietet. dadurch heben sich die unteren Rippen. Dies wird als ***kostodiaphragmaler Mechanismus*** bezeichnet.
  Der ***sternokostale Mechanismus*** wird vor allem bei tiefen Atemzügen deutlich, da er die Bewegungen des Sternums, der oberen Rippen und der Clavicula erfasst. Durch die Mm. scaleni, M. sternocleidomastoideus und Interkostalmuskulatur werden sie nach ventral-kranial bewegt.
  Benninghoff (2003) hat die 6. Rippe als Grenzlinie für den kostosternalen und -diaphragmalen Mechanismus benannt. Die beiden Mechanismen gehen ineinander über. Die Ausdehnung des Thorax verursacht eine Volumenzunahme der Lungen, da sie über die Pleurablätter fest mit dem Thorax verwachsen sind. Der entstandene Unterdruck lässt die Luft von außen nach innen strömen (Ventilation).
  Die Stellung des Diaphragmas wird auch durch die Retraktionskraft der Lunge beeinflusst. Seine Senkung bedingt eine Zunahme des vertikalen Thoraxdurchmessers. Gleichzeitig erweitert sich durch das Heben der Rippen und des Sternums die untere Thoraxapertur, was zusätzlich den transversalen Thoraxdurchmesser erweitert.
  Die Projektion des höchsten Punktes der Zwerchfellkuppeln ist bei maximaler Inspiration die Höhe des 6. Rippenknorpels bzw. des 11. Brustwirbels und bei maximaler Exspiration der Oberrand der 4. Rippe bzw. der 8. Brustwirbel (▸ **Abb. 3.59 a, b**).
- Förderung des venösen Rückstroms: Die durch das Diaphragma entstehende Sogwirkung fördert den venösen Rückstrom des Blutes zum Herzen, weshalb das Zwerchfell das Herz-Kreislauf-System unterstützt.
- Förderung der Funktion innerer Organe: Da das Diaphragma mit der Leber verwachsen ist, hat jede Kontraktion und Entspannung Einwirkung auf dieses Organ. Die Leber wird beim Tiefertreten des Diaphragmas zusammengedrückt und die Gallengänge und -blase regelrecht ausgepresst. Ein ähnlicher Mechanismus spielt sich auch bei Magen, Darm und Nieren ab. Deshalb werden durch die Bewegung des Zwerchfells die Funktionen der Organe beeinflusst.

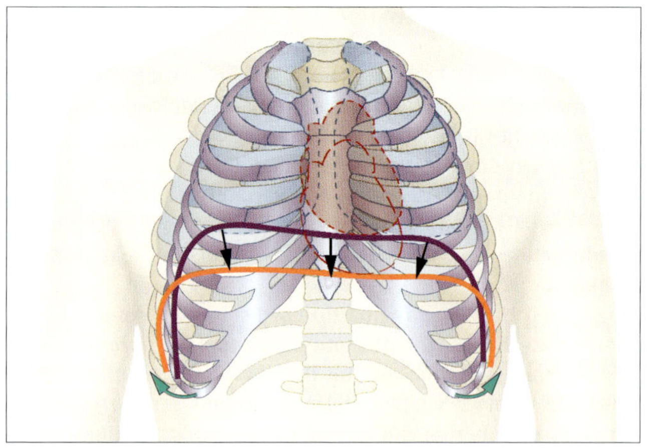

Abb. 3.58 Diaphragma bei Inspiration.

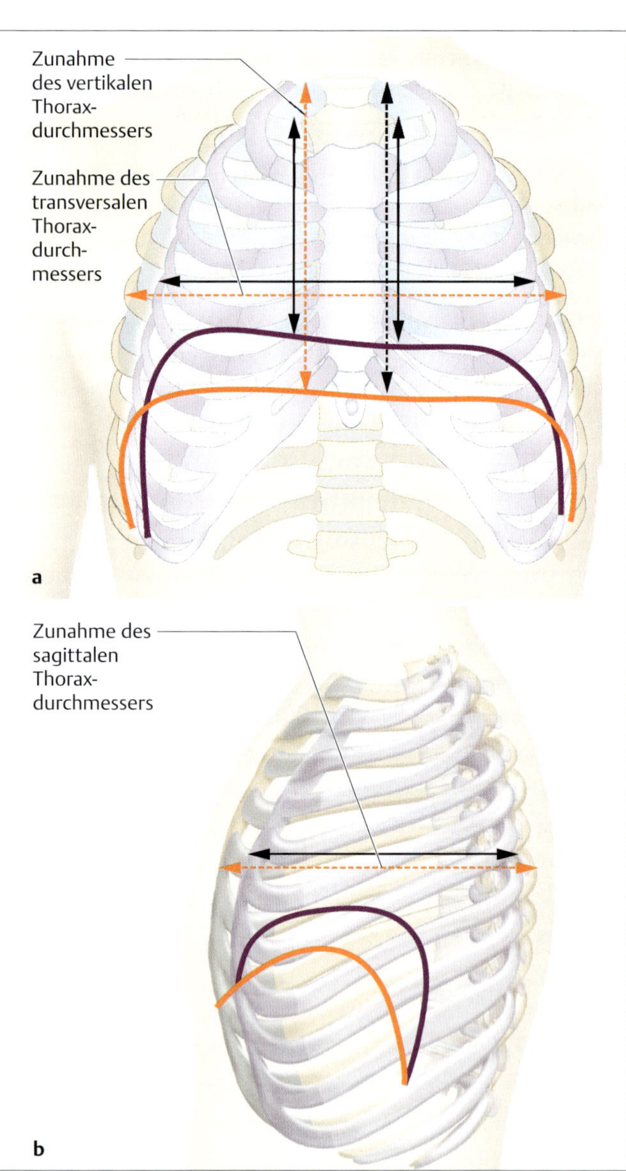

Abb. 3.59 Veränderung des Thoraxdurchmessers bei Inspiration.
a In der Frontalebene.
b In der Sagittalebene.

FUNKTIONELLER HINWEIS

Bedeutung der Ausgangsstellung für das Diaphragma
Die Diaphragmaposition ändert sich entsprechend der Ausgangsstellung. Im Stehen steht es tief, in Rückenlage verlagert es sich nach kranial, da der abdominale Druck steigt. Das lässt sich verstärken, indem ein 5 kg schwerer Sandsack auf den Bauch gelegt wird. Im Sitzen drücken die eingeengten Bauchorgane das Diaphragma ebenfalls nach oben.

Bedeutung der Verbindungen zu Herz und Lunge ▶ Abb. 3.60, ▶ Abb. 3.61
Durch die Verbindung zur Lunge und zum Herz kann die Stellung des Diaphragmas von dort aus beeinflusst werden bzw. umgekehrt. Deshalb sind die weiteren Verbindungen, die die Organe eingehen, von Bedeutung. So ist z. B. das Perikard durch das ***Lig. sternopericardiacum inferius***, das zum Proc. xiphoideus und ***Lig. sternopericardiacum superius*** und zum Manubrium sterni zieht, jeweils mit der Innenseite des Sternums verbunden. Die ***Ligg. vertebropericardiaca*** sind fibröse Bänder, die sich aus sagittalen Septen der Fascia cervicalis profunda entwickelten und das Perikard mit dem 7. Halswirbel und den 2 kranialen thorakalen Wirbelkörpern verbinden.

Die Lunge hat kranial durch 3 Bänder Verbindung mit der 1. Rippe und den Wirbeln des zervikothorakalen Übergangs. Das ***Lig. costopleurale*** zieht von der Pleurakuppel zur 1. Rippe. Das ***Lig. transversopleurale*** ist mit den Procc. transversi von C 6 und C 7 verbunden. Das ***Lig. vertebropleurale*** zieht zu den lateralen Wirbelkörpern von C 6 –Th 1 (Hebgen 2011).

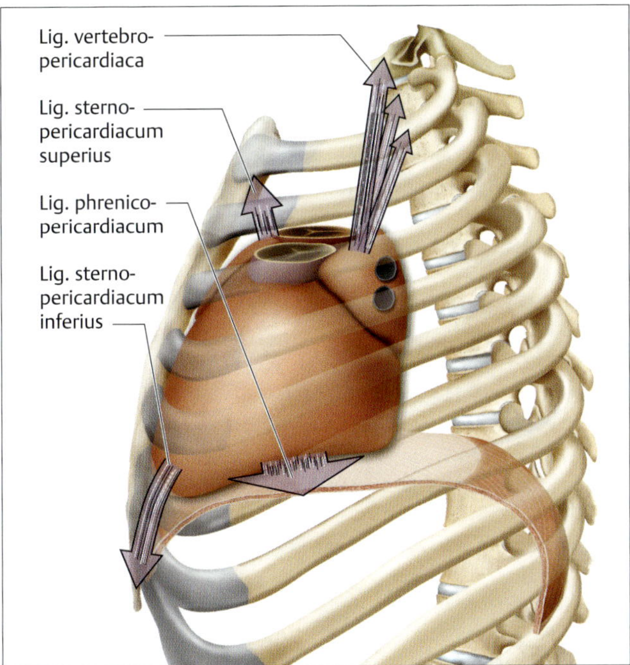

Abb. 3.60 Verbindungen des Perikards.

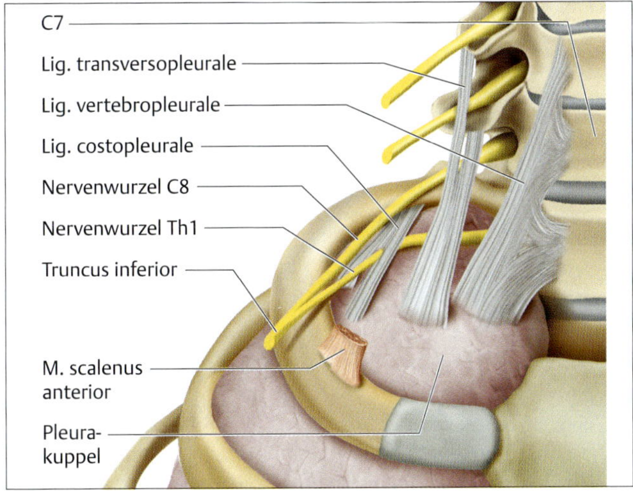

Abb. 3.61 Verbindungen der Lunge nach kranial.

KLINISCHER BEZUG

Pathologie durch Verbindung zu den Bauchorganen
Durch die enge Verbindung zu den Organen können pathologische Veränderungen, wie z. B. Störungen in der Elastizität oder Stellung des Diaphragmas, Folgen für die Nieren-, Leber- oder Magenfunktion haben. Umgekehrt können Störungen dieser Organe auch die Tätigkeit des Diaphragmas beeinträchtigen.

Wenn z. B. die Organe anschwellen oder sich der Darm extrem aufbläht, kann die Verlagerung des Diaphragmas nach kaudal behindert werden bzw. es zu einem Zwerchfellhochstand kommen. Die Folgen sind Dyspnoe und möglicherweise kardiale Beschwerden.

Die gleichen Folgen können aufgrund eines Abszesses im Bauchraum oder Aszites entstehen.

Beeinflussung des Zwerchfells bei Erkrankungen der Lunge

- ***Lungenfibrose (IPF):*** Im Verlauf einer fortschreitenden Lungenfibrose verursacht die Lungenschrumpfung einen Zwerchfellhochstand. Längerfristig befindet sich damit das Diaphragma in einer überdehnten Stellung und kann sich nicht optimal kontrahieren. Die Folge ist eine eingeschränkte Tätigkeit bei der Atemarbeit.
- ***Emphysematische Lungenerkrankungen (CF/COPD):*** Hierbei erhöht sich die Compliance des Lungengewebes auf Kosten der Lungenelastizität. Die Lungen sind aufgebläht, sodass der Thorax in Einatemstellung und damit das Diaphragma tiefer steht. Durch die angehobenen Rippen sind außerdem die übrigen Einatemmuskeln angenähert und arbeiten nicht mehr optimal. Immer wieder kompensieren die Patienten mit dem sogenannten **Pink puffer** den Elastizitätsverlust der Lunge. Das bedeutet, dass sie bei der Exspiration mit ihren Bauchmuskeln pressen und über die Erhöhung des abdominellen Drucks das Diaphragma in eine normale Position, also nach kranial bringen. Außerdem presst sich dadurch die Lunge aus. Diese Atemarbeit ist allerdings sehr aufwendig.
- ***Zwerchfellhernien:*** Die Schwachstellen im Diaphragma sind die Trigona sternocostale et lumbocostale. Hier können Hernien, ***Hernia diaphragmatica spuriae,*** entstehen, die häufig angeboren sind. Sie treten meist einseitig auf, z. B. am Trigonum lumbocostale. Dabei kann sich der Defekt so weit ausdehnen, dass eine große Lücke zwischen Brust- und Bauchhöhle entsteht. Am Rande der Lücke sind in diesem Fall Pleura parietalis und Peritoneum parietalis miteinander verbunden, weshalb sich Bauchorgane in die Brusthöhle verlagern können.
- ***Hiatushernie:*** Die Bruchpforte ist der Hiatus oesophageus. Im höheren Alter kann sich die Membrana phrenicooesophagea lockern. In der Folge treten Bauchorgane nach kranial zwischen Ösophagus und Diaphragma in das dorsale Mediastinum, wobei sich der Hiatus erweitert. Eine Hernie ohne wesentliche Erweiterung des Hiatus kann durch die Pars abdominalis der Speiseröhre mit der Pars cardiaca des Magens erfolgen, indem sich diese in die Brusthöhle verlagert und eine sogenannte **Gleithernie** bildet.

PRAXISTIPP

Auftrainieren des Diaphragmas
Bei Funktionsstörungen des Diaphragmas kann das Zwerchfelltraining sehr wirkungsvoll sein. Die Voraussetzung ist, dass die Lunge davor und während der Durchführung z. B. durch Atmen mit der Lippenbremse oder durch einen Strohhalm entbläht wird. Das weitere Training funktioniert am besten, wenn das Zwerchfell vorgedehnt ist, also in der Ausatemstellung steht. Dazu eignen sich z. B. die Rückenlage mit einem Sandsack auf dem Bauch oder der Kutschersitz.

Da bei Funktionsstörungen des Diaphragmas die übrigen Atemmuskeln vermehrte Arbeit geleistet haben, ist ein weiteres Ziel die Detonisierung der Atemmuskulatur mittels durchblutungsfördernder Maßnahmen, wie z. B. Dehnungen, Packegriffe und reflektorische Atemtherapie.

Mm. levatores costarum breves et longi ▶ Abb. 3.62

Ursprung: Spitze der Procc. transversi von C 7 und Th 1 – 11.

Ansatz:

- Mm. levatores costarum breves: Zur nächsttieferen Rippe, medial des Angulus costae.
- Mm. levatores costarum longi: Zur übernächsten Rippe.

Innervation: Rr. dorsales der Spinalnerven (variabel: ventrales) C 7 –Th 10(11).

Verlauf und Besonderheiten:

- Können sich im Ursprungsbereich mit den Mm. intertransversarii verbinden.
- Ziehen fächerförmig von medial-kranial nach lateral-kaudal.
- Werden dem intertransversalen System der Rückenmuskulatur zugeordnet.
- Fehlen häufig im mittleren Thoraxabschnitt.

Funktionen:

- Beteiligen sich an der Rippenhebung und damit an der Inspiration.
- Helfen bei der ipsilateralen Lateralflexion und der kontralateralen Rotation.
- Unterstützen die Extension der BWS.

Mm. intercostales externi ▶ Abb. 3.62

Ursprung: Crista costae.

Ansatz: Kraniale Kante der nächsttieferen Rippe.

Innervation: Nn. intercostales 1 – 11.

Verlauf und Besonderheiten:

- Haben einen schrägen Verlauf von dorsal-kranial nach ventral-kaudal.
- Beginnen an den Tubercula costae und reichen bis zum Knochen-Knorpel-Übergang der Rippen. Die Fortsetzung der Muskeln ist die ***Membrana intercostalis externa***, die vom Knochen-Knorpel-Übergang bis zum Sternum reicht und die gleiche Verlaufsrichtung wie die Mm. intercostales externi aufweist.

Triggerpunkte: Die Triggerpunkte liegen im Interkostalraum und verursachen Schmerzen um den Triggerpunkt herum, mit ziehenden Schmerzen im betroffenen Interkostalraum nach ventral.

Funktion: Sie heben die Rippen und unterstützen damit die Inspiration. Durch elektromyografische Untersuchungen wurde festgestellt, dass die kaudalen Mm. intercostales externi erst bei tiefer Inspiration tätig werden.

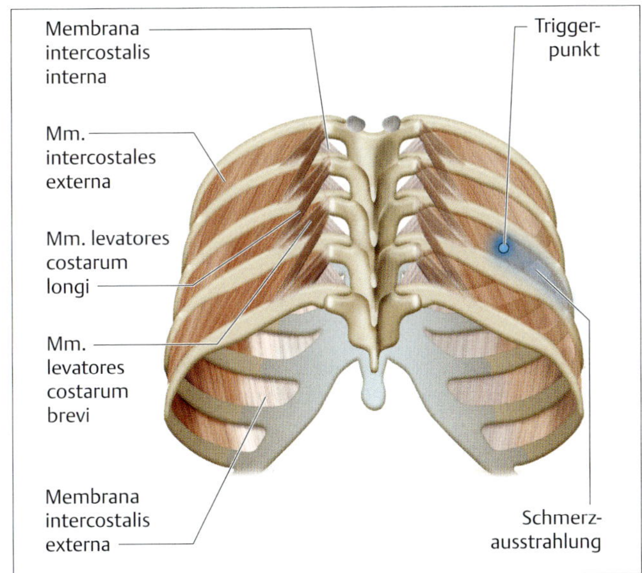

Abb. 3.62 Verlauf der Mm. levatores costarum und Mm. intercostales externi mit Triggerpunkten und Schmerzausstrahlungen.

M. serratus posterior superior ▶ Abb. 3.63

Ursprung: Procc. spinosi C 6/7 und Th 1/2.

Ansatz: Anguli costae der 2.– 5.Rippe.

Innervation: Nn. intercostales 1 – 4.

Verlauf und Besonderheiten:

- Diese sehr dünne Muskelplatte wird von den Mm. rhomboidei und M. trapezius überdeckt.
- Seine Verlaufsrichtung ist schräg von kranial-medial nach kaudal-lateral.
- Er kann vollständig fehlen.

Triggerpunkte (▶ **Abb. 3.64**): Ein Triggerpunkt befindet sich unter der Scapula etwas oberhalb der Spina scapulae. Der Hauptschmerzpunkt liegt um den Triggerpunkt herum. Schmerzen strahlen am dorsalen Rand des M. deltoideus in den Arm aus, folgen dem Verlauf des M. triceps und ziehen entlang des dorsal-medialen Unterarms sowie der ulnaren Handkante bis zum Kleinfinger.

Funktion: Unterstützung der Inspiration durch Heben der oberen Rippen.

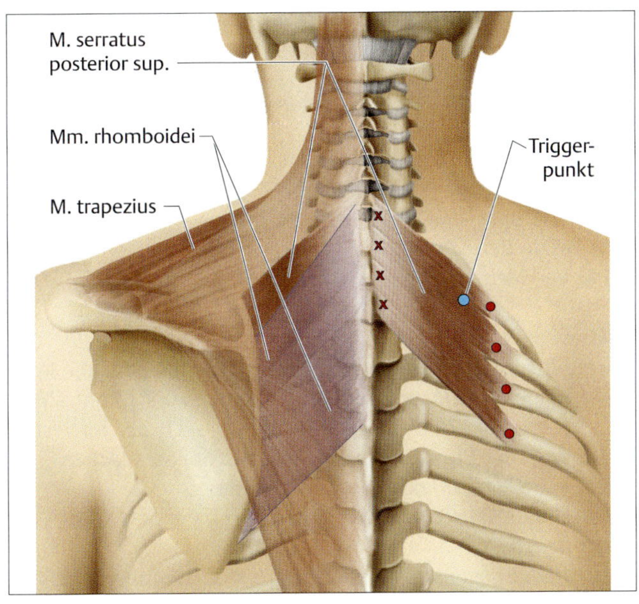

Abb. 3.63 Ursprung (x), Ansatz (●) und Verlauf des M. serratus posterior superior.

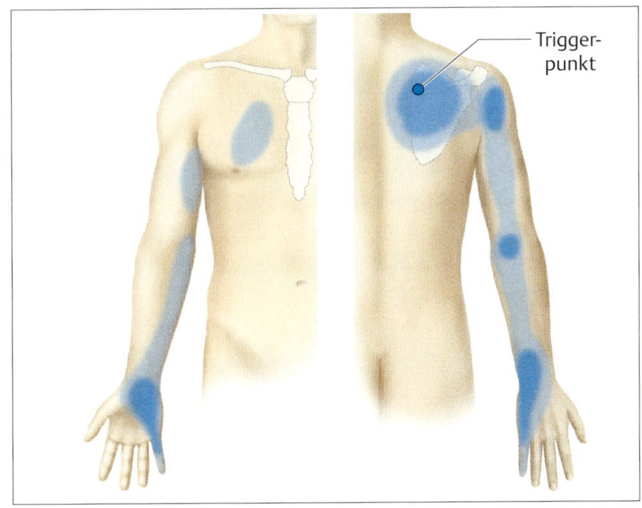

Abb. 3.64 M. serratus posterior superior mit Triggerpunkten und Schmerzausstrahlungen.

Mm. scaleni ▶ Abb. 3.65

Ursprung:

- M. scalenus anterior: Tubercula anteriora der Procc. transversi C 3 – 6.
- M. scalenus medius: Tubercula posteriora der Procc. transversi C 2 – 7, unmittelbar ventral des Ursprungs des M. levator scapulae.
- M. scalenus posterior: Tubercula posteriora der Procc. transversi C 5 – 7.

Ansatz:

- M. scalenus anterior: Tuberculum musculi scaleni an der kranialen Fläche der 1. Rippe unmittelbar ventral der Furche für die A. subclavia.
- M. scalenus medius: Außenfläche der 1. Rippe dorsal des Sulcus arteria subclavia. Selten verbinden sich kleine Anteile mit den Mm. intercostales externi oder ziehen an den kranialen Rand der 2. Rippe.
- M. scalenus posterior: Außenfläche der 2., manchmal auch der 3. Rippe.

Innervation: Ventrale Äste aus den Spinalnerven der Segmente C 3 – 8.

Verlauf und Besonderheiten:

- M. scalenus medius ist der größte Muskel und verläuft vertikal.
- M. scalenus posterior verläuft fast horizontal.
- Sie bilden die Skalenuslücken bzw. Engpässe für Plexus brachialis, A. subclavia und V. subclavia.
- Die Faszie der Mm. scaleni ist in der Tiefe mit dem Pleurablatt verwachsen

Funktion:

Sie sind Inspirationsmuskeln, da sie bei fixierter HWS die kranialen Rippen und damit den Thorax anheben. Sie kontrahieren sich sowohl beim ruhigen Atmen als auch bei forcierter Einatmung. Bei Punctum fixum an den Rippen machen alle Anteile eine Lateralflexion zur gleichen Seite.

- M. scalenus anterior: Rotation zur kontralateralen Seite; Flexion der HWS
- *M. scalenus medius:* unterstützt in Flexionsstellung der HWS die Flexion, in Extensionsstellung die Extension. (Liegt in N-0-Position zwischen Flexions- und Extensionsachse)
- M. scalenus posterior: Rotation zur ipsilateralen Seite; Unterstützung der Extension der HWS

FUNKTIONELLER HINWEIS

Die ökonomische Atemarbeit hängt von den mechanischen Eigenschaften der Lunge, der Beweglichkeit der BWS und Rippen sowie der Körperhaltung ab.

Die Stellung der BWS bestimmt die Rippenneigung und hat dadurch Einfluss auf die Ursprünge und Ansätze der Atemmuskeln.

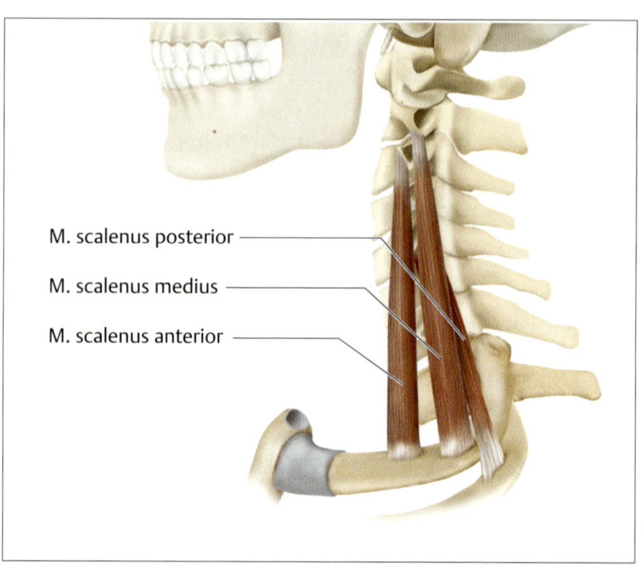

Abb. 3.65 Mm. scaleni (Ansicht von lateral).

3.2.4 Exspirationsmuskulatur

Die Exspiration kommt durch die elastische Retraktionskraft der Lungen zustande. Bei ruhiger Atemlage reichen die elastischen Kräfte der Lunge aus. Die in die Lunge aufgenommene Luft muss über Nase und Mund entweichen. Erst bei Zunahme des ventilatorischen Bedarfs werden exspiratorische Muskeln aktiviert.

Mm. intercostales interni ▸ Abb. 3.66

Ursprung: Kranialer innerer Rand der Rippen.

Ansatz: Am Rand des Sulcus costae der nächsthöheren Rippe.

Innervation: Nn. intercostales 1 – 11.

Verlauf und Besonderheiten:
- Verlauf von dorsal-kaudal nach ventral-kranial.
- Füllen den Interkostalraum zwischen Angulus costae und Sternum aus.
- Die dorsale Fortsetzung ist die ***Membrana intercostalis interna***, die bis zum Tuberculum costae reicht. Sie weist die gleiche Verlaufsrichtung wie die Mm. intercostales interni auf.
- ***Mm. intercostales intimi*** sind eine Abspaltung der internen Interkostalmuskulatur. Sie bilden zusammen einen Kanal, der die Interkostalnerven und -gefäße umschließt.

Triggerpunkte: Interkostale Triggerpunkte befinden sich lateral und ventral in den Interkostalräumen. Sie bewirken Schmerzausstrahlungen um den Triggerpunkt herum und können durch intensives Husten, bei Herpes zoster und nach Sternotomien auftreten.

Funktionen:
- Unterstützung der Exspiration, da sie die Rippen nach kaudal ziehen.
- Zusammen mit den Mm. intercostales externi können sie die Rumpfrotation unterstützen. Linksrotation des Rumpfes erfolgt durch die linken Mm. intercostales interni und die rechten Mm. intercostales externi.

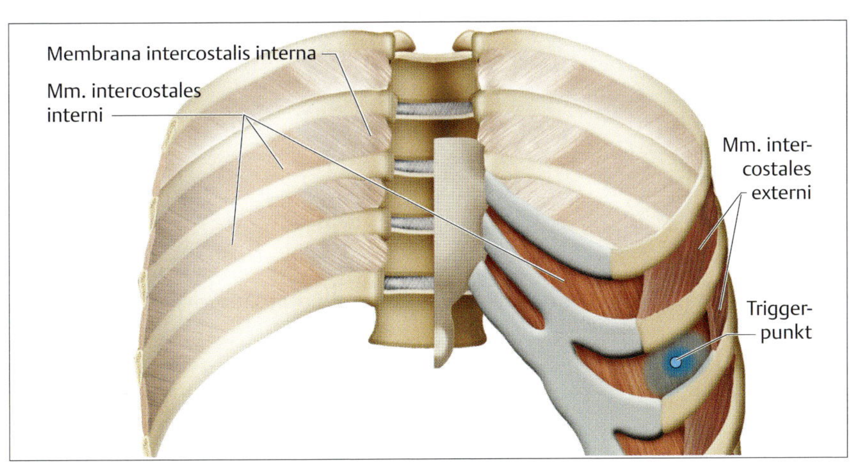

Abb. 3.66 Mm. intercostales interni mit Verlauf, Triggerpunkten und Schmerzausstrahlungen.

Mm. subcostales ▸ Abb. 3.67

Ursprung/Ansatz: Sie ziehen im dorsalen Bereich über einen Interkostalraum hinweg und bilden kleine Muskelplatten, die 2 – 3 Rippen miteinander verbinden.

Innervation: Nn. intercostales der entsprechenden Etage.

Verlauf und Besonderheiten:
- Liegen dorsal an der Innenseite der Rippen.
- Ihr Verlauf ist von kaudal-medial nach kranial-lateral.
- Sie können fehlen.

Funktion: Unterstützung der Exspiration durch Senken der Rippen.

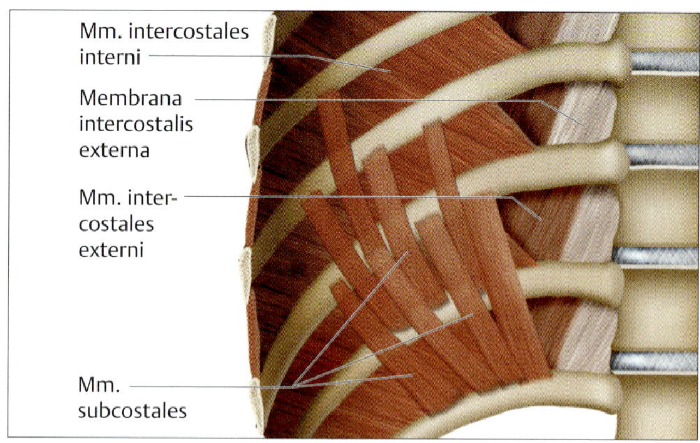

Abb. 3.67 Mm. subcostales.

M. transversus thoracis ▸ Abb. 3.68

Ursprung: Innenseite der Rippenknorpel der 2.– 6. Rippe.

Ansatz: Retrosternaler, lateraler Sternumrand von der Mitte des Sternums bis zum Proc. xiphoideus.

Innervation: Nn. intercostales 2 – 6.

Verlauf und Besonderheiten: Seine kranialen Fasern verlaufen schräg, die kaudalen horizontal von kranial-lateral nach kaudal-medial.

Funktion: Er unterstützt die Exspiration.

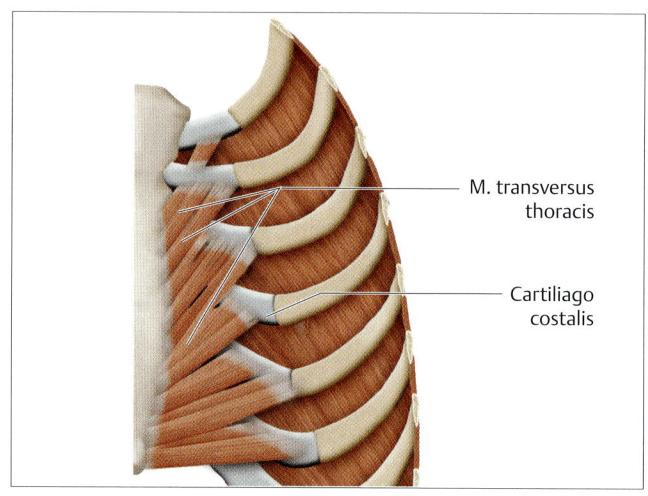

Abb. 3.68 M. transversus thoracis.

M. serratus posterior inferior ▸ Abb. 3.69

Ursprung: Procc. spinosi Th 11 –L 2, Lamina superficialis der Fascia thoracolumbalis dieses Abschnitts.

Ansatz: 9.– 12. Rippen lateral des Angulus costae mit 4 Zacken.

Innervation: Interkostalnerven 9 – 12.

Verlauf und Besonderheiten:
- Seine Verlaufsrichtung ist von kaudal-medial nach lateral-kranial.
- In Verlängerung der Margo-medialis-Linie nach kaudal geht er nach lateral hin in 4 dünne Muskelbäuche über, die teilweise übereinanderliegen.
- Der M. latissimus dorsi überdeckt ihn vollständig.
- Er kann fehlen.

Ein Triggerpunkt kann in Höhe des Interkostalraums zwischen der 10. und 11. Rippe auftreten, etwa eine Handbreit von den Procc. spinosi entfernt. Dumpfe Schmerzausstrahlungen breiten sich um den Triggerpunkt herum aus.

Funktionen:
- Zieht die Rippen nach kaudal, was einer Exspirationsbewegung entspricht.
- Kann außerdem die Inspiration unterstützen, da er die untere Thoraxapertur fixiert und damit dem Diaphragma ein Punctum fixum bietet.

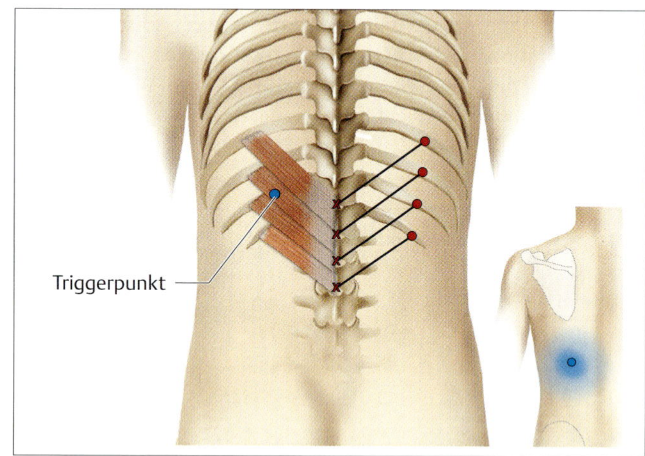

Abb. 3.69 M. serratus posterior inferior mit Triggerpunkt und Schmerzausstrahlungen.

3.2.5 Atemhilfsmuskulatur

Auxiliäre Atemmuskeln werden bei forcierter Atmung eingesetzt. Dazu zählen alle Muskeln, die ihren Ansatz oder Ursprung am Thorax haben. Diese Gruppe kommt meist nur bei besonders tiefen Atemzügen zum Einsatz, z. B. beim normalen Atmen oder aufgrund von Pathologien im Lungen- und Thoraxbereich. Bei der **Inspiration** sind es vor allem Muskeln, die vom Rumpf an den Schultergürtel und Arm ziehen, wie z. B. Mm. pectorales major et minor und M. sternocleidomastoideus. Um auf die Rippen oder das Sternum einzuwirken, benötigen sie ein distales Fixum, z. B. durch Abstützen mit den Händen, um dann die Rippen und das Sternum durch diese Muskeln nach kranial zu ziehen.

Bei der **Exspiration** sind vor allem die Bauchmuskeln hilfreich, wie z. B. der M. transversus abdominis. Sie schieben durch ihre Kontraktion den Bauchinhalt nach kranial gegen das Diaphragma und verkleinern dadurch den Thoraxinnenraum. Auch einige Rückenmuskeln wie Mm. iliocostalis et longissimus unterstützen die Exspiration.

3.3 Vaskuläre Aspekte

3.3.1 Arterien

Aorta thoracica

▸ **Abb. 3.70**

Verlauf

Diese Arterie stellt die Fortsetzung des Aortenbogens dar und erstreckt sich vom 4.– 12. Brustwirbel auf der ventralen linken Seite der Wirbelkörper. Ab dem 6. Brustwirbel verlagert sie sich mehr nach ventral und medial, sodass sie im kaudalen Thoraxabschnitt mittig vor den Wirbelkörpern verläuft.

Sie verlässt den Thorakalraum in Höhe des 12. Brustwirbels und zieht durch den Hiatus aorticus des Diaphragmas in den Bauchraum. Ab hier heißt sie ***Aorta abdominalis***.

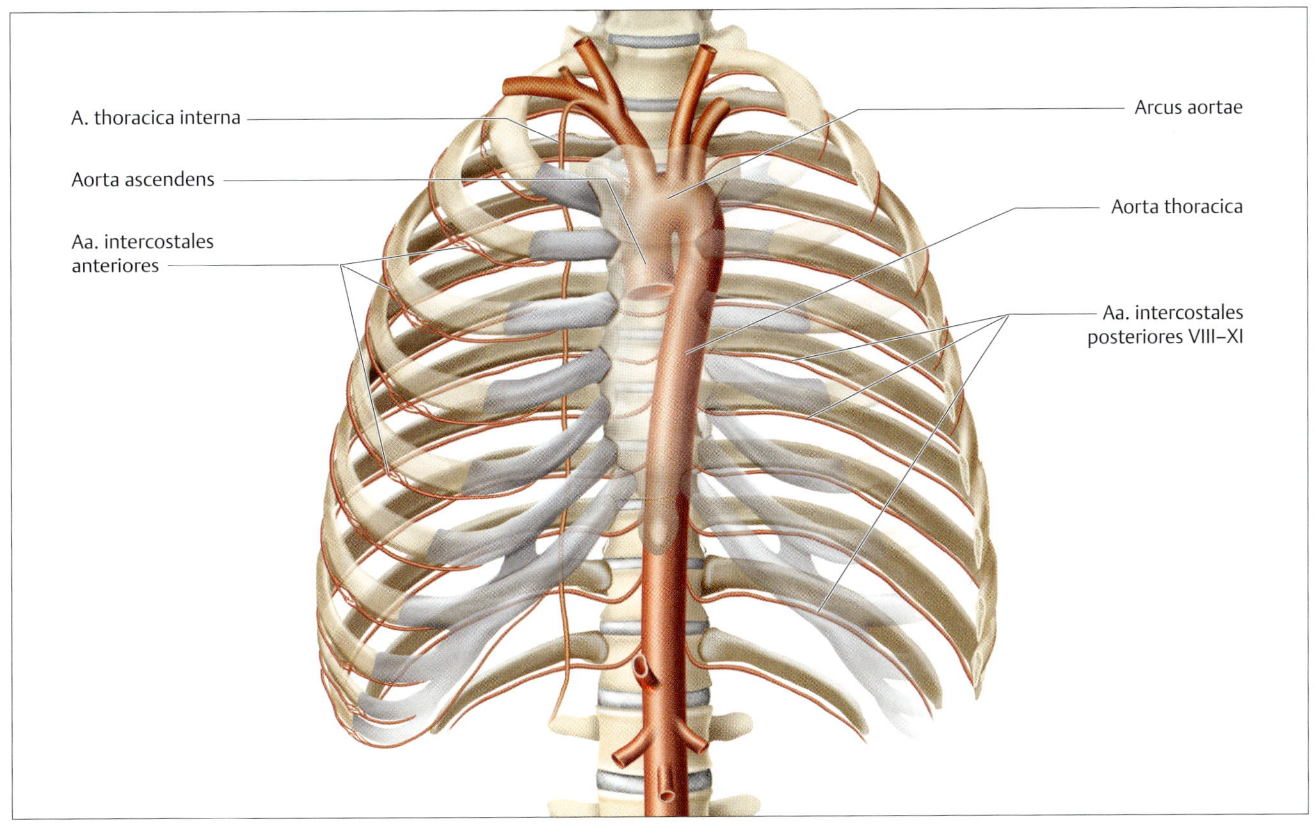

Abb. 3.70 Arterielle Versorgung des Thorax.

Aufzweigungen

Aa. intercostales anteriores ▸ Abb. 3.71

Die ***A. thoracica interna*** verlässt die A. subclavia und zieht im ventralen Mediastinum direkt neben dem Sternum nach kaudal. In Höhe jeder Rippe gibt sie Äste, ***Aa. intercostales anteriores,*** nach dorsal ab, die in Höhe der mittleren Axillarlinie mit den Aa. intercostales posteriores Anastomosen bilden.

Die ***Rr. bronchiales*** sind die Vasa privata der Lungen zur Ernährung des Organs. Sie entspringen meist aus der 3. Interkostalarterie und begleiten die Stammbronchien und deren Verzweigungen.

Aa. intercostales posteriores ▸ Abb. 3.71

Sie entspringen segmental und paarig aus der Aorta thoracica und versorgen die Interkostalräume 3 – 11. Die Aa. intercostales posteriores 1 und 2 entspringen aus dem Truncus costocervicalis.

Der Hauptstamm einer ***A. intercostalis*** verläuft zusammen mit dem N. intercostalis und der V. intercostalis im Sulcus costae nach ventral, zwischen den Mm. intercostales externus et internus und dem M. intercostalis intimus bzw. der Fascia endothoracica.

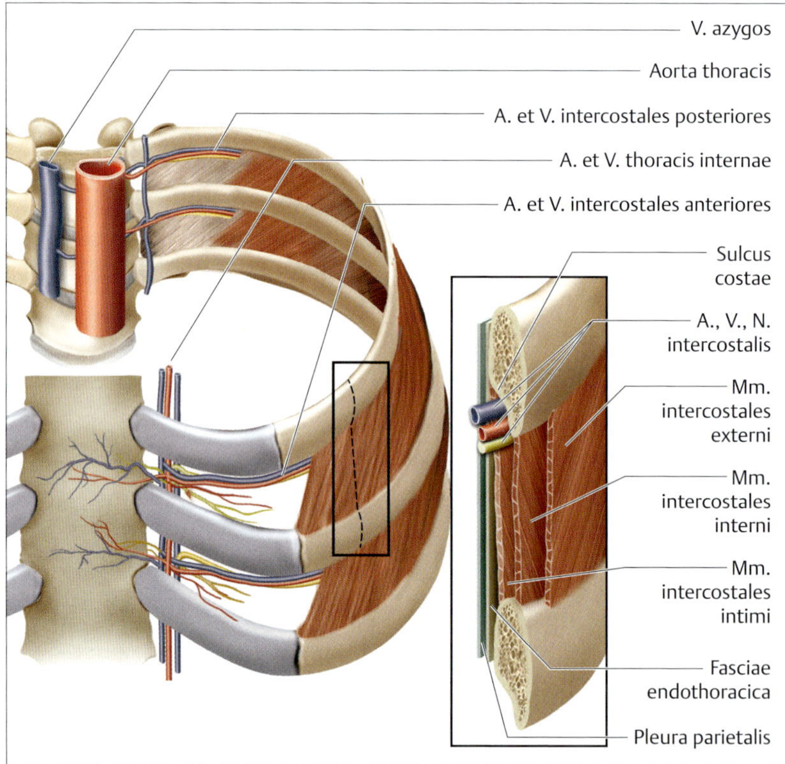

Abb. 3.71 Arterielle Versorgung der Interkostalräume.

Weitere kleine Gefäßäste verlassen die Aorta thoracica in verschiedenen Höhen:

- ***Rr. oesophageales*** sind kleine Zweige, die zur Speiseröhre ziehen.
- ***Rr. pericardiaci*** laufen zur Hinterwand des Perikards.
- ***Rr. mediastinales*** sind kleine Äste, die zu den Lymphknoten und zum Bindegewebe des dorsalen Mediastinums verlaufen.
- ***Aa. phrenicae superiores*** versorgen die kraniale Fläche des Diaphragmas.

Jede A. intercostalis posterior kreuzt den Grenzstrang dorsal in Höhe der Rippen. An dieser Stelle gibt sie einen ***R. dorsalis*** ab, der zwischen Rippe und Lig. costotransversarium superius nach dorsal zieht. Dieser Ast verläuft durch die Rückenmuskulatur und gibt je einen R. cutaneus medialis und R. cutaneus lateralis ab, die die Haut des Rückens und die Rückenmuskulatur versorgen (▸ **Abb. 3.72**).

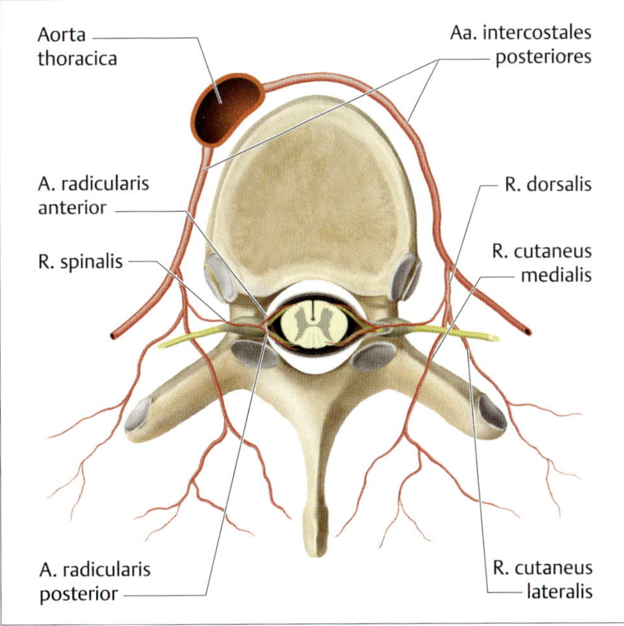

Abb. 3.72 Arterielle Versorgung der BWS (transversale Ansicht).

R. spinalis ▸ Abb. 3.73

Der Ramus entsteht ebenfalls aus der A. intercostalis posterior bzw. aus dem R. dorsalis und zieht durch das Foramen intervertebrale in den Spinalkanal. Er unterteilt sich in einen vorderen, ***A. radicularis posterior,*** und hinteren Wurzelast, ***A. radicularis anterior***. Die beiden Äste ziehen zum Rückenmark, wobei sie den Wurzeln folgen. Die Aa. radiculares anteriores gehen in Höhe der Fissura mediana in die ***A. spinalis anterior*** über, die vor dieser Furche longitudinal verläuft.

Aus diesen ziehen kleine Gefäße horizontal nach lateral und verzweigen sich in der weißen Substanz des Rückenmarks. Zur Versorgung der grauen Substanz verlassen in regelmäßigen Abständen die ***Aa. sulcocommissurales*** die A. spinalis anterior und ziehen in die Fissura mediana anterior.

Die Aa. articulares posteriores bilden dorsal auf jeder Seite eine longitudinal verlaufende ***A. spinalis posterior***. Auch aus diesen Arterien entspringen kleine Äste zur Versorgung des Rückenmarks.

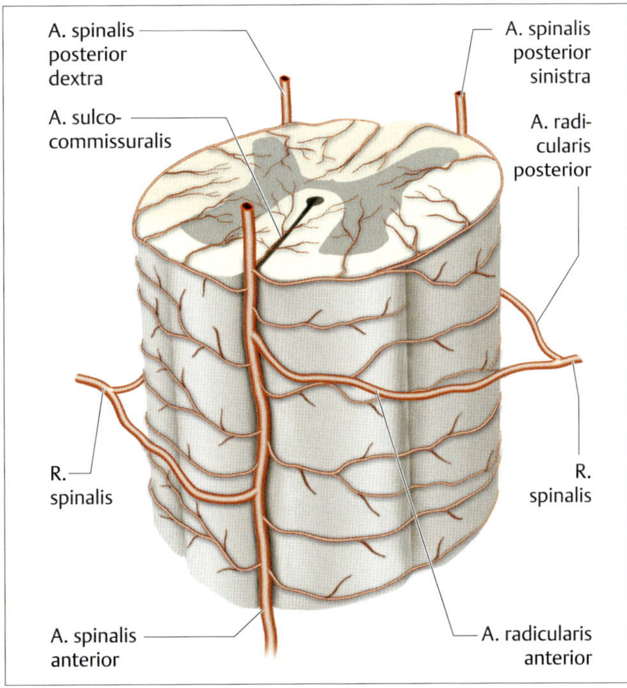

Abb. 3.73 Arterien des Rückenmarks.

3.3.2 Venen

Venen der Rumpfwand

Beidseitig der Wirbelkörper der BWS verlaufen 2 Venen: ***V. azygos*** und ***V. hemiazygos***.

V. azygos

▸ **Abb. 3.74**

Die Vene verläuft auf der rechten Seite und nimmt Blut durch die Vv. lumbales ascendentes aus der Lumbalregion auf. In Höhe des 12. Thorakalwirbels tritt sie durch einen kleinen Spalt im Crus mediale des Diaphragmas und steigt rechts hinter dem Ösophagus an den ventralen Wirbelkörpern entlang nach kranial auf. Sie mündet etwa in Höhe von Th 5 in die ***V. cava superior***, kurz bevor diese ins Herz zieht. Aus der rechten Körperhälfte nimmt sie die mittleren ***Vv. intercostales posteriores*** sowie die Vv. bronchiales et oesophageales auf.

Außerdem münden die beiden Vv. hemiazygos in die V. azygos.

V. hemiazygos

▸ **Abb. 3.74**

Die dünnere V. hemiazygos durchbricht das Diaphragma ebenfalls durch einen Spalt im Crus mediale. Sie nimmt Blut aus der ***V. lumbalis*** sowie der ***V. subcostalis*** auf und steigt auf der linken Seite bis in Höhe des 8. Brustwirbels auf. Hier kreuzt sie hinter der Aorta, Ösophagus und Ductus thoracicus vor dem Wirbelkörper zur anderen Seite und mündet in die rechte Längsvene. In diese Vene ziehen die linken unteren Vv. intercostales posteriores. Die V. hemiazygos ist dünner als die V. azygos.

V. hemiazygos accessoria

Diese zieht links vor den Brustwirbeln bis in Höhe Th 7 nach kaudal und leitet Blut aus den oberen Vv. intercostales posteriores ab.

In Höhe des 7. Thorakalwirbels kreuzt sie zur anderen Seite und mündet in die V. azygos. Sie nimmt Blut aus den Vv. bronchiales et oesophageales auf.

Vv. intercostales

▸ **Abb. 3.75**

Die Vv. intercostales posteriores ziehen zusammen mit den gleichnamigen Arterien und Nerven im Sulcus costae der Rippen nach dorsal und münden in die Vv. azygos, hemiazygos et hemiazygos accessoria.

Sie gehen seitlich in Verlängerung der mittleren Axillarlinie eine Verbindung mit den ***Vv. intercostales anteriores*** ein. Diese entleeren sich in die ***Vv. thoracicae internae*** und die ***Vv. musculophrenicae***, die an der ventralen Rumpfwand verlaufen. Sie münden in die V. brachiocephalica.

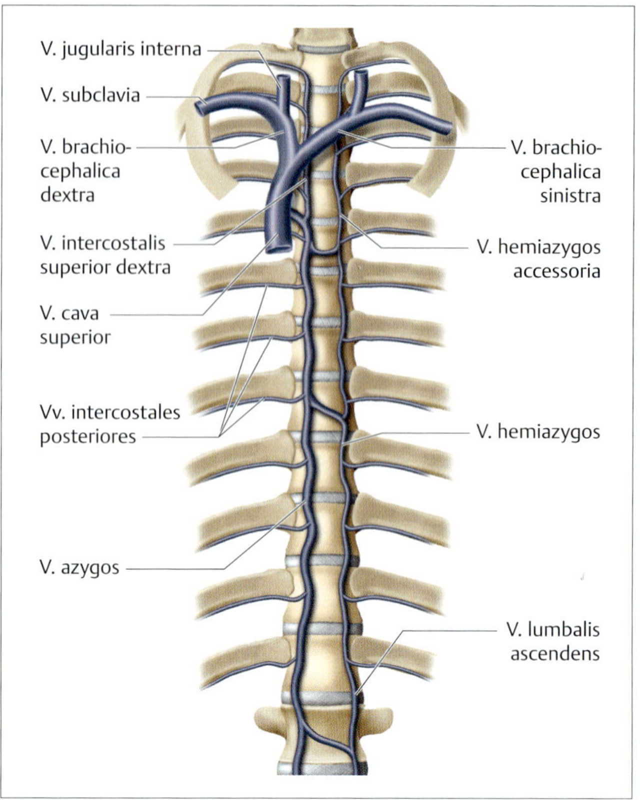

Abb. 3.74 Verlauf der Venen im Thorakalbereich.

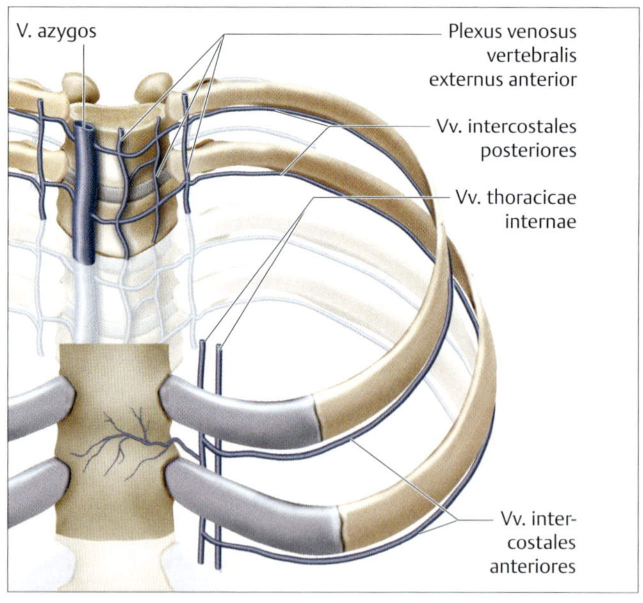

Abb. 3.75 Venen der Interkostalräume zwischen 7. und 8. Rippe.

Venen der Wirbelsäule

▶ Abb. 3.76, ▶ Abb. 3.77

In die Vv. azygos et hemiazygos entleeren sich der R. dorsalis, der R. spinalis und die V. intervertebralis. Letztere stellt eine Verbindung mit den Plexus venosi vertebrales her.

Die Venen der Wirbelsäule bilden sowohl im Spinalkanal als auch außen um die Wirbel herum ein dichtes längs gerichtetes Venengeflecht.

Plexus venosus vertebralis externus anterior

Dieses Geflecht breitet sich auf der Ventralseite des Wirbelkörpers aus und führt Blut aus dem roten Knochenmark und dem Lig. longitudinale anterius. Es steht über die Vv. basivertebrales und Vv. intervertebrales mit dem inneren anterioren Venengeflecht in Verbindung.

Plexus venosus vertebralis externus posterior

Das Geflecht liegt den Wirbelbögen mit allen Fortsätzen an und wird von den Rückenmuskeln bedeckt. Es nimmt Blut aus den Knochenteilen sowie Bändern, Muskeln und Haut der Umgebung auf.

Plexus venosus vertebralis internus anterior

Die Venen verlaufen epidural im Fettgewebe und bestehen aus 2 großen und mehreren kleinen Längsvenen, die auf der Dorsalseite der Wirbelkörper und der Bandscheibe verlaufen. Sie sind durch quere Anastomosen miteinander verbunden.

In dieses Geflecht fließt Blut über die Vv. radiculares anteriores et posteriores aus den Vv. spinales anteriores et posteriores. Diese sind ein longitudinal ausgerichtetes Venennetz, das in der Pia mater spinalis liegt und in das viele kleine Gefäße aus dem Rückenmark münden. In Höhe des Foramen intervertebrale geben sie Äste zum Plexus venosus vertebralis externus ab.

Plexus venosus vertebralis internus posterior

Sie verlaufen im epiduralen Fettgewebe und bestehen aus mehreren längs verlaufenden Venen, die wiederum durch quer verlaufende Äste verbunden sind. Außerdem gibt es eine Verbindung zu den Vv. spinales, die auch Äste zu den Vv. intervertebrales abgeben.

Vv. intervertebrales

Sie sind die wichtigsten Abflüsse aus dem Spinalkanal und dem Rückenmark.

Das Blut fließt aus den inneren Plexus venosus vertebrales ab, die ihrerseits über die Vv. spinales anteriores et posteriores das Blut aus dem Rückenmark aufnehmen. Die Vv. intervertebrales sind mit dem Plexus venosus vertebralis externus verbunden und entleeren sich in die Vv. azygos et hemiazygos.

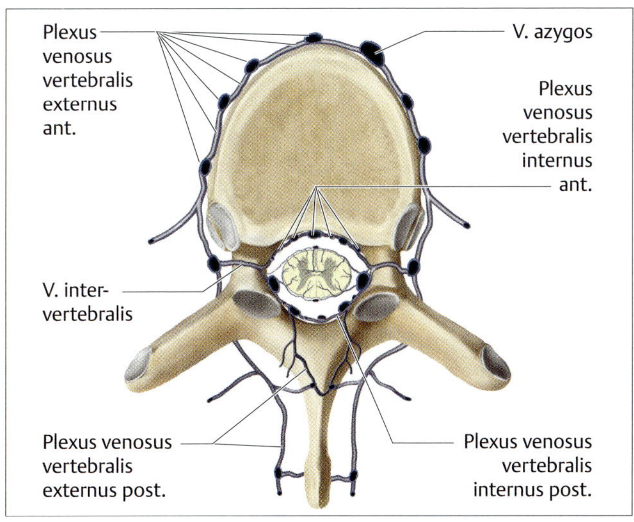

Abb. 3.76 Plexus venosi vertebrales (transversale Ansicht).

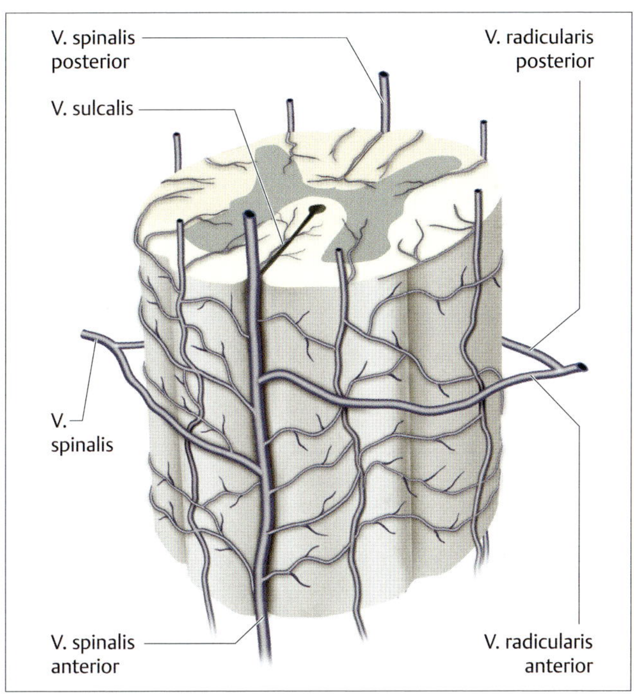

Abb. 3.77 Venen des Rückenmarks.

3.3.3 Lymphatisches System der Thorakalregion

Die Lymphgefäße (Vasa lymphatica) verlaufen parallel zum Venensystem und führen die Lymphe aus der Peripherie den zugeordneten Lymphknoten zu.

Das Sammelgefäß für den größten Teil der Körperlymphe ist der Ductus thoracicus, der in das Venensystem mündet.

Ductus thoracicus

▸ Abb. 3.78

Der Duktus nimmt seinen Ausgang von der ***Cysterna chyli.*** Das Gefäß ist etwa 2 – 3 mm dick und verläuft mit der Aorta durch den Hiatus aorticus. Er zieht zwischen der Aorta thoracis und der V. azygos im dorsalen Mediastinum nach kranial. Dann verläuft er dorsal des Ösophagus über die linke Pleurakuppel zum linken Venenwinkel und mündet dort in das venöse System. Kurz vorher nimmt er den Truncus bronchomediastinalis, Truncus subclavius sinsister und Truncus jugularis sinister auf.

Regionäre Lymphknoten des Brustraums

Parietale Lymphknoten

▸ Abb. 3.78

Diese Lymphknoten leiten ihre Vasa efferentia unmittelbar in den Ductus thoracicus ab.

- ***Nodi lymphatici parasternales*** befinden sich entlang der Vasa thoracica interna im ventralen Interkostalbereich.

Einzugsgebiet: ventrale Interkostalräume, medialer Teil der Brustdrüse, Perikard und Diaphragma.

- ***Nodi lymphatici intercostales*** liegen paravertebral in den Interkostalräumen.

Einzugsgebiet: dorsaler Abschnitt der Interkostalräume und Pleura parietalis.

- ***Nodi lymphatici phrenici*** verlaufen in mehreren Gruppen auf der thorakalen Seite des Diaphragmas.

Einzugsgebiet: Diaphragma und Leber.

Viszerale Lymphknoten

- ***Nodi lymphatici tracheobronchiales*** nehmen die Vasa efferentia der ***Nodi lymphatici bronchopulmonales*** im Lungenhilus auf. Diese wiederum nehmen Lymphe aus den in den Bronchien liegenden ***Nodi lymphatici*** **auf.**
- ***Nodi lymphatici trachealis*** liegen an der Luftröhre.

Einzugsgebiet: Trachea und Ösophagus.

Der größte Teil der viszeralen Lymphknoten leitet die Lymphe im Truncus bronchomediastinalis weiter. Dieser führt auf der rechten Seite zum Truncus lymphaticus dexter und links zum Ductus thoracicus.

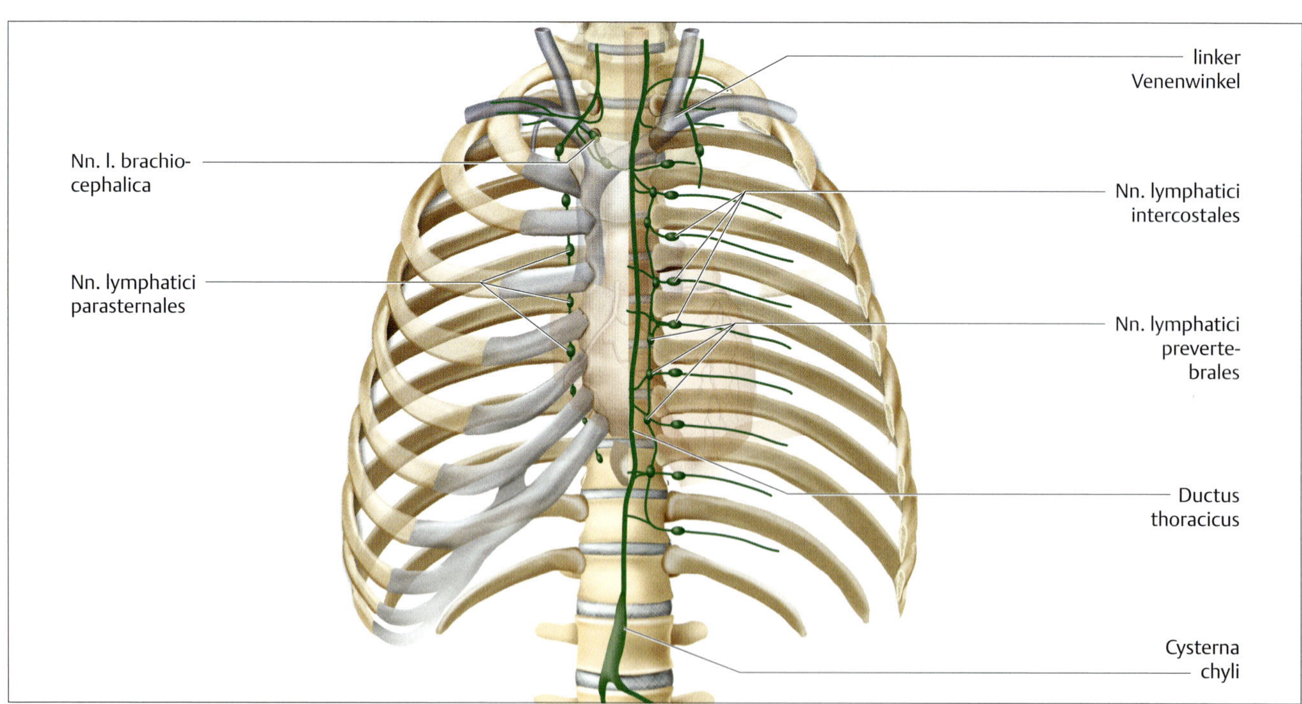

Abb. 3.78 Lymphgefäße der Thorakalregion.

3.4 Neuroanatomische Aspekte

3.4.1 Rückenmark

Rückenmarkquerschnitt

Der transversale Schnitt durch das Rückenmark zeigt die graue und weiße Substanz.

Graue Substanz, Substantia grisea

▶ Abb. 3.79

Die graue Substanz weist eine schmetterlingsähnliche Form auf: Der breitere Teil zeigt nach ventral und wird als ***Cornu anterius,*** Vorderhorn, bezeichnet. Es führt zuleitende, afferente Motoneurone.

Im schmaleren dorsalen Teil, ***Cornu posterius,*** enden viele zentralwärts ziehende Fortsätze der sensiblen Neurone.

Beide Seiten sind durch die ***Commissura grisea*** miteinander verbunden, in deren Mitte sich der mit Liquor gefüllte Canalis centralis, Zentralkanal, befindet.

Sowohl die motorische Vorderhorn- als auch die sensible Hinterhornwurzel besteht aus 5 – 10 Bündeln Nervenfasern, ***Fila radicularia***. Sie vereinigen sich zum Spinalnerv.

Zwischen Vorder- und Hinterhorn ist das ***Cornu laterale,*** Seitenhorn, zu sehen. Es enthält Neuronengruppen des vegetativen Nervensystems.

Die graue Substanz ist in unterschiedliche Zellschichten aufgebaut. Außerdem sind verschiedene Kernkomplexe vorhanden.

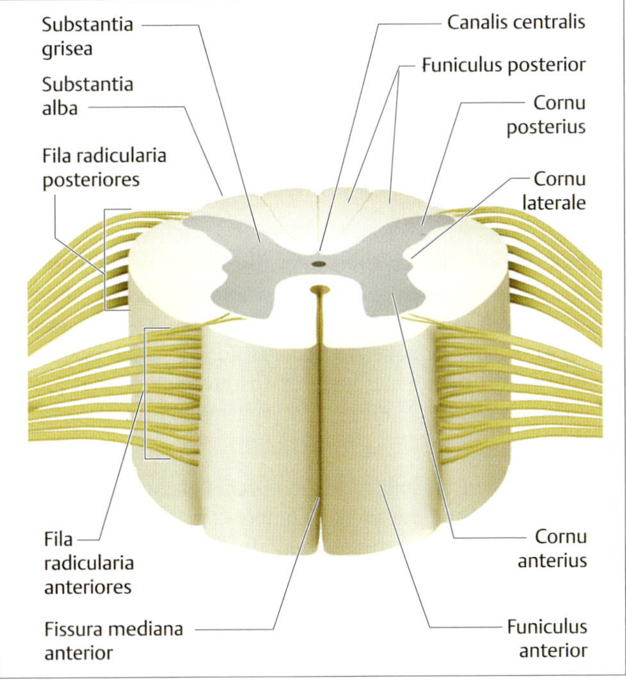

Abb. 3.79 Thorakales Rückenmark.

Weiße Substanz, Substantia alba

▶ Abb. 3.79

Sie umhüllt die graue Substanz und wird in 3 Stränge unterteilt: ***Funiculus anterior*** ist der Vorderstrang. Rechter und linker Vorderstrang werden durch die ***Fissura mediana anterior*** getrennt. ***Funiculus lateralis*** ist der Seiten- und ***Funiculus posterior*** der Hinterstrang. Die Fissura mediana anterior teilt den Vorderstrang in 2 symmetrische Hälften.

In der Substantia alba verlaufen aufsteigende, sensible Bahnen von Rückenmark zum Gehirn und absteigende, motorische Bahnen vom Gehirn zum Rückenmark.

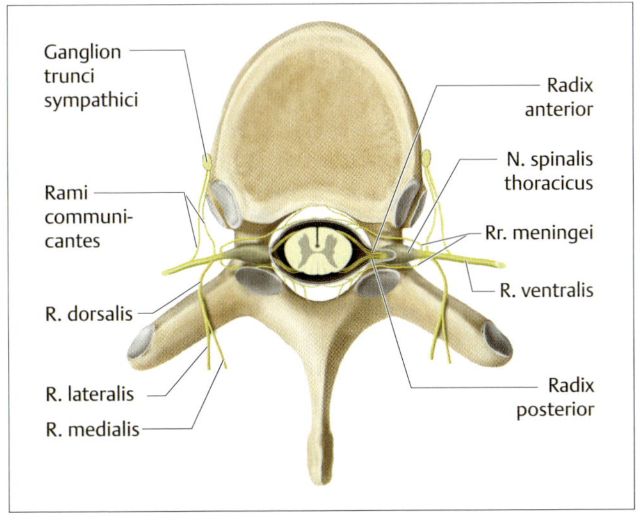

Abb. 3.80 Spinalnerven im Thorakalbereich.

3.4.2 Spinalnerven

▶ Abb. 3.80

Der thorakale Abschnitt wird in 12 Segmente unterteilt. Ein Segment entspricht dem Rückenmarkabschnitt, aus dem die Fasern für ein Spinalnervenpaar austreten.

Die austretende Wurzel wird nach dem darüberliegenden Wirbel benannt. So ist z. B. die zwischen dem 1. und 2. Thorakalwirbel austretende die ***Wurzel von Th 1***.

Die 12 thorakalen Spinalnerven ziehen einzeln in die Peripherie. Nachdem der Spinalnerv das Foramen intervertebrale verlassen hat, teilt er sich in einen ***R. ventralis*** und ***R. dorsalis***.

Außerdem ziehen die sensiblen ***Rr. meningei*** zur Versorgung der dort verlaufenden Strukturen zurück in den Spinalkanal.

Eine Verbindung zu den postganglionären Sympathikusfasern erfolgt über die ***Rr. communicantes***.

3.4.3 Periphere Nerven

Rr. dorsales

Die dorsalen Äste teilen sich in einen ***R. lateralis*** und ***R. medialis***. Beide Äste führen sowohl sensible als auch motorische Fasern zur Versorgung der Hautareale und der Rückenmuskulatur.

Dermatome

▸ **Abb. 3.81**

Die Innervation des Rumpfes folgt der ursprünglichen metameren Gliederung. Das bedeutet, sensible Fasern eines R. dorsalis versorgen ein ganz bestimmtes Hautfeld, ***Dermatom***. Die Dermatome sind annähernd scheibenförmig angeordnet. Es kommt allerdings zu einer leichten Distalverschiebung, sodass sie dorsal bis zur 12. Rippe und ventral bis zur Symphyse reichen.

Die Oberflächensensibilität leitet durch Berühren der Hautoberfläche entstandene sowie Schmerz- und Temperaturreize weiter und dient damit zum Schutz des Körpers nach außen.

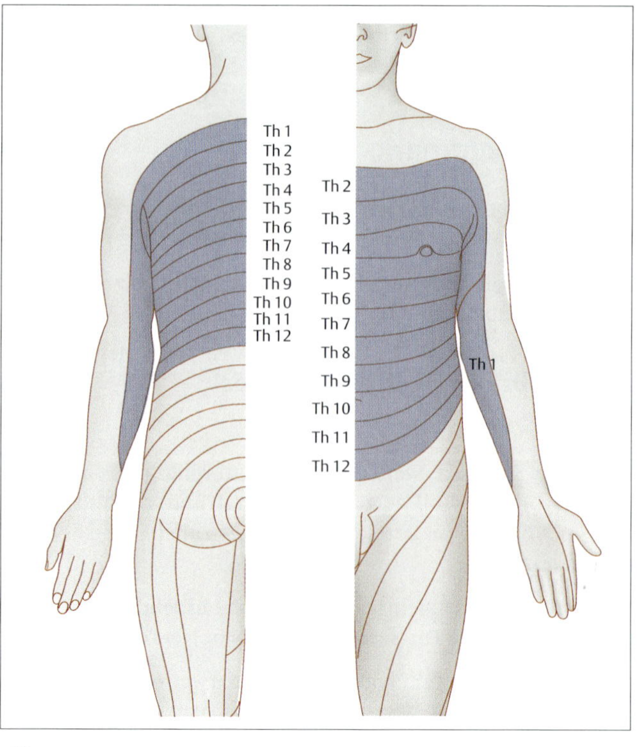

Abb. 3.81 Dermatome am Rumpf.

Rr. ventrales

Nn. intercostales

▸ **Abb. 3.82**

Aus den Rr. ventrales entstehen die Nn. intercostales. Sie ziehen zur Innenseite der Thoraxwand. Zwischen den Mm. intercostales externi et interni verlaufen sie zusammen mit den Vv. intercostales und Aa. intercostales im Sulcus costae an der Rippeninnenseite. Die Reihenfolge der Leitungsbahnen in diesem Sulcus ist von oben nach unten: Vene, Arterie, Nerv: ***VAN***.

Die 6 kranialen Interkostalnerven innervieren motorisch die Interkostalmuskulatur sowie die Mm. serratus posterior superior et inferior auf beiden Seiten und enden am Sternum. Sensibel versorgen sie die Dermatome Th 1 –Th 6.

Die 6 kaudalen Interkostalnerven folgen ebenfalls den Rippen, biegen am Rippenende nach ventral-kaudal ab und enden im Bereich der Linea alba. Sensibel innervieren sie die Dermatome Th 7 –Th 12.

Alle Interkostalnerven geben im Bereich der vorderen Axillarlinie Äste ab, ***R. cutaneus lateralis***, die die Hautareale in ihrem Ausbreitungsgebiet versorgen. Ausnahmen sind die Rr. cutanei laterales des 2. und 3. Interkostalnervs, da sie als ***N. intercostobrachialis*** die Innenseite des Oberarms innervieren.

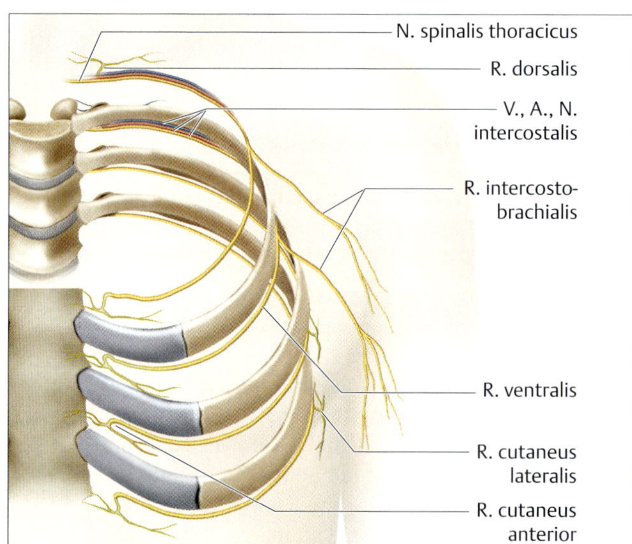

Abb. 3.82 Verlauf der Interkostalnerven.

KLINISCHER BEZUG

Interkostalneuralgie

Eine mechanische Kompression eines Interkostalnervs bewirkt gürtelförmig um den Rumpf verlaufende Schmerzen. Außerdem fällt eine diskrete Störung der Hyper- und Dysästhesie im Ausbreitungsgebiet des Nervs auf.

Differenzialdiagnostisch müssen die Beschwerden von Herzinfarkt und Lungenaffektionen sowie Koliken der Hohlorgane abgegrenzt werden. So besteht z. B. bei der Interkostalneuralgie eine deutliche Positionsabhängigkeit der Beschwerden, weil sie unter Entlastung nachlassen und sich bei Rotation des Rumpfes verstärken.

Ebenso sind Übertragungsschmerzen aus anderen inneren Organen, Head-Zonen, von einer Rumpfnervenläsion zu unterscheiden.

N. phrenicus

▶ Abb. 3.83

Der N. phrenicus versorgt motorisch und sensibel das Diaphragma und innerviert mit einigen sensiblen Fasern das angrenzende Pleura- und Peritonealgewebe sowie den Herzbeutel mit den ***Rr. pericardiaci.***

Er kommt vor allem aus der Etage C4, ein kleiner Anteil aus C3 und gelegentlich aus C5.

Der Nerv verlässt den Plexus proximal vor der Vereinigung der Wurzel zu Primärsträngen. Im weiteren Verlauf zieht er von dorsal kommend durch die hintere Skalenuslücke, weiter auf dem kaudalen Teil des M. scalenus anterior und tritt zwischen A. und V. subclavia in den Thoraxraum ein. Dann liegt er im ventralen Mediastinum zwischen Pleura mediastinalis und Perikard, wobei er beide sensibel innerviert.

Für die motorische Versorgung der kranialen Anteile des Diaphragmas verzweigt er sich und durchbricht mit einem sensiblen Ast das Centrum tendineum, um die kaudale Seite zu versorgen. Ab dem Durchbruch durch das Diaphragma heißt er ***R. phrenicoabdominalis***. Dieser Ast innerviert außerdem das viszerale und parietale Peritoneum der Oberbauchorgane.

KLINISCHER BEZUG

Irritationen des N. phrenicus

Die Irritation beider Nerven ist sehr selten. Einseitig kann ein Nerv durch die Engpässe Skalenuslücke und kostoklavikuläre Lücke geschädigt werden. Im Mediastinum spielt die topografische Beziehung zu Perikard und Pleura bei Perikarditis, Pleuritis und Bronchialtumor oder bei Herzoperationen eine Rolle. Die Folgen eines Ausfalls des N. phrenicus sind einseitiger Diaphragmahochstand und Beeinträchtigung der Inspiration.

Radikuläre Symptomatik

Bei radikulär bedingter Zwerchfelllähmung ist auf die Begleitsymptomatik zu achten, wie z. B. Atrophie der Nackenmuskulatur, Innervationsstörung der Skapulamuskulatur und Sensibilitätsstörungen im Segment C4.

Bei Säuglingen kann eine Parese die Begleiterscheinung bei einer geburtstraumatischen, oberen Armplexuslähmung sein.

Rückenmarkschädigung

Rückenmarkschädigungen oberhalb von C4, z. B. durch Wirbelsäulenverletzungen oder Tumoren, verursachen nicht nur eine hohe Querschnittlähmung, Tetraplegie, sondern auch eine beidseitige Diaphragmalähmung, sodass künstlich beatmet werden muss.

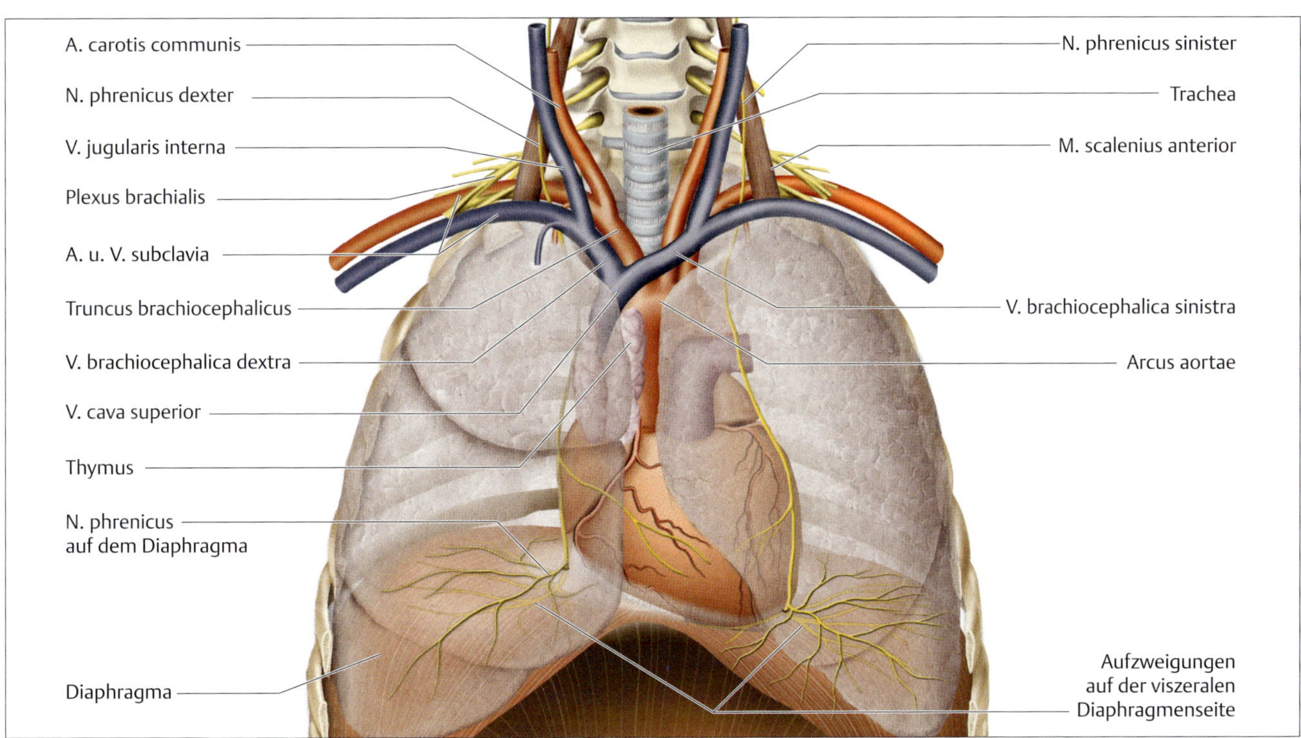

Abb. 3.83 Verlauf des N. phrenicus.

3.4.4 Thorakaler Teil des Truncus sympathicus

(▸ **Abb. 3.84**)

Der Grenzstrang verläuft lateral der BWS unmittelbar ventral der Kostotransversalgelenke und wird von der Pleura bedeckt. Seine 12 Ganglien liegen den Rippenköpfchen auf. Sie sind durch ***Rr. internodales*** untereinander verbunden.

Die ***Rr. communicantes grisei et albi*** stellen eine Verbindung zum Spinalnerv auf der gleichen Ebene her.

Ganglion stellatum

Das kranialste Ganglion des Thorakalbereichs versorgt den Kopf, das Herz und die Lungen.

N. splanchnicus major

Der Nerv entspringt aus den 6.– 9. Brustganglien und zieht nach medial-kaudal. Zusammen mit den Vv. azygos et hemiazygos zieht er durch den Hiatus aorticus des Diaphragmas. Neben viszeralen Afferenzen enthält er auch präganglionäre Fasern, die im Plexus coeliacus umgeschaltet werden.

N. splanchnicus minor

Der kleinere N. splanchnicus entspringt aus den 10. und 11. Brustganglien und verläuft zusammen mit dem N. splanchnicus major durch das Diaphragma. Danach verteilt er sich in Äste zum Plexus coeliacus.

Plexus coeliacus

Dieser Plexus ist um die Aorta herum angeordnet und wird als „Sonnengeflecht" bezeichnet, da sich seine Fasern strahlenförmig fortsetzen. In ihm sind die prävertebralen Ganglien eingelagert. Die postganglionären Nervenfasern der Ganglia coeliaca versorgen einen Großteil des Gastrointestinaltrakts und die Nieren.

Plexus mesentericus superius

Der kleine Plexus liegt um die A. mesenterica superior und versorgt den Dünndarm.

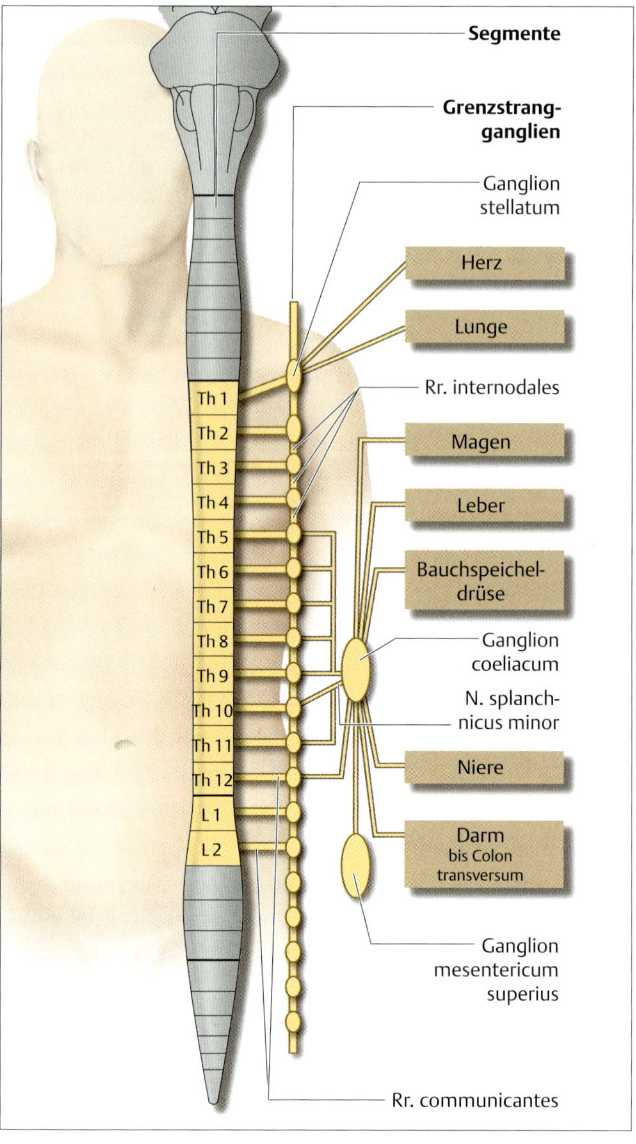

Abb. 3.84 Zuordnung des Truncus sympathicus im Thorakalbereich.

KLINISCHER BEZUG

Vegetative Störung bei Rippenblockierung
Durch die Nähe des Grenzstrangs zu den Kostotransversalgelenken können vegetative Symptome eine Rippenblockierung begleiten, z. B. Übelkeit und Kaltschweißigkeit.

Head-Zonen ▸ **Abb. 3.85**
Die BWS und der Thorax haben eine zentrale Stellung im viszeral-reflektorischen Geschehen, da am präganglionären Neuron im Seitenhorn des Rückenmarks eine Konvergenz somatischer und viszeraler Impulse existiert. Die somatischen Afferenzen werden häufig direkt auf Rückenmarks- oder Hirnstammebene zur Auslösung viszeraler Reflexe weiterverschaltet.

Erkrankungen oder Funktionsbeeinträchtigungen eines Organs können demnach alle Funktionen der angespeisten Segmente und die zentralen Regulationszentren betreffen. Das bedeutet, sie haben Auswirkungen auf die Dermatome, die sich als Reflexzonen am Thorax, ***Head-Zonen,*** manifestieren. Sie sind klinisch wichtig, da somatische Schmerzen in diesen Zonen auf eine Funktionsstörung in einem Organ hinweisen können. So kann z. B. ein Schmerz in der Umgebung des Akromioklavikulargelenks dem eigentlichen viszeralen Reiz aus der Gallenblase zugrunde liegen. An der linken Brustwand auftretende und in den linken Arm ausstrahlende Schmerzen entstehen aufgrund einer Mangeldurchblutung des Herzens.

Eine weitere typische Reaktion auf eine segmentale Reizsituation kann die Veränderung des Gewebsturgors und des Muskeltonus sein, die unter Umständen für Blockierungen der Wirbelbogengelenke mitverantwortlich sind. So entstandene Blockierungen belasten rückwirkend als Dauerreiz den gesamten segmentalen reflektorischen Komplex (Schildt-Rudloff 1994).

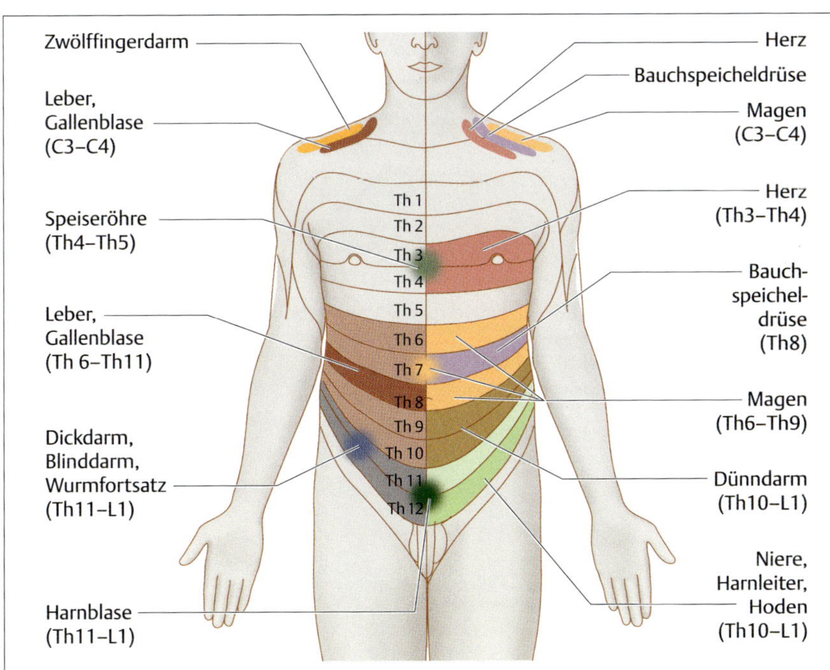

Abb. 3.85 Viszerale Afferenzen und Head-Zonen.

PRAXISTIPP

Beispiel einer viszerovertebralen Wechselbeziehung

▶ **Abb. 3.86, a, b** (Schildt-Rudloff 1994)

Bei einer Magenerkrankung ist mit folgenden Beschwerden zu rechnen:

- Flächige Schmerzausstrahlungen auf der linken Thorakalhälfte ventral und dorsal ab dem kaudalen Viertel der Scapula bis in Höhe von Th 10.
- Kleinere Schmerzzonen an der linken Schulter-Nacken-Linie und über dem linken Acromion sowie oberhalb des Angulus superior scapulae.
- Die hyperalgetische Zone entspricht in etwa der flächigen Schmerzausbreitung.
- Verspannungen im M. longissimus thoracis, in der Bauchmuskulatur und im M. iliopsoas.
- Entwicklung von Triggerpunkten im M. levator scapulae, M. longissimus thoracis und M. rectus abdominis.
- Blockierungen der 4. und 5. Rippe sowohl rechts als auch links.
- Blockierungen in den Bewegungssegmenten Th 4 –Th 8.

Diese viszerovertebrale Verkettung bedeutet, dass Muskelverspannungen, Entwicklung von Triggerpunkten und Funktionsstörungen eines oder mehrerer Bewegungssegmente mit dazugehöriger Rippenverbindung ihre Ursache in einer Organstörung haben können. Diese ist in der Regel durch die Information über die Anamnese erkennbar. Ist die Organstörung allerdings stumm, weist der Misserfolg einer intensiven Therapie der genannten Funktionsstörungen darauf hin.

Bei einer akuten Organerkrankung ist wegen der reflektorischen Reizübertragung von einer intensiven Mobilisationsbehandlung der Wirbel- und Rippenverbindungen abzusehen. Funktionsstörungen bleiben jedoch auch nach Abklingen der Erkrankung bestehen und müssen dann mit der entsprechenden Therapie behandelt werden.

Das zwischen der Wirbelsäule und den inneren Organen bestehende Rückkoppelungssystem ist auch deshalb klinisch bedeutungsvoll, weil Störungen in den thorakalen Segmenten Auswirkungen auf die Organe haben können.

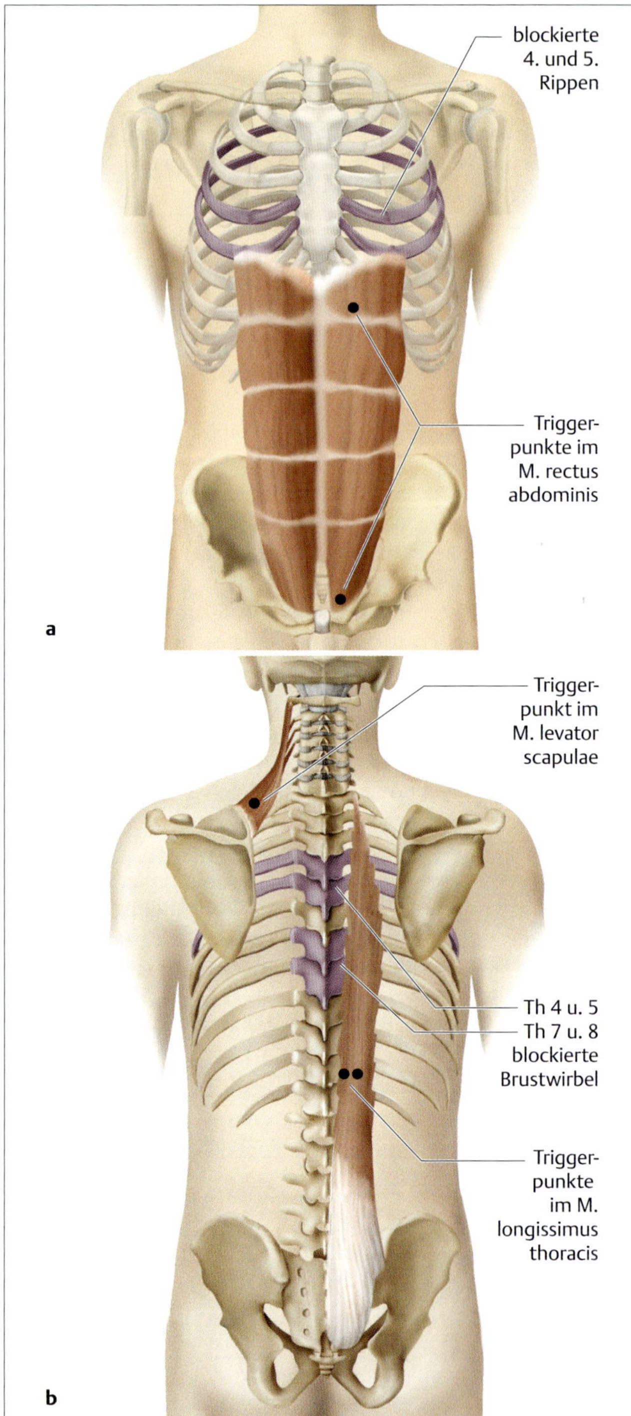

Abb. 3.86 Viszerovertebrale Wechselbeziehung bei Funktionsstörungen des Magens.

a Ansicht von ventral.

b Ansicht von dorsal.

3.5 Röntgenbild

3.5.1 Anterior–posteriore Aufnahme der BWS

Folgende Aussagen entsprechen der Norm (▸ **Abb. 3.87**):

- Die Grund- und Deckplatten der Wirbelkörper verlaufen horizontal und parallel.
- Die Dornfortsätze stehen im Lot.
- Die Pediculi arci sind als ovale Kreise sichtbar. Sie liegen untereinander und haben beidseitig symmetrischen Abstand zur Mittellinie.
- Die Weite des Spinalkanals wird durch die Interpedikulardistanz dargestellt. Sie beträgt in der oberen BWS etwa 20 – 27 mm, in der Mitte 15 – 20 mm und im unteren Abschnitt 19 – 27 mm.
- Die Rippen haben eine glatte Kontur ohne Stufenbildung.
- Die Darstellung der Kostovertebralgelenke ist nur im kaudalen Abschnitt in der Anterior-posterior-Aufnahme möglich.
- Kranial ist die Beurteilung schwieriger. Deshalb wird dafür die Williams-Einstelltechnik gewählt. Der Patient liegt in Rückenlage. Der Röntgenstrahler wird in Abhängigkeit von der Kyphose um 20 – 40° kopfwärts geneigt und der sogenannte **Zielstrahl** auf den 6. Brustwirbel gerichtet.
- Die thorakale Paravertebrallinie verläuft gerade. Sie ist ein linearer Schatten etwa 6 – 8 mm links neben den Wirbeln. Diese Linie ist vom 4. bis 12. Brustwirbel zu sehen. Sie spiegelt die vertikale Grenze zwischen medialem Rand der Lunge und der Pleura sowie dem dichten perivertebralen Bindegewebe wieder.
- Rechts ist dieser Schatten selten zu erkennen.

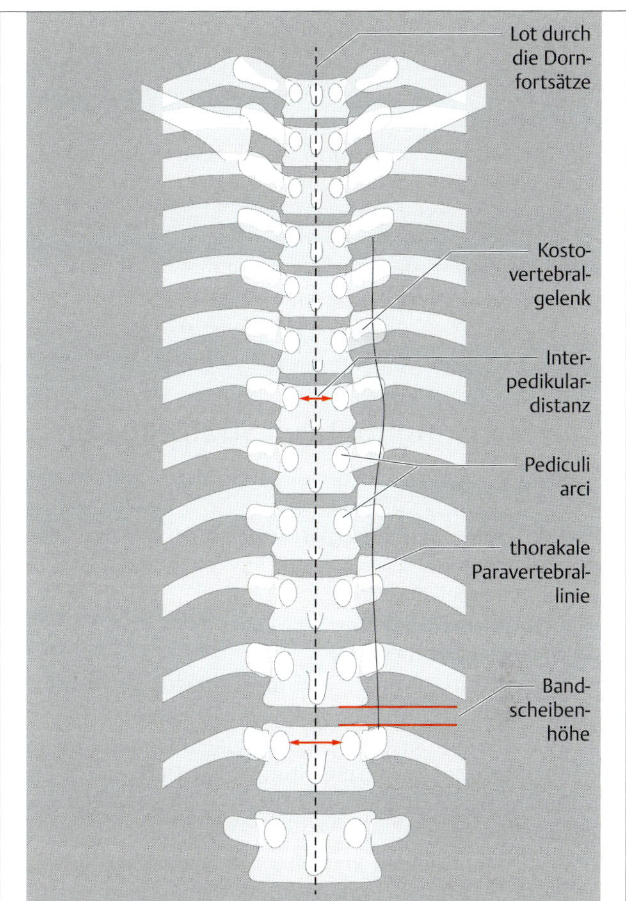

Abb. 3.87 Röntgenbild: Anterior–posteriore Aufnahme der BWS.

KLINISCHER BEZUG

Pathologische Veränderungen in der Anterior-posterior-Aufnahme
Rotationsfehlstellungen (▸ **Abb. 3.88**)
Sie sind an den Pediculi arci sichtbar, die sich zur Mittellinie hin bzw. von dieser weg verschieben können. Bei der Messung nach Nash und Moe (1964) werden folgende 4 Grade unterschieden:

- Grad I–II: Auf einer Seite verschiebt sich der Pediculus arcus zur Mittellinie hin, während er auf der anderen Seite nicht mehr vollständig sichtbar ist und den Wirbelkörperrand überlappt.
- Grad III: Der Pediculus arcus einer Seite erreicht die Mittellinie, der andere ist nicht mehr zu sehen.
- Grad IV: Der Pediculus ist weiter über die Mittellinie hinweg zur anderen Seite verschoben.

Skoliose: Messung des Ausmaßes der seitlichen Verkrümmung nach Cobb (1948) (▸ **Abb. 3.89**)
Es werden 2 Linien gezogen und miteinander verbunden. Der Schnittpunkt beider Linien bildet den Winkel zur Beurteilung der Seitenausbiegung: (1) 1. Linie entlang der Deckplatte des oberen Neutralwirbels. Das ist der am meisten geneigte Wirbel der seitlichen Krümmung. (2) 2. Linie entlang der Grundplatte des unteren Neutralwirbels.

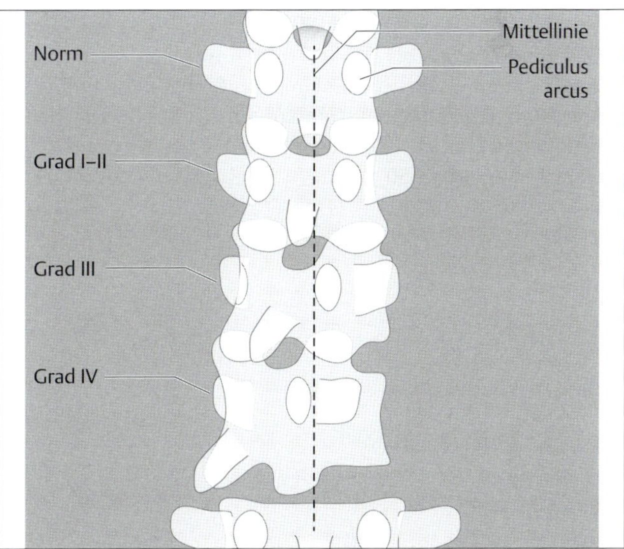

Abb. 3.88 Röntgenbild: Anterior–posteriore Aufnahme zur Beurteilung der Rotationsfehlstellung nach Nash und Moe (1969).

Arthrose im Kostotransversalgelenk
Bei degenerativen Veränderungen entstehen schnabelförmige Ausziehungen an den Gelenkflächen. Außerdem sind subchondrale Verdichtungen sichtbar. Vor allem bilden sich Fibroostosen am Lig. costotransversarium laterale.

- Bei der Spondylarthrose zeigen die Wirbelbogengelenke eine subchondrale, bandförmige ***Spongiosaverdichtung*** und ***Osteophyten.***
- Die Ursache eines ***eingeengten Spinalkanals*** von medial her kann an einem raumfördernden Prozess im Vertebralkanal liegen.
- Eine ***Verschiebung der Paravertebrallinie*** kann infolge von Abszessen bei Spondylitiden oder bei perivertebralen Hämatomen nach Wirbelverletzungen entstehen.

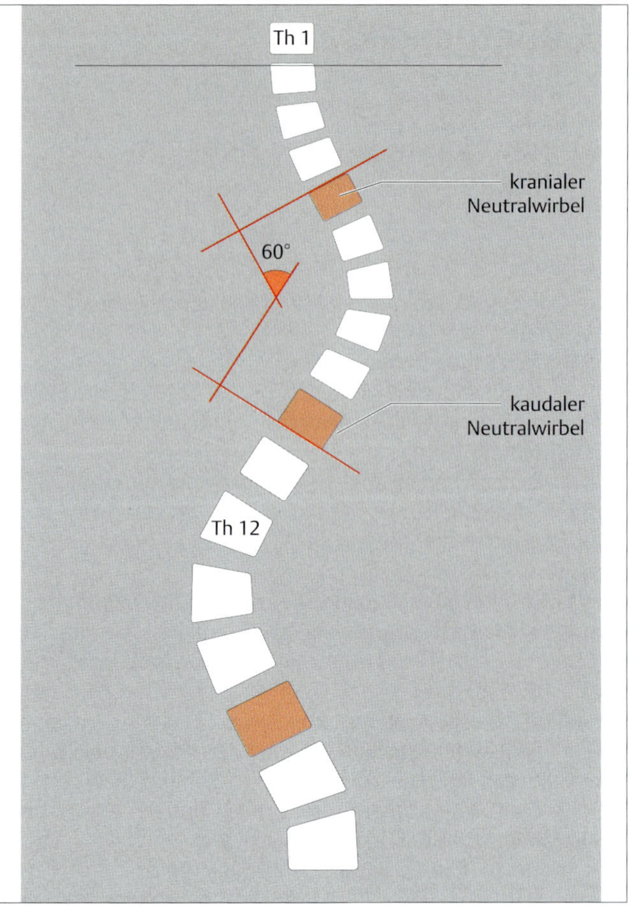

Abb. 3.89 Röntgenbild: Anterior–posteriore Aufnahme bei Skoliose, Messung der seitlichen Verbiegung nach Cobb.

3.5.2 Thorax im frontalen Strahlengang

▶ **Abb. 3.90**

- Folgende Linien verlaufen parallel und in einem harmonischen Bogen:
  - Vordere Wirbelkörperlinie;
  - Hintere Wirbelkörperlinie;
  - Wirbelbogenabschlusslinie.
- Die hintere Wirbelkörper- und die Wirbelbogenabschlusslinie bilden die Begrenzungen des Spinalkanals.
- Die Form des Wirbelkörpers gleicht einem Kasten. Die vertikale Randkontur sowie die Grund- und Deckplatten sind glatt und scharf abzugrenzen. Letztere stehen parallel zueinander.
- Der Diskusraum hat im kranialen Abschnitt einen Abstand von etwa 3 – 4 mm, im mittleren BWS-Bereich 4 – 5 mm und kaudal etwa 6 mm.
- Mit dem ***Kyphosewinkel nach Cobb*** wird die BWS-Kyphose beurteilt. Zu dessen Berechnung wird eine Linie von der Deckplatte des 1. Brustwirbels nach ventral und eine weitere von der Grundplatte des 12. Wirbels gezogen. Beide Linien werden verlängert, bis sie sich treffen und dann den Cobb-Winkel bilden. Falls sich die Linien außerhalb des Röntgenbildes treffen, wird jeweils ein Lot auf sie gefällt. Der dabei entstehende kraniale oder kaudale Winkel ist der Cobb-Winkel. Er beträgt etwa 50°.

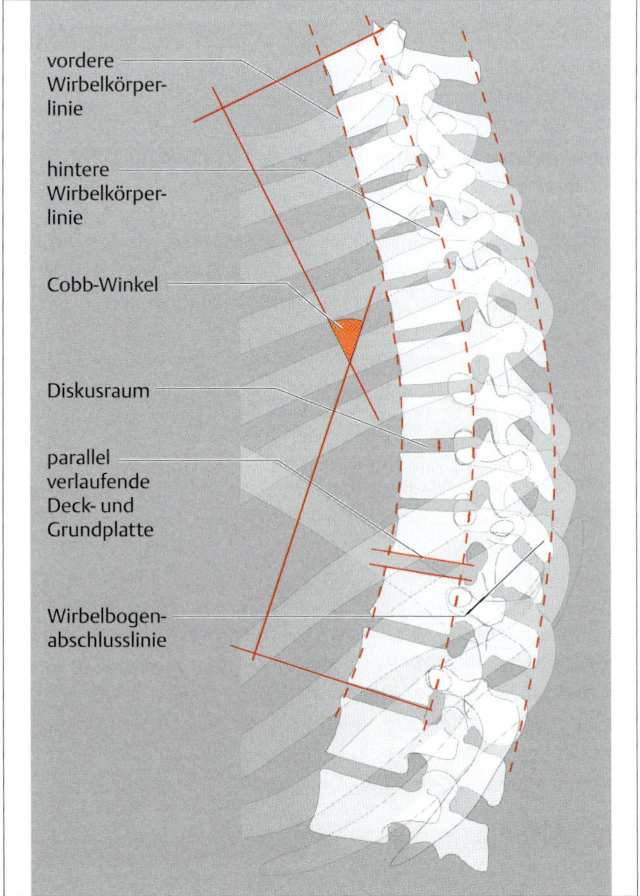

Abb. 3.90 Röntgenbild: Thorax im frontalen Strahlengang.

KLINISCHER BEZUG

Pathologische Veränderungen in der seitlichen Aufnahme des Thorax

M. Scheuermann, thorakaler Typ (▸ Abb. 3.91)

- ***Schmorl-Knorpelknötchen:*** Die Abschlussplatten der Wirbelkörper zeigen eine unregelmäßige Zeichnung, da Bandscheibengewebe aufgrund des Quellungsdruckes in den Wirbelkörper eingedrungen ist. Diese Einbrüche stellen sich als runde dunkle Schatten dar und liegen meist im ventralen Abschnitt der Wirbelkörper.
- ***Diskushöhenabnahme:*** Verglichen mit anderen BWS-Segmenten ist die Abnahme der Diskushöhe im befallenen Segment gering und ventral betont.
- Die Wirbelkörper zeigen eine Keilform.
- Die Wirbelkörpertiefe ist verlängert, was am Verhältnis des Längs- zum Querdurchmesser sichtbar ist.

Spondylitis ankylopoetica (▸ Abb. 3.92)

Folgende Veränderungen sind zu beobachten:

- ***Diskovertebrale Destruktionsprozesse:*** Die Grund- und Deckplatten der Wirbelkörper sehen wie ausgefranzt aus und verlaufen nicht mehr parallel zueinander.
- ***Syndesmophyten,*** die von den dorsalen und ventralen Randleisten ausgehen. Die ersten entstehen meist im thorakolumbalen Übergang.
- ***Wirbelkantensklerose*** ist ein kleiner Konturendefekt an der vorderen Wirbelkörperrandleiste, der meist von einer Spongiosaverdichtung umgeben ist und sich als glänzende Ecke darstellt. Da sie sowohl kranial als auch kaudal auftritt, erscheint der Wirbelkörper abgerundet und sieht wie eine Tonne aus, ***Tonnenwirbel***.
- ***Verknöcherungsvorgänge*** entwickeln sich vor allem in der Art. capitis costae und betreffen die Kapseln und das Lig. capitis costae radiatum. Diese knöcherne Ankylose kommt auch an den Wirbelbogengelenken und den Bändern der Wirbelsäule vor. Besonders betroffen sind dabei die Längsbänder.

Trichterbrust

Um die Ausprägung einer Trichterbrust zu beurteilen, wird die Distanz zwischen Sternumrückfläche und ventralem Wirbelkörper gemessen. Nach Fabrizius (1957) lassen sich hinsichtlich der Distanzmessung folgende 3 Ausprägungen unterscheiden:

- Leicht: über 7 cm;
- Mittelgradig: 5 – 7 cm;
- Schwer: unter 5 cm.

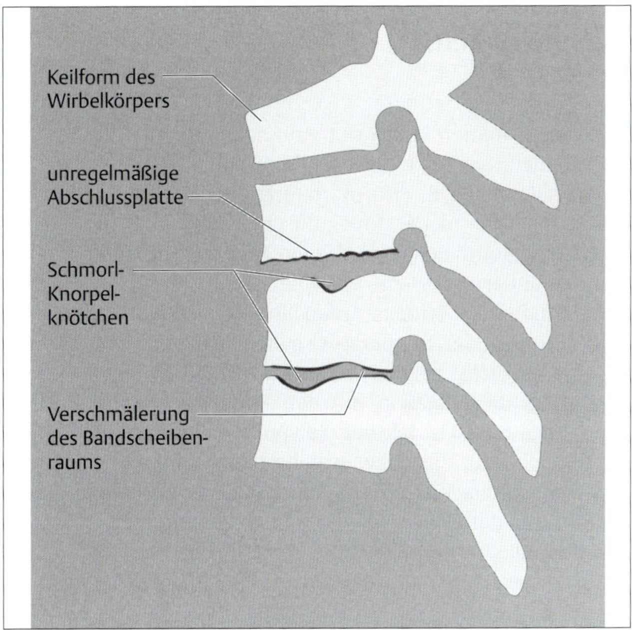

Abb. 3.91 Röntgenbild: Pathologische Veränderungen am Thorax bei Morbus Scheuermann.

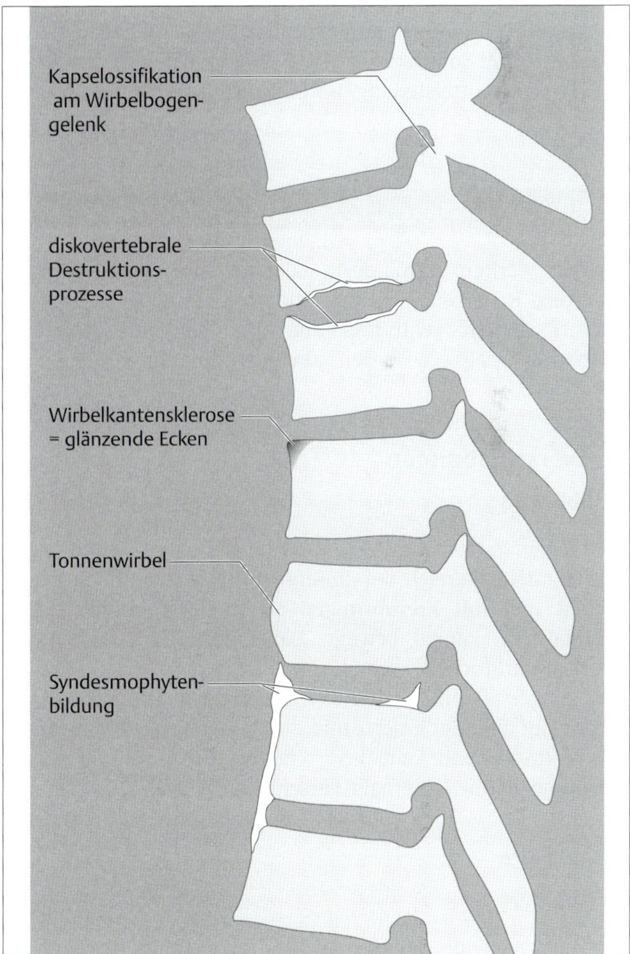

Abb. 3.92 Röntgenbild: Pathologische Veränderungen an der BWS bei Spondylitis ankylopoetica.

3.6 Palpation

Durch die Palpation lassen sich Anomalien im Weichteilgewebe erkennen. Sie setzt die dreidimensionale Vorstellung der Struktur voraus, z. B. die Anordnung von Knochen, Bändern und Muskulatur in der topografischen Region. In der Regel wird die Region palpiert, in der ein Patient Schmerzen angibt oder Veränderungen zu vermuten sind. Gesucht werden schmerzhafte Strukturen, Aufquellungen, Verhärtungen und Veränderungen der Temperatur sowie Elastizität des Gewebes. Um eine möglichst genaue Aussage über das Gewebe zu erhalten, erfolgt die Palpation mit den Fingerspitzen, da sie mit einem dichten Netz taktiler Reizpunkte besetzt und damit empfindlicher für die Reizwahrnehmungen sind. Die Palpation findet mit unterschiedlichem Druck und der zu palpierenden Struktur und dem Widerstand des Gewebes angepasster Intensität statt. Die Interpretation des Palpationsbefunds wird dann in Zusammenhang mit weiteren funktionellen Untersuchungen der betroffenen Strukturen gesetzt.

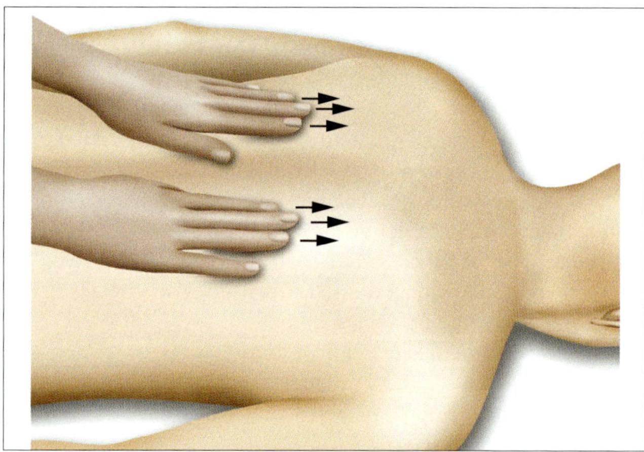

Abb. 3.93 Untersuchung der Hautverschiebungen im Thoraxbereich.

3.6.1 Dorsaler Bereich

Hier ist die Ausgangsstellung die Bauchlage. Dabei liegt die Stirn auf einem Sandsack, die HWS befindet sich in der Flexion-Extension-Mittelstellung, und die Arme liegen neben dem Körper.

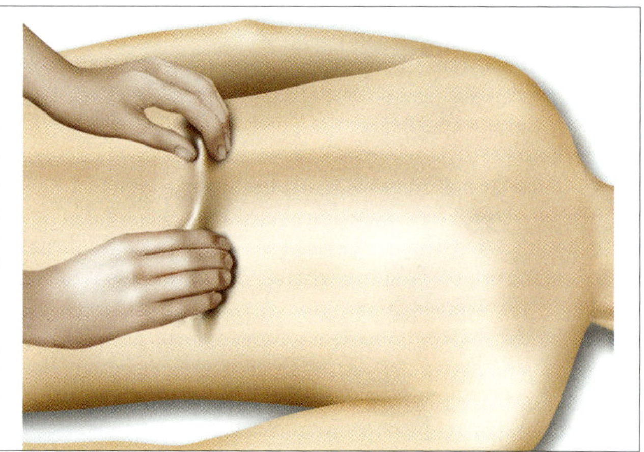

Abb. 3.94 Kibler-Falte im Thoraxbereich.

Haut und Faszien

Beurteilt werden verminderte oder erhöhte Dicke, erhöhte Spannung, Rauigkeiten, Temperatur und vermehrtes Transpirieren. Es sollten rechte und linke Seite der Wirbelsäule zur gleichen Zeit palpiert werden, um einen direkten Vergleich zu haben.

Hautverschiebungen

▸ **Abb. 3.93**

- Die Fingerspitzen von Zeige- und Mittelfinger werden paravertebral im Bereich der unteren BWS leicht auf die Haut gelegt und mit kreisförmigen Streichelbewegungen nach kranial und kaudal bewegt. Dabei darf der Hautkontakt nicht unterbrochen werden.
- Die Fingerspitzen werden mit etwas mehr Druck paravertebral auf die Haut gesetzt und die Haut gegen die Unterhaut nach kranial und kaudal verschoben. Die Haut muss sich leicht gegen die Unterhaut verschieben lassen.

Kibler-Falte

▸ **Abb. 3.94**

Um tiefer gelegene Gewebeschichten hinsichtlich der Konsistenz und Verschiebbarkeit zu prüfen, wird mit Daumen, Zeige- und Mittelfinger paravertebral rechts und links gleichzeitig eine Hautfalte gebildet und bezüglich unterschiedlicher Dicke und Spannung beurteilt. Es kann sein, dass sich bei deutlicher Gewebespannung keine Hautfalte bilden lässt.

Knöcherne Strukturen

Proc. spinosus

▸ Abb. 3.95

In der Regel sind die Spitzen der Procc. spinosi gut zu identifizieren, da sie als deutlich umschriebene Erhebungen hervortreten. Die Palpation eines Dornfortsatzes erfolgt folgendermaßen:

- Auf die Spitze wird ein deutlicher Druck ausgeübt, um festzustellen, ob das Periost schmerzhaft ist.
- Kranial und kaudal an der Spitze wird mit Druck quer zu dieser palpiert. Hier inserieren die Mm. interspinales und das Lig. supraspinale.
- In die Tiefe gehend wird der laterale Rand verfolgt, um die hier liegenden zahlreichen Muskelinsertionen zu palpieren. Eine genaue Differenzierung ist allerdings nicht möglich, weil sie sehr dicht zusammen und teilweise in der Tiefe an der Basis des Dornfortsatzes liegen (▸ **Abb. 3.96**).

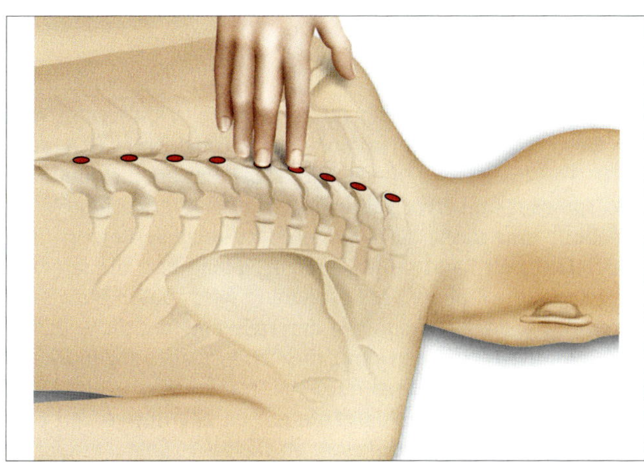

Abb. 3.95 Palpation der Procc. spinosi.

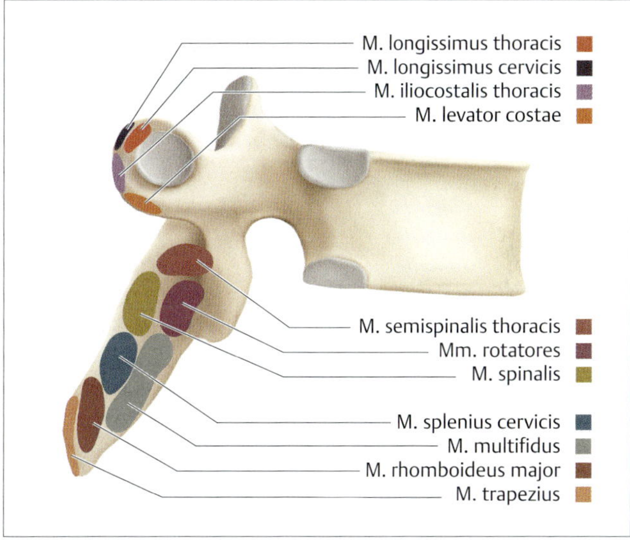

Abb. 3.96 Muskelinsertionen an den Procc. spinosus et transversus des 5. Brustwirbels.

Proc. transversus

► **Abb. 3.97 a, b, c**

Bei der Palpation der Querfortsätze geht die Orientierung von den Dornfortsätzen aus: In Höhe der Wirbel Th 1 –Th 4 und Th 10 –Th 12 ist etwa 2 Querfinger kranial des entsprechenden Proc. spinosus und etwa 3 Querfinger lateral der Dornfortsatzmittellinie eine Rinne zu palpieren. Ihre mediale Begrenzung ist der lateralen Rand des M. erector spinae und die laterale Begrenzung die Rippen. Der Muskelrand wird zu den Dornfortsätzen hin geschoben, damit in der Tiefe eine deutliche Erhebung identifiziert werden kann, die sich fest, aber abgepolstert anfühlt. Dies ist die Spitze des Proc. transversus. Meist lässt sich nur diese deutlich identifizieren, da der übrige Teil des Querfortsatzes unter dem dicken Muskelpaket liegt.

Sehr viele Muskeln inserieren am Querfortsatz, die so dicht beieinanderliegen, dass eine eindeutige Identifizierung nicht möglich ist (► **Abb. 3.96**).

Bei Th 5 –Th 9 erfolgt die Palpation der Querfortsätze etwa 3 Querfinger nach kranial, weil in diesem Bereich die Dornfortsätze steiler nach kaudal verlaufen. Da die Procc. transversi hier nach lateral ausgerichtet sind, geht die Orientierung zur Seite von etwa 3-4 Querfingern aus.

Rippen

► **Abb. 3.98**

Die Rippen sind vor allem am seitlichen Thorax gut zu identifizieren. Um an den dorsalen Teil zu gelangen, wird wieder die Rinne neben dem lateralen Rand des M. erector spinae aufgesucht. Nach medial ist die Spitze des Proc. transversus und direkt lateral davon die Rippe palpierbar, weil sie Kontakt zum Querfortsatz hat. Ab hier kann sie weiter nach lateral abpalpiert werden, sodass etwa eine Handbreit entfernt der **Angulus costae** als ein deutlicher Knick zu fühlen ist.

Die verminderte Beweglichkeit einer Rippe kann durch Palpation in diesem Bereich bei vertieften Atemzügen beurteilt werden.

PRAXISTIPP

Traktion für das Kostovertebralgelenk

Da die Anguli costae deutlich vorstehen, sind sie gut geeignet, um mit dem Hand- oder Kleinfingerballen Schub oder Druck auszuüben. Der Schub nach lateral sorgt für die Entlastung der Art. capitis costae und nach ventral zur Entlastung der Art. costotransversarium.

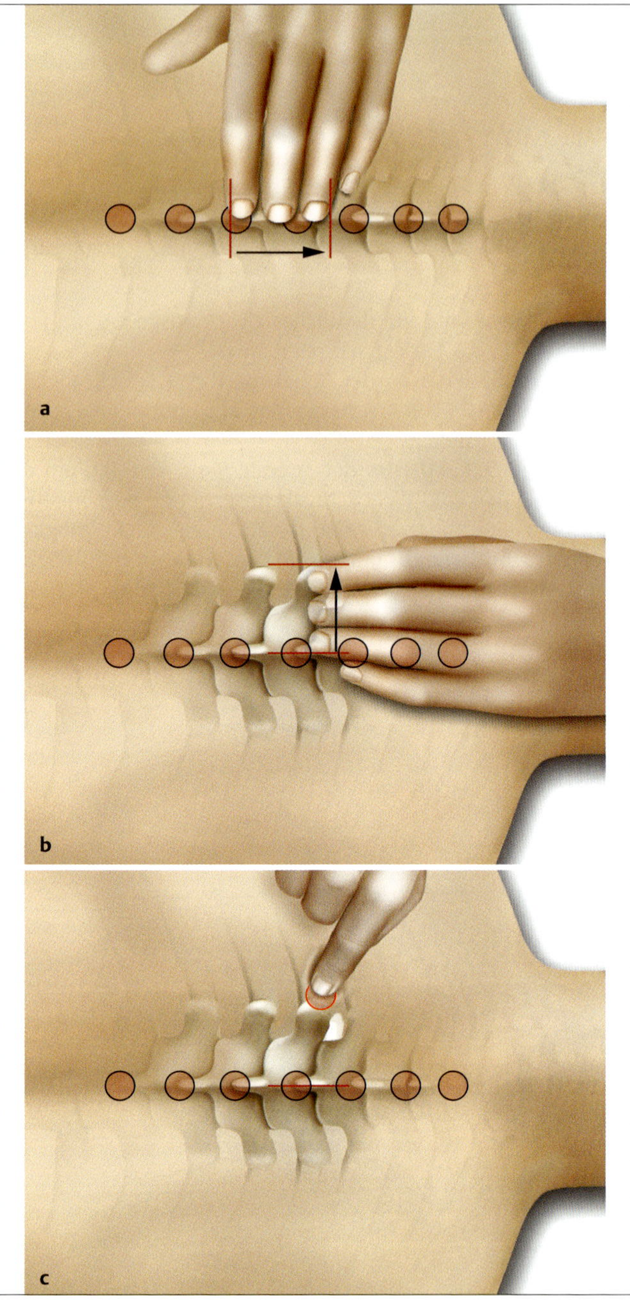

Abb. 3.97 Orientierung zur Palpation des Proc. transversus von Th 4.
a Am Proc. spinosus.
b Von der Mittellinie der Procc. spinosi.
c Spitze des Proc. transversus.

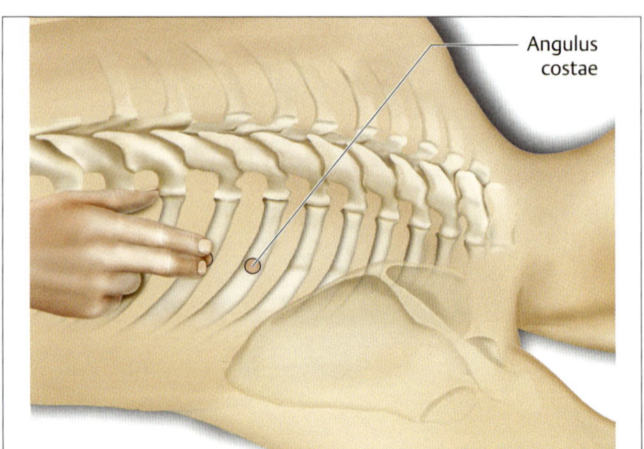

Abb. 3.98 Palpation des Angulus costae.

1. Rippe ▸ Abb. 3.99

Die Untersuchung der 1. Rippe erfolgt, um eine Aussage hinsichtlich Druckschmerzhaftigkeit, Beweglichkeit bei der Atmung und Höhendifferenzen zu erhalten.

Im Halsdreieck, das von der oberen Schulterkontur und dem seitlichen Hals gebildetet wird, verläuft die 1. Rippe direkt unter dem Trapeziusrand. Nach Entspannung durch gleichseitige Lateralflexion und gegensinnige Rotation wird dieser nach dorsal geschoben. Das Wegschieben gelingt am besten mit dem proximalen Zeige- und Mittelfinger, sodass dann die Fingerspitzen in die Tiefe gehen und die Rippe als deutlichen Wulst tasten können.

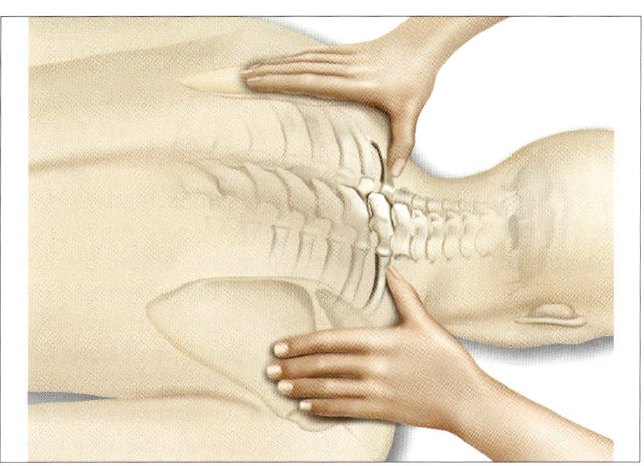

Abb. 3.99 Palpation der 1. Rippe.

Bänder

Lig. supraspinale

▸ **Abb. 3.100**

Die Palpation des Bandes geschieht zwischen den Dornfortsätzen quer zum Faserverlauf. Sie werden bei Flexion durch das Auseinandergehen der Proc. spinosi gedehnt. Die Insertionen können jeweils an deren kranialer und kaudaler Kante palpiert werden.

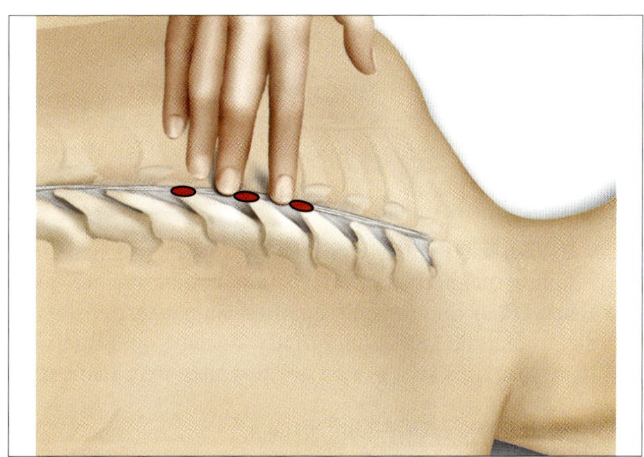

Abb. 3.100 Palpation des Lig. supraspinale.

Lig. costotransversarium laterale

▸ **Abb. 3.101**

Das Band kann unmittelbar lateral der Spitze des Proc. transversus palpiert werden. Wiederum findet die Palpation etwa 2 – 3 Querfinger von der Dornfortsatzlinie entfernt statt, in der Rinne, die sich unter dem Muskelrand der langen Rückenstrecker befindet. In der Tiefe dieser Rinne wird medial die Spitze des Querfortsatzes gesucht. Von hier horizontal zur Rippe ziehend, lässt sich das Band als fester kleiner Strang identifizieren.

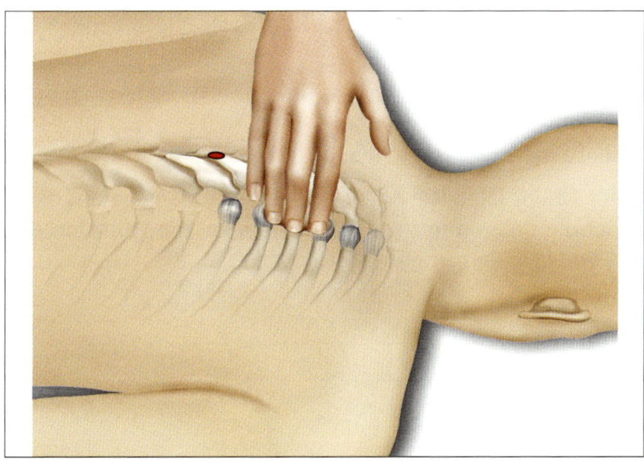

Abb. 3.101 Palpation des Lig. costotransversarium laterale.

KLINISCHER BEZUG

Insertionsligamentosen
Durch Stellungsänderungen des Thorax (z. B. verstärkte Kyphose) werden die Ligg. supraspinales auf Dauer gedehnt und sind an den Insertionen sehr schmerzhaft.

Bei der Blockierung einer Rippe schmerzt dagegen das Lig. costotransversarium laterale sehr.

Muskulatur

Interkostalräume

▸ Abb. 3.102

Die Palpation der Interkostalräume erfolgt in Seitenlage, da in dieser Position ein Interkostalraum im gesamten Ausmaß berücksichtigt werden kann. Unmittelbar neben dem Sternum wird der Palpierfinger in den Interkostalraum gelegt und sehr langsam nach dorsal verschoben. Am oberflächlichsten liegen die Mm. intercostales externi, die sich durch ihren Faserverlauf schräg von kranial-dorsal nach kaudal-ventral identifizieren lassen. Mit etwas mehr Druck werden die darunterliegenden Mm. intercostales interni erfasst. Bei der Palpation der Interkostalräume werden Verspannungen und Triggerpunkte in der Muskulatur sowie eine Beurteilung über die Enge der Räume abgegeben.

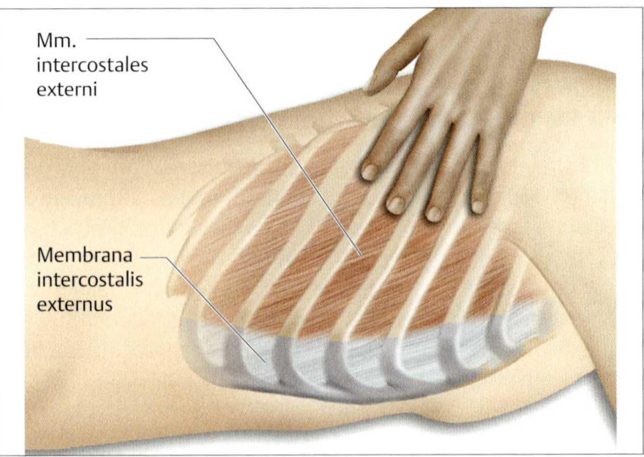

Abb. 3.102 Palpation des Interkostalraums.

M. erector spinae

Der Muskel liegt unmittelbar paravertebral und ist als längs verlaufender, etwa 3 bis 4 Querfinger breiter Muskelstrang auszumachen.

M. spinalis thoracis ▸ Abb. 3.103

Dieser ist als longitudinaler Strang unmittelbar neben den Procc. spinosi palpierbar. Die Palpation erfolgt flächig quer zum Faserverlauf und beginnt unmittelbar neben den Procc. spinosi. Der laterale Muskelrand ist etwa nach 1 – 1,5 Querfingern zu erwarten. Er lässt sich an der gesamten BWS palpieren.

M. longissimus thoracis ▸ Abb. 3.104 a

Unmittelbar neben dem M. spinalis folgt nach lateral hin der M. longissimus. Er ist ebenfalls im gesamten BWS-Abschnitt sowie direkt paravertebral an der LWS palpierbar. Die Palpation erfolgt wie beim M. spinalis quer zum Faserverlauf, um vereinzelte Stränge und sonstige Verhärtungen zu palpieren. Er wird teilweise vom M. iliocostalis überdeckt, weshalb sich sein lateraler Rand nicht gut identifizieren lässt.

M. iliocostalis thoracis ▸ Abb. 3.104 b

Dieser ist der lateralste Anteil des M. erector spinae und verbindet die unteren mit den oberen Rippen. Die Palpation erfolgt wie oben beschrieben, nur lateraler.

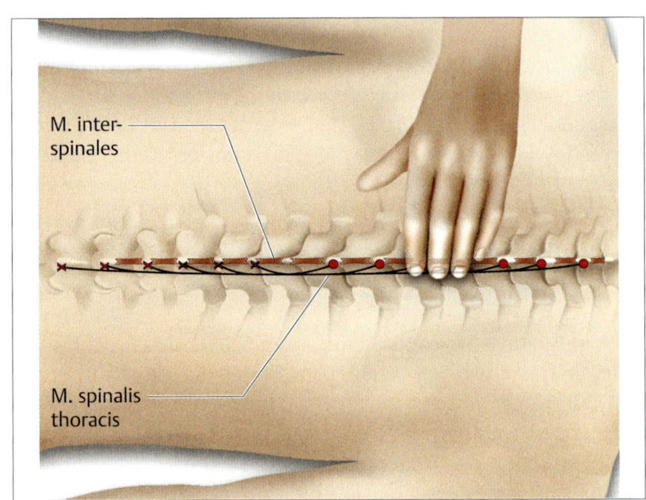

Abb. 3.103 Palpation des medialen Trakts der Rückenmuskulatur: M. spinalis thoracis und Mm. interspinales.

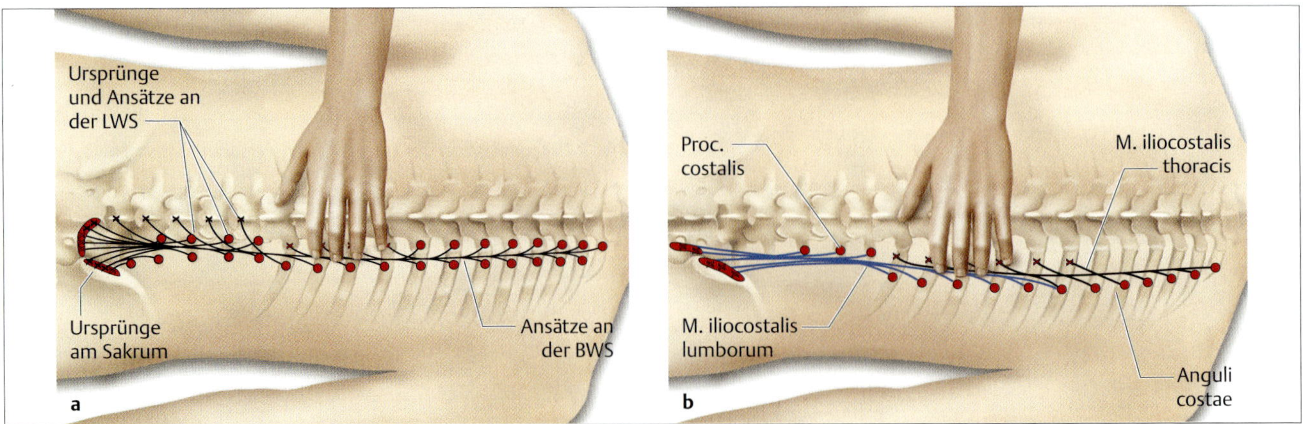

Abb. 3.104 Palpation des lateralen Trakts der Rückenmuskulatur.
a M. longissimus thoracis.
b M. iliocostalis lumborum.

M. levator costarum

► Abb. 3.105

Der Muskel lässt sich in der Tiefe vom Proc. transversus ausgehend nur dann palpieren, wenn der laterale Rand des M. erector spinae nach medial verschoben wird. Von der kaudalen Spitze des Querfortsatzes ausgehend nach kaudal-lateral zur nächsten kaudalen Rippe ist er als kleiner schräg verlaufender Strang zu identifizieren.

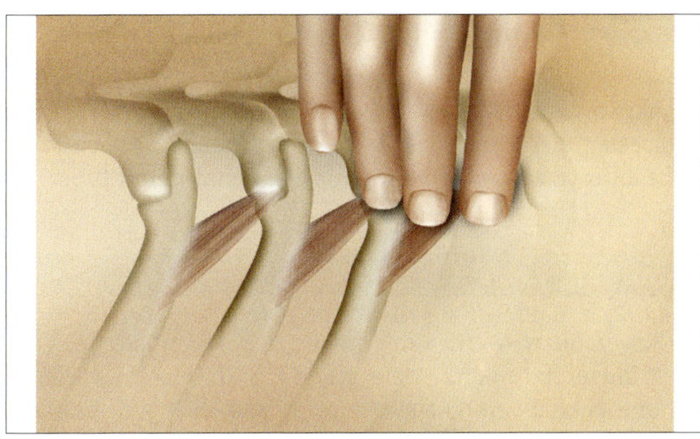

Abb. 3.105 Palpation des M. levator costarum.

Transversospinales System

► Abb. 3.106

Um an die Mm. multifidi et rotatores zu gelangen, beginnt die Palpation am Rand des Proc. spinosus. Damit von hier aus in die Tiefe gegangen werden kann, muss der mediale Rand des M. spinalis thoracis nach lateral geschoben werden.

Am ehesten lässt sich der horizontal verlaufende M. rotator brevis identifizieren, da er in der Regel straff und als querziehender Strang zu fühlen ist.

Bei schräg von kranial-medial nach kaudal-lateral ziehenden Strukturen kann es sich sowohl um Fasern der Mm. multifidi als auch um den M. rotator longus handeln.

Alle vom Thorax und der BWS zum Arm, Kopf oder Becken ziehenden Muskeln werden hinsichtlich ihres Spannungszustands und möglicher Irritationspunkte beurteilt: M. sternocleidomastoideus, Mm. scaleni, M. pectoralis major, M. pectoralis minor, Mm. rhomboidei, M. trapezius und M. latissimus dorsi (siehe ***Palpation HWS und Schulter***).

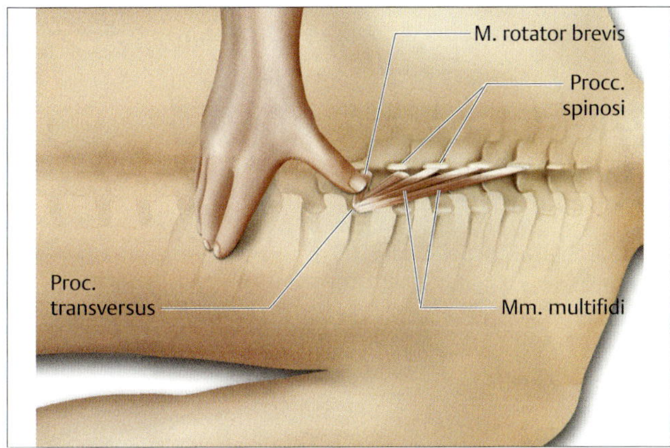

Abb. 3.106 Palpation des transversospinalen Muskelsystems.

3.6.2 Ventraler Bereich

Die Ausgangsstellung für die Palpation des ventralen Thoraxbereichs ist die Rückenlage, wobei sowohl Kopf als auch Knie leicht unterlagert sind. Die Arme liegen neben dem Körper.

Haut und Faszien

Die Fingerspitzen werden mit etwas Druck unterhalb der Clavicula aufgesetzt und die Haut gegen die Unterhaut nach kranial und kaudal verschoben. Sie muss sich leicht verschieben lassen.

Für eine Aussage über die Fascia clavipectoralis wird kranial der Clavicula der Zeigefinger und kaudal der Daumen angelegt und in die Tiefe verschoben. Normalerweise sollte das Tieferdringen der Finger ohne große Gegenspannung möglich sein.

Knöcherne Strukturen

1. Rippe kostosternal

Der Knochen-Knorpel-Übergang im ventralen Rippenbereich ist unmittelbar kaudal der Clavicula und neben dem Sternum zu palpieren. Kurz danach biegt die Rippe nach dorsal ab.

Sternum

▸ **Abb. 3.107**

An der kranialen Kante des Sternums, am Rand der Incisura jugularis, befinden sich die Ursprünge des M. sternocleidomastoideus. Hier wird quer zur Knochenkante palpiert. Nach kaudal hin erfolgt die Palpation entlang der Mittellinie, da die Insertionen der Ligg. sternocostales bis zur Mitte des Sternums gehen. Kleine Knötchen oder fibrös horizontale verlaufende Faszienteile können auf ausgeübten Druck schmerzempfindlich reagieren.

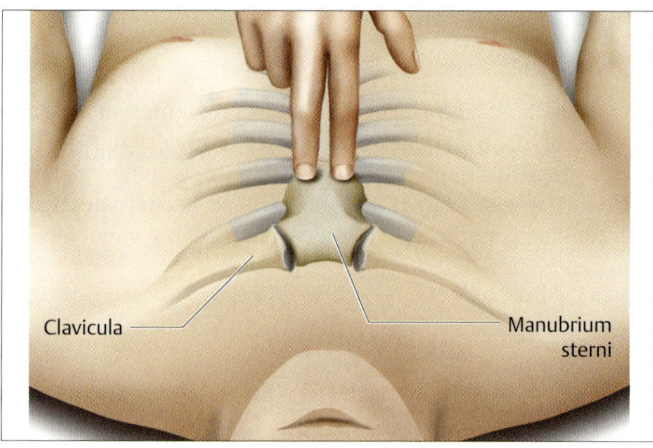

Abb. 3.107 Palpation des Sternums.

Gelenkige Verbindungen

Sternokostalgelenke

▸ **Abb. 3.108**

Die Verbindung der Rippen zum Sternum wird bei der Palpation im direkten Seitenvergleich beurteilt. Die Palpation geschieht vom Sternum aus. Vom Rand der Incisura jugularis aus nach kranial-lateral ist das Sternoklavikulargelenk als eine Erhebung zu fühlen. Unmittelbar kaudal und etwas weiter lateral liegt die 1. sternokostale Verbindung. Auch dieses Gelenk ist als eine Vorwölbung zu fühlen, allerdings nicht so ausgeprägt wie bei der Clavicula. Um sicher zu sein, ob die Lokalisation korrekt ist, kann weiter nach lateral und damit der kurze ventrale Verlauf der 1. Rippe palpiert werden, ehe sie nach dorsal abbiegt.

Die weiteren 6 Kostosternalverbindungen sind in regelmäßigen Abständen seitlich am Sternum als Erhebungen zu palpieren, die meist etwas druckempfindlich sind. Von hier aus nach lateral lassen sich die Rippen besser identifizieren als die 1. Rippe.

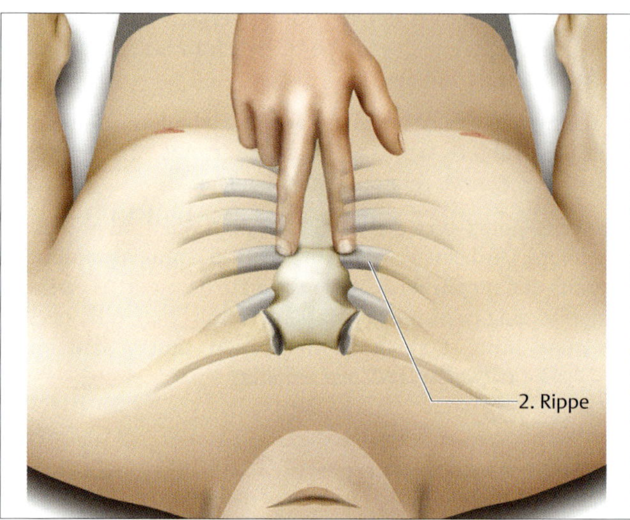

Abb. 3.108 Palpation der Kostosternalverbindungen.

PRAXISTIPP

Traktion der Sternokostalverbindungen
Durch schlechte Haltung (z. B. Sitzen mit rundem Rücken) und dadurch bedingtes Absinken des Thorax ist der Schmerz in den Sternokostalgelenken groß, da sie eine Kompression erfahren. Bei ausgeprägten Beschwerden kann eine Traktion über die Rippen eine deutliche Verbesserung bewirken.

Bänder

Lig. costoclaviculare

▶ **Abb. 3.109**

Kurz bevor sich die Clavicula zum Sternum hin verbreitert, wird das Band an der kaudalen Kante und im weiteren Verlauf zur 1. Rippe palpiert. Es ist sehr fest.

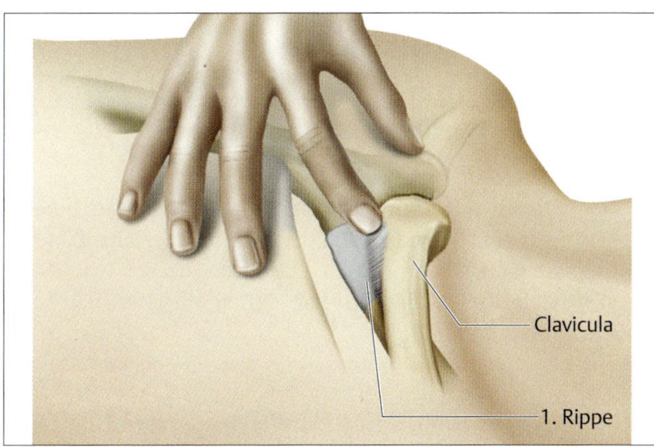

Abb. 3.109 Palpation des Lig. costoclaviculare.

Aufhängeapparat der Pleura

▶ **Abb. 3.110**

Zur Palpation der linken Seite wird der Kopf in leichter Flexion gelagert und nach links gedreht. Von kranial kommend, wird der Palpierfinger vom ventralen Trapeziusrand aus nach kaudal bis etwa zum Proc. transversus von Th 1 und etwas tiefer zum ventrokaudalen Rand des 1. Rippenhalses geführt. Hier ist die Insertion des **Lig. costopleurale**. Die anderen Bänder können im Kreisbogen von hier aus nach ventral palpiert werden. Das **Lig. transversopleurale** zieht zu den ventralen Querfortsätzen des 6. und 7. Halswirbels. Das **Lig. vertebropleurale** stellt die Verbindung der Pleura zu den ventrolateralen Wirbelkörpern von C 6 –Th 1 her. Die Palpation dieser Bänder ist sehr schwierig und sollten nur Erfahrene vornehmen.

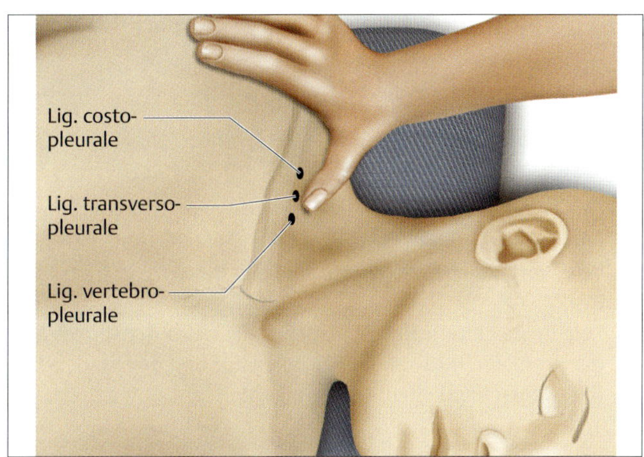

Abb. 3.110 Palpation der Aufhängebänder der Pleura.

Muskulatur

Diaphragma

▶ **Abb. 3.111**

Das Diaphragma selbst kann zwar nicht palpiert werden, jedoch lässt sich eine Aussage über seine Elastizität abgeben. Zur Entspannung der Bauchmuskulatur sollten die Beine angestellt sein.

Die Daumen beider Hände werden von kaudal her unter den Rippenbögen angelegt und verschieben die Rippen nach kranial-lateral.

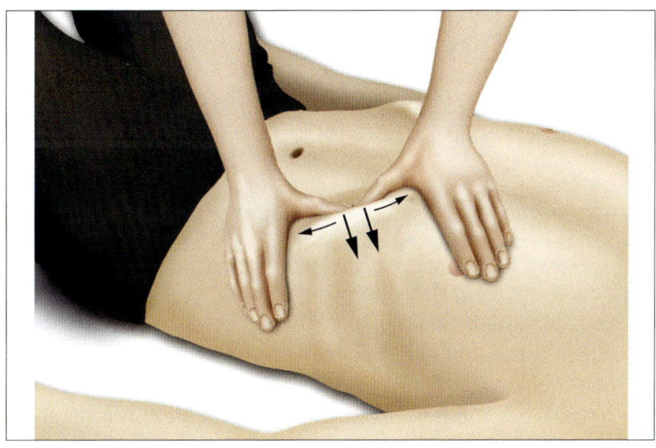

Abb. 3.111 Beurteilung der Elastizität des Diaphragmas.

PRAXISTIPP

Untersuchungsnorm und Abweichungen
Die Palpation des Diaphragmas gibt Auskunft über die Elastizität, Ausweichbewegungen und eine schmerzhafte Abwehrspannung. Normalerweise lassen sich die Rippen ohne großen Widerstand verschieben. Außerdem sollte das Verschieben rechts und links symmetrisch sein.

Verspannungen des Zwerchfells können aufgrund von Dysfunktionen der Organe sowohl im Thorakalbereich als auch im Bauchraum auftreten (siehe Kap. 3.2.3).

3.7 Fragen zum Kapitel Thorax

Knöcherne Strukturen

1. Nennen Sie Unterscheidungsmerkmale zwischen einem kranialen und kaudalen Brustwirbel und welche Bedeutung sie haben!
2. Wie viele Gelenkflächen hat der 6. Brustwirbel und warum ist das so?

Gelenkige Verbindungen

1. Beschreiben Sie die Stellung der Gelenkflächen in den Artt. zygapophysiales!
2. Erklären Sie den Aufbau der Art. capitis costae!
3. Wie ist die Ausrichtung der Gelenkflächen der Art. costotransversalis?

Achsen und Bewegungen

1. Durch welche Strukturen wird die Extension in einem Bewegungssegment gebremst?
2. Wie verlaufen die Achsen für die Bewegungen in der BWS?
3. Zeigen Sie Unterscheidungsmerkmale beim Achsenverlauf der kranialen und kaudalen Rippen auf und begründen Sie die unterschiedlichen Bewegungen!

Bänder

1. Bei der Traktion der Rippen nach lateral wird an den Bandscheiben ein Zug ausgeübt. Begründen Sie das!
2. Welche Funktion hat das Lig. capitis costae intraarticulare? Beschreiben und begründen Sie!
3. Durch welche Bänder werden die Rippen an den Wirbeln gehalten?

Muskulatur

1. Beschreiben Sie den Aufbau des Diaphragmas!
2. Es gibt einige Spalten und Löcher im Diaphragma. Wo liegen diese und was zieht hindurch?
3. Mit welchen Organen ist das Diaphragma verwachsen? Nennen Sie mindestens 3! Wie sieht die Verbindung aus?
4. Welche Muskeln verbinden sich mit dem Diaphragma und wie stellt sich diese Verbindung dar?
5. Erklären Sie die Atemmechanik des Diaphragmas!
6. Welcher Nerv innerviert das Diaphragma und wo kann dieser komprimiert werden?
7. Welche Muskeln haben als Hauptfunktion die Inspiration und warum? Erklären Sie das Prinzip ihres Verlaufs!
8. M. serratus posterior superior und M. serratus posterior inferior haben die gleiche Atemfunktion! Stimmt das? Erklären Sie!
9. Beschreiben Sie das dorsale Verspannungssystem der Wirbelsäule im thorakalen Abschnitt!
10. Welche Rückenmuskeln bewirken bei einseitiger Kontraktion eine kontralaterale Rotation? Nennen Sie 2 Muskeln und begründen Sie diese Funktion!

Gefäße

1. Beschreiben Sie die Lage der Aorta thoracica!
2. Die Aa. intercostales verlaufen im Interkostalraum. Wie liegen sie dort?
3. Wie sieht die arterielle Versorgung und venöse Drainage der Strukturen im Spinalkanal aus?
4. Wo verlaufen die Hauptvenen der Rumpfwand und wie heißen sie?

Nerven

1. Wie entstehen die Spinalnerven?
2. Beschreiben Sie den Unterschied zwischen Dermatom und Head-Zone am Rumpf!
3. Wie verlaufen die Nn. intercostales?
4. Warum können bei Rippenblockierungen vegetative Störungen auftreten?

Röntgenbild

1. Woran erkennen Sie eine Rotationsfehlstellung im BWS-Bereich?
2. Beschreiben Sie die typischen Veränderungen bei einer Spondylitis ancylopoetica!

4 SCHULTER

4 Schulter

4.1 Humeroskapulargelenk

Das Art. humerosca pularis ist von der Form her ein Kugelgelenk und besteht aus einer konkaven Gelenkfläche, Cavitas glenoidalis, und dem konvexen Caput humeri. Das Verhältnis der Gelenkflächengröße zwischen Caput und Cavitas beträgt 3:1 bis 4:1. Aufgrund dieses Missverhältnisses ergibt sich eine mangelnde knöcherne Formgebung, was die Stabilität reduziert. Diese erfolgt hauptsächlich durch die über das Gelenk ziehenden Muskeln und Bandstrukturen. Damit handelt es sich um ein kraftschlüssiges Gelenk.

4.1.1 Knöcherne Strukturen und Gelenkflächen

Humerus

▸ Abb. 4.1, ▸ Abb. 4.2

Der proximale Humerus wird in ein Caput, ein Collum und einen Corpus unterteilt.

Caput humeri

Der runde Humeruskopf liegt proximal und hat einen Radius von etwa 2,5 cm. Seine große überknorpelte Fläche ist im Zentrum mit 2 mm am dicksten und wird nach außen hin dünner.

Collum anatomicum

Das Caput humeri ist durch das kurze, ringförmige Collum anatomicum von der Diaphyse getrennt.

Tubercula

Nach dem Collum anatomicum folgen nach lateral hin 2 knöcherne Erhebungen. Die obere ist das ***Tuberculum majus***, das von kranial nach dorsal-kaudal ausgerichtet ist. Das kleinere ***Tuberculum minus*** liegt ventral. Beide dienen zahlreichen Muskeln als Ansatz.

Die Tubercula sind ventral durch eine Rinne, ***Sulcus intertubercularis,*** voneinander getrennt, die vertikal verläuft und die lange Bizepssehne führt. Die Tiefe des Sulkus und seine Ausformung sind sehr variantenreich. In der Regel beträgt die mittlere Tiefe etwa 4 – 6 mm.

Die Tubercula laufen longitudinal und parallel zum Sulkus jeweils in eine Leiste aus, ***Crista tuberculi majoris*** und ***Crista tuberculi minoris***. Auch hier setzen Muskeln an.

Corpus humeri

Distal der Tubercula folgt der Schaftteil des Humerus. Der direkt distal der Tubercula gelegene proximale Teil wird als ***Collum chirurgicum*** bezeichnet. Da hier häufig Humerusfrakturen auftreten, bezeichnen Chirurgen diese proximale Fraktur als Halsfraktur und eine Fraktur weiter distal als Schaftfraktur.

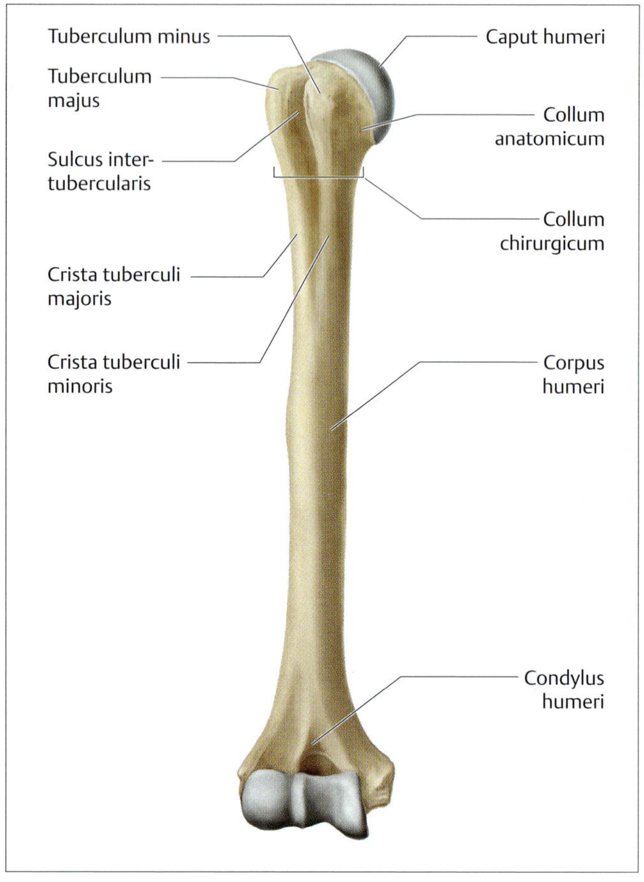

Abb. 4.1 Humerus (Ansicht von ventral).

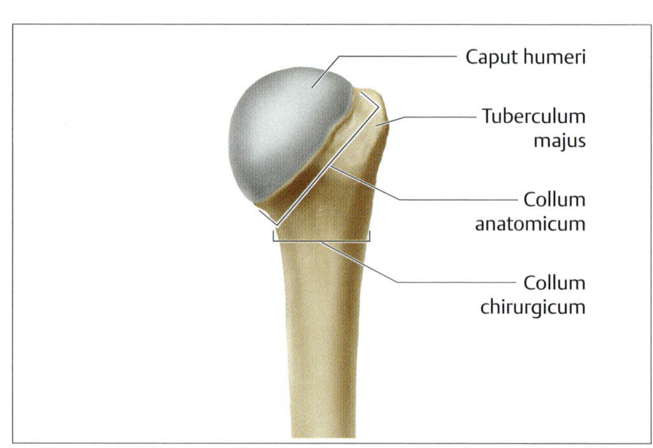

Abb. 4.2 Proximaler Humerus (Ansicht von dorsal).

Neigungswinkel

▸ Abb. 4.3

Die Kollumachse geht durch die Mitte des Collum anatomicum und des Caput humeri. Sie neigt sich im Verhältnis zur Schaftachse um 45° nach kaudal.

Retroversion des proximalen Humerus

▸ Abb. 4.4

Die Retroversion, auch als Retrotorsion bezeichnet, beurteilt die Verdrehung des proximalen gegen das distale Humerusende. Diese geschieht im Diaphysenbereich.

Die proximale Achse ist die Kollumachse, die in der transversalen Ansicht die Mitte des Tuberculum majus mit der Mitte des Caput humeri verbindet. Die distale Achse verläuft durch die beiden Epikondylen. Beide Achsen bilden in der Transversalebene einen Winkel von 20 – 30°. Beim Neugeborenen beträgt dieser Winkel etwa 60°.

Diese Humerustorsion dient zur optimalen Stellung für den Unterarm und die Funktionen der Hand nach ventral-medial hin.

Da es unterschiedliche Messmethoden gibt, werden auch die Messwerte der Retroversion des Humerus verschieden angegeben.

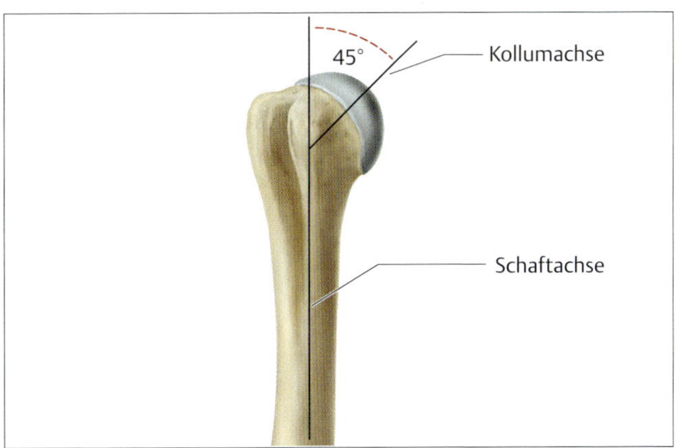

Abb. 4.3 Neigungswinkel des Humerus.

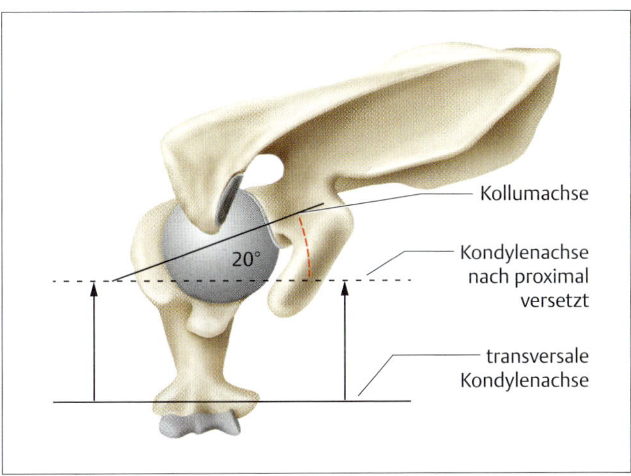

Abb. 4.4 Retroversion des Humerus.

Scapula

Cavitas glenoidalis

▸ Abb. 4.5

Die sehr flache proximale Gelenkfläche liegt am Angulus lateralis der Scapula. Die tiefste Stelle ist etwa 4 mm tief. Sie hat eine birnenförmige Gestalt, da sie kranial schmaler ist als kaudal. Ihre vertikale Ausrichtung ist deutlich länger als die horizontale.

Die überknorpelte Fläche der Cavitas ist im Zentrum dünn (ca. 1 mm) und wird nach außen dicker, wo sie bis zu 3 mm misst.

Die Gelenkfläche an der Scapula ist kleiner als die am Humerus, sodass nur 25 – 30 % der humeralen Gelenkfläche Kontakt zur Cavitas und zum Labrum haben. Zwischen beiden Gelenkflächen entwickelt sich aufgrund des synovialen Flüssigkeitsfilms eine Adhäsionskraft, die die Stabilität des Gelenks verstärkt.

Am kranialen Rand der Cavitas glenoidalis befindet sich eine kleine Erhebung, ***Tuberculum supraglenoidale***, die dem langen Bizepskopf als Ursprung dient. Im kaudalen Abschnitt ist es das ***Tuberculum infraglenoidale***. Hier entspringt das Caput longum musculus tricipitis.

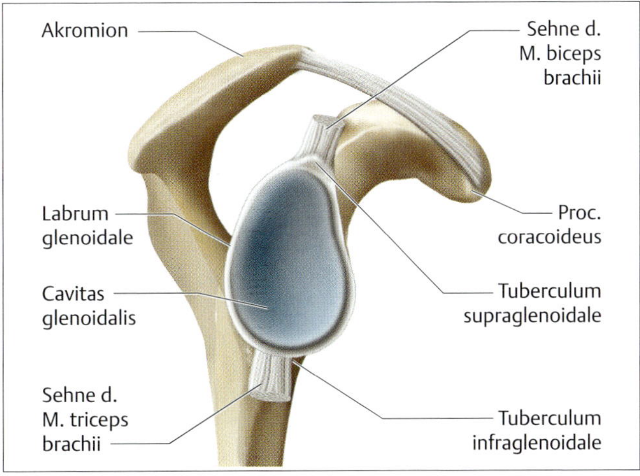

Abb. 4.5 Cavitas glenoidalis mit Labrum glenoidale.

Retroversion der Cavitas

▶ Abb. 4.6

Die Tangentialebene der Cavitas bildet mit der Sagittalebene einen Winkel von 30°. Die Gelenkfläche ist von dorsal-medial nach ventral-lateral ausgerichtet, was dorsale Stabilität und ventrale Labilität bedeutet.

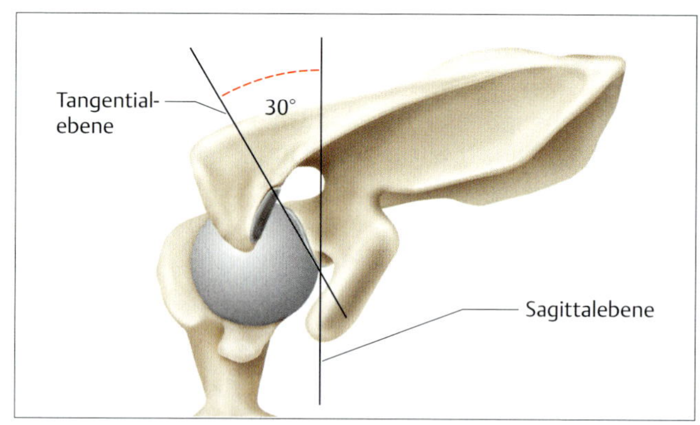

Abb. 4.6 Retroversion der Cavitas glenoidalis.

Superior Tilt

▶ Abb. 4.7

Im Verhältnis zu einer Vertikalen ist der kaudale Teil der Cavitas glenoidalis um 5 – 10° nach lateral eingestellt. Das bedeutet, dass die Gelenkfläche minimal nach kranial ausgerichtet ist. Es besteht jedoch immer noch eine große Hangabtriebskraft.

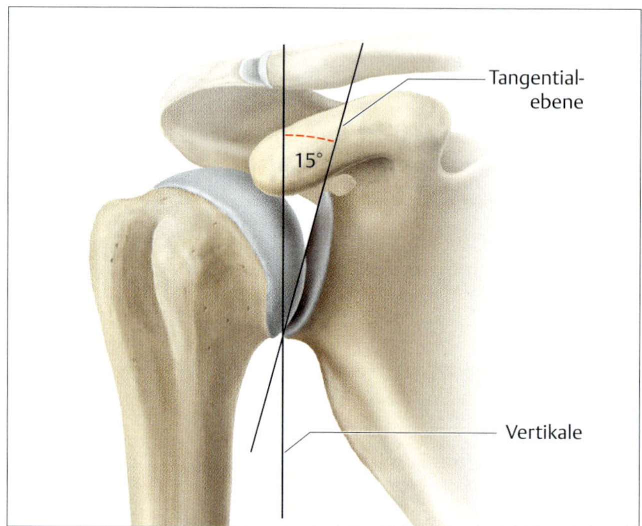

Abb. 4.7 Superior Tilt der Cavitas glenoidalis.

FUNKTIONELLER HINWEIS

Verstärkung der Hangabtriebskraft
Bei jeder Veränderung der Skapulastellung auf dem Thorax verändert sich auch die Pfannenebene. Sie kann sich z. B. mehr neigen und dadurch die Hangabtriebskräfte erhöhen. Die Folge ist ein labiler Humeruskopf.

Labrum glenoidale

▶ Abb. 4.8, ▶ Abb. 4.9

Das Labrum ist ein meniskusartiger Ring, der am Rand der Cavitas befestigt ist. Im Querschnitt hat es eine dreieckige Form mit einer Höhe von 2 – 4 mm und einer etwa 4 mm breiten Basis. Das Labrum weist unterschiedliche Höhen auf, beispielsweise ist es ventral schmaler und kürzer als in anderen Bereichen. Es ist so befestigt, dass die Spitze des Dreiecks in Richtung Gelenkhöhle zeigt

Histologischer Aufbau

Das Labrum weist im Querschnitt mehrere Zonen auf. Die 1. Zone ist die Verankerungszone. Sie befindet sich zwischen hyalinem Knorpel und Labrum und besteht aus scherengitterartig verflochtenem Faserknorpel. Die Zonen strahlen sowohl in den hyalinen Knorpel als auch in die zirkulären Fasern des Labrums ein.

- Die 2. Zone besteht aus den zirkulär verlaufenden Faserbündeln, die das eigentliche Labrum bilden und durch Sharpey-Fasern an der Cavitas glenoidalis befestigt sind.
- Die 3. Zone umfasst die variabel vorkommenden meniskoiden Falten aus Kollagenfasern und Synovialgewebe, die sich vor allem superior und anterior bis zu 4 mm über die hyaline Knorpelschicht legen.

Das Labrum ist besonders kaudal sehr gut fixiert. Dagegen ist es ventral, dorsal und am Tuberculum supraglenoidale beweglicher. Hier ist der M. biceps brachii mit dem dorsokranialen Labrum verbunden, was als **Bizepsanker** bezeichnet wird.

Das kaudal gelegene Tuberculum infraglenoidale liegt außerhalb des Labrums. Hier ziehen nur wenige Fasern des Caput longum musculus tricipitis in die Labrumbasis. Außer den Muskeln ziehen die Gelenkkapsel und das Lig. glenohumerale in das Labrum.

Das Labrum dient zur Vergrößerung der konkaven Gelenkfläche und unterstützt damit die Stabilität des Gelenks. Als eine Art Bremsklotz kann es auch übermäßiges Verschieben verhindern.

Die Cavitas glenoidalis und das Labrum tragen zur Formschlüssigkeit des Gelenks bei. Dieser Effekt wird als **Concavity compression** bezeichnet.

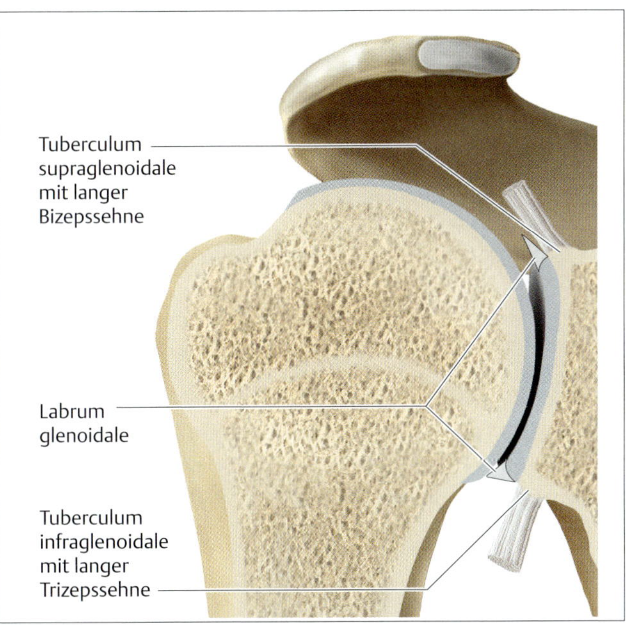

Abb. 4.8 Labrum glenoidale mit Tubercula supra- und infraglenoidale.

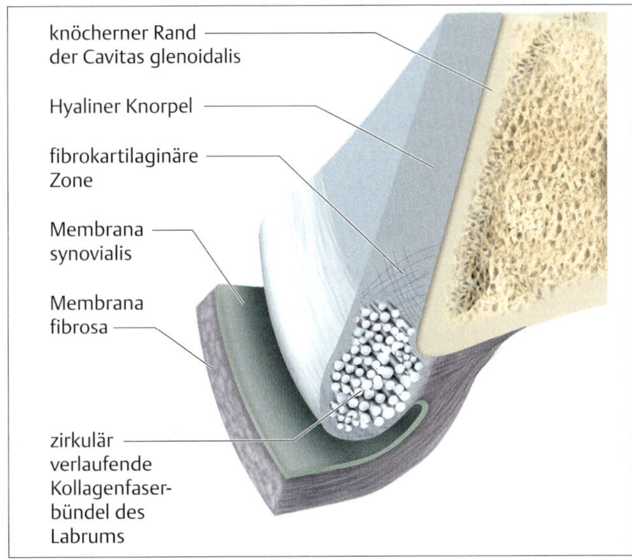

Abb. 4.9 Histologischer Aufbau des Labrum glenoidale im Querschnitt.

KLINISCHER BEZUG

SLAP-Läsion ▶ **Abb. 4.10**

Die Ablösung des Labrums vom oberen Pfannenpol mit partieller oder kompletter Desinsertion der langen Bizepssehne wird als SLAP-Läsion bezeichnet.

- Typ I: Ausfransen des Labrums;
- Typ II: Ablösen von Labrum und Bizepsanker am Pfannenrand;
- Typ III: Korbhenkelriss des Labrums ohne Bizepsbeteiligung;
- Typ IV: Korbhenkelriss des Labrums und ausgedehnter Bizepsankerabriss.

Die Ursache liegt bei wiederholten Mikrotraumen, kann aber auch durch den Sturz auf die ausgestreckte Hand mit Subluxation des Humeruskopfes passieren. Die Patienten klagen über diffuse bewegungsabhängige Schmerzen, vor allem bei Überkopfarbeiten. Ein Instabilitätsgefühl, Einklemmungen und Klicks werden ebenfalls beschrieben.

Traumatische Schulterluxation ▶ **Abb. 4.11**

Sie entsteht durch ein einmaliges direktes oder indirektes Trauma. Die häufigste Luxation ist die nach ventral und wird meist durch eine abrupte Abduktions- und Außenrotationsbewegung des Armes ausgelöst.

Im Röntgenbild fällt die leere Pfanne auf. Zusätzlich können partielle Teile des ventralen Limbus, ***Bankart-Läsion,*** abgelöst sein und eine Kapselruptur auftreten. Bei einem Trauma mit größerer Gewalteinwirkung können das ventrale Labrum und das Lig. glenohumerale vollständig abgerissen sein, und es tritt eine Impression am dorsal-kranialen Caput humeri, ***Hill-Sachs-Läsion,*** auf.

Bei der Untersuchung fallen das aufgrund der leeren Pfanne veränderte Schulterrelief sowie die Schonhaltung des Patienten auf, der seinen Arm in Adduktion am Körper hält.

Der Humeruskopf muss reponiert und außerdem operativ das Labrum refixiert und die Kapsel genäht werden.

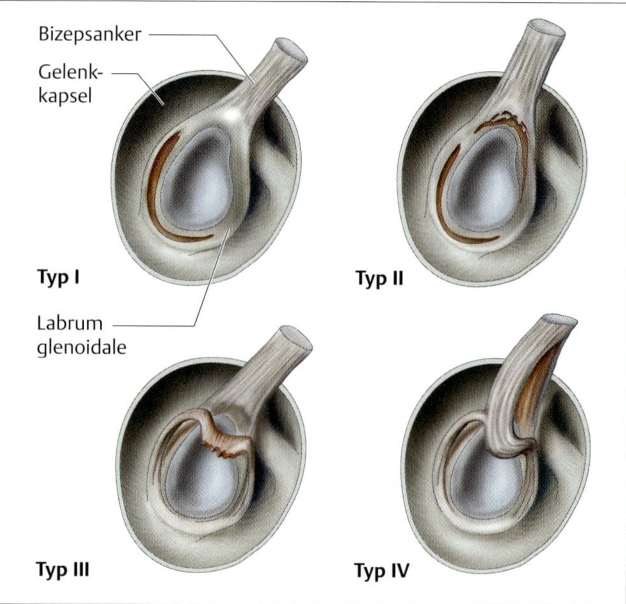

Abb. 4.10 SLAP-Läsion, Typ I–IV.

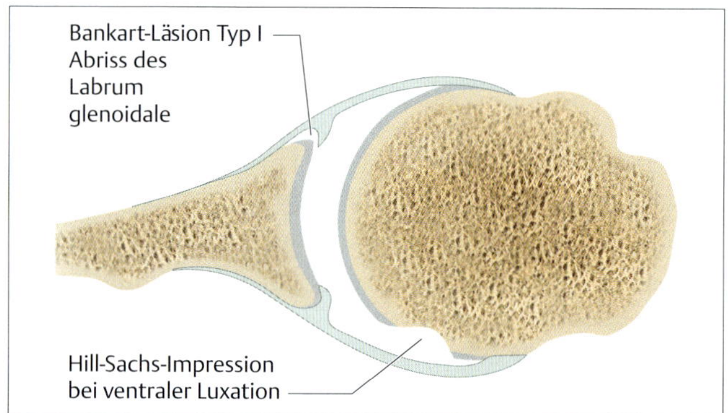

Abb. 4.11 Läsionen bei traumatischer Schulterluxation.

4.1.2 Gelenkkapsel

Die Kapsel schließt das Gelenk nach außen hin ab, sodass sich ein negativer Druck entwickeln kann, der als Vakuumeffekt die Stabilisation des Gelenkes unterstützt.

Die Gelenkkapsel umfasst 2 Schichten: Membrana synovialis und Membrana fibrosa.

Die ***Membrana synovialis*** ist sehr dünn und besteht aus Intima und Subintima.

Die Intima besteht aus 1-4 flachen Lagen Synovialozyten (lining cells). Das sind unter anderem makrophagen- und fibroblastenähnliche Zellen, die die Gelenkflüssigkeit produzieren.

Die Subintima besteht aus lockerem Bindegewebe, das Kollagenfibrillen, Fettzellen und elastische Fasern enthält.

Die Membrana synovialis ist reichlich mit Blut- und Lymphgefäßen versorgt, wobei diese vor allem an der Verankerung am Knochen eine Verbindung eingehen. Die Intima besitzt keine Nerven, die Subintima vereinzelte Nozizeptoren.

Die ***Membrana fibrosa*** bildet die äußere Hülle der Gelenkkapsel und besteht hauptsächlich aus straffen kollagenfasrigem Bindegewebe (etwa 80 %) und wenigen elastischen Fasern (etwa 5 %). Die meisten sind Kollagenfasern vom Typ I und verlaufen in unterschiedliche Richtungen. Sie sind diagonal, quer zum Gelenk und teilweise ringförmig angeordnet, weshalb sich eine scherengitterartige Struktur ergibt (▶ **Abb. 4.12**).

Alle Muskeln der Rotatorenmanschette sowie die Ligg. coracohumerale et glenohumerale ziehen mit tiefen Fasern in diese Kapselschicht.

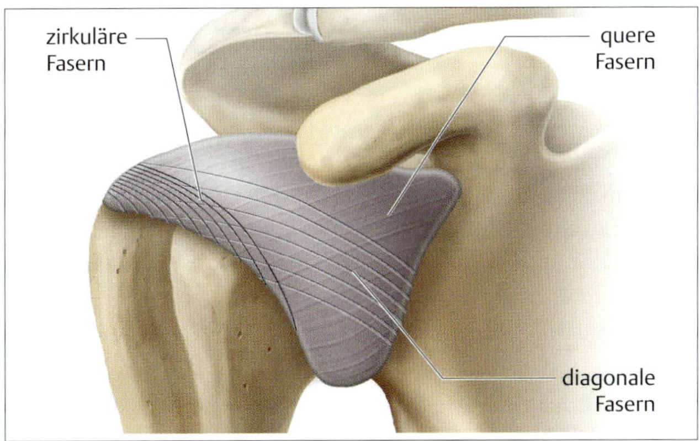

Abb. 4.12 Membrana fibrosa (Ansicht von ventral).

Fixierung an der Scapula

▶ **Abb. 4.13**

An der Cavitas glenoidalis ist die Gelenkkapsel mit dem Labrum glenoidale verwachsen. Die Membrana synovialis setzt an der freien Spitze des Labrums, und die Membrana fibrosa an der Basis an. Die einzige Ausnahme besteht im kranialen Abschnitt am Tuberculum supraglenoidale, da hier die Kapsel etwas vom Rand der Cavitas entfernt inseriert und die fibröse Kapselschicht sogar bis zur Basis des Proc. coracoideus zurückweicht.

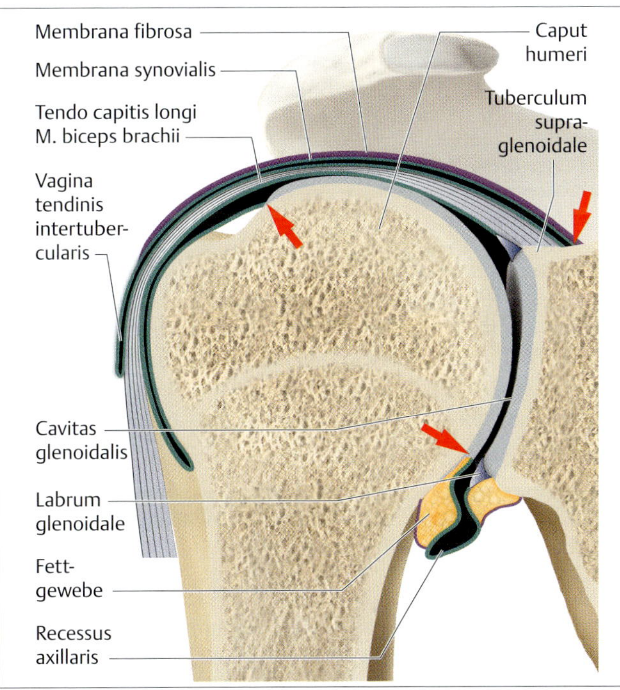

Abb. 4.13 Gelenkkapsel der Art. humeroscapularis (frontaler Schnitt durch Humerus und Cavitas; rote Pfeile zeigen die Verankerung der Membrana synovialis).

Fixierung am Humerus

▶ **Abb. 4.14**

Am Humerus sind beide Schichten der Gelenkkapsel am Collum anatomicum fixiert. Eine Ausnahme findet sich bei der langen Bizepssehne, wo die Membrana fibrosa den Sulcus intertubercularis überbrückt, während die Membrana synovialis die Sehne bis zum distalen Ende des Sulkus umfasst, ***Vagina tendinis intertubercularis.*** Diese Sehnenumhüllung geht bis zur Ursprungsstelle am Tuberculum supraglenoidale, sodass die Sehne im Gelenkraum vollständig von der Synovialmembran umhüllt wird. Sie schützt die Sehne vor Reibung, vor allem an der Abbiegung in den Sulkus.

Das große Bewegungsausmaß erfordert eine schlaffe Kapsel, die durch Recessus erweitert wird.

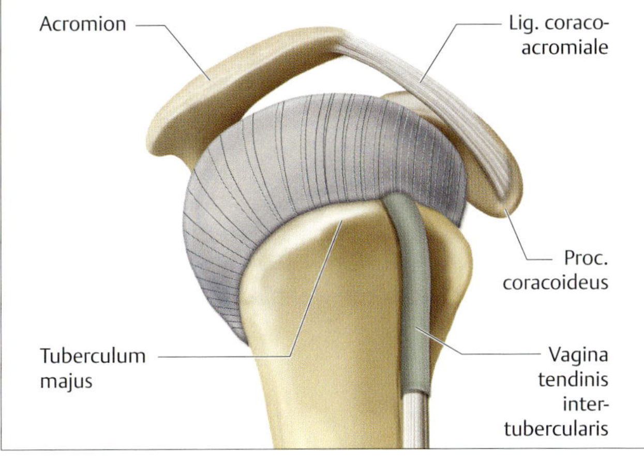

Abb. 4.14 Gelenkkapsel im Bereich der langen Bizepssehne.

Rec. axillaris

▶ Abb. 4.13

Kaudal weist die Membrana synovialis eine ausgeprägte Aussackung auf, die sich bei herabhängendem Arm in Falten legt, Rec. axillaris. Die Membrana fibrosa folgt dieser Aussackung nicht, sondern zieht quer und straff über den Rezessus. In diesem Abschnitt liegen zwischen beiden Kapselanteilen kleine Fettballen.

Rec. subscapularis

▶ Abb. 4.15

Die Membrana synovialis bildet im ventralen Bereich einen Rezessus. Von der Insertion am Labrum zieht sie Richtung Collum scapulae, um dann wieder nach lateral umzuschlagen, sodass zwischen Labrum und der Membrana fibrosa eine Aussackung entsteht. Dieser Rezessus liegt unter dem Lig. glenohumerale und dem M. subscapularis.

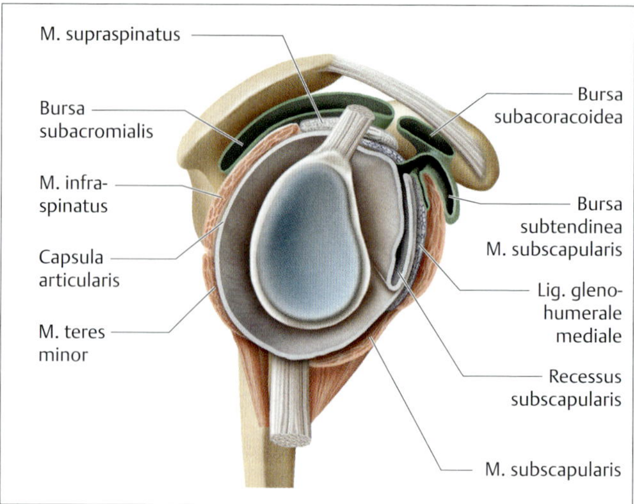

Abb. 4.15 Rec. subscapularis und seine Verbindung zur Kapsel.

Bursa subtendinea musculus subscapularis

▶ Abb. 4.16

Die Bursa subtendinea musculus subscapularis liegt ventral unter dem M. subscapularis. Sie ist durch ein Loch, **Foramen Weitbrecht,** mit dem Gelenkinnenraum verbunden. Dieses liegt ventral und durchbricht die Kapselwand und das Lig. glenohumerale. Die Bursa polstert den Muskel gegen das Gelenk ab. Dabei legt sie sich über den oberen Muskelrand.

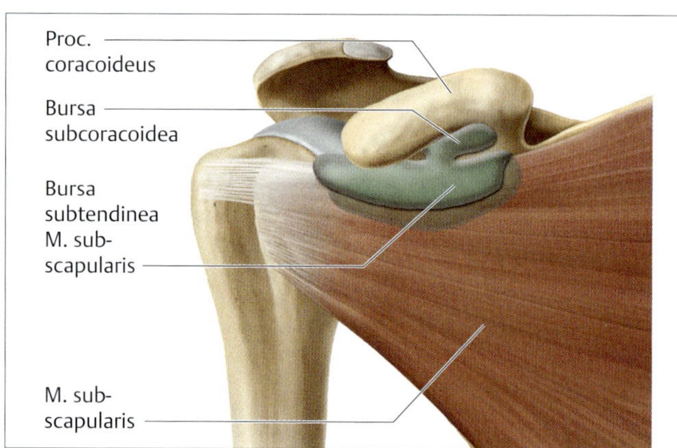

Abb. 4.16 Bursae subtendinea subscapularis und subcoracoidea.

Bursa subcoracoidea

▶ Abb. 4.16

Die Bursa subtendinea musculus subscapularis geht nach kranial hin eine Verbindung mit einer weiteren Bursa ein. Diese kleine Bursa subcoracoidea schützt die Sehne gegen den Proc. coracoideus vor Reibung.

Entfaltung der Kapsel bei Bewegungen

▶ Abb. 4.17

In Neutral-Null-Position stehen die kranialen Kapselanteile unter Spannung, während sich im kaudalen Abschnitt der Rec. axillaris in Falten legt. In ca. 45° Abduktion sind sowohl kaudale als auch kraniale Anteile der Kapsel im entspannten Zustand. In 90° Abduktion besteht eine deutliche Entspannung der kranialen Anteile. Dieser Teil ist mit der Sehne des M. supraspinatus verwachsen. Da sich der Muskel bei Abduktion kontrahiert, zieht er die kranialen Kapselanteile über den Cavitasrand nach medial, sodass hier eine Falte entsteht. Der Rec. axillaris ist dagegen vollständig entfaltet und die Kapsel gespannt.

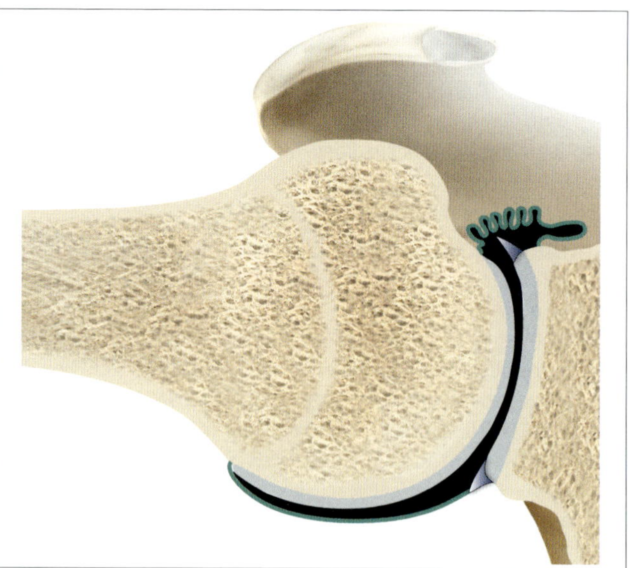

Abb. 4.17 Entfaltung der Gelenkkapsel bei Abduktion.

KLINISCHER BEZUG

Bei Entzündung oder länger bestehender Schonhaltung des Armes kann der Rec. axillaris verkleben. Die Folge ist eine erhebliche Bewegungseinschränkung, vor allem bei Flexion und Abduktion, da er sich bei diesen Bewegungen vollständig entfalten muss.

PRAXISTIPP

Durch intensive Gleitmobilisation am aktuellen Bewegungsende, z. B. nach kaudal bei eingeschränkter Abduktion und Flexion, können die verklebten Kapselanteile gelöst werden.

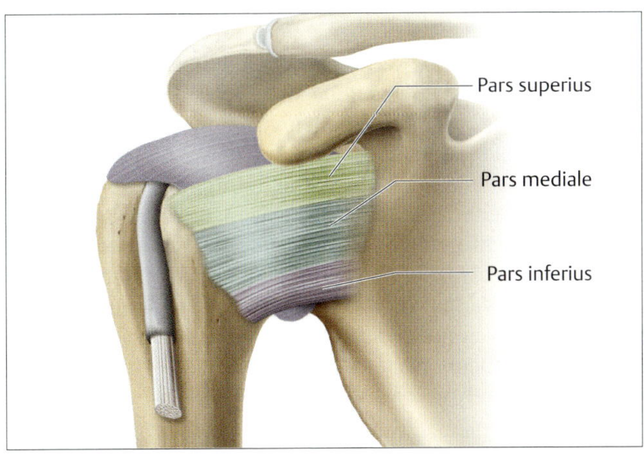

Abb. 4.18 Lig. glenohumerale: Pars superius, Pars mediale, Pars inferius.

4.1.3 Bänder

Kranial und ventral erfährt die Kapsel Verstärkungen durch Bänder.

Lig. glenohumerale

▸ **Abb. 4.18**

Das Lig. glenohumerale ist sehr dünn und mit der Membrana fibrosa verwachsen. Es besteht aus 3 Anteilen: Pars superius, Pars mediale, Pars inferius.

Pars superius

Die Pars kommt von der Knochenknorpelgrenze der Cavitas ventral der Tuberositas supraglenoidale und verläuft direkt vor der langen Bizepssehne. Sie inseriert am Humerus oberhalb des Tuberculum minus in unmittelbarer Nähe des Sulcus intertubercularis und verbindet sich mit Fasern des Lig. transversum humeri. Hier wird sie von der Subskapularissehne überlagert.

Pars mediale

Ihre Insertion schließt sich der Pars superius nach ventral-kaudal an der Labrumkante an, ist aber breiter. Sie ist sehr dünn und setzt medial des Tuberculum minus unter der Subskapularissehne an, wo sie sich mit dieser verbindet.

Pars inferius

Diese Pars ist wesentlich schmaler, dafür dicker und verläuft kaudal der Pars mediale. Sie wird in einen anterioren und posterioren Anteil unterteilt. Die anterioren Fasern entspringen vom ventral-kaudalen Pfannenrand, die posterioren Fasern liegen am weitesten kaudal und teilweise sogar posterior. Sie inserieren alle am kaudalen Collum anatomicum. Die Pars inferius mit ihren beiden Anteilen sorgt durch ihren Verlauf dafür, dass der Humerus wie in einer Art Hängematte gehalten wird.

Das Lig. glenohumerale ist nicht sehr stark ausgebildet. Im Alter lässt es sich bei der Präparation kaum von der Membrana fibrosa unterscheiden.

Funktionen ▸ **Abb. 4.19**

Das Lig. glenohumerale verhindert die Subluxation des Kopfes nach kaudal und spielt eine Rolle als ventraler Stabilisator, vor allem bei 45° Abduktion. Bei den Armbewegungen werden unterschiedliche Bandanteile gespannt. Ab 60° Abduktion gerät die Pars inferius zunehmend unter Zug, wohingegen sich die beiden anderen Anteile entspannen. Bei Außenrotation spannen sich die Pars superius und die Pars mediale, die Innenrotation entspannt beide Anteile. Durch den nach kaudal ausgerichteten Verlauf gerät die Pars inferius bei Innenrotation ebenso wie bei zunehmender Flexion unter Zug. In leichter Abduktion entspannen alle Bandanteile.

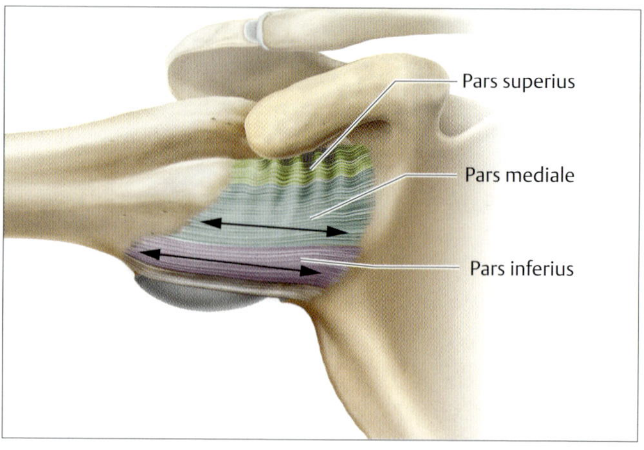

Abb. 4.19 Spannungsveränderungen des Lig. glenohumerale bei Abduktion.

Lig. coracohumerale

▸ **Abb. 4.20**, ▸ **Abb. 4.21**

Das Lig. coracohumerale schließt die Lücke in der Kapsel zwischen M. supraspinatus und M. subscapularis und ist mit ihr verwachsen. Es spannt sich zwischen Proc. coracoideus und dem Humerus y-förmig aus. Die Insertion an der Basis des Prozessus ist etwa 2,5 cm breit, allerdings sind die Fasern hier sehr dünn. Es teilt sich in ventrale kurze und dorsale lange Fasern auf.

Die langen Fasern überbrücken den proximalen Abschnitt des Sulcus intertubercularis und verbinden sich dort mit dem Lig. transversum humeri. In seltenen Fällen gehen oberflächliche Fasern eine Verbindung mit kaudalen Fasern des Lig. coracoacromiale ein. Die kurzen Fasern enden am Tuberculum minus (▸ **Abb. 4.22**).

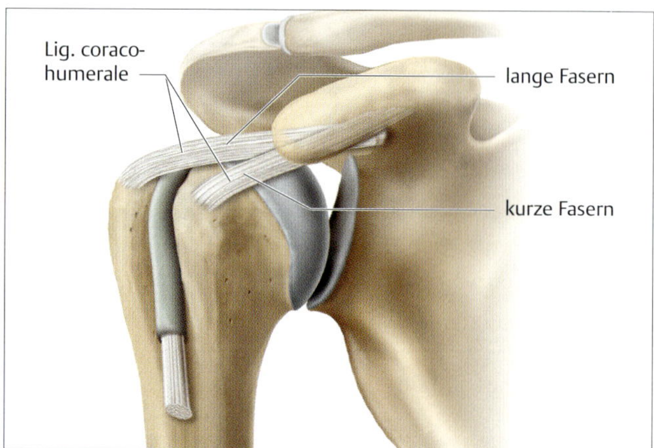

Abb. 4.20 Lig. coracohumerale, Ansicht von ventral.

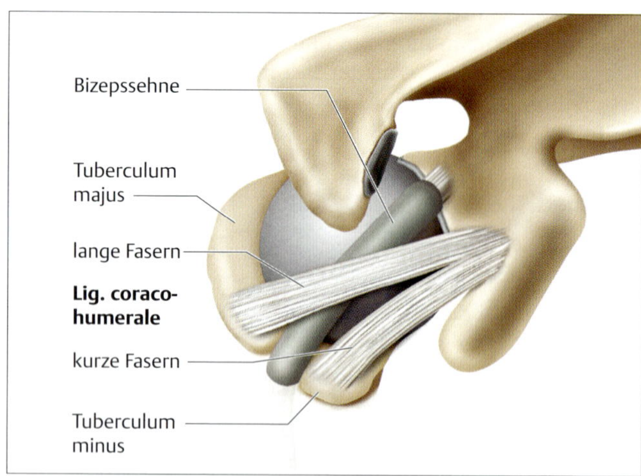

Abb. 4.21 Lig. coracohumerale, Ansicht von kranial.

Funktionen

Das Band hat eine stabilisierende Funktion und verhindert das Absinken des Humeruskopfes bei herabhängendem Arm.

Außerdem geraten beide Anteile bei Adduktion und Außenrotation unter Zug, dagegen entspannen sie sich bei Innenrotation und Abduktion.

Bei Extension spannen sich die Anteile, die zum Tuberculum minus ziehen, bei Flexion zunächst die zum Tuberculum majus ziehenden. Bei maximaler Flexion geraten beide Anteile unter Zug.

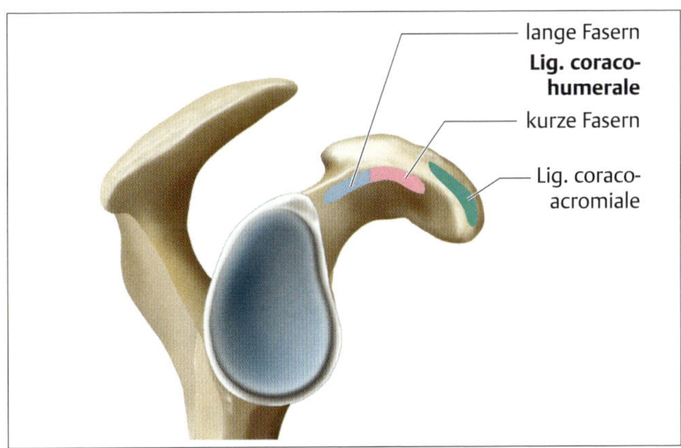

Abb. 4.22 Insertion der Bänder am Proc. coracoideus

KLINISCHER BEZUG

Atraumatische Instabilität
Chronische Beschwerden im Schulterbereich ergeben sich häufig bei Wurfsportarten und Schwimmern. Während forcierter Ausholbewegungen wird der Arm bis an die Grenzen der Beweglichkeit geführt, sodass Mikrotraumata auftreten und die Kapsel-Band-Strukturen erweitert werden. Einrisse am Labrum glenoidale verstärken die Instabilität.

Eine Operation der atraumatischen Instabilität erfolgt erst nach erfolgloser konservativer Therapie. Bei einer ventralen Instabilität werden z. B. die ventrale Kapsel, die Pars mediale des Lig. glenohunmerale sowie die Sehne des M. subscapularis gerafft, um das Gelenk zu stabilisieren.

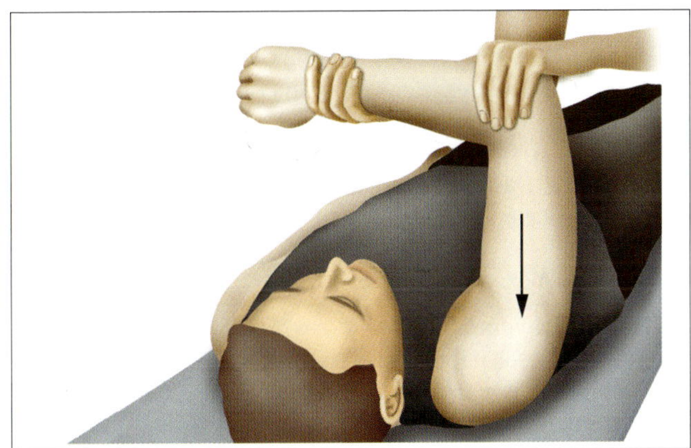

Abb. 4.23 Dorsaler Apprehension-Test.

PRAXISTIPP

Es gibt einige Tests zur Prüfung der Stabilität. So testet z. B. das Sulkus-Zeichen eine Läsion des Lig. coracohumerale. Dabei wird eine Translation nach kaudal durchgeführt, die bei Laxität sehr groß ist. Die Kaudalverschiebung muss abnehmen, wenn der Arm zusätzlich in weitere Außenrotation gelangt. Falls dies nicht der Fall ist, kann das Band nicht ausreichend stabilisieren.

Eine Aussage über die Stabilität der dorsalen Kapsel ermöglicht der ***hintere Apprehension-Test*** (▶ **Abb. 4.23**). In Rückenlage wird der Arm passiv in horizontale Adduktion und Innenrotation mit gleichzeitigem axialen Druck in Verlängerung der Oberarmschaftachse geführt. Tritt eine unwillkürliche Anspannung der Muskulatur auf, handelt es sich um eine Apprehension-Reaktion bei Instabilität.

4.1.4 Subakromialer Gleitraum

Der subakromiale Gleitraum ist kein eigentliches Gelenk, sondern ein Raum zwischen Humeruskopf und dem Schulterdach. Er ist von großer klinischer Bedeutung, da sich hier viele degenerative Prozesse abspielen. Der Raum steht immer in funktionellem Zusammenhang mit dem Humeroskapulargelenk.

Subakromialer Bogen, Fornix humeri

▸ Abb. 4.24

Das Schulterdach wird durch das Acromion, den Proc. coracoideus und das zwischen beiden ausgespannte Lig. coracoacromiale gebildet.

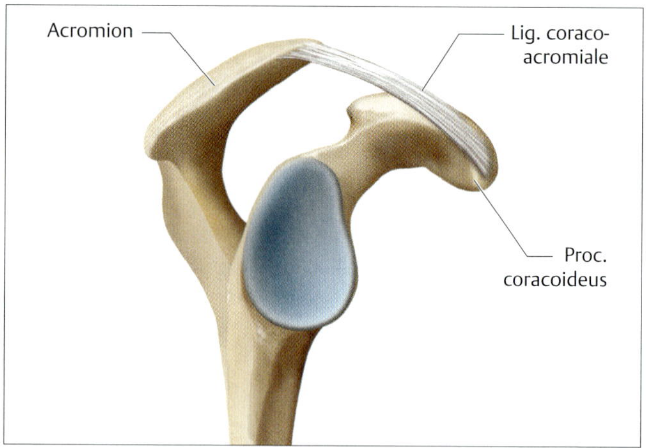

Abb. 4.24 Fornix humeri.

Acromion

Das Acromion ist ein Fortsatz der lateralen Spina scapulae. Es überlagert das Schultergelenk im kranial-dorsalen Bereich und ist etwa 3 Querfinger breit. Ventral-medial stellt es mit der Facies articularis clavicularis eine gelenkige Verbindung zur Clavicula her. Das Acromion kann unterschiedliche Formen von gerade, bogenförmig bis hakenförmig aufweisen.

Stellung des Akromions ▸ Abb. 4.25

In der Ansicht von lateral weist das Acromion eine Neigung von kaudal-dorsal nach kranial-ventral auf. Die Messung erfolgt per Röntgenbild in der seitlichen Aufnahme und setzt sich aus einer transversalen Linie und einer Linie zusammen, die es in eine kraniale und eine kaudale Hälfte teilt. Im Schnitt ergibt sich ein Winkel von etwa 40°. In der Regel ist auch der Winkel des Abgangs und Verlaufs der Spina scapulae im Verhältnis zu einer Vertikalen gleich groß.

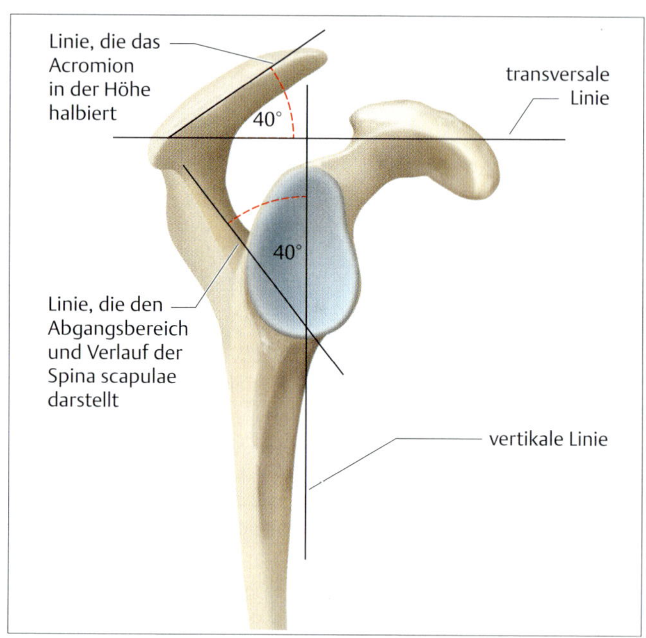

Abb. 4.25 Stellung des Akromions (Ansicht von lateral).

Proc. coracoideus

▸ Abb. 4.26

Der Proc. coracoideus entspringt am kranialen Skapulahals und biegt im rechten Winkel nach ventral und dann nochmals fast rechtwinklig nach lateral ab, wo er abgerundet endet. An ihm sind zahlreiche Bänder und Muskeln befestigt.

Lig. coracoacromiale

▸ Abb. 4.26

Das Lig. coracoacromiale zieht von der lateralen Fläche des Proc. coracoideus zum ventralen Akromioneck und an die Unterseite des Akromions bis zum Akromioklavikulargelenk. Im Bereich des Proc. coracoideus ist es sehr breit und hat häufig in der Mitte einen kleinen Längsspalt, sodass ein fester lateraler und ein schmaler medialer Teil zu unterscheiden sind.

Einige Fasern des Caput breve vom M. biceps ziehen in das Band.

Funktionen des Lig. coracoacromiale

Das Ligament bildet einen Teil des Schulterdachs und verhindert durch seine Verbindung zum Lig. coracohumerale eine Subluxation nach inferior. Es hat eine Zuggurtungsfunktion für den Proc. coracoideus, da es die Biegebeanspruchung des Prozessus durch Entgegenwirken der Zugkraft des M. pectoralis minor herabsetzt.

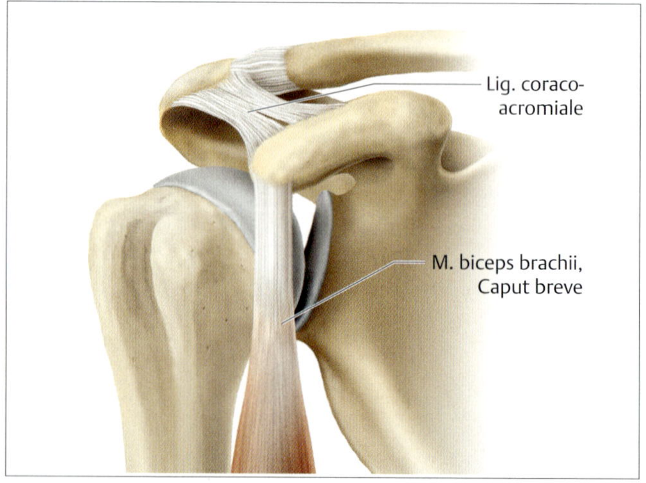

Abb. 4.26 Lig. coracoacromiale.

Funktionen des Fornix humeri ▶ **Abb. 4.27**

Das Schulterdach verhindert eine Verschiebung des Humeruskopfes nach kranial. Insgesamt umgibt es den Humeruskopf im oberen Drittel sichtbar mithilfe eines Radius, der vom Acromion bis zum Proc. coracoideus reicht. Außerdem schützt es vor Gewalteinwirkungen von kranial und teilweise von dorsal und ventral.

Strukturen im subakromialen Gleitraum

Der Raum zwischen Schulterdach und Humerus wird auch als ***Supraspinatus-Outlet*** bezeichnet. Zwischen beiden Begrenzungen ist für die Weichteile nur 1 cm Platz. Diese sind: Bursa subacromialis, Sehne des M. supraspinatus, ventrale Anteile der Infraspinatussehne, lange Bizepssehne sowie kraniale Kapsel- und Bandanteile

Bursa subacromialis

▶ **Abb. 4.28**

Sie liegt unter dem Schulterdach und reicht bis zum Akromioklavikulargelenk. Ihre Gewebeschichten sind sehr dünn und bestehen aus einer innen liegenden Membrana synovialis und einer äußeren bindegewebigen Schicht. Sie ähnelt einem flachen Kissen mit einem dünnen Flüssigkeitsfilm, der für ein reibungsloses Gleiten der Gewebeschichten gegeneinander sorgt. Ihre äußerste Schicht wird als Blatt bezeichnet. Das oberflächliche Blatt ist kranial mit dem Acromion, das tiefe Blatt mit der Rotatorenmanschette verwachsen (▶ **Abb. 4.29**).

Bursa subdeltoidea

▶ **Abb. 4.28**

Sie dehnt sich zwischen Humeruskopf, M. deltoideus und den Ansatzsehnen der Mm. infraspinatus und supraspinatus aus. Ihr tiefes Blatt ist mit dem Humerus verwachsen (▶ **Abb. 4.29**).

Funktionen

Die beiden Bursae kommunizieren immer miteinander. Sie haben die Aufgabe, auftretende Reibungen zwischen Schulterdach und Sehnenplatte zu vermeiden. Allerdings sind sie nicht dafür gedacht, größere Druckkräfte aufzunehmen, sondern als ausgedehnte flächenhafte Verschieberäume aufzufassen.

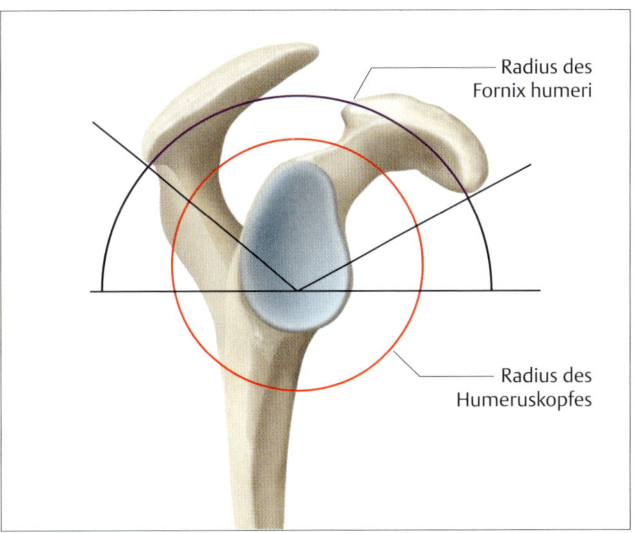

Abb. 4.27 Radius des Fornix humeri im Verhältnis zum Humerus.

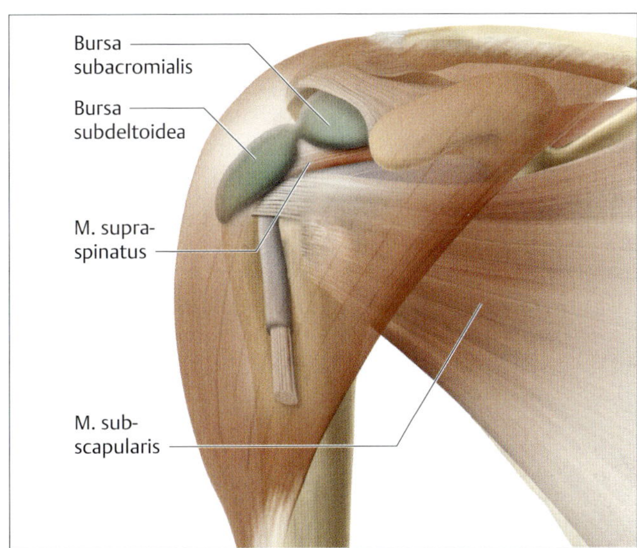

Abb. 4.28 Bursae subacromialis und subdeltoidea.

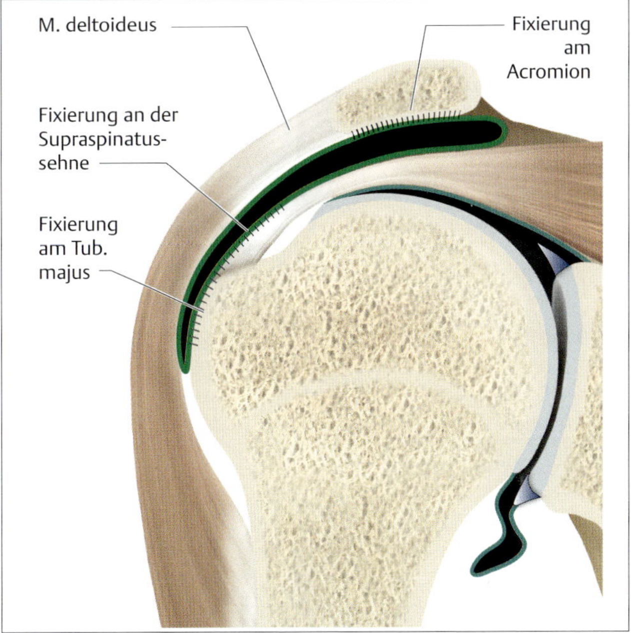

Abb. 4.29 Fixierungen der Bursae (Ansicht von ventral, Bursae auseinandergezogen).

FUNKTIONELLER HINWEIS

Verhalten der Bursae bei Bewegungen ▶ Abb. 4.30
Bei Armbewegungen ist das oberflächliche Blatt das Punctum fixum, während sich das untere dagegen verschiebt. Besonders deutlich wird dies bei der Abduktion, da sich dabei die tiefen Anteile über den M. supraspinatus weit nach medial verschieben. Voraussetzung für maximale Bewegungen ist ein problemloses Gleiten der beiden Bursablätter gegeneinander.

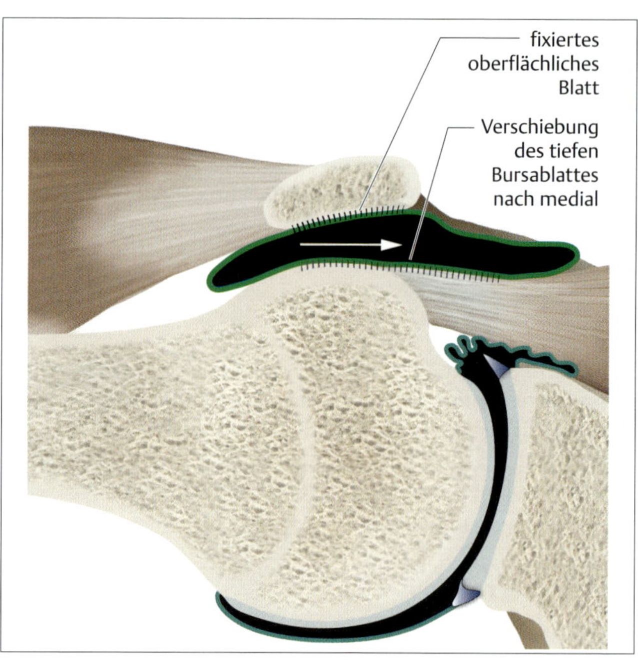

Abb. 4.30 Verhalten der Bursae bei der Abduktion.

Sehne des M. supraspinatus

▶ **Abb. 4.31**

Der sehnige flache Anteil des M. supraspinatus verläuft kaudal des ventralen Akromionabschnitts nach lateral.

Sehne des M. subscapularis

▶ **Abb. 4.31**

Kraniale Anteile der Subskapularissehne liegen ventral im subakromialen Gleitraum. Sie ziehen teilweise über den Sulcus intertubercularis und setzen an der medialen Kante des Tuberculum majus an, der den lateralen Sulkusrand bildet.

Sehne des Caput longum musculus bicipitis

▶ **Abb. 4.31**

Etwas tiefer im Gelenk zieht die Bizepssehne durch den subakromialen Gleitraum. Sie ist durch seine synoviale Umhüllung gut gegen Druck geschützt, sodass sein Problembereich nicht im Gleitraum liegt.

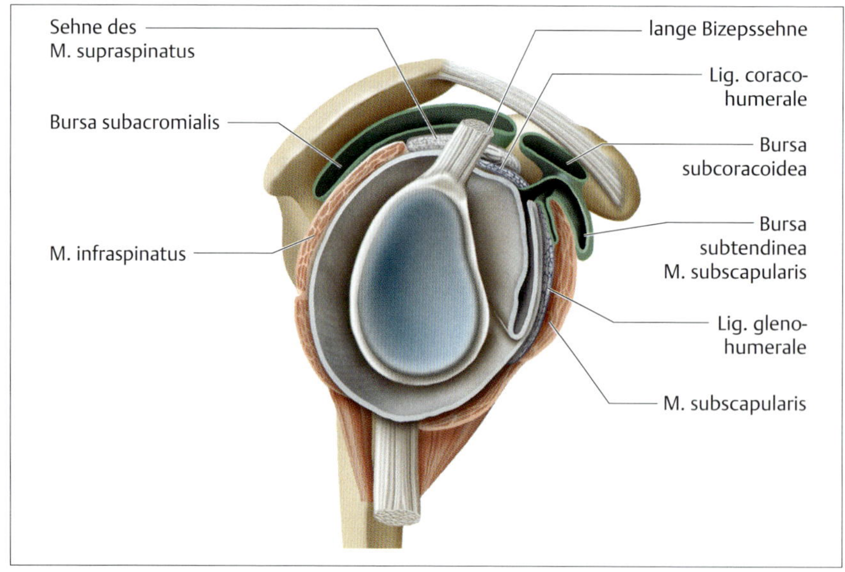

Abb. 4.31 Strukturen im subakromialen Gleitraum.

KLINISCHER BEZUG

Impingement ▸ **Abb. 4.32**
Das Impingement-Syndrom ist ein Engpass im subakromialen Gleitraum. Es gibt sehr viele Ursachen für die Einengung.

Durch einen Humerushochstand kann es zu Beschwerden und morphologischen Veränderungen der komprimierten Weichteile, wie z. B. der Bursa subacromialis kommen. Als mögliche Folge entsteht ein Circulus vitiosus, da die Bursa komprimiert wird und mit einer Ödembildung reagiert. Dies führt zu einer weiteren Verengung des subakromialen Gleitraums, die Bursa wird noch mehr komprimiert und so setzt sich der Teufelskreis fort. Die Schwellung der Bursa beeinträchtigt die Beweglichkeit des Armes. Außerdem beschreiben die Patienten Schmerzen bei den Bewegungen.

Eine ähnliche Problematik kann sich durch ein Kalkdepot in der Supraspinatussehne ergeben.

Arthrotische Veränderungen des Akromioklavikulargelenks mit massiven kaudalen Osteophyten können ebenfalls den subakromialen Gleitraum einengen. Formveränderungen des Proc. coracoideus, z. B. nach einer Fraktur, kann zu einem korakoidalen Impingement führen.

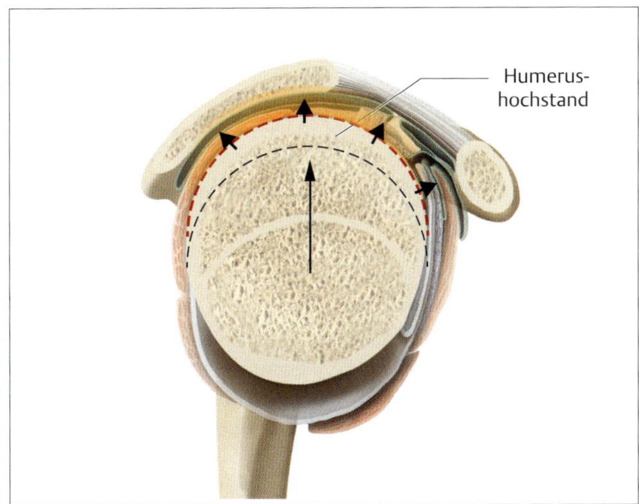

Abb. 4.32 Kompression der Weichteile bei subakromialem Engpasssyndrom.

KLINISCHER BEZUG

Operation bei Impingement ▸ **Abb. 4.33**
Bei therapieresistentem Impingement-Syndrom mit Fibrosierung sowie Verdickung der Supraspinatussehne und der Bursa wird zur Erweiterung des Raumes die ***endoskopische subakromiale Dekompression*** (ESD) durchgeführt. Der Zugang erfolgt durch den M. deltoideus, weshalb nach der Operation mit einer Irritation des Muskels zu rechnen ist. Bei der ESD wird mit einer Fräse die kaudale ventrale Krümmung des Akromions abgetragen, damit die Fläche glatter wird. Außerdem wird das Lig. coracoacromiale und manchmal auch die Bursa subacromialis reseziert; Letztere allerdings nur, wenn sie verdickt und entzündet ist oder Adhäsionen aufweist. In der Regel erfolgt nur eine Entfernung des oberflächlichen Blatts, da das tiefe Blatt mit dem Peritoneum der Rotatorenmanschette verwachsen ist und Gefäße führt.

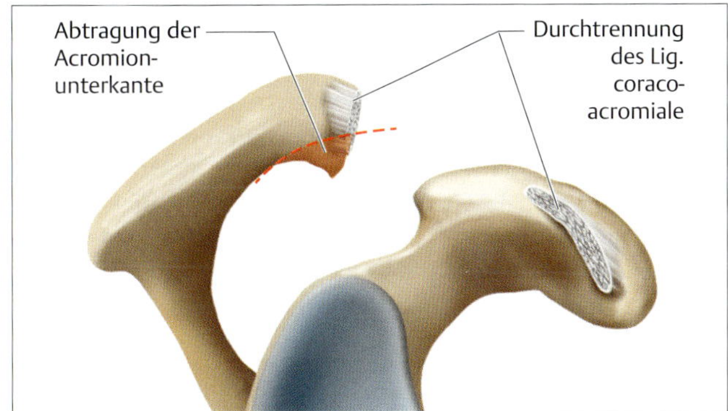

Abb. 4.33 Endoskopische subakromiale Dekompression.

PRAXISTIPP

Untersuchung bei Impingement
Zur Differenzierung des Hauptproblems tragen die genaue Beobachtung und Befragung bei. Wichtig sind vor allem Informationen über Art, Verstärkung und Zeiten des Schmerzes bei Bewegungen, vor allem bei Abduktion und Überkopfarbeiten.

Die Befragung wird durch Funktions- und spezifische Schultertests ergänzt. Bei der Untersuchung eines Patienten mit Impingement fällt häufig auf, dass er kaum Bewegungseinschränkungen aufweist, die jedoch in einem bestimmten Bereich sehr schmerzhaft sind. Beispielsweise weist die sehr schmerzhafte Abduktion zwischen 60° und 120°, ***Painful arc,*** auf ein subakromiales Impingement hin. Ab etwa 60° kommt es zu einer Kompression des Tuberculum majus und der darüber liegenden Weichteile gegen das Schulterdach. Dies nimmt erst wieder bei weiterer Abduktion des Armes ab, bedingt durch die automatische Außenrotation bei dieser Bewegung (▶ **Abb. 4.34**).

Der schmerzhafte Bogen in Flexion spricht eher für ein subkorakoidales Impingement oder eine Labrumverletzung.

Eine Entlastung der subakromial gelegenen Strukturen wird durch die Traktion nach kaudal bewirkt. Sie behebt zwar nicht die Ursache der Verengung, kann jedoch die Schmerzen günstig beeinflussen. Die Lagerung in leichter Abduktion mit dem **Briefträgerkissen** entlastet ebenfalls den Raum und fördert die Durchblutung. Außerdem kann zur Entlastung die den Kaudalschub bewirkende Muskulatur auftrainiert werden. Dazu zählen M. latissimus dorsi, der lange Kopf des M. biceps und Teile der Rotatorenmanschette.

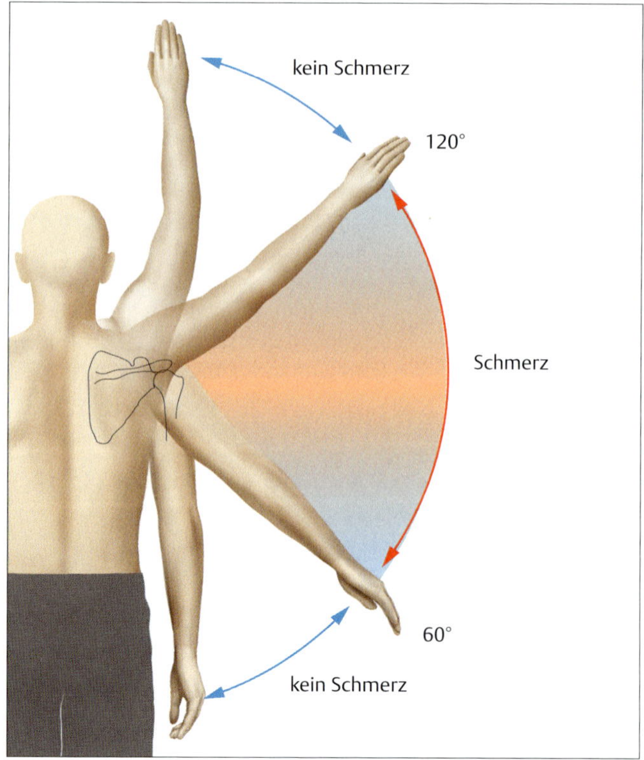

Abb. 4.34 Test: Schmerzhafter Bogen bei der Abduktion.

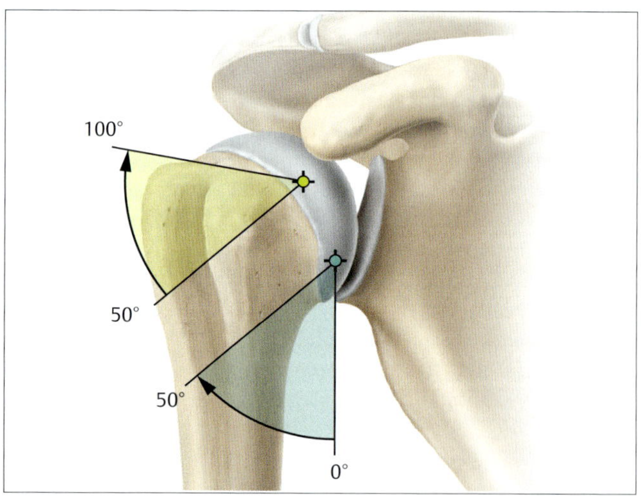

Abb. 4.35 Sagittale Bewegungsachse.

4.1.5 Achsen und Bewegungen

Der große Bewegungsradius der Hand ergibt sich durch die besondere Beweglichkeit der Schultergelenke. Dabei spielen die Bewegungen im Humeroskapulargelenk die größte Rolle. Voraussetzung für das Erreichen der vollen Beweglichkeit ist ein zentrierter Humeruskopf. Am häufigsten neigt der Humerus zur Dezentrierung nach kranial und ventral.

Bewegungen in der Frontalebene

Sagittale Achse

▶ **Abb. 4.35**

Kapandji (1984) stellte für die verschiedenen Abduktionsstellungen Drehzentren in unterschiedlicher Höhe fest. So verläuft z. B. die Achse zu Beginn der Abduktion bis etwa 50° im kaudalen Humeruskopf und verlagert sich bei zunehmender Abduktion in die kraniale Humeruskopfhälfte. Er beschrieb bei etwa 50° eine Verlagerung des Drehzentrums nach medial und außerhalb des Humeruskopfes. Dagegen fand Perry (1988) ein Drehzentrum von etwa 5 mm Durchmesser im Zentrum des Humeruskopfes.

Abduktion im Humeroskapulargelenk

Aktives Bewegungsausmaß: etwa 100°, passiv mit Außenrotation: 130°.

Bei Beginn der Abduktion bietet die Scapula ein Punctum fixum. Sie wird durch die Skapulafixatoren, z. B. M. serratus anterior und Mm. rhomboidei, am Rumpf stabilisiert. Erst dann beginnt die Abduktion des Armes.

Da das Caput humerale konvex geformt ist, findet das Gleiten gegensinnig zum Rollen statt. Das bedeutet, dass der Humerus nach kranial rollt und nach kaudal gleitet. Die Kontaktzone am Humerus wandert dabei nach kranial, während sie sich an der Cavitas dem kaudalen und etwas dem dorsalen Rand nähert (▸ **Abb. 4.36**).

Ab einer Armstellung von 30 – 70° folgt die Bewegung der Scapula und des Schultergürtels. Dazu kommt dann eine Wirbelsäulenbewegung, um den Arm in maximale Abduktion zu bringen (siehe Kap. 4.2 und 4.3).

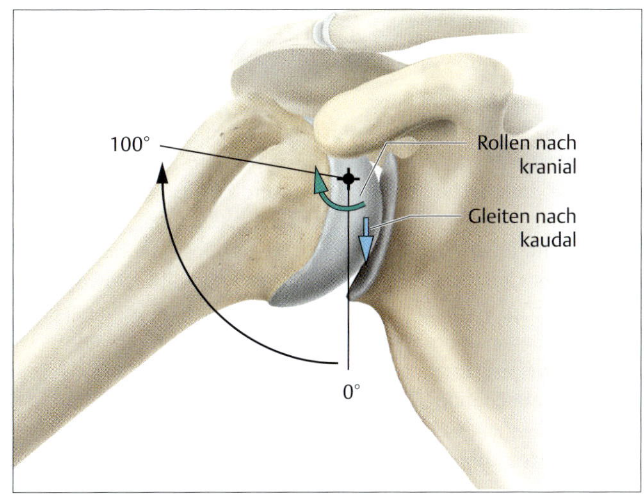

Abb. 4.36 Arthrokinematik im Humeroskapulargelenk bei Abduktion.

FUNKTIONELLER HINWEIS

Abduktion in der Skapulaebene ▸ Abb. 4.37
Die Stellung der Scapula auf dem Thorax – die Margo lateralis ist 30° gegenüber der Frontalebene nach ventral gekippt – gibt die Bewegungsebene für den Arm vor. Die Einstellung der Humeruslängsachse ist nicht in der mittleren Frontalebene, sondern steht 20 – 30° weiter ventral. Diese neue Bewegungsebene wird als **Skapulaebene** bezeichnet.

Automatische Außenrotation bei der Abduktion ▸ Abb. 4.38 a, b, c
Wird ein Arm erst abduziert und dann wieder an den Körper zurückgeführt, steht er in Außenrotation. Dieses Phänomen wird ***Codmans Paradoxon*** genannt. Dabei handelt es sich um eine unwillkürliche Bewegung, die eine Kompression des Tuberculum majus gegen das Schulterdach verhindert. In der Regel findet eine Außenrotation um etwa 30 – 50° und zwischen 45 – 80° Abduktionsstellung statt. Allerdings gibt es kleine individuelle Unterschiede.

In ***Rotations-Null-Stellung*** ist eine aktive Abduktion von etwa 90° möglich. Sie kann sich um weitere 20° erhöhen, wenn der Arm maximal außenrotiert wird, da der höchste Punkt des Tuberculum majus dann unter dem Schulterdach nach dorsal gleitet. Dadurch ist mehr Platz und Bewegungsspielraum im subakromialen Gleitraum.

Wird der Arm in ***Innenrotation*** abduziert, sind etwa 60 – 70° Abduktion möglich, da das Tuberculum majus in dieser Stellung die im subakromialen Gleitraum befindlichen Strukturen gegen das Schulterdach presst und eine weitere Abduktion blockiert.

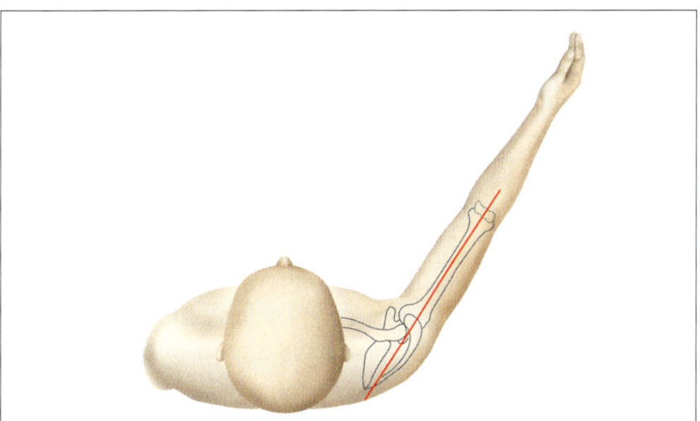

Abb. 4.37 Abduktion in der Skapulaebene.

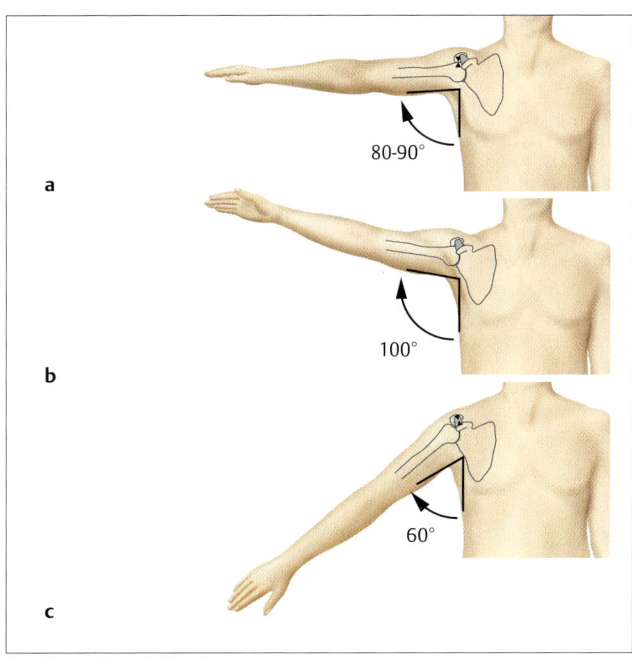

Abb. 4.38 Automatische Außenrotation bei Abduktion.
a In Rotations-Null-Stellung.
b Mit Außenrotation.
c Mit Innenrotation.

PRAXISTIPP

Abduktionseinschränkung
Durch eine differenzierte Untersuchung stellt sich das eigentliche Problem einer Abduktionseinschränkung heraus, woraus sich die entsprechende Behandlung ergibt. Beim Feststellen einer eingeschränkten Abduktion wird z. B. immer auch die Außenrotationsfähigkeit überprüft. Wenn diese deutlich eingeschränkt ist, kann auch keine maximale Abduktion erwartet werden. Zur Verbesserung der Abduktion gilt es demnach, bei der Behandlung immer auch die Außenrotationsverbesserung zu berücksichtigen.

Weitere Gründe für die Einschränkung in Richtung Abduktion können an einem verklebten Rec. axillaris oder einer Subluxation des Kopfes nach kranial liegen.

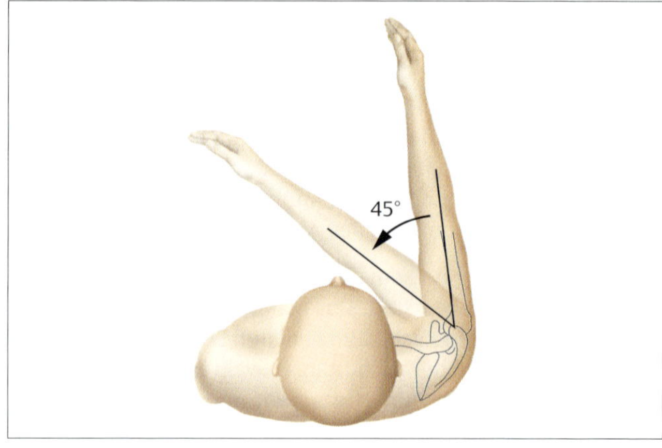

Abb. 4.39 Horizontale Adduktion.

Adduktion

▶ **Abb. 4.39**

Aktives Bewegungsausmaß: 45°.

Da in der Neutral-Null-Stellung wegen des Rumpfes keine Adduktion möglich ist, erfolgt die Standardmessung vor dem Körper. In der Regel findet sie in 90° Flexion statt, was als ***horizontale Adduktion*** bezeichnet wird. Dabei geschieht das Rollen nach medial, und das Caput humeri gleitet nach dorsal-lateral.

Erreichen Patienten mit einer Schulterproblematik keine 90° Flexion, wird in einer geringeren Flexionsstellung gemessen und dies im Befundbogen entsprechend protokolliert.

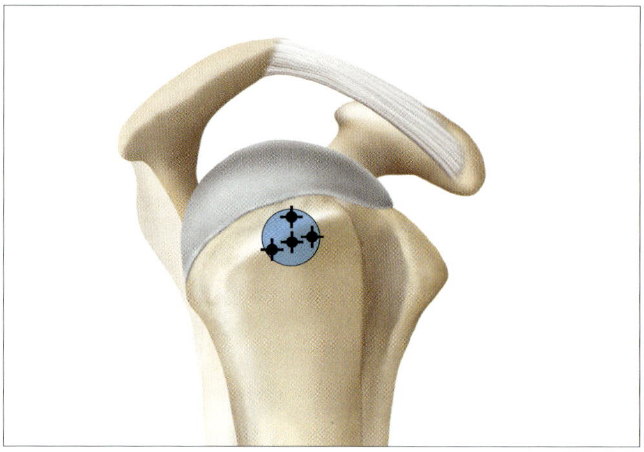

Abb. 4.40 Horizontale Bewegungsachsen.

Bewegungen in der Sagittalebene

Auch die Bewegungen in der Sagittalebene sind durch die Stellung der Scapula auf dem Thorax nicht in der Standardebene, sondern nach medial verschoben. Wie bei der Abduktion finden sie in der Skapulaebene statt.

Horizontale Achse

▶ **Abb. 4.40**

Nach Kapandji (1984) verläuft die horizontale Achse zu Beginn der Flexion ventral im Humeruskopf und wandert mit zunehmender Flexion zur Mitte des Caput humeri. Dadurch sind die verschiedenen Achsen in einem Drehzentrum zu finden.

Flexion bzw. Anteversion

▶ Abb. 4.41

Aktives Bewegungsausmaß: 100–110°.

Bei der Flexion rollt der Humeruskopf nach ventral-kranial. Zu Beginn der Flexion gleitet er nach dorsal, mit zunehmender Flexion nach kaudal und am Bewegungsende nach ventral.

Bei einer Flexion in der Skapulaebene bewegt der Arm nicht in der geraden Sagittalebene, sondern in einer um 20 – 30° nach medial gekippten Ebene.

Extension bzw. Retroversion

▶ Abb. 4.42

Aktives Bewegungsausmaß: 40°.

Bei der Extension rollt der Humeruskopf nach dorsal und gleitet nach ventral und etwas nach kaudal. Auch hierbei erfolgt die Bewegung in der Skapulaebene.

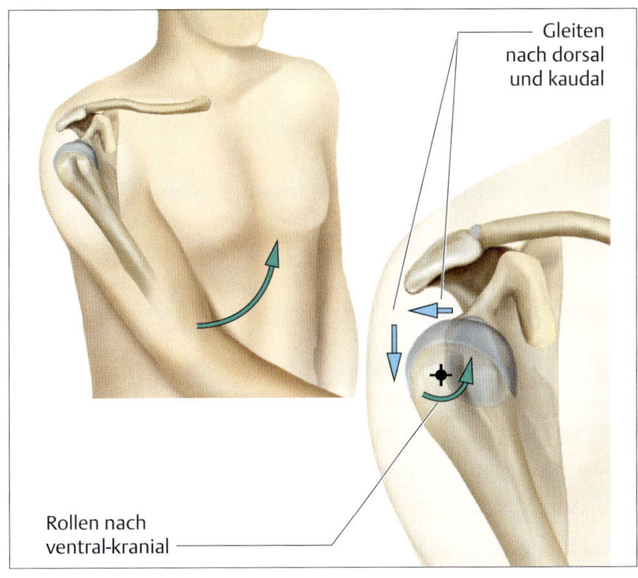

Abb. 4.41 Arthrokinematik im Humeroskapulargelenk bei Flexion.

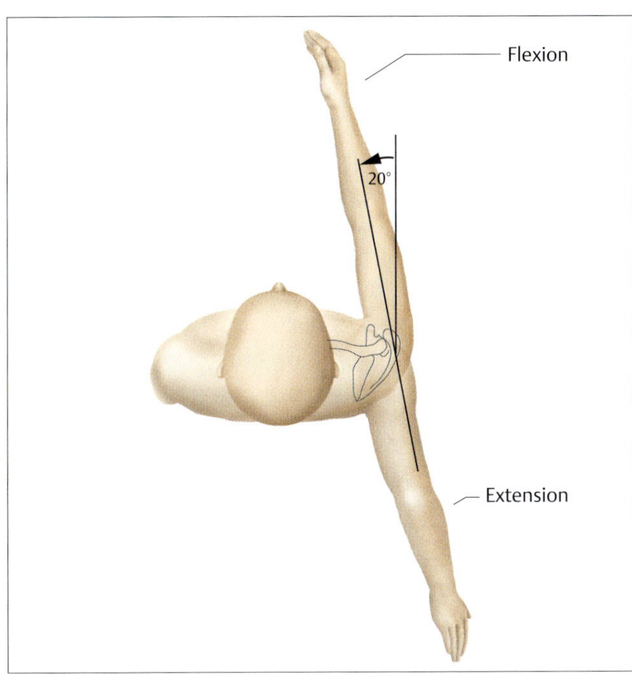

Abb. 4.42 Flexion und Extension in der Skapulaebene.

Bewegungen in der Transversalebene

Longitudinale Achse

▶ **Abb. 4.43**

Die Rotationsachse entspricht einer durch den Markhöhlenraum des Humerusschafts verlaufenden Achse (Kapandji 1984). Zur besseren Beobachtung der Rotationsfähigkeit wird der Ellenbogen gebeugt und der Unterarm als Hebel für die Bewegungen genommen.

Außenrotation

▶ **Abb. 4.44**

Aktives Bewegungsausmaß: 60°.

Bei der Außenrotation rollt das Caput humeri nach lateral-dorsal und gleitet nach ventral.

Innenrotation

▶ **Abb. 4.45**

Aktives Bewegungsausmaß: 95°.

Der Rumpf limitiert die Innenrotation. Wird der Unterarm hinter den Rücken genommen, entspricht dies dem maximalen Bewegungsausmaß von 95°. Bei der Innenrotation rollt der Humeruskopf nach ventral-medial und gleitet nach dorsal.

Bewegungsausmaß bei Veränderung der Ausgangsstellung
Bei veränderter Ausgangsstellung, z. B. Arm in 90° Abduktion, wechselt das Ausmaß der Rotation auf Außenrotation/Innenrotation: 90 – 0 – 60. Das ist durch die Ent- bzw. Anspannung der Kapsel-Band-Strukturen bedingt.

Ruhestellung

In der Ruhestellung ist der Kapsel-Band-Apparat entspannt, und es besteht nur ein geringer Knochenkontakt, wodurch das Gelenkspiel sehr gut möglich ist. Für das Humeroskapulargelenk liegt diese Stellung bei etwa 50° Abduktion in der Skapulaebene mit minimaler Innenrotation.

Verriegelte Stellung

In der **Closed-packed-Position** haben die Gelenkflächen vollen Kontakt, und der Kapsel-Band-Apparat ist maximal gestrafft, sodass die Gelenkpartner nicht voneinander separiert werden können. Für das Humeroskapulargelenk ist das in maximaler Abduktion und Außenrotation.

PRAXISTIPP

Ein dezentrierter Humeruskopf verändert die Belastungskräfte, und bei Bewegungen kommt es zu einem unproportionalen Gleiten gegenüber dem Rollen. In diesem Fall sollten Zentrierungstechniken mittels Dekontraktion der verspannten Muskulatur und Gleitmobilisationen den bestmöglichen Gelenkflächenkontakt wiederherstellen.

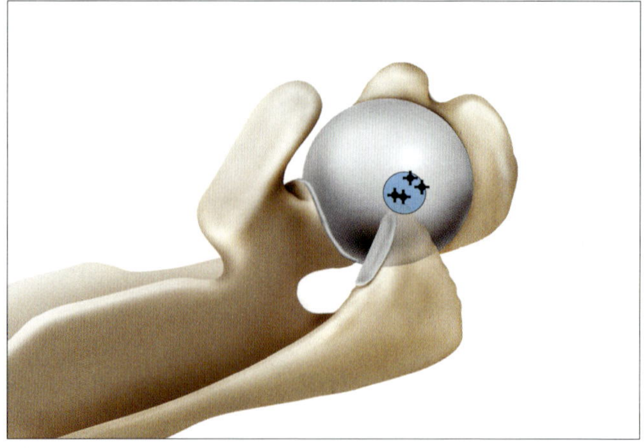

Abb. 4.43 Longitudinale Bewegungsachsen.

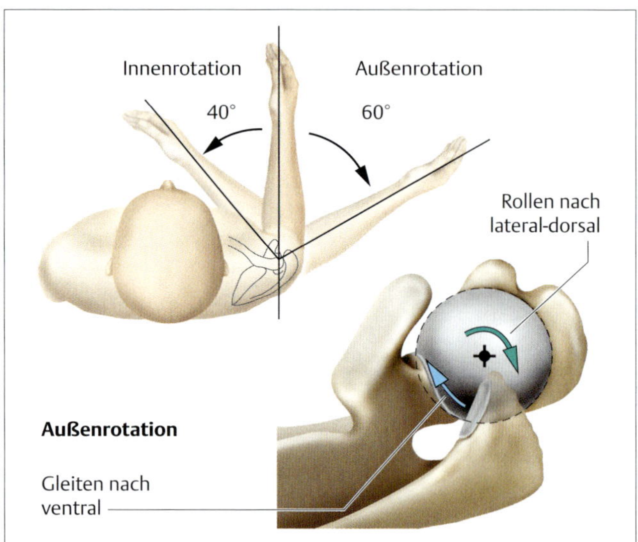

Abb. 4.44 Arthrokinematik im Humeroskapulargelenk bei Außenrotation.

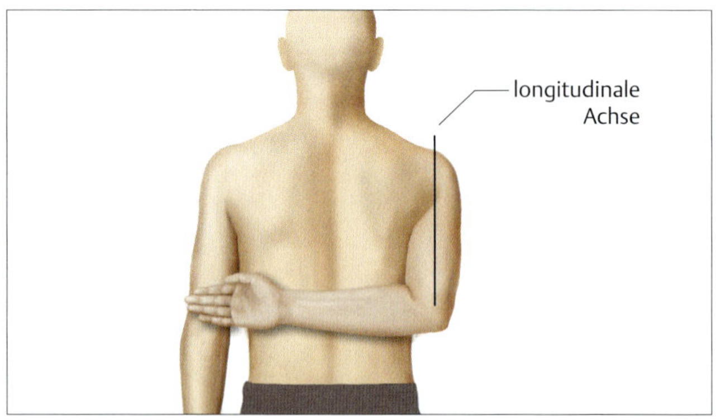

Abb. 4.45 Maximale Innenrotation.

4.1.6 Stabilisierung des Gelenks

Passive Stabilisation

▸ Abb. 4.46

Ein gewisses Maß an Stabilität ist wie bereits erwähnt durch folgende Faktoren gewährleistet:

- ***Formschlüssige Aspekte*** durch die leichte Erhöhung des Pfannenrands und das Labrum glenoidale.
- ***Adhäsionskräfte,*** da die Gelenkkörper durch einen dünnen Flüssigkeitsfilm verbunden sind.
- ***Intraartikulärer Vakuumeffekt,*** der durch den negativen intraartikulären Druck entsteht. Er wird mit – 42 mm H_2O angegeben.
- ***Kapsel-Band-Apparat:*** Bedingt durch die Verwringung der bei Bewegungen entstehenden Bandstrukturen wird der Humeruskopf zentriert. So kommt es z. B. bei einer endgradigen Außenrotationsbewegung durch Aufwickeln der Bänder und der Kapsel zu einer gegensinnigen Translation. Der angespannte Kapsel-Band-Apparat bietet der Dezentrierung einen Widerstand und hat somit eine zentrierende Komponente. Allerdings tritt diese Stabilisation erst bei endgradigen Bewegungen auf (▸ **Abb. 4.47**).

Die bisher genannten Aspekte spielen zwar eine Rolle bei der Stabilisation des Humeroskapulargelenks, sie reichen jedoch nicht, um das Gelenk zu stabilisieren.

Aktive Stabilisation

Der Hauptstabilisator des Humeroskapulargelenks ist die Muskulatur. Dabei spielt die Rotatorenmanschette eine herausragende Rolle.

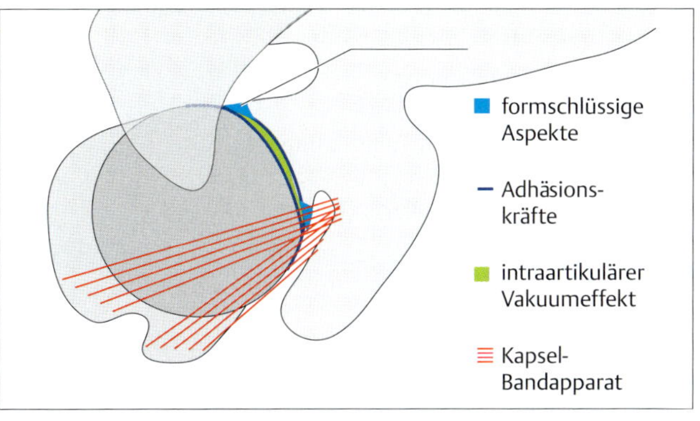

Abb. 4.46 Passive Stabilisation des Humeroskapulargelenks.

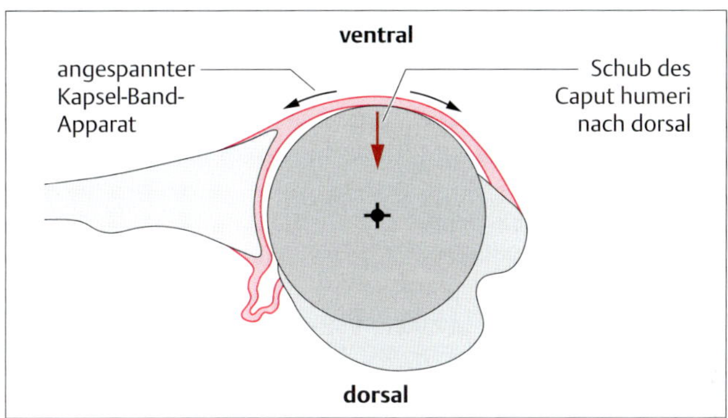

Abb. 4.47 Stabilisation des Humeroskapulargelenks durch den Kapsel-Band-Apparat bei maximaler Außenrotation.

4.1.7 Muskulatur

Rotatorenmanschette

▸ Abb. 4.48

Die Rotatorenmanschette ist eine vierteilige Muskelgruppe mit Ursprung an der anterioren und posterioren Fläche der Scapula und halbkugelförmiger Insertion an den Tubercula des Humerus. Die Muskelgruppe umfasst kranial den ***M. supraspinatus,*** dorsal ***M. infraspinatus*** und ***M. teres minor*** sowie ventral ***M. subscapularis***. Die Sehnen der Muskeln sind breitflächig und liegen unmittelbar dem Kapsel-Band-Apparat auf, mit dem sie teilweise verwachsen sind.

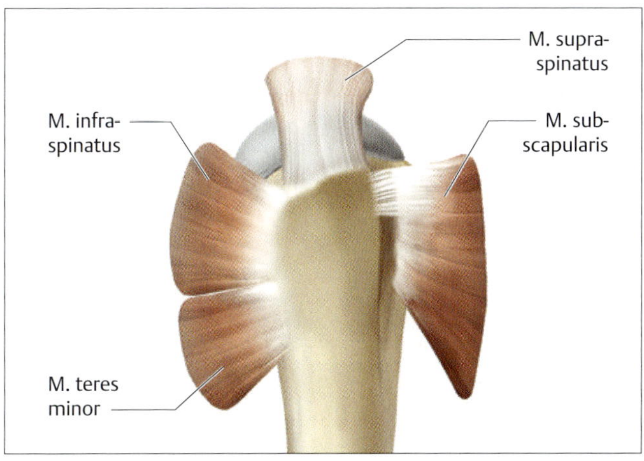

Abb. 4.48 Rotatorenmanschette.

M. supraspinatus ▶ Abb. 4.49

Ursprung: Fossa supraspinata.

Ansatz: Obere Facette des Tuberculum majus.

Innervation: N. suprascapularis (C 4 – 6).

Verlauf und Besonderheiten:
- Verläuft horizontal.
- Er muss durch den Engpass unter dem Acromion, Fornix humeri, und zieht von medial weiter über das Caput humeri nach lateral.
- Oberflächliche Fasern der Sehne sind mit dem tiefen Blatt der Bursa subacromialis, tiefe Fasern mit der Membrana fibrosa und mit oberflächlichen Faseranteilen des Lig. coracohumerale verwachsen. Die kapsulären Fasern bestehen teilweise aus Faserknorpel.
- Seine Endsehne ist ca. 2 cm lang und ebenso breit sowie ca. 3 mm dick. Die kritische Zone der Sehne ist ein schlecht durchbluteter Bezirk ca. 1,5 Querfinger vor der Insertion.

Triggerpunkte (▶ **Abb. 4.50**):
- Triggerpunkt 1 befindet sich etwas kaudal des Angulus superior in der Fossa supraspinata.
- Triggerpunkt 2 liegt in einem vom Acromion und der Clavicula gebildeten Dreieck.
- Beide Triggerpunkte verursachen Schmerzausstrahlungen in Richtung Fossa supraspinata und entlang des lateralen Oberarms, teilweise bis zur Mitte des Unterarms. Besonders schmerzhafte Bereiche befinden sich über dem M. deltoideus und direkt proximal des Epicondylus lateralis am Humerus.
- Triggerpunkt 3 liegt dicht vor dem Ansatz am Tuberculum majus. Er projiziert Schmerzen vor allem in die Deltaregion.

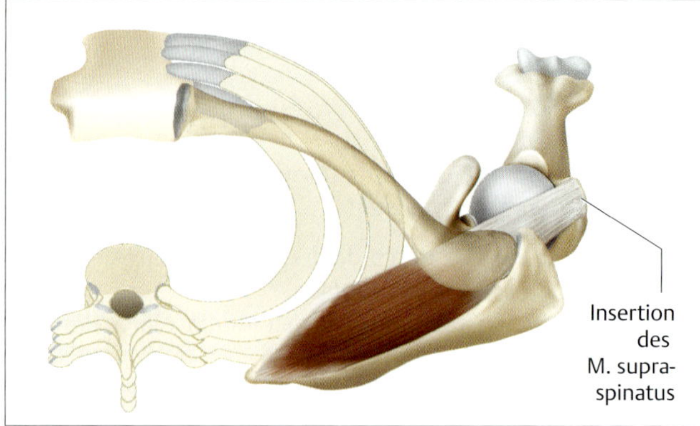

Abb. 4.49 M. supraspinatus, Ansicht von kranial.

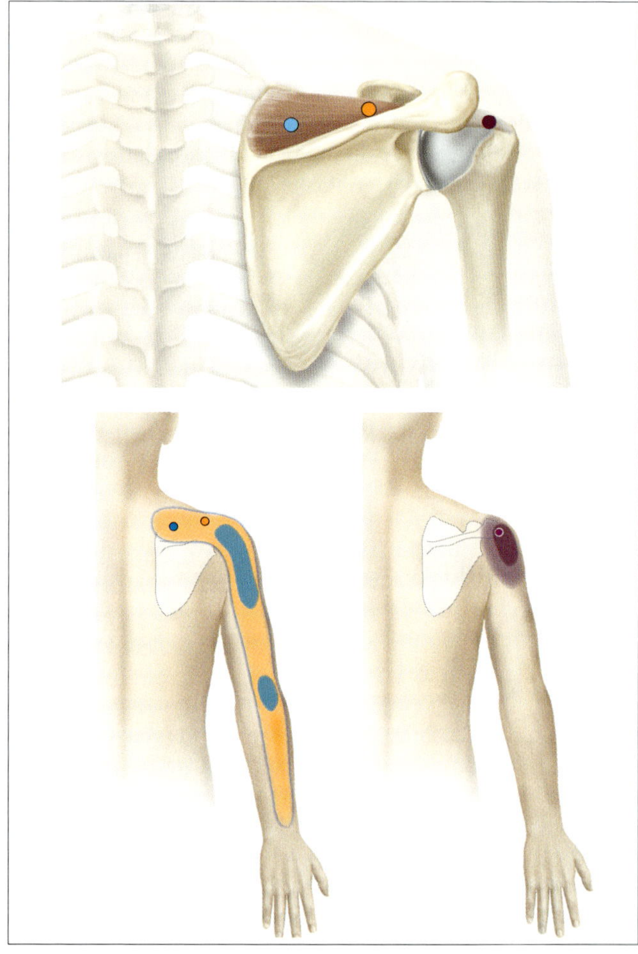

Abb. 4.50 M. supraspinatus mit Triggerpunkten und Schmerzausstrahlungen.

Funktionen (▶ **Abb. 4.51 a, b**):

- **Depression** des Humeruskopfes in Neutral-Null-Position.
- Aufgrund seines Verlaufes über das Caput humeri wird er umgelenkt, und es entsteht ein Kaudalschub zu Beginn der Abduktion.
- **Zentrierung** des Caput humeri in die Cavitas, da er im rechten Winkel auf die Tangentialebene zuläuft.
- **Abduktion**, da er kranial der Sagittalachse verläuft.
- Mit zunehmender Abduktion verliert er seine depressorische Wirkung, behält jedoch die zentrierende und abduktorische Funktion.
- In Neutral-Null-Stellung verlaufen ventrale Muskelfasern vor und dorsale Faseranteile hinter der Rotationsachse, weshalb er erst bei innenrotiertem Arm die Innenrotation und bei außenrotiertem Arm die Außenrotation unterstützt.
- Zusammen mit dem M. deltoideus verhindert er eine Subluxation nach kaudal, vor allem wenn Gewichte am Arm hängen.

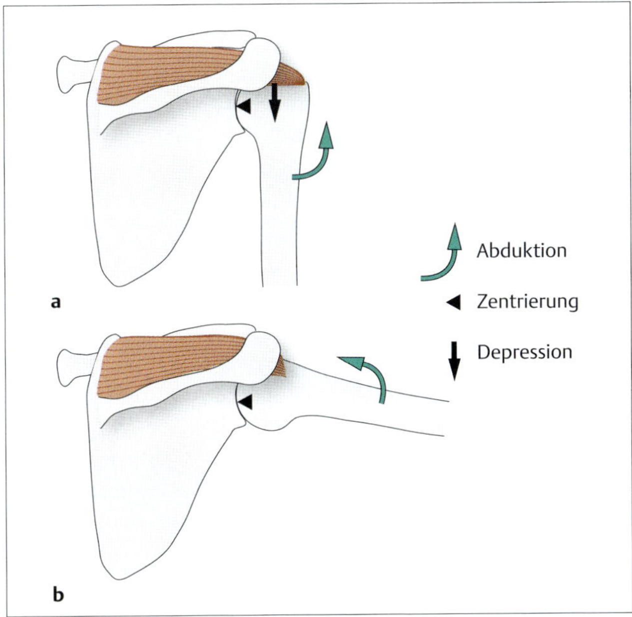

Abb. 4.51 Funktionen des M. supraspinatus.
a In Neutral-Null-Stellung.
b In Abduktion.

FUNKTIONELLER HINWEIS

Der M. supraspinatus spielt bei der skapulohumeralen Balance der Rotatorenmanschette eine herausragende Rolle. Wenn er z. B. Triggerpunkte entwickelt, bedeutet dies Koordinationsmängel bei Bewegungen, und die funktionelle Einheit bei der Aufgabe der Stabilisation des Gelenks ist gestört.

Durchblutung der Supraspinatussehne

▶ **Abb. 4.52**

Die Sehne wird von distal durch einen Ast der A. circumflexa humeri, von proximal durch die Aa. suprascapularis und subscapularis versorgt. Es sind funktionelle Endäste der Arterien, die teilweise kurz vor der Sehneninsertion Anastomosen bilden. In diesem Bereich kommt es bei herabhängendem Arm und bei Adduktion durch den Anpressdruck des Humeruskopfes auf die um den Kopf gelenkte Sehne zu ungünstiger Gefäßfüllung, und es entsteht eine hypovaskuläre Zone.

Bei leicht abduziertem Arm sind die Gefäße gut gefüllt, und die Durchblutung ist ausreichend. Bei starker Traktion, z. B. beim Tragen schwerer Gegenstände, findet eine geringe Blutversorgung statt. Noch ausgeprägter ist es bei einer schwunghaft ausgeführten Adduktion, wie z. B. beim längeren Schwimmen.

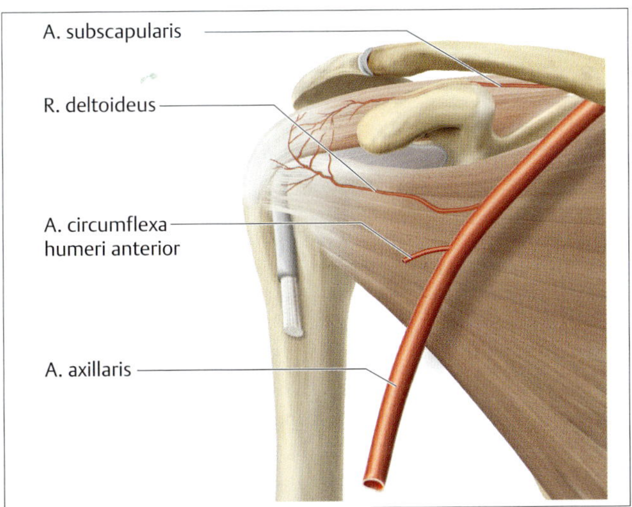

Abb. 4.52 Arterielle Versorgung der Supraspinatussehne.

KLINISCHER BEZUG

Tendopathie

Eine der Ursachen der Tendopathie der Supraspinatussehne ist die Vaskularisationsstörung. Im hypovaskulären Bereich, am Scheitelpunkt der Sehnenumlenkung, kommt es zu einer Degeneration wie Aufsplittung und partieller Ruptur des Gewebes. Eine andere Ursache ist der mechanische Abrieb der Sehnenoberfläche im engen subakromialen Gleitraumund und daraus folgender partieller Ruptur. Aufgrund von Entzündungen, Kalkansammlungen oder Vernarbungen kann die Sehne bis zu 1 cm dicker sein. Sie wird bei Abduktion im Fornix eingeklemmt und bei weiterer Bewegung ruckartig durch die Loge gezwängt. Deshalb beschreiben die Patienten ihre Abduktionsbewegung mit einem unharmonischen Ablauf und mit Schmerzen.

Tendinosis calcarea

Die Kalkansammlung im Bereich der Schulter betrifft am häufigsten die Supraspinatussehne. Es handelt sich um einen aktiven entzündlichen Prozess. Der Kalk besteht aus kristallinem Calciumhydroxylapatit und befindet sich bursaseitig in der hypovaskulären Zone. Unter Umständen kann der Kalk in die Bursa subacromialis oder in das Gelenk durchbrechen.

Therapie

Die Entfernung des Kalkdepots erfolgt durch das sogenannte ***Needling.*** Dabei wird der Kalkherd unter sonografischer Kontrolle gezielt mit einer Nadel perforiert und entfernt. Auch die Stoßwellentherapie mit niedrig oder hoch energetischen Stoßwellen kommt unter Umständen zum Einsatz.

Das Ausmaß von 1 cm überschreitende und als chronisch rezidivierende Tendinosis eingestufte Kalkdepots werden operativ und unter Umständen mit einer Dekompressionsoperation entfernt.

Ruptur der Rotatorenmanschette

In der 5.–6. Lebensdekade treten aufgrund mangelnder Durchblutung und wiederholter Mikrotraumen und Einklemmungen der Rotatorenmanschette unter dem Acromion degenerative Veränderungen auf. Die Folge sind Teil- oder Totalrupturen. 95 % der Rotatorenmanschettenrupturen betreffen den M. supraspinatus. Hauptort ist die hypovaskuläre Zone etwa 1–2 cm proximal der Insertion. Der Riss kann intratendinös, bursaseitig oder gelenkseitig beginnen, wobei Letztere am häufigsten auftreten (▸ **Abb. 4.53 a, b, c**).

Die Partialrupturen werden in Schweregrade eingeteilt. Nach Ellmann (1993) ist z. B. ein Riss von weniger als einem Viertel der Sehnendicke Grad I und von mehr als der Hälfte Grad III.

Bei Teildefekten, vor allem bei intakten seitlichen Sehnenanteilen, sind die Heilungschancen gut. Der Arm kann weiterhin abduziert werden, jedoch ist die Ausdauerleistung gestört.

Bei der Komplettruptur entsteht immer eine Verbindung zwischen Bursa und Gelenk (▸ **Abb. 4.54**). Es kommt zu einer ständigen Wanderung von Flüssigkeit zwischen beiden, und die Sehne kann nicht verheilen. Im ungünstigen Fall kann sich der Riss ausdehnen und die kranialen Anteile des M. subscapularis und/oder des M. infraspinatus erfassen. Dabei wird auch der supratuberale Halteapparat des M. biceps beeinträchtigt, da die lange Bizepssehne instabil wird.

Die Folge eines großen Defekts ist eine Dezentrierung mit Hochstand des Caput humeri durch den Zug des M. deltoidues und dadurch entstehender subakromialer Enge (▸ **Abb. 4.55**). Der korakoakromiale Bogen wird mit erhöhtem Druck belastet, und es bilden sich Osteophyten im Verlauf des Lig. coracoacromiale und am ventralen Acromion. Außerdem liegt in diesem Fall die lange Bizepssehne frei und kann gegen das Schulterdach gepresst werden.

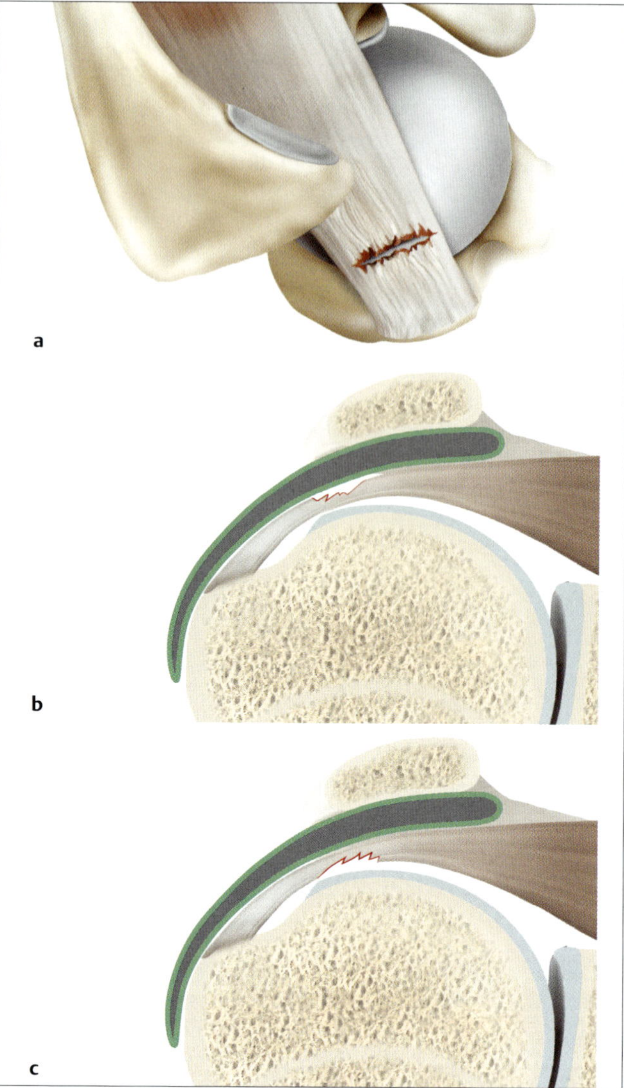

Abb. 4.53 Rissformen der Supraspinatussehne.
a Intratendinös
b Bursaseitig
c Gelenkseitig

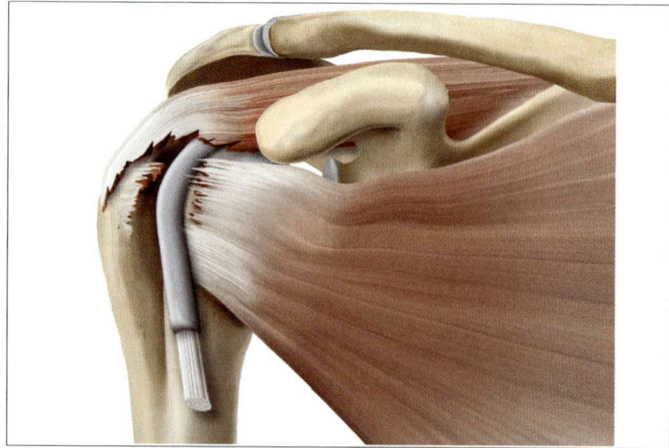

Abb. 4.54 Ruptur der Rotatorenmanschette.

PRAXISTIPP

Untersuchung

Eine Teilruptur macht sich folgendermaßen bemerkbar: Die aktive Abduktion ist ebenso wie der isometrische Anspannungstest der betroffenen Muskulatur sehr schmerzhaft und deutlich abgeschwächt. Die Patienten beschreiben eine schnelle und schmerzhafte Ermüdung des Armes. Sie klagen vor allem über nächtliche Schmerzen und können nicht auf der betroffenen Seite liegen.

Bei einer Totalruptur fällt bei der aktiven und passiven Abduktion ein deutlicher Unterschied auf. Der Patient zeigt das Bild einer Pseudoparese, da er den Arm nicht mehr aktiv abduzieren bzw. den passiv abduzierten Arm nur bis etwa 100° absenken kann; ab hier kann er ihn nicht mehr halten, **Drop arm**. Die passiven Bewegungen sind dagegen fast frei (▸ **Abb. 4.56**).

Behandlung

Bei Teildefekten der Rotatorenmanschette darf nicht zu intensiv und früh mit dem Krafttraining begonnen werden. Das Hauptziel ist die Verbesserung der funktionellen Zentrierung des Humeruskopfes, um den Hochstand zu beseitigen. Da die primären Stabilisatoren des Schultergelenks nicht überfordert werden dürfen, gilt es vor allem, die sekundären gezielt aufzutrainieren. Dann folgt eine intensive Koordinations- und Funktionsschulung besonders auf neurophysiologischer Basis. Als weitere Ziele werden die Optimierung der Skapulaführung und des humeroskapularen Rhythmus angestrebt. Auch eine Beratung zur Arbeitsplatzergonomie ist wichtig.

Bei nicht operierten großen Defekten steht vor allem die Funktionsschulung im Vordergrund. Damit die Patienten den Arm über den Kopf heben können, sollten mit ihnen Kompensationen eingeübt werden, wie z. B. die Armhebung über Flexion.

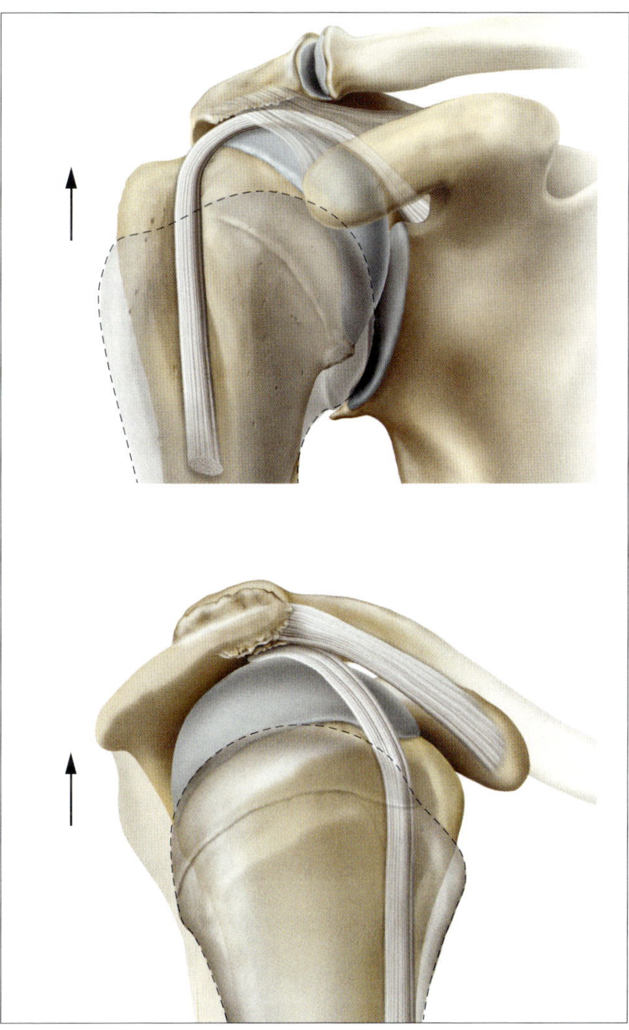

Abb. 4.55 Folgen eines großen Defekts der Rotatorenmanschette.

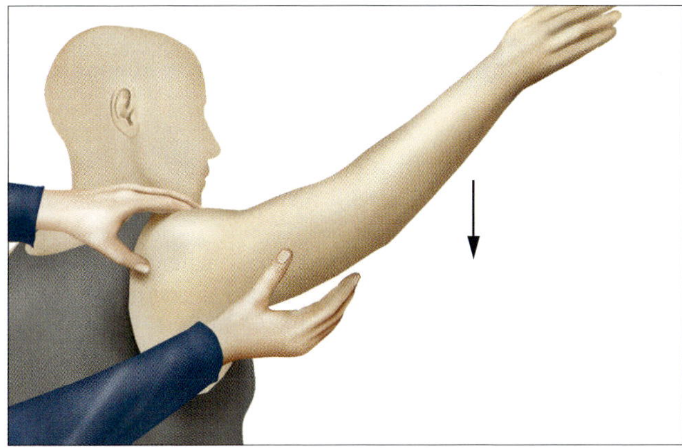

Abb. 4.56 Untersuchung der Abduktionskraft mittels Drop arm.

M. infraspinatus ▶ Abb. 4.57

Ursprung: Fossa infraspinata.

Ansatz: Mittlere Facette des Tuberculum majus.

Innervation: N. suprascapularis (C 4 – 6).

Verlauf und Besonderheiten:

- Seine kranialen Fasern verlaufen horizontal, seine kaudalen Fasern schräg von kaudal-medial-dorsal nach kranial-lateral-ventral.
- Einige tiefe Fasern sind mit der dorsalen Gelenkkapsel verwachsen.
- Im Insertionsbereich ist er mit den Fasern des M. teres minor verwachsen.

Triggerpunkte (▶ **Abb. 4.58**):

- Triggerpunkt 1 befindet sich kaudal der Mitte der Spina scapulae.
- Triggerpunkt 2 liegt kaudal und etwas lateral des Trigonum scapulae in der Fossa infraspinata.
- Beide Triggerpunkte führen zu Schmerzausstrahlungen entlang des ventralen und lateralen Oberarms bis zur Handinnenfläche und dem radialen Handrücken. Besonders schmerzhafte Areale liegen im ventralen Bereich des Schultergelenks und am ventralen Oberarm im Verlauf des M. biceps brachii.
- Triggerpunkt 3 befindet sich etwa 1 Querfinger lateral der Margo medialis, mittig zwischen Spina scapulae und Angulus inferior. Er bewirkt Schmerzausstrahlungen zwischen Margo medialis und Wirbelsäule.

Funktionen:

- ***Zentrierung*** des Caput humeri in die Cavitas, da viele Fasern im rechten Winkel auf die Tangentialebene zulaufen.
- ***Stabilisation des Gelenks*** durch die Verbindung mit der dorsalen Kapsel. Bei Außenrotation zieht der Muskel den Humerus nach dorsal und schützt damit die ventralen Strukturen vor Überdehnung. Das ist z. B. bei der Wurfbewegung sehr wichtig.
- ***Außenrotation:*** Bedingt durch seinen günstigen Verlauf zur longitudinalen Achse, bringt er ca. 90 % der gesamten Außenrotationskraft auf, da er sie im rechten Winkel kreuzt und dorsal von ihr verläuft.
- ***Extension*** durch seinen Verlauf von dorsal nach ventral.
- Kaudale Faseranteile bewirken ***Adduktion*** durch den Verlauf kaudal der sagittalen Achse, und einige kraniale Fasern unterstützen die ***Abduktion***, da sie kranial der Sagittalachse verlaufen.

PRAXISTIPP

Die Triggerpunkte im M. infraspinatus können sich als Reaktion auf ungewohnte kurzfristige Bewegungen wie beim Abfangen eines Sturzes durch Greifen nach hinten entwickeln. Die Patienten klagen über Schmerzen bei kombinierten Bewegungen, z. B. Extension mit Adduktion wie beim Anziehen einer Jacke. Außerdem können sie nachts nicht auf der betroffenen Seite liegen, da die Triggerpunkte komprimiert werden. Um diese nicht durch eine Dehnstellung oder Druck zu reizen, wird eine schmerzlindernde Schlafstellung, z. B. Liegen auf der gesunden Seite mit Unterlagerung durch ein Kissen des betroffenen Arms empfohlen.

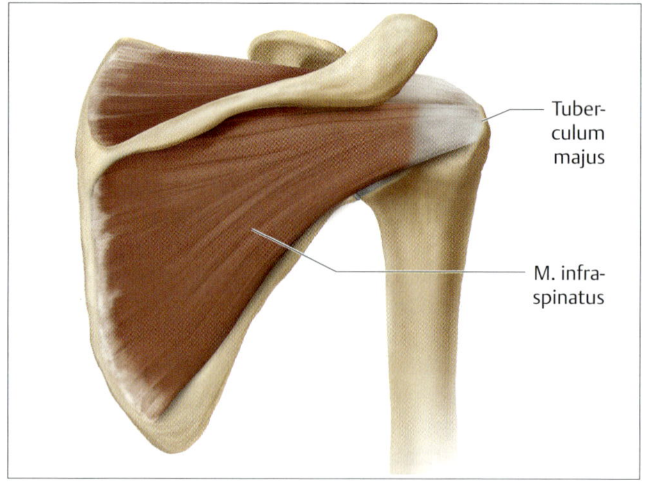

Abb. 4.57 M. infraspinatus.

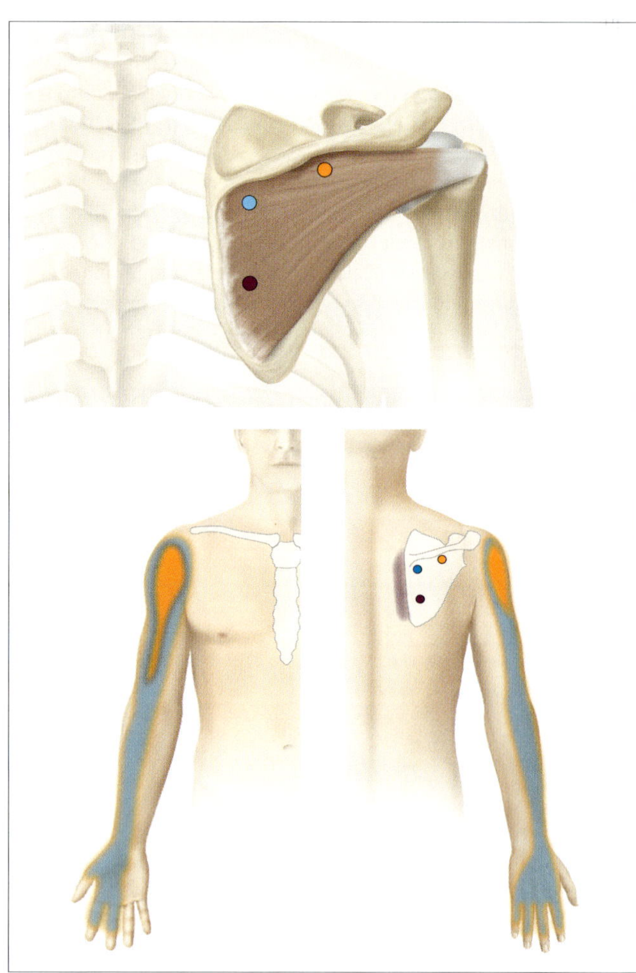

Abb. 4.58 M. infraspinatus mit Triggerpunkten und Schmerzausstrahlungen.

M. teres minor ▶ Abb. 4.59

Ursprung: Mittlerer Abschnitt der Margo lateralis scapulae.

Ansatz: Kaudale Facette des Tuberculum majus.

Innervation: N. axillaris (C5 – 6).

Verlauf und Besonderheiten:
- Er verläuft schräg von kaudal-medial-dorsal nach kranial-lateral-ventral.
- Einige tiefe Faseranteile sind kurz vor der Insertion mit der Gelenkkapsel verwachsen. Außerdem verbindet er sich dort mit dem M. infraspinatus.
- Er bildet die kraniale Begrenzung der lateralen Achsellücke. Außer ihm sind der medial verlaufende lange Kopf des M. triceps, lateral der Humerus und kaudal der M. teres major an der Bildung dieser viereckigen Lücke beteiligt. Diese dient als Durchtritt für den N. axillaris sowie die A. circumflexa humeri posterior mit Begleitvene und Lymphgefäß.

Triggerpunkte (▶ **Abb. 4.60**): 1 Triggerpunkt an der Margo lateralis in Höhe des Gelenkspaltes mit Schmerzausstrahlungen in Richtung dorsalen Oberarm. Besonders schmerzhaft ist ein kleines Gebiet im Bereich der Tuberositas deltoidea.

Funktionen:
- ***Zentrierung*** des Caput humeri in die Cavitas, da er einen günstigen Verlauf auf die Tangentialebene zu hat, vor allem bei Armabduktion.
- ***Außenrotation,*** weil seine Fasern die Rotationsachse dorsal von medial nach lateral kreuzen.
- ***Extension*** durch seinen Verlauf von dorsal nach ventral.
- Er unterstützt die ***Adduktion*** durch die Zugrichtung von medial nach lateral und weil er die sagittale Achse kaudal kreuzt.

M. subscapularis ▶ Abb. 4.61

Ursprung: Fossa subscapularis an der Facies costalis scapulae.

Ansatz: Tuberculum minus; horizontale kraniale Fasern ziehen über den Sulcus intertubercularis und setzten an der Sulkuskante des Tuberculum majus an.

Innervation: N. subscapularis (C5 – 6).

Verlauf und Besonderheiten:
- Kraniale Fasern verlaufen horizontal und benutzen den Humeruskopf als Hypomochlion, kaudale Fasern verlaufen schräg von kaudal-medial nach kranial-lateral.
- Teile seiner Muskelfasern – vor allem im Mittelteil – sind gefiedert, d. h. dass sich im Muskel Zwischensehnen bilden, von denen die Muskelfasern entspringen. Die Randpartien sind dagegen parallelfaserig.
- Einige tiefe Faseranteile sind ventral mit dem Kapsel-Band-Apparat verbunden.
- Im kranialen Bereich befindet sich zwischen seiner Sehne und dem Proc. coracoideus die Bursa subscapularis.

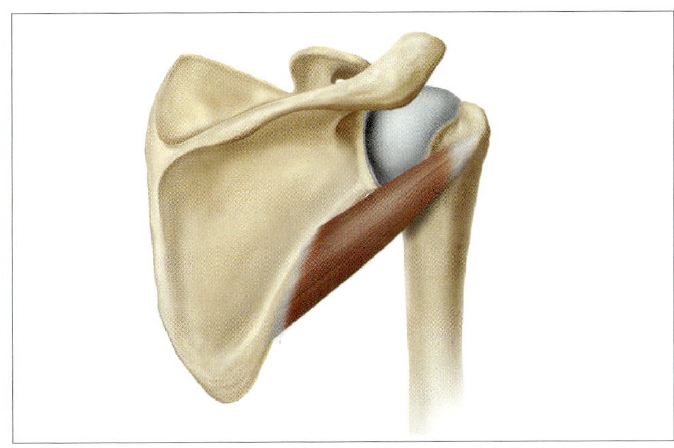

Abb. 4.59 M. teres minor.

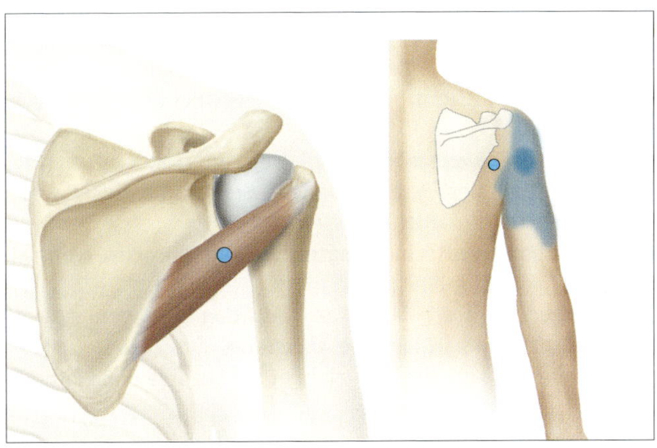

Abb. 4.60 M. teres minor mit Triggerpunkten und Schmerzausstrahlungen.

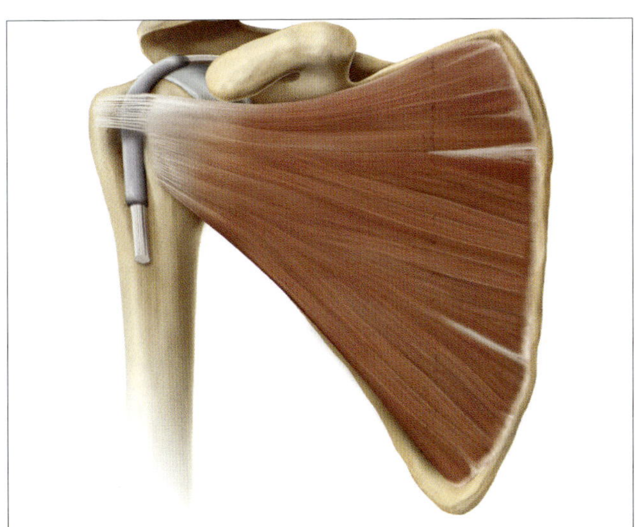

Abb. 4.61 M. subscapularis.

Triggerpunkte (▶ **Abb. 4.62**):

- Die Triggerpunkte sind sehr schwer zugänglich, da sie an der kostalen Seite der Scapula liegen.
- Triggerpunkt 1 befindet sich an der Margo lateralis, direkt unterhalb des Schultergelenks und kann tief in der Axilla palpiert werden.
- Triggerpunkt 2 liegt etwa 3 Querfinger tiefer und ist erst bei Außenrotation der Scapula zu erreichen.
- Triggerpunkt 3 befindet sich medial an der Facies costalis etwa in Höhe der 3.–4.Rippe und lässt sich von der Margo medialis her palpieren.
- Alle Triggerpunkte bewirken Schmerzausstrahlungen zur dorsalen Fläche der Scapula, zum dorsalen medialen Oberarm und weiter bis zum Handgelenk. Hier wird der Schmerz wie ein Armband um das Handgelenk beschrieben. Besonders schmerzhaft ist der dorsale Schulterbereich.

Funktionen:

- ***Stabilisation,*** vor allem gegen die anteriore Subluxation, da die Sehne ventral vor dem Caput humeri verläuft.
- ***Zentrierung*** des Caput humeri, besonders bei Abduktion des Armes bis 90°.
- ***Fixierung der Bizepssehne*** im Sulcus intertubercularis, da seine horizontalen Fasern über die Sehne und den Sulcus intertubercularis ziehen.
- ***Innenrotation,*** weil seine Fasern die Rotationsachse ventral kreuzen.
- Seine kaudale Fasern bewirken ***Adduktion,*** nur wenige kraniale Fasern unterstützen die ***Abduktion.***
- Bei Punctum fixum am Arm zieht er die Scapula nach lateral.

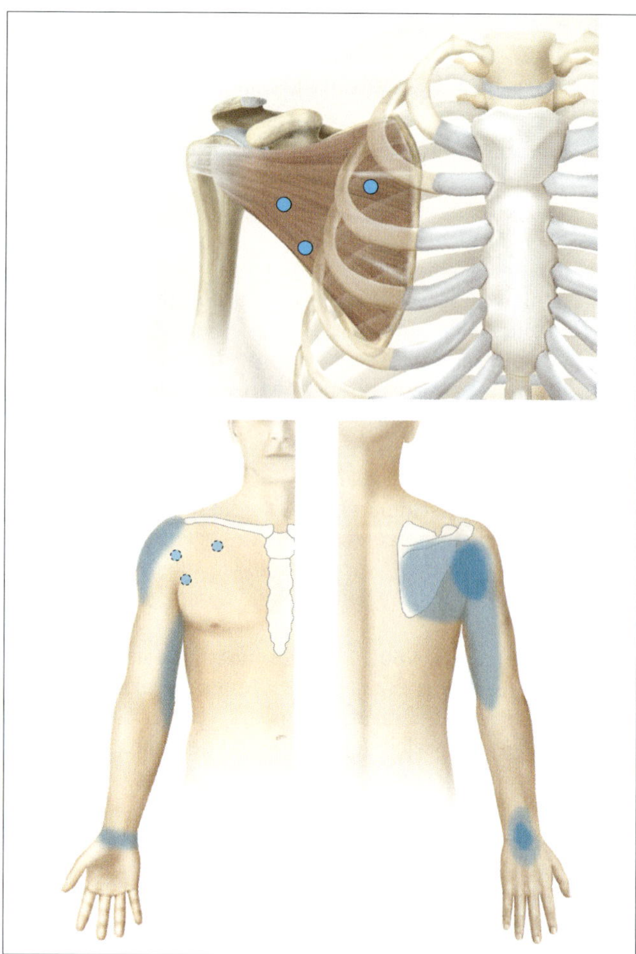

Abb. 4.62 M. subscapularis mit Triggerpunkten und Schmerzausstrahlungen.

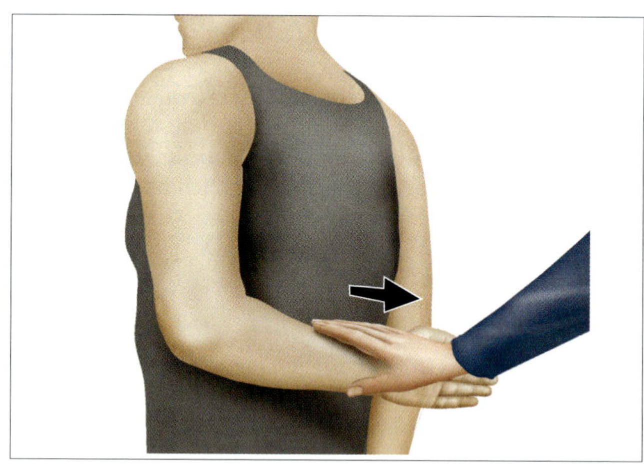

Abb. 4.63 Lift-off-Test bei Rotatorenmanschettenruptur.

PRAXISTIPP

Unharmonische Skapulabewegungen

Beim sogenannten ***Schulterblattkrachen*** können Triggerpunkte des M. subscapularis die Ursache sein. Bei den Bewegungen der Scapula rutschen diese wiederholt in die Interkostalräume, sodass ein Geräusch und ein Springen empfunden werden.

Instabile Schulter

Bei einer instabilen Schulter muss die Rotatorenmanschette, die eine direkte Verbindung zum Kapsel-Band-Apparat hat, zur Stabilisierung des Gelenks intensiv auftrainiert werden.

Tests bei Rotatorenmanschettenruptur

Folgende Tests erlauben eine Differenzierung einzelner Rupturabschnitte, bzw. zeigen die Größe eines Defektes auf:

- ***Hornblower-Test:*** Testet die Mitbeteiligung des M. infraspinatus. Der Patient führt seine Hand zum Mund. Bei insuffizienten M. infraspinatus sowie M. teres minor nimmt er den Ellenbogen höher als die Hand, und der Arm weicht in Innenrotation aus.
- ***Lift-off-Test*** (▶ **Abb. 4.63**)*:* Testet die Kraft des M. subscapularis. Im Schürzengriff mit dem Handrücken zum Rücken soll der Patient die Hand gegen den Widerstand des Therapeuten vom Rücken entfernen.
- ***Supraspinatustest:*** Der Arm wird aktiv in 90° Abduktion gehoben und in Innenrotation geführt. Ein Patient mit einem Defekt des M. supraspinatus defekt erreicht diese Stellung nicht bzw. kann sie nicht halten.

KLINISCHER BEZUG

Operation nach Ruptur der Rotatorenmanschette
Partialdefekte können endoskopisch durch Schnürsenkel- (▶ **Abb. 4.64**), Matratzen- oder Flaschenzugnähte mit transossärer Fixierung verschlossen werden.

Bei großen Defekten sind die Erfolgsaussichten begrenzt. Sie werden z. B. mit einer extrinsischen Muskel-Sehnen-Transposition behandelt. Dabei werden der M. latissimus dorsi für den M. infraspinatus und der M. pectoralis major für den M. subscapularis oder der M. deltoideus versetzt, um die wichtigen Funktionen der ausgefallenen Muskeln ausüben zu können.

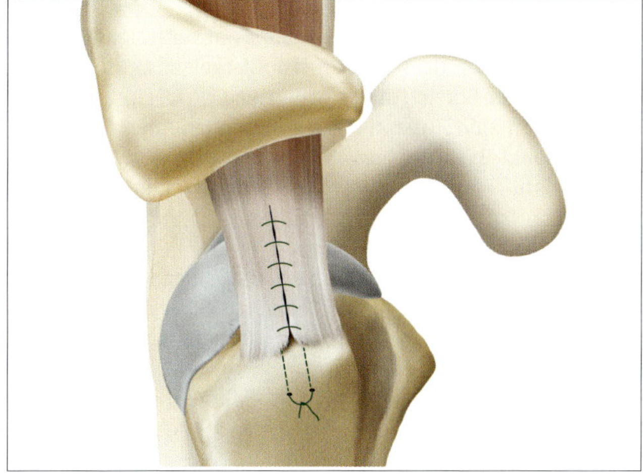

Abb. 4.64 Schnürsenkelnaht bei Rotatorenmanschettendefekt.

Abduktoren

M. deltoideus ▶ Abb. 4.65

Ursprung:
- Pars acromialis: Laterale Akromionkante.
- Pars clavicularis: Laterale kaudale Kante der Clavicula.
- Pars spinalis: Kaudale Kante der Spina scapulae.

Ansatz: Tuberositas deltoidea.

Innervation: N. axillaris (C5 – 6).

Verlauf und Besonderheiten:
- **Pars acromialis:** Mehrfach gefiederte Faseranordnung, sodass sich dieser Anteil aus vielen kurzen Muskelfasern zusammensetzt und sich dadurch sich sein physiologischer Querschnitt vergrößert. Die Pars acromialis benutzt das Tuberculum majus als Umlenkrolle.
- **Pars clavicularis:** Von medial-ventral-kranial kommende lange Fasern mit schrägem Verlauf ziehen am Ansatz unter die Pars acromialis.
- **Pars spinalis:** Schräg von medial-dorsal-kranial kommende lange Fasern setzen dorsal an der Tuberositas an.
- Zwischen der Pars clavicularis und acromialis befindet sich eine Rinne, unter der bei herabhängendem Arm der Sulcus intertubercularis zu palpieren ist.
- Er ist der Kennmuskel für das Segment C5.

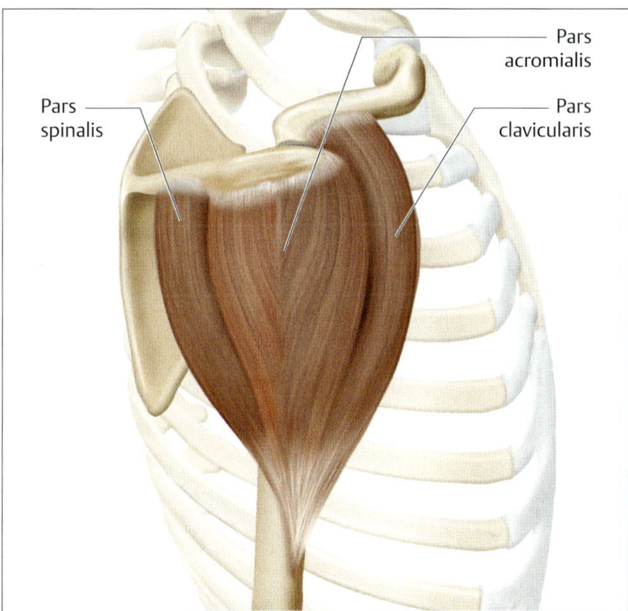

Abb. 4.65 M. deltoideus, Ansicht von lateral.

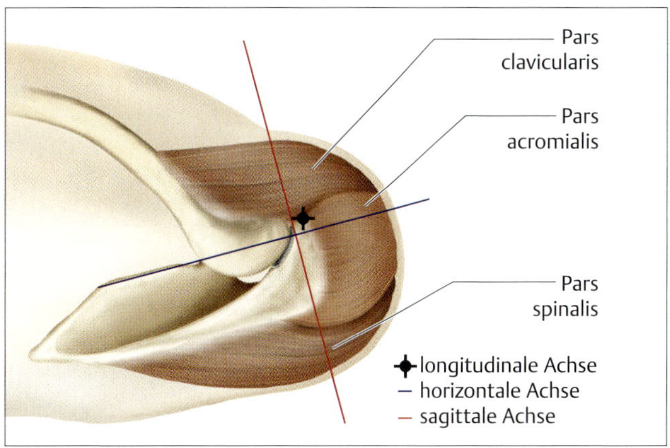

Abb. 4.66 M. deltoideus, Ansicht von kranial mit Bewegungsachsen.

Triggerpunkte (▸ **Abb. 4.67 a, b, c**):

- Triggerpunkt 1: In der ***Pars clavicularis*** am ventralen Muskelrand in Höhe des Humeroskapulargelenks. Besonders schmerzhafter Bereich in der ventralen Deltaregion, weniger schmerzhaft sind Ausstrahlungen in den lateralen Oberarm.
- Triggerpunkt 2: In der ***Pars spinalis*** befinden sich 2 Triggerpunkte am dorsalen Muskelrand zur Insertion hin. Die Schmerzausstrahlungen beschränken sich auf die dorsale Deltaregion.
- Triggerpunkte 3 – 8: In der ***Pars acromialis*** liegen alle nebeneinander in deren mittlerem Bereich. Sie beschränken sich bei ihren Schmerzausstrahlungen auf die laterale Deltaregion.

Funktionen:

- ***Pars acromialis: Abduktion.***
- ***Pars clavicularis: Flexion und Adduktion vor dem Körper.***
- Unterstützt die ***Innenrotation.***
- Er ist funktionell ein bedeutender Teil, da die meisten Armaktivitäten vor dem Körper ausgeübt werden.
- ***Pars spinalis: Extension und Adduktion hinter dem Rücken.***
- Unterstützt die ***Außenrotation.***
- ***Zentrierung des Humeruskopfes.***
- **Pars clavicularis und Pars spinalis**: Mit zunehmender Abduktion verlagern sich die Fasern über den Drehpunkt, sodass sie dann abduktorisch wirken.

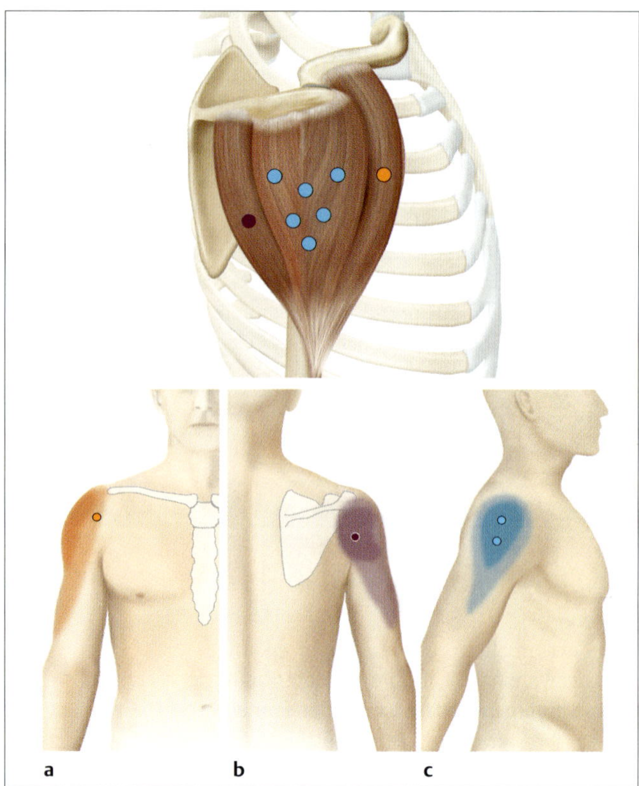

Abb. 4.67 M. deltoideus mit Triggerpunkten und Schmerzausstrahlungen.
a Pars clavicularis
b Pars spinalis
c Pars acromialis

FUNKTIONELLER HINWEIS

Kraftkomponenten des M. deltoideus ▶ Abb. 4.68 a, b, c
Hinsichtlich seiner Kraftkomponenten können bei Neutral-Null-Stellung am Pars acromialis 2 Kraftvektoren unterschieden werden. Der longitudinale Vektor geht vom Angriffspunkt der Kraft durch den Drehpunkt. Er bewirkt eine translatorische Verschiebung des Humeruskopfes nach kranial gegen das Schulterdach, die hier als Kompression wirkt. Diese Kraft ist um das 2-Fache größer als die 2. Kraftkomponente. Der 2. Vektor ist die Kraft, die senkrecht zur longitudinalen Kraft steht und das Drehmoment auslöst. In diesem Fall ist es die nach außen gerichtete abduzierende Kraftkomponente.

Je weiter der Arm abduziert wird, desto mehr kehrt sich das Kräfteverhältnis um, da sich die abduktorische Kraft vergrößert. Ab etwa 60° nimmt die nach kranial gerichtete Kraft deutlich ab und verändert sich zu einer mehr gelenkzentrierenden Kraft.

Bei maximaler Abduktion zeigt die Wirkungslinie des longitudinalen Vektors nach kaudal, was den Humeruskopf gegenüber dem Schulterdach in Depression bringt.

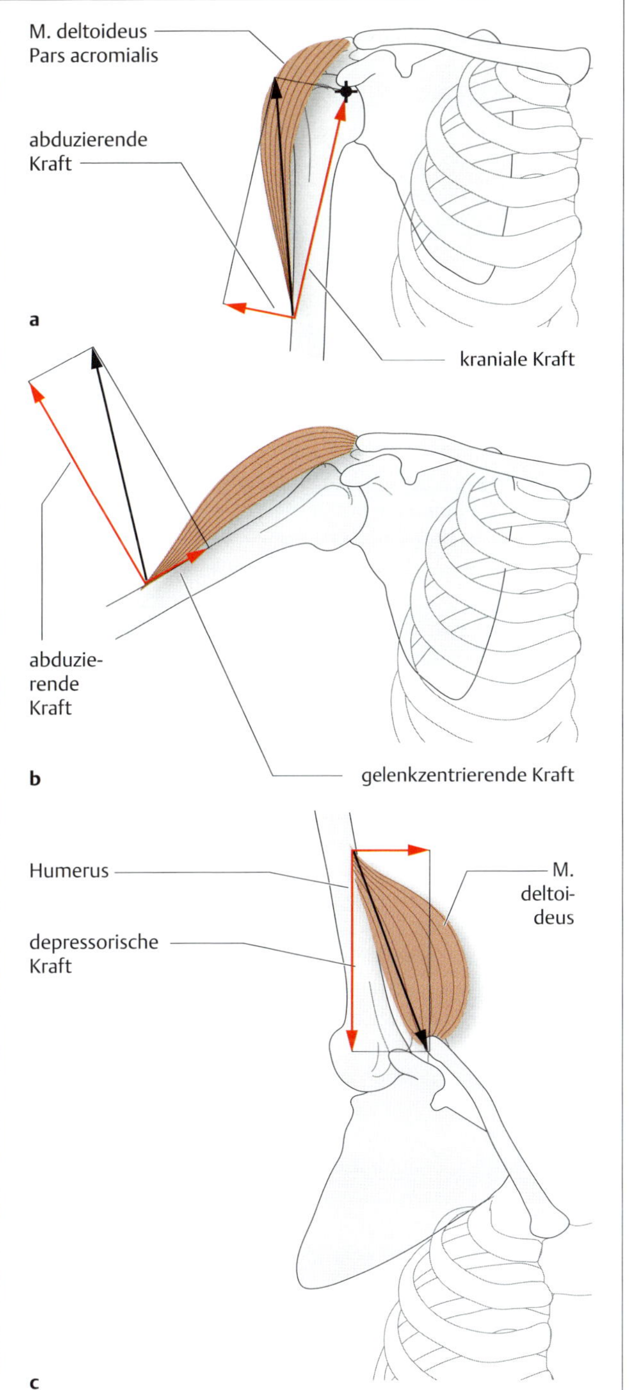

Abb. 4.68 Kraftvektoren des M. deltoideus.
a In Neutral-Null-Stellung
b In 70° Abduktion
c In maximaler Abduktion

Zentrierungskomponente des M. deltoideus ▶ **Abb. 4.69**
Da das Tuberculum majus gegenüber der Akromiongrenze etwas nach lateral steht, verläuft der M. deltoideus in leichtem Bogen darüber. Bei einer Kontraktion des Muskels ist demzufolge nicht nur ein großer nach kranial gerichteter, sondern auch ein sehr kleiner in Richtung Cavitas glenoidalis gerichteter Vektor zu erkennen.

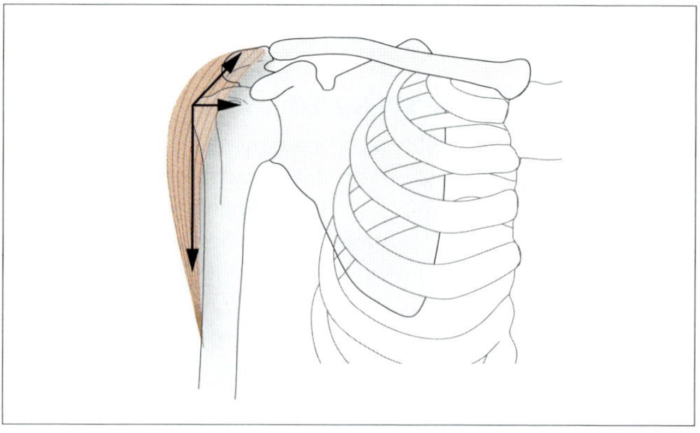

Abb. 4.69 Zentrierungskomponente des M. deltoideus.

FUNKTIONELLER HINWEIS

Funktionelles Zusammenspiel zwischen Rotatorenmanschette und M. deltoideus ▶ **Abb. 4.70 a, b**
Der M. deltoideus ist der kräftigste und wichtigste Abduktor. Da er zu Beginn der Abduktion vor allem eine nach kranial gerichtete Kraftkomponente besitzt, ist er auf die Rotatorenmanschette angewiesen. Diese hat die wichtige Aufgabe, die notwendige biomechanische Feineinstellung für die Grobkraftentwicklung des M. deltoideus zu gewährleisten. Das bedeutet, dass ihre Muskelkontraktion eine Zentrierung des Kopfes in die Gelenkpfanne und eine Depression ausführt und damit der kranialen Komponente des M. deltoideus entgegenwirkt.

Dieser stabilisierende Faktor zeigt sich bei der Bestimmung der Gelenkkraft. Ist in Neutral-Null-Stellung nur der M. deltoideus tätig, greift die mithilfe des Kräfteparallelogramms errechnete resultierende Gelenkkraft außerhalb der Pfanne an. Sie ist vor allem nach kranial gerichtet. Bei Mitwirkung der Rotatorenmanschette verändert sich die Richtung der Resultierenden. Sie verläuft dann als zentrierende Kraft in Richtung Cavitas und teilweise nach kaudal. Die Muskeln der Rotatorenmanschette werden deshalb als primäre Stabilisatoren des Schultergelenks bezeichnet.

Depressorische Funktion des M. biceps ▶ **Abb. 4.71**
Aufgrund seines Verlaufs direkt über dem Humeruskopf hilft das Caput longum des M. biceps brachii bei der Depression des Humerus. Die lange Bizepssehne wird wegen ihrer Zentrierungs- und Stabilisierungsfunktion als 5. Muskel der Rotatorenmanschette bezeichnet. Im Verlauf über den Humeruskopf bildet sich häufig eine kleine Rinne im Knochen aus, ***Supratubercular ridge.*** Hier weist die Sehne einige Faserknorpeleinlagerungen auf.

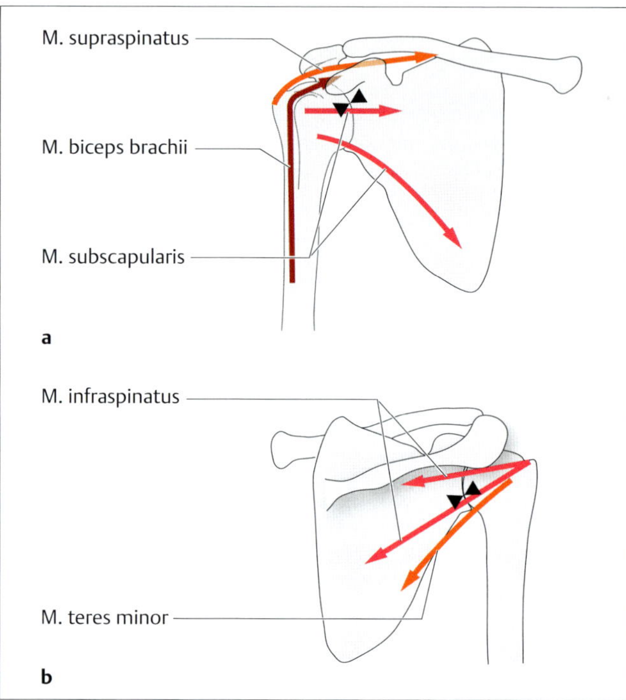

Abb. 4.70 Zentrierungs- und Depressionskomponenten der Rotatorenmanschette.
a Ventrale Rotatorenmanschette
b Dorsale Rotatorenmanschette

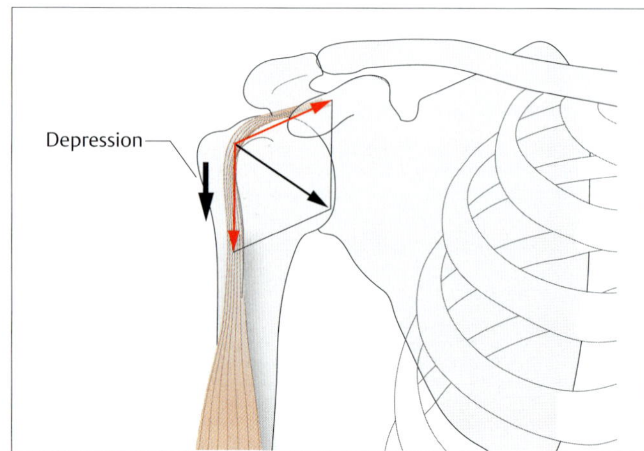

Abb. 4.71 Depressorische Wirkung des M. biceps, Caput longum.

M. biceps brachii ▶ Abb. 4.72

Ursprung:
- ***Caput longum:*** Tuberculum supraglenoidale; dorsal-kraniales Labrum glenoidale.
- ***Caput breve:*** Spitze des Proc. coracoideus.

Ansatz: Tuberositas radii, mit Lacertus fibrosus an der Fascia cubiti.

Innervation: N. musculocutaneus (C5 – 7).

Verlauf und Besonderheiten:
- Vereinigung beider Köpfe ungefähr in Höhe der Mitte des Humerusschafts; etwas proximal davon gehen die Ursprungssehnen in Muskelgewebe über.
- Das ***Caput longum*** entspringt intraartikulär mit einer y-förmigen Verbreiterung, was als **Bizepssehnenanker** bezeichnet wird. Die Sehne durchläuft horizontal das Gelenk und ist von einer Synovialmembran umschlossen. Sie biegt in einem Winkel von fast 90° in den Sulcus intertubercularis ein.
- Der Abstand von der Verankerung am Tuberculum supraglenoidale bis zum Sulkuseingang beträgt bei herabhängendem Arm 5 cm, in Abduktion 1,5 cm. Durch die feste Verankerung verschiebt sich nicht die Sehne, sondern der Humerus gegenüber der Bizepssehne (▶ **Abb. 4.73**).
- Einige proximale Anteile des ***Caput breve*** verbinden sich mit ventralen Fasern des Lig. coracoacromiale.

Triggerpunkte (▶ **Abb. 4.74**):
- Triggerpunkt 1: In den mittleren Muskelfasern des Caput longum, etwa 1 Handbreit von der Ellenbeuge entfernt.
- Triggerpunkt 2: In den mittleren Muskelfasern des Caput breve, etwa 1 Handbreit von der Ellenbeuge entfernt.
- Von beiden Triggerpunkten gehen übertragen sich Schmerzen in Richtung Ellenbeuge und ventrale Deltaregion, selten auch zum Schulter-Nacken-Bereich.

Funktionen:
- ***Caput longum:***
  - Durch seinen Verlauf über den Humeruskopf bewirkt er eine ***Depression*** und ***Zentrierung*** des Caput humeri.
  - ***Abduktion, Innenrotation und Flexion.***
- ***Caput breve:***
  - Er zieht den Humeruskopf nach kranial.
  - ***Adduktion, Innenrotation*** und ***Flexion.***
- ***Beide Köpfe: Ellenbogenflexion*** **und** ***Supination.***

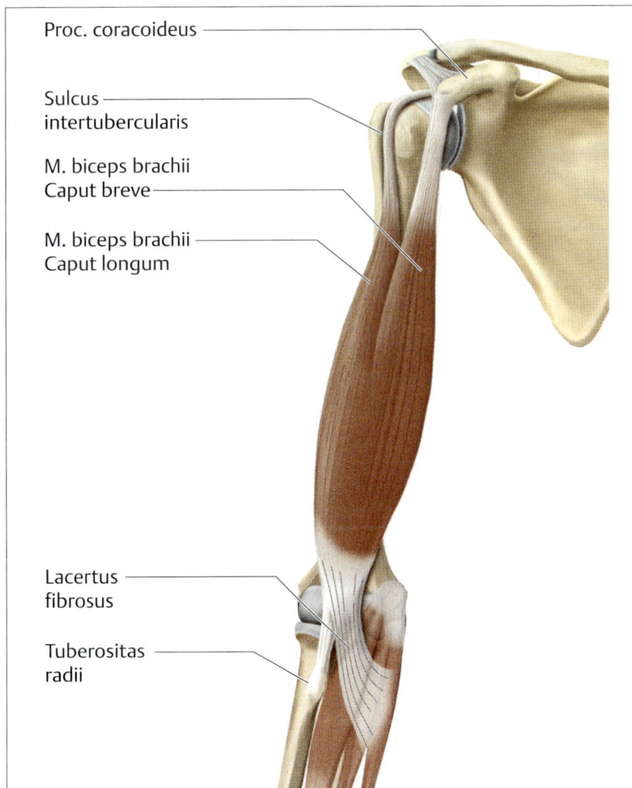

Abb. 4.72 M. biceps brachii.

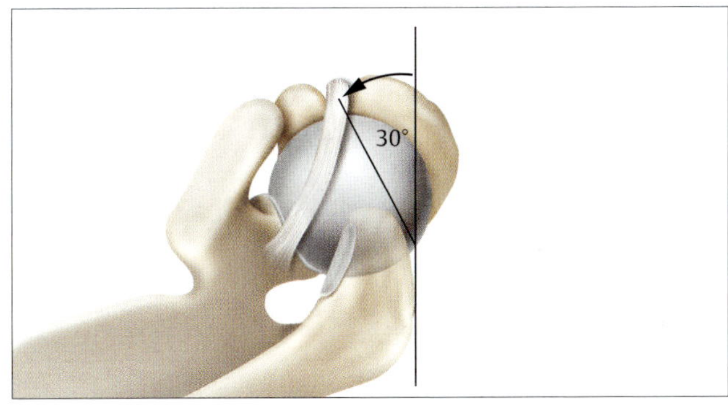

Abb. 4.73 Verlauf der langen Bizepssehne über das Caput humeri, Ansicht von kranial.

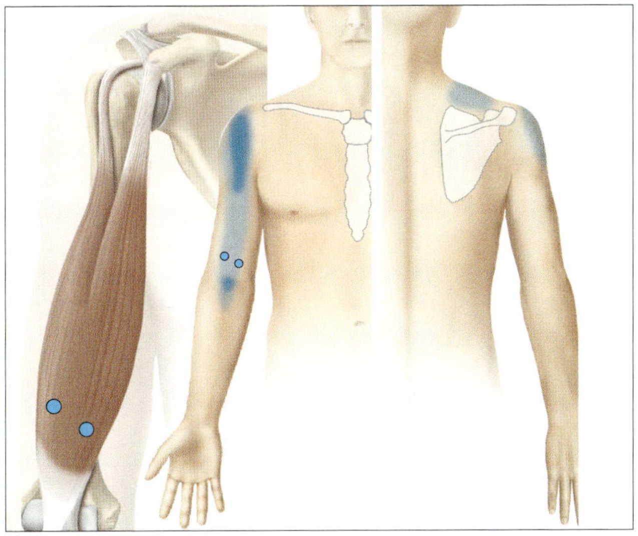

Abb. 4.74 M. biceps brachii mit Triggerpunkten und Schmerzausstrahlungen.

FUNKTIONELLER HINWEIS

Die Sehne des langen Bizepskopfes wird durch mehrere Strukturen im Sulcus intertubercularis gehalten (▶ **Abb. 4.75**).

- ***Lig. transversum humeri:*** Das Band befindet sich im kranialen Sulkusabschnitt und besteht aus kurzen horizontal verlaufenden Fasern, die vom Tuberculum minus zum ventralen Rand des Tuberculum majus verlaufen.
- ***Kraniale Fasern des M. subscapularis:*** Einige seiner oberflächlichen Fasern ziehen über das Tuberculum minus hinaus bis zum ventralen Rand des Tuberculum majus und überbrücken damit den Sulkus. Sie befinden sich in Höhe des Lig. transversum und sind mit diesem verwachsen.
- Lange Fasern des ***Lig. coracohumerale,*** die am Tuberculum majus inserieren, bilden zusammen mit kranialen Anteilen der Pars superior des **Lig. glenohumerale** kurz vor dem Einbiegen des M. biceps in den Sulkus Stabilisierungszügel.
- Im weiteren Verlauf liegt das Caput longum zwischen M. latissimus dorsi und M. pectoralis major und wird dadurch ebenfalls stabilisiert.

Stellungsänderungen des Caput humeri haben Einfluss auf den Spannungszustand der langen Bizepssehne. Wenn z. B. das Caput nach ventral subluxiert ist, gerät die Bizepssehne unter Dauerspannung.

Antagonismus der beiden Bizepsköpfe ▶ **Abb. 4.76**
Der lange und der kurze Bizepskopf besitzen 2 antagonistische Funktionen. Das Caput longum musculi bicipitis schiebt den Humeruskopf nach kaudal und bewirkt eine Abduktion. Das Caput breve zieht den Humeruskopf nach kranial und bewirkt eine Adduktion.

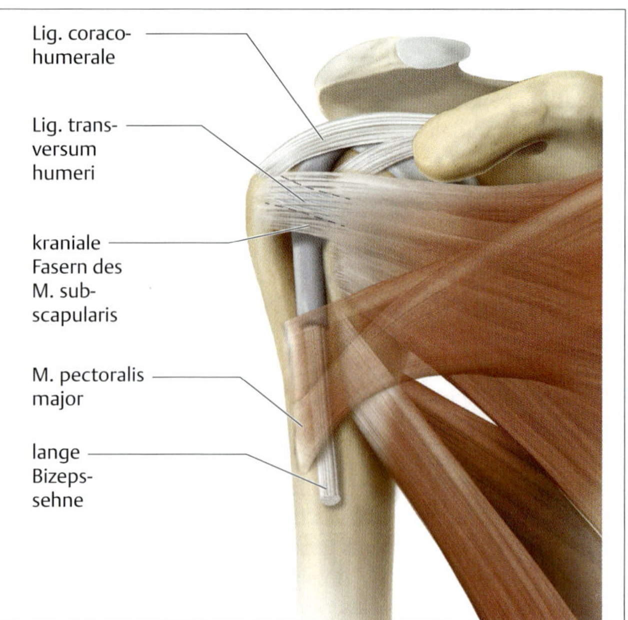

Abb. 4.75 Stabilisierung der langen Bizepssehne im Sulcus intertubercularis.

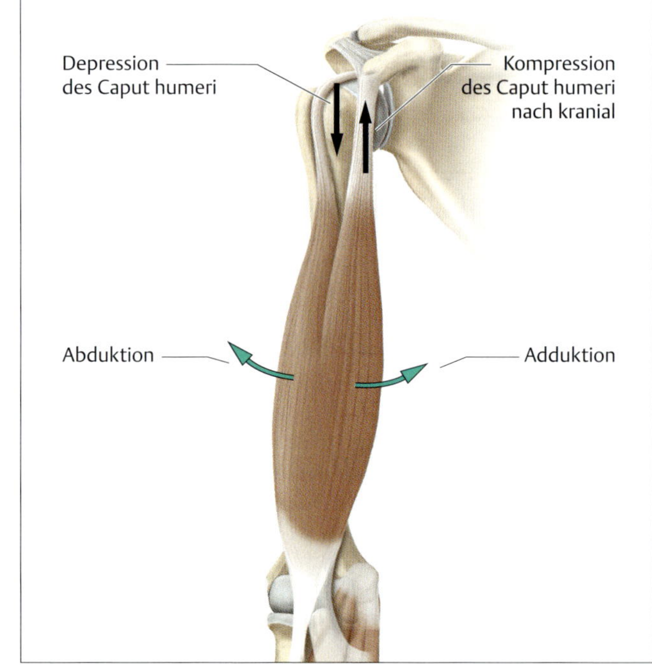

Abb. 4.76 Antagonistische Funktion der beiden Bizepsköpfe.

KLINISCHER BEZUG

Luxation der langen Bizepssehne

Beim sogenannten **Werferarm** werden durch die Ausholbewegung in Richtung horizontale Extension die ventralen Kapselanteile und die lange Bizepssehne überdehnt. Das kann auf Dauer zu einer Tendopathie und/oder einer Luxation der Sehne aus dem Sulkus führen. Dies ist ebenfalls bei einer Ruptur der Subskapularissehne und Zerreißung der Führungsbänder zu beobachten.

Ruptur der langen Bizepssehne ▸ Abb. 4.77

Die Abknickstelle bedeutet eine Biegebeanspruchung und damit erhöhte Belastung der Sehne. Die Stelle neigt zu degenerativen Veränderungen. Als Folge findet sich häufig in der 6. Lebensdekade eine spontane Ruptur. Bei der Untersuchung fällt die deutliche Retraktion des Muskelbauchs auf, und es ist mit einer anschließenden Kraftminderung der Abduktion von 15 – 20 % zu rechnen. Sie kann jedoch in absehbarer Zeit durch das Trainieren der anderen Abduktoren aufgeholt werden. In der Regel sind die Patienten innerhalb kürzester Zeit beschwerdefrei. Unter bestimmten Umständen wird die leichte funktionelle Beeinträchtigung in Kauf genommen und nicht operiert.

Operative Therapie ▸ Abb. 4.78

Da es wegen des degenerativ veränderten Gewebes meist nicht möglich ist, die beiden Enden zusammenzunähen, wird eine Verankerung der langen Bizepssehne im Sulcus intertubercularis bevorzugt. Hierfür gibt es verschiedene Operationstechniken, wie z. B. die **Schlüssellochplastik** nach Froimson (1974). Ein kleines Fenster wird in den Sulkus gemeißelt und das verknotete Sehnenende darin eingehängt. Die Länge des Sehnenstumpfes bestimmt die Höhe des „Schlüssellochs".

PRAXISTIPP

Befund bei Läsionen der langen Bizepssehne

Charakteristisch für eine Sehnenläsion ist die Druckschmerzhaftigkeit im Sulkus. Außerdem beschreiben die Patienten Schmerzen im ventralen Schulterbereich beim sogenannten Schlüsselgriff, Schlüssel halten und drehen. Spezielle Tests zur Kraftprüfung und Provokation des Muskels können die Diagnose bestätigen. Beim Palm-up-Test (▸ **Abb. 4.79**) oder Speed-Test wird der Ellenbogen in 30°Flexion und Supination eingestellt und in 60° Schulterflexion gegen Widerstand isometrisch gehalten. Bei positivem Befund beschreiben die Betroffenen den Schmerz ventral im Verlauf der langen Bizepssehne.

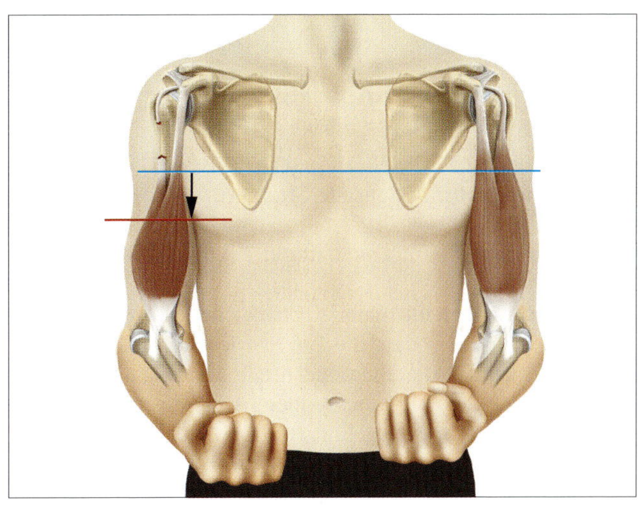

Abb. 4.77 Retraktion des Muskelbauchs bei Totalruptur der langen Bizepssehne.

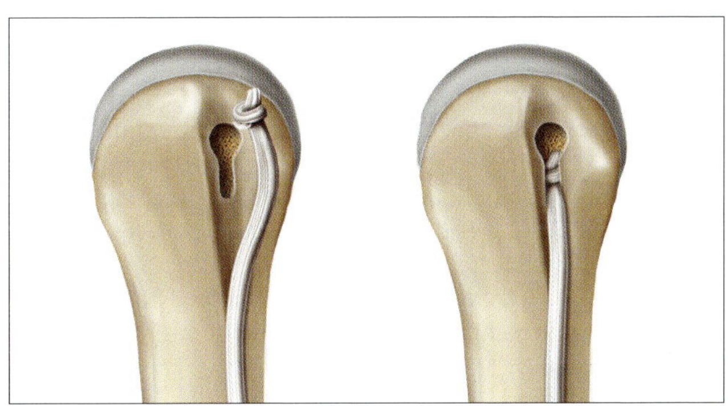

Abb. 4.78 Schlüssellochplastik nach Froimson (1974).

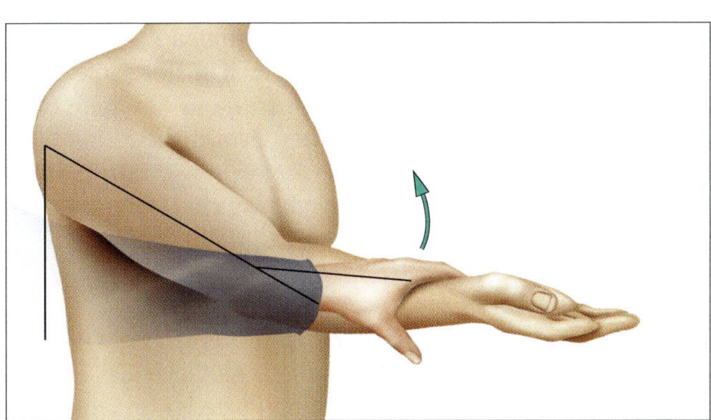

Abb. 4.79 Palm-up-Test.

Adduktoren

M. pectoralis major ▶ Abb. 4.80

Ursprung:

- ***Pars clavicularis:*** Mediale Hälfte der Clavicula.
- ***Pars sternocostalis:*** Außenseite Sternum, 1.–6. Rippenknorpel.
- ***Pars abdominalis:*** Ventrales Blatt der Rektusscheide.

Ansatz: Crista tuberculi majoris. Dabei überkreuzen sich die Sehnenfaserbündel, sodass die Pars clavicularis am weitesten ventral und kaudal, die anderen Anteile dorsal-kranial ansetzen. Dadurch bilden sie eine Sehnentasche, die nach medial offen und mit Fettgewebe gefüllt ist.

Innervation: Nn. pectorales mediales und laterales (C5 –Th1).

Verlauf und Besonderheiten:

- ***Pars clavicularis:*** Die Muskelfasern verlaufen absteigend von kranial-medial nach kaudal-lateral. Der klavikuläre Ursprung reicht bis zum Ursprung des M. deltoideus heran. Der zwischen beiden liegende Spalt ist das Trigonum deltoideopectorale.
- ***Pars sternocostalis:*** Einige Fasern von der rechten und linken Seite überkreuzen sich über dem Sternum und sind mit den Ligg. sternocostalia radiata verwachsen. Die kaudalen Fasern verlaufen konvergierend nach kranial-lateral zum Insertionsgebiet hin, kraniale Teile fast horizontal.
- Zwischen Pars clavicularis und Pars sternocostalis ist ein deutlicher Spalt sichtbar und fühlbar (Sulcus interpectoralis).
- ***Pars abdominalis:*** Verläuft aufsteigend von kaudal-medial nach kranial-lateral.
- Der Muskel ist an seinen Ursprüngen sehr dünn und wird zur Insertion hin zunehmend dicker.
- Er bildet die ventrale Axilla.
- Der Muskel verdreht seine Fasern im ventralen Axillabereich um 180°, sodass an der Crista tuberculi majoris die Pars abdominalis am weitesten proximal sowie in der Tiefe und die Pars clavicularis distal und oberflächlich liegt. Bei elevierten Arm befinden sich die proximalen Insertionen kaudaler als die distalen. Das Fettgewebe weicht dabei aus und verlagert sich beim Armsenken zurück.

Triggerpunkte (▶ **Abb. 4.81**):

- Triggerpunkt 1 und 2 in der **Pars clavicularis** ungefähr 1 - 1,5 Querfinger kaudal des Ursprungs an der Clavicula. Der 2. Triggerpunkt liegt weiter distal im letzten Muskeldrittel. Die ausstrahlenden Schmerzen treten ventral über diesem Muskelteil auf.
- 3 Triggerpunkte in der **Pars costosternalis** verteilt von kranial nach kaudal, genau mittig zwischen Ursprung und Ansatz. Sie bewirken starke Schmerzen im ventralen Brustkorb über dem Muskel mit Ausstrahlungen entlang des medialen Oberarms. Dabei ist ein Areal unmittelbar distal des Epicondylus medialis besonders schmerzhaft. Manchmal Schmerzausstrahlungen bis in die volaren Flächen von Mittel- und Ringfinger.
- 2 Triggerpunkte in der **Pars abdominalis** am Seitenrand des Muskels, in der kaudalen, ventralen Axilla mit Übertragungsschmerzen in Richtung Axilla und proximalem medialem Oberarm sowie intensiver Schmerzausstrahlung zur gleichseitigen Brust.

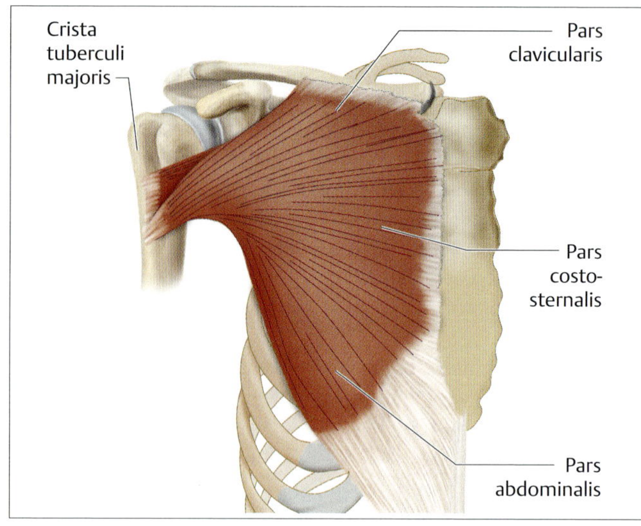

Abb. 4.80 M. pectoralis major.

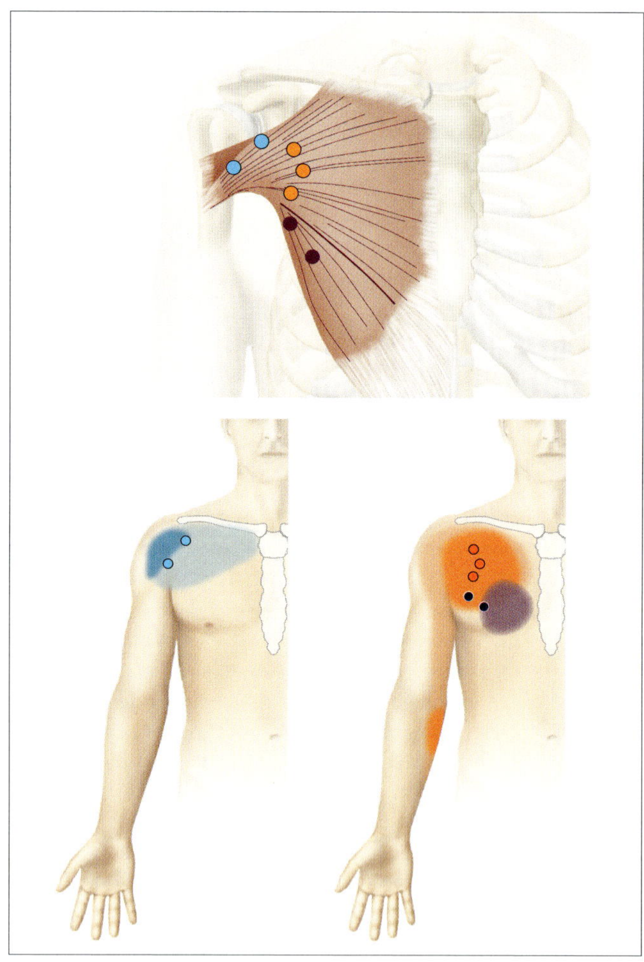

Abb. 4.81 M. pectoralis major mit Triggerpunkten und Schmerzausstrahlungen.

Funktionen:

- ***Innenrotation.***
- ***Adduktion.***
- ***Flexion*** mit der Pars clavicularis, Pars abdominalis wirkt antagonistisch: bringt den erhobenen Arm gegen Widerstand zurück.
- Bei Punctum fixum am Humerus zieht er den Schultergürtel nach ventral.
- Bei Punctum fixum am Humerus und am Schultergürtel hilft er bei der Inspiration.

M. coracobrachialis ▶ Abb. 4.82

Ursprung: Spitze des Proc. coracoideus unter dem Caput breve des M. biceps brachii.

Ansatz: Mitte des Humerusschafts distal der Crista tuberculi minoris, medial des Ursprungs des M. brachialis.

Innervation: N. musculocutaneus (C6 – 7).

Verlauf und Besonderheiten:

- Der N. musculocutaneus durchbricht den Muskel im oberen Drittel und kann hier komprimiert werden.
- Der Muskel ist ein wichtiger Leitmuskel für das Gefäßnervenbündel der ventralen Axilla, da sie an seinem Innenrand entlanglaufen.

Triggerpunkte (▶ **Abb. 4.83**): 1 Triggerpunkt etwa 1 – 2 cm von der Spitze des Proc. coracoideus entfernt mit Schmerzausstrahlungen in Richtung dorsaler Oberarm, Unterarm und Handrücken bis zum dorsalen Mittelfinger. Besonders schmerzhaft ist die ventrale Deltaregion.

Funktionen:

- ***Flexion*** und ***Adduktion*** vor dem Körper.
- Geringe ***Innenrotation.***
- Unterstützt die ***Stabilisierung des Humerus,*** weil er eine Subluxation nach kaudal verhindert.

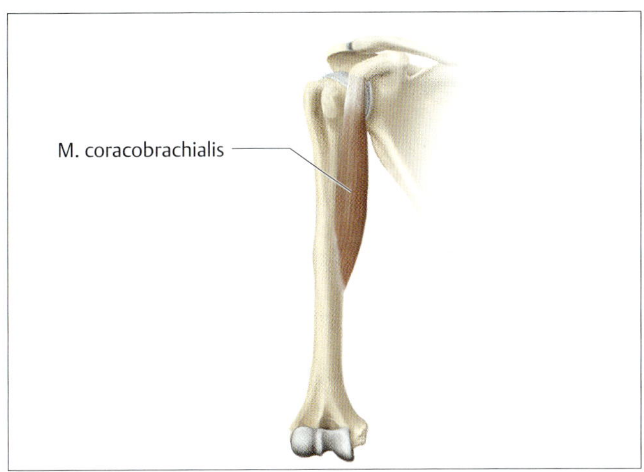

Abb. 4.82 M. coracobrachialis.

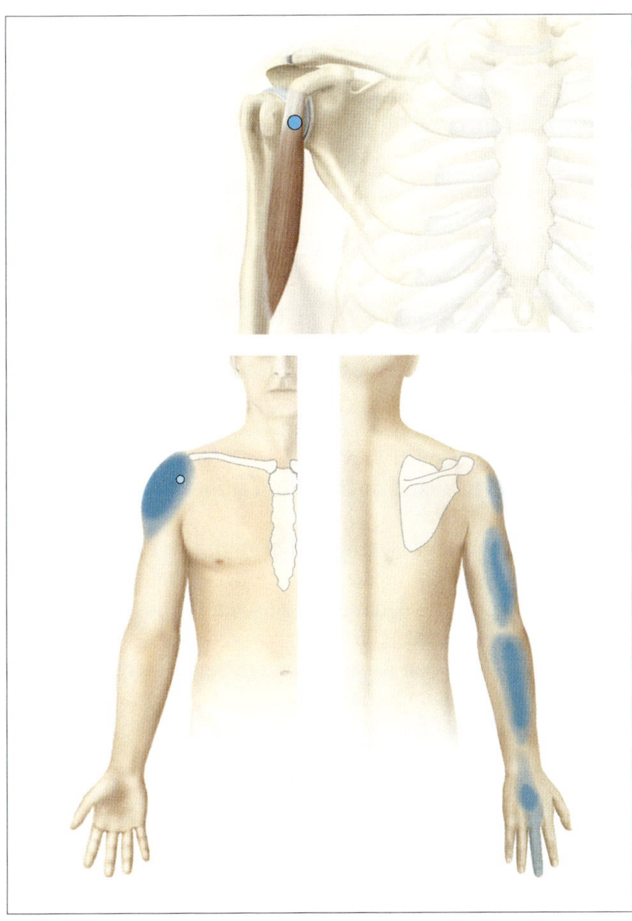

Abb. 4.83 M. coracobrachialis mit Triggerpunkten und Schmerzausstrahlungen.

Adduktion ausführende Muskeln

Adduktion vor dem Rumpf ▸ Abb. 4.84

- M. pectoralis major.
- M. subscapularis.
- M. coracobrachialis.
- M. biceps brachii, Caput breve.
- M. deltoideus, Pars clavicularis.

Adduktion hinter dem Rumpf ▸ Abb. 4.85

- M. teres major.
- M. latissimus dorsi.
- M. teres minor.
- M. infraspinatus.
- M. triceps, Caput longum.
- M. deltoideus, Pars spinalis.
- Mm. rhomboidei.

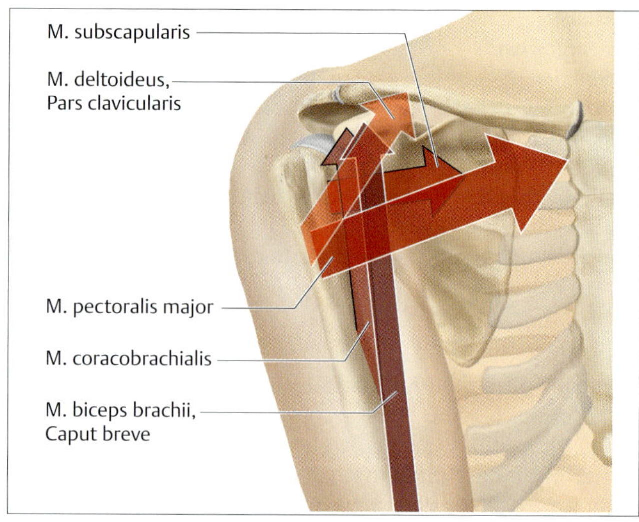

Abb. 4.84 Adduktion, vor dem Rumpf ausführende Muskeln.

Extensoren

M. teres major ▸ Abb. 4.86

Ursprung: Ovale Fläche an der dorsal-kaudalen Scapula nahe des Angulus inferior.

Ansatz: Crista tuberculi minoris neben der Insertion des M. latissimus dorsi.

Innervation: N. subscapularis (C5 – 6) und N. thoracodorsalis (C6 – 7).

Verlauf und Besonderheiten:

- Sein Ursprungsbereich wird vom M. latissimus dorsi überlagert, und beide sind an ihrer Insertion miteinander verwachsen.
- Zusammen mit dem M. teres minor und dem Caput longum des M. triceps bildet er die mediale dreieckige Achsellücke. Durch sie ziehen die A. circumflexa scapulae posterior sowie eine Vene und Lymphgefäß.
- Er ist an der lateralen Achsellücke beteiligt, durch die der N. axillaris, die A. circumflexa humeri, eine Vene und ein Lymphgefäß verlaufen.

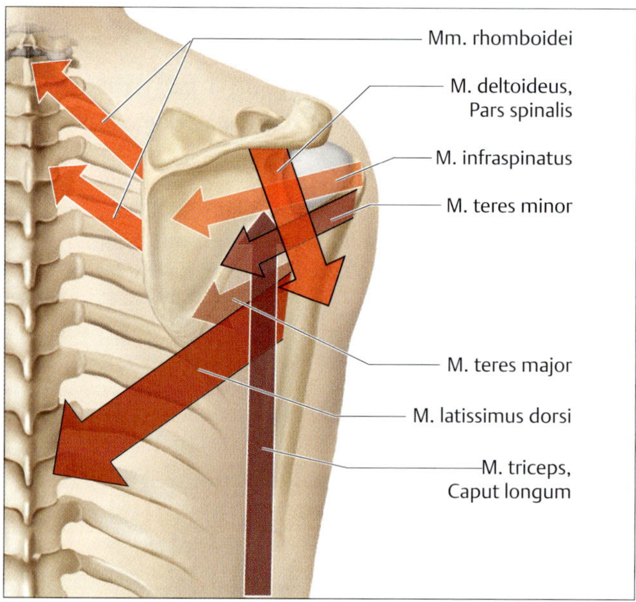

Abb. 4.85 Adduktion, hinter dem Rumpf ausführende Muskeln.

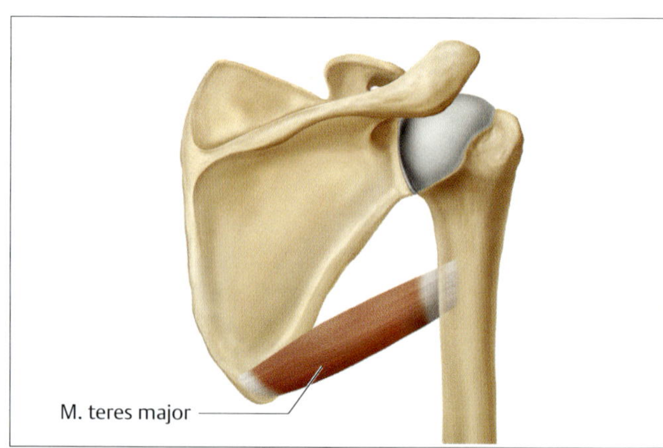

Abb. 4.86 M. teres major.

Triggerpunkte (▶ **Abb. 4.87**):

- Triggerpunkt 1 in der dorsalen Axilla, wo sich der M. latissimus dorsi um den Muskel schlingt.
- Triggerpunkt 2 am Rande der Margo lateralis ca. 1 cm vom Ursprung entfernt.
- Triggerpunkt 3 liegt auf der Scapula etwa im Ursprungbereich.
- Alle bewirken Schmerzausstrahlungen in Richtung dorsal-lateraler Ober- und Unterarm. Besonders schmerzhaft ist die dorsale Deltaregion.

Funktionen:

- ***Innenrotation, Extension*** und ***Adduktion*** hinter dem Körper.
- Bei Punctum fixum am Arm kann er die Scapula nach außen ziehen.
- Sogenannter ***Gelehrtenmuskel,*** weil er sich zusammen mit dem M. latissimus dorsi anspannt, wenn die Arme auf dem Rücken verschränkt werden.

M. latissimus dorsi ▶ Abb. 4.88

Ursprung:

- ***Pars scapularis:*** Angulus inferior scapulae.
- ***Pars costalis:*** 10.– 12. Rippe.
- ***Pars vertebralis:*** Fascia thoracolumbalis und Dornfortsätze von Th 7 – 12 und L 1-5.
- ***Pars iliaca:*** Dorsales Drittel der Crista iliaca und Fascia thoracolumbalis.

Ansatz: Crista tuberculi minoris.

Innervation: N. thoracodorsalis (C6 – 8).

Verlauf und Besonderheiten:

- Kraniale Fasern verlaufen horizontal und ziehen über den Angulus inferior. Seine Fasern bilden den äußeren Rand der dorsalen axillären Falte.
- Kaudale Fasern ziehen sehr steil nach kranial-ventral.
- Der Muskel dreht sich kurz vor seinem Ansatz um den M. teres major herum, wodurch eine 180° Verdrehung entsteht. Die Pars iliaca und Pars costalis setzen so am weitesten proximal an.
- Kaudal verflechten sich Teile der Pars costalis mit denen des M. obliquus externus abdominis. Hier werden die Rippen durch den Bauchmuskel fixiert, sodass der M. latissimus ein Punctum fixum für seine Armbewegungen hat.

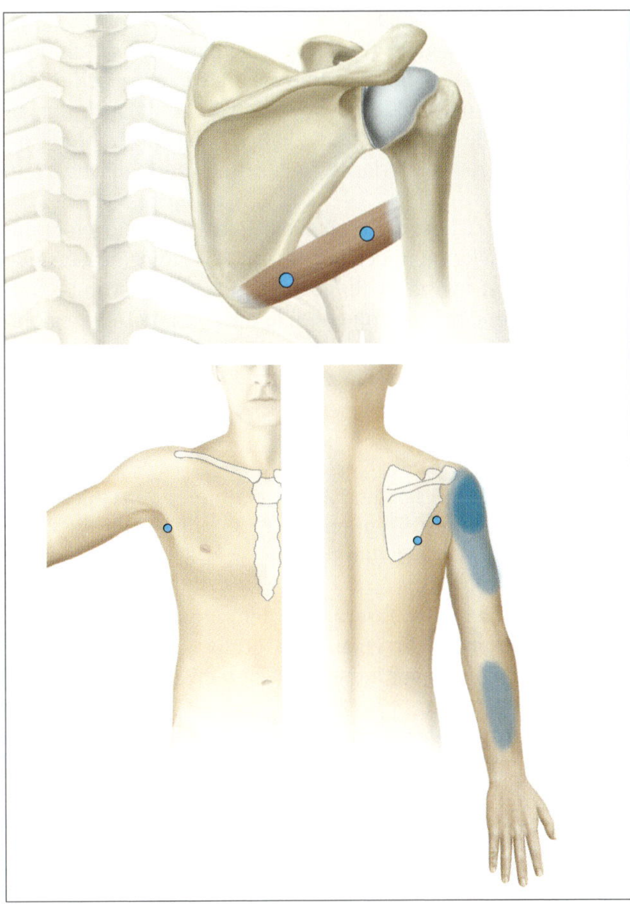

Abb. 4.87 M. teres major mit Triggerpunkten und Schmerzausstrahlungen.

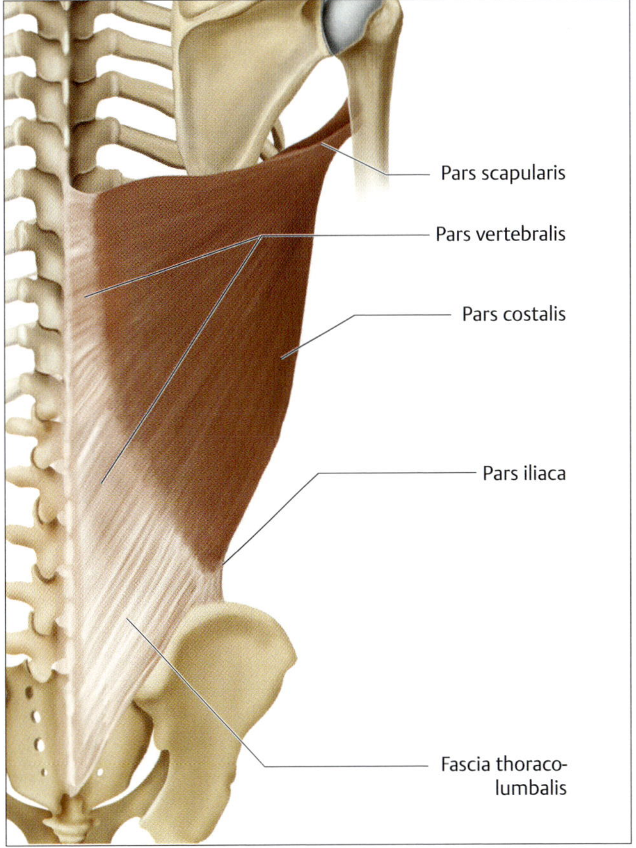

Abb. 4.88 M. latissimus dorsi.

Triggerpunkte (▶ **Abb. 4.89**):

- Triggerpunkt 1 liegt in der dorsalen Axilla, von wo Schmerzen in den ganzen dorsalen und medialen Arm nach distal bis zu Klein- und Ringfinger sowohl palmar als auch dorsal ausstrahlen. Besonders schmerzhaft ist die Ausstrahlung in Richtung Angulus inferior scapulae und zur benachbarten Thoraxregion.
- Triggerpunkt 2 liegt weiter kaudal und lateral ungefähr in Höhe der 11. Rippe in der Pars iliaca. Er strahlt in den seitlichen Rumpf zwischen Rippen und Becken aus und zeigt unter Umständen eine Projektion in die ventrale Deltaregion.
- Triggerpunkt 3 liegt im mittleren Abschnitt der Pars vertebralis mit Ausstrahlungen zur Margo lateralis und zur dorsalen Axilla.

Funktionen:

- ***Innenrotation, Extension*** und ***Adduktion*** hinter dem Rücken.
- Er zieht den Humeruskopf nach kaudal.
- Außerdem kann er den Rumpf anheben, z. B. beim Klimmzug oder Gehen mit Stützen.
- Da seine horizontalen Fasern über dem Angulus inferior verlaufen, drücken sie diesen an den Thorax.
- Bei Punctum fixum am Humerus zieht die Pars scapularis die Scapula nach außen.
- Die Pars costalis unterstützt die Inspiration, außerdem werden die Rippen beim Hustenvorgang fixiert.

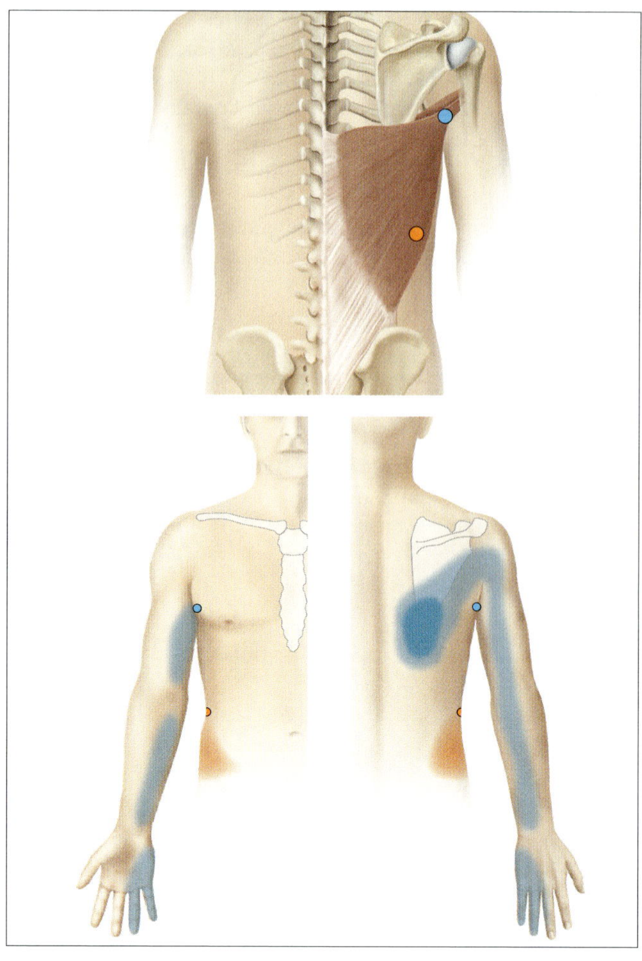

Abb. 4.89 M. latissimus dorsi mit Triggerpunkten und Schmerzausstrahlungen.

M. triceps brachii ▶ Abb. 4.90

Ursprung:

- ***Caput longum:*** Tuberculum infraglenoidale.
- ***Caput laterale:*** Dorsaler Humerus des Collum chirurgicum bis proximal des Sulcus nervi radialis.
- ***Caput mediale:*** Distal vom Sulcus nervi radialis.

Ansatz: Olekranon.

Innervation: N. radialis.

Verlauf und Besonderheiten:

- Er zieht mit einigen Fasern in die Kapsel.
- Das Caput laterale bedeckt zum größten Teil das Caput mediale.
- Caput laterale und mediale bilden mit dem Sulcus nervi radialis einen osteofibrösen Kanal, in dem der N. radialis und die Vasa profunda brachii verlaufen.
- Zwischen Trizepssehne und Olekranon liegt die Bursa subtendinea musculus tricipitis brachii.

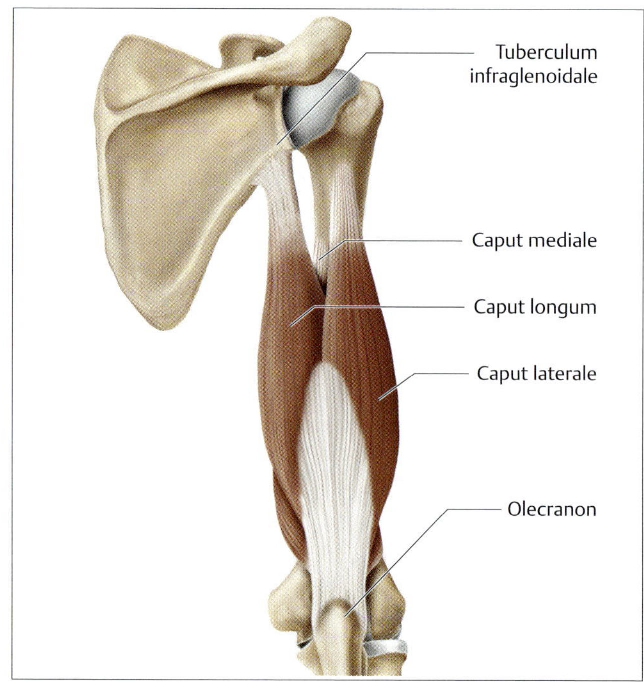

Abb. 4.90 M. triceps brachii.

Triggerpunkte (▶ **Abb. 4.91**):

- Im Caput longum und Caput laterale:
  - Triggerpunkte 1 und 2 im Caput longum in der Mitte des Muskels, dicht nebeneinander liegend, mit Schmerzausstrahlungen in einem breiten Streifen über die dorsale Schulter bis C 7 und entlang des dorsalen Armes bis etwa Mitte des Handrückens (▶ **Abb. 4.91 a**).
  - Triggerpunkt 3 im Caput laterale etwa in der Mitte des Muskelbauchs mit Schmerzprojektion in den dorsalen Klein- und Ringfinger sowie in unmittelbarer Umgebung des Triggerpunkts (▶ **Abb. 4.91 b**).
- Im Caput mediale (▶ **Abb. 4.91 c**):
  - Triggerpunkt 4 etwa 2 – 3 Querfingerbreit proximal des Olekranons mit Ausstrahlungen in Richtung dorsaler Ellenbogen.
  - Triggerpunkt 5 unmittelbar neben dem distalen, lateralen Rand des Caput laterale mit Schmerzprojektion in Richtung Epicondylus lateralis und lateraler Unterarm.
  - Triggerpunkt 6 ventral vor dem Caput longum mittig am medialen Oberarm. Seine Schmerzausstrahlungen befinden sich proximal des Epicondylus medialis und ziehen am medial-palmaren Unterarm bis zum Klein- und Ringfinger.

Funktionen:

- Alle Anteile: ***Ellenbogenextension.***
- Caput longum: ***Extension, Adduktion*** und etwas ***Außenrotation*** im Schultergelenk.

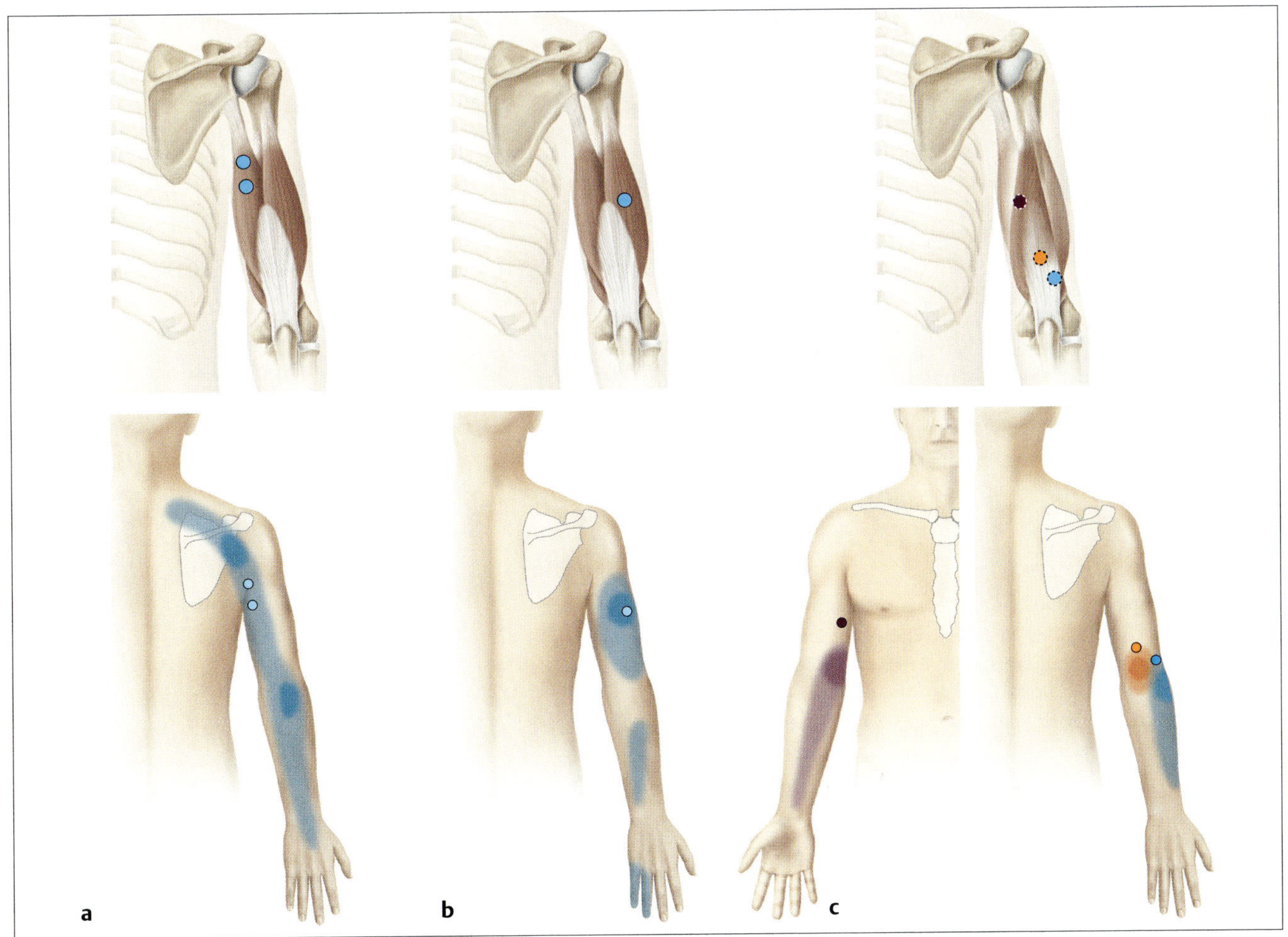

Abb. 4.91 M. triceps brachii mit Triggerpunkten und Schmerzausstrahlungen.
a Caput longum
b Caput laterale
c Caput mediale

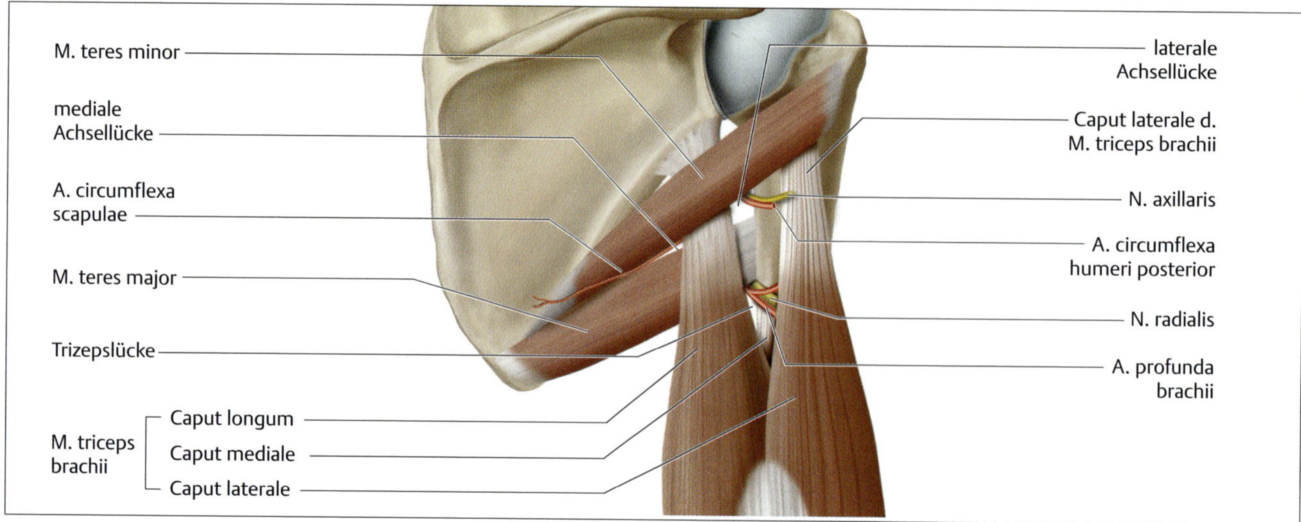

Abb. 4.92 Dorsale axilläre Lücken.

FUNKTIONELLER HINWEIS

Axilläre Lücken ▶ **Abb. 4.92**
Der lange Kopf des M. triceps ist an der Bildung von 3 axillären Lücken beteiligt. Zusammen mit M. teres major und minor bildet er die ***mediale Achsellücke***, durch die die A. circumflexa scapulae zieht. Mit den gleichen Muskeln und dazu dem Humerus bildet er die ***laterale Achsellücke***, durch die die A. circumflexa humeri posterior und der N. axillaris verlaufen.

Mit dem Humerus und dem M. teres major bildet er eine dreieckige Lücke, die als ***Spatium triangularis*** oder Trizepslücke bezeichnet wird. Durch sie ziehen der N. radialis und die A. profunda brachii.

Antagonismus von M. triceps und M. latissimus dorsi ▶ **Abb. 4.93**
Bei Anspannung des Caput longum vom M. triceps brachii wird der Humeruskopf nach kranial gegen das Schulterdach gezogen. Dieser Kompression wirkt der M. latissimus dorsi entgegen. Er zieht den Humeruskopf nach kaudal. Beide Muskeln sind also bei ihren Schulterfunktionen wichtige Gegenspieler.

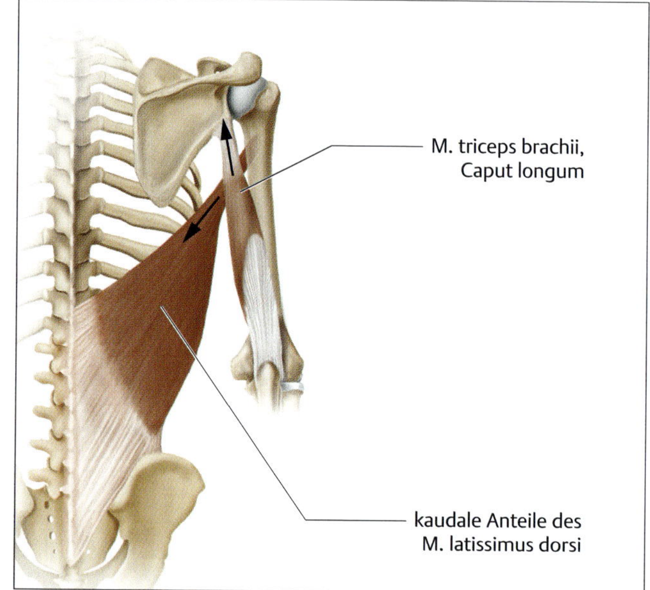

Abb. 4.93 Antagonismus zwischen langer Trizepssehne und kaudalen Anteilen des M. latissimus dorsi.

PRAXISTIPP

Bei einem Impingement-Syndrom kann die isometrische Anspannung in Ellenbogenextension schmerzhaft sein, da es im subakromialen Raum zu einer Kompression kommt. Die Anspannung in Richtung Extension und Adduktion in der Schulter ist nicht schmerzhaft, weil dann gleichzeitig der M. latissimus dorsi aktiv wird und den Humeruskopf nach kaudal zieht.

Extension ausführende Muskeln

Den Arm bewegende Muskeln

▶ **Abb. 4.94**

- M. latissimus dorsi.
- M. teres major.
- M. teres minor.
- M. deltoideus, Pars spinalis.
- M. triceps brachii, Caput longum.

Schultergürtel bewegende Muskeln

- M. trapezius, Pars ascendens und transversa.
- Mm. rhomboidei.

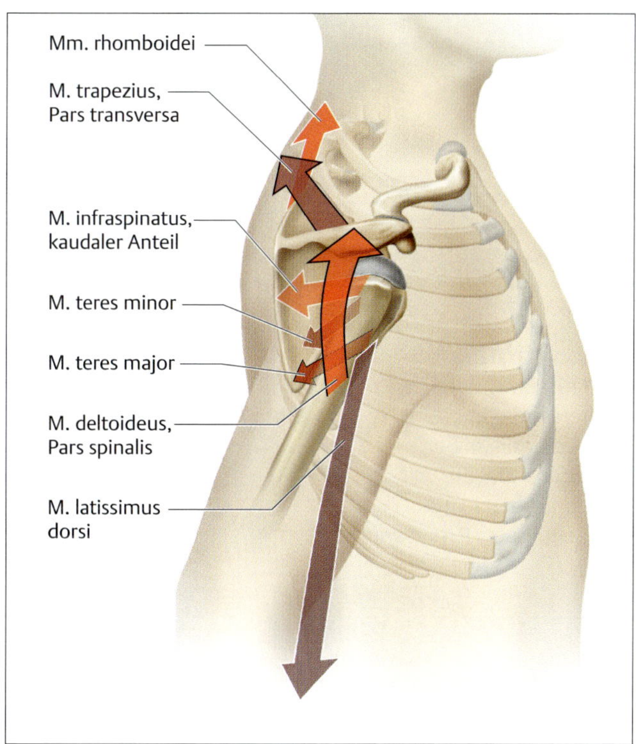

Abb. 4.94 Extensoren.

Flexion ausführende Muskeln

▶ **Abb. 4.95**

Den Arm bewegende Muskeln

- \- M. deltoideus, Pars clavicularis.
- \- M. pectoralis major, Pars clavicularis.
- \- M. biceps brachii.
- \- M. coracobrachialis.

Schultergürtel und Wirbelsäule bewegende Muskeln

- \- M. trapezius, Pars descendens und ascendens.
- \- M. serratus anterior.
- \- M. erector spinae.

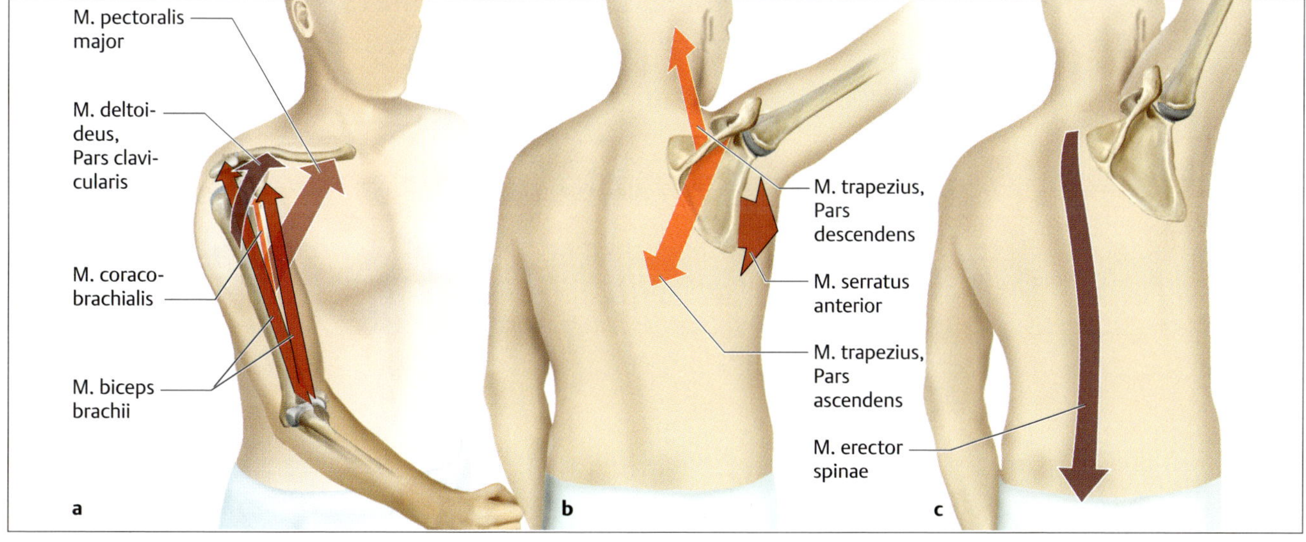

Abb. 4.95 Flexoren.

Außenrotation ausführende Muskeln

▶ Abb. 4.96

- M. infraspinatus.
- M. teres minor.
- M. triceps brachii, Caput longum.

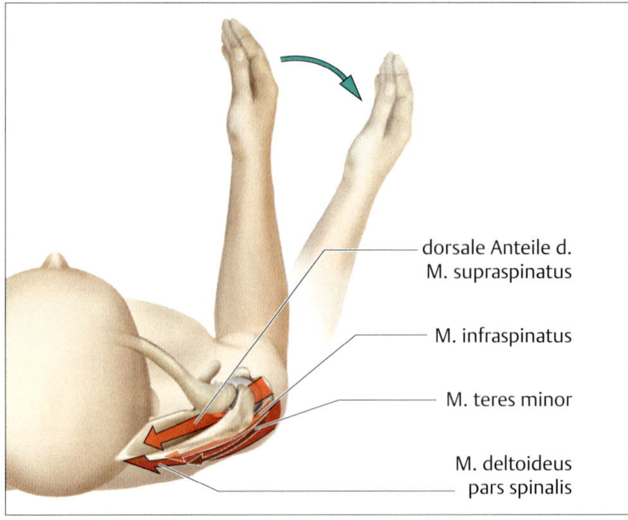

Abb. 4.96 Außenrotatoren.

Innenrotation ausführende Muskeln

▶ Abb. 4.97

- M. subscapularis.
- M. latissimus dorsi.
- M. teres major.
- M. pectoralis major.
- M. biceps brachii.
- M. coracobrachialis.
- M. deltoideus, Pars clavicularis.

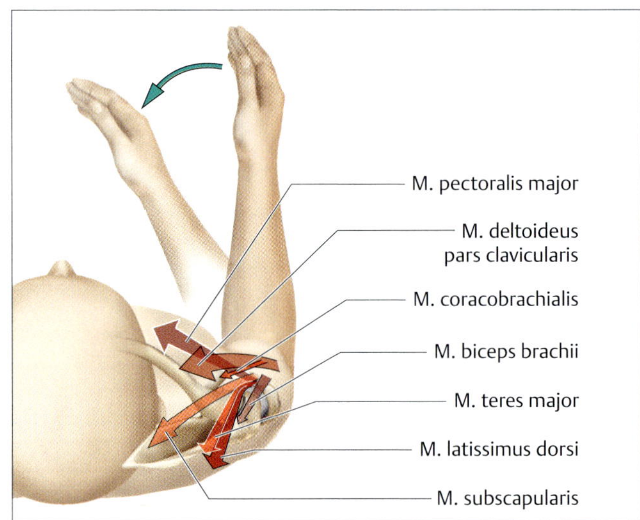

Abb. 4.97 Innenrotatoren.

FUNKTIONELLER HINWEIS

Ungleichgewicht der Außen- und Innenrotatoren
Bei den Rotatoren des Armes besteht hinsichtlich der Kraftentfaltung ein deutliches Ungleichgewicht. Die Innenrotatoren sind wesentlich zahlreicher und kräftiger als die Außenrotatoren. Nach isokinetischen Messungen beträgt das Kräfteverhältnis von Innenrotation zu Außenrotation 1,5 zu 1 (Leroux et al. 1995). Somit lassen sich Tätigkeiten zum Körper hin sowohl bei der Rotation als auch bei der Adduktion kräftiger ausführen.

4.2 Gelenke des Schultergürtels

Der Schultergürtel besteht aus der Scapula und der Clavicula, die über das Akromioklavikulargelenk miteinander verbunden sind. Die Clavicula bildet außerdem mit dem Sternum das Sternoklavikulargelenk. Dies ist die einzige echte gelenkige Verbindung zwischen Schultergürtel und Rumpf. Bei der Verbindung zwischen Scapula und Rumpf steht die Muskelverbindung im Vordergrund.

4.2.1 Skapulothorakale Gleitebene

(▶ Abb. 4.98)

Die skapulothorakale Gleitebene ist die Verbindung der Scapula auf dem Thorax. Sie besteht aus 2 Gleitspalten, in denen sich ein Flüssigkeitsfilm befindet. Sie sind jedoch nicht eingekapselt, sodass es keine echten Gelenke sind.

Der Gleitspalt zwischen der Rückenmuskulatur sowie Thorakalfaszie und dem M. serratus anterior ist nach medial offen. Deshalb ist dieser Spalt von der Margo medialis her zugänglich, z. B. für eine Massage des M. serratus anterior.

Der Gleitspalt zwischen dem M. subscapularis, der die Scapula von innen auskleidet, und dem M. serratus anterior ist nach lateral offen. Um Triggerpunkte im M. subscapularis zu behandeln, kann von der Margo lateralis aus vorgegangen werden. Allerdings ist es durch das feste Anliegen dieser Margo am Thorax schwierig, unter die Scapula zu gelangen.

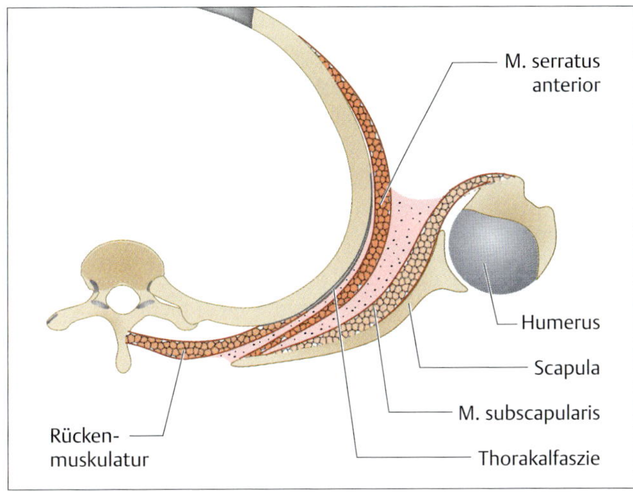

Abb. 4.98 Skapulothorakale Gleitebene.

Knöcherne Strukturen

Scapula

▶ **Abb. 4.99 a, b**

Die Scapula ist ein im mittleren Bereich sehr dünner und sich nach kranial verdickender platter Knochen. Hier gibt es 3 Kanten, ***Margines,*** und 3 Winkel, ***Anguli***.

Facies dorsalis

Die dorsale Fläche weist im oberen Drittel eine deutliche quer verlaufende Erhebung auf, ***Spina scapulae,*** die medial mit einem dreieckigen Feld, ***Trigonum spinae,*** beginnt und nach lateral-kranial hin breiter wird, ***Acromion***. Außerdem teilt die Spina die dorsale Skapulafläche in eine **Fossa supra- und infraspinata**, wo die gleichnamigen Muskeln entspringen.

Acromion

Das Acromion überlagert das Schultergelenk im kranial-dorsalen Bereich. Es ist etwa 3 Querfinger breit und stellt ventral mit der ***Facies articularis clavicularis*** eine plane und fast vertikal gestellte gelenkige Verbindung zur Clavicula her.

Margo medialis

Der mediale Rand der Scapula ist der längste und verläuft leicht bogenförmig mit der Konvexität nach medial. Oberhalb der Spina ist der Bogen deutlicher ausgeprägt. Die Margo dient den Mm. rhomboidei und M. serratus anterior als Ansatz.

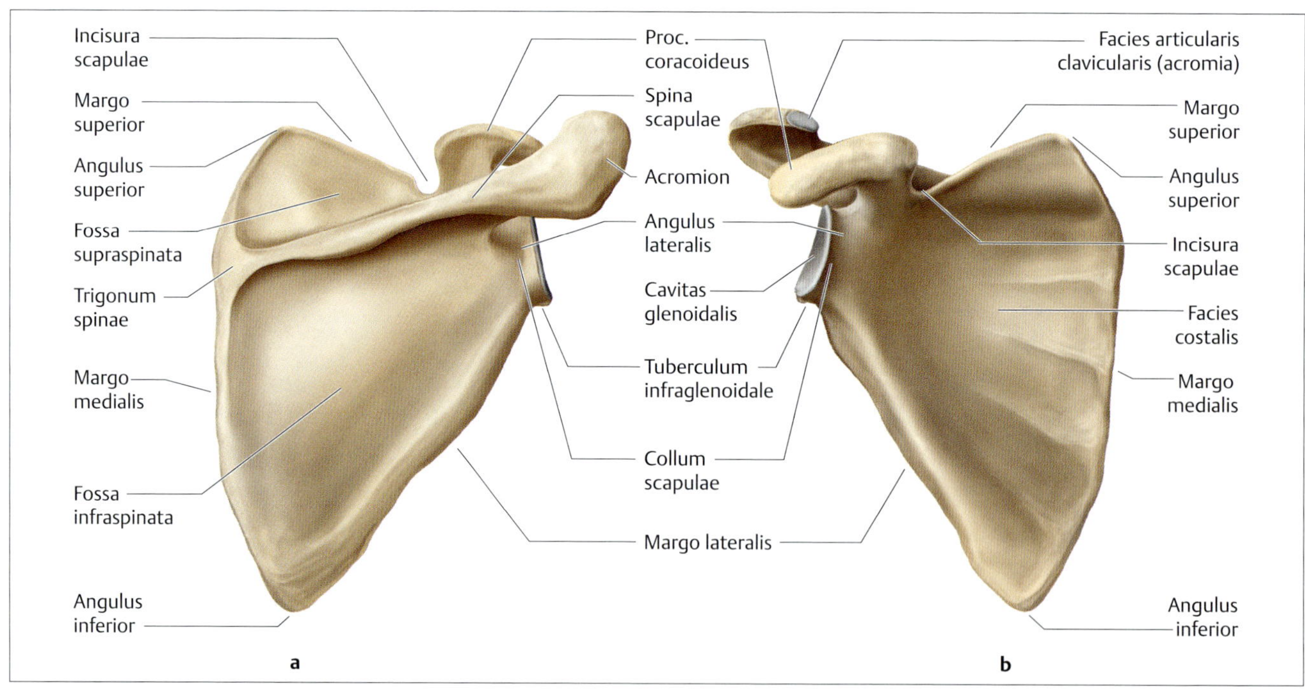

Abb. 4.99 Rechte Scapula.
a Ansicht von dorsal
b Ansicht von ventral

Margo lateralis

Von dorsal gesehen, verläuft dieser Rand geradlinig von kranial-lateral nach kaudal- medial. Margo lateralis und medialis treffen sich kaudal und bilden den abgerundeten ***Angulus inferior.*** Kranial endet die Margo mit dem Angulus lateralis.

Margo superior

Der obere Rand der Scapula ist der kürzeste. Er beginnt medial mit dem ***Angulus superior,*** der gegenüber der übrigen Scapula leicht nach ventral abgeknickt ist und dem M. levator scapulae als Ansatz dient.

Lateral endet die Margo mit dem Collum scapulae und dem Angulus lateralis. Vom Kollum geht nach ventral der Proc. coracoideus ab. Medial neben dem Prozessus befindet sich ein Einschnitt, ***Incisura scapulae.*** Er kann unterschiedlich tief ausgebildet sein und wird vom ***Lig. transversum scapulae superius*** nach kranial abgeschlossen.

Proc. coracoideus

Er biegt vom oberen Rand der Scapula im rechten Winkel nach ventral und dann nochmals fast rechtwinklig nach lateral ab. An ihm sind zahlreiche Bänder und Muskeln befestigt. Zusammen mit dem Acromion und dem Lig. coracoacromiale bildet er das Schulterdach.

Angulus lateralis

Die äußere Ecke der Scapula ist breit und dick und läuft mit dem **Collum scapulae** aus, das die Cavitas glenoidalis trägt. Kranial der Cavitas bildet sich das **Tuberculum supraglenoidale** aus, ein kleiner Knochenvorsprung, an dem das Caput longum musculus bicipitis entspringt. Kaudal der Gelenkpfanne entspringt das Caput longum musculus tricipitis vom **Tuberculum infraglenoidale**.

Kranial der Cavitas und kaudal des Akromions liegt ein freier Raum, durch den die Supraspinatussehne aus der Fossa supraspinata zum Humerus zieht.

Facies costalis

Die Seite zum Thorax hin ist eine konkav geformte Fläche und dient hauptsächlich dem M. subscapularis als Ursprungsfläche. Deshalb wird sie auch als Fossa subscapularis bezeichnet.

Stellung der Scapula auf dem Thorax

In der Frontalebene
► **Abb. 4.100 a**

In normaler Position reicht die Scapula von der 2.–7.Rippe, und die Spina scapulae liegt etwa in Höhe des 3. Brustwirbels.

Von dorsal betrachtet ist die Scapula leicht nach lateral geschwenkt. Das bedeutet, dass eine am Rand der Margo medialis liegende Linie und eine Linie durch die Dornfortsatzreihe einen Winkel von etwa 5 – 10° bilden.

In der Transversalebene
► **Abb. 4.100 b**

Bedingt durch die abgerundete Form des Thorax ist die Ruheposition der Scapula nach anterior ausgerichtet. Von kranial betrachtet, bildet eine durch die Spina scapulae gezogene Längsachse mit der Frontalebene einen Winkel von 30 – 40°. Das ist vor allem an der Stellung der Vavitas glenoidalis sichtbar.

Die Clavicula bildet mit der Scapula einen Winkel von 60°.

In der Sagittalebene
► **Abb. 4.100 c**

Ebenfalls bedingt durch den Thorax ist der Angulus inferior der Scapula von lateral betrachtet um 20° nach dorsal gekippt.

Die hier angegebenen Normen der Skapulastellung auf dem Thorax sind notwendige Voraussetzungen für eine optimale Ausgangsstellung für die normale Schulterkinematik. Stellungsänderungen des Schultergürtels bei Bewegungen des Armes verändern diese Winkel.

KLINISCHER BEZUG

Scapula alata
Dabei handelt es sich um eine Schwäche bzw. Lähmung des M. serratus anterior. Er ist dadurch nicht mehr in der Lage, die Scapula am Thorax zu halten. In diesem Fall kann sich der Skapulawinkel in der Transversalebene von 35° auf mehr als 50° und mehr erhöhen.

Protraktion des Schultergürtels
Bei einem erhöhten Tonus des M. pectoralis minor kann der von lateral betrachtete Skapulawinkel bei protrahierten Schultern mehr als 20° betragen. Ursache ist der Zug des Muskels am Proc. coracoideus nach ventral-kaudal, wodurch der Angulus inferior deutlich vom Thorax absteht.

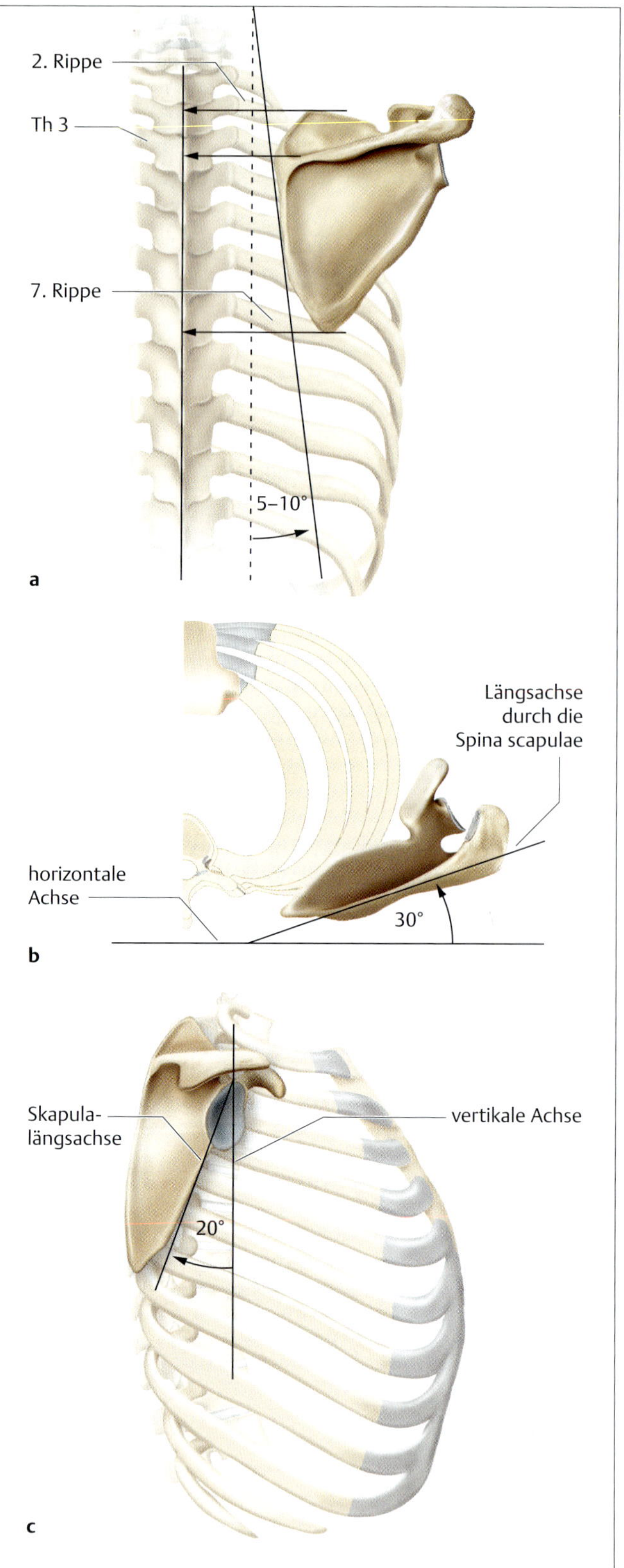

Abb. 4.100 Stellung der Scapula auf dem Thorax.
a In der Frontalebene
b In der Transversalebene
c In der Sagittalebene

Achse und Bewegungen der Scapula

Dank des Schultergürtels kann der Arm große Bewegungsexkursionen etwa wie ein Kran auf einer drehbaren Plattform ausführen, wobei das Gestänge der Arm und die Plattform der Schultergürtel ist, der durch seine muskuläre Führung auf dem Thorax verschoben werden kann. Die wichtigste Berwegung der Scapula ist die Außenrotation, die vor allem bei Flexion und Abduktion des Armes benötigt wird.

Sagittale Achse

▶ **Abb. 4.101**

Kapandji (1980) beschreibt die Ausrichtung der Achse rechtwinklig zur Skapulaebene. Sie liegt in der Mitte und unterhalb der Spina scapulae und wandert bei der Abduktionsbewegung etwas nach kaudal.

Nach Poppen und Walker (1976) befindet sich die Achse zwischen 0-30° Abduktion am kaudalen Ende der Spina scapulae und bei 60 – 120° nahe der Glenoidbasis.

Außenrotation

▶ **Abb. 4.101**

Als Außenrotation wird das Schwenken der Scapula nach lateral bezeichnet. Dabei legt der Angulus inferior einen Weg von etwa 10 cm nach lateral-kranial zurück. Der Angulus superior verlagert nur wenig, etwa 1 cm nach kaudal und medial. Um das Schwenkvermögen zu beurteilen, wird eine vertikale Linie parallel zur Wirbelsäule und eine Linie entlang der Margo medialis zur Hilfe genommen. Der von beiden gebildete Winkel beträgt etwa 60°.

Die weiteren Bewegungen der Scapula auf dem Thorax sind Gleitbewegungen und finden nicht um eine Bewegungsachse statt.

Gleitbewegungen

- Elevation
  ▶ **Abb. 4.102**

Die Verschiebung der Scapula nach kranial beträgt 8 – 10 cm.

- Depression
  ▶ **Abb. 4.102**

Die Verschiebung nach kaudal ist nur um 2 – 3 cm möglich.

- Adduktion bzw. Retraktion
  ▶ **Abb. 4.103**

Bei der Adduktion nähert sich die Margo medialis der Wirbelsäule. Die Verschiebung umfasst etwa 2 – 3 cm. Außerdem erfolgt zwischen Clavicula und Scapula eine Winkelvergrößerung um etwa 5°.

- Abduktion bzw. Protraktion
  ▶ **Abb. 4.103**

Bei der Abduktion entfernt sich die Margo medialis von der Wirbelsäule, und der gesamte Schultergürtel verlagert sich nach ventral. Diese Verschiebung beträgt 6 – 8 cm. Der skapuloklavikuläre Winkel verringert sich unwesentlich.

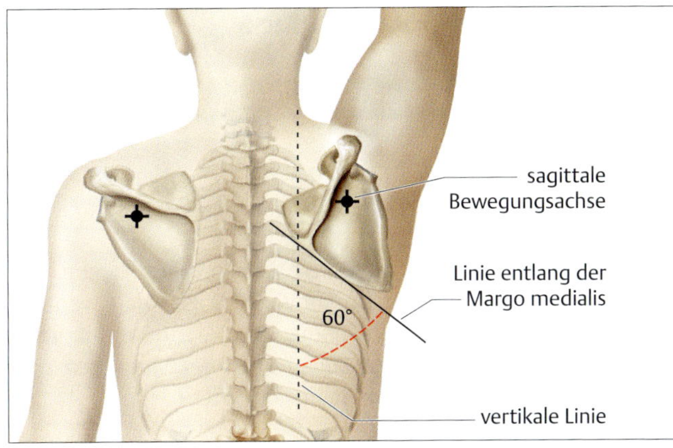

Abb. 4.101 Sagittale Achse und Außenrotation der Scapula.

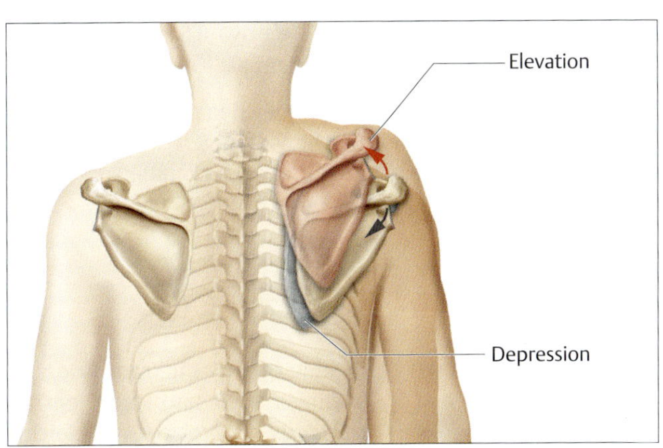

Abb. 4.102 Elevation und Depression der Scapula.

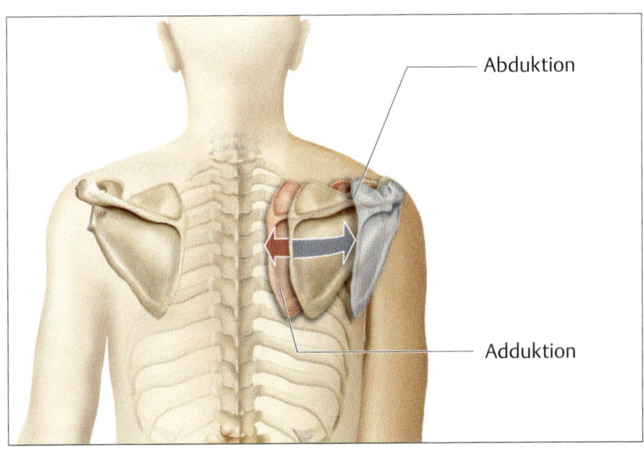

Abb. 4.103 Abduktion und Adduktion der Scapula.

4.2.2 Art. acromioclavicularis

Knöcherne Strukturen und Gelenkflächen

Clavicula

▶ **Abb. 4.104 a, b**

Von kranial betrachtet, ist die Clavicula s-förmig gebogen. Sie beginnt am Sternum mit einem konvexen Bogen nach ventral und folgt damit der Form des Thorax. Zum Acromion hin geht sie in einen ventral konkaven Bogen über. Bei Menschen mit kräftigen Muskeln ist die s-Form ausgeprägter.

Das akromiale Ende, ***Extremitas acromialis,*** kann entweder platt und breit oder schmal und hoch sein. Auf seiner kaudal-dorsalen Seite befindet sich eine kleine Erhebung, ***Tuberculum conoideum.*** Hier setzt das Lig. conoideum an. Eine Fortsetzung des Tuberkulums nach lateral ist die etwa 0,5 cm lange ***Linea trapezoidea,*** die dem Lig. trapezoideum als Ansatz dient.

Die ***Facies articularis acromialis*** befindet sich am Ende der Clavicula. Sie ist oval, plan und leicht schräg gestellt, sodass die überknorpelte Fläche nach lateral und etwas kaudal ausgerichtet ist.

Acromion

▶ **Abb. 4.105**

Das Acromion überlagert das Schultergelenk im kranial-dorsalen Bereich. Es ist etwa 3 Querfinger breit und stellt ventral mit der ***Facies articularis clavicularis*** eine plane und leicht schräg gestellte gelenkige Verbindung zur Clavicula her.

Diskus

Ein Diskus ist nicht immer vorhanden und falls ja, dann ist er in der Regel unvollständig, z. B. mit einem großen Loch in der Mitte oder von halbkreisförmiger Form. Er ist in die Gelenkkapsel eingelassen, verbindet sich mit den akromioklavikulären Bändern und sorgt für eine bessere Druckübertragung sowie den optimalen Gelenkschluss.

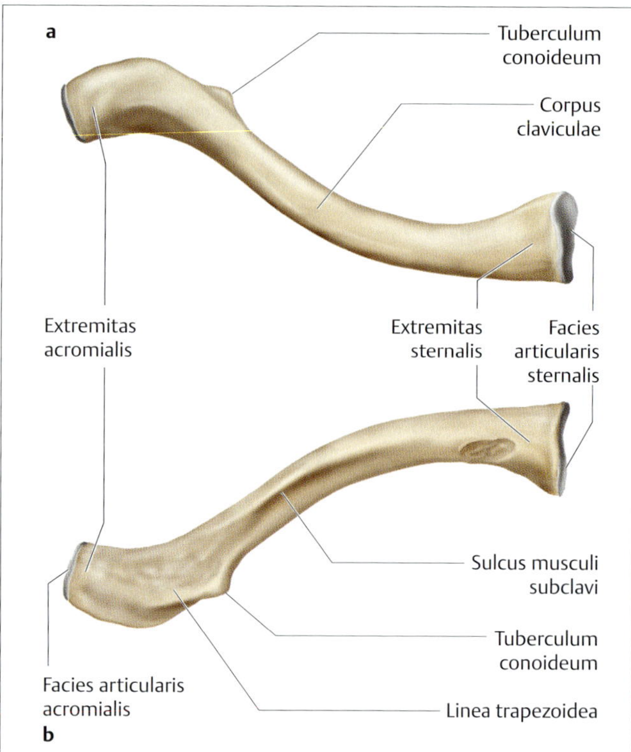

Abb. 4.104 Rechte Clavicula.
a Ansicht von kranial
b Ansicht von kaudal

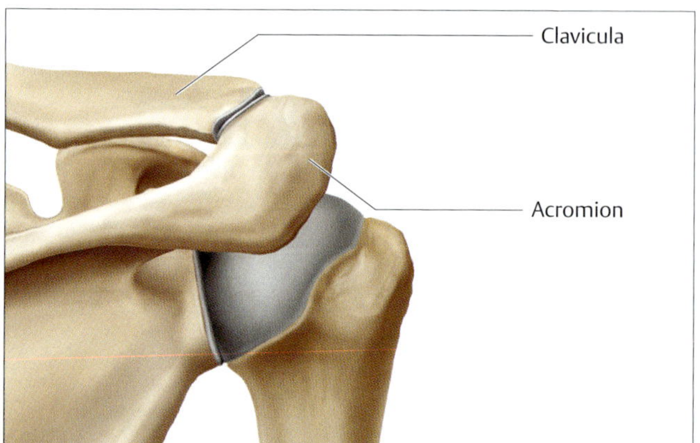

Abb. 4.105 Rechtes Acromion, Ansicht von dorsal.

Gelenkspalt

▶ Abb. 4.106 a, b

Der Gelenkspalt verläuft sehr variabel. In der Mehrzahl ist er in der ventralen Ansicht von kranial-medial nach kaudal-lateral ausgerichtet, sodass die akromiale die klavikuläre Gelenkfläche etwas überragt. Eine auf das klavikuläre Ende gelegte Linie wird kann zu einer Vertikalen einen Winkel von 30 – 50° ergeben. Von kranial betrachtet, verläuft die Gelenklinie von dorsal-medial nach ventral-lateral. Sie bildet mit einer Sagittalen einen Winkel von etwa 20°.

Stellung der Clavicula auf dem Thorax

(▶ Abb. 4.107 a – b)

Von ventral betrachtet, steht die Clavicula mit der Extremitas acromialis kranialer als das sternale Ende. Eine Längsachse durch die Clavicula bildet mit einer Horizontalen einen Winkel von etwa 20°.

In der transversalen Sicht bildet die Längsachse mit einer frontalen Achse einen Winkel von etwa 30°.

Gelenkkapsel

Mit Ausnahme des kaudalen Anteils ist die Gelenkkapsel in der Regel dick und fest. Sie ist mit den Ligg. acromioclavicularia verwachsen. M. deltoideus und M. trapezius ziehen mit einigen Fasern von kranial bzw. kaudal in die Kapsel.

FUNKTIONELLER HINWEIS

Beeinflussung des Gelenkverlaufs

Viele Faktoren können den Verlauf des Gelenkspalts im Akromioklavikulargelenk beeinflussen. So bewirkt z. B. ein Rundrücken eine veränderte Skapulastellung auf dem Thorax, und der Schultergürtel gerät in eine Protraktion. In diesem Fall verläuft eine längs im Gelenkspalt angelegte Linie von dorsal-lateral nach ventral-medial. Deshalb muss vor allen translatorischen Gleitmobilisationen immer der aktuelle Verlauf des Akromioklavikulargelenks festgestellt werden.

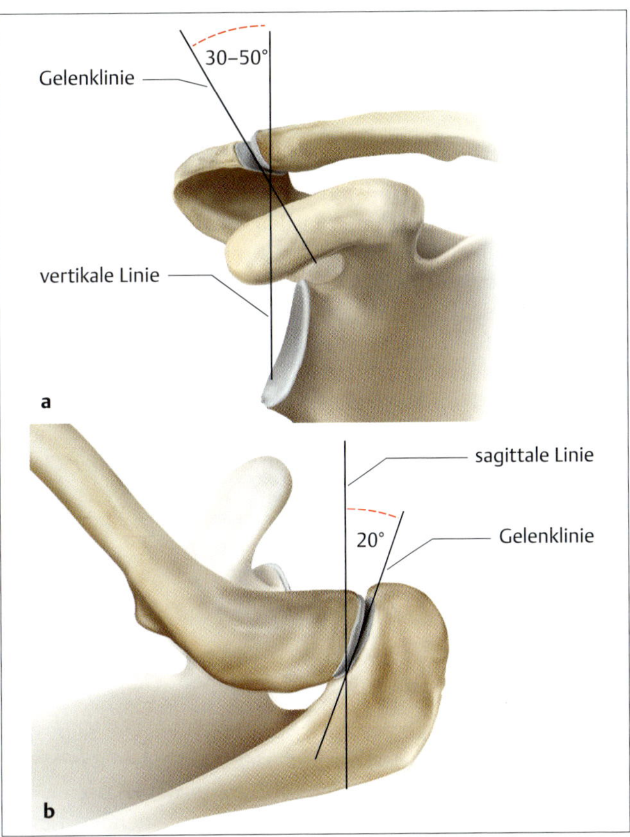

Abb. 4.106 Gelenkspaltverlauf im Akromioklavikulargelenk.
a Frontale Ansicht
b Transversale Ansicht

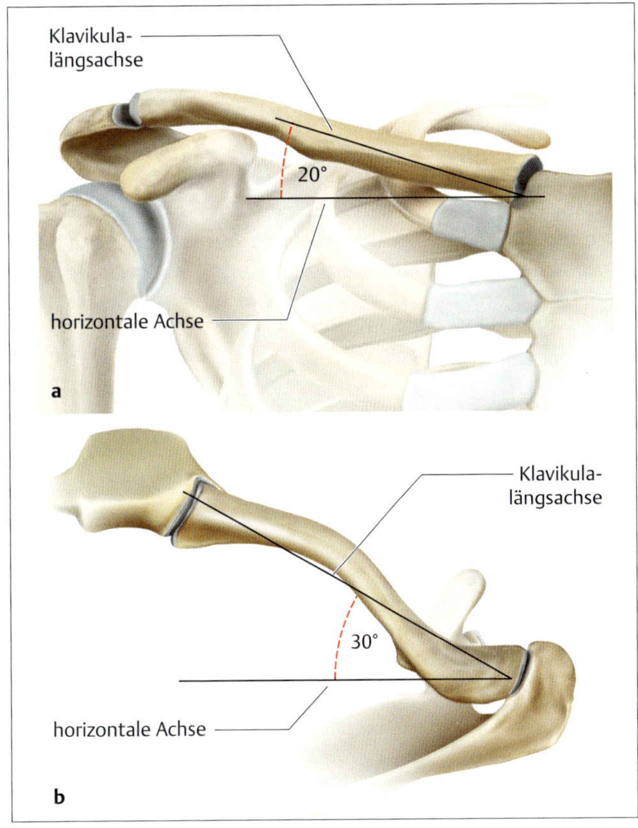

Abb. 4.107 Stellung der Clavicula.
a In der Frontalebene
b In der Horizontalebene

Bänder

Ligg. acromioclavicularia superius et inferius

▸ Abb. 4.108

Die beiden Bänder verbinden die Clavicula mit dem Acromion. Das superiore Band liegt im kranialen Gelenkbereich, das inferiore Band kaudal. Sie verbinden sich mit dem äußeren Rand des Diskus. Sowohl vom M. trapezius als auch von der Pars clavicularis des M. deltoideus verlaufen Fasern in das kraniale bzw. kaudale Band und verstärken es. In den lateralen Anteil des Lig. acromioclaviculare inferius ziehen außerdem mediale Fasern des Lig. coracoacromiale, und medial besteht eine Verbindung zu den tiefen Anteilen des Lig. conoideum. Die Bänder limitieren die dorsale Translation und die Rotation der Clavicula.

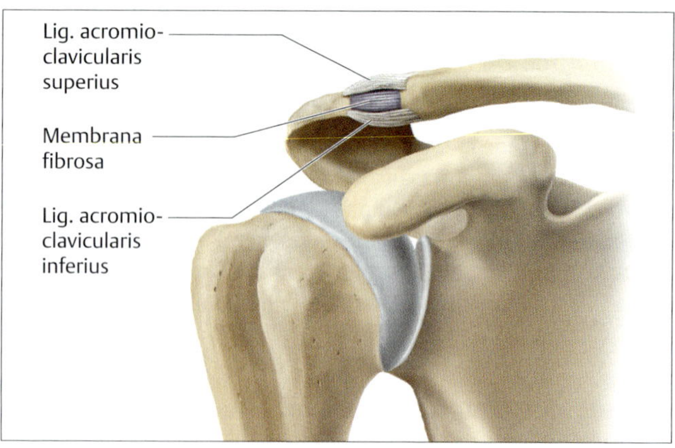

Abb. 4.108 Ligg. acromioclavicularis superius et inferius.

Lig. coracoclaviculare

▸ Abb. 4.109

Das Band zieht von der unteren Kante der Clavicula zum Proc. coracoideus und besteht aus 2 Anteilen:

- ***Lig. trapezoideum***: Das Band ist an der medialen Seite des Proc. coracoideus befestigt und zieht zu einer Rauigkeit, ***Tuberculum conoideum,*** an der Unterseite der Clavicula. Es besteht aus schräg nach lateral-kranial verlaufenden tiefen Faseranteilen und oberflächlichen fast vertikal ziehenden Fasern. Es ist länger und kräftiger als das Lig. conoideum.
- ***Lig. conoideum***: Es inseriert medial des Lig. trapezoideum an der Innenseite der Basis des Prozessus und zieht nach ventral-lateral an die **Linea trapezoidea**, einer linienförmigen Rauigkeit an der Unterseite der Clavicula und lateral des Tuberculum conoideum.

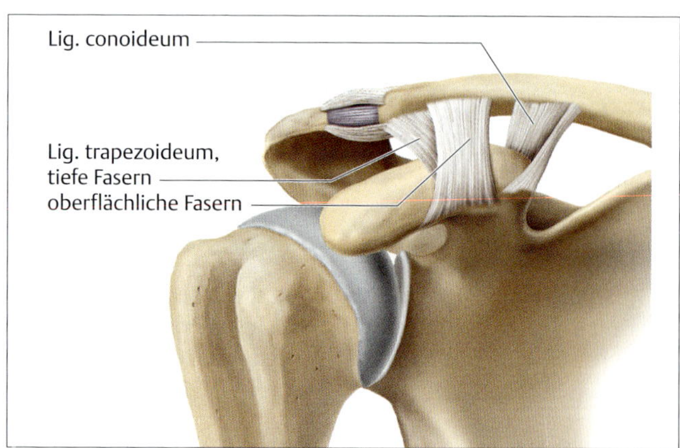

Abb. 4.109 Ligg. trapezoideum und conoideum.

Funktionen der Bänder ▸ Abb. 4.110

Die Hauptfunktion der beiden Bänder besteht darin, Kompressionskräften im Akromioklavikulargelenk entgegenzuwirken. Sie stabilisieren die Clavicula, da sie für eine straffe Führung zwischen ihr und der Scapula sorgen. Außerdem verhindern sie, dass sich die Scapula nach dorsal und die Clavicula nach kranial verlagern. Das Lig. conoideum verhindert eine Dislokation der Clavicula nach ventral-kranial, z. B. beim Sturz auf den ausgestreckten Arm.

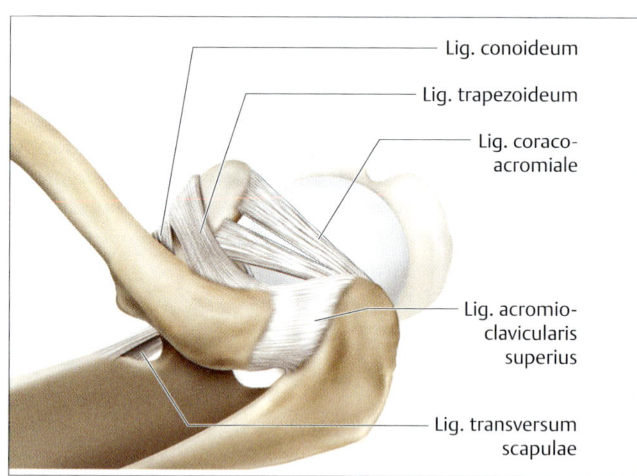

Abb. 4.110 Bänder der Clavicula, Ansicht von kranial.

Bewegungen

Das plane Akromioklavikulargelenk besitzt Bewegungsmöglichkeiten in 3 Ebenen. Sobald die Skapulabewegung einsetzt, beteiligt sich das Gelenk an den Bewegungen.

Bewegung in der Horizontalebene

▸ **Abb. 4.111 a**

Die Verschiebung in der horizontalen Ebene sind Translationen nach ventral und dorsal. Bei der Protraktion des Schultergürtels findet je nach Gelenkverlauf eine Verschiebung nach ventral oder ventral-lateral statt. Die Translation nach dorsal geschieht bei der Retraktion des Schultergürtels.

Bewegung in der Frontalebene

▸ **Abb. 4.111 b**

Bei der Elevation des Schultergürtels erfolgt eine Verschiebung nach kranial-lateral, bei der Depression nach kaudal-medial. Die Bewegungen sind nur gering möglich.

Rotation um die Längsachse

▸ **Abb. 4.111 c**

Bei der maximalen Elevation des Schultergürtels dreht sich die Clavicula um ihre eigene Längsachse. Das akromiale Ende dreht sich dabei nach kranial-ventral.

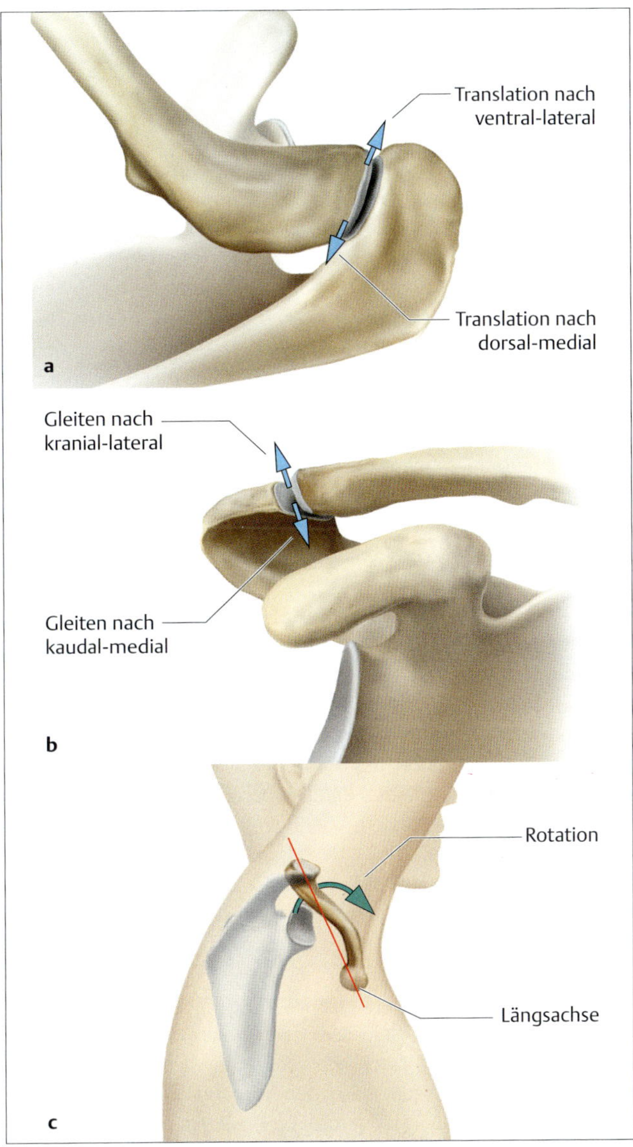

Abb. 4.111 Bewegungen im Akromioklavikulargelenk.
a In der Horizontalebene
b In der Frontalebene
c Rotation um die Längsachse der Clavicula

KLINISCHER BEZUG

Arthrose

Vor allem bei ungleicher Form der beteiligten Gelenkpartner (z. B. wenn einer größer ist) und bei annähernd vertikal stehendem Gelenkspalt findet sich bei älteren Menschen eine Arthrose. Die Clavicula reagiert mit einer subchondralen Sklerosierung und Osteophytenbildung. Diese führen zu einer sichtbaren Verdickung des Gelenks. Kaudale Osteophyten können den Supraspinatuskanal einengen. Die Patienten klagen über Schmerzen beim Tragen von Lasten, bei Adduktion des Armes und bei horizontaler Extension. Auch Bewegungen über 130° können sehr schmerzhaft sein.

Störungen im Akromioklavikulargelenk bewirken Schmerzausstrahlungen nach kranial in Richtung Nacken und Ohr sowie M. deltoideus.

Sprengung des Akromioklavikulargelenks (Tossy I–III)
▸ **Abb. 4.112 a + b**

Eine Prellung der Schulter kann das Akromioklavikulargelenk sprengen und den Kapsel-Band-Apparat verletzen. Eine vollständige Luxation mit Beteiligung der korakoklavikulären Bänder wird nach Tossy I bis III unterteilt.

- Grad I: Nur Kontusion, kein Höhertreten der Clavicula.
- Grad II: Subluxation des Akromioklavikulargelenks, komplette Ruptur des Kapsel-Band-Apparats bei erhaltenen korakoklavikulären Bändern, geringer Hochstand der Extremitas acromialis.
- Grad III: Luxation des Akromioklavikulargelenks mit Ausriss aller Bänder und der Kapsel. Das Klaviertastenphänomen ist auslösbar.

Therapie

Verletzungen des Akromioklavikulargelenks vom Typ Tossy I und II sind stabil und lassen sich konservativ behandeln. Tossy III wird mit einem redressierenden Verband für etwa 4 Wochen versorgt, wobei das akromiale Klavikulaende nach kaudal gedrückt wird. Die Operation umfasst eine Zuggurtungsosteosynthese des Akromioklavikulargelenks mit Nähten der korakoklavikulären Bänder.

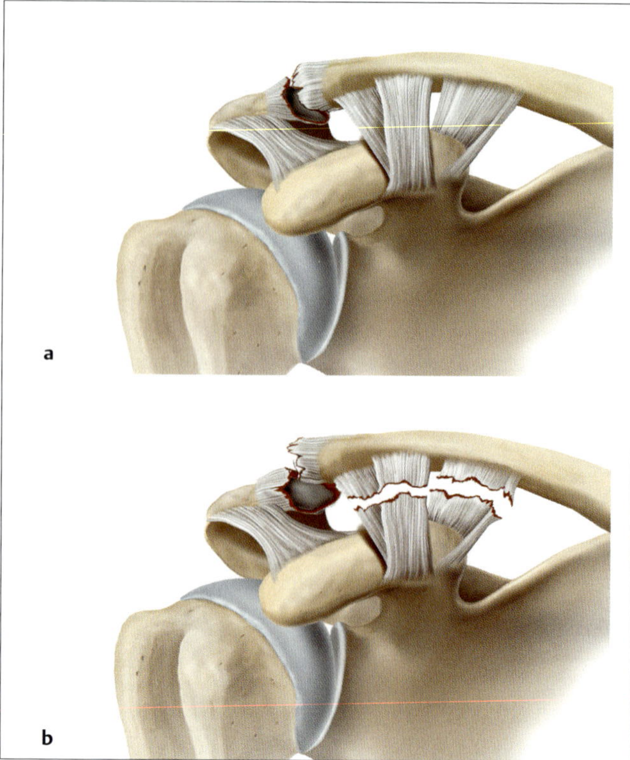

Abb. 4.112 Tossy II–III.
a Tossy II
b Tossy III

4.2.3 Art. sternoclavicularis

▶ Abb. 4.113 a, b

Die Schultergürtel stehen über die Sternoklavikulargelenke mit dem Rumpf in Verbindung.

Knöcherne Strukturen und Gelenkflächen

Clavicula

Das sternale Ende der Clavicula, ***Extremitas sternalis*** ist dick. Die ***Facies articularis sternalis*** besteht aus Faserknorpel. Aufgrund ihrer sattelförmigen Ausbildung ist die Clavicula in der vertikalen Ausrichtung konvex und sagittal konkav geformt. An der kaudalen Kante der Clavicula gibt es eine kleine Gelenkfläche zur 1. Rippe.

Sternum

Die obere Kante des Sternums ist dick und weist eine Einziehung, ***Incisura jugularis,*** auf. Jeweils lateral-kaudal davon befindet sich je eine oval geformte ***Incisura clavicularis***. Diese trägt die überknorpelte Gelenkfläche, ***Facies articularis clavicularis***. Sie ist nach kranial-lateral und etwas dorsal ausgerichtet und kleiner als die Gelenkfläche an der Clavicula. In anterior-posteriorer Ausrichtung ist die Gelenkfläche konvex, von kranial nach kaudal konkav geformt und damit jeweils entgegengesetzt zur Clavicula. Die beiden Gelenkflächen sind bedingt kongruent, da die kleine Gelenkfläche am Sternum auf eine größere an der Clavicula trifft.

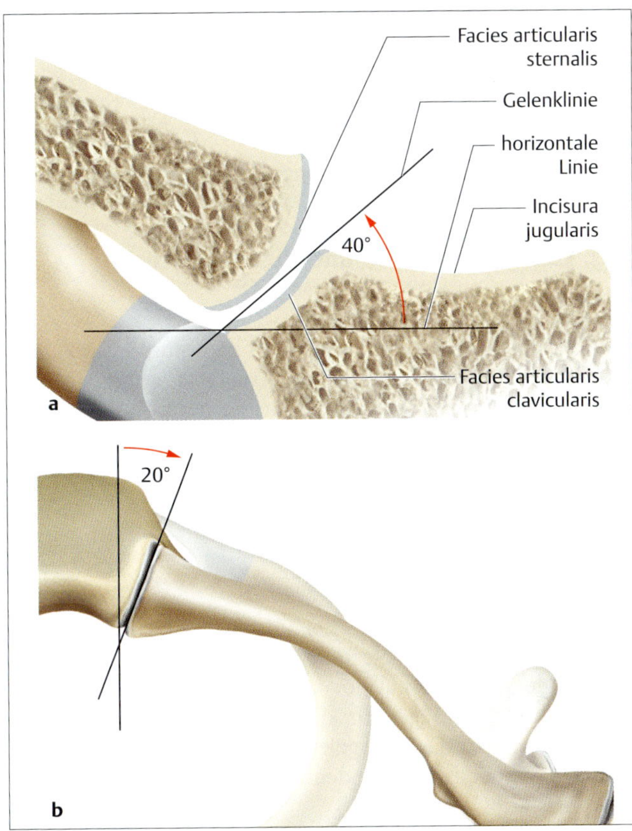

Abb. 4.113 Sternoklavikulargelenk.
a Ansicht von ventral
b Ansicht von kranial

Diskus

▶ Abb. 4.114

Der Diskus ist etwa 3 – 5 mm dick und rundherum in die Gelenkkapsel eingelassen. Er teilt damit das Gelenk in 2 separate Gelenkräume. Im kaudalen Abschnitt ist er dünn und wird nach kranial hin dicker. Zum Sternum hin besteht der Diskus aus dichten Kollagenfaserbündeln, zur Clavicula hin aus mehr elastischen Anteilen.

Die Funktion des Diskus besteht darin, Stöße zu dämpfen und Maximalbewegungen zu hemmen. Außerdem verringert er die Sattelform, da er als verformbare Struktur zwischen den knöchernen Enden liegt. Dadurch kann sich die Clavicula im Sternoklavikulargelenk um ihre eigene Achse drehen, ohne dass Gelenkflächen zu stark komprimiert werden.

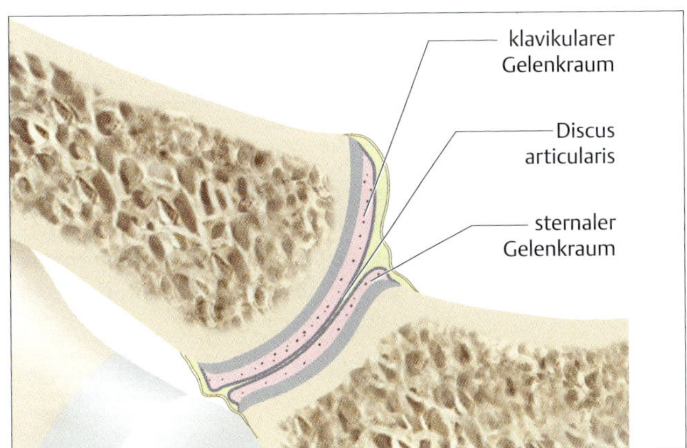

Abb. 4.114 Sternoklavikulargelenk: Discus articularis.

Ausrichtung der Gelenkflächen

▶ Abb. 4.113

Die Gelenklinie steht in einem Winkel von etwa 40° zur Horizontalebene und kippt etwa 20°aus der Sagittalen. Die Gelenklinie verläuft also von kranial-medial-dorsal nach kaudal-lateral-ventral.

Gelenkkapsel

Die Gelenkkapsel ist fest, mit besonders kräftig ausgebildetem ventral-kranialen Bereich. Die beiden Membranen inserieren jeweils an der Knochen-Knorpel-Grenze. Der Diskus ist so in die Kapsel integriert, dass es von außen wie ein eingelassener Ring aussieht und die äußere Kante des Diskus sichtbar ist.

Bänder

Ligg. sternoclavicularia anterius et posterius

▸ Abb. 4.115

Beide Bänder liegen sowohl ventral als auch dorsal direkt der Gelenkkapsel auf und verstärken sie. Das Lig. sternoclaviculare anterius ist stärker ausgebildet als das posteriore und verhindert eine ventrale und kraniale Verschiebung. Innere Faserzüge verbinden sich mit dem äußeren Diskusrand.

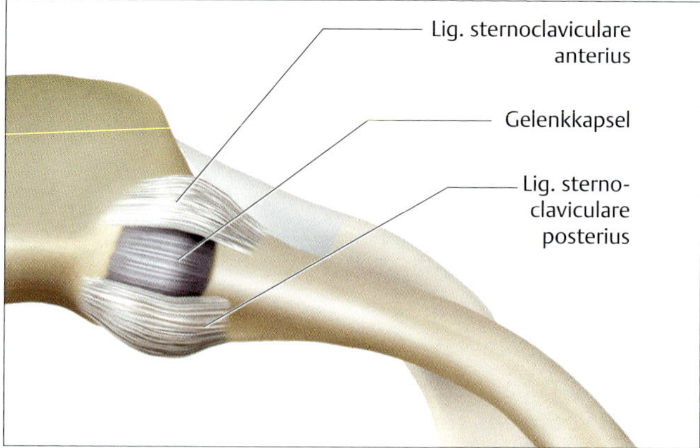

Abb. 4.115 Ligg. sternoclavicularia anterius et posterius, Ansicht von kranial.

Lig. costoclaviculare

▸ Abb. 4.116

Das Band besteht aus einer Pars anterius und posterius, die durch eine kleine Bursa getrennt sind. Es verbindet die kraniale Kante der 1. Rippe mit der kaudalen Kante der Clavicula. Sein Verlauf ist schräg nach kranial-lateral und unmittelbar lateral des Sternoklavikulargelenks. Sowohl dorsal als auch ventral verbindet es sich mit den Ligg. sternoclavicularia anterius et posterius.

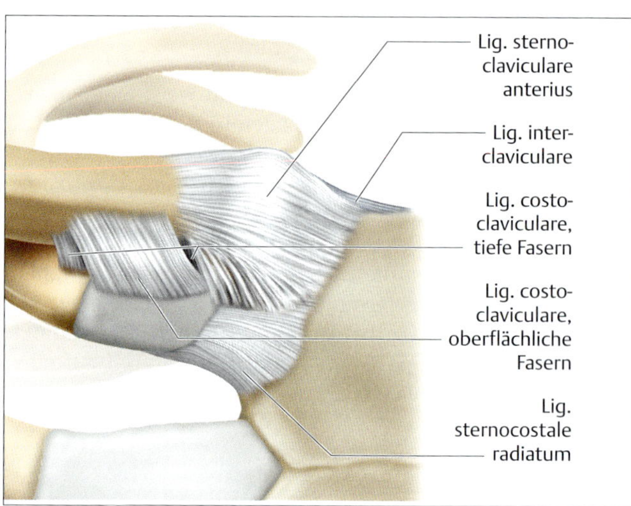

Abb. 4.116 Lig. costoclaviculare.

Lig. interclaviculare

▸ Abb. 4.117

Dieses Band verbindet die beiden sternalen Klavikulaenden kranial des Sternums. Es liegt in der Fossa jugularis und polstert das kraniale Sternum ab. Seitlich verbindet es sich mit den Gelenkkapseln der Sternoklavikulargelenke.

Funktionen der Bänder

Die ligamentären Verbindungen der Clavicula stabilisieren das Sternoklavikulargelenk, indem sie die Bewegungen der Clavicula beim Heben und Senken des Schultergürtels begrenzen. Außerdem sichern sie sie gegen Luxation nach anterior und posterior.

Das Lig. interclaviculare wird beim Tragen von Lasten gespannt.

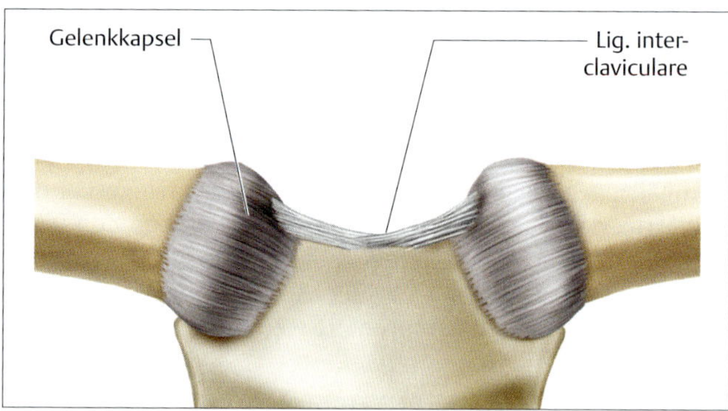

Abb. 4.117 Lig. interclaviculare.

Achsen und Bewegungen

Anatomisch ist das Sternoklavikulargelenk ein Sattelgelenk, funktionell jedoch ein Kugelgelenk, da Bewegungen in 3 Ebenen möglich sind.

Sagittale Achse

▶ **Abb. 4.118**

Die sagittale Achse liegt in der Extremitas sternalis. Sie verläuft wegen der Ausrichtung der Gelenkfläche leicht schräg von ventral-lateral nach dorsal-medial. Mit der Sagittalen bildet sie einen Winkel von etwa 20°. Um sie herum bewegt sich die Clavicula in Elevation und Depression.

Elevation

Bei einer Elevation des Schultergürtels bewegt sich die Extremitas acromialis nach kranial, was die Clavicula steiler einstellt. Im Sternoklavikulargelenk findet dabei ein Gleiten der Clavicula nach kaudal statt. Durch die 1. Rippe, die direkt unterhalb der Clavicula nach dorsal zieht, sind dieser Verschiebung Grenzen gesetzt, weshalb die Extremitas sternalis nach ventral ausweicht. Das Bewegungsausmaß beträgt etwa 30°.

Bei der Elevation erfolgt nach kurzer Zeit eine Rotation der Clavicula um die Längsachse, wobei ein minimales Gleiten nach ventrale stattfindet. Bedingt durch die s-Form stellt sich die Extremitas acromialis steiler ein und gewinnt dadurch weitere 30° zur Elevationsstellung (▶ **Abb. 4.119**).

Depression

Bei Depression senkt sich die Extremitas acromialis, und die Clavicula gleitet im Sternoklavikulargelenk nach kranial. Dieser Bewegung sind schnell Grenzen gesetzt, da die 1. Rippe unmittelbar unter der Clavicula liegt und damit eine weitere Depression verhindert.

Vertikale Achse

▶ **Abb. 4.120**

Diese verläuft durch die konvexe Gelenkfläche des Sternums. Dem Gelenkflächenverlauf entsprechend hat sie eine schräge Ausrichtung. Gegenüber der Vertikalen neigt sie sich um etwa 45 – 50°, sodass sie von kranial-medial nach kaudal-lateral verläuft.

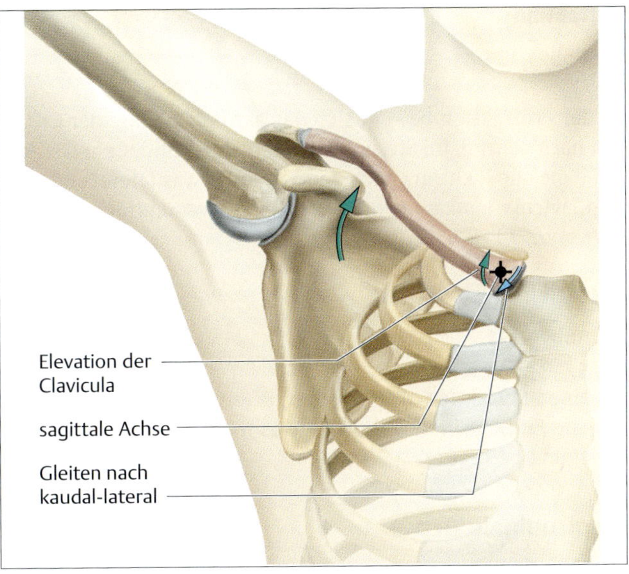

Abb. 4.118 Sagittale Achse und Elevation im Sternoklavikulargelenk.

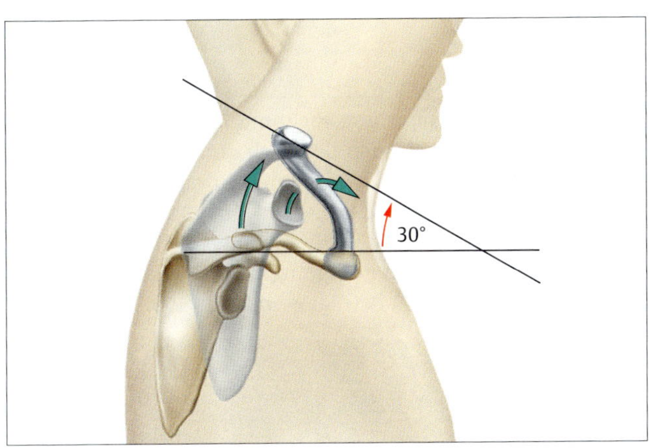

Abb. 4.119 Rotation der Clavicula bei Elevation des Schultergürtels.

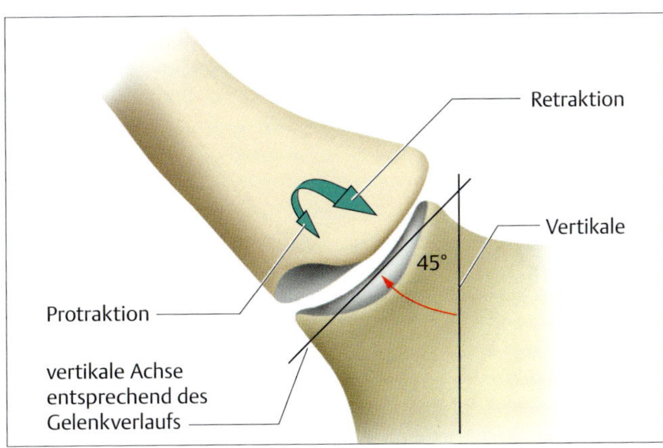

Abb. 4.120 Vertikale Achse mit Pro- und Retraktion im Sternoklavikulargelenk.

Protraktion

► Abb. 4.121

Bei der Protraktion bewegt sich das akromiale Ende der Clavicula nach ventral. Im Sternoklavikulargelenk findet ein Gleiten in die gleiche Richtung nach ventral und etwas lateral statt, da die Clavicula konkav geformt ist. Das Bewegungsausmaß beträgt etwa 30°.

Retraktion

► Abb. 4.121

Bei einer Retraktion des Schultergürtels gleitet das konkave sternale Ende nach dorsal und etwas medial. Das Ausmaß der Bewegung beträgt etwa 20°.

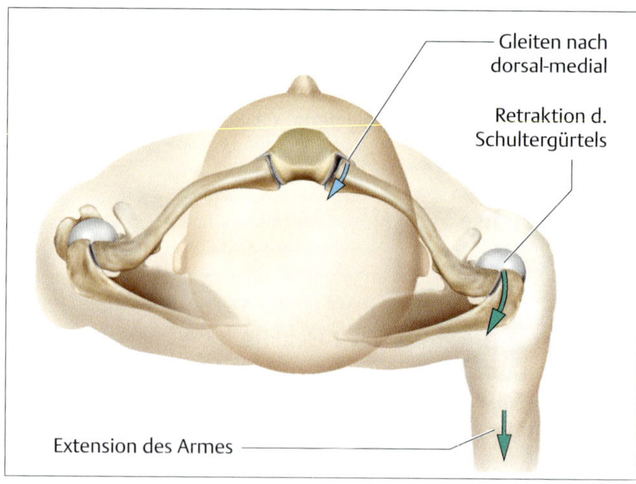

Abb. 4.121 Arthrokinematik bei Retraktion des Schultergürtels.

Longitudinale Achse

► Abb. 4.122

Die Achse entspricht der Längsachse durch die Clavicula, um die sie sich bei der Elevation dreht.

Rotation

Um die longitudinale Achse dreht sich die Extremitas acromialis nach kranial-ventral. Diese Richtung ist durch die s-Form der Clavicula bedingt, da sich der nach dorsal konvexe Bogen an der Extremitas acromialis nach kranial dreht und die Clavicula dadurch insgesamt steiler steht. Die Bewegung findet nicht isoliert, sondern nur in Verbindung mit der Elevation statt. Weil sie automatisch erfolgt, ist sie nicht aktiv steuerbar. Das Ausmaß der Rotation beträgt etwa 45°.

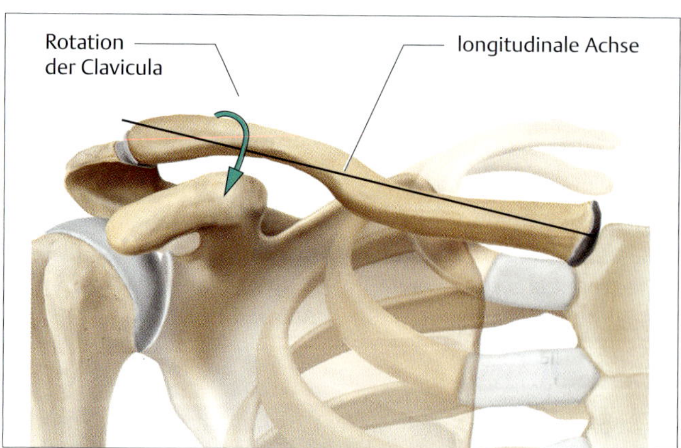

Abb. 4.122 Longitudinale Achse und Rotation der Clavicula.

KLINISCHER BEZUG

Arthrose
Die Arthrose des Sternoklavikulargelenks ist im hohen Alter relativ häufig. Die Veränderungen beginnen meist am Diskus, da er degeneriert und dünner wird. Die Clavicula reagiert mit Osteophyten, die die Bewegungen beeinträchtigen können. Das Gelenk wird druckempfindlich, und es treten Schmerzen beim Bewegen und Belasten auf.

FUNKTIONELLER HINWEIS

Bewegungsraum der Clavicula ▶ **Abb. 4.123**
An allen Bewegungen des Schultergürtels sind Scapula sowie Akromio- und Sternoklavikulargelenk gemeinsam beteiligt. Werden die Stellungen der Extremitas acromialis bei den endgradigen Schultergürtelbewegungen aufgezeichnet und miteinander verbunden, ergibt sich ein Oval. Es ist höher als breit und entspricht einer Elevationsbewegung von etwa 60°, 5° Depression sowie 30° Protraktion und 20° Retraktion.

Funktionelle Zusammenhänge der Schultergürtelgelenke
Bewegungskoordination des Schultergürtels bei Abduktion und Flexion
▶ **Abb. 4.124 a – b**

- Bei Flexion und Abduktion des Armes finden in den Schultergürtelgelenken verschiedene Bewegungen statt. Die Scapula führt eine Außenrotation aus, und die Cavitas glenoidalis wird nach oben-außen gedreht.
- Da die Beweglichkeit im Akromioklavikulargelenk begrenzt ist, schiebt die Scapula die Extremitas acromialis der Clavicula um etwa 30° nach kranial, was einer Elevation entspricht. Dann wird die Bewegung der Clavicula durch die Ligg. sternoclaviculare et costoclaviculare gebremst. Außerdem sind dem Gleiten nach kaudal durch die 1. Rippe Grenzen gesetzt.
- Um die maximale Außenrotation der Scapula von 60° zu erreichen, muss das akromiale Ende der Clavicula um weitere 30° nach kranial eingestellt werden. Dies geschieht durch die Rotation der Clavicula um ihre Längsachse und ist durch die s-Form bedingt.

Wie häufig bei der Bewegungskoordination, gibt es auch hier individuelle Unterschiede.

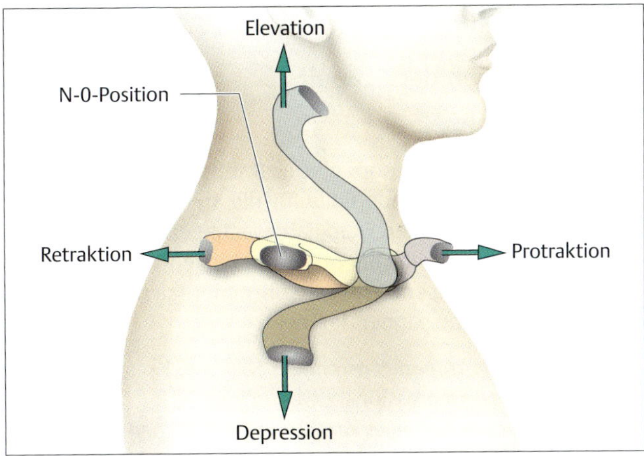

Abb. 4.123 Bewegungsraum der Clavicula.

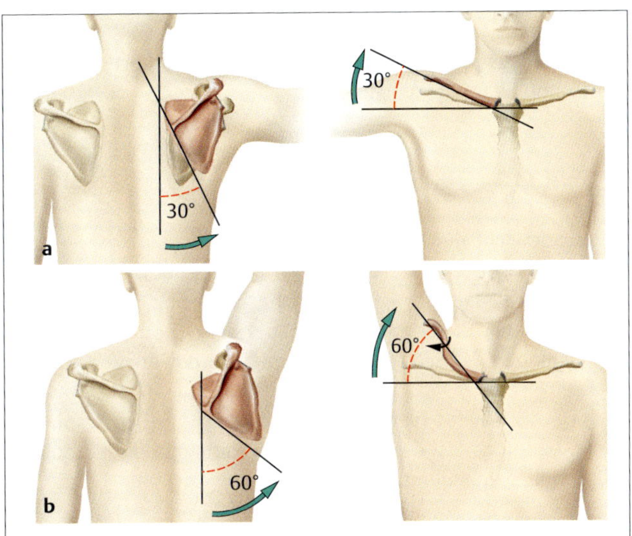

Abb. 4.124 Bewegungskoordination des Schultergürtels bei der Armabduktion.
a 30° Elevation
b 60° Elevation

4.2.4 Muskulatur

Muskelschlingen der Scapula

▶ **Abb. 4.125 a, b**

Zwischen Scapula und Rumpf gibt es 8 muskuläre Verbindungen, die eine entscheidende Rolle für die Stellung der Scapula und die Koordination der Skapulabewegungen spielen. Diese als ***Muskelschlingen*** bezeichnete Verbindungen lassen sich in antagonistische Paare unterteilen. Kontrahiert sich ein Muskel, muss der andere entspannen können.

- ***Levator-scapulae-trapezius-ascendens-Schlinge:*** Koordiniert die Elevations- und Depressionsbewegungen.
- ***Serratus-trapezius-Schlinge:*** Pars superior und medialis des M. serratus und Pars transversa des M. trapezius koordinieren die Abduktions- und Adduktionsbewegungen.
- ***Pectoralis-minor-trapezius-descendens-Schlinge:*** Kontrolliert die ventral-kaudalen und dorsal-kranialen Verschiebungen der Scapula.
- ***Rhomboideus-serratus-inferior-Schlinge:*** Kontrolliert die rotatorischen Skapulabewegungen.

FUNKTIONELLER HINWEIS

Gleichgewicht der Muskelschlingen

Nur wenn sich die Muskelschlingen im Gleichgewicht befinden, d. h. weder eine Abschwächung noch eine Verkürzung vorliegt, steht die Scapula optimal auf dem Thorax, und die Bewegungen des Schultergürtels und auch des Armes laufen koordiniert ab.

Da die Cavitas glenoidalis lateral-kranial an der Scapula liegt, bedeutet das, dass Stellungsveränderungen der Scapula die Armbewegungen beeinflussen.

PRAXISTIPP

Abgeschwächte Muskulatur ist nicht in der Lage, gegen einen hypertonen Antagonisten zu arbeiten. Bei einem hypertonen M. levator scapulae muss dieser zuerst detonisiert werden, ehe sein Gegenspieler in der Muskelschlinge auftrainiert werden kann.

Ein erhöhter Tonus im M. pectoralis minor bewirkt, dass er den Proc. coracoideus nach ventral-kaudal zieht. Bedingt dadurch kippt die Scapula und der Angulus inferior hebt sich vom Thorax ab.

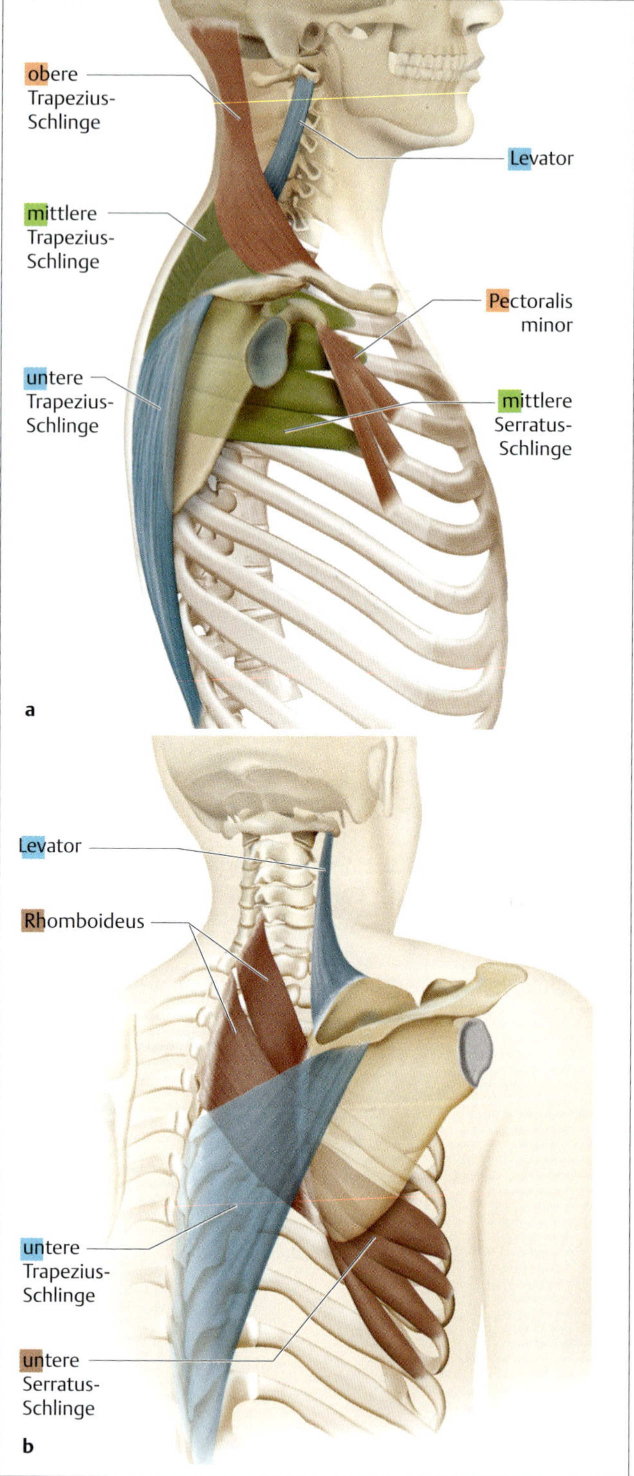

Abb. 4.125 Muskelschlingen der Scapula.
a Ansicht von lateral
b Ansicht von dorsal

Antagonistische Funktionen der Klavikulamuskeln

▶ Abb. 4.126

Muskeln, die an der Clavicula ansetzen bzw. dort ihren Ursprung haben, können ihre Stellung und Bewegungen beeinflussen.

1. antagonistisches Paar

- ***M. trapezius, Pars descendens:*** Sein Ansatz liegt an der kranialen Kante der Extremitas acromialis. Laterale Fasern verbinden sich mit dem Lig. acromioclaviculare superius und der Gelenkkapsel des Akromioklavikulargelenks. Er zieht diesen Teil der Clavicula nach kranial und kann bei erhöhtem Tonus die Depression der Clavicula behindern.
- ***M. deltoideus, Pars clavicularis:*** Der Ursprung befindet sich an der kaudalen Kante der Extremitas acromialis. Seine lateralen Fasern verbinden sich mit dem Lig. acromoclaviculare inferius und der kaudalen Kapsel des Akromioklavikulargelenks. Bei Punctum fixum am Arm kann er eine Depression der Clavicula bewirken.

2. antagonistisches Paar

- ***M. pectoralis, Pars clavicularis:*** Sein Ursprung findet sich an der kaudalen Kante der Extremitas sternalis. Mediale Fasern verbinden sich mit der Kapsel des Sternoklavikulargelenks und teilweise mit dem Lig. sternoclaviculare anterius. Bei Punctum fixum am Arm kann er die Extremitas sternalis nach kaudal ziehen.
- ***M. sternocleidomastoideus, Pars clavicularis:*** Er entspringt an der kranialen Kante der Extremitas sternalis und kann diese nach kranial ziehen.

M. subclavius

Er setzt an der kaudalen mittleren Fläche der Clavicula an und zieht diese zur 1. Rippe. Daher kann er den kostoklavikulären Raum beeinflussen, durch den wichtige Nerven- und Gefäßbahnen verlaufen.

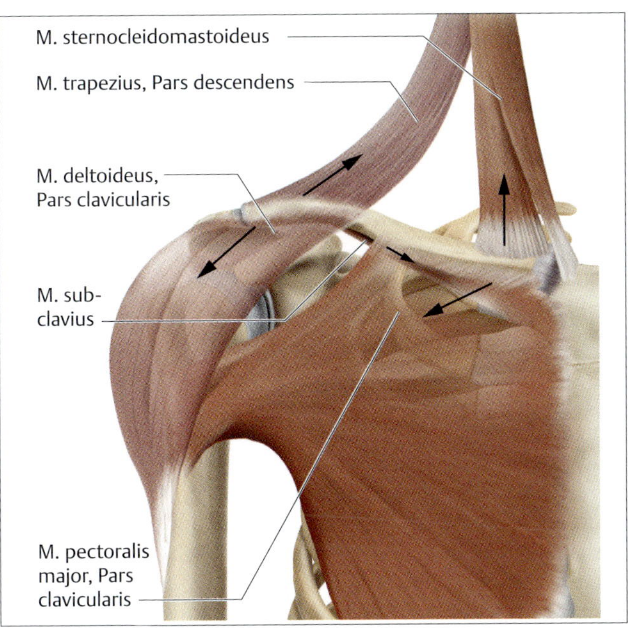

Abb. 4.126 Antagonistische Funktion der Klavikulamuskeln.

M. trapezius, Pars descendens ► Abb. 4.127

Ursprung: Protuberantia occipitalis externa, mediales Drittel der Linea nuchalis superior, Lig. nuchae C1 – 6.

Ansatz: Laterales, kraniales Drittel der Clavicula.

Innervation: N. accessorius.

Verlauf und Besonderheiten: N. occipitalis major tritt ca. 2 cm paramedial und 2 cm kaudal der Protuberantia occipitalis externa durch den Muskel an die Oberfläche.

Triggerpunkte (► **Abb. 4.128**):

- Triggerpunkt 1 liegt im mittleren Bereich der absteigenden Fasern und am ventralen Rand, direkt kranial der Clavicula. Er bewirkt Schmerzausstrahlungen von dort zum lateralen Nacken in Richtung Proc. mastoideus und zum dorsalen Schädel sowie bogenförmig in Richtung Schläfe unmittelbar neben der Augenbraue und in der Orbita. Außerdem kann sich ein Schmerzareal am Angulus mandibulae manifestieren.
- Triggerpunkt 2 liegt unmittelbar lateral neben dem 1. Triggerpunkt mit zervikaler Schmerzprojektion, die sich dorsal der Schmerzzonen des 1. Triggerpunkts befindet und bis zum Ohr zieht.

Funktionen:

- Er zieht die Scapula nach kranial, was einer **Elevation** des Schultergürtels entspricht.
- Zusammen mit der Pars ascendens **dreht** er die Scapula **nach außen**, wodurch auch die Cavitas nach kranial gedreht wird. Dabei arbeiten sie synergistisch mit der Pars inferior des M. serratus anterior zusammen.
- Bei Punctum fixum am Schultergürtel bewirkt er bei beidseitiger Kontraktion eine **Extension** der HWS, bei einseitiger Kontraktion eine **Lateralflexion** zur gleichen und **Rotation** zur kontralateralen Seite.

PRAXISTIPP

Verspannungen in diesem Muskelteil weisen Zeichen eines typischen Spannungskopfschmerzes auf. Die Ursachen zur Entwicklung von Triggerpunkten können an Überforderung des Muskels durch z. B. Geigespielen oder ständiges Tragen einer schweren Tasche mit Schulterriemen liegen. Auch BH-Träger im Bereich des Triggerpunkts über der Schulter können einen aktiven Punkt reizen und damit die Schmerzen verstärken. Zu lange Stöcke beim Nordic Walking zwingen den Schultergürtel in eine Elevationsstellung.

Als Therapie werden haltungskorrigierende Maßnahmen im täglichen Leben und im Beruf empfohlen. Außerdem sollten den Patienten entspannende Maßnahmen für den Muskel gezeigt werden, z. B. wie sie ihre verspannten Muskelbündel mit vorsichtiger Quermassage und Längsdehnungen behandeln können.

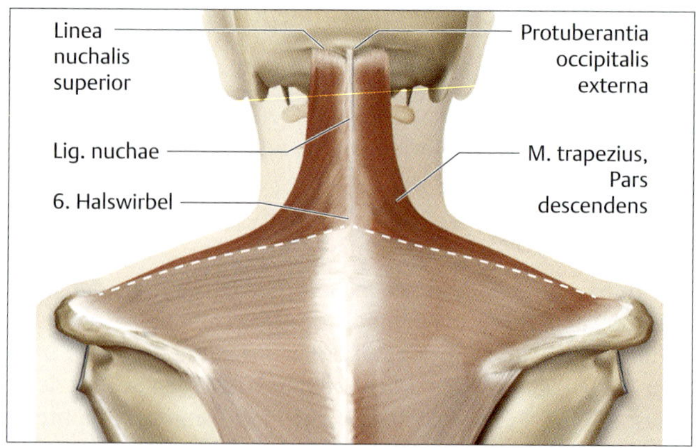

Abb. 4.127 M. trapezius, Pars descendens.

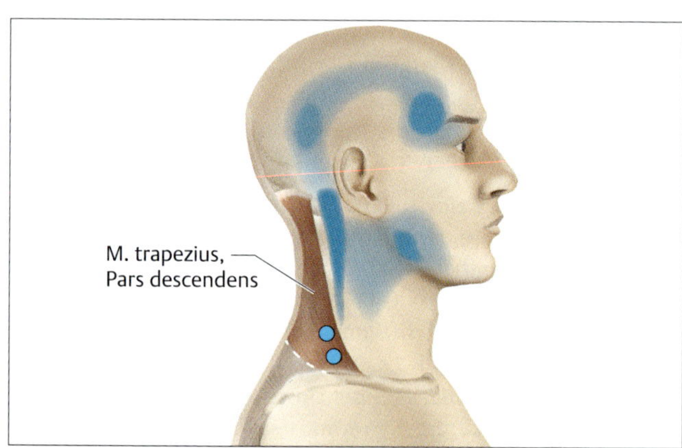

Abb. 4.128 M. trapezius, Pars descendens mit Triggerpunkten und Schmerzausstrahlungen.

M. trapezius, Pars transversa ▶ Abb. 4.129

Ursprung: Von den Procc. spinosi C6 –Th3 und den dazwischen liegenden Ligg. supraspinalia mit einem großen Sehnenspiegel, der mit der kontralateralen Seite die Form einer Raute hat.

Ansatz: Kraniale Akromionkante und laterale kraniale Kante der Spina scapulae.

Innervation: N. accessorius.

Verlauf: Seine Fasern verlaufen horizontal.

Triggerpunkte (▶ **Abb. 4.130**):
- Triggerpunkt 1: Im akromialen Dreieck zwischen Acromion und Clavicula, zeigt Schmerzausstrahlungen in Richtung Acromion.
- Triggerpunkt 2: Am oberen Rand der Pars transversa etwa 4 Fingerbreit vom Acromion entfernt. Er bewirkt Schmerzausstrahlungen zur Schädelkante etwas medial des Proc. mastoideus.
- Triggerpunkt 3: Direkt medial der Margo medialis mit besonders schmerzhafter Projektion in die Umgebung des Proc. spinosus von C7 und weniger starken Schmerzausstrahlungen im gesamten Verlauf der Pars transversa.

Funktionen:
- Zieht die Scapula zur Wirbelsäule, **Adduktion der Scapula**. Außerdem bewegt er dadurch den Schultergürtel nach dorsal, was als **Retraktion** bezeichnet wird. Dabei wirkt er synergistisch mit den Mm. rhomboidei.
- Kann mit seinen kranialen Fasern die **Außenrotation** der Scapula unterstützen.

M. trapezius, Pars ascendens ▶ Abb. 4.129

Ursprung: Procc. spinosi der 3.– 12. Brustwirbel und Ligg. supraspinalia.

Ansatz: Medial-kaudaler Anteil der Spina scapulae.

Innervation: N. accessorius.

Verlauf: Zieht schräg von kaudal-medial nach kranial-lateral.

Triggerpunkte (▶ **Abb. 4.130**):

Triggerpunkt 1: Unterhalb der kaudal-medialen Kante der Spina scapulae, direkt am Ursprungsbereich mit Schmerzprojektion zur Margo medialis scapulae.

Triggerpunkt 2: In Höhe des 7. Brustwirbels zwischen Margo medialis und Proc. spinosus, nahe dem lateralen Muskelrand. Er bewirkt Schmerzprojektionen zur oberen Nackenregion bis zur dorsalen Schädelkante im gesamten Trapeziusbereich oberhalb des Triggerpunktes bis zum Acromion.

Funktionen:
- Zieht die Scapula nach **kaudal-medial**.
- Unterstützt die **Außenrotation** der Scapula.
- Bei Punctum fixum an der Scapula kann er bei der **BWS-Extension** helfen.

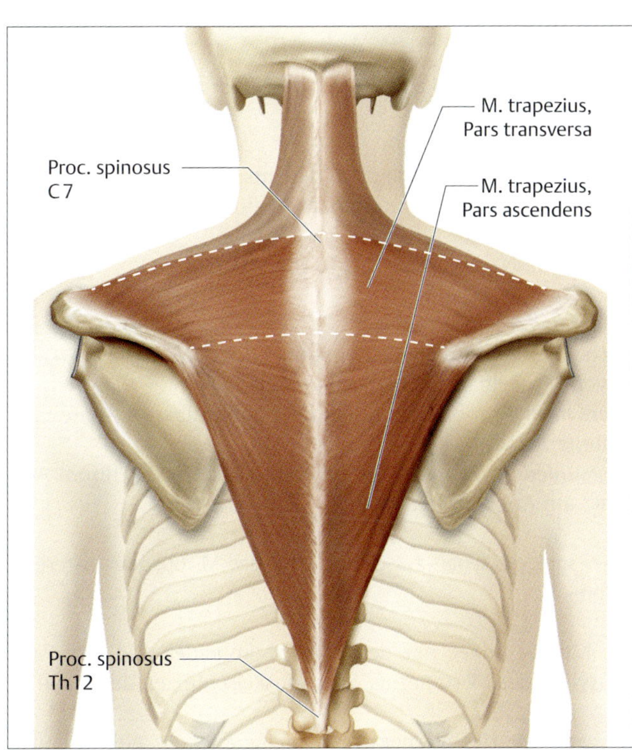

Abb. 4.129 M. trapezius, Partes transversa et ascendens.

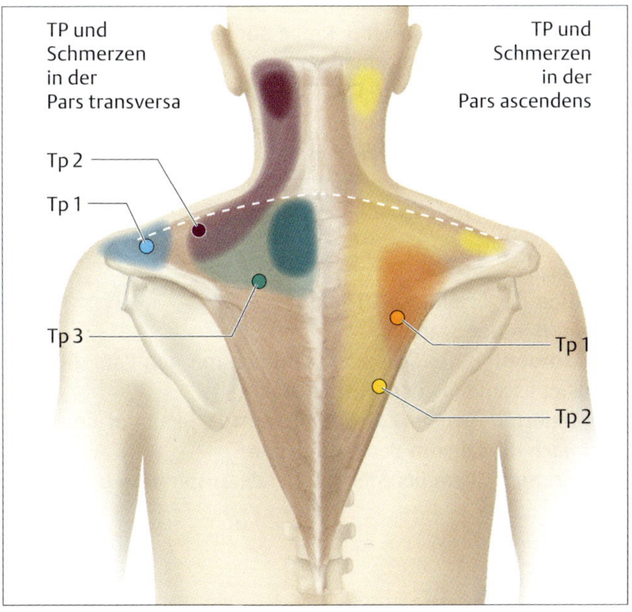

Abb. 4.130 M. trapezius, Partes transversa et ascendens mit Triggerpunkten und Schmerzausstrahlungen.

M. serratus anterior ▶ Abb. 4.131

Ursprung: Mit 9 Zacken von den lateralen-ventralen 1. bis 9. Rippen.

Ansatz: Die ersten 4 Zacken an der Innenseite der Margo medialis scapulae, die weiteren 5 am Angulus inferior.

Innervation: N. thoracicus longus (C5 – 7).

Verlauf und Besonderheiten:
- ***Pars superior*** besteht aus der obersten Zacke, die einen wulstigen Muskelbauch bildet.
- ***Pars medialis*** mit horizontalem Verlauf umfasst 4 breite und dünne Zacken.
- ***Pars inferior*** beinhaltet die unteren 4 Zacken mit ihrem Ansatz am Angulus inferior.

Die Ursprünge liegen zwischen denen des M. obliquus externus abdominis.

Der Muskel bildet mit den Mm. rhomboidei und der Pars transversa des M. trapezius 2 der Muskelschlingen der Scapula.

Bei Lähmung des N. thoracicus longus entsteht eine Scapula alata.

Triggerpunkte (▶ **Abb. 4.132**):
- Triggerpunkt 1 an der Rumpfseite in Verlängerung der Axillarlinie, etwa in Höhe der 5. Rippe mit Projektion entlang des medialen Armes bis zum palmaren Klein- und Ringfinger. Die größte Schmerzhaftigkeit befindet sich in unmittelbarer Umgebung an der seitlichen Rumpfwand und medial des Angulus inferior zwischen den Schulterblättern.
- In jedem der 9 von den Rippen kommenden Muskelzacken kann sich ein Triggerpunkt entwickeln.

Funktionen:
- **Fixation** der Scapula am Thorax.
- **Abduktion** der Scapula.
- **Außenrotation** der Scapula zusammen mit den Pars descendens et ascendens des M. trapezius.
- Bei fixierten Armen (z. B. beim Liegestütz) kann er den **Thorax nach dorsal** vom Boden abheben.
- Er wirkt vor allem bei Atemnot bei der **Inspiration** unterstützend.

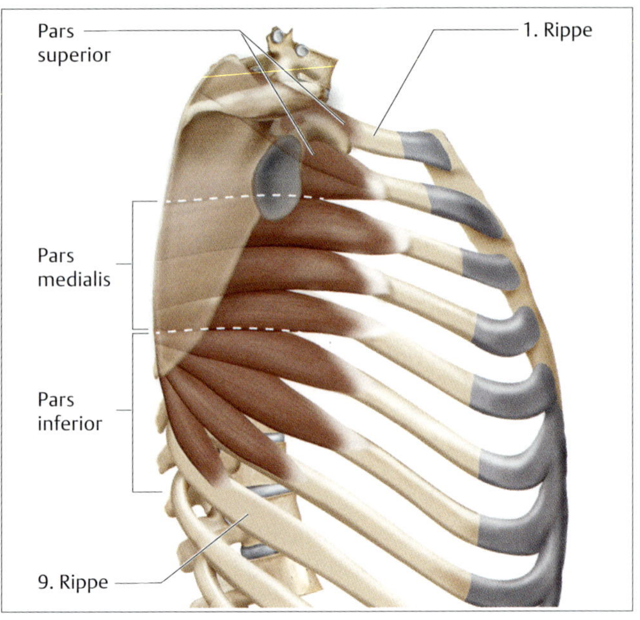

Abb. 4.131 M. serratus anterior.

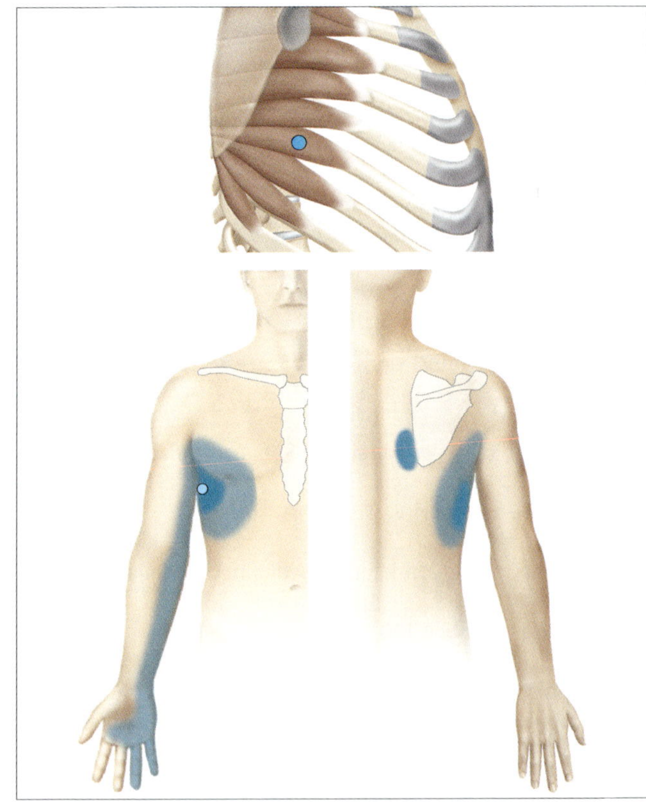

Abb. 4.132 M. serratus anterior mit Triggerpunkten und Schmerzausstrahlungen.

FUNKTIONELLER HINWEIS

Muskuläre Aktivitäten bei der Außenrotationsbewegung der Scapula ▸ Abb. 4.133
Die Rotationsachse liegt mittig und kaudal der Spina scapulae. Die Pars descendens setzt von diesem Punkt aus lateral-kranial an, sodass sie die Clavicula und das Acromion bei Kontraktion nach kranial zieht. Für eine Drehung benötigt sie einen Gegenhalt. Diesen bietet die Pars ascendens, indem sie medial-kaudal des Drehpunkts ansetzt und die Scapula nach medial-kaudal zieht und damit stabilisiert. Nur so können die beiden Muskelteile die Drehung der Scapula bewirken. Der M. serratus anterior verstärkt die Rotation, indem er mit seiner Pars inferior den Angulus nach lateral zieht.

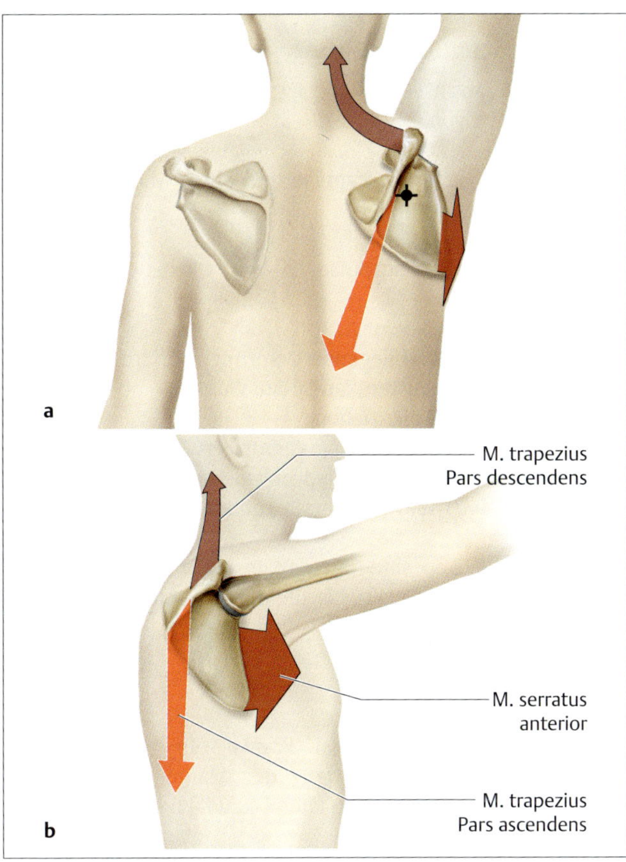

Abb. 4.133 Muskelaktivitäten bei der Skapulaaußenrotation.

Mm. rhomboidei ▸ Abb. 4.134

Ursprung: Proc. spinosi C6 –Th4.

Ansatz: Margo medialis scapulae zwischen Spina scapulae und Angulus inferior, der Angulus selbst bleibt frei.

Innervation: N. dorsalis scapulae (C4 – 5).

Verlauf und Besonderheiten:
- Verlauf von kranial-medial nach kaudal-lateral.
- Bilden mit dem M. serratus pars inferior eine der Muskelschlingen des Schultergürtels.
- Neigen zur Abschwächung.

Triggerpunkte (▸ **Abb. 4.135**):
- Triggerpunkt 1: Neben der Margo medialis in Höhe der Spina scapulae.
- Triggerpunkt 2: Ebenfalls neben der Margo medialis und etwa 3 Querfinger nach kaudal vom 1. Triggerpunkt entfernt.
- Triggerpunkt 3: Unmittelbar unter Triggerpunkt 2.
- Alle Triggerpunkte bewirken ausstrahlende Schmerzen in ein Gebiet, das medial der Margo medialis liegt und kranial bis zur Mitte der Fossa supraspinata geht.

Funktionen:
- Ziehen die Scapula nach medial-kranial, was einer **Innenrotation** der Scapula entspricht und die Cavitas senkt.
- Kaudale Fasern spielen eine Rolle bei der **Rückführung der Scapula** aus der Außenrotation.
- Stabilisieren die Scapula in **Adduktion**, z. B. beim Armschwung.

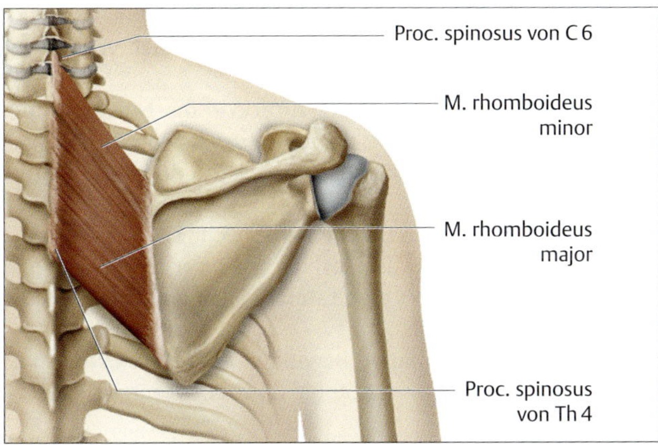

Abb. 4.134 Mm. rhomboidei.

PRAXISTIPP

Protrahierte Schultern überdehnen und schwächen die Mm. rhomboidei, die mit Aktivierung ihrer Triggerpunkte reagieren. Als Therapie sind haltungskorrigierende Übungen zur Verbesserung der Schultergürtelstellung unter besonderer Berücksichtigung stabilisierender Übungen für die Skapulafixatoren wichtig.

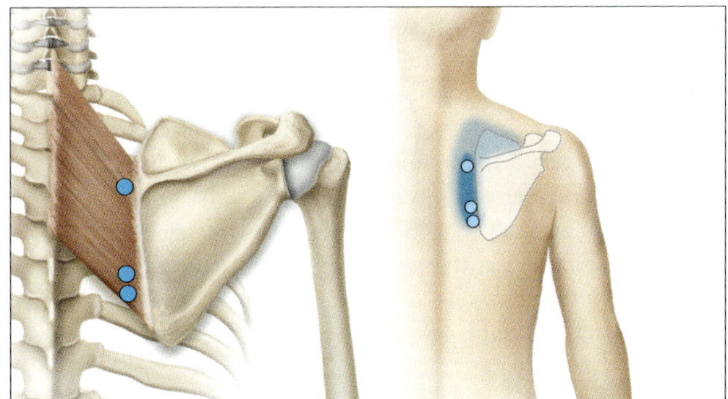

Abb. 4.135 Mm. rhomboidei mit Triggerpunkten und Schmerzausstrahlungen.

M. levator scapulae ▶ Abb. 4.136

Ursprung: Proc. transversus von C1; Tuberculi posteriora der Procc. transversi von C2 – 4.

Ansatz: Angulus superior scapulae und obere Margo medialis bis zum Trigonum scapulae.

Innervation: N. dorsalis scapulae, teilweise Plexus cervicalis.

Verlauf und Besonderheiten:

- Am weitesten kranial liegende Ursprünge verlaufen vertikal und setzen am weitesten kaudal an, wobei sie oberflächlich über die kurzen Fasern ziehen.
- Liegt direkt über dem M. longissimus cervicis sowie M. iliocostalis cervicis und ist im Ursprungsbereich vom M. sternocleidomastoideus und der Pars ascendens des M. trapezius überlagert.
- Die oberen Zacken sind mit den Insertionen des darüber liegenden M. splenius cervicis, die unteren mit den Insertionen des M. longissimus cervicis verbunden.
- Neigt zum Hypertonus.

Triggerpunkte (▶ **Abb. 4.137**)

- Triggerpunkt 1: Unmittelbar kranial der Insertion mit Schmerzausstrahlungen entlang der Margo medialis und schräg über die Scapula nach lateral-kaudal bis zum dorsalen Humerus.
- Triggerpunkt 2: In Höhe von C7, etwa 2 Querfingerbreit nach lateral mit intensiver Schmerzausbreitung in den Schulter-Hals-Winkel.

Funktionen:

- Zieht den Angulus superior nach kranial-medial, was einer **Schulterhebung** entspricht.
- Holt die außenrotierte Scapula zurück in die Neutral-Null-Position und kann sie von daraus etwas **innenrotieren**, sodass die Cavitas glenoidalis mehr nach kaudal ausgerichtet wird.
- Ist aktiv am **Tragen von Lasten** auf der Schulter beteiligt
- Bei Punctum fixum an der Scapula macht er bei einseitiger Kontraktion in der HWS eine **Lateralflexion und Rotation zur gleichen Seite**.
- Bei beidseitiger Kontraktion bewirkt er eine **HWS-Extension**.
- Bei der Außenrotation der Scapula muss er exzentrisch nachlassen.

PRAXISTIPP

Der Muskel weist sehr häufig Triggerpunkte auf. Die Ursache kann am längeren Verharren eines lateralflektierten Kopfes (z. B. beim Schlafen) oder an einer ständig hochgezogenen Schulter liegen. Die Betroffenen klagen über Nackensteifigkeit, da bei jeder Kopfdrehung der Muskel entweder kontrahiert oder gedehnt wird. In der Regel sind vorsichtige Längsdehnungen nach Wärmeapplikation effektiv, die die Patienten auch selbstständig ausführen können. Dabei sollte die HWS das Punctum fixum sein und nur über die Depression der Schulter eine Dehnung erfolgen.

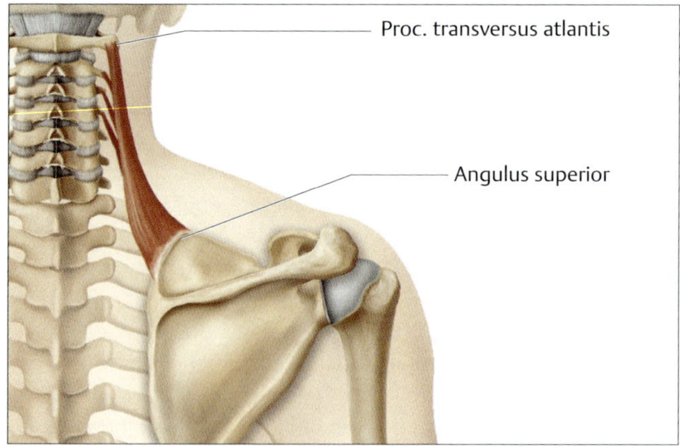

Abb. 4.136 M. levator scapulae

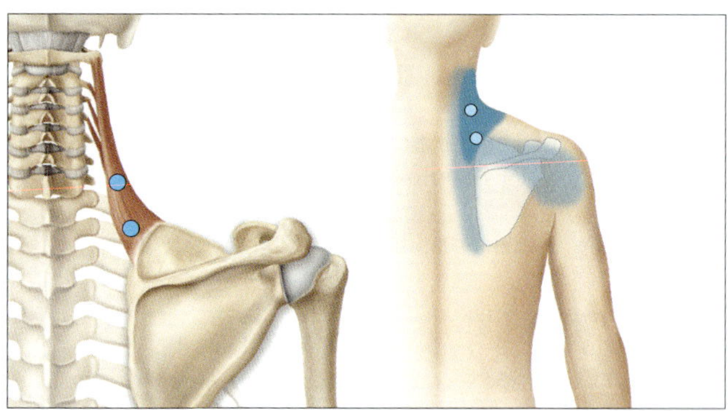

Abb. 4.137 M. levator scapulae mit Triggerpunkten und Schmerzausstrahlungen.

M. pectoralis minor ▶ Abb. 4.138

Ursprung: Ventraler Bereich der 3.– 5.Rippen.

Ansatz: Mediale Spitze des Proc. coracoideus.

Innervation: Nn. pectorales (C5 –Th1).

Verlauf und Besonderheiten:
- Bildet eine Muskelschlinge mit der Pars descendens des M. trapezius.
- Neigt zu erhöhtem Tonus und damit Verminderung der Dehnfähigkeit.

Triggerpunkte (▶ **Abb. 4.139**):
- Triggerpunkt 1: Etwa 2 Querfingerbreit vom Proc. coracoideus entfernt.
- Triggerpunkt 2: Zwischen den kaudalen und mittleren Fasern etwa oberhalb der 3. Rippe.
- Beide Triggerpunkte übertragen eine Angina pectoris nachahmende Schmerzen im gesamten Brustbereich bis zur Schulter und am medialen Arm entlang bis zur Kleinfingerseite und in die palmaren Flächen des 3.– 5. Fingers. Besonders schmerzhaft ist der ventrale Deltabereich.

Funktionen:
- Zieht die Scapula **nach ventral-kaudal-medial**, wodurch sich der Abstand zwischen Angulus inferior scapulae und Thorax vergrößert.
- Bei Punctum fixum der Scapula hebt er die Rippen und unterstützt damit die **Inspiration**, vor allem wenn sie wie bei tiefen Atemzügen forciert stattfindet.

M. subclavius ▶ Abb. 4.140

Ursprung: Kranialer, sternaler Rand der 1. Rippe.

Ansatz: Mittlere kaudale Fläche der Clavicula.

Innervation: N. subclavius (C5 – 6).

Triggerpunkte: Ein Triggerpunkt liegt im sternalen Drittel des Muskels. Er projiziert Schmerzen entlang des ventralen Oberarms, des radialen Unterarms bis zum Daumen, Zeige- und Mittelfinger, sowohl palmar als auch dorsal.

Funktionen:
- Zentrierung der Clavicula im Sternoklavikulargelenk.
- Zieht die Clavicula nach kaudal und fixiert sie so am Thorax.

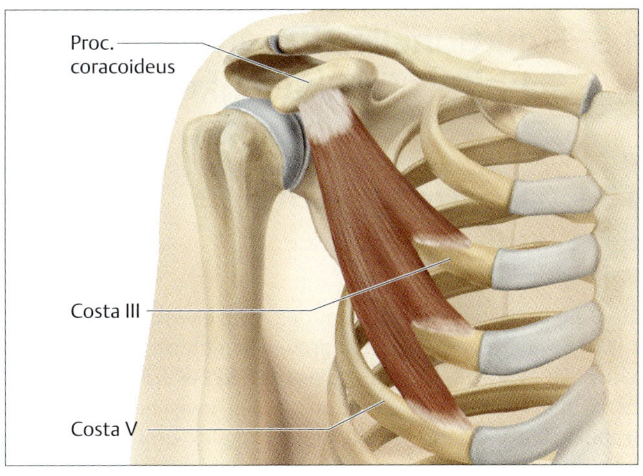

Abb. 4.138 M. pectoralis minor.

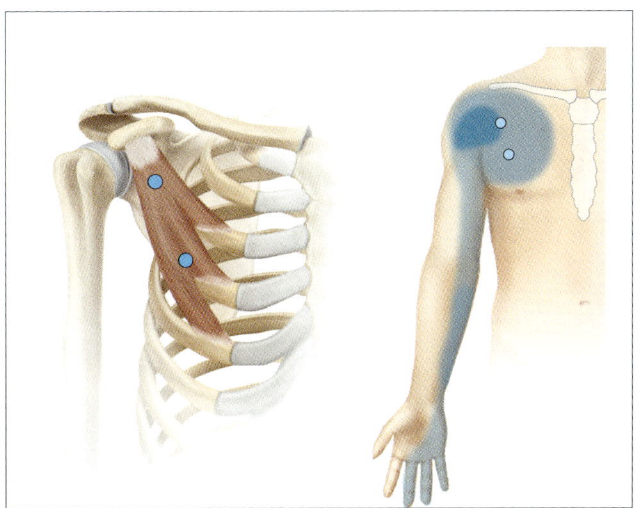

Abb. 4.139 M. pectoralis minor mit Triggerpunkten und Schmerzausstrahlungen.

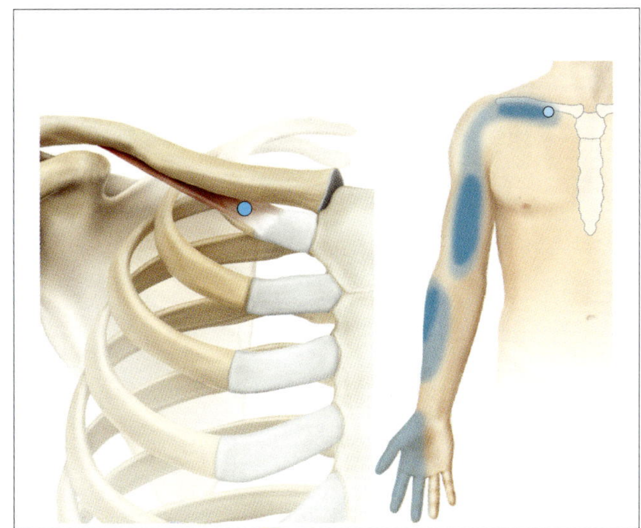

Abb. 4.140 M. subclavius mit Triggerpunkten und Schmerzausstrahlungen.

4.3 Funktionelles Zusammenspiel Humeroskapular- und Schultergürtelgelenke

4.3.1 Gelenkkomplex Schulter

(▸ **Abb. 4.141**)

Die umfangreiche Beweglichkeit des Armes wird benötigt, um mit der Hand einen möglichst großen Handlungsspielraum zu haben. Die Voraussetzung für diese außergewöhnliche Mobilität ist die koordinative Zusammenarbeit zwischen Humerus, Scapula und Clavicula. Der Schulterkomplex umfasst 3 echte und 2 unechte Gelenke mit allen dazugehörigen Weichteilen.

- Das ***Humeroskapulargelenk*** arbeitet mit dem ***subakromialen Gleitraum*** zusammen. Hierbei handelt es sich um ein echtes Gelenk und einen Gleitraum. Es ist das mobilste Gelenk des Schulterkomplexes mit Bewegungen in allen 3 Ebenen.
- Das ***Akromio-*** und das ***Sternoklavikulargelenk*** arbeiten mit der ***skapulothorakalen Gleitebene*** zusammen. Dies umfasst 2 echte Gelenke und eine Gleitebene. Sie vergrößern die Mobilität des Armes nach kranial um etwa 60°.

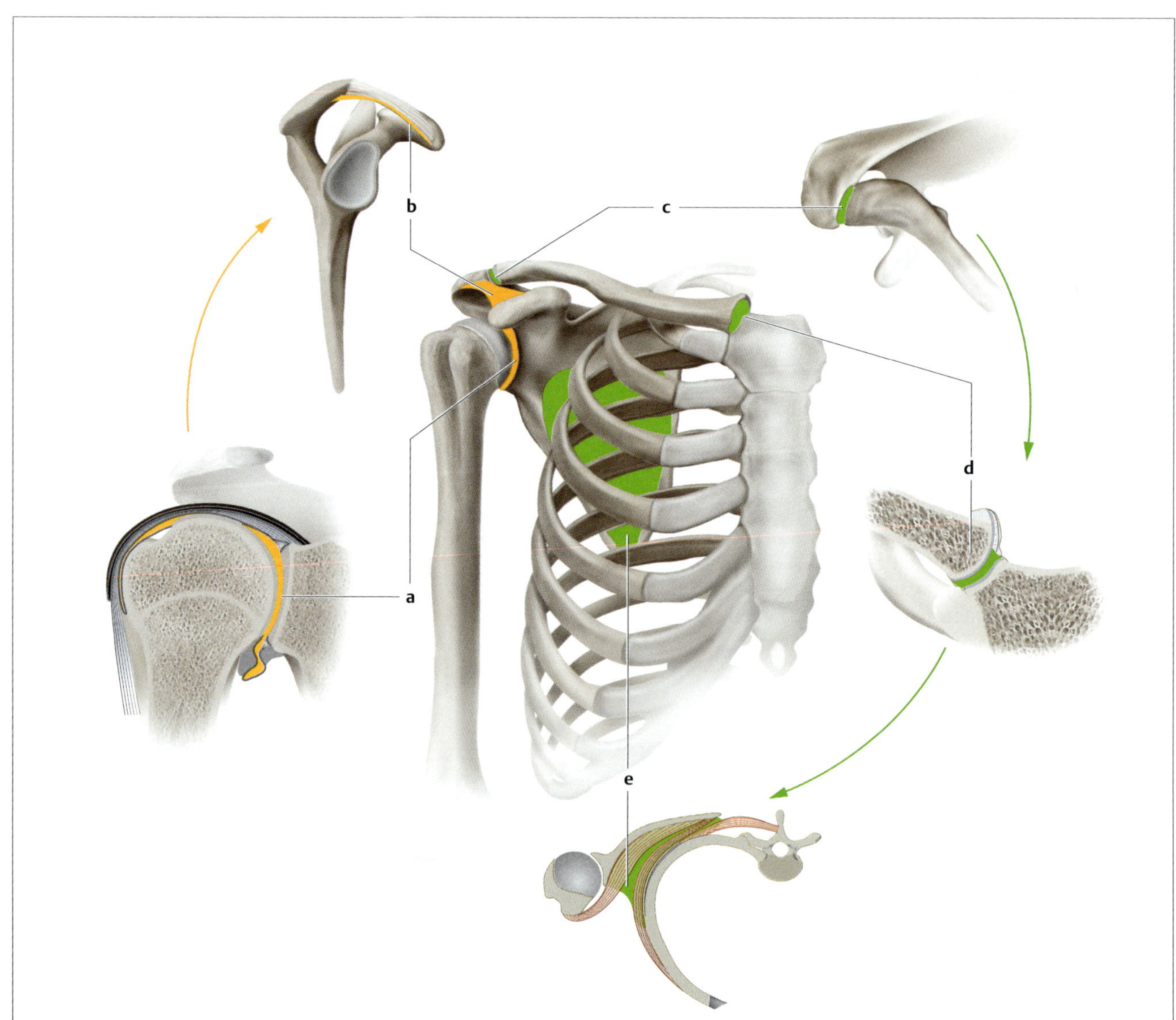

Abb. 4.141 Gelenkkomplex Schulter.
a Humeroskapulargelenk
b Subakromialer Gleitraum
c Akromioklavikulargelenk
d Sternoklavikulargelenk
e Skapulothorakale Gleitebene

- Wirbelbogen- und Rippengelenke gehören nicht direkt zum Schulterkomplex, machen jedoch einen Teil der Mobilität des Armes aus. Um den Arm endgradig überkopf bewegen zu können, sind neben den Gelenken der Schulter auch die Beweglichkeit der ***Rippen*** und der ***Wirbelsäule*** von Bedeutung.

4.3.2 Zusammenspiel der Schultergelenke bei der Armabduktion

Das Bewegungsausmaß der Armabduktion wird mit maximal 180° angegeben und setzt sich aus folgenden Phasen zusammen (▸ **Abb. 4.142**, ▸ **Abb. 4.143 a, b**):

- Der Arm wird mit einem koordinativen Zusammenwirken von Rotatorenmanschette und M. deltoideus abduziert. Dies setzt voraus, dass die Scapula durch die Mm. rhomboidei, M. serratus anterior und Pars transversa vom M. trapezius stabilisiert wird, was als leichte Adduktion Richtung Wirbelsäule zu beobachten ist.
- Ab etwa 15 – 50° beginnt sich der Schultergürtel zu bewegen. Bei der Scapula ist es eine Außenrotationsbewegung, bei der Clavicula eine Elevationsbewegung in Kombination mit Rotation um die Längsachse. Der Beginn ist individuell verschieden, sodass die gesunde Seite der Patienten als Norm gilt. Bei dieser Bewegung spielen die Schultergürtelmuskeln eine Rolle, die die Clavicula heben und die Scapula rotieren: Pars descendens und Pars ascendens des M. trapezius und der M. serratus anterior.
- Schon bei 100° Abduktionsstellung des Armes sind Wirbelsäulenbewegungen zu beobachten, die allerdings gering sind. Bei einseitiger Armbewegung ist es eine Kombination von Extension, ipsilateraler Rotation und kontralateraler Lateralflexion. Gleichzeitig heben sich die Rippen. Bei beidseitiger Abduktion findet vor allem Extension statt. Diese Bewegung sorgt für einen Weggewinn von etwa 20° Armabduktion. Der M. erector spinae wird aktiviert.

Bei der Unterteilung der 180° Abduktion in einzelne Schritte setzt sich die Bewegungsfähigkeit in den verschiedenen Gelenken folgendermaßen zusammen: 100° im Humeroskapulargelenk, 60° im Schultergürtelbereich und 20° Wirbelsäulenbewegung.

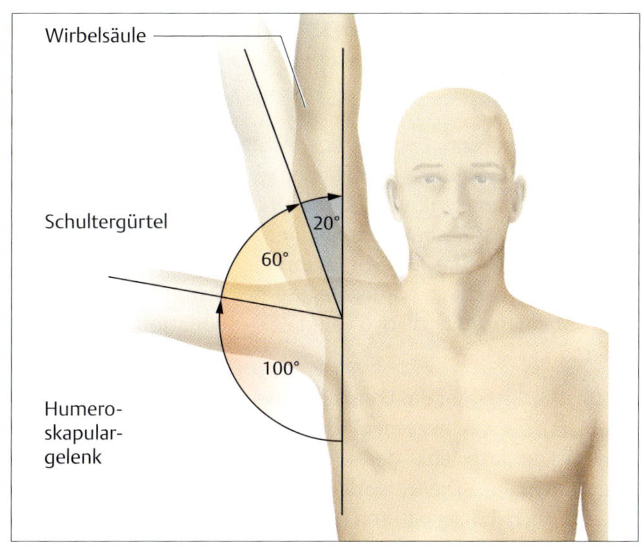

Abb. 4.142 Abduktionsphasen.

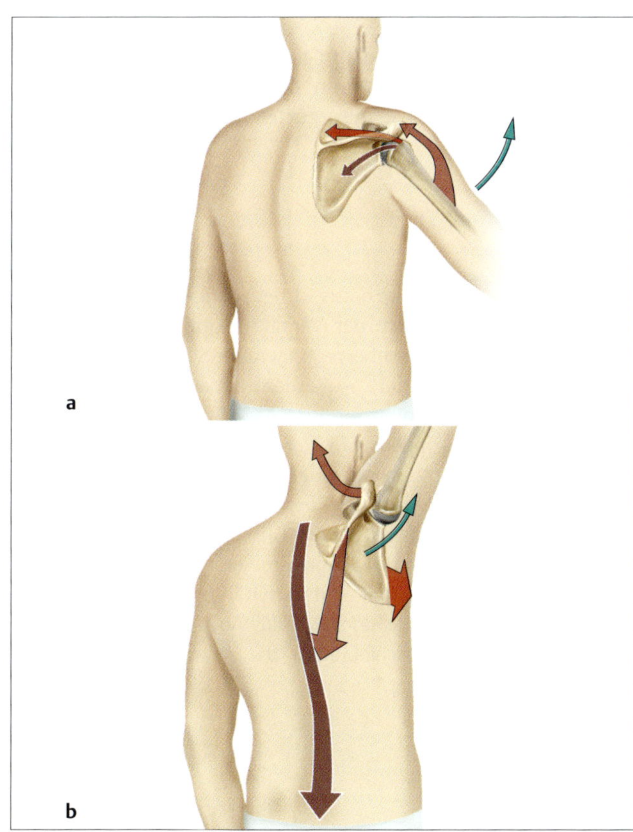

Abb. 4.143 Muskuläre Aktivitäten bei der Abduktion.
a Schultergelenk
b Schultergürtel und Wirbelsäule

4.3.3 Humeroskapularer Rhythmus

(▸ **Abb. 4.144**)

Die Abduktion und Flexion des Armes setzt sich aus der Summe von Bewegungen im Humeroskapular-, Akromio- und Sternoklavikulargelenk und der skapulothorakalen Gleitebene zusammen. Das Zusammenspiel der Gelenke unterscheidet sich individuell. Das ist vor allem bei der Abduktion des Armes zu beobachten, da der Beginn der Schultergürtelbewegung vor allem zwischen 0° und 30° Abduktion sehr stark variiert.

Erst über 30° besteht ein konstantes Bewegungsverhältnis. Das bedeutet, dass z. B. bei einer Abduktion von 60° 40° davon im Humeroskapulargelenk und 20° durch Schultergürtelbewegung stattfinden. Die entspricht einem Bewegungsverhältnis von 2:1. Auch 1,5:1 liegt im Normbereich.

Bei geringem Bewegungsausmaß im Humeroskapulargelenk ist dieser Rhythmus nicht erkennbar, da er die Schultergürtelbewegung voraussetzt, und diese in der Regel bei etwa 30° beginnt.

Das Verhältnis der humeroskapularen Bewegung wird konträr diskutiert. Die meisten Autoren beschreiben ein Verhältnis zwischen Humerus und Schultergürtel von 2:1, andere jedoch 5:1.

PRAXISTIPP

Der humeroskapulare Rhythmus ist bei Schultererkrankungen gestört. Häufig kehrt sich das Verhältnis um und zusätzlich finden deutliche Ausweichbewegungen der Schulter, wie z. B. in Richtung Elevation statt. Außerdem bewegt sich die Scapula zu früh – meist sofort – mit (▸ **Abb. 4.145**).

Die Ursachen können vom Humeroskapulargelenk, dem subakromialen Gleitraum oder der Muskulatur ausgehen. In der Regel normalisiert sich der Rhythmus, sobald die Gelenke frei beweglich und das muskuläre Gleichgewicht wiederhergestellt sind. Das Üben der Skapulastabilität in geschlossener und offener Kette (z. B. mit Stützaktivitäten auf stabiler und labiler Unterstützungsfläche) sowie das Auftrainieren der Rotatorenmanschette beschleunigen die Normalisierung des Rhythmus.

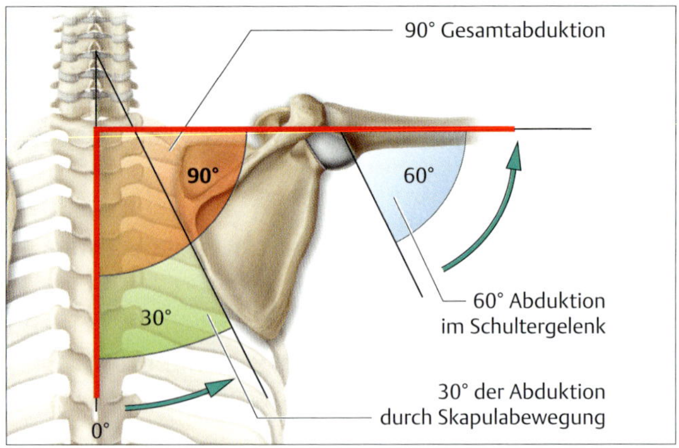

Abb. 4.144 Humeroskapularer Rhythmus.

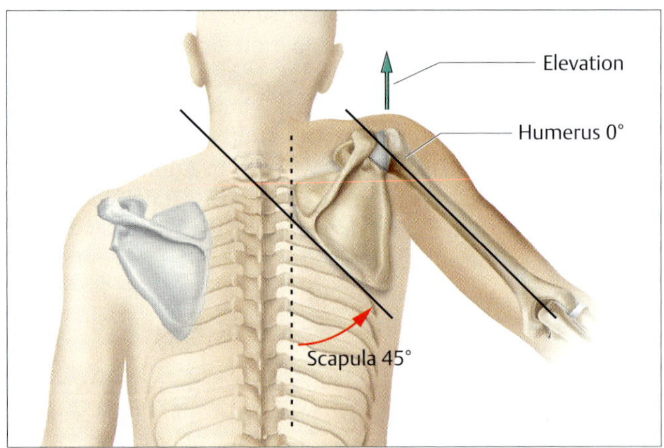

Abb. 4.145 Ausweichmechanismus bei eingeschränkter Abduktion.

A. axillaris

▶ Abb. 4.149

Verlauf

Sie beginnt am lateralen Rand der 1. Rippe und zieht unter dem M. pectoralis minor nach lateral. Hier liegt sie sehr tief und geht in der ventralen Axillafalte in die A. brachialis über. Im mittleren Abschnitt umgeben die 3 Faszikuli des Plexus brachialis die A. axillaris.

Aufzweigungen

A. thoracoacromialis

Die A. thoracoacromialis entspringt am Oberrand des M. pectoralis minor, durchbohrt die Fascia clavipectoralis und gelangt so zwischen Clavicula, M. pectoralis major und M. deltoideus. Hier spaltet sie sich in die ***Rr. pectorales***, die die Mm. pectorales versorgen, sowie in den ***R. deltoideus*** für den M. deltoideus und den ***R. acromialis***, der das Acromion versorgt.

A. thoracica lateralis

Die Arterie versorgt dorsal liegende Muskeln wie M. latissimus dorsi, M. teres major und M. subscapularis.

A. subscapularis ▶ Abb. 4.150

Dieser Ast teilt sich in die ***A. circumflexa scapulae*** und die ***A. thoracodorsalis*** auf. Erstere zieht durch die von M. teres minor, M. teres major und Caput longum des M. triceps gebildete mediale Achsellücke. Sie endet dorsal in der Fossa infraspinata, anastomosiert mit der A. suprascapularis und versorgt die dorsalen Skapulamuskeln.

Die A. thoracodorsalis verläuft zusammen mit dem gleichnamigen Nerv an der seitlichen Brustwand. Sie versorgt die dort liegende Muskulatur, vor allem den M. serratus anterius.

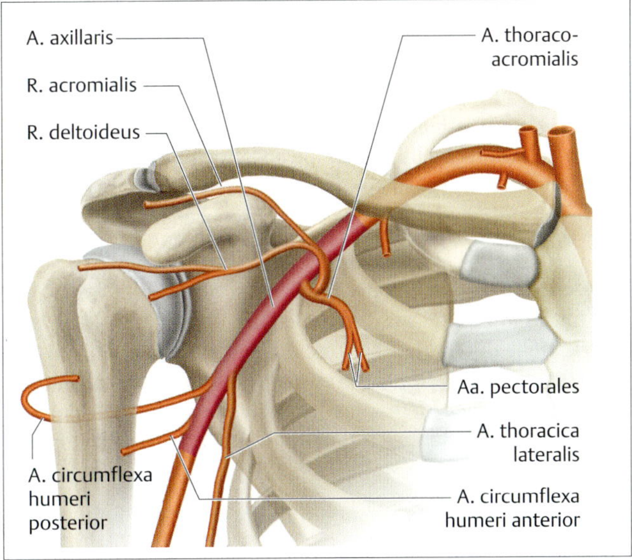

Abb. 4.149 Verlauf und Verzweigungen der A. axillaris, Ansicht von ventral.

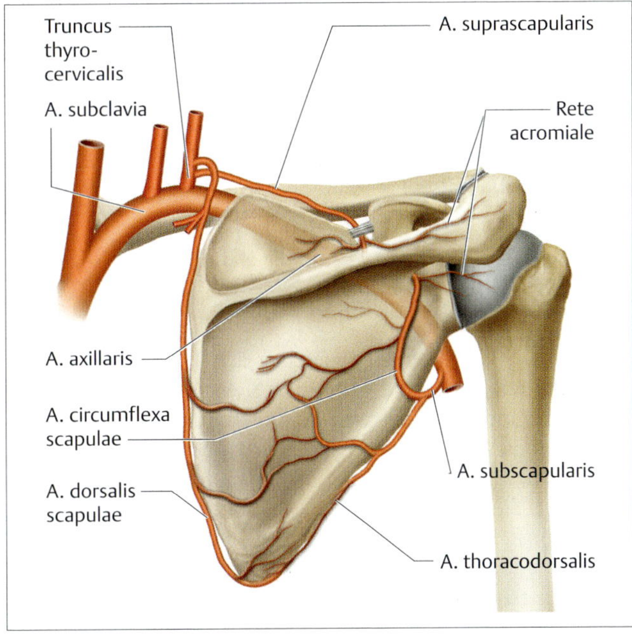

Abb. 4.150 Verlauf und Verzweigungen der A. subscapularis.

Aa. circumflexae humeri ▶ **Abb. 4.151**

Diese sind die distalsten Äste der A. axillaris. Nach deren Abzweigung wird die A. axillaris zur A. brachialis.

Die ***A. circumflexa humeri anterior*** zieht dorsal der Ursprünge von M. coracobrachialis und M. biceps brachii Caput breve auf dem Collum chirurgicum um den Humerus herum bis zum Sulcus intertubercularis und versorgt hier die lange Bizepssehne.

Die ***A. circumflexa humeri posterior*** ist dicker und läuft zusammen mit dem N. axillaris durch die laterale Achsellücke. Diese wird kranial durch den M. teres minor, medial den langen Trizepskopf, kaudal den M. teres major und lateral den Humerus begrenzt. Nach dem Durchtritt zieht sie um das Collum chirurgicum nach lateral sowie ventral und versorgt den M. deltoideus.

Beide Aa. circumflexae versorgen die Kapsel des Humeroskapulargelenks.

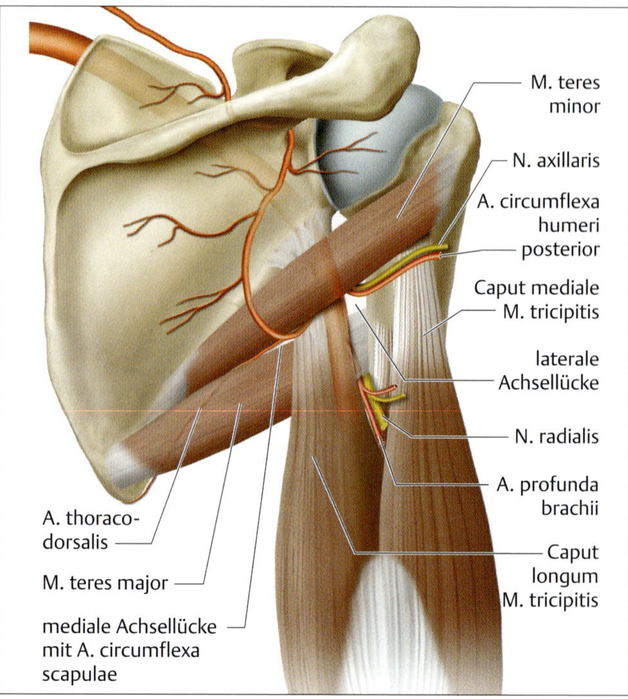

Abb. 4.151 Verlauf und Verzweigungen der Aa. circumflexae, Ansicht von dorsal.

4.4.2 Venen

V. axillaris

▶ **Abb. 4.152**

Die Vene entsteht durch die Vereinigung der beiden Vv. brachiales und reicht vom Unterrand des M. pectoralis major bis zum lateralen Rand der 1. Rippe. Hier setzt sie sich in der V. subclavia fort.

V. subclavia

Diese Vene ist die direkte Fortsetzung der V. axillaris und beginnt am lateralen Rand der 1. Rippe. Sie ist nur wenige Zentimeter lang und liegt zwischen 1. Rippe und Clavicula. In diesem Abschnitt ist sie am Periost der 1. Rippe und an der Aponeurose des M. subclavius mit einigen bindegewebigen Fasern angeheftet. Sie verläuft vor dem M. scalenus anterior auf der Pleurakuppel. Ihr Einzugsgebiet umfasst die gesamte obere Extremität, jedoch münden auch Venen aus der Halsregion, ***V. jugularis externa***, und der Brustwand, ***V. thoracica interna***, hinein.

V. brachiocephalica

Die beiden Vv. brachiocephalica gehen jeweils aus der Vereinigung von V. subclavia und V. jugularis interna hervor. An der Stelle, an der sie zusammenfließen, entsteht der sogenannte ***Venenwinkel.*** Aus rechter und linker V. brachiocephalica geht die obere Hohlvene hervor.

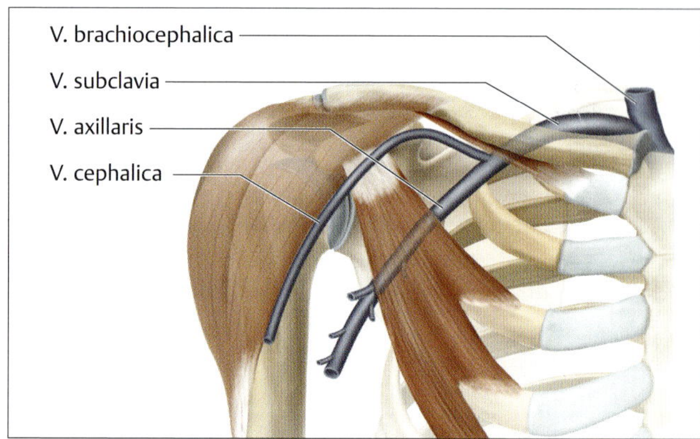

Abb. 4.152 Verlauf und Verzweigungen der Venen im Schulterbereich.

4.4.3 Lymphatisches System

Das Schultergelenk wird von tief gelegenen Kollektoren drainiert, die in die Lnn. deltoideopectoralis et suprascapularis abfließen.

Lnn. axillares

▶ **Abb. 4.153**

Die axillären Lymphknoten (Lymphonodi) nehmen Lymphe aus der oberen Extremität, der Schulterregion und der vorderen und hinteren Rumpfwand auf. In der Regel sind zwischen 10 und 12 Knoten im Fettgewebe der Achselhöhle vorhanden. Im Basisbereich sind sie groß (ca. 5 cm lang) und werden nach medial hin immer kleiner (stecknadelkopfgroß).

Je nach topografischer Lage werden folgende Untergruppen der Axillarknoten unterschieden:

- ***Lnn. axillares laterales*** (4 – 6): Liegen dorsal entlang der V. axillaris und sind meist erbsengroß.
- ***Lnn. subscapulares*** (1 – 8): Bilden eine Kette entlang der Vasa subscapularia und thoracodorsalis. Sie befinden sich in der dorsalen Achselhöhle, kraniale Knoten am Unterrand des M. subscapularis, kaudale Knoten in einer von M. teres major und M. latissimus dorsi gebildeten Rinne.
- ***Lnn. pectorales:*** Erzeugen im Fettgewebe in der medialen Achselhöhle zwischen 2.– 6. Rippe eine Knotenreihe entlang der A. thoracalis lateralis.
- ***Lnn. centrales*** (3-6): Liegen im Zentrum der Achselhöhlenbasis und bestehen meist aus einem zentralen dicken Knoten mit mehreren kleinen rundherum.
- ***Lnn. infraclaviculares*** (8): Stellen die Fortsetzung der subpektoralen Knotengruppe dar. Sie können linsengroß sein, liegen von Fettgewebe umhüllt im Trigonum clavipectorale über dem 1. Interkostalraum und sind von den Mm. pectorales überdeckt.

Truncus subclavius

Der Truncus subclavius drainiert die axillären Lymphknoten, ***Lnn. axillarea,*** und nimmt Lymphe aus dem oberen Rumpfquadranten, der Brustdrüse und dem Arm auf. Er verläuft zwischen V. subclavia und M. subclavius nach kranial und mündet rechts in den Ductus lymphaticus dexter und links in einen der Venenstämme.

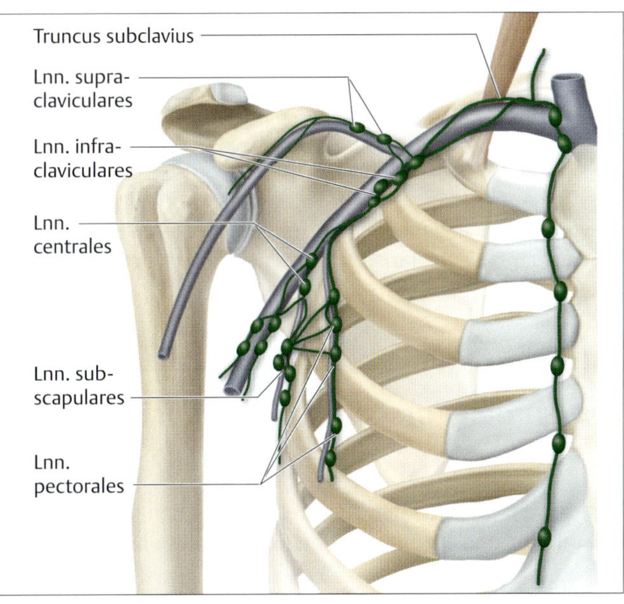

Abb. 4.153 Lymphbahnen und -knoten im Schulterbereich.

4.5 Neuroanatomische Aspekte

4.5.1 Plexus brachialis

Die vom Plexus abgehenden peripheren Nerven werden in die der Pars supraclavicularis und der Pars infraclavicularis unterteilt (siehe Kap. 2.5.4).

Nerven der Pars supraclavicularis

Diese ziehen im seitlichen Halsdreieck zwischen den Mm. scaleni anterior und medius aus den Rr. ventrales und den Trunci.

N. dorsalis scapulae (C5)

▸ **Abb. 4.154**

Der N. dorsalis scapulae ist rein motorisch. Er zweigt aus dem R. ventralis aus der Etage C5 und einigen wenigen Fasern aus C4, eventuell auch C3 ab. Der Nerv durchbohrt den M. scalenus medius, verläuft entlang des M. levator scapulae und gibt in Höhe dessen kaudalen Drittels Äste in diesen ab. Dann zieht er weiter entlang der Margo medialis unter die Mm. rhomboidei nach distal, in denen er sich verzweigt.

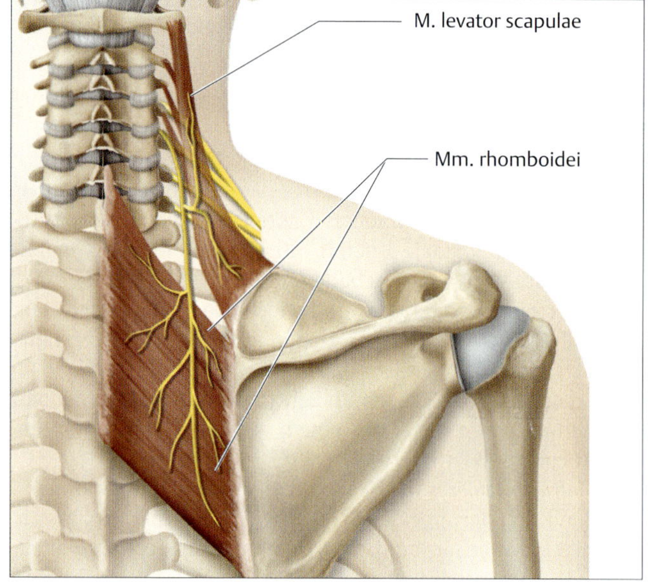

Abb. 4.154 Verlauf des N. dorsalis scapulae.

N. thoracicus longus (C5 – 7)

▸ **Abb. 4.155**

Dieser Nerv verläuft dorsal des Plexus, durchbohrt den M. scalenus medius und zieht steil an der lateralen Thoraxwand auf dem ventralen Drittel des M. serratus anterior liegend nach kaudal. Auf dem Weg gibt er zu jeder Serratuszacke einen Ast ab.

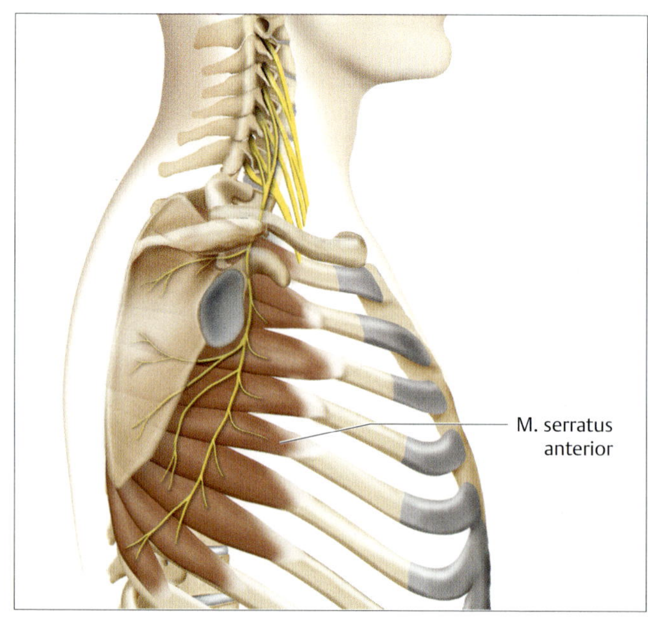

Abb. 4.155 Verlauf des N. thoracicus longus.

KLINISCHER BEZUG

Läsion des N. thoracicus longus

Das Tragen eines schweren Rucksacks (Paralysie du paquetage) kann durch direkten Druck von kranial auf den Schultergürtel den Nerv komprimieren. Ebenso kann der Nerv durch maximale Flexion verbunden mit Außenrotation, die mit viel Kraft und Schnelligkeit ausgeführt wird(z. B. beim Gewichtheben oder Rückenschwimmen), geschädigt werden. Auch das axilläre Ausräumen von Lymphknoten bei Mastektomie kann zu Verletzungen des N. thoracicus longus führen.

Bei einer Parese des M. serratus anterior steht die Margo medialis vom Thorax ab, ***Scapula alata.*** Die Flexion mit gestrecktem Arm bis 90° oder Stemmen gegen die Wand in dieser Höhe verstärkt die Scapula alata (▶ **Abb. 4.156**).

Die Funktion des M. serratus anterior ist für die Elevation des Armes von großer Bedeutung, da er über die Außenrotation der Scapula die maximale Bewegung ermöglich. Deshalb wird bei einer schwerwiegenden Läsion eine Neurotisierung, z. B. durch den Interkostalnerv II oder III in Betracht gezogen.

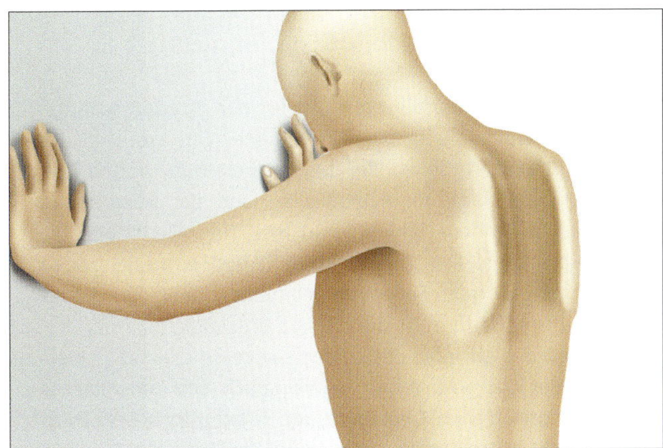

Abb. 4.156 Scapula-alata-Test.

N. subclavius (C5 – 6)

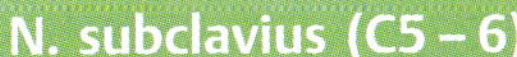

▶ **Abb. 4.157**

Der Nerv zweigt aus dem Truncus superior des Plexus ab. Er zieht ventral der A. subclavia nach kaudal und verläuft sehr kurz unter der Clavicula nach medial. Er innerviert ausschließlich den M. subclavius.

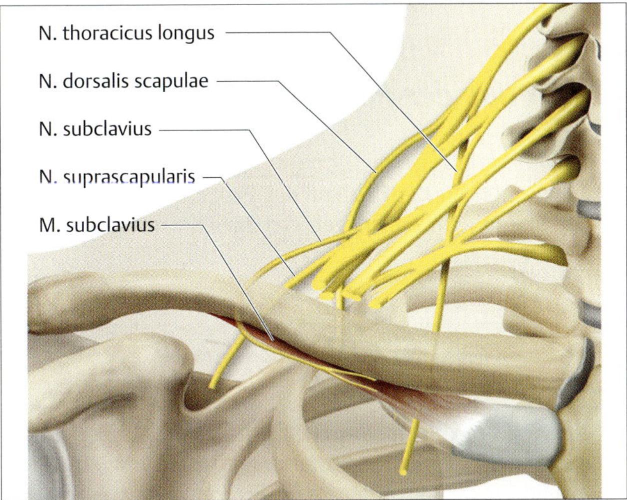

Abb. 4.157 Verlauf des N. subclavius (Plexus auseinandergezogen).

N. suprascapularis (C4 – 6)

▶ **Abb. 4.158**

Er zweigt in Höhe der Skalenuslücke aus dem Truncus superior ab und verläuft hinter der Clavicula entlang des Venter inferior des M. omohyoideus nach dorsal. Am oberen Skapularand zieht er durch die Incisura scapulae unter dem Lig. transversum scapulae superius zur Fossa supraspinata. Dieser folgt er nach lateral und biegt um die Basis der Spina scapulae in die Fossa infraspinata ein, wo er sich zur Innervation des M. infraspinatus verzweigt.

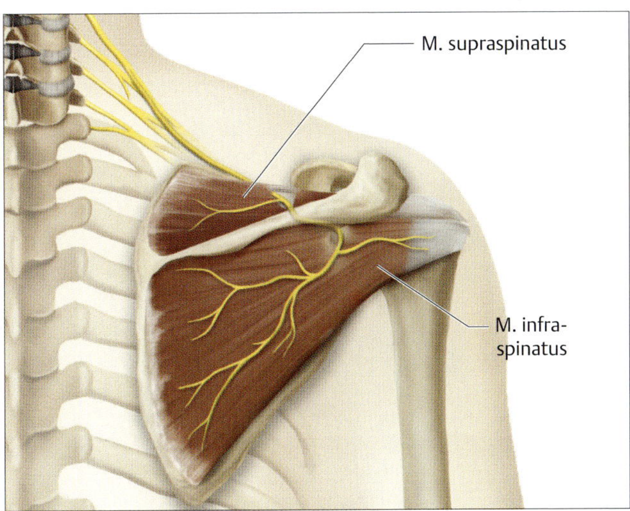

Abb. 4.158 Verlauf des N. suprascapularis.

KLINISCHER BEZUG

Läsion des N. suprascapularis

Der Nerv kann proximal in der Incisura scapulae oder distal an der Umbiegestelle zur Fossa infraspinata irritiert werden. Bei einer proximalen Läsion sind sowohl M. suprapinatus als auch M. infraspinatus, bei der distalen Läsion nur der M. infraspinatus betroffen. Diese Läsionen treten bei Kunstturnern auf. Stumpfe Traumen, wie z. B. bei Verkehrsunfällen können den Nerv aus dem M. supraspinatus herausreißen.

Wenn eine spontane Rückbildung ausbleibt, wird der Nerv freigelegt und mögliche Adhäsionen beseitigt. Bei Bedarf erfolgt eine Neurolyse. Bei einer Läsion in der Incisura scapulae wird das Lig. transversum scapulae resiziert.

PRAXISTIPP

Es gibt keinen standardisierten Test für den N. suprascapularis. Eine Provokation ist lediglich bei einer Einengung in der Incisura scapulae möglich. Bei diesem ***Cross-body-action-Test*** (▸ **Abb. 4.159**) legt der Patient die Hand der betroffenen Seite auf die andere Schulter und hebt den Ellenbogen bis zur Horizontalen. Der Therapeut zieht nun den Ellenbogen forciert zur gesunden Seite, was Schmerzen im Nervenverlauf verursacht. Außerdem ist die Incisura druckdolent.

Neben der Atrophie der beiden Muskeln sichert die Überprüfung der Kraftentfaltung von Mm. supra- und infraspinatus die Diagnose, die im Gegensatz zur Rotatorenmanschettenruptur nicht schmerzhaft, aber ebenso kraftlos ist.

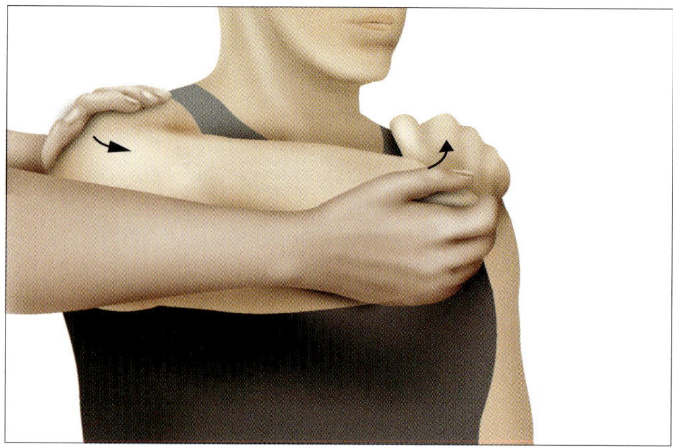

Abb. 4.159 Cross-body-action-Test.

Nerven aus der Pars infraclavicularis

Nerven, die in Höhe der Faszikuli den Plexus verlassen bzw. als Endäste in den Arm ziehen, gehören zur Pars infraclavicularis des Plexus.

N. subscapularis (C5 – 7)

▸ **Abb. 4.160**

Der Nerv ist ein rein motorischer Ast, der aus 2 getrennten Ästen aus dem Fasciculus posterior entsteht. Er zieht nach lateral und biegt medial der Basis des Proc. coracoideus zur Facies thoracis scapulae ab und verzweigt sich bis zum Angulus inferior zur Innervation des M. subscapularis.

Ein lateraler Ast zieht etwa in Höhe der 4. Rippe nach lateraldorsal, um den M. teres major zu innervieren.

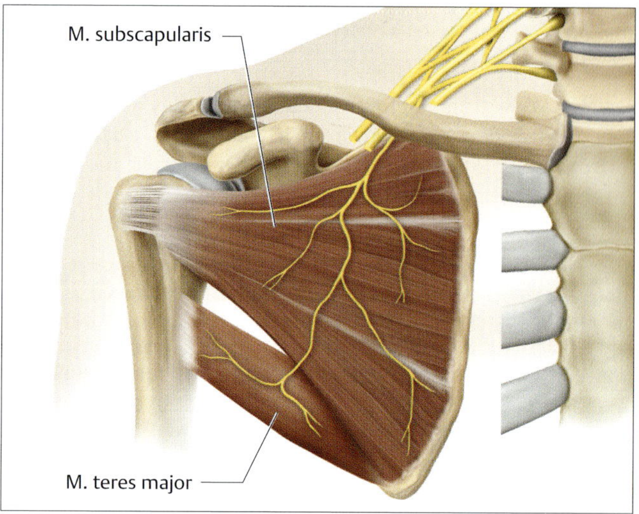

Abb. 4.160 Verlauf des N. subscapularis.

N. thoracodorsalis (C6 – 8)

▶ Abb. 4.161

Der Nerv zieht aus dem Fasciculus posterior zwischen Thorax und Scapula nach dorsal-lateral, sodass er in der dorsalen Axilla auf den M. latissimus dorsi trifft. Dort gibt er einen Ast nach kranial-ventral in Richtung Insertion des M. latissimus ab. Der kaudale Ast verzweigt sich auf der Innenfläche des Muskels.

Manchmal gibt er in der Axilla einen Ast zum M. teres major ab. Dies geschieht aber nur, wenn dieser nicht vom N. subscapularis innerviert wird.

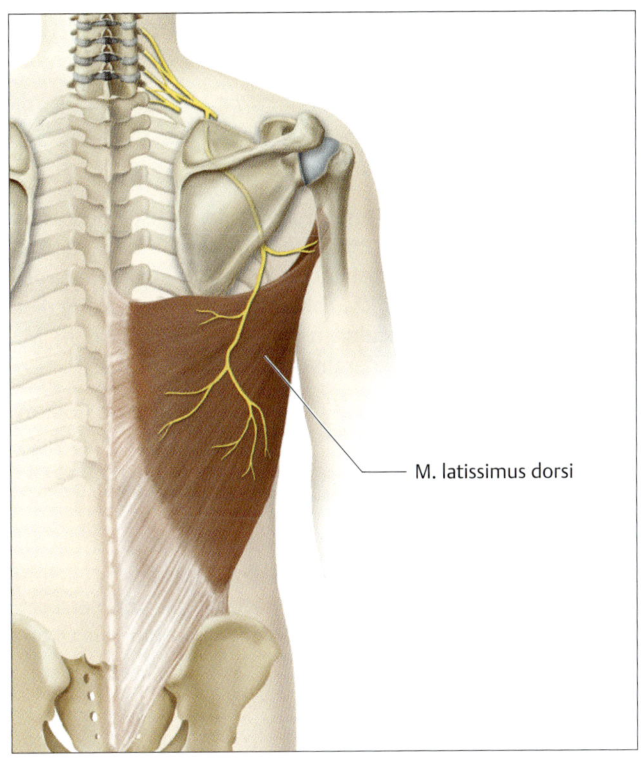

Abb. 4.161 Verlauf des N. thoracodorsalis.

Nn. pectorales medialis et lateralis (C5 –Th1)

▶ Abb. 4.162

Bei diesen Nerven handelt es sich um rein motorische Äste. Sie gehen aus den Fasciculi laterale et mediale ab und ziehen zwischen A. subclavia und V. subclavia und kaudal der Clavicula nach ventral-kaudal. Der N. pectoralis medialis zieht zum M. pectoralis minor und innerviert ihn.

Der N. pectoralis lateralis verläuft zwischen dem M. pectoralis minor und dem M. pectoralis major und verzweigt sich nach kaudal sowie medial zur Innervation des M. pectoralis major.

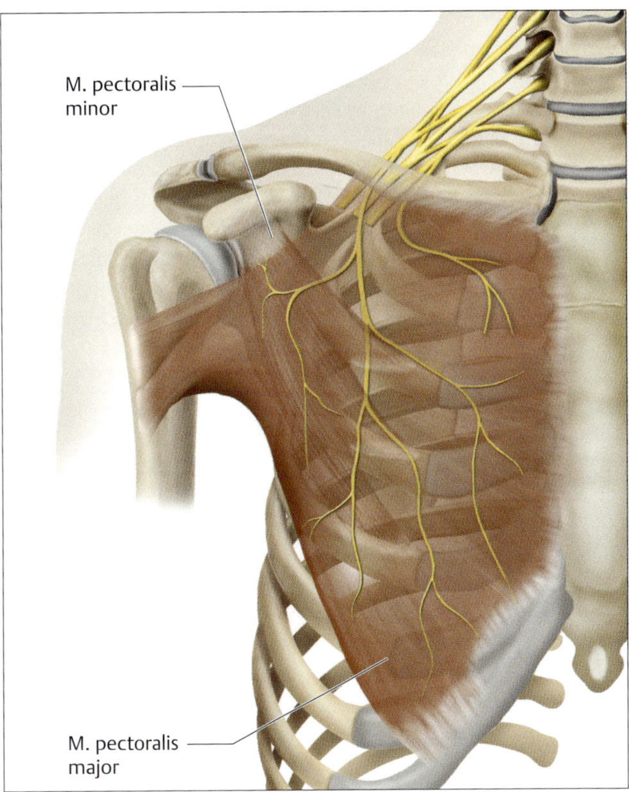

Abb. 4.162 Verlauf der Nn. pectorales medialis et lateralis.

Periphere Armnerven aus dem Fasciculus posterior

N. axillaris (C5 – 6)

► **Abb. 4.163**

Er verlässt den Gefäß-Nerven-Strang in der Achselhöhle und zieht mit der A. circumflexa humeri posterior nach dorsal durch die laterale Achsellücke, ***Spatium quadrilaterale*** (► **Abb. 4.164**). Diese wird kranial vom M. teres minor, medial vom Caput longum musculus tricipitis und kaudal vom M. teres major gebildet. Die laterale Grenze ist der Humerus.

Nach Verlassen der Lücke biegt der N. axillaris um das Collum chirurgicum zur Innenfläche des M. deltoideus und innerviert ihn. Der M. teres minor erhält seinen Ast im Bereich der axillären Lücke.

Der ***N. cutaneus brachii lateralis superior*** ist ein Hautast des N. axillaris. Er tritt zwischen dem dorsalen Rand des M. deltoideus und dem langem Trizepskopf nach lateral und versorgt ein Areal über dem M. deltoideus an der Außenseite des Oberarms.

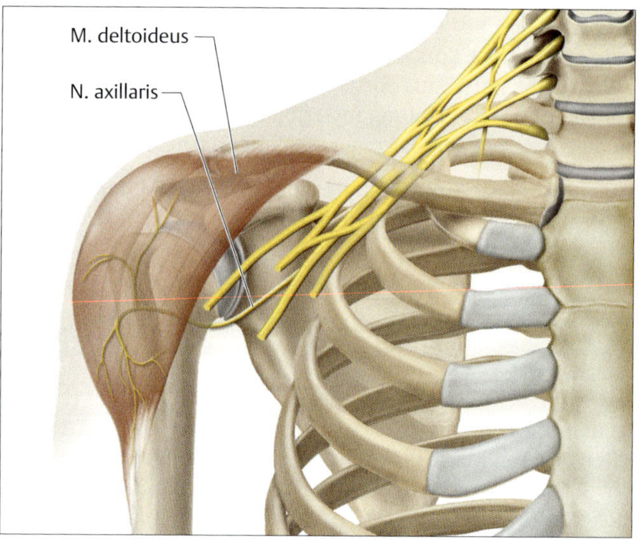

Abb. 4.163 Verlauf des N. axillaris.

KLINISCHER BEZUG

Läsionen des N. axillaris
Eine Schulterluxation nach ventral-kaudal kann den N. axillaris schädigen, in manchen Fällen erst durch ein unvorsichtiges Repositionsmanöver. Ebenso kann eine Fraktur im Bereich des Collum chirurgicum den Nerv verletzen. In der lateralen Achsellücke kann er komprimiert werden. Bei einer Läsion des N. axillaris klagen die Patienten über ausgeprägte Schmerzen im ventralen Schulterbereich sowie diffuse Schmerzen und Parästhesien im ganzen Arm. Diese verstärken sich durch Flexion, Abduktion und Außenrotation.

Adhäsionen, z. B. in der Achsellücke werden gelöst und eine Neurolyse durchgeführt. Um mehr Platz zu schaffen, wird eventuell die Sehne des Caput longum musculus tricipitis eingekerbt.

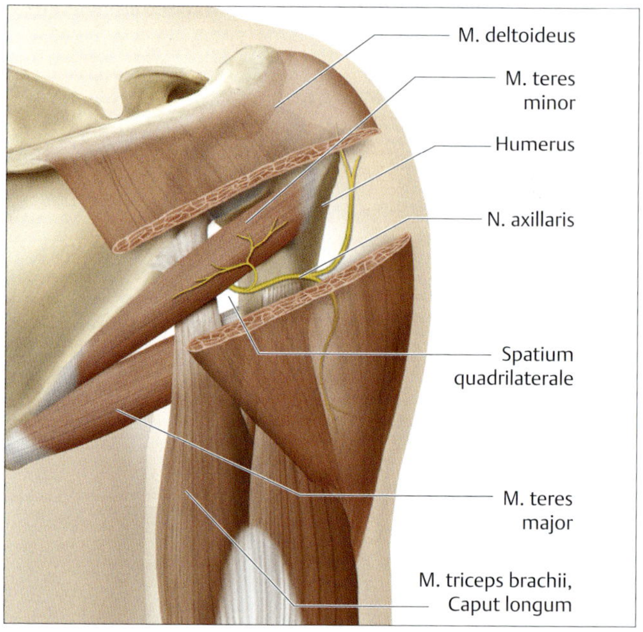

PRAXISTIPP

Bei einer Atrophie des M. deltoideus erscheint die betroffene Schulter eckig, da dessen abrundende Kontur fehlt. In der Regenerationsphase des Nervs sind passive Bewegungen und eine Stimulation durch Elektrotherapie angezeigt. Eine Dehnung des Muskels ist zu vermeiden, weshalb die Armstellung in leichter Abduktion empfohlen wird. Dafür reicht das Einklemmen eines kleinen Kissens zwischen Rumpf und Arm aus. Ein herabhängender Arm dehnt dagegen den Nerv.

M. deltoideus
M. teres minor
Humerus
N. axillaris
Spatium quadrilaterale
M. teres major
M. triceps brachii, Caput longum

Abb. 4.164 Spatium quadrilaterale.

N. radialis (C5 –Th1)

▶ Abb. 4.165, ▶ Abb. 4.166

Der Nerv entsteht aus dem Fasciculus posterior und begleitet dorsal die A. axillaris in Richtung Oberarm. Durch die dreieckige Lücke, Spatium triangularis, zieht er nach dorsal. Diese Lücke wird kranial vom M. teres major und M. latissimus dorsi, medial vom Caput longum des M. triceps und lateral vom Humerusschaft begrenzt. Auf seinem weiteren Weg nach lateral-distal liegt er zwischen Caput longum und Caput mediale des M. triceps und im Sulcus nervi radialis des Humerus, sodass ein Kanal entsteht. Hier begleitet ihn die A. profunda brachii. Beide ziehen in Richtung Beugeseite des Armes und durchbrechen dabei das Septum intermusculare brachii laterale.

Der Nerv innerviert den M. triceps, wobei die Äste schon vor dem Verlauf im Sulcus n. radialis abgehen. In der Achselfalte geht der ***N. cutaneus brachii posterior*** ab und zieht auf dem Caput longum musculus tricipitis liegend zum dorsalen Oberarm. Hier innerviert er die Haut bis zum Olekranon. Der ***N. cutaneus antebrachii posterior*** verlässt den N. radialis im Sulkus und versorgt die Haut der dorsalen Unterarmseite.

KLINISCHER BEZUG

Läsionen des N. radialis im Schulterbereich
Eine Läsion in der Axilla wird hauptsächlich durch die axillären Krücken ausgelöst. Wenn der N. radialis insgesamt betroffen ist, lässt sich der Ellenbogen nicht mehr in Extension stabilisieren, da der M. triceps ausfällt. Bei einer subkapitalen Humerusfraktur kann der N. radialis durch die dislozierten Frakturenden geschädigt werden. In diesem Fall ist der M. triceps nicht paretisch, und die Paresen betreffen M. brachioradialis, M. supinator und die Handextensoren. Auch die Plattenosteosynthese nach Humerusschaftfrakturen, eine Cerclage, Nagelungen oder Humerusprothese können den Nerv komprimieren und verletzen. Das Liegen des Oberarms auf einer harten Unterlage meist im tiefen Schlaf bewirkt eine Druckläsion im Oberarmbereich. Diese Läsion wird als ***Saturday night palsy*** bezeichnet.

PRAXISTIPP

Funktionsprüfung
Durch die Muskelfunktionsprüfung der vom N. radialis innervierten Muskeln kann die Höhe der Läsion bestimmt werden.

Die konservative Therapie ist nur begrenzt möglich. Zur Reduktion der Muskelatrophie kann die Elektrotherapie eingesetzt werden. Wichtige Ziele sind die Vermeidung von Kontrakturen und die Inhibition der betroffenen Muskeln, weshalb physiotherapeutische Maßnahmen täglich erfolgen müssen. Grundsätzlich darf die paretische Muskulatur nicht überdehnt werden, weshalb die Anfertigung einer Schiene sinnvoll ist.

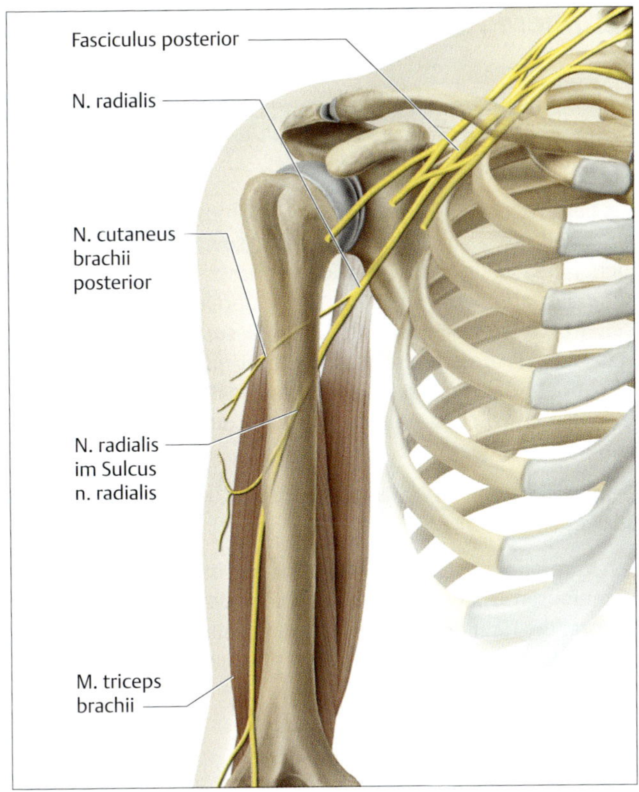

Abb. 4.165 Verlauf des N. radialis.

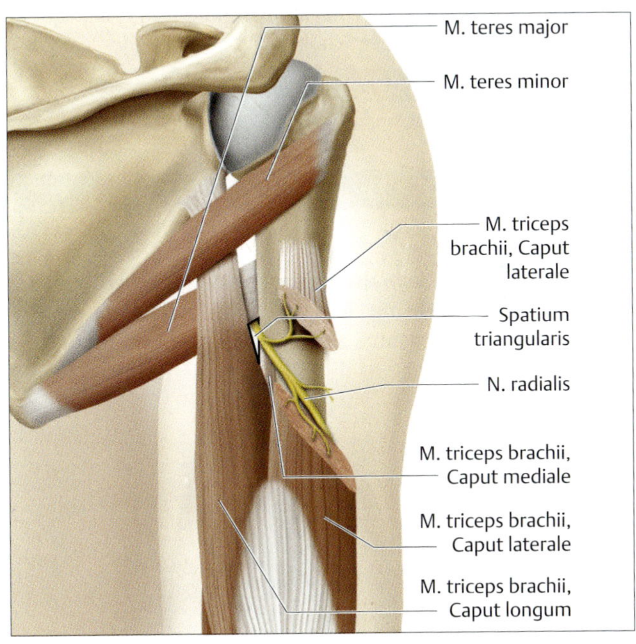

Abb. 4.166 Spatium triangularis.

Periphere Armnerven aus dem Fasciculus lateralis

N. musculocutaneus (C5 – 7)

▶ Abb. 4.167

Aus dem Fasciculus lateralis geht der N. musculocutaneus hervor. Er ist ein gemischter Nerv, da er sowohl motorische als auch Hautäste besitzt. Der Nerv verlässt den Fasciculus in Höhe des lateralen Randes des M. pectoralis minor und zieht weiter nach lateral-distal in Richtung M. coracobrachialis. Etwa 4 cm vom Prozessus entfernt zieht er in den Muskel und durchbricht dabei seine Fasern, wobei er ihn innerviert. Dann verläuft er zwischen M. biceps brachii und M. brachialis in Richtung Ellenbeuge, wo er endet.

Er innerviert den M. coracobrachialis, M. biceps und M. brachialis.

Der ***N. cutaneus antebrachii lateralis*** zieht in Höhe des muskulotendinösen Übergangs vom M. biceps durch die Faszie und versorgt die Haut der radialen Unterarmseite bis zur Thenarbasis.

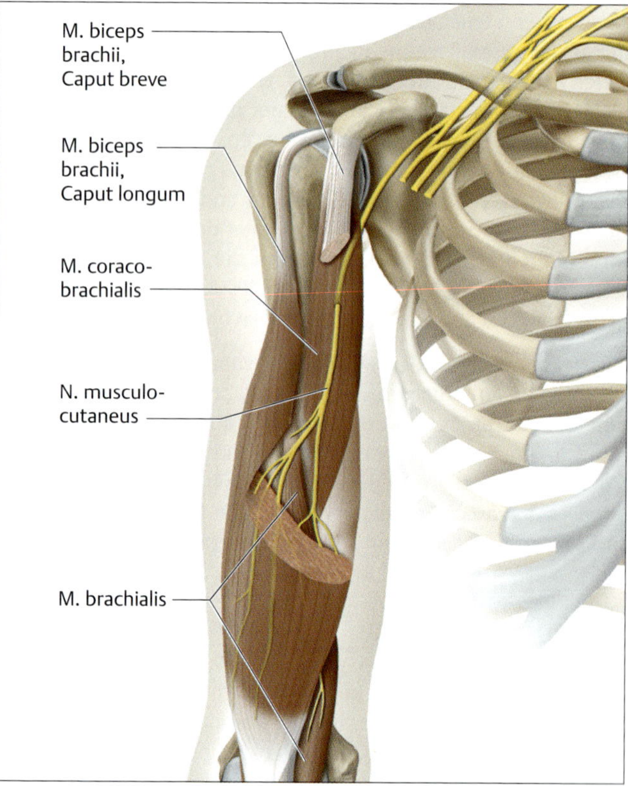

Abb. 4.167 Verlauf des N. musculocutaneus.

KLINISCHER BEZUG

Läsion des N. musculocutaneus
Eine Läsion des Nervs ist relativ selten. Bei einer proximalen Läsion vor dem Durchtritt durch den M. coracobrachialis sind alle 3 Muskeln, danach nur M. biceps und M. brachialis betroffen. Bei der Flexion der Schulter fällt eine geringe Schwäche auf, die im Ellenbogen ist größer.

N. medianus (C6 – 7)

▶ Abb. 4.168

Aus dem Fasciculus lateralis geht der laterale Anteil des N. medianus ab, der sich mit dem aus dem Fasciculus medialis kommenden Medianusanteil zum N. medianus vereinigt.

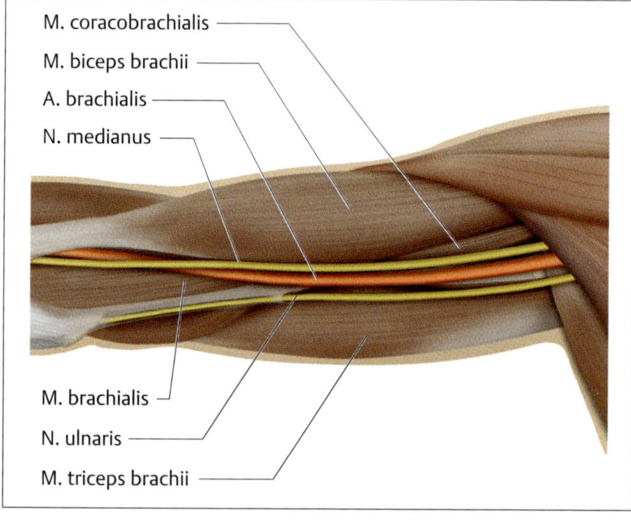

Abb. 4.168 Verlauf des N. medianus im Schulter- und Oberarmbereich.

Periphere Armnerven aus dem Fasciculus medialis

N. medianus (C8 – Th1)

▶ Abb. 4.168

Der N. medianus wird in den kaudalen Abschnitten der Axilla durch Vereinigung der Fasciculi lateralis et medialis gebildet. Er verläuft proximal ventral der A. axillaris und weiter distal lateral der A. brachialis auf dem M. coracobrachialis. Er überkreuzt die Arterie etwa in der Mitte des Humerus nach medial und liegt hier auf dem M. brachialis.

Der Nerv innerviert keine Schultergürtel- und Oberarmmuskeln.

N. ulnaris (C8 – Th1)

▶ Abb. 4.169

Aus dem Fasciculus medialis entsteht der N. ulnaris, der medial der A. axillaris nach distal zieht. Ab der Mitte des Oberarms zieht er auf der Extensorenseite in Richtung Ellenbogen.

Er innerviert keine Schultergürtel- und Oberarmmuskeln.

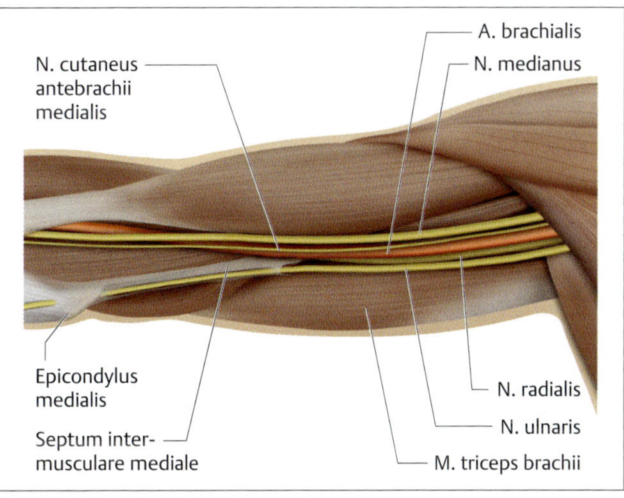

Abb. 4.169 Verlauf des N. ulnaris im Schulter- und Oberarmbereich.

Sensible Innervationsgebiete

▶ Abb. 4.170

- ***N. cutaneus brachii lateralis superior:*** Dieser Hautast geht aus dem N. axillaris hervor und innerviert ein Hautareal direkt über dem M. deltoideus.
- ***Nn. cutaneus brachii posterior et lateralis inferior:*** Der posteriore Nerv zieht kurz nach der Trizepslücke aus dem N. radialis, der inferiore verlässt den N. radialis im letzten Sulkusdrittel. Beide versorge ein Hautareal auf der lateralen und dorsalen Seite des Oberarms, etwa eine Handbreit und direkt distal des M. deltoideus.
- ***N. cutaneus antebrachii posterior:*** Er geht aus dem N. radialis hervor und versorgt einen schmalen Hautstreifen am dorsalen Unterarm.
- ***N. cutaneus brachii medialis*** (Th 1 – 2): Er entsteht aus dem Fasciculus medialis und zieht in Richtung ventrale Axilla. Dort zweigt er sich in seine Endäste und versorgt ein mediales Gebiet am Oberarm von der Axilla bis zum letzten Oberarmdrittel.
- ***N. cutaneus antebrachii medialis*** (C 8 – Th 1): Zusammen mit dem N. ulnaris geht er aus dem Fasciculus medialis hervor, trennt sich jedoch kurz danach vom N. ulnaris und verläuft direkt medial der A. brachialis nach distal, wo er die mediale Haut des Unterarms versorgt.

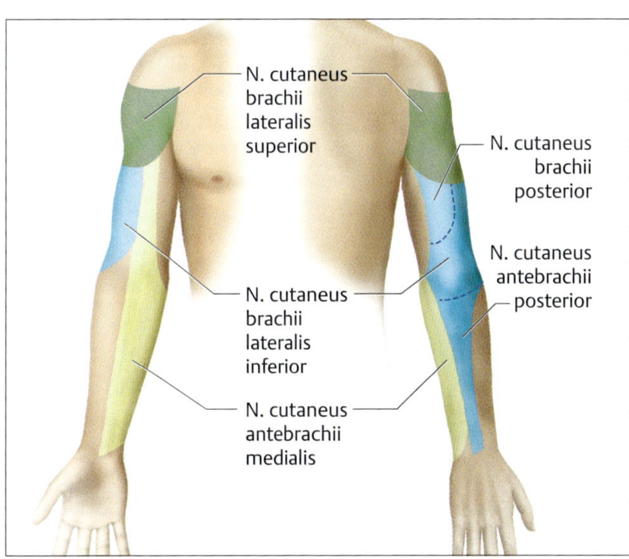

Abb. 4.170 Sensible Innervationsgebiete im Schulter-Arm-Bereich.

Innervation der Gelenkkapsel des Humeroskapuargelenks

Die Gelenkkapsel sowie die umgebenden Bänder und Muskeln werden von einem Netzwerk von Nervenfasern innerviert, die von den Nervenwurzeln C5 – 7 stammen. Dorsal sind dies der ***N. axillaris*** und der ***N. suprascapularis.*** Dorsal-kaudal gibt der ***N. radialis***, ventral-kranial der ***N. musculocutaneus*** und ventral der ***N. subscapularis*** Rr. articulares in die Kapsel ab.

4.6 Röntgenbild

4.6.1 Anterior-posteriore Aufnahme des Humeroskapulargelenks

► **Abb. 4.171**, ► **Abb. 4.172**

Bei der anterior-posterioren Projektion kommt es zu einer Überlagerung von Humeruskopf und Cavitas, da diese nicht exakt in der Sagittalebene steht, sondern um etwa 30° nach ventral gekippt ist. Um Caput und Cavitas besser zu projizieren, wird bei der Aufnahme die gesunde Seite um 30° von der Röntgenplatte nach vorne gedreht. Außerdem wird der Arm leicht nach außen rotiert, damit sich das Tuberculum majus besser darstellt.

In der Aufnahme von anterior nach posterior sind folgende Strukturen erkennbar und werden hinsichtlich ihrer normalen anatomischen Form beurteilt.

- Der Humeruskopf ist harmonisch abgerundet, die Kortikalis glatt und scharf abgegrenzt.
- Soweit beurteilbar, ist die Trabekelstruktur regulär angeordnet, und die Kompaktadicke liegt bei 2 – 4 mm. Es sind keine umschriebenen Aufhellungen und Verdickungen sichtbar.
- Die Cavitas glenoidalis ist glatt und scharf abzugrenzen.
- Der Abstand von der kaudalen Akromionkante zum kranialen Rand des Humerus beträgt etwa 1 cm.
- Gelenkspaltbreite des Humeroskapulargelenks: 4 – 6 mm.

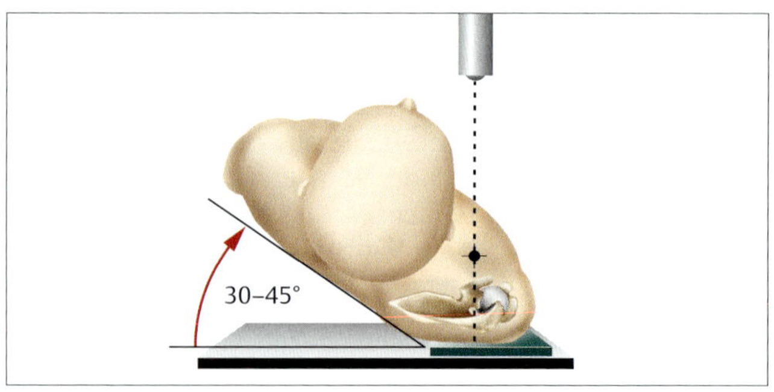

Abb. 4.171 Aufnahmestellung für eine anterior-posteriore Röntgenaufnahme.

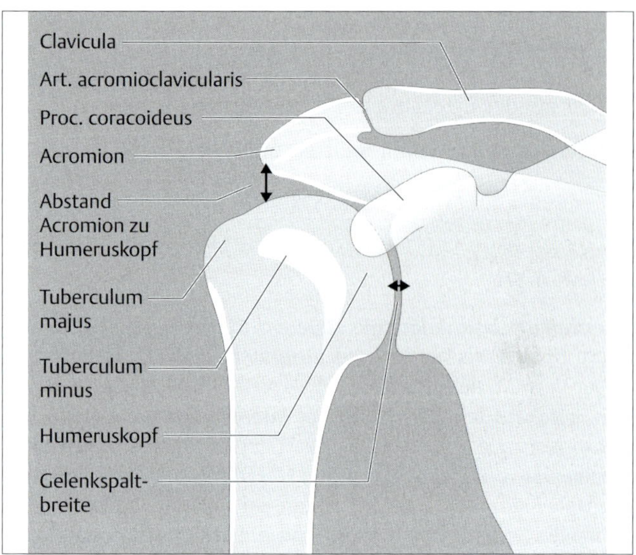

Abb. 4.172 Röntgenbild: Anterior-posteriore Aufnahme.

KLINISCHER BEZUG

Rheumatische Arthritis/Omarthrose

Von der Kapselansatzzone ausgehende Erosionen sind ventral und dorsal am Collum anatomicum zu erkennen. Sie stellen sich als zystische Aufhellungen bzw. als Erosion an der kranialen Kollumkante dar (► **Abb. 4.173**).

Bei fortgeschrittener Arthritis verschmälert sich der Gelenkspalt, die Erosionen verstärken sich und es entstehen sogenannte ***Begleitzysten*** an der Gelenkpfanne (► **Abb. 4.174**).

Im Endstadium der Omarthrose ist der Hochstand des Humeruskopfes sichtbar. Dadurch kann sich ein Pseudogelenk zwischen Acromion und Humerus ausbilden (► **Abb. 4.175**).

Die Deformierung und zystische Strukturauflockerung des Tuberculum majus sind Zeichen einer degenerativen Veränderung an der Rotatorenmanschette. An der Kaudalfläche des Akromions bilden sich Osteophyten aus und verengen zusätzlich den subakromialen Raum. Außerdem wachsen Randzacken vom Vorderrand des Akromions in Richtung Lig. coracoacromiale.

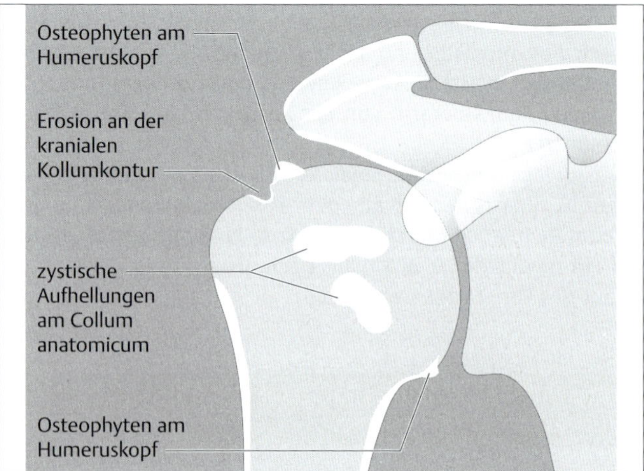

Abb. 4.173 Erosionen am Humerus.

Tendinosus calcarea ▸ Abb. 4.176

Besonders häufig ist eine Kalkansammlung in der Supraspinatussehne, die in der anterior-posterioren Aufnahme als Verdichtung zwischen Acromion und Tuberculum majus zu sehen ist. Die Klassifizierung erfolgt, je nachdem ob die Kalkansammlung scharf begrenzt und dicht ist oder eine wolkige, unscharfe Grenze mit teilweise geringerer Dichte und aufgelockerter Struktur aufweist.

Luxation ▸ Abb. 4.177

Bei einer traumatischen Schulterluxation werden Röntgenaufnahmen in 2 Ebenen durchgeführt: anterior-posterior und transskapulär. Die genaue Fehlstellung und knöcherne Nebenverletzungen werden beurteilt. Am häufigsten tritt der Humerus nach ventral-kaudal aus der Pfanne heraus. In Röntgenbild können sich folgende Auffälligkeiten ergeben:

- Der Humeruskopf hat den Gelenkflächenkontakt verloren und steht medial-kaudal der Cavitas.
- ***Hill-Sachs-Defekt:*** Impressionsfraktur am posterolateralen Humeruskopf, die sich als Delle darstellt. Zur konkreten Darstellung dieses Bereichs ist eine spezielle Aufnahme erforderlich (siehe Kap. 4.6.4).
- Abriss des Tuberculum majus.
- ***Bankart-Läsion*** am kaudal-ventralen Labrum glenoidale mit knöchernem Ausriss.

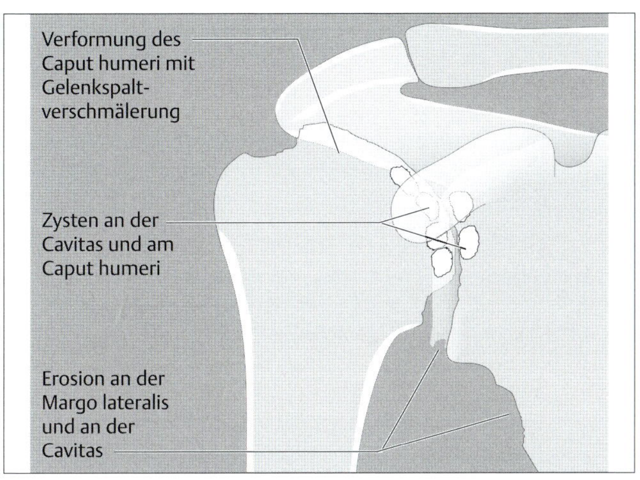

Abb. 4.174 Rheumatoide Arthritis.

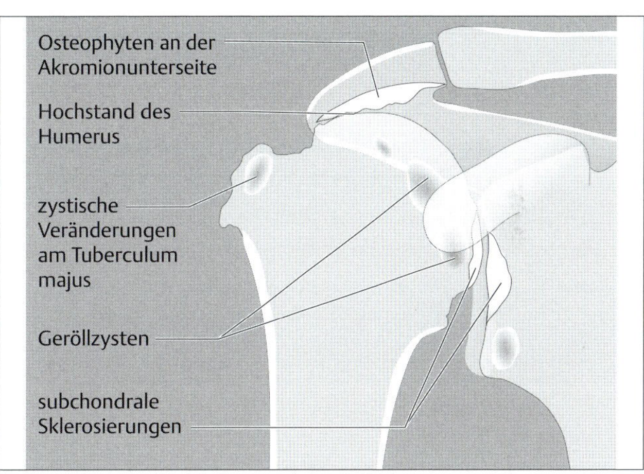

Abb. 4.175 Fortgeschrittene Omarthrose.

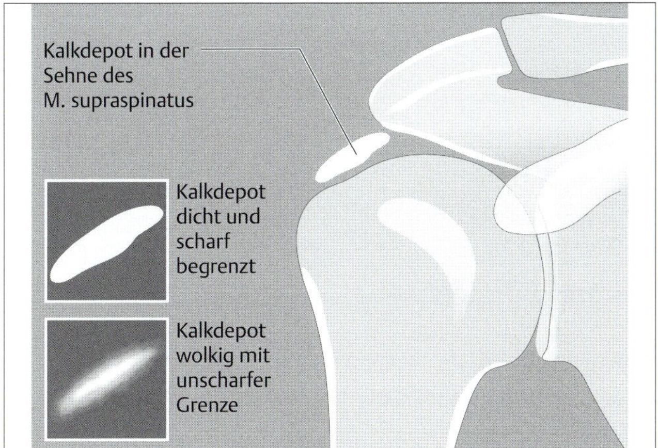

Abb. 4.176 Verkalkung im Schulterbereich.

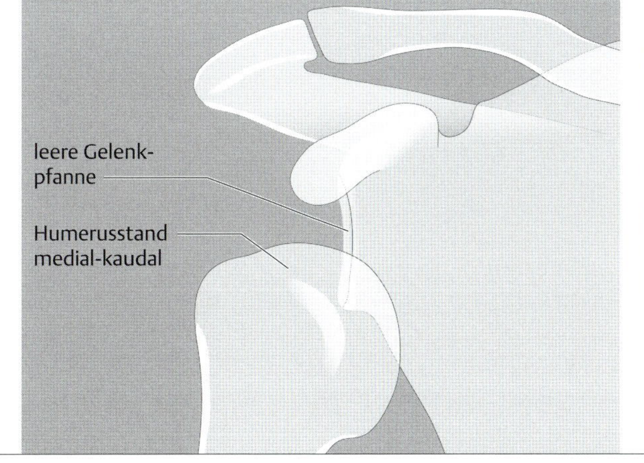

Abb. 4.177 Luxation.

4.6.2 Axiale Aufnahme des Humeroskapulargelenks

▸ Abb. 4.178, ▸ Abb. 4.179

Die Aufnahme zeigt das Verhältnis von Gelenkpfanne zum Humeruskopf, was für die Beurteilung von Luxationen wichtig ist.

Außerdem stellt sich das Akromioklavikulargelenk, so dass Veränderungen des Gelenkverlaufs beurteilt werden können.

Für die Aufnahme liegt der Patient auf dem Rücken, der Arm wird um etwa 90° abduziert und leicht außenrotiert. Der zentrale Röntgenstrahl trifft von kaudal in die Axilla (▸ **Abb. 4.179**).

Der Einblick in das Humero- und Akromioklavikulargelenk ermöglicht Aussagen über bei einer Arthrose auftretende Verengung oder Randzackenbildung (▸ **Abb. 4.180**).

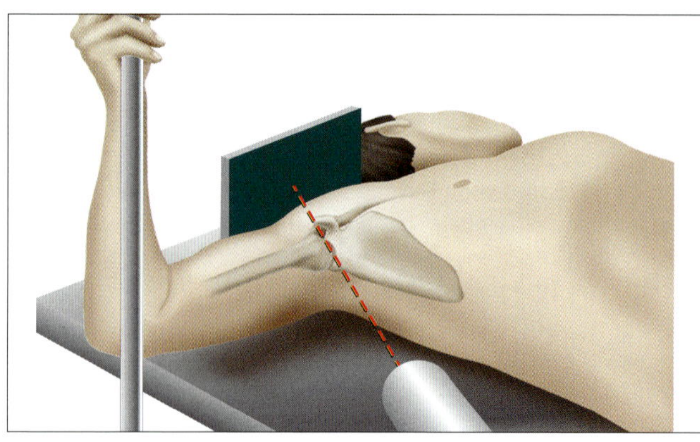

Abb. 4.178 Aufnahmestellung für eine axiale Röntgenaufnahme.

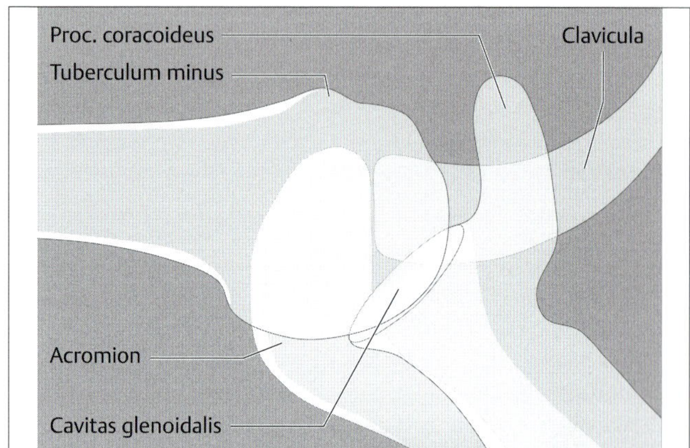

Abb. 4.179 Röntgenbild: Axiale Aufnahme.

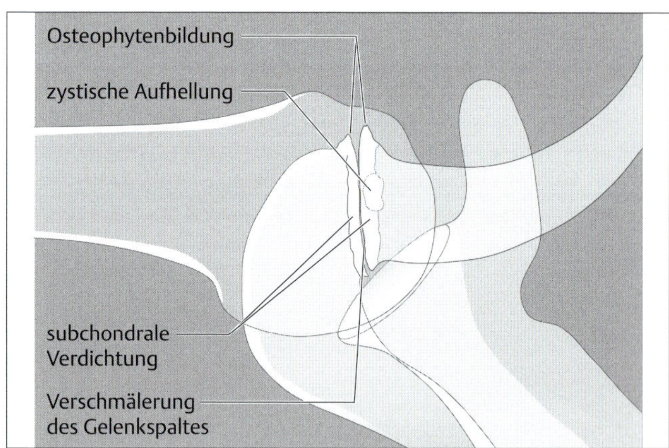

Abb. 4.180 Arthrose des Akromioklavikulargelenks.

4.6.3 Anterior-posteriore Aufnahme des Akromioklavikulargelenks

► **Abb. 4.181**

Das Akromioklavikulargelenk wird in einer Spezialprojektion mit aufsteigendem Strahlengang um etwa 10° dargestellt. Erst dann lassen sich Knochen und Gelenke hinsichtlich ihrer normalen anatomischen Form gut beurteilen:

- Die Kortikalis der Clavicula ist glatt und scharf abgegrenzt.
- Soweit beurteilbar, sind die Spongiosabälkchen regulär angeordnet. Die Kompaktadicke liegt bei etwa 2 mm, ohne umschriebenen Aufhellungen und Verdickungen.
- Die Extremitas acromialis der Clavicula befindet sich mit dem Acromion auf gleicher Höhe.
- Die Gelenkspaltbreite des Akromioklavikulargelenks beträgt 2 – 4 mm.
- Der Gelenkspalt verläuft mit glatten und intakten Konturen schräg von kranial-lateral nach kaudal-medial.

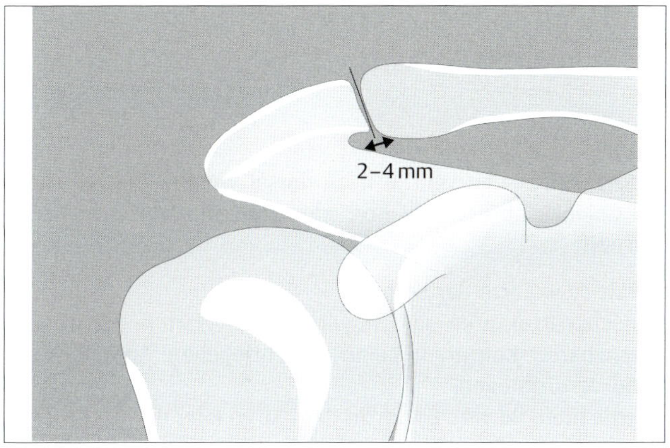

2–4 mm

Abb. 4.181 Anterior-posteriore Aufnahme des Akromioklavikulargelenks.

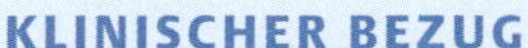

KLINISCHER BEZUG

Akromioklavikulargelenkarthrose ► Abb. 4.182
Bei einer Arthrose des Akromioklavikulargelenks sind folgende Abweichungen auffällig:

- Subchondrale Verdichtung;
- Osteophytenbildung, die sowohl vom Acromion als auch von der Clavicula ausgehen können;
- Verschmälerung des Gelenkspalts;
- Zystische Aufhellungen der Knochenstruktur.

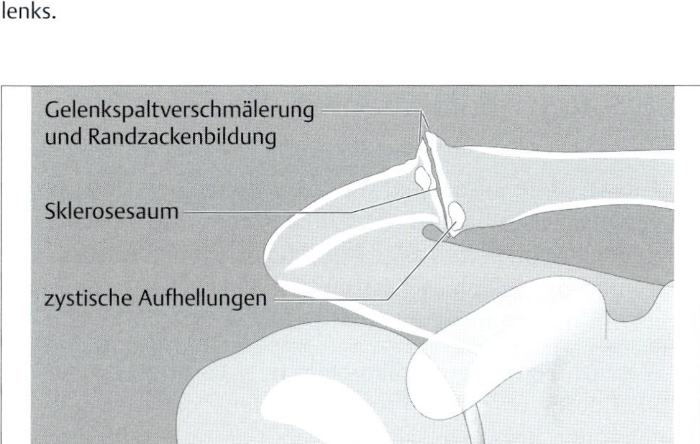

Abb. 4.182 Arthrose im Akromioklavikulargelenk.

4.6.4 Anterior-posteriore Aufnahme des Sternoklavikulargelenks

Das Sternoklavikulargelenk stellt man am besten mit der Aufnahmetechnik nach Rockwood (1984) dar. Der Patient liegt in Rückenlage, die Arme neben dem Körper in Supination. Der Zentralstrahl von ventral wird um 40° aus der Horizontalen nach kaudal gekippt und zielt auf das Sternum, sodass beide medialen Klavikulahälften abgebildet werden und sich die Claviculae als fortlaufende Linien darstellen (► **Abb. 4.183**).

Folgende Aussagen entsprechen der Norm:

- Die Gelenkspaltbreite des Sternoklavikulargelenks beträgt 3 – 4 mm.
- Der Gelenkspalt verläuft in einem Winkel von etwa 45° zur Horizontalen schräg von kranial-medial nach kaudal-lateral. Die Gelenkkonturen sind glatt.

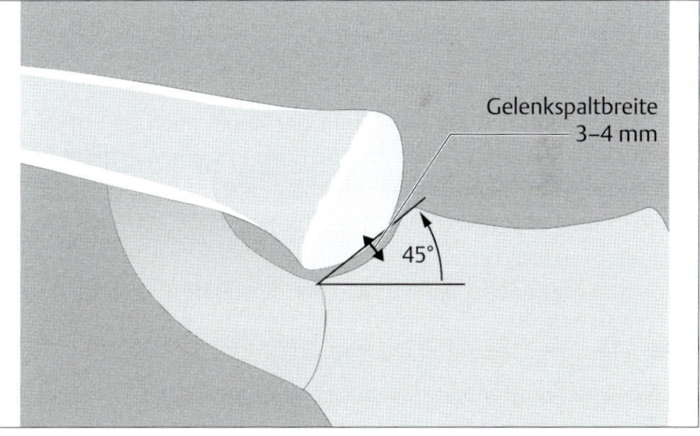

Abb. 4.183 Röntgenaufnahme des Sternoklavikulargelenks nach Rockwood.

KLINISCHER BEZUG

Sternoklavikulargelenkarthrose ► Abb. 4.184
Folgende Abweichungen sind bei einer Sternoklavikulargelenkarthrose auffällig:

- Kolbenförmige Deformierung der Extremitas sternalis;
- Gelenkspaltverschmälerung;
- Subchondrale Verdichtungen an den Enden beider Gelenkpartner;
- Geröllzysten, die sich meist am Sternum befinden;
- Osteophytenbildung.

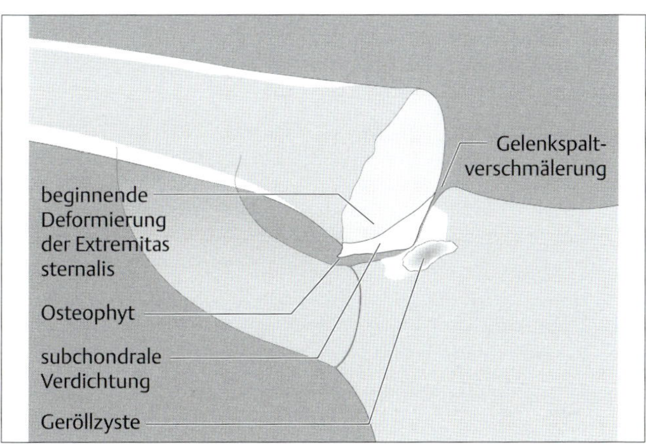

Abb. 4.184 Sternoklavikulargelenkarthrose.

4.6.5 Anterior-posteriore Aufnahme der Scapula

(▶ **Abb. 4.185**)

In der Ansicht von ventral nach dorsal werden die Knochen und Gelenke hinsichtlich ihrer normalen anatomischen Form beurteilt:

- Dreieckige Form der Scapula.
- Knochenstrukturen sind regelrecht mit glatten, scharf abgrenzbaren Konturen; keine umschriebenen Aufhellungen und Verdickungen.
- Verdichtete Bezirke liegen an der Margo lateralis, im Bereich der Cavitas und am Proc. coracoideus.
- Die Scapula befindet sich zwischen der 2.– 8. Rippe.

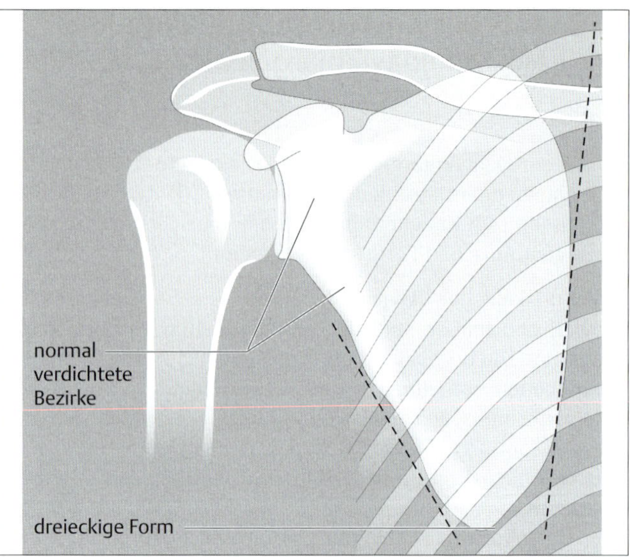

Abb. 4.185 Röntgenbild: Anterior-posteriore Aufnahme der Scapula.

4.6.6 Tangentialaufnahme der Scapula

Der Patient steht mit seiner verletzten Schulter seitlich zur Röntgenkassette und bildet mit der Filmebene einen nach ventral offenen Winkel von 60°. Der Oberarm liegt seitlich am Körper und der Ellenbogen ist um 90° flektiert. Der Zentralstrahl trifft die Scapula tangential (▶ **Abb. 4.186**).

Die Scapula zeigt eine charakteristische y-Form. Der ventrale Schenkel des Y wird vom Proc. coracoideus, der dorsale vom Acromion und der lange Schenkel vom Corpus scapulae gebildet. Im Schnittpunkt der 3 Schenkel liegt die Gelenkpfanne als runde Struktur, und mit einem breiteren Rand überlagert der Humeruskopf die Cavitas (▶ **Abb. 4.187**).

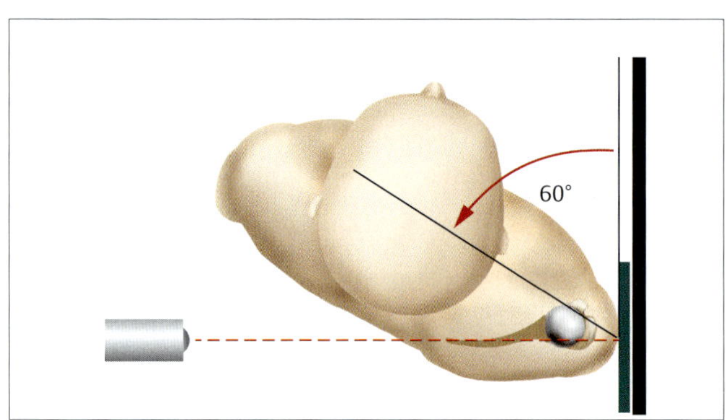

Abb. 4.186 Aufnahmestellung bei der Tangentialaufnahme der Scapula.

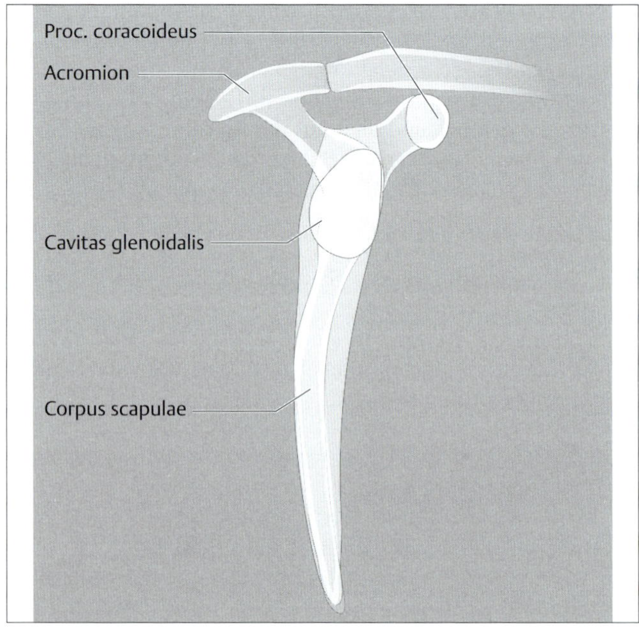

Abb. 4.187 Röntgenbild: Tangentialaufnahme der Scapula.

KLINISCHER BEZUG

Skapulafrakturen

Die Verletzungsmuster werden in der Regel nach der Lokalisation eingeteilt. Typ 1 betrifft den Corpus scapulae, Typ 2 die Apophysen und Fortsätze (z. B. Proc. coracoideus, Spina scapulae, Acromion) und Typ 3 den gelenknahen Bereich des Angulus lateralis.

Im Röntgenbild finden sich bei den Frakturen folgende Veränderungen:

- Deutliche Knochenunterbrechungen;
- Verschiebung und Dislokationen der Fragmente;
- Stufenbildung in den Konturen.

Abrisse des Akromions und des Proc. coracoideus sowie Glenoidfrakturen sind am besten in der Tangentialaufnahme zu sehen. Frakturen am Corpus scapulae und das Glenoid betreffende Stauchungsfrakturen sind in der anterior-posterioren Aufnahme zu erkennen.

4.6.7 Supraspinatus-Outlet-Aufnahme

▶ Abb. 4.188, ▶ Abb. 4.189

Die seitliche Aufnahme ist zur Beurteilung des Engpasses, durch den die Supraspinatussehne zieht, von besonderer Bedeutung. Der Patient steht in einem Winkel von 30-45° zur Röntgenkassette und der Zentralstrahl wird parallel zur Scapula ausgerichtet, ähnlich der Ausrichtung bei der Tangentialaufnahme. Außerdem sollte der Zentralstrahl eine kraniokaudale Neigung von etwa 10° haben.

Auch hier zeigt sich die charakteristische Y-Figur. So werden Einengungen, wie z. B. durch Randzacken, die vom Akromioklavikulargelenk ausgehen, sichtbar.

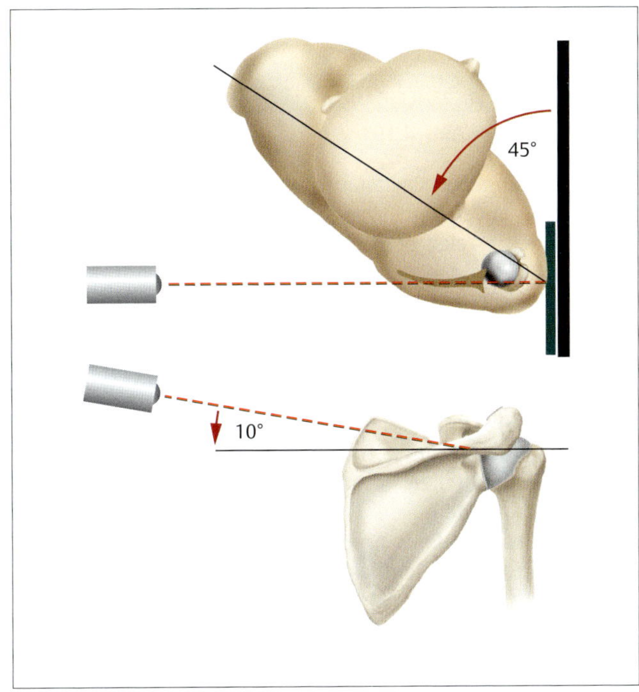

Abb. 4.188 Stellung bei der Supraspinatus-Outlet-Aufnahme.

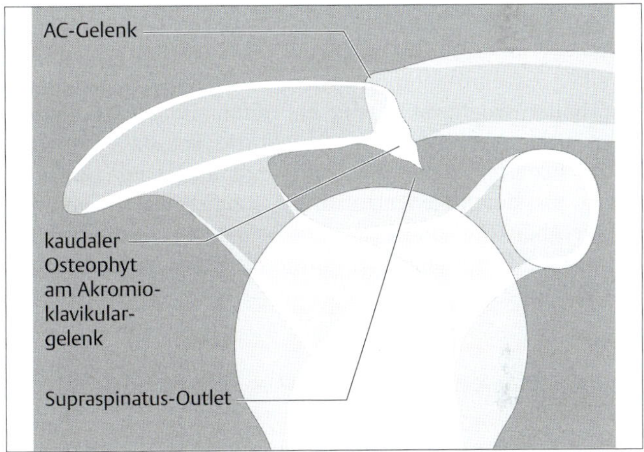

Abb. 4.189 Röntgenbild: Supraspinatus-Outlet-Aufnahme.

4.6.8 Besondere Aufnahmen

Wasserträgeraufnahme

▶ Abb. 4.190, ▶ Abb. 4.191

Zur Beurteilung der Bandstabilität im Akromioklavikulargelenk wird die sogenannte ***Wasserträgeraufnahme*** durchgeführt. Dabei handelt es sich um eine anterior-posteriore Aufnahme mit Gewichten in den Händen. Der Patient steht mit dem Rücken zur Röntgenkassette und belastet beide Arme mit Gewichten von jeweils 15 kg.

Folgende Veränderungen sind beurteilbar:

- Die Messstrecke zwischen Korakoid und Clavicula sollte nicht mehr als 14 mm betragen.
- Die Distanz zwischen Acromion und Clavicula sollte 8 mm nicht überschreiten.
- Eine minimale Stufe ist normal.
- Bei Tossy II ist eine deutliche Stufe im Seitenvergleich sichtbar.
- Bei Tossy III findet sich eine deutliche Stufenbildung von über 8 mm.

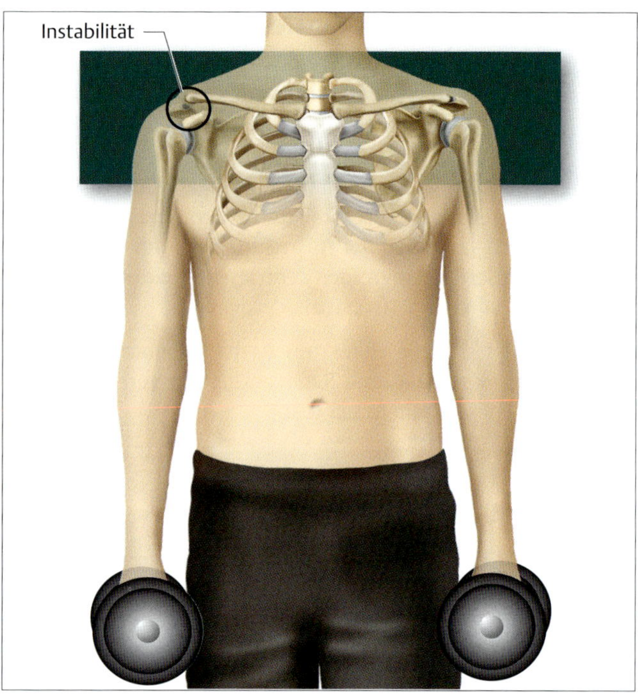

Abb. 4.190 Aufnahmestellung bei der Wasserträgeraufnahme.

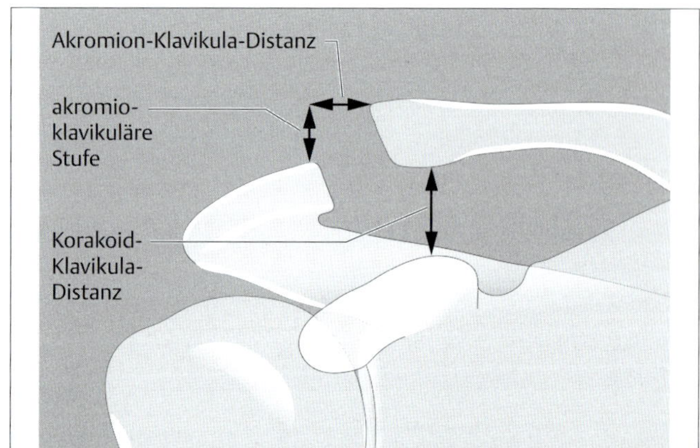

Abb. 4.191 Röntgenbild: Messung der Klavikulaluxation.

Spezielle Aufnahme zur Darstellung eines Hill-Sachs-Defekts nach Luxation

▶ Abb. 4.192

Bei einer Standard-anterior-posterior-Aufnahme ist der typische Humeruskopfdefekt nach einer traumatischen Schulterluxation nicht zu erkennen. Sie entsteht dadurch, dass der nach ventral luxierte Humeruskopf am unteren Skapularand anschlägt. Erst durch die Zielaufnahme in Innenrotation und bei leichter Abduktion und Extension ist die Impressionsfraktur als Delle am Caput humeri im posterolateralen Bereich sichtbar.

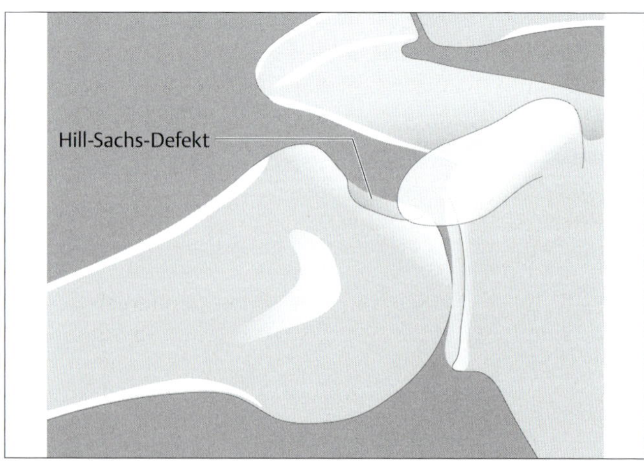

Abb. 4.192 Spezielle Röntgenaufnahme zur Darstellung eines Hill-Sachs-Defekts.

4.6.9 Arthrografie und Computertomografie

Arthrografie

▸ Abb. 4.193

Durch die Injektion von Kontrastmittel und seiner Ausbreitung können verschiedene Erkrankungen diagnostiziert werden. So verbreitet sich das Kontrastmittel z. B. bei einer Rotatorenmanschettenruptur in die Bursa subacromialis-subdeltoidea (▸ Abb. 4.194).

Die fehlende Sehnenkontur innerhalb der Sehnenscheide spricht für eine Ruptur der langen Bizepssehne. Dagegen deutet ein vergrößertes Gelenkvolumen mit Ausweitung der Kapsel auf eine rezidivierende Schulterluxation hin.

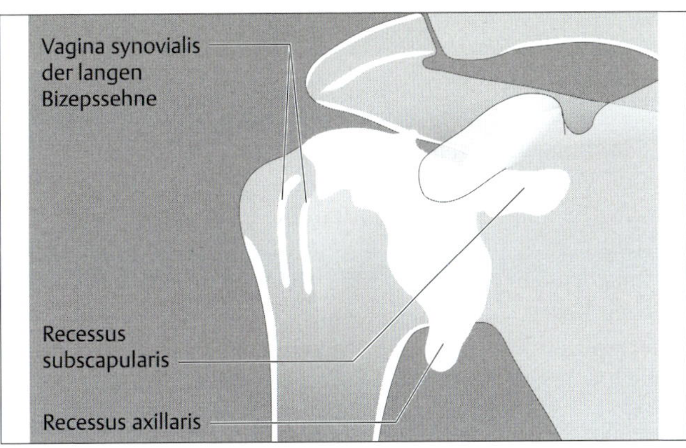

Abb. 4.193 Arthrografie: Normales Verteilungsmuster.

Magnetresonanztomografie (MRT)

Dieses Schnittbildverfahren stellt auch Weichteile dar. Diese Methode dient vor allem zur Diagnostik von Verletzungen des Labrums, der Rotatorenmanschette und glenohumeraler Bänder.

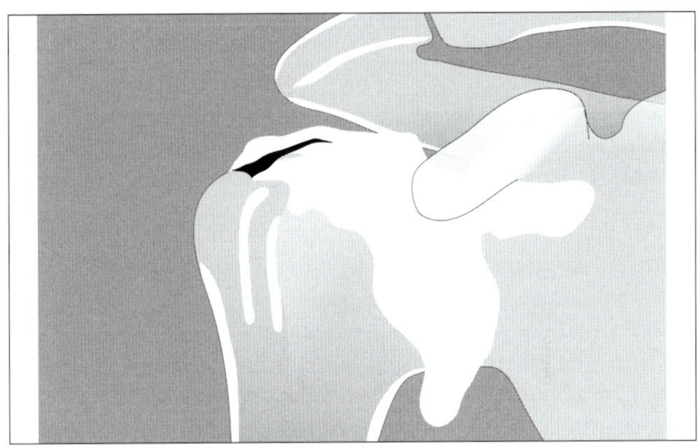

Abb. 4.194 Arthrografie: Kontrastmittelübertritt in die Bursa subacromialis-subdeltoidea bei Rotatorenmanschettenruptur.

4.7 Palpation der Schulterregion

Die Ausgangsstellung für die Palpation kann beliebig gewählt werden. Sie kann im Sitzen oder im Liegen erfolgen. Da zu erwarten ist, dass eines der Leitsymptome bei Patienten mit einer Schulterproblematik die Schmerzhaftigkeit ist, sollte die Ausgangsstellung möglichst entspannend sein. Aus diesem Grund wurde hier teilweise die Seitenlage bevorzugt.

4.7.1 Dorsaler Schulterbereich

Haut

▸ Abb. 4.195

Die Palpation der Haut erfolgt über dem Schultergelenk und im Bereich des Schultergürtels. Die Fingerspitzen von Zeige- und Mittelfinger werden auf die Haut gelegt und mit leichten kreisförmigen Streichungen nach kranial und kaudal bewegt, ohne den Hautkontakt zu unterbrechen.

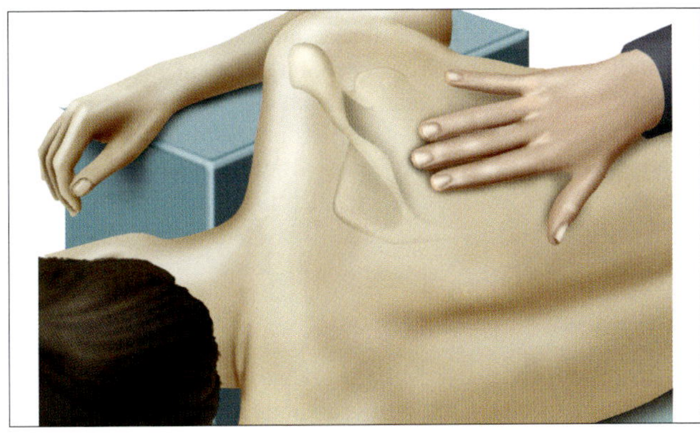

Abb. 4.195 Hautverschiebungen auf der Scapula.

Unterhautfaszien

(▸ Abb. 4.196)

Die Spannungen in den bindegewebigen Strukturen werden mit der Verschiebetechnik und der sogenannten ***Kibler-Falte*** geprüft. Die Fingerspitzen werden mit etwas mehr Druck auf die Haut gesetzt und die Haut gegen die Unterhaut nach kranial und kaudal verschoben. Die Haut muss sich leicht verschieben lassen. Da es im Deltabereich eine Verwachsung der Deltafaszie mit der Haut gibt, ist die Verschiebung hier nicht möglich.

Um tiefer gelegene Gewebeschichten hinsichtlich der Konsistenz und Verschiebbarkeit zu prüfen, wird mit Daumen, Zeige- und Mittelfinger die **Kibler-Falte** gebildet und hinsichtlich ihrer unterschiedlichen Dicke und Spannung beurteilt. Bei deutlicher Gewebespannung ist die Bildung der Hautfalte nicht möglich.

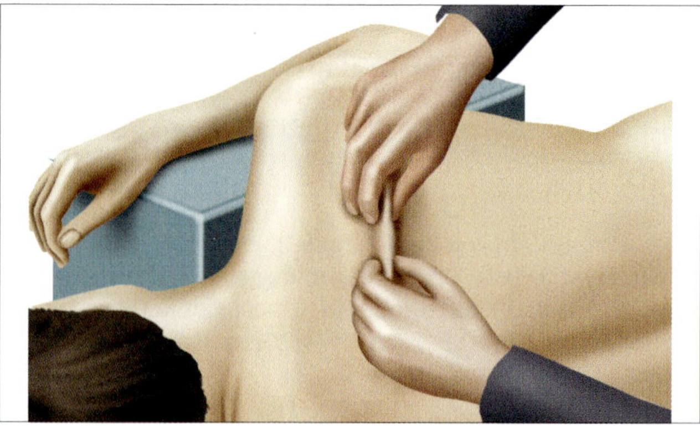

Abb. 4.196 Palpation Kibler-Falte.

Spina scapulae

▸ **Abb. 4.197**

Bei der Spina handelt es sich um eine deutlich vorspringende Leiste, die die dorsale Scapula in einen kleinen kranialen und größeren kaudalen Bereich unterteilt. Im rechten Winkel wird auf die Leiste zu palpiert, um sie von medial nach lateral zu identifizieren. Beim Verfolgen der unteren Kante der Spina nach lateral endet sie mit dem dorsalen Akromioneck. Die obere Kante läuft zur Mitte des Akromions aus. Medial endet die Spina scapulae mit dem sogenannten **Trigonum scapulae,** einem flachen, breiten Anteil der Spina. Die Spina dient zahlreichen Muskeln als Insertion bzw. Ursprung.

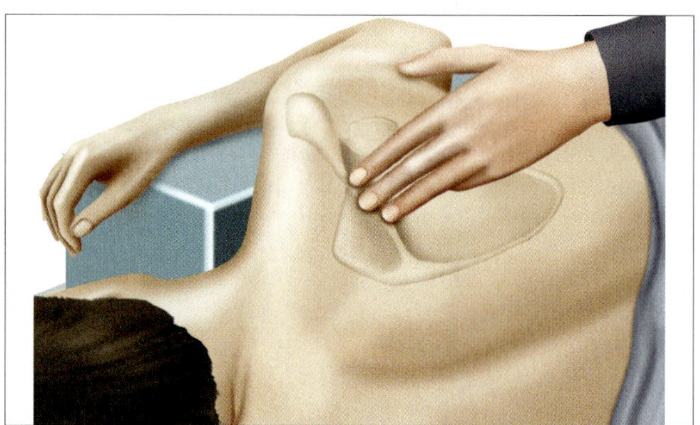

Abb. 4.197 Palpation Spina scapulae.

M. trapezius, Pars ascendens

▸ **Abb. 4.198**

Am medial-kaudalen Rand der Spina scapulae befindet sich der Ansatz der Pars ascendens musculi trapezii. Um diesen zu palpieren, werden die Finger direkt kaudal davon angelegt und beginnen etwa in der Mitte der Spina. An dem Rand entlang und von lateral nach medial werden die Palpierfinger quer zum Faserverlauf verschoben. Außerdem wird der Muskel im weiteren Verlauf bis zum 12. Brustwirbel flächig mit allen Fingern einer Hand sowohl quer als auch längs abpalpiert.

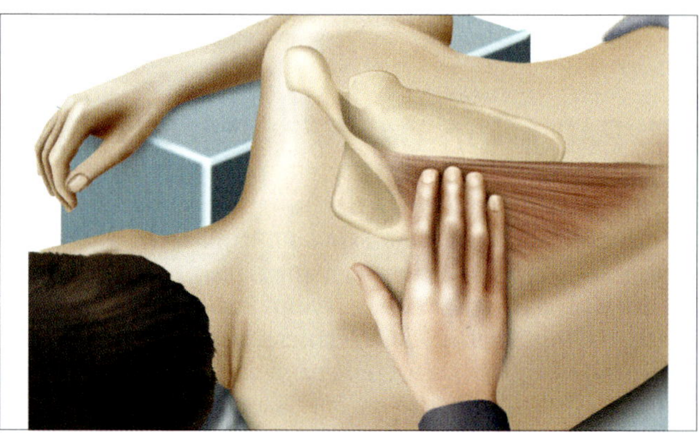

Abb. 4.198 Palpation M. trapezius, Pars ascendens.

M. deltoideus, Pars spinalis

▸ **Abb. 4.199**

Am lateralen Drittel der Spina scapulae und ihrem kaudalen Rand befindet sich das Ursprungsareal der Pars spinalis des M. deltoideus. Dieser Bereich wird von medial nach lateral bis zum dorsalen Akromioneck mit den Fingerspitzen abpalpiert. Der weitere Verlauf der Pars spinalis wird flächiger palpiert.

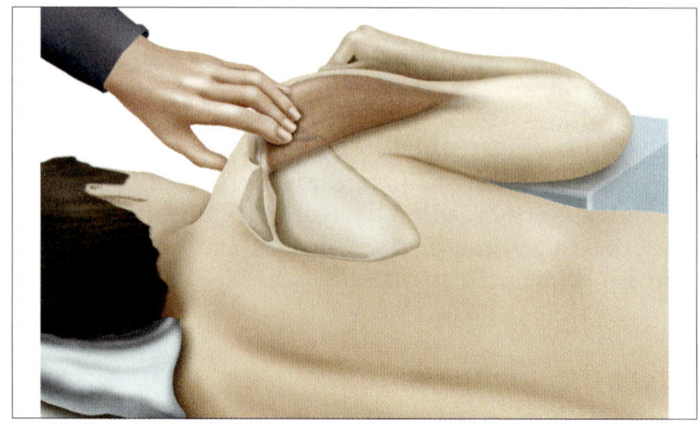

Abb. 4.199 Palpation M. deltoideus, Pars spinalis.

M. trapezius, Pars transversa

▸ Abb. 4.200

Die gesamte kraniale Kante der Spina scapulae dient der Pars transversa musculi trapezii als Ansatz. Hier wird der kraniale Rand von medial nach lateral abpalpiert.

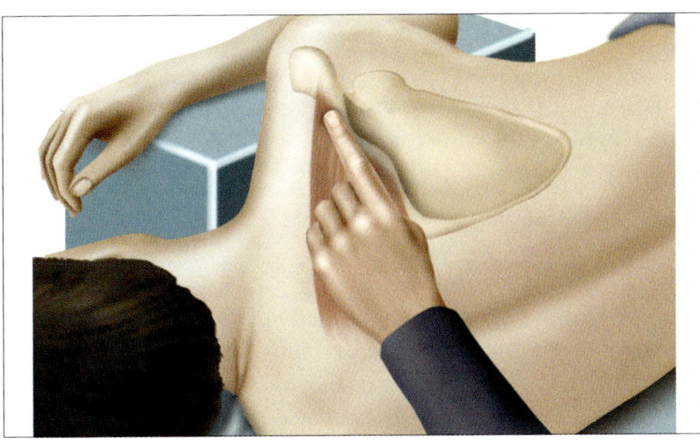

Abb. 4.200 Palpation M. trapezius, Pars transversa.

Fossa supraspinata

Oberhalb der Spina scapulae befindet sich eine Mulde, die vom M. supraspinatus ausgefüllt ist.

M. supraspinatus

▸ Abb. 4.201

In der Fossa supraspinata erfolgt die Palpation des Muskels durch den M. trapezius hindurch. Erst bei der Anspannung in Richtung Abduktion aus der Neutral-Null-Position sind die tiefer gelegenen Fasern des M. supraspinatus deutlicher zu identifizieren. Mit viel Druck werden die Finger oberhalb der Spina scapulae und quer zum Faserverlauf von kranial nach kaudal über den Muskel geführt. Er ist als runde feste Struktur zu fühlen.

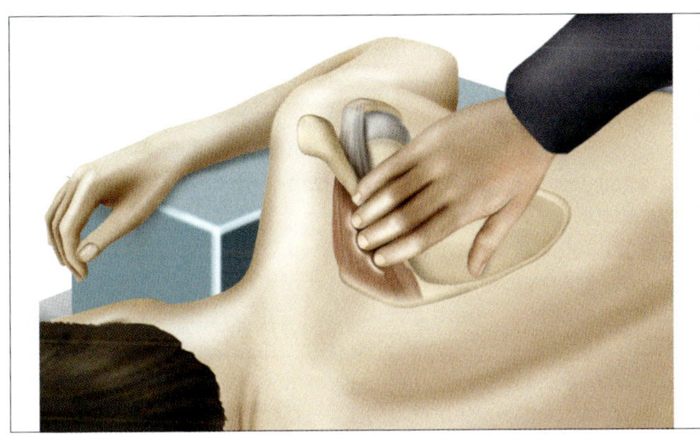

Abb. 4.201 Palpation M. supraspinatus in der Fossa supraspinata.

Der Muskel-Sehnen-Übergang des M. supraspinatus befindet sich in Höhe des vom kranialen Rand der Spina scapulae und der dorsalen Kante der Clavicula gebildeten Winkels. Um an den Übergang zu kommen, wird mit einer Fingerspitze Druck nach kaudal ausgeübt (▸ **Abb. 4.202**).

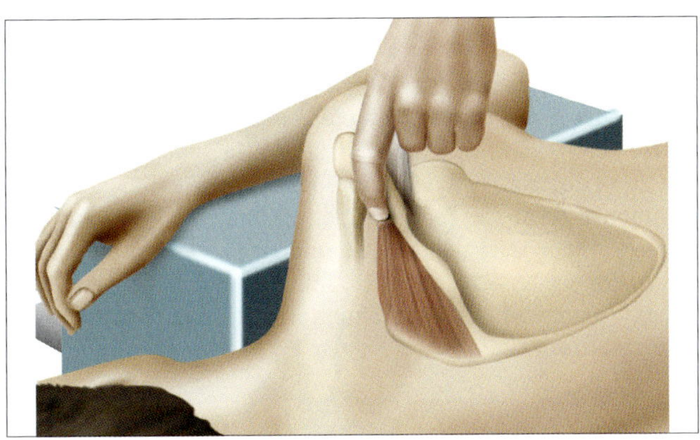

Abb. 4.202 Palpation Muskel-Sehnen-Übergang im M. supraspinatus.

PRAXISTIPP

Bei einer Ruptur der Sehne des M. supraspinatus lässt sich in der Fossa supraspinata bei der Anspannung in Richtung Abduktion keine Muskelkontraktion fühlen. Bei länger bestehender Ruptur ist sogar eine leichte Kuhle sichtbar.

Fossa infraspinata

Die Fossa infraspinata befindet sich unmittelbar kaudal der Spina scapulae und wird vom M. infraspinatus eingenommen.

M. infraspinatus

▶ Abb. 4.203, ▶ Abb. 4.204

Mehrere Finger liegen unterhalb der Spina scapulae auf dem Muskel und verschieben sich quer zum Faserverlauf von kranial-medial nach kaudal-lateral. Der Muskel wird nach lateral verfolgt und lässt sich direkt kaudal des dorsalen Akromionecks und weiter lateral davon bis zum Tuberculum majus palpieren.

Zur besseren Darstellung des gesamten Verlaufs wird der Muskel in Dehnstellung gebracht. Dazu dient folgende Ausgangsstellung: Der Patient sitzt und legt seine Hand auf die gegenüberliegende Schulter, wo sie der Untersuchende festhält. Diese Flexion- Adduktion-Innenrotation bringt die mittlere Facette des Tuberculum majus nach kaudal und lateral. Außerdem wird der Muskel durch die Dehnung fester und ist vor allem distal besser zu identifizieren. Die Orientierung geht vom dorsalen Akromioneck aus: etwa 2 Querfinger nach kaudal ist die Sehne als harter Strang zu fühlen, hier zieht sie über den Gelenkspalt. Sie wird um weitere 2 Querfinger nach lateral verfolgt, bis die knöcherne Struktur und damit die Insertion fühlbar ist. Die richtige Lokalisation lässt sich durch Anspannen in Richtung Außenrotation bestätigen. Die Insertion ist etwa 2 – 3 cm breit.

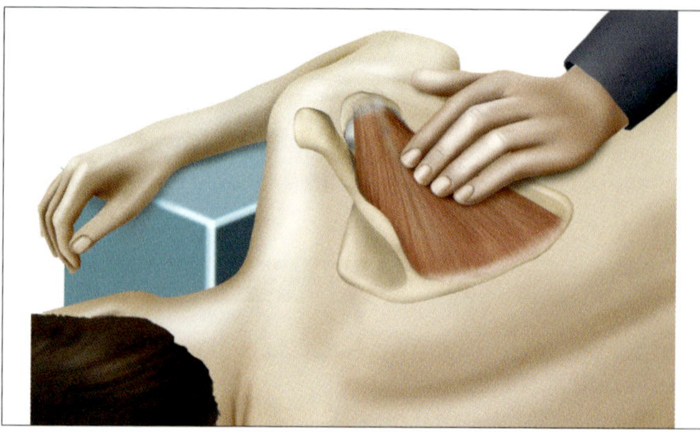

Abb. 4.203 Palpation M. infraspinatus in der Fossa infraspinata.

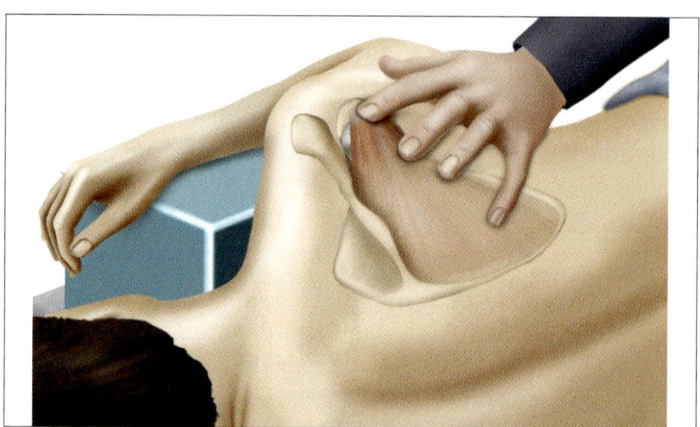

Abb. 4.204 Palpation M. infraspinatus im Verlauf.

M. teres minor

▶ Abb. 4.205

Unmittelbar kaudal des M. infraspinatus kann der M. teres minor in der Fossa infraspinata palpiert werden. Das Vorgehen ist wie beim M. infraspinatus. Um seinen Verlauf bis zur Insertion zu verfolgen, wird der Arm ebenfalls in Flexion-Adduktion-Innenrotation gelagert. Der Verlauf und die Insertion des M. teres minor lässt sich an der unteren Facette des Tuberculum majus weiter kaudal des M. infraspinatus palpieren. Eine genaue Abgrenzung beider Sehnen ist hier nicht möglich, da sie verwachsen sind.

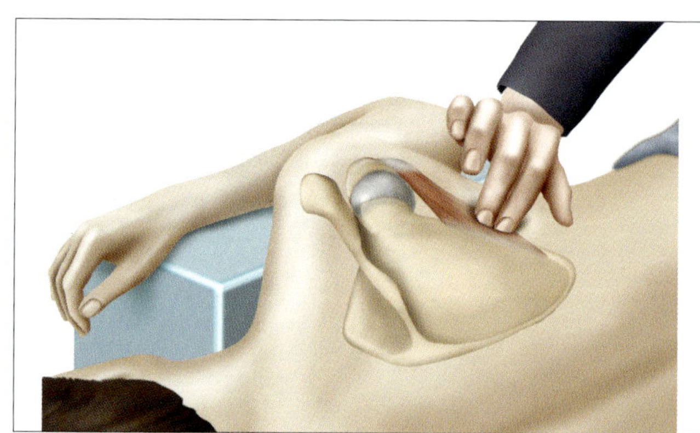

Abb. 4.205 Palpation M. teres minor im Verlauf.

Margo medialis

▶ Abb. 4.206

Die mediale Kante der Scapula, **Margo medialis,** verläuft fast vertikal. Von medial her wird auf der Kante palpiert, um sie zu lokalisieren. Hier setzen die Mm. rhomboidei an. Die Margo ist gut nach kaudal zu verfolgen; nach kranial wird es etwas schwierig, da hier die Scapula nach ventral abkippt.

Vom Patienten aktiv ausgeführte kleine Bewegungen der Scapula in Richtung Protraktion und Retraktion bestätigen die richtige Lokalisation.

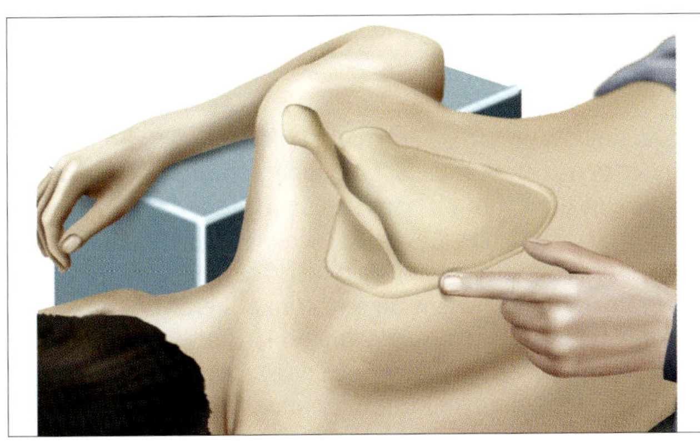

Abb. 4.206 Palpation Margo medialis.

Mm. rhomboidei

▶ Abb. 4.207

Besondere Bedeutung hat die Insertion an der Margo medialis, da sich direkt am Rand häufig Triggerpunkte als umschriebene schmerzhafte Verhärtungen finden. Die Palpation mit Zeige- und Mittelfinger erfolgt von kranial nach kaudal unmittelbar an der Margo medialis entlang.

Im weiteren Muskelverlauf werden die Mm. rhomboidei flächig zwischen der Scapula und der Wirbelsäule palpiert, und zwar von kranial-lateral nach kaudal-medial und damit quer zum Faserverlauf. Die Muskelfasern liegen oberflächlich und lassen sich bis zu den Procc. spinosi der unteren HWS verfolgen.

Indem die Scapula schräg nach kranial-medial in Richtung Hinterhaupt gezogen wird, bestätigt die Spannungszunahme die richtige Lokalisation der Muskeln.

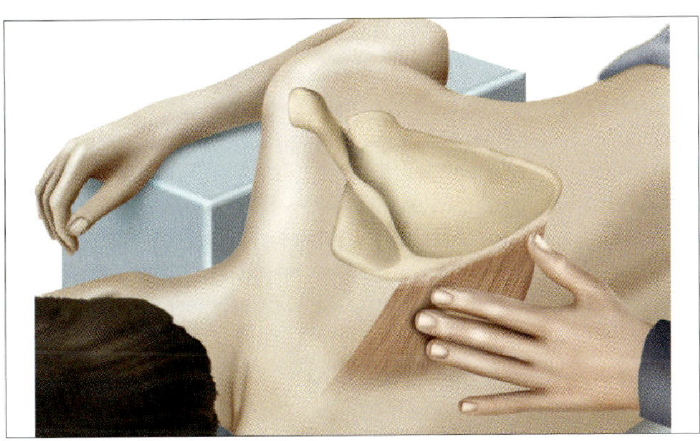

Abb. 4.207 Palpation Mm. rhomboidei.

Angulus superior scapulae

► Abb. 4.208

Der Angulus superior ist die kraniale Kante der Scapula und befindet sich etwa in Höhe der 2. Rippe. Er weist nach kranial-ventral und wird vom M. trapezius überlagert, der hier häufig hyperton ist. Deshalb ist es etwas schwieriger, ihn zu finden. Zur besseren Identifizierung legt der Therapeut seine Hand von kranial kommend um diesen Winkel herum. Dann wird der Patient aufgefordert, sein Schulterblatt minimal nach kranial und kaudal zu verschieben, sodass durch die Bewegung der Druck gegen die Hand zunimmt und wieder verschwindet. Hier setzt der M. levator scapulae an.

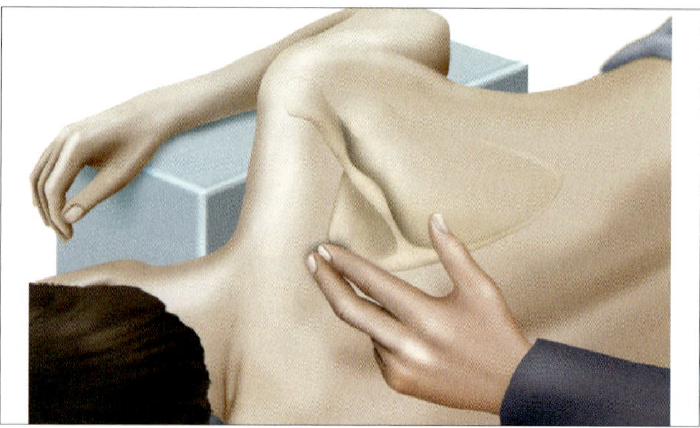

Abb. 4.208 Palpation Angulus superior scapulae.

M. levator scapulae

► Abb. 4.209

Der Muskel wird quer zum Faserverlauf oberhalb des Angulus mit viel Druck palpiert. Seine Insertion ist etwa 2 Querfinger breit. Beim Hochziehen der Scapula in Richtung Okziput ist die Anspannung im Muskel deutlich zu fühlen und bestätigt damit die Lokalisation. Seine Muskelfasern werden so weit wie möglich nach kranial-medial zu den oberen 4 Querfortsätzen der HWS verfolgt. Meist wird es im kranialen Abschnitt schwierig, da er von den langen Nackenmuskeln überlagert ist.

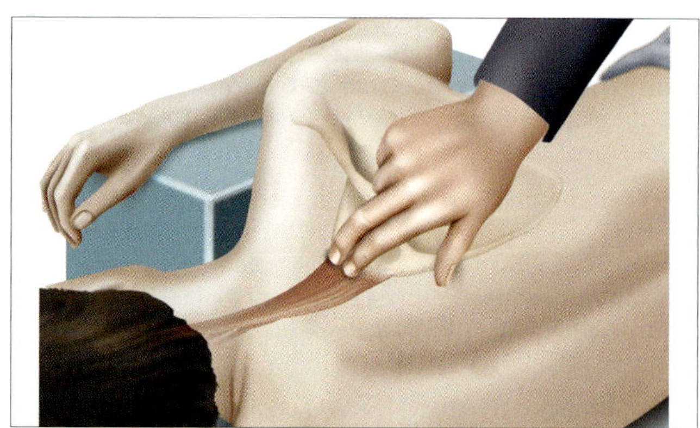

Abb. 4.209 Palpation M. levator scapulae.

M. trapezius, Pars descendens

► Abb. 4.210

Die Pars descendens bildet über dem Angulus superior einen dicken Wulst. Von der Protuberantia occipitalis externa und der Linea nuchae superior in Richtung laterale Clavicula formt der M. trapezius, Pars descendens die Schulterlinie. Der wulstige Rand kann mit der ganzen Hand umfasst und in einer Art Knetung sein Spannungszustand beurteilt werden.

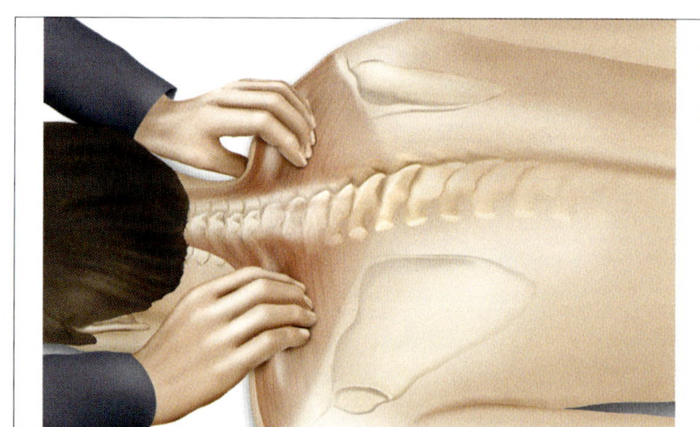

Abb. 4.210 Palpation M. trapezius, Pars descendens.

Angulus inferior scapulae

▶ Abb. 4.211

Am kaudalen Ende der Margo medialis befindet sich der Angulus inferior. Dieser Winkel lässt sich gut palpieren, da nur wenig Muskulatur darüber verläuft. Wenn er mit Daumen und Zeigefinger umfasst wird, und der Patient eine Flexion oder Abduktion durchführt, kann das Schwenken des Angulus nach lateral gefühlt werden. Hier entspringt der M. teres major.

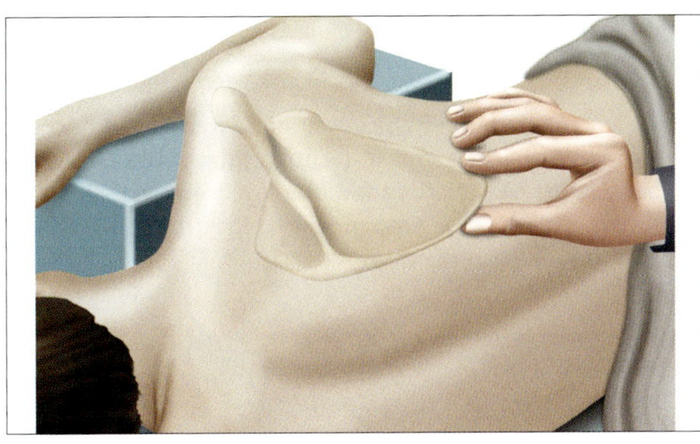

Abb. 4.211 Palpation Angulus inferior scapulae.

M. teres major

▶ Abb. 4.212

Am Angulus inferior und entlang der Margo lateralis in Richtung dorsale Axilla kann der M. teres major verfolgt werden. Er wird sowohl längs als auch quer zum Faserverlauf palpiert. Bei Anspannung in Richtung Innenrotation kommt er besser heraus und ist in der dorsalen Axilla als viereckiges festes Polster zu identifizieren.

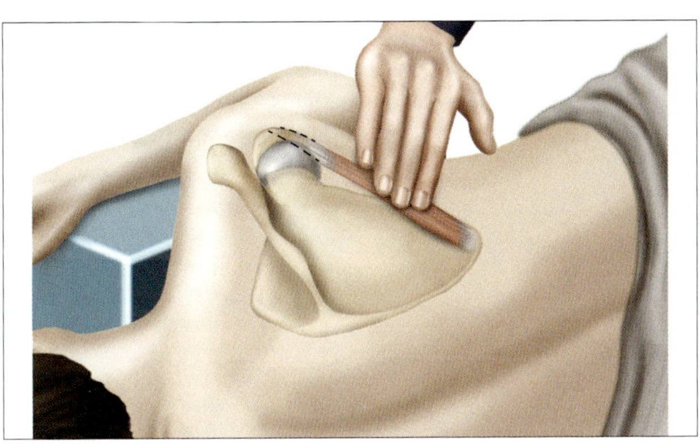

Abb. 4.212 Palpation M. teres major.

Margo lateralis

Vom Angulus inferior nach lateral-kranial geht die Margo lateralis ab. Sie ist nicht gut zu palpieren, da einige Muskeln über dieser Kante liegen. Es empfiehlt sich, kleine Bewegungen mit der Scapula nach medial und lateral durchzuführen, um den Rand zu identifizieren.

M. latissimus dorsi

▶ Abb. 4.213

Der M. latissimus dorsi ist an der Bildung der dorsalen Axilla beteiligt. Sein kranialer Rand kann hier palpiert werden. Um seinen Spannungszustand zu beurteilen, wird er mit dem Packegriff in der dorsalen Axilla gefasst und nach dorsal und ventral verschoben.

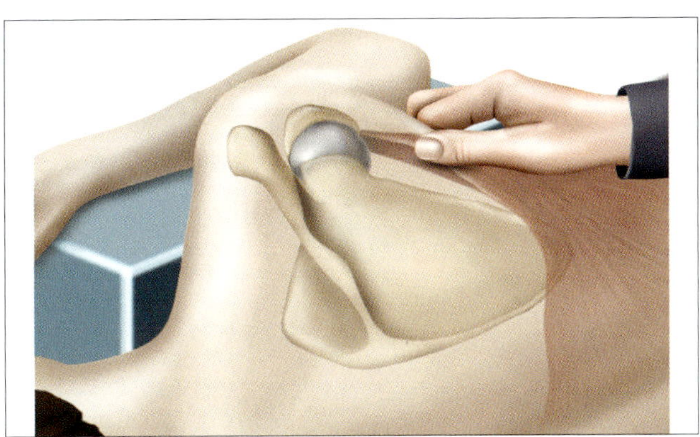

Abb. 4.213 Palpation M. latissimus dorsi.

M. serratus anterior

► Abb. 4.214

Seitlich am Thorax bis in Höhe der 9. Rippe werden die flachen Fingerspitzen aufgelegt und in Richtung Margo lateralis verschoben. Da der M. serratus anterior ein sehr flächiger Muskel ist, kommt er durch eine Anspannung in Richtung Außenrotation der Scapula besser heraus.

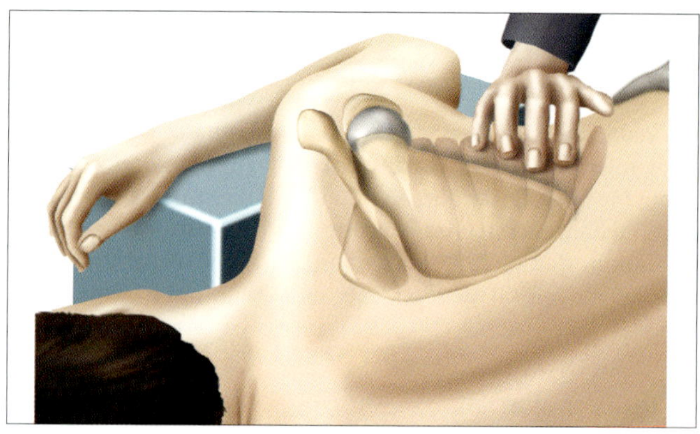

Abb. 4.214 Palpation M. serratus anterior.

Facies costalis

► Abb. 4.215

Der laterale Teil der Facies costalis ist bei maximaler Flexion oder Abduktion zu erfassen. Er schwenkt nach außen und entfernt sich vom Thorax. So ist ein Teil des M. subscapularis der Palpation zugänglich.

Um von medial an die Facies costalis zu kommen, werden die Fingerspitzen von der Margo medialis unter die Scapula geschoben. Dabei sollte der Arm in Innenrotation liegen.

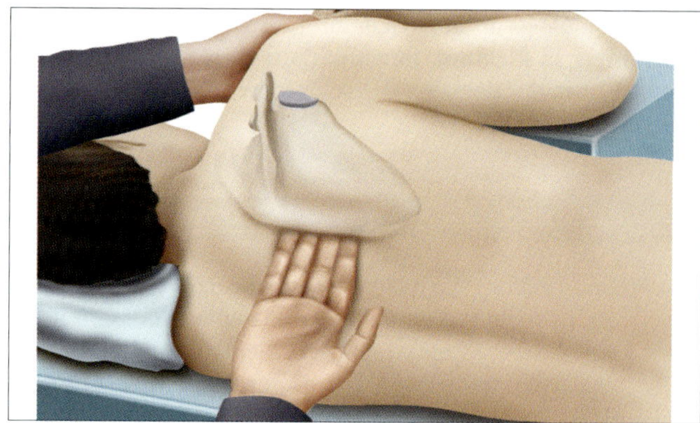

Abb. 4.215 Palpation Facies costalis.

4.7.2 Lateraler Schulterbereich

Acromion

▸ Abb. 4.216

Am lateralen Ende der Spina scapulae ist eine scharfe Kante zu palpieren, das dorsale Akromioneck. Von dort nach ventral gehend, wird die laterale Kante des Akromions mit einem Finger abpalpiert, um Veränderungen am Ursprungsareal der Pars acromialis des M. deltoideus zu finden. Diese Kante verläuft nicht gerade, sondern ist uneben. Zu ihrer Identifizierung werden 1 – 2 Finger im rechten Winkel dazu angelegt.

Nach ventral hin endet das Acromion etwas runder, weshalb sich die Kante nicht klar feststellen lässt. Bei einer Traktion des Armes nach kaudal kommt sie deutlicher heraus und ist damit besser tastbar. Das Acromion dient als Orientierungshilfe zum Auffinden von knöchernen und Weichteilstrukturen in dieser Umgebung.

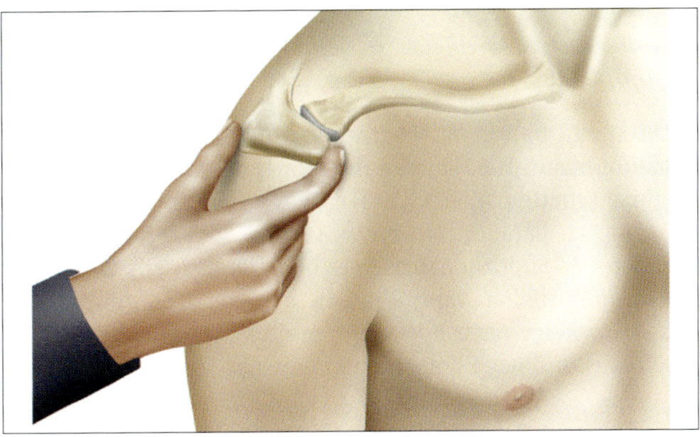

Abb. 4.216 Palpation Acromion.

M. deltoideus, Pars acromialis

▸ Abb. 4.217

Der Palpierfinger wird parallel zum Acromion direkt an der Kante angelegt und palpiert quer zum Muskelfaserverlauf. Von hier ziehen Fasern des M. deltoideus nach lateral-distal. Im weiteren Verlauf sind in der Regel seine Zwischensepten als verhärtete Stränge zu fühlen, was leicht mit einem Hartspann im Muskel verwechselt werden kann. Am medialen Rand der Pars acromialis lässt sich ein deutlicher Spalt als Abgrenzung zur Pars clavicularis fühlen.

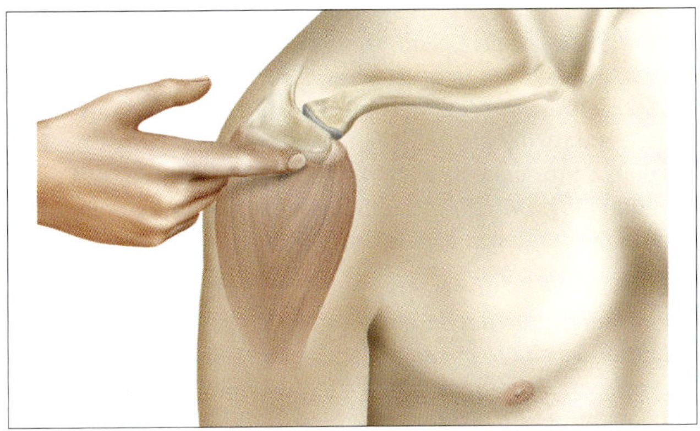

Abb. 4.217 Palpation M. deltoideus, Pars acromialis.

Tuberositas deltoidea

▸ Abb. 4.218

Die Insertion des M. deltoideus liegt 1,5 Handbreit von der lateralen Akromionkante entfernt am proximalen lateralen Humerus. Sie ist gut zu finden, wenn der Arm gegen Widerstand abduziert wird, da die Kontur des distalen M. deltoideus deutlich abzugrenzen ist. Zwischen Haut und Insertion gibt es eine kleine Bursa, die anschwellen kann.

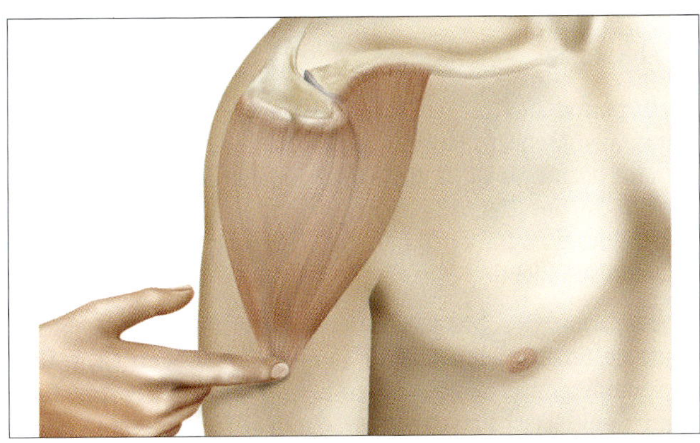

Abb. 4.218 Palpation: Tuberositas deltoidea.

Subakromialer Gleitraum

▸ Abb. 4.219

Da der Gleitraum bei herabhängendem Arm nicht palpiert werden kann, wird er in ca. 60° Abduktion eingestellt und die palpierenden Fingerspitzen von lateral unter das Acromion geschoben. Allerdings hat das Hineinschieben wegen des engen Raumes Grenzen. Beurteilt werden die Schmerzhaftigkeit und eine Schwellung, die den Raum einengt und damit die Gleitfähigkeit des Armes bei Bewegungen behindert.

Während der Palpation mit den soweit wie möglich im subakromialen Gleitraum liegenden Fingern wird der Arm leicht in Richtung Abduktion und Adduktion bewegt. Dadurch lässt sich die Gleitfähigkeit der Strukturen in diesem Raum besser beurteilen.

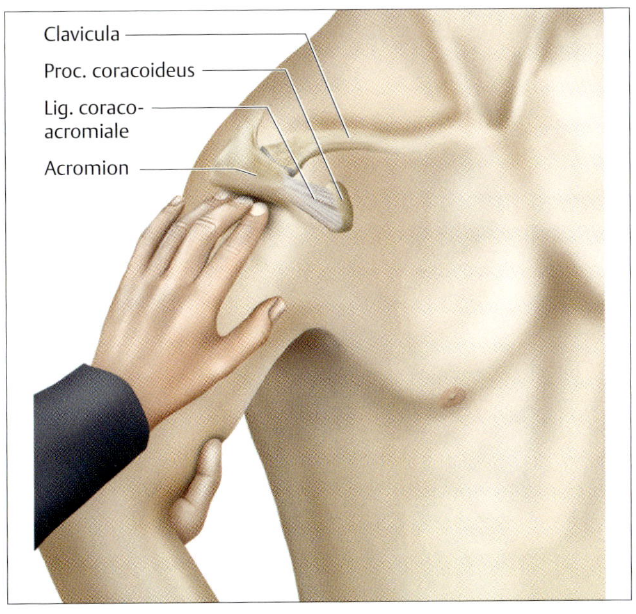

Abb. 4.219 Palpation subakromialer Gleitraum.

Tuberculum majus

▸ Abb. 4.220

Direkt lateral und etwas ventral vom Acromion liegt das Tuberculum majus. Hier können die Sehneninsertionen der Rotatorenmanschette palpiert werden. Dies erfolgt in der Regel mit 1 – 2 Fingern parallel und etwas ventral vom Acromion. Die Insertion der Supraspinatussehne befindet sich am weitesten ventral unmittelbar ventral-lateral des vorderen Akromionecks. Dann folgt nach dorsal die breite Insertion des M. infraspinatus und nach dorsal-kaudal die des M. teres minor.

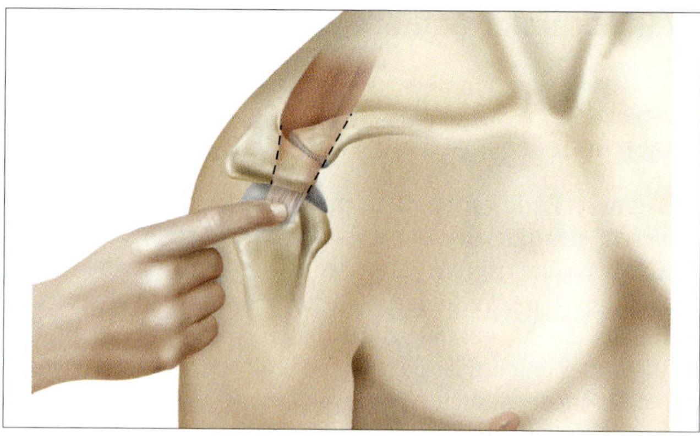

Abb. 4.220 Palpation ventrale Facette des Tuberculum majus.

Kritische Zone des M. supraspinatus

▸ Abb. 4.221

Um die Stelle zu erreichen, die sich häufig degenerativ verändert, wird der Arm in Extension eingestellt. Dadurch verschiebt sich die vordere Facette des Tuberculum majus nach ventral, sodass die kritische Zone ventral und minimal medial vor dem Akromioneck liegt. Der Ansatzbereich ist ca. 1 cm breit und lang. Durch Anspannung des Armes in Richtung Abduktion bestätigt sich die richtige Stelle.

Als Alternative kann der Arm auf dem Rücken abgelegt werden, wodurch zu einer Extension eine maximale Innenrotation kommt und sich die kritische Zone zusätzlich weiter nach medial verlagert. Allerdings erzielen Patienten mit einer Schulterproblematik selten 95° Innenrotation.

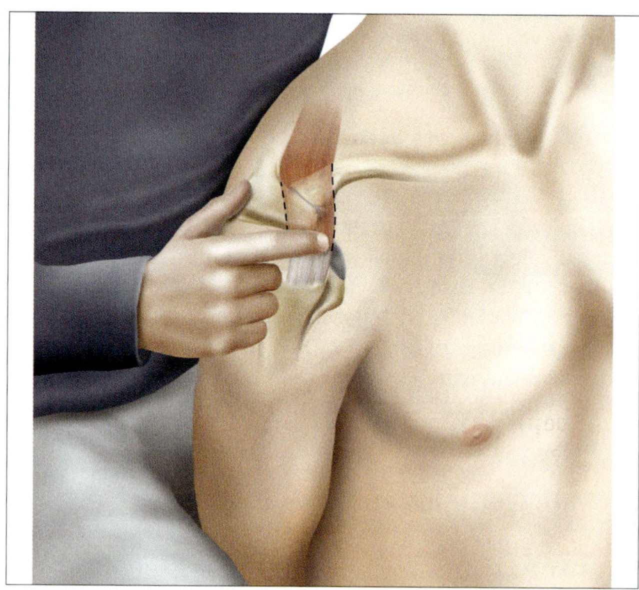

Abb. 4.221 Palpation kritische Zone des M. Supraspinatus.

M. triceps brachii, Caput longum

▸ Abb. 4.222

Die Palpation des langen Trizepskopfes geht vom seitlichen Thorax aus. Mehrere Finger werden flach auf den Thorax gelegt und nach kranial in Richtung kaudalem Labrumrand verschoben. In der Tiefe der Axilla ist der lange Kopf als fester runder Strang zu fühlen, da er vom Tuberculum infraglenoidale nach distal zieht.

Die Palpation des Muskelbauchs erfolgt mit der gesamten Hand. Sie umgreift ihn und führt einen knetenden Griff aus, um seinen Spannungszustand zu beurteilen. Auf der dorsalen Oberarmseite lässt sich der M. triceps bei Anspannung in Richtung Ellenbogenextension bis zum Ellenbogen verfolgen. Zum Beurteilen von Veränderungen an der Insertion wird am Olekranon quer zum Faserverlauf palpiert, also von medial nach lateral.

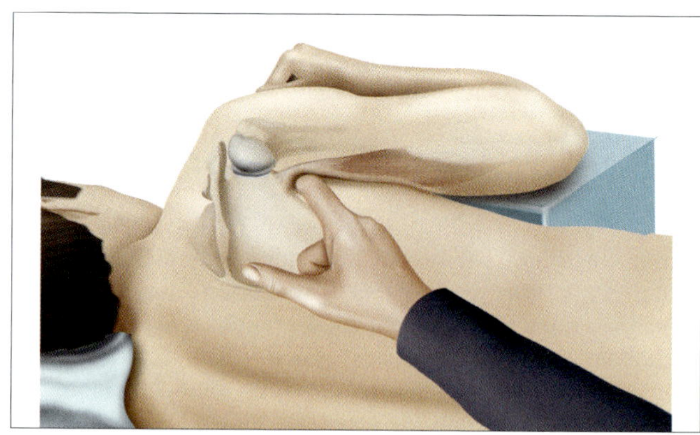

Abb. 4.222 Palpation M. triceps brachii, Caput longum.

4.7.3 Ventraler Schulterbereich

Tuberculum minus

► Abb. 4.223

Unmittelbar kaudal und etwas medial des ventralen Akromionecks liegt das Tuberculum minus. Es ist als eine oval geformte Erhebung zu palpieren, die im proximalen Bereich breit ist und sich nach distal verschmälert. Dadurch hat es die Form einer auf dem Kopf stehenden Birne und eine Länge von etwa 2 Querfingern. Am medialen Rand können die Fasern des M. subscapularis palpiert werden.

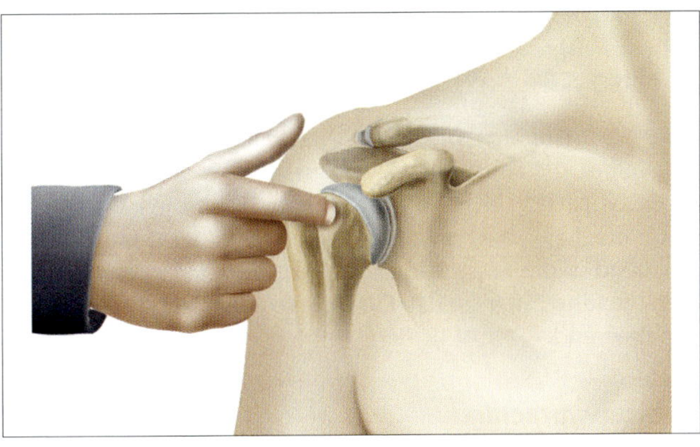

Abb. 4.223 Palpation Tuberculum minus.

M. subscapularis

► Abb. 4.224

Die Sehne des M. subscapularis wird mit den Fingern direkt medial am Tuberculum minus und quer zum Faserverlauf palpiert. Bei Anspannung in Richtung Innenrotation ist die Zunahme der Spannung fühlbar. Die kranialen Fasern verlaufen horizontal, weshalb die Palpation von kaudal nach kranial erfolgt. Bei den kaudalen Fasern werden die Palpierfinger schräg angesetzt, da diese Fasern von kaudal-medial an das Tuberculum heranziehen.

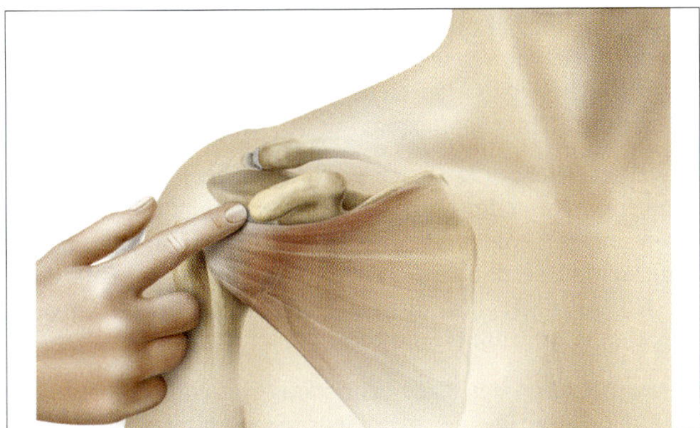

Abb. 4.224 Palpation M. subscapularis.

Sulcus intertubercularis

► Abb. 4.225

Lateral des Tuberculum minus befindet sich der Sulcus intertubercularis. Er ist nicht als deutliche Rinne zu tasten, da er von der Sehne des langen Bizepskopfes ausgefüllt ist. Durch passive Außen- und Innenrotationsbewegungen können jeweils die Ränder von Tuberculum minus und majus und die runde Bizepssehne dazwischen gefühlt werden. Im kranialen Bereich laufen das Lig. transversum und Sehnenanteile des M. subscapularis über den Sulkus. Aus diesem Grund muss hier die Palpation mit etwas mehr Druck erfolgen.

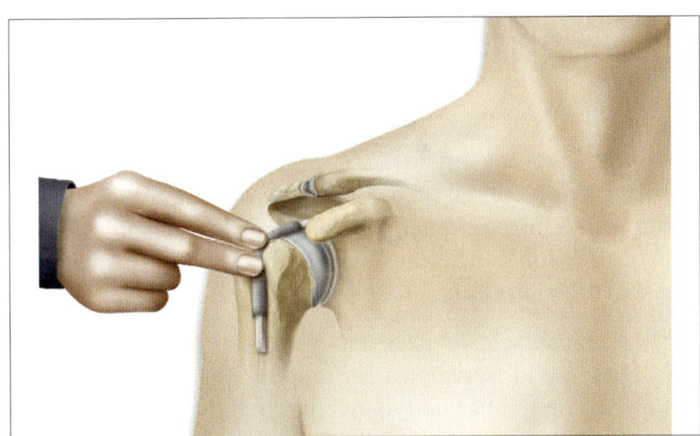

Abb. 4.225 Palpation Sulcus intertubercularis.

Proc. coracoideus

► Abb. 4.226

Unter dem lateralen Drittel der Clavicula ist eine Vertiefung ausgebildet, die Fossa infraclavicularis bzw. Moorenheim-Grube. Sie wird lateral vom M. deltoideus und medial vom M. pectoralis major begrenzt. Der Palpierfinger wird von kranial kommend in die Fossa infraclavicularis gelegt und etwas nach lateral geführt. Hier ist der Proc. coracoideus als dicker Wulst zu palpieren.

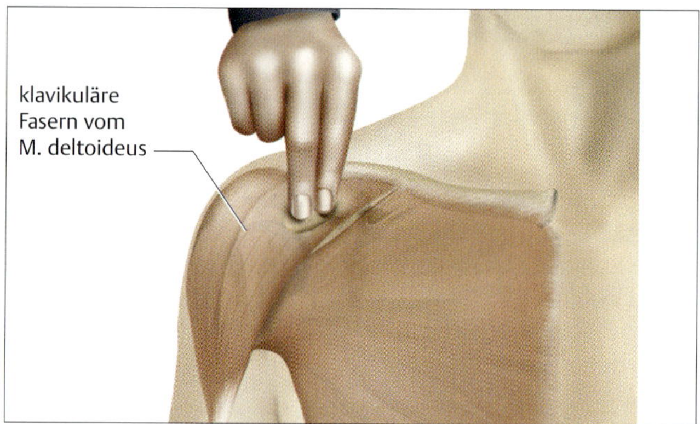

Abb. 4.226 Palpation Proc. coracoideus.

M. biceps brachii

► Abb. 4.227

Von der Spitze des Proc. coracoideus zieht das Caput breve des M. biceps brachii nach kaudal-lateral. Bei einer Palpation von lateral nach medial direkt unter der Spitze des Proc. coracoideus ist die runde Sehne gut zu identifizieren. Zur Bestätigung der richtigen Lokalisation dient die Anspannung des Muskels in Richtung Ellenbogenflexion.

Im weiteren Verlauf lässt sich der Muskelbauch des gesamten M. biceps etwa in der Mitte des Oberarms mit einer Hand gut fassen und mit einem Knetgriff sein Spannungszustand beurteilen. Seine Insertion an der Tuberositas radii ist der Palpation nur schwer zugänglich. Sie wird von dorsal bei maximaler Pronation durchgeführt (siehe Kap. 5).

Bei der Palpation der Bizepssehne am Proc. coracoideus kann diese mit Fasern des M. deltoideus verwechselt werden. Die Fasern des M. deltoideus liegen jedoch oberflächlicher als die des M. biceps und verlaufen schräger nach lateral, während der M. biceps eher nach distal zieht.

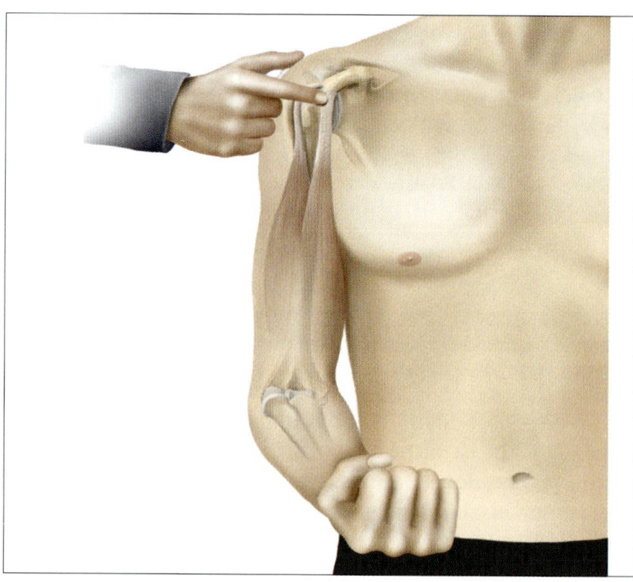

Abb. 4.227 Palpation M. biceps brachii, Caput breve.

M. coracobrachialis

► Abb. 4.228

An seinem Ursprung am Proc. coracoideus liegt der M. coracobrachialis direkt unter dem M. biceps brachii. Da er etwas breiter als die Bizepssehne ist, kann er medial davon palpiert werden. Die Differenzierung beider Muskeln sollte über die Ellenbogenflexion für den M. biceps erfolgen.

Der M. coracobrachialis zieht zur ventralen Axilla und dient den Gefäßen und Nerven als Leitmuskel. Die Leitungsbahnen sind als Strang fühlbar und manchmal sichtbar.

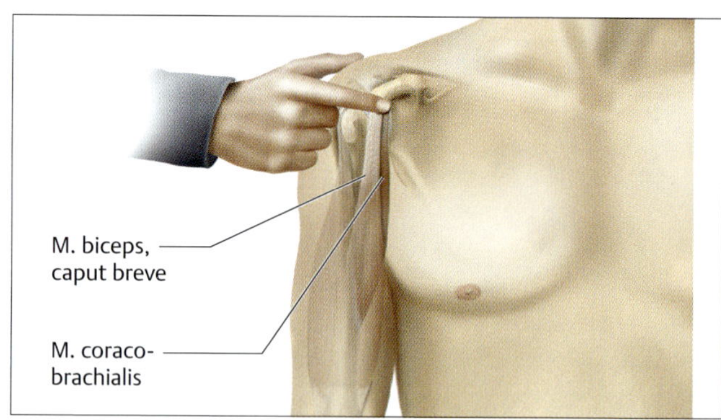

Abb. 4.228 Palpation M. coracobrachialis.

M. pectoralis minor

▶ Abb. 4.229

Der M. pectoralis minor zieht von kaudal-medial an den Proc. coracoideus heran. Um ihn zu palpieren, wird der Finger an die mediale Kante des Prozessus gelegt. Die Insertion ist etwa 1 Querfinger breit. Durch eine isometrische Anspannung in Richtung Schulterprotraktion wird der Muskel fest und kann dadurch besser identifiziert werden.

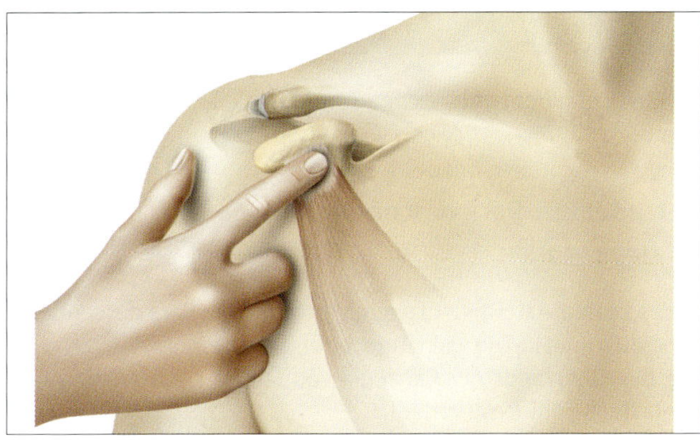

Abb. 4.229 Palpation M. pectoralis minor.

Lig. coracoacromiale

▶ Abb. 4.230

Vom kranial-lateralen Rand des Proc. coracoideus zieht das Band nach lateral-kranial zur ventralen Akromionkante. Der laterale Rand des Bandes ist sehr fest, weshalb es sich gut verfolgen lässt. Noch besser kommt dieser Rand heraus, wenn der Arm des Patienten nach kaudal gezogen wird, da dadurch der Raum zwischen Schulterdach und Humeruskopf größer wird.

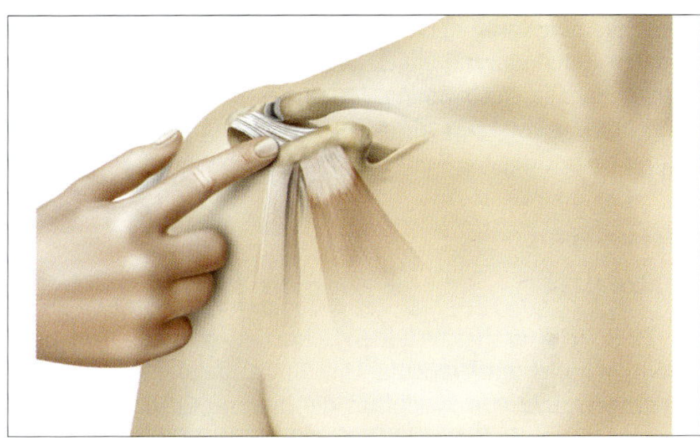

Abb. 4.230 Palpation Lig. coracoacromiale.

Lig. coracoclaviculare

▶ Abb. 4.231

Das Lig. trapezoideum ist das laterale der beiden korakoklavikulären Bänder und der Palpation zugänglich. Der Palpierfinger wird kranial-medial der Spitze des Proc. coracoideus und kaudal der Clavicula angelegt und von lateral nach medial verschoben. Es ist als eine feste flächige in Richtung Clavicula ziehende Struktur zu identifizieren.

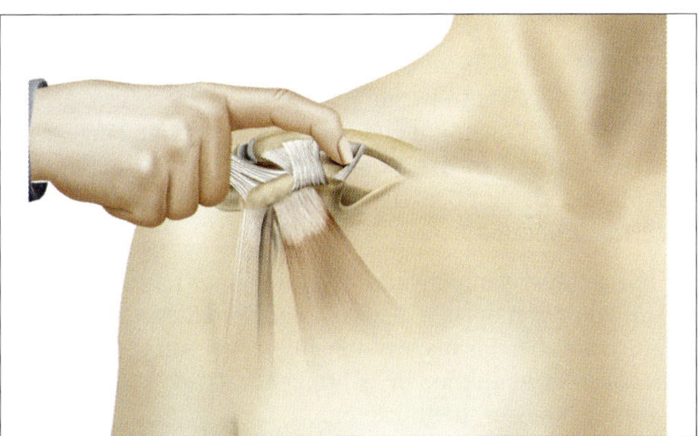

Abb. 4.231 Palpation Lig. coracoclaviculare.

Akromioklavikulargelenk

▶ Abb. 4.232

Etwa 1 Querfinger vom vorderen Akromioneck nach medial kann der ventrale Teil des Gelenkspalts des Akromioklavikulargelenks palpiert werden. Es handelt sich um eine kleine v-förmige Einbuchtung, die nach dorsal zeigt.

Für den genauen Gelenkverlauf muss auch der dorsale Teil des Gelenkspaltes aufgesucht und dazu der kraniale Rand der Spina scapulae nach lateral bis zur Clavicula verfolgt werden. Beide bilden ein knöchernes Dreieck, in dessen Spitze wieder eine kleine nach ventral gerichtete v-förmige Einbuchtung fühlbar ist. Durch Verbindung der 2 Einschnitte lässt sich der Gelenkverlauf bestimmen.

Bei normaler Stellung des Schultergürtels und der BWS verläuft der Gelenkspalt leicht schräg von dorsal-medial nach ventral-lateral. Kleine kreisende Bewegungen des Schultergürtels bestätigen die richtige Lokalisation.

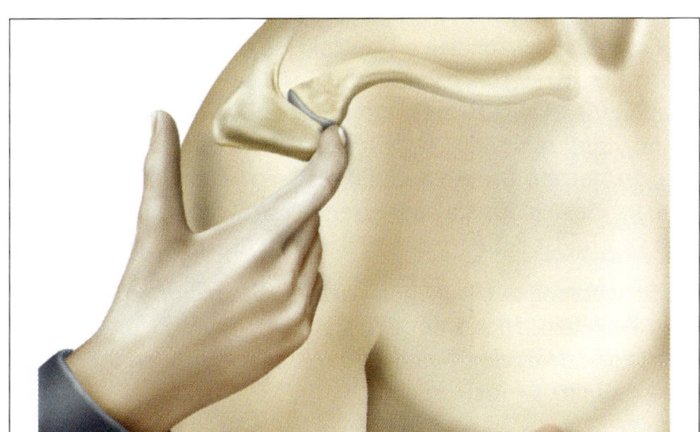

Abb. 4.232 Palpation Akromioklavikulargelenk.

Clavicula

Die Clavicula dient zahlreichen Muskeln als Insertion bzw. Ursprung.

M. trapezius, Pars descendens

▶ Abb. 4.233

An der kranial-lateralen Clavicula inseriert die Pars descendens musculi trapezii. Die Palpation erfolgt mit einem Finger entlang des Oberrands der Clavicula von lateral nach medial und damit quer zum Faserverlauf.

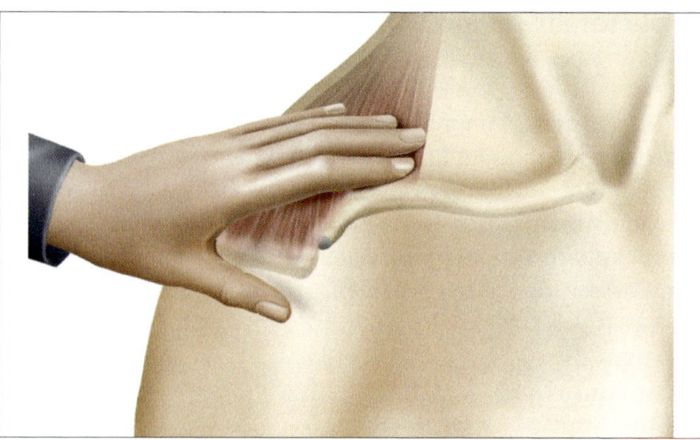

Abb. 4.233 Palpation M. trapecius, Pars descendens.

M. deltoideus, Pars clavicularis

Die Pars clavicularis musculi deltoidei entspringt an der lateralen kaudalen Kante der Clavicula. Der Palpierfinger wird am kaudalen Klavikularand angelegt und von medial nach lateral verschoben. Die Anspannung des Armes in Richtung Flexion-Innenrotation verstärkt die Muskelspannung und erleichtert die Identifizierung.

M. subclavius

▶ Abb. 4.234

Der M. subclavius besitzt einen schmalen Muskelbauch und verläuft parallel zur Clavicula. Um ihn zu palpieren, wird die Zeigefingerspitze von kaudal an die laterale Clavicula gelegt. Bei Anspannung in Richtung Depression ist er fühlbar.

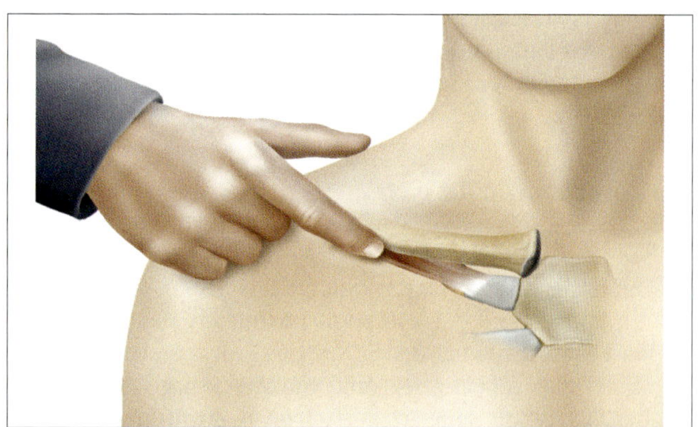

Abb. 4.234 Palpation M. subclavius.

M. pectoralis major

▶ Abb. 4.235

Der Muskel bildet die vordere Axilla. Zur Palpation dieses Bereichs wird der Arm in leichte Abduktion gelagert bzw. gehalten. Um seinen Ruhetonus zu beurteilen, liegen die Finger von ventral kommend in der Axilla und der Daumen außen auf dem Muskel. Beide üben etwas Druck aus und bewegen den Muskelrand hin und her.

Der übrige Muskelanteil wird flächig mit einer Hand in seinem Verlauf von der medialen Clavicula und vom Sternum in Richtung Crista tuberculi majoris abpalpiert. Bei Anspannung des Armes aus der Abduktion in Richtung Adduktion lässt sich der Muskel noch besser identifizieren.

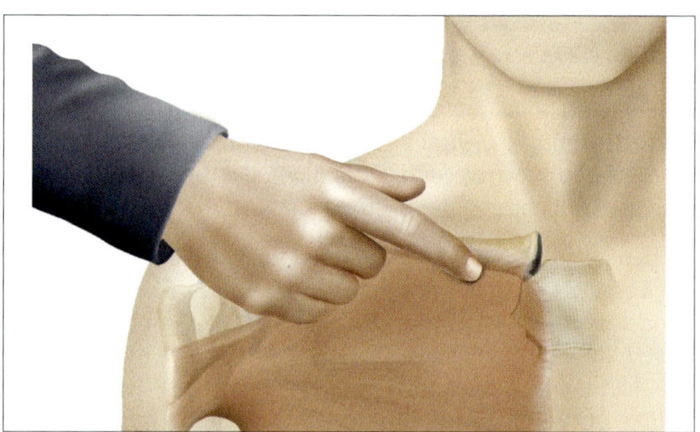

Abb. 4.235 Palpation M. pectoralis major.

M. sternocleidomastoideus

▶ Abb. 4.236

Am Oberrand der medialen Clavicula entspringt die Pars clavicularis des M. sternocleidomastoideus. Der Palpierfinger wird parallel zur Clavicula angelegt und der Patient aufgefordert, seinen Kopf zur anderen Seite zu drehen und zur gleichen Seite zu neigen. Die Anspannung ist sehr gut fühlbar, sodass die Pars clavicularis gut abgegrenzt werden kann. Vor allem nach ventral ist zur Pars sternalis eine deutliche Lücke fühlbar.

Zur Fortsetzung der Palpation nach medial bleibt die Anspannung bestehen. Hier kann der sternale Ursprung medial des Sternoklavikulargelenks und an der kranial-lateralen Sternumkante palpiert werden.

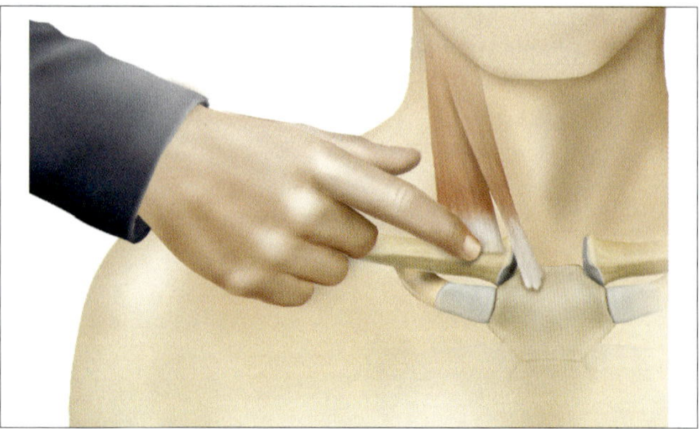

Abb. 4.236 Palpation M. sternocleidomastoideus.

Im weiteren Verlauf nach kranial-dorsal ist er am seitlichen Hals gut darstellbar. Auch sein breiter Ansatzbereich am Proc. mastoideus, der als markanter Knochenvorsprung dorsal des Ohrläppchens liegt, ist gut zu finden.

Sternoklavikulargelenk

▸ **Abb. 4.237**

Von der Incisura jugularis nach lateral wird das vorstehende sternale Klavikulaende palpiert. Seine kranialen zwei Drittel ragen in die Fossa jugularis, während am kaudal-medialen Drittel der Gelenkspalt fühlbar ist. Der Verlauf geht von kranial-medial nach kaudal-lateral.

Bei kleinen kreisenden Bewegungen des Schultergürtels können die Bewegungen der Extremitas sternalis palpiert werden, was bei der Identifizierung hilft.

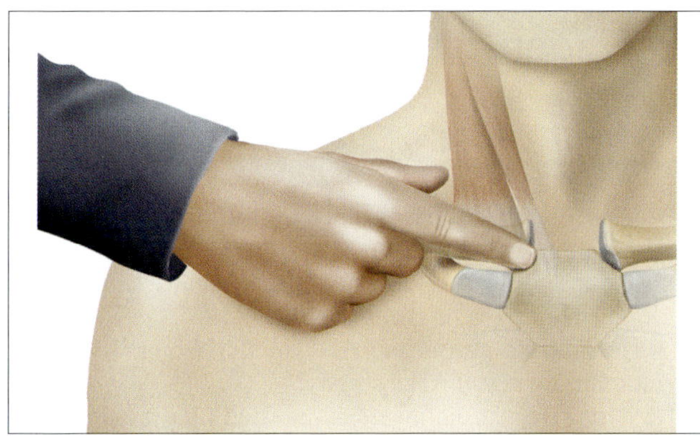

Abb. 4.237 Palpation Sternoklavikulargelenk.

Lig. costoclaviculare

▸ **Abb. 4.238**

Direkt lateral des Sternoklavikulargelenks wird diese Bandverbindung zwischen 1. Rippe und Clavicula palpiert.

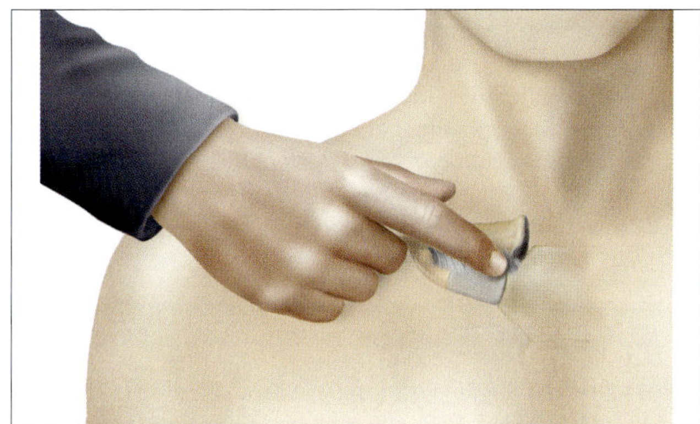

Abb. 4.238 Palpation Lig. costoclaviculare.

4.8 Fragen zum Kapitel Schulter

Humeroskapulargelenk

1. Gibt es am Schultergelenk einen CCD-Winkel? Bitte erklären!
2. Erklären Sie, warum die Ausrichtung der Gelenkpfanne von Bedeutung ist und wie sie steht!
3. Welche Strukturen begrenzen den subakromialen Gleitraum und wie viel Platz ist dort?
4. Erklären Sie, warum im subakromialen Gleitraum immer wieder Probleme auftreten!
5. Beschreiben Sie die Bursae subacromialis et subdeltoidea. Wo liegen sie und wie heißen die Schichten, an denen sie fixiert sind?
6. Beschreiben Sie die Funktionen der Bandstrukturen des Humeroskapulargelenks!
7. Durch eine Innenrotationskontraktur kann der Patient seinen Arm nicht maximal abduzieren! Begründen Sie das!
8. Was muss im Humeroskapulargelenk für eine problemlose maximale Abduktion des Armes alles funktionieren?
9. Was bedeutet humeroskapularer Rhythmus 1:2?

Schultergürtelgelenke

1. Beschreiben Sie die Position der Scapula auf dem Thorax!
2. Welcher Muskel kann die Stellung der Scapula auf dem Thorax in der Ansicht von lateral verändern? Erklären Sie, was normal ist und wie die Abweichung zustande kommt!
3. Die Außenrotation der Scapula ist ihre wichtigste Bewegung. Erklären Sie, warum sie so wichtig ist und was mit der Scapula passiert!
4. Welche Muskeln spielen bei der Außenrotationsbewegung der Scapula eine Rolle? Begründen Sie diese Rolle anhand des Verlaufs zur Achse!
5. Beschreiben Sie die skapulothorakale Gleitebene!
6. Beschreiben Sie die besondere Form des Sternoklavikulargelenks und welche Bedeutung diese Form für die Bewegungen der Clavicula in Richtung Elevation hat!
7. Was spielt sich im Schultergürtelbereich bei der maximalen Abduktion ab?

Muskulatur

1. Erklären Sie, welche Muskeln Sie zur Anspannung bringen müssen, um den subakromialen Gleitraum zu entlasten!
2. Was sind skapuläre Muskelschlingen? Welche Funktion haben sie? Wie viele gibt es? Wie setzten sie sich zusammen?
3. Aus welchen 3 Anteilen besteht der M. serratus anterior? Erklären Sie den Faserverlauf der verschiedenen Anteile! Welcher der 3 Anteile bewirkt die Außenrotation der Scapula? Begründen Sie warum! Weshalb entsteht bei der Lähmung dieses Anteils eine Scapula alata?
4. Welche Konsequenzen hat es für die Armbewegungen, wenn der M. levator scapulae „verkürzt“ ist? Wie erreichen Sie seine optimale Dehnung? Gibt es lange und kurze Fasern?
5. Beschreiben Sie den Verlauf der Pars descendens des M. trapezius! Erklären Sie anhand des Verlaufs, was die Pars transversa bei Punctum fixum an der Scapula macht!
6. Erklären Sie die Bedeutung des Ansatzes des M. subscapularis für die lange Bizepssehne?
7. Mit welchen Weichteilen ist der M. supraspinatus verwachsen? Erklären Sie, warum es zur Ruptur der Supraspinatussehne kommen kann und welche Konsequenzen das für die Armbewegungen hat!
8. Erklären Sie, warum der M. supraspinatus ein sogenannter Problemmuskel ist! Welche Bewegungskomponenten besitzt er in Neutral-Null-Position und welche verliert er bei zunehmender Abduktion? Erklären Sie, warum das so ist!
9. Bewirkt der M. infraspinatus Abduktion oder Adduktion? Erklären Sie! In welchem Bereich des Tuberculum majus setzt der Muskel an und wie verläuft er im Verhältnis zum Acromion?
10. Welche Muskeln sind neben dem M. teres major an 2 axillären Lücken beteiligt und welche Strukturen ziehen durch diese Lücken?

5 ELLENBOGEN

5 Ellenbogen

Das Ellenbogengelenk, ***Art. cubiti,*** setzt sich aus 3 Gelenken zusammen, die eine funktionelle Einheit bilden und von einer gemeinsamen Kapsel umhüllt sind (▸ **Abb. 5.1**):

- Art. humeroulnaris;
- Art. humeroradialis;
- Art. radioulnaris proximalis.

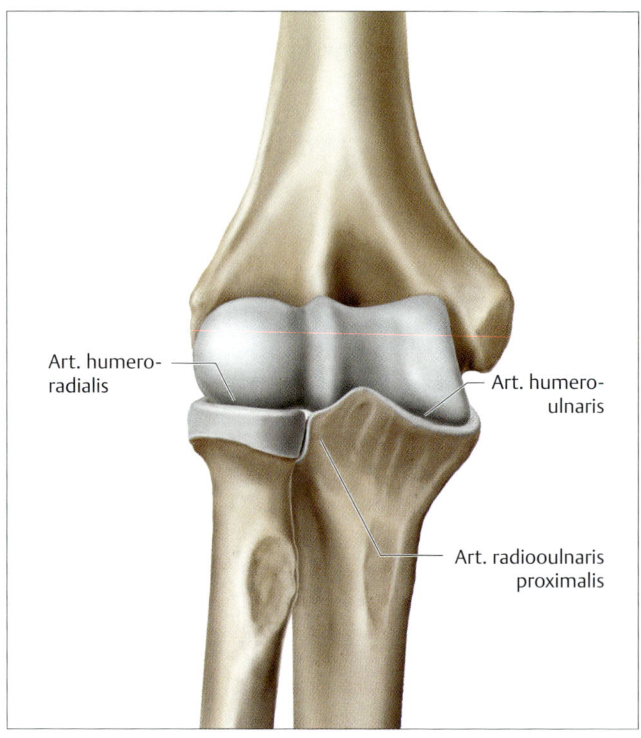

Abb. 5.1 Zusammensetzung des Art. cubiti.

5.1 Art. humeroulnaris

Da es sich um ein Scharniergelenk handelt, sind nur Flexions- und Extensionsbewegungen möglich.

5.1.1 Knöcherne Strukturen und Gelenkflächen

Humerus

▸ **Abb. 5.2**, ▸ **Abb. 5.3**

Die ***Trochlea humeri*** ist die Verbindung zur Ulna. Sie hat die Form einer liegenden Spule, die medial einen größeren Durchmesser aufweist als lateral. Dieser breitere mediale Teil der Trochlea nimmt besonders distal und dorsal zu. Eine sanduhrartige Einschnürung trennt beide Anteile. Die Ausrichtung der Rinne kann vor allem ventral unterschiedlich sein und kann z. B. senkrecht, nach proximal-medial oder proximal-lateral verlaufen. In der Ausrichtung von anterior nach posterior ist die Trochlea konvex, in der medialen-lateralen Ausrichtung plan geformt.

Proximal der Trochlea befindet sich ventral die ***Fossa coronoidea***, die in Flexionsstellung den Proc. coronoideus aufnimmt. Medial an der Trochlea bildet der Humerus einen deutlichen Vorsprung aus, den ***Epicondylus medialis humeri***. Er dient den Handflexoren als Ursprung. Von hier aus geht ein leistenartiger Rand, ***Crista supracondylaris medialis,*** nach proximal ab. Auf der Dorsalseite des Epicondylus liegt eine Rinne, ***Sulcus nervi ulnaris***, in der der N. ulnaris nach distal verläuft. Dorsal und proximal der Trochlea gibt es die wesentlich größere ***Fossa olecrani,*** die sehr tief und mit Fettgewebe ausgefüllt ist. In Extensionsstellung nimmt die Spitze des Olekranons die Fossa ein.

FUNKTIONELLER HINWEIS

Der größere mediale Durchmesser der Trochlea bedingt eine vermehrte Valgisierung der Ulna bei Extension. Die Ausrichtung der Rinne in der Trochlea kann Konsequenzen für die Endstellung bei der Flexion haben. Verläuft sie z. B. nach proximal-lateral, richtet sich der Unterarm bei Flexion etwas nach lateral aus.

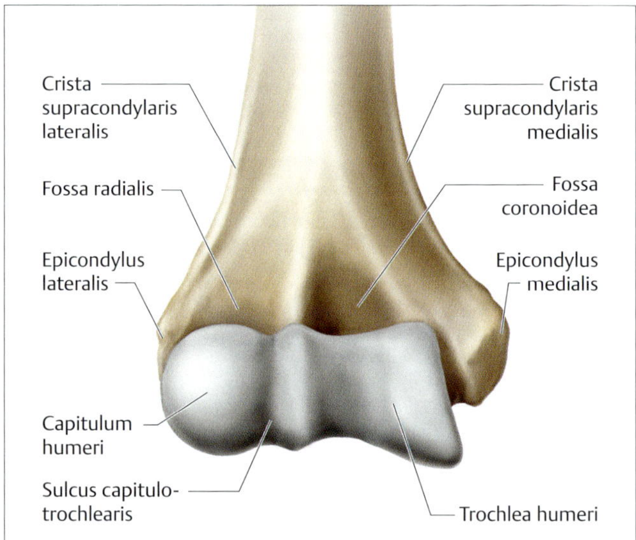

Abb. 5.2 Distaler Humerus, Ansicht von ventral.

Stellung des distalen Humerus

Retroversion

▶ Abb. 5.4

Proximales und distales Humerusende sind gegeneinander verdreht (Retroversion). Die Achsen, die diesen Winkel bilden, sind distal die transversale Epikondylenachse und proximal eine Linie, die die Mitte des Tuberculum majus mit der Mitte des Caput humeri verbindet. Der Torsionswinkel ist beim Säugling etwa 60° und reduziert sich während des Wachstums, sodass er beim Erwachsenen 20° beträgt.

Distaler Diaphysenwinkel

▶ Abb. 5.5

Das distale Ende des Humerus (Trochlea und Capitulum) sind gegenüber der Schaftachse um etwa 45° nach ventral abgewinkelt. Dies ist am bogenförmigen Verlauf der Crista supracondylaris lateralis erkennbar.

FUNKTIONELLER HINWEIS

Bedingt durch den Torsions- und Diaphysenwinkel ist das Ellenbogengelenk optimal für den funktionellen Gebrauch nach ventral ausgerichtet.

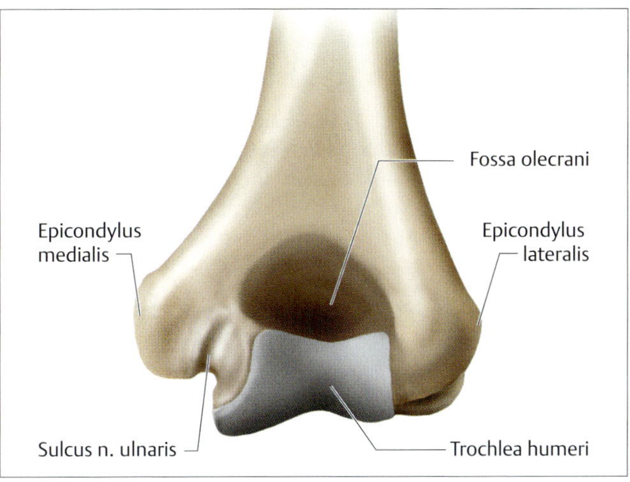

Abb. 5.3 Distaler Humerus, Ansicht von dorsal.

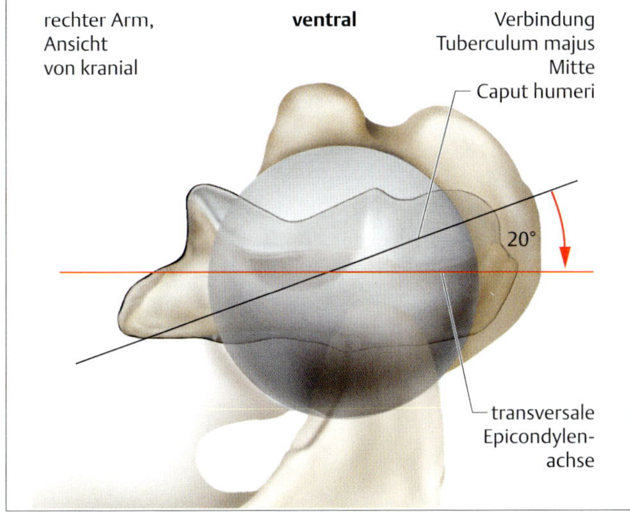

Abb. 5.4 Retroversion des distalen Humerus, rechter Humerus in kranialer Ansicht.

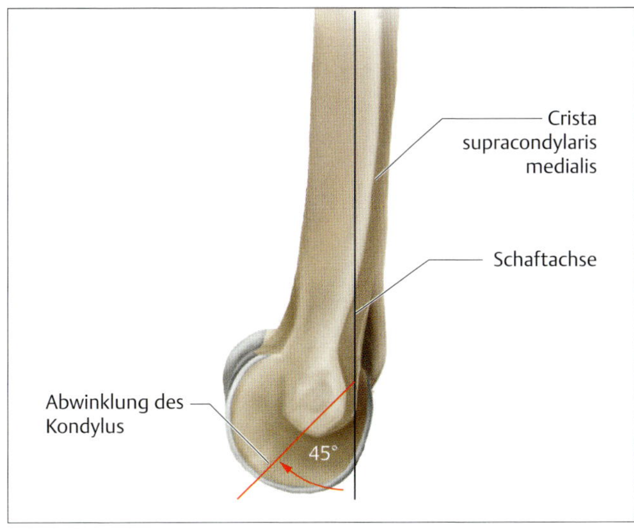

Abb. 5.5 Diaphysenachse des distalen Humerus, Ansicht von medial.

Ulna

▶ Abb. 5.6

Die Ulna besitzt eine nach ventral ausgerichtete Gelenkfläche zum Humerus, ***Incisura trochlearis***. Diese umfasst zangenartig die Trochlea und ist bis auf einen kleinen Teil in der Mitte dick überknorpelt. Eine Leiste teilt die Gelenkfläche in einen medialen und lateralen Abschnitt und passt genau in die Rinne der Trochlea humeri.

Dorsal endet die Incisura mit dem ***Olekranon***. Dieser deutliche Knochenvorsprung dient dem M. triceps brachii als Ansatz und etwas distaler dem Caput ulnare des M. flexor carpi ulnaris als Ursprung. Das ventrale Ende der Incisura trochlearis liegt auf einer vorspringenden Ausziehung, dem ***Proc. coronoideus***. Unmittelbar distal des Prozessus befindet sich die ***Tuberositas ulnae***. Hier befinden sich die Insertion des M. brachialis und der Ursprung des Caput ulnare vom M. flexor digitorum superficialis.

Etwas weiter distal-medial und dorsal der Incisura am Corpus ulnae liegt die ***Crista musculi supinatoris***. Hier entspringt der M. supinator.

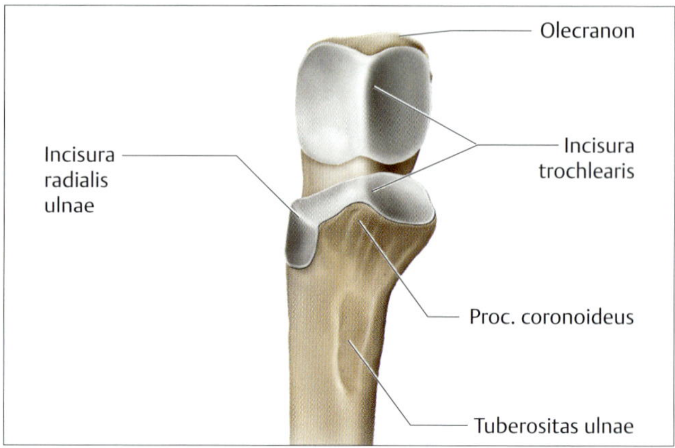

Abb. 5.6 Proximale Ulna, Ansicht von ventral.

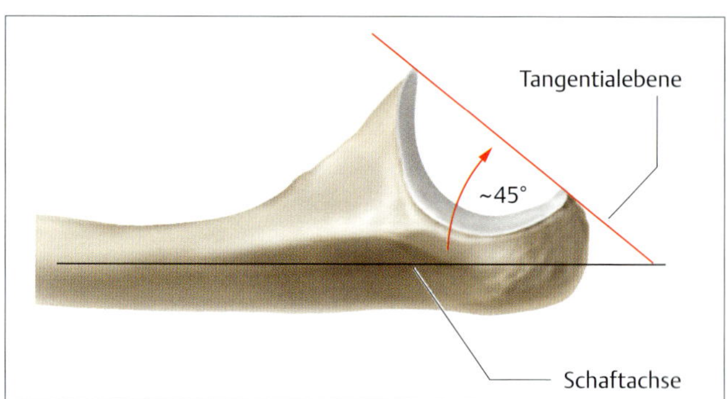

Abb. 5.7 Ausrichtung der Incisura trochlearis.

FUNKTIONELLER HINWEIS

Ausrichtung der Gelenkfläche ▶ Abb. 5.7
Die Verbindungslinie, die von der Spitze des Olekranons zum Proc. coronoideus verläuft, bildet mit der Schaftachse einen Winkel von etwa 45°. Sie wird als Tangential- bzw. Behandlungsebene bezeichnet. Durch diese Ausrichtung und die Winkelstellung des distalen Humerus ist die große Flexionsbewegung möglich.

PRAXISTIPP

Traktion im Humeroulnargelenk
Bei einer Traktionsbehandlung im Humeroulnargelenk muss der von der Tangentialebene und der Schaftachse gebildete Winkel von 45° beachtet werden. Die Traktion erfolgt im rechten Winkel von der Behandlungsebene weg. Da die Incisura der konkave und distale Gelenkpartner ist, verändert sich die Richtung der Traktion je nach Flexionsstellung.

KLINISCHER BEZUG

Humerusfrakturen ▸ Abb. 5.8

Ein Sturz auf den Ellenbogen kann eine supra-, trans- oder interkondyläre Humerusfraktur verursachen. Die AO-Klassifikation unterteilt die Frakturen in verschieden Typen und richtet sich nach der Gelenkbeteiligung.

Die Symptome sind sofort einsetzende Schwellung, sehr schmerzhafte Bewegungseinschränkung und Fehlstellung. Letztere kann durch den Zug des M. pronator teres am Frakturende entstehen, da dieser den Ellenbogen in Varusstellung zieht. Es besteht die Gefahr von Gefäß- und Nervenverletzungen, weshalb die Fraktur schnell operativ reponiert und mit einer Osteosynthese versorgt werden muss.

Olekranonfraktur ▸ Abb. 5.9

Meist entsteht die Olekranonfraktur durch einen Sturz auf den gebeugten Ellenbogen. Es kann eine einfache Fraktur, aber auch ein Abriss des Olekranons oder eine Mehrfragmentfraktur vorliegen. Durch den Zug des M. triceps an der Olekranonspitze ist diese Fraktur häufig disloziert. Neben Schwellung und Bewegungsschmerz ist eine Abwehrspannung des M. biceps zu beobachten. Außerdem ist die Extension nicht bzw. nur unter großen Schmerzen möglich. In der Regel wird mittels Zuggurtungsosteosynthese stabilisiert.

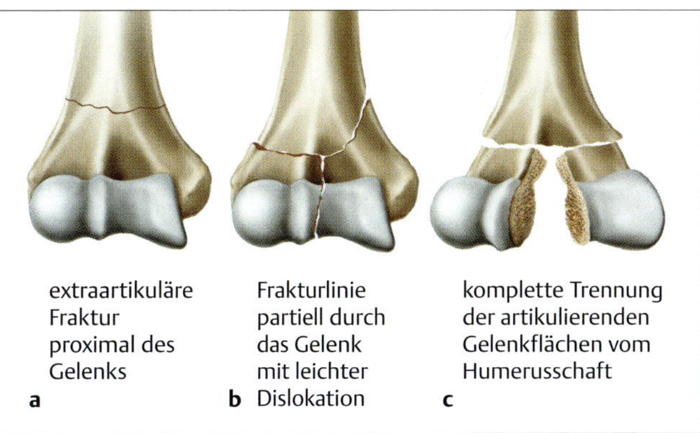

Abb. 5.8 Klassifikation der suprakondylären Humerusfrakturen.

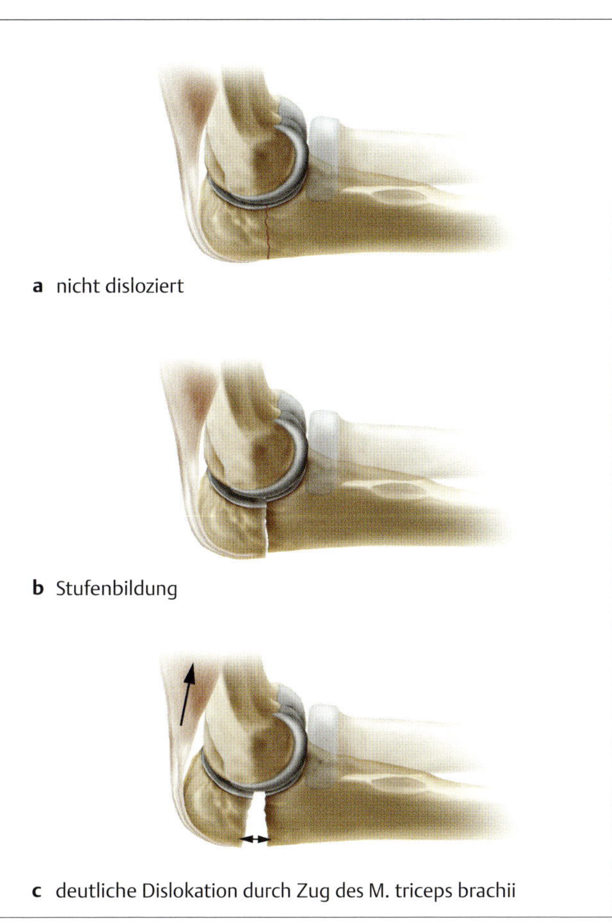

Abb. 5.9 Olekranonfraktur.

PRAXISTIPP

Nachbehandlung bei Olekranonfraktur

Durch den Zug des M. triceps brachii kann das proximale Frakturende nach kranial gezogen werden. Deshalb ist bei der anschließenden Behandlung die passive Dehnung des Muskels und konzentrisch resistives Arbeiten aus maximaler Flexionsstellung zu vermeiden und zu Beginn der physiotherapeutischen Behandlung die Bewegungsgrenze bei etwa 60° Flexion zu beachten.

5.1.2 Gelenkkapsel

▶ **Abb. 5.10 a, b**

Am ***Humerus*** umschließt die Gelenkkapsel die Fossa olecrani auf der Dorsalseite und die Fossa coronoidea auf der Ventralseite. Sie spart den Epicondylus medialis und den Sulcus nervi ulnaris aus. Seitlich verbindet sie sich mit tiefen Fasern des medialen Kollateralbands.

An der ***Ulna*** befindet sich die Insertion an der Knochen-Knorpel-Grenze der Incisura trochlearis und schließt medial die Incisura radialis ulnae mit ein.

Die Kapsel wird auf der dorsalen Seite durch x-förmige Bindegewebszüge verstärkt, die sich quer über die Fossa olecrani legen und in Richtung Olekranon ziehen. Dorsal und ventral bildet die Kapsel kleine Recessus, die sich bei maximalen Bewegungen entfalten.

Bei der Flexion werden dorsale, vor allem die Verstärkungszüge, und bei der Extension ventrale Kapselanteile gespannt.

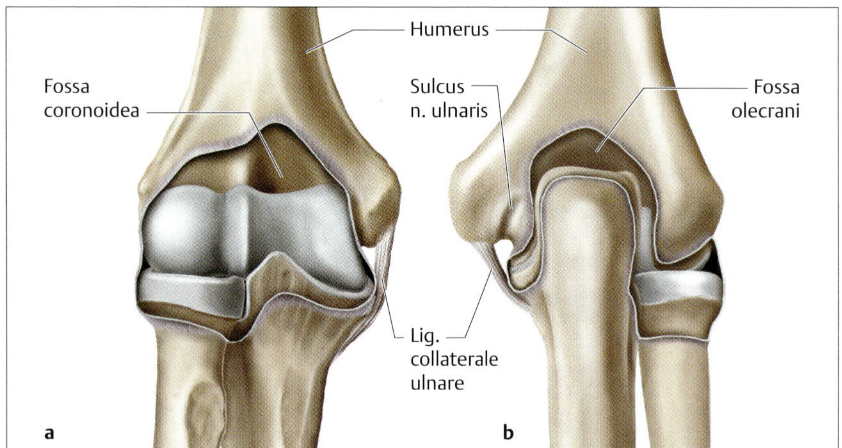

Abb. 5.10 Insertionen der Gelenkkapsel am Humeroulnargelenk.
a Ansicht von ventral
b Ansicht von dorsal

5.1.3 Bänder

Lig. collaterale ulnare

▸ **Abb. 5.11**

Anteile und Verlauf

Das ulnare Kollateralband besteht aus 4 Faserzügen: Die ***Pars anterior*** zieht von der Ventralseite des medialen Epikondylus zur Kante des Proc. coronoideus, und einige Fasern strahlen in das Lig. anulare radii ein. Die ***Pars posterior*** zieht von der Dorsalseite des Epikondylus zur medialen Kante des Olekranons. Die ***Pars medialis*** ist relativ dünn und füllt den Raum zwischen den oben genannten Anteilen aus. Eine kleine transversal verlaufende Abspaltung, ***Pars transversa,*** verbindet die beiden Partes posterior et anterior nahe der Ulna miteinander. Tiefe Bandanteile sind mit der Gelenkkapsel verwachsen.

Funktionen

Aufgrund ihrer deltaförmigen Anordnung ist das ulnare Kollateralband bei allen Gelenkstellungen anteilmäßig gespannt. Es stabilisiert das Humeroulnargelenk außerdem gegen Valgusstress.

Dagegen muss das Band bei Extension und Pronation genug nachgeben, um das auf der ulnaren Seite entstehende mediale Gapping zuzulassen.

Lig. epicondyloolecranium

▸ **Abb. 5.12**

Das Band ist eine Abspaltung des ulnaren Kollateralbands und zieht vom medialen Epikondylus zum medialen Rand des Olekranons. Seine Aufgabe besteht darin, den im Sulcus nervi ulnaris nach distal ziehenden N. ulnaris in der Rinne zu stabilisieren.

> **KLINISCHER BEZUG**
>
> **Bandverletzungen des Lig. collaterale ulnare**
> Verletzungen des ulnaren Kollateralbands werden im Zusammenhang mit akuten oder chronischen Valgustraumen (z. B. bei Wurfsportarten) beobachtet. Außerdem können Verletzungen bei einem Hyperextensionstrauma vorkommen. Je nach Ausprägung des Traumas treten Überdehnung, Teil- oder Totalruptur auf. Die Patienten beschreiben einschießende Schmerzen am medialen Ellenbogen bei oder nach Belastungen. Außerdem klagen sie über ein Unsicherheitsgefühl.

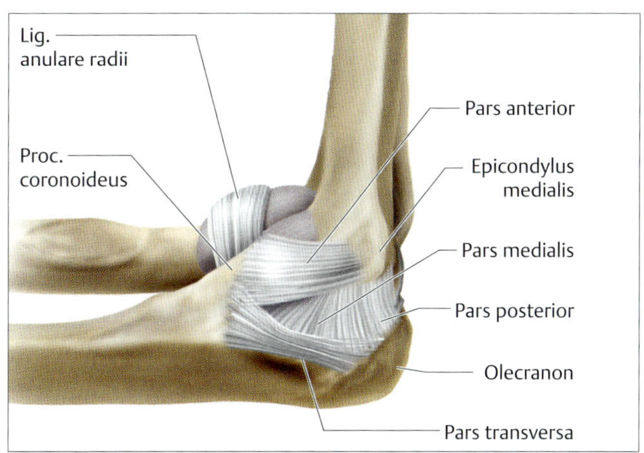

Abb. 5.11 Lig. collaterale ulnare.

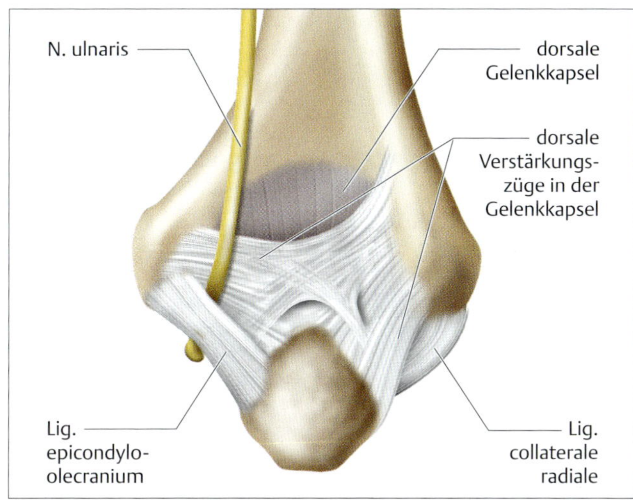

Abb. 5.12 Lig. epicondyloolecranium.

PRAXISTIPP

Stabilitätstest

Bei der Untersuchung der seitlichen Stabilität wird das ulnare Kollateralband provoziert, indem es gedehnt wird. Dies erfolgt in Ellenbogenextension und Supination, da dann die meisten Anteile gespannt sind.

- ***Medialer Stabilitätstest:*** Der Oberarm wird direkt proximal des Gelenkes fixiert und der Unterarm mit der anderen Hand nach lateral geschoben, was ein Klaffen im medialen Ellenbogengelenk provoziert. Normalerweise darf kein Klaffen zustande kommen.
- ***Good-hands-Test*** ▸ **Abb. 5.13**: Der Patient nimmt beide Arme in Supination vor den Körper, führt die ulnaren Handkanten zusammen und drückt sie fest aneinander. Tritt dabei ein deutlicher Schmerz im medialen Ellenbogen auf, ist der Test positiv.

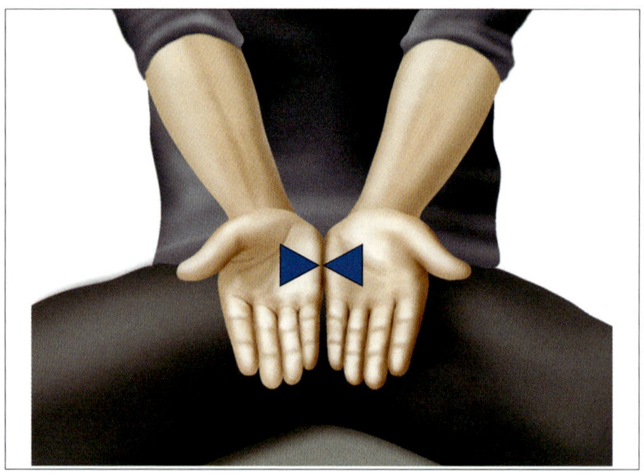

Abb. 5.13 Good-Hands-Test.

5.2 Art. humeroradialis

5.2.1 Knöcherne Strukturen und Gelenkflächen

Das Humeroradialgelenk ist ein Eigelenk.

Humerus

▸ **Abb. 5.14**

Beim Capitulum humeri handelt es sich um die konvex geformte und proximale Gelenkfläche. Sie ist nur ventral und distal überknorpelt. Das Capitulum wird durch eine Rinne, ***Sulcus capitulotrochlearis,*** von der Trochlea abgegrenzt. Die Lunula obliqua des Radius bewegt sich bei allen Ellenbogenbewegungen in dieser Rinne. Proximal des Kapitulums befindet sich auf der ventralen Seite die ***Fossa radialis***. Sie nimmt das Radiusköpfchen bei maximaler Flexion auf.

Lateral vom Kapitulum liegt der ***Epicondylus lateralis***, der dem Kollateralband und den Extensoren der Hand und Finger als Ursprung dient. Von hier aus geht eine scharfkantige Leiste, ***Crista supracondylaris lateralis,*** nach proximal ab. Sie dient dem Septum intermusculare und den Mm. brachioradialis et extensor carpi radialis longus als Ansatz.

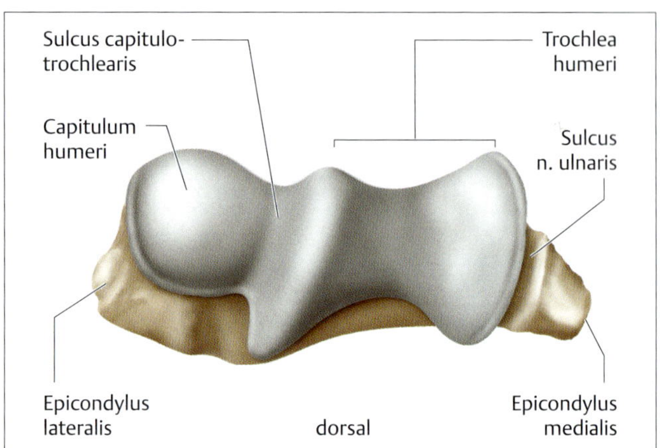

Abb. 5.14 Distaler Humerus, Ansicht von distal.

Radius

▶ Abb. 5.15

Auf dem Caput radii liegt die Gelenkfläche, ***Fovea articularis radii***. Sie ist leicht oval und konkav geformt und besitzt außen einen kleinen vorspringenden Randwulst, ***Lunula obliqua***. Letztere ist vor allem nach ulnar hin ausgeprägt und artikuliert mit dem Sulcus capitulotrochlearis humeri. Durch diese kleine Erhebung wird die Führung des Radius gegenüber dem Capitulum humeri stabiler.

KLINISCHER BEZUG

Radiusköpfchenfraktur ▶ **Abb. 5.16**

Ein Sturz auf den gestreckten Arm kann eine Radiusköpfchen- oder -halsfraktur verursachen, die ohne und mit Dislokation auftreten kann. Die Patienten beschreiben große Schmerzen beim Bewegen, vor allem bei Pro- und Supination. Die Umgebung des Caput radii ist druckschmerzhaft und geschwollen.

Zum größten Teil wird konservativ behandelt. Eine Mehrfragmentfraktur muss allerdings osteosynthetisch versorgt werden. Wenn sich dadurch keine Stabilität erreichen lässt, ist eine Radiusköpfchenresektion in Erwägung zu ziehen.

PRAXISTIPP

Nachbehandlung bei Radiusköpfchenfraktur

Eine Radiusköpfchenfraktur und -luxation sind früh funktionell zu behandeln. Allerdings gilt es dabei zu beachten, dass in der ersten Zeit keine passiven Bewegungen durchgeführt werden dürfen und für mindestens 4 Wochen keine Supinations- und Pronationsbewegungen erlaubt sind. Eine zu hohe Dosierung hinsichtlich Kraftaufwand und Dauer der physiotherapeutischen Anwendung kann zu Kalzifizierung und anderen Komplikationen führen.

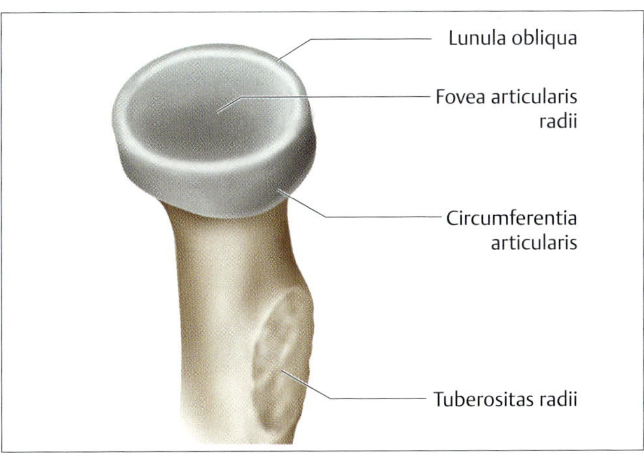

Abb. 5.15 Proximaler Radius, Ansicht von kranial-ventral.

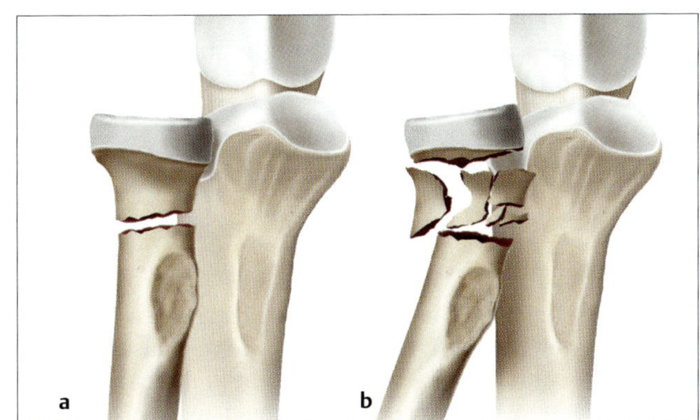

Abb. 5.16 Radiusköpfchenfraktur.
a ohne Dislokation
b Mehrfragmentfraktur

5.2.2 Gelenkkapsel

► **Abb. 5.17**

Die Insertion am ***Humerus*** umschließt die Fossa radialis und spart den Epicondylus lateralis aus. Am ***Radius*** liegt die Insertion etwas distal der Knochen-Knorpelgrenze der Circumferentia articularis radii. Auch am Humeroradialgelenk bildet die Kapsel dorsal und ventral kleine Recessus, die sich bei maximalen Bewegungen entfalten.

Der M. anconeus zieht dorsal an die Kapsel und verhindert durch seine Anspannung bei Extension, dass der Rezessus zwischen Radius und Humerus eingeklemmt wird. Das Lig. collaterale laterale ebenso wie einige Muskelfaserzüge des M. supinator und M. extensor carpi radialis brevis verstärken die Kapsel seitlich.

Bei der Ellenbogenextension werden ventrale, bei der -flexion dorsale Kapselanteile unter Spannung gebracht.

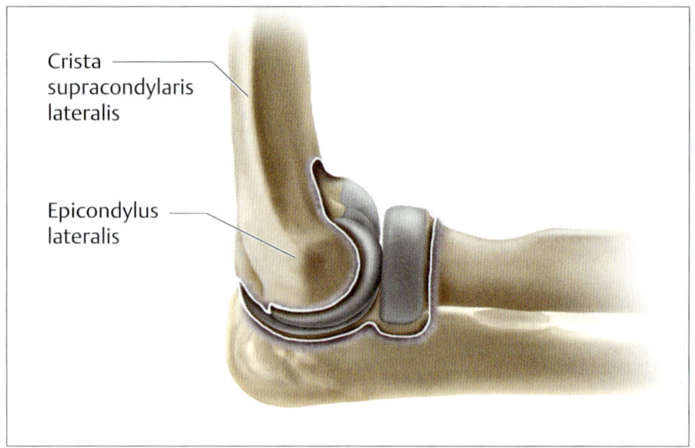

Abb. 5.17 Gelenkkapsel am Humeroradialgelenk.

5.2.3 Bänder

Lig. collaterale radiale

► **Abb. 5.18**

Anteile und Verlauf

Das radiale Kollateralband entspringt vom ventral-distalen Epicondylus lateralis und teilt sich in 2 V-förmig auseinandergehende Abschnitte. Der ventrale Teil zieht in das Lig. anulare radii und verbindet sich mit den Mm. supinator und extensor carpi radialis brevis in deren Ursprungsbereichen. Der dorsal liegende Zügel zieht nach dorsal-medial zur Ulna und inseriert distal der Insertion des Lig. anulare radii.

Funktionen

Die Spannung im ventralen Teil des radialen Kollateralbandes nimmt bei Extension zu. Seine Hauptaufgabe ist jedoch die Stabilisation gegen Varusstress. Bei Pronation muss es genug nachgeben können, um das laterale Klaffen im Gelenkspalt, das durch die Kippung des Radius entsteht, zuzulassen.

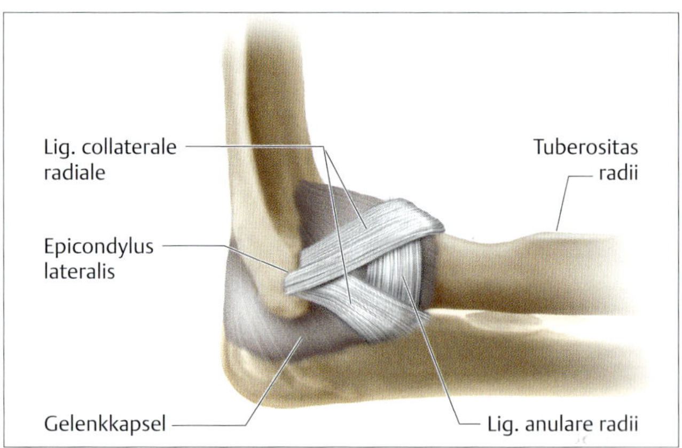

Abb. 5.18 Lig. collaterale radiale.

PRAXISTIPP

Lateraler Stabilitätstest (► Abb. 5.19)
Zum Testen der Stabilität des radialen Kollateralbandes befindet sich der Ellenbogen in Extensions- und Supinationsstellung, da dann die meisten Anteile gespannt sind. Der Unterarm wird distal am Körper des Therapeuten fixiert. Mit der über der Gelenkfalte liegenden Daumen-Zeigefinger-Gabel wird das Gelenk nach lateral geschoben, was ein Klaffen im lateralen Ellenbogengelenk provoziert. Dies sollte in Extensionsstellung nicht möglich sein.

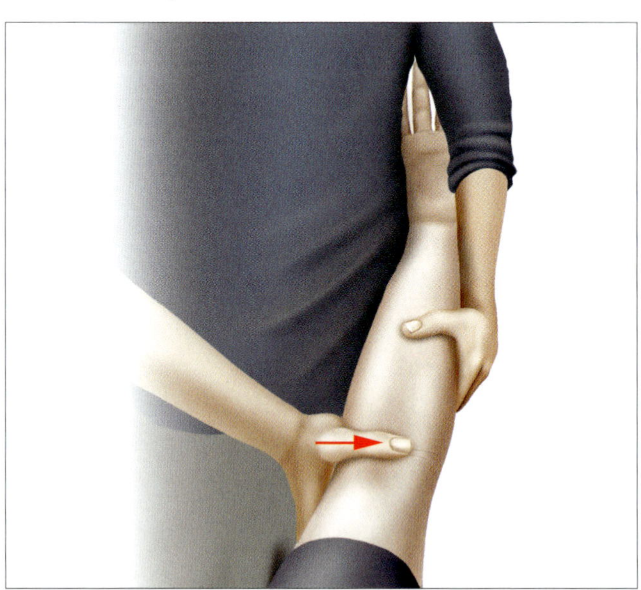

Abb. 5.19 Lateraler Stabilitätstest.

5.3 Art. radioulnaris proximalis

5.3.1 Knöcherne Strukturen und Gelenkflächen

Das proximale Radioulnargelenk ist ein leicht sattelförmiges Gelenk und zwangsläufig mit dem distalen Radioulnargelenk gekoppelt.

Radius

▶ Abb. 5.20

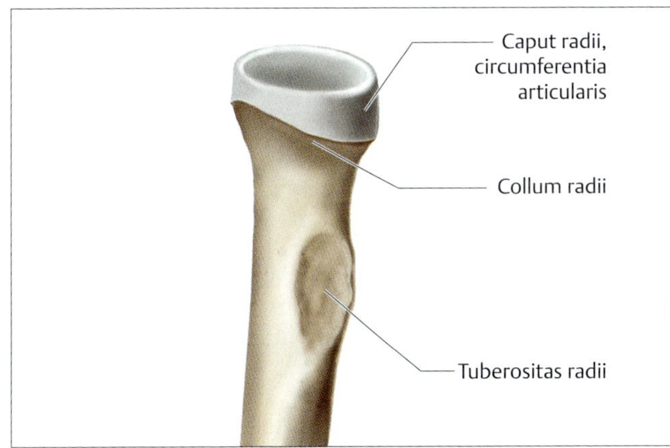

Abb. 5.20 Proximaler Radius.

Caput radii

Ulnar am Radiusköpfchen befindet sich die ***Circumferentia articularis radii,*** die in der Ausrichtung von ventral nach dorsal konvex und von proximal nach distal plan ist. Sie artikuliert sowohl mit der Gelenkfläche an der Ulna als auch mit dem Lig. anulare radii.

Unterhalb der Circumferentia liegt das ***Collum radii.*** Es ist etwas schräg von proximal-lateral nach distal-medial ausgerichtet und schmaler als der Radiuskopf. Etwa 2 – 3 Querfinger distal der proximalen Radiuskante und an seiner medialen Fläche liegt die ***Tuberositas radii.*** Hier setzt der M. biceps an.

Das Radiusköpfchen hat eine ovale Form, sodass in der Pronations-Supinations-Mittelstellung der größere längsovale Durchmesser senkrecht zur Incisura radialis ulnae steht.

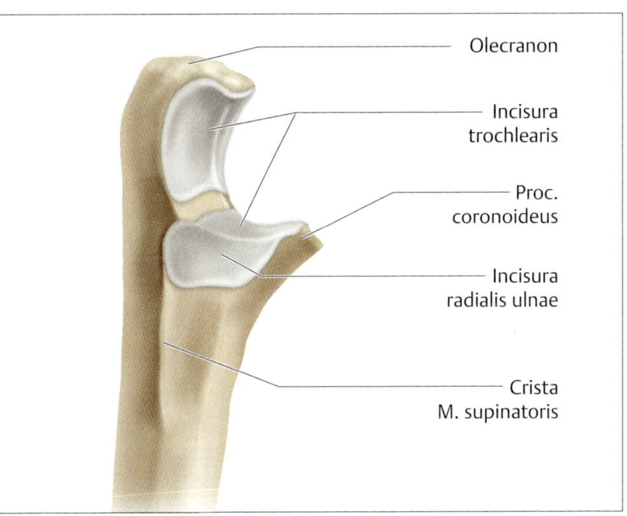

Abb. 5.21 Proximale Ulna, Ansicht von radial.

Ulna

▶ Abb. 5.21

Die überknorpelte Gelenkfläche zum Radius, ***Incisura radialis ulnae,*** liegt lateral an der Ulna. Sie ist sagittal ausgerichtet und stellt die konkave Gelenkfläche zur Circumferentia am Radius dar.

Die ***Crista musculi supinatoris ulnae*** ist eine leicht vorspringende Leiste, die vom dorsalen Rand der Incisura nach distal zieht und dem M. supinator als Ursprung dient.

Lig. anulare radii

▶ Abb. 5.22

Das Band stellt eine Fortsetzung der ulnaren Gelenkfläche für den Radius dar. Es besteht in der Umgebung der Incisura radialis ulnae aus Faserknorpel, der in straffes kollagenfaseriges Bindegewebe übergeht. Diese Einlagerung von Knorpelzellen lässt auf eine örtlich begrenzte Druckübertragung schließen.

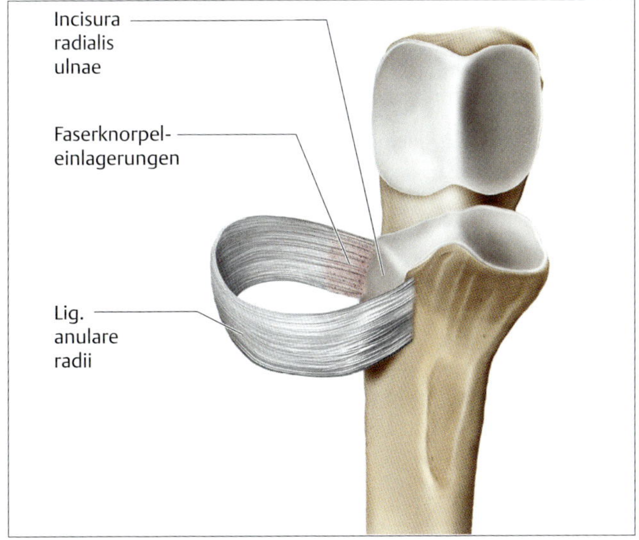

Abb. 5.22 Lig. anulare radii, Ansicht von proximal.

5.3.2 Gelenkkapsel

▶ **Abb. 5.23**

An der ***Ulna*** geht die Insertion am radialen Rand der Incisura trochlearis in die an der Knochen-Knorpel-Grenze der Incisura radialis ulnae über.

Am ***Radius*** liegt die Insertion etwas unterhalb der Knochen-Knorpel-Grenze der Circumferentia. Das Lig. anulare radii ist in die Kapsel integriert. Distal und um das Lig. anulare radii herum bildet die Kapsel eine kleine Aussackung, ***Rec. sacciformis***.

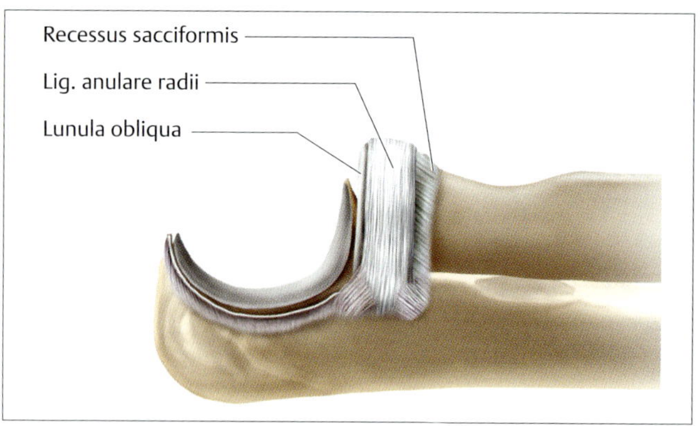

Abb. 5.23 Gelenkkapsel am proximalen Radioulnargelenk.

5.3.3 Bänder

Lig. anulare radii

▶ **Abb. 5.24**

Das Band ist etwa 1 cm breit und am dorsalen und ventralen Rand der Incisura radialis ulnae fixiert. Es legt sich um das Caput radii, nur die Lunula obliqua bleibt frei. Das radiale und ulnare Kollateralband sowie der M. supinator verbinden sich mit dem Lig. anulare.

Äußere Fasern haben mehr kollagene Anteile, was auf Zugbeanspruchung schließen lässt. Vor allem in Pro-Supinations-Mittelstellung gerät es durch die ovale Form des Radiusköpfchens unter Spannung.

Es bildet eine Gelenkfläche für die Circumferentia am Radius, hat aber auch die wichtige Aufgabe der Zentrierung des Radiusköpfchens in Richtung Ulna.

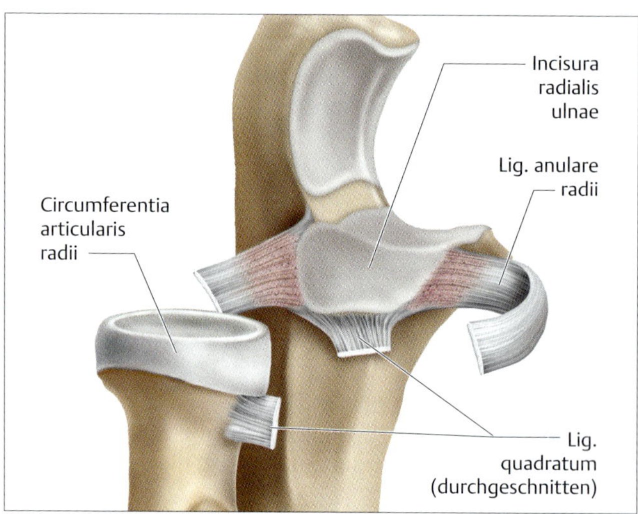

Abb. 5.24 Lig. anulare radii und Lig. quadratum (Radius nach außen gedreht).

Lig. quadratum

▶ **Abb. 5.24**

Das Band ist inkonstant und hat keine besondere funktionelle Bedeutung. Es verläuft direkt distal der Gelenkkapsel, ist mit dieser verwachsen und verbindet die Ulna mit dem Radius. An der Ulna zieht es mit einigen äußeren Fasern in das Lig. anulare radii.

FUNKTIONELLER HINWEIS

Durch das Lig. anulare radii ist der Radius so eng an die Bewegungen der Ulna gekoppelt, dass sowohl Humeroulnar- als auch -radialgelenk nicht separat bewegt werden können. Das bedeutet, eine Störung in einem der Gelenke erfasst immer auch die anderen. Diese Zusammenhänge sind bei einer Funktionsstörung zu beachten.

KLINISCHER BEZUG

Subluxation des Caput radii beim Kleinkind, Kindermädchenluxation ▸ **Abb. 5.25**

Die Verrenkung entsteht durch abrupten Längszug des Radius mit Drehung. Das passiert z. B., wenn ein Erwachsener ein Kleinkind am distalen Unterarm festhält und dieses in eine andere Richtung laufen will. Das Caput radii schiebt sich teilweise oder ganz durch das Lig. anulare radii und liegt im Rec. sacciformis. Bei der Befundaufnahme fällt auf, dass der Unterarm proniert und die Supination blockiert ist. Außerdem hängt der Arm schlaff herab, weshalb die Luxation als ***Lähmung nach Chassignac*** bzw. ***Pronation douloureuse Chassignac*** bezeichnet wird.

Rheumatoide Arthritis ▸ **Abb. 5.26**

Die Synovialitis beginnt in der Regel in den Recessus und führt zu Kapseldeformierungen, Destruktion des Gelenkknorpels und des Knochens sowie Läsionen am Bandapparat. Die ersten Anzeichen einer Manifestation am Ellenbogengelenk sind deutliche Schwellungen, die vor allem als Bursitis olecrani, dorsale Synovialitis oder Kubitalzyste vorkommen. In der Folge ist mit Schmerzen und Bewegungsverlust zu rechnen. Zu Beginn fällt die verminderter Extensions- und Supinationsfähigkeit, später die Flexionseinschränkung auf.

Die Synovialektomie wird in der Literatur kontrovers diskutiert, da viele Studien zeigten, dass sie ein Fortschreiten der Gelenkdestruktion nicht verbessert, jedoch zwischenzeitlich zu Beschwerdefreiheit und Bewegungsverbesserung führen kann.

Bei ausgeprägten Knochendefekten am Radiusköpfchen kann dieses luxieren, sodass ein Streckdefizit besteht und die Supinations- und Pronationsbewegungen schmerzhaft sind. Bei Instabilitäten mit Destruktionen ist die auf dem Scharnierprinzip basierende Endoprothese die Therapie der Wahl.

In manchen Fällen wird das Caput radii resiziert. Die Folge ist eine Instabilität des Ellenbogens, da die humerale Abstützung fehlt und durch die Durchtrennung des Lig. anulare radii die stabilisierende Verbindung zu den Kollateralbändern entfällt. Außerdem verändert sich die Belastung im distalen Radioulnargelenk.

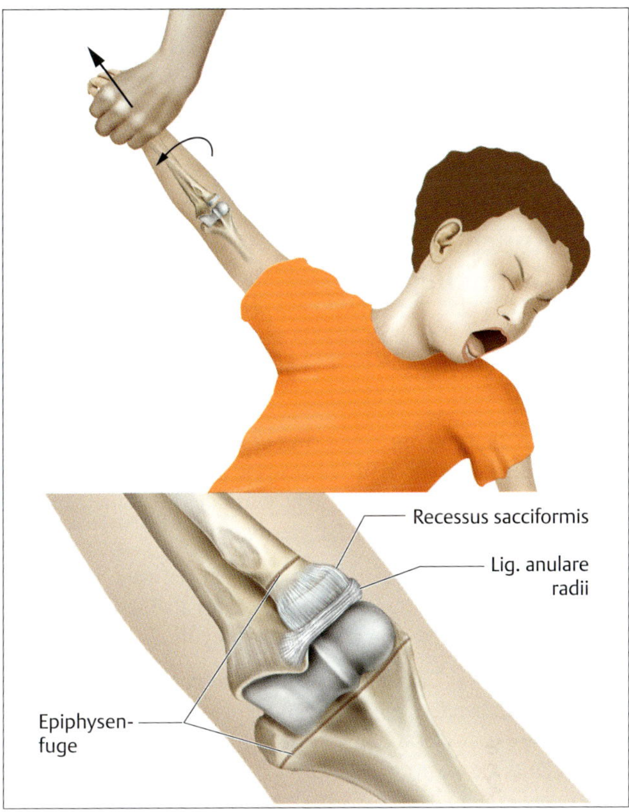

Abb. 5.25 Subluxation des Radiusköpfchens beim Kleinkind.

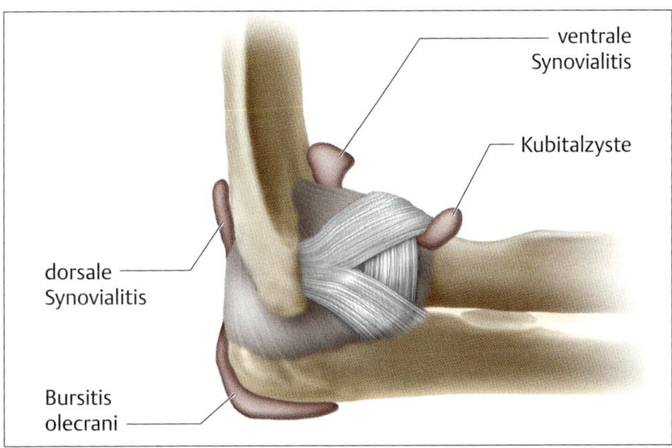

Abb. 5.26 Rheumatoide Synovialitis und Bursitis, Lokalisation der Defekte.

5.4 Art. radioulnaris distalis

Das distale Radioulnargelenk ist ein Radgelenk.

5.4.1 Knöcherne Strukturen und Gelenkflächen

Ulna

▸ Abb. 5.27

Distal endet die Ulna mit dem ***Caput ulnae***. Es springt vor allem dorsal deutlich hervor und ist sowohl distal als auch radial überknorpelt. Etwas seitlicher geht von der Ulna eine Ausziehung nach distal ab, ***Proc. styloideus ulnae.***

Die ***Circumferentia articularis ulnae*** ist die konvex geformte überknorpelte Fläche zur Verbindung zum Radius. Sie ist in der Mitte breit und wird nach dorsal und palmar schmaler.

Distal begrenzt der ***Discus articularis ulnocarpalis*** das Gelenk. Er ist an der Innenseite des Proc. styloideus ulnae, am Lig. collaterale ulnare und distal der Incisura ulnaris am Radius befestigt. Durch diese Fixationen wird er bei den Pro- und Supinationsbewegungen gegen die Ulna verschoben.

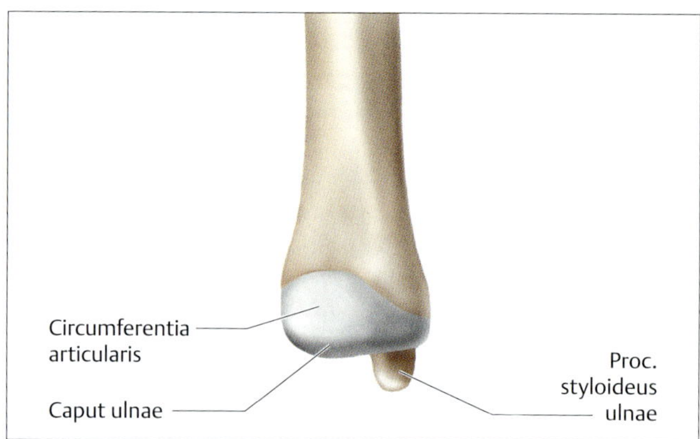

Abb. 5.27 Distale Ulna, Ansicht von radial.

Radius

▸ Abb. 5.28

Das distale Ende ist dick und breit und besitzt überknorpelte Gelenkflächen zur Ulna und den Handwurzelknochen. Die ***Incisura ulnaris radii*** bildet die konkave Gelenkfläche zur Verbindung mit der Ulna. Auf der dorsalen Seite des Radius sind einige Rinnen ausgebildet, in denen die Extensorensehnen der Hand und Finger verlaufen. Auf der Daumenseite ragt der ***Proc. styloideus radii*** nach distal vor.

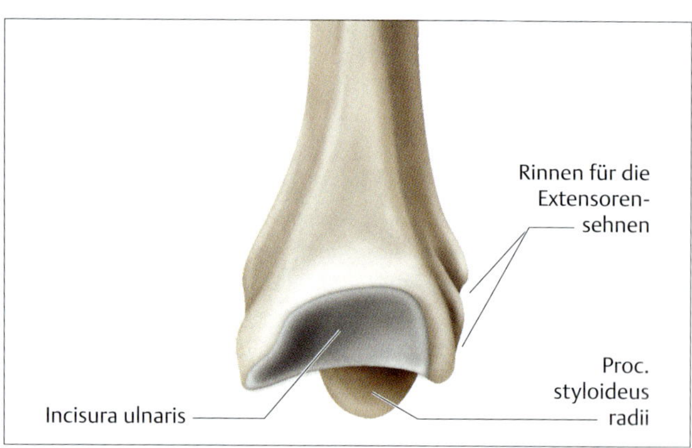

Abb. 5.28 Distaler rechter Radius, Ansicht von ulnar.

KLINISCHER BEZUG

Distale Radiusfraktur ▸ Abb. 5.29
Diese Fraktur entsteht durch das Fallen auf die dorsal extendierte Hand und ist die häufigste aller Frakturen. Dabei kann sich das distale Fragment nach dorsal und radial verschieben, wobei die sogenannte Bajonettstellung entsteht.

Um einer Einengung des Karpaltunnels und Inkongruenz der Gelenkflächen von distalem Radioulnargelenk und proximalem Handgelenk vorzubeugen, ist eine Reposition mit anschließender Ruhigstellung im Gips erforderlich.

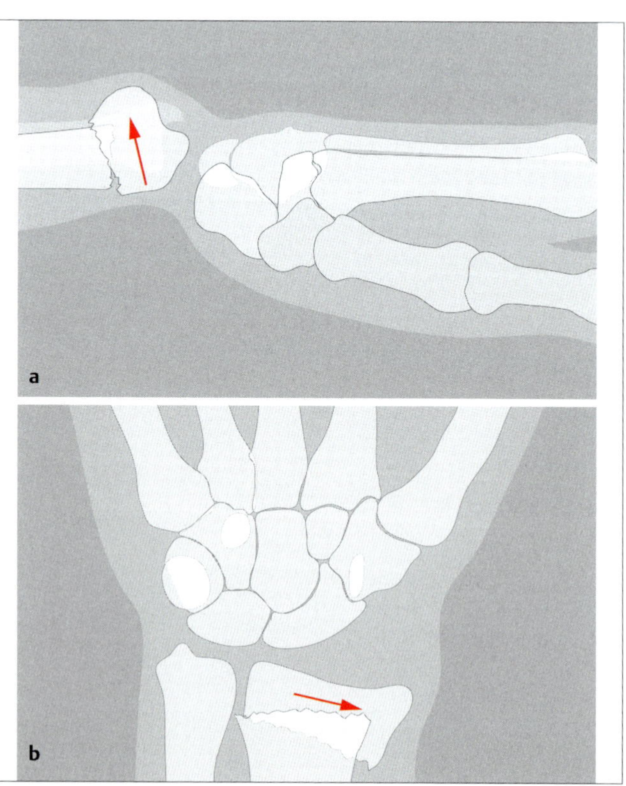

Abb. 5.29 Distale Radiusfraktur.
a Dislokation-dorsal
b Dislokation-radial

5.4.2 Gelenkkapsel

▸ **Abb. 5.30**

Die Gelenkkapsel des distalen Radioulnargelenks inseriert proximal an der Knochen-Knorpel-Grenze der Incisura ulnaris radii und der Circumferentia articularis. Ihre Ausstülpung (Rec. sacciformis) reicht etwa 1 cm nach proximal zwischen Radius und Ulna.

Distal ist die Kapsel an den Rändern des Diskus befestigt und geht mit einigen Fasern in die Handgelenkkapsel über. Ventral und dorsal wird sie durch die Ligg. radioulnare und proximal durch einige Fasern der Membrana interossea verstärkt.

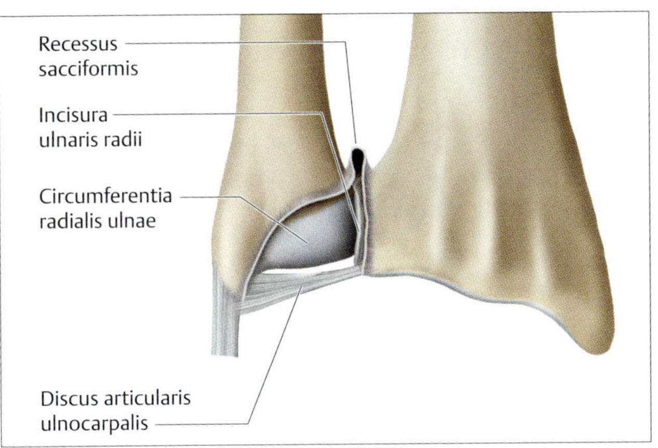

Abb. 5.30 Gelenkkapsel am distalen Radioulnargelenk.

5.4.3 Bänder

Membrana interossea

▸ **Abb. 5.31**

Die Membran beginnt etwa 2 Querfinger unterhalb der Tuberositas radii und endet kurz vor dem distalen Radioulnargelenk, wo einige Fasern in die Gelenkkapsel ziehen. Die meisten Faserzüge verlaufen vom Radius schräg nach distal zur Ulna und sind besonders im mittleren Teil kräftig ausgebildet. Sie überkreuzen sich mit oberflächlichen weniger festen Fasern. Zwischen den verschiedenen Anteilen befinden sich Lücken zum Durchtritt von Gefäßen und Nerven. Die Membran dient als Ursprung für die tiefen Fingerflexoren und -extensoren sowie die langen Daumenmuskeln.

Funktionen

Durch die Anordnung der Faserstruktur kann die Membrana interossea unterschiedlich ausgerichtete Zugbelastungen kompensieren. Sie hält die beiden Unterarmknochen aneinander und verhindert die Verschiebung des Radius gegenüber der Ulna nach distal. Außerdem dient sie der Führung und Sicherung des distalen und proximalen Radioulnargelenks. Die meisten Anteile werden in Supinationsstellung gespannt.

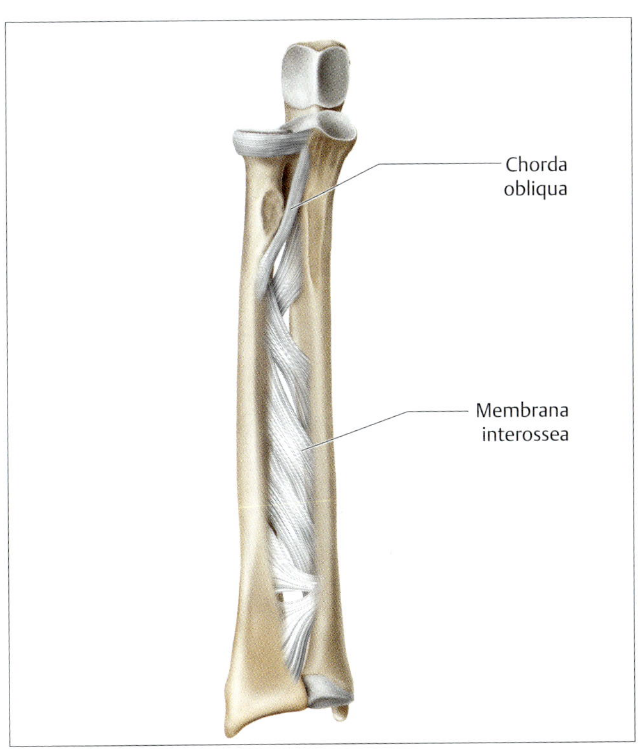

Abb. 5.31 Membrana interossea.

Chorda obliqua

Diese schmale bandähnliche Struktur ist aus embryonalem Gewebe übrig geblieben. Sie ist unterhalb der Incisura radialis ulnae sowie der Tuberositas radii befestigt.

Lig. radioulnare palmare

▸ **Abb. 5.32**

Das Lig. radioulnare palmare verstärkt die Gelenkkapsel des distalen Radioulnargelenks auf der palmaren Seite. Die Insertionen an Radius und Ulna liegen unmittelbar neben der Kapselinsertion.

Lig. radioulnare dorsale

▸ **Abb. 5.32**

Auf der dorsalen Seite verbindet das Lig. radioulnare den Radius mit der Ulna. Tiefe Fasern vereinigen sich mit der Gelenkkapsel.

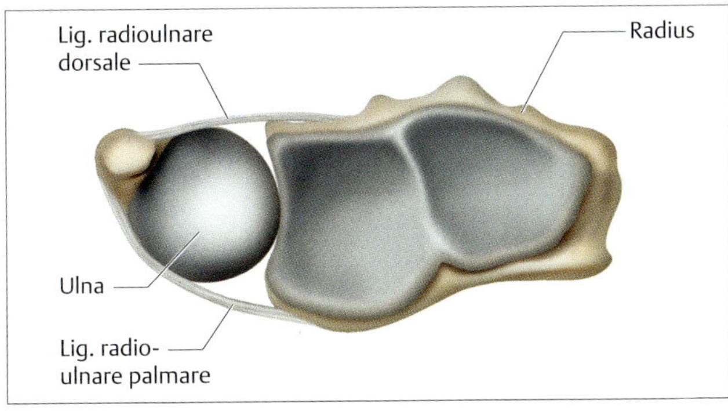

Abb. 5.32 Ligg. radioulnare palmare et dorsale.

5.5 Achsen und Bewegungen

Der Beweglichkeit des Ellenbogengelenks kommt eine besondere Bedeutung zu, da es erst die Bewegungen der Hand zu Kopf und Rumpf ermöglicht.

5.5.1 Horizontale Bewegungsachse

▸ **Abb. 5.33**, ▸ **Abb. 5.34**

Bei der Bestimmung der horizontalen Bewegungsachse spielt der Krümmungsradius der konvexen Gelenkflächen eine Rolle. Da die Krümmung sowohl an der Trochlea als auch am Capitulum nicht symmetrisch ist, ergeben die miteinander verbundenen Mittelpunkte dieser Kreissegmente eine Evolute. Die Achse ist also nicht konstant, sondern wandert sowohl beim Capitulum als auch bei der Trochlea leicht bogenförmig von ventral bei Flexion nach dorsal bei zunehmender Extension. Sie verläuft distal der Epikondylen. Durch den größeren Querschnitt der medialen Trochlea ist die Achse medial um etwa 10° nach distal geneigt.

Flexion/Extension

▸ **Abb. 5.35**

Flexion und Extension finden im Humeroradial- und -ulnargelenk statt. Die Kombination von Scharnier- und Eigelenk macht es möglich, dass Flexion und Extension unabhängig von der Pro- und Supination stattfinden können. Im täglichen Leben werden jedoch die Bewegungen kombiniert: die Flexion mit Supination und die Extension mit Pronation.

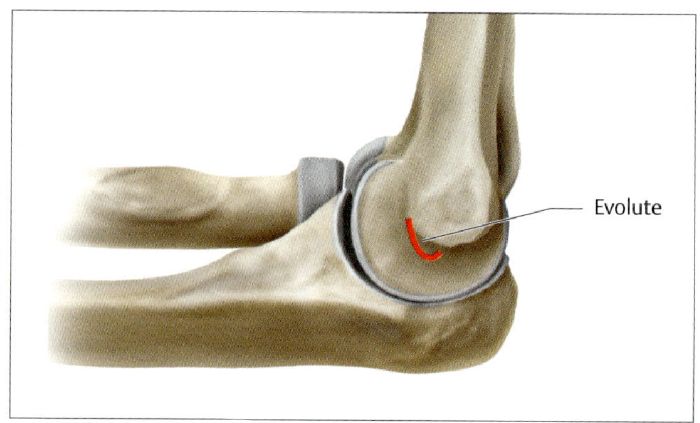

Abb. 5.33 Evolute der Trochlea humeri.

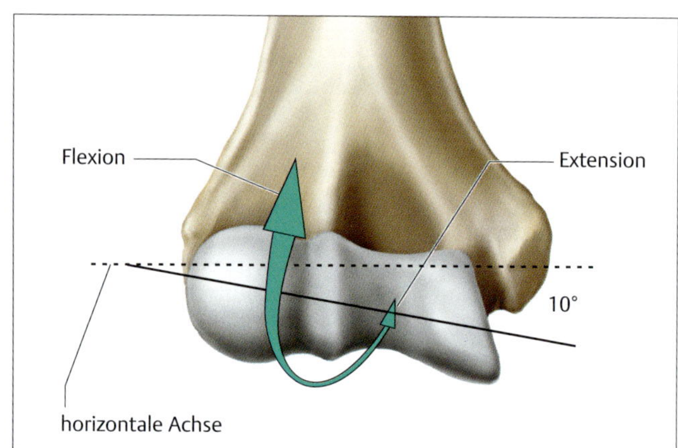

Abb. 5.34 Horizontale Achse.

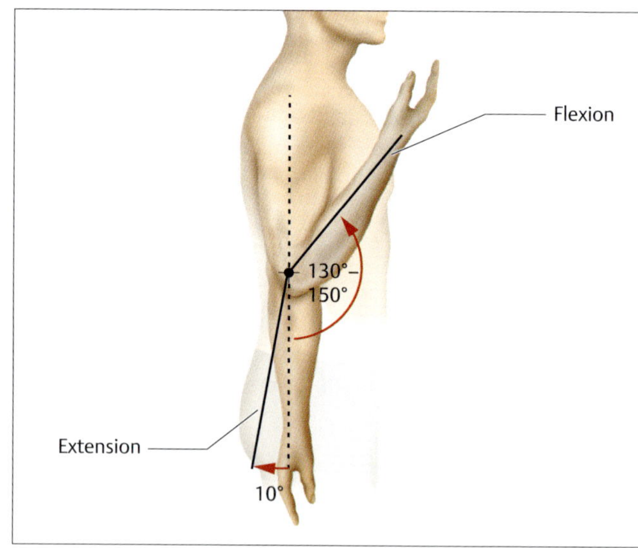

Abb. 5.35 Ausmaß der Flexion und Extension.

Die ***Flexion*** ist bis maximal 130 – 150° möglich. Es findet eine Roll-Gleit-Bewegung statt, wobei sich bei Punctum fixum am Humerus Folgendes abspielt (▸ **Abb. 5.36 a – b**):

- Die Hebel Ulna und Radius bewegen sich nach ventral-kranial.
- Die konkave Incisura trochlearis gleitet gegenüber der konvexen Trochlea humeri nach ventral.
- Die Fovea articularis radii gleitet gegenüber dem Capitulum humeri ebenso wie die Lunula obliqua im Sulcus capitulotrochlearis nach ventral.

Die Begrenzung der Bewegung erfolgt durch Muskulatur, die sich zwischen Ober- und Unterarm legt. Deshalb ist das Endgefühl weich-elastisch. Bei gering ausgeprägter Muskulatur begrenzt der dorsale Kapsel-Band-Apparat die Bewegung. In diesem Fall ist die Beweglichkeit größer, sodass der Proc. coronoideus in die Fossa coronoidea hineinragt.

Ein Verlust der Beweglichkeit ist relativ lange tolerierbar. So können z. B. bei einer verbleibenden Flexionsfähigkeit von etwa 110° die meisten Alltagsaktivitäten verrichtet werden.

Die ***Extension*** ist um etwa 10° möglich. Die Beweglichkeit ist wesentlich geringer als bei der Flexion. Es findet eine Roll-Gleit-Bewegung statt (▸ **Abb. 5.37 a – b**):

- Die Hebel Radius und Ulna bewegen sich nach dorsal.
- Die Incisura trochlearis gleitet gegenüber der konvexen Trochlea humeri nach dorsal, wobei das Olekranon in die Fossa olecrani hineinragt.
- Die Fovea articularis radii gleitet gegenüber dem Capitulum humeri nach dorsal.
- Die Lunula obliqua gleitet im Sulcus capitulotrochlearis ebenfalls nach dorsal.
- Bedingt durch die Form der Trochlea kommt es zu einer Kippung der Ulna im medialen Gelenkspalt, wodurch bei maximaler Extension eine Valgusstellung von etwa 10° entsteht, Cubitus valgus. Dieser Kubitalwinkel wird bei Extension mit Supination deutlich und verschwindet bei Flexion.
- Durch die Straffung der ventralen Anteile des Kapsel-Band-Apparats werden Incisura und Trochlea fest gegeneinander gepresst, sodass das Endgefühl zwar elastisch, aber auch hart ist.

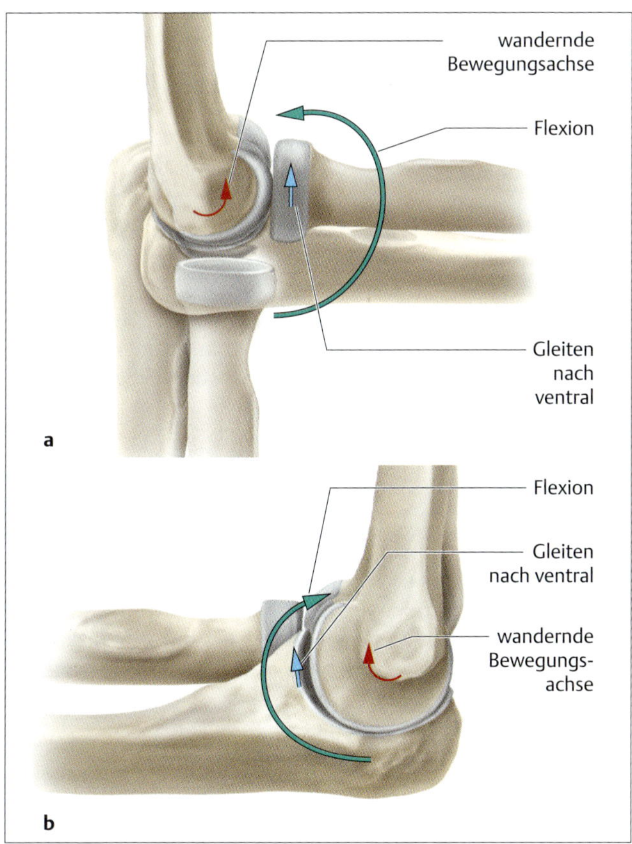

Abb. 5.36 Gelenkmechanik bei Flexion.
a Im Humeroradialgelenk
b Im Humeroulnargelenk

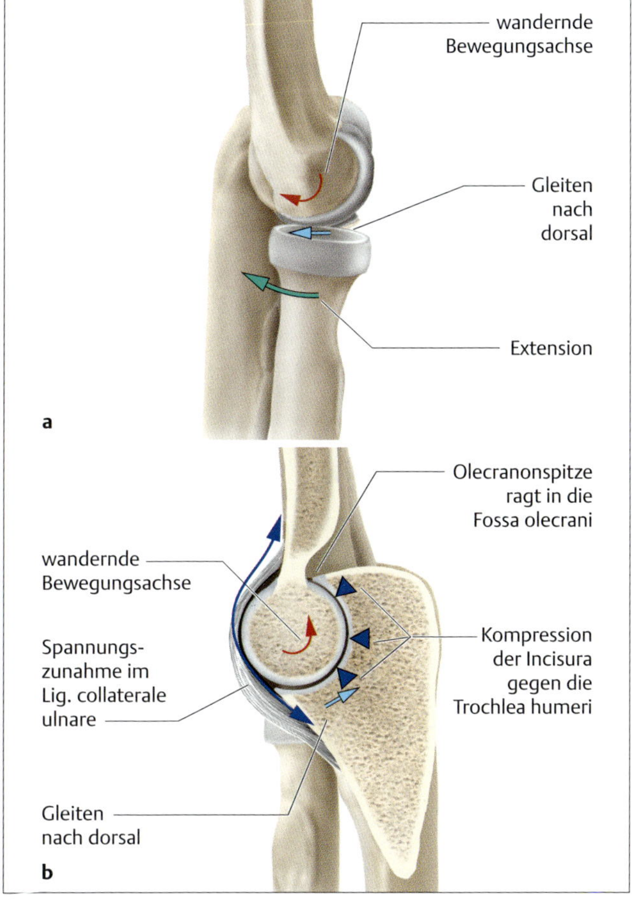

Abb. 5.37 Gelenkmechanik bei Extension.
a Im Humeroradialgelenk
b Im Humeroulnargelenk

PRAXISTIPP

Test der Ulnakippung (▶ Abb. 5.38)
Die für die Extension wichtige Kippung der Ulna wird als mediales Gapping in geringer Flexionsstellung getestet ▶ **Abb. 5.38**. Zur Fixierung des distalen Unterarms klemmt sich der Therapeut diesen zwischen Arm und Rumpf ein. Die Daumenzeigefingergabel, die direkt in der Gelenkfalte liegt, übt einen Schub nach lateral aus. Es muss ein deutliches Klaffen möglich sein, da in dieser Stellung die Kapsel und Bänder nachgeben sollen. Bei einer Adhäsion im medialen Kapsel-Band-Apparat gibt die Kippbewegung nicht genug nach, und die Extension ist einschränkt.

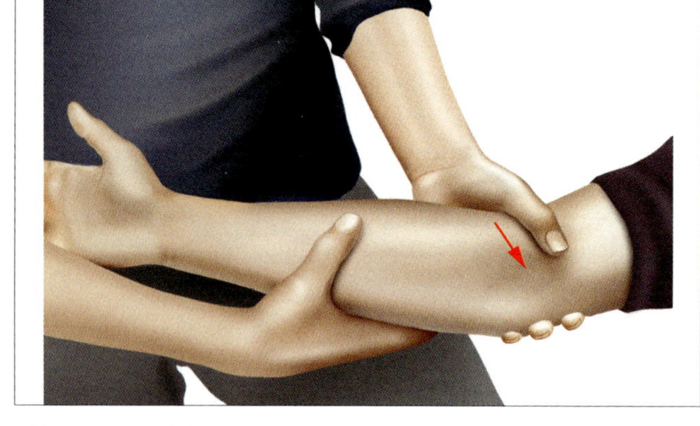

Abb. 5.38 Mediales Gapping.

KLINISCHER BEZUG

Ursache von Blockierungen beim Bewegen
Blockierungen beim Bewegen können aufgrund eines freien Gelenkkörpers (Corpus liberum) entstehen, der sich im Rahmen einer Arthrose abgelöst hat oder unfallbedingt abgesprengt wurde.

Eine andere Ursache ist die ***Osteochondrosis dissecans***, die am häufigsten am Capitulum humeri auftritt. Sie wird durch lokale Durchblutungsstörungen und wiederholte Mikrotraumen hervorgerufen und vor kommt vor allem bei Wurfsportarten, Ringern und Gewichthebern vor.

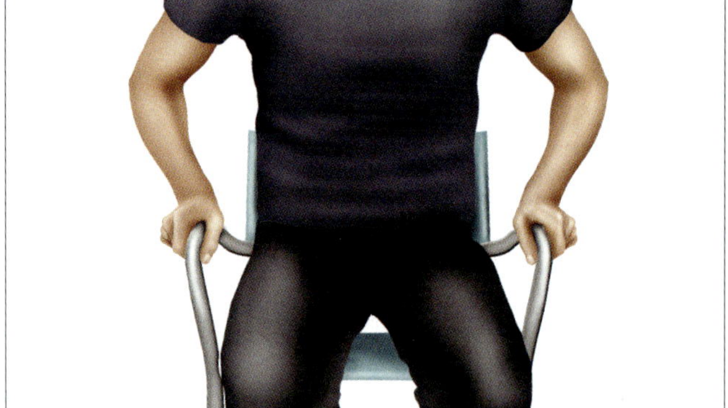

Abb. 5.39 Blockierungstest: Stand-up-Test.

PRAXISTIPP

Befund bei Blockierungen
Nach der Absprengung eines Dissekats treten plötzliche messerstichartige Schmerzen und Blockierungen beim Bewegen auf.

Provokationstest beim Bewegen ▶ Abb. 5.39
Um eine Blockierung im Gelenk festzustellen bzw. zu provozieren, kann der sogenannte ***Stand-up-Test*** durchgeführt werden. Der Patient sitzt auf einem Stuhl mit Armlehnen und stemmt sich durch seitliches Abstützen beider Arme auf der Armlehne nach oben. Das Gelenk wird in der Bewegung belastet, wodurch schnappende Geräusche, Schmerzen und Blockierungen auftreten.

5.5.2 Supinations-Pronations-Achse

▶ **Abb. 5.40**

Die Achse für die Supination und Pronation geht proximal durch das Capitulum humeri und die Mitte des Caput radii und distal durch den Proc. styloideus ulnae.

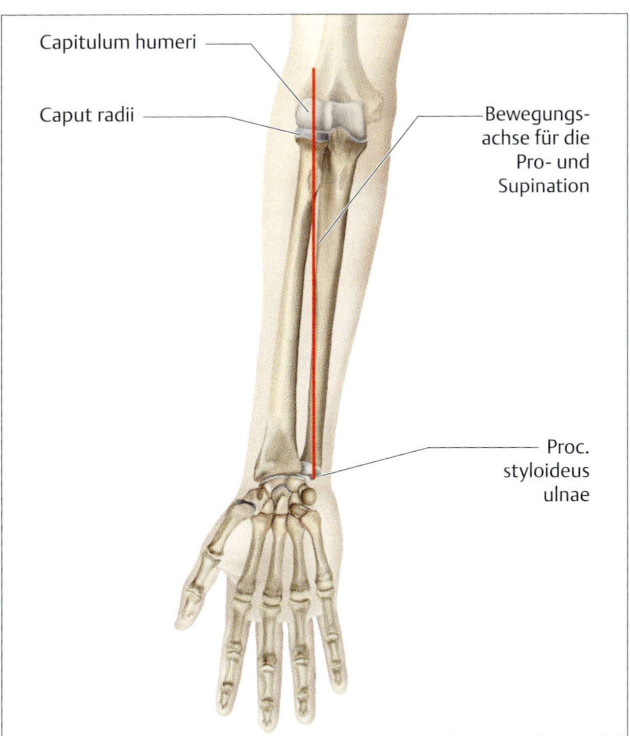

Abb. 5.40 Bewegungsachse für die Pro- und Supination.

Supination/Pronation: 80-0-90

▶ **Abb. 5.41**

Bei der Pro- und Supination des Unterarms bewegen sich hauptsächlich Ulna und Radius mit Beteiligung der humeroulnaren und -radialen Verbindung. Bedingt durch diese Funktionseinheit, aber auch die Membrana interossea kann kein Gelenk für sich bewegt werden.

Der größte Gelenkflächenkontakt in beiden Radioulnargelenken besteht in der Mittelstellung von Pro- und Supination, einem Bereich, der bei den Bewegungen des täglichen Lebens sehr häufig benutzt wird.

Folgende Gelenkflächen bewegen sich gegeneinander:

- In der Art. radioulnaris proximalis dreht sich die konvexe Circumferentia articularis radii gegen die konkave Incisura radialis ulnae und das Lig. anulare radii.
- In der Art. humeroradialis führt die Fovea articularis radii eine axiale Rotation gegenüber dem Capitulum humeri aus. Außerdem gleitet die Lunula obliqua kreisförmig im Sulcus capitulotrochlearis.
- In der Art. radioulnaris distalis gleitet die konkave Incisura ulnaris radii gegenüber der konvexen Circumferentia articularis ulnae.
- Der distal vor der Ulna liegende Discus articularis ulnocarpalis verlagert sich durch seine Fixation am Radius bei den Pro- und Supinationsbewegungen gegen die Ulna.

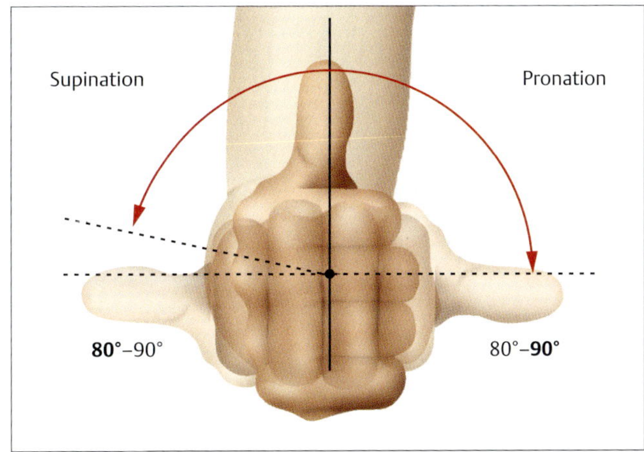

Abb. 5.41 Ausmaß der Pro- und Supinationsbewegungen.

Pronation ▶ Abb. 5.42 a – d

- In Pronationsstellung legt sich der Radius quer über die Ulna und führt damit eine halbkreisförmige Zirkumduktionsbewegung aus.
- Bedingt durch diese Bewegung kippt die Fovea articularis radii um ca. 5° gegenüber dem Capitulum humeri nach distal. Außerdem drehen sich die Fovea articularis radii gegenüber dem Humerus und die Lunula obliqua im Sulcus capitulotrochlearis nach dorsal.
- Auch die Ulna macht eine Kippbewegung. Aufgrund seines Querlegens schiebt der Radius die distale Ulna nach lateral. Dadurch entsteht im medialen Gelenkspalt des Humeroulnargelenks eine Klaffung von 5 – 10°. Dies ist mit der Kippung bei Ellenbogenextension vergleichbar.

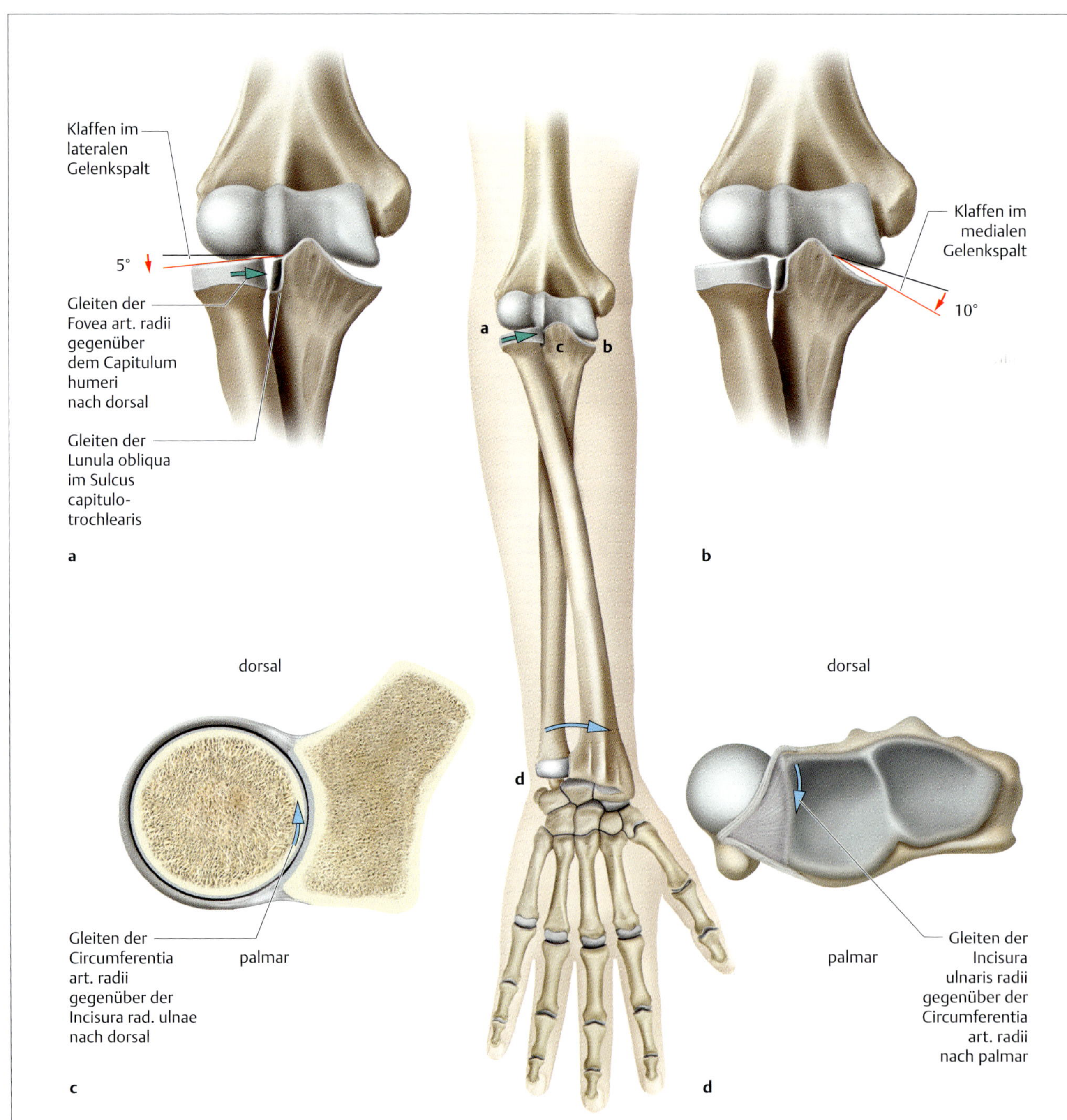

Abb. 5.42 Gelenkmechanik bei Pronation.
a Im Humeroradialgelenk
b Im Humeroulnargelenk
c Im proximalen Radioulnargelenk
d Im distalen Radioulnargelenk

- In der Art. radioulnaris proximalis gleitet die konvexe Circumferentia articularis radii gegenüber der Incisura radialis ulnae und dem Lig. anulare radii nach dorsal.
- In der Art. radioulnaris distalis gleitet die Incisura ulnaris radii gegenüber der Circumferentia articularis ulnae nach palmar.
- Durch die Fixierung des Discus ulnocarpalis an der distalen Ulna und am Radius verschiebt er sich durch die Verlagerung des distalen Radius gegenüber der Ulna nach palmar und verformt sich dabei deutlich, sodass der Kontakt zur Ulna fast vollständig verloren geht ▸ **Abb. 5.43**.
- Die Pronation wird durch den Kapsel-Band-Apparat gebremst und außerdem Weichteile (z. B. Mm. flexor digitorum profundus und flexor pollicis longus) zwischen den sich kreuzenden Knochen eingeklemmt.

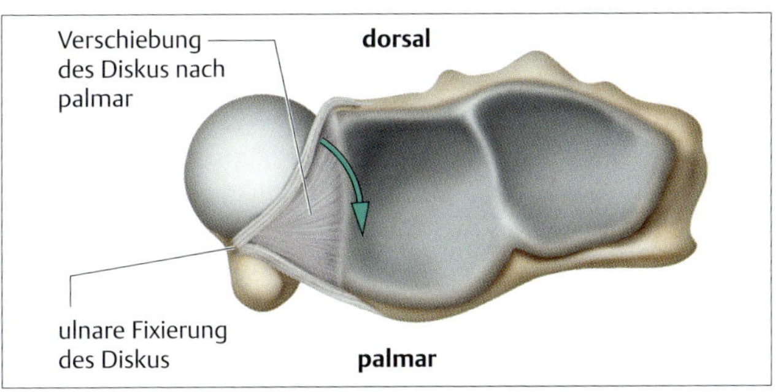

Abb. 5.43 Diskusverlagerung bei Pronation.

PRAXISTIPP

Untersuchung bei Pronationseinschränkung

Bei Verdacht auf eine arthrokinematische Störung müssen z. B. bei einer Pronationseinschränkung die Traktion und das Gleiten nach dorsal im Humeroradialgelenk und das Gleiten des Radiusköpfchen gegenüber der Ulna nach dorsal getestet werden. Im distalen Radioulnargelenk ist dagegen die radiale Gelenkfläche konkav, und das Gleiten wird nach palmar, also gleichsinnig zur osteokinematischen Bewegung getestet. Zusätzlich zu den beschriebenen translatorischen Gelenktests müssen bei einer Pronationseinschränkung das mediale und laterale Gapping in leichter Flexionsstellung ebenso wie die Flexibilität des Diskus gegenüber der Ulna untersucht werden.

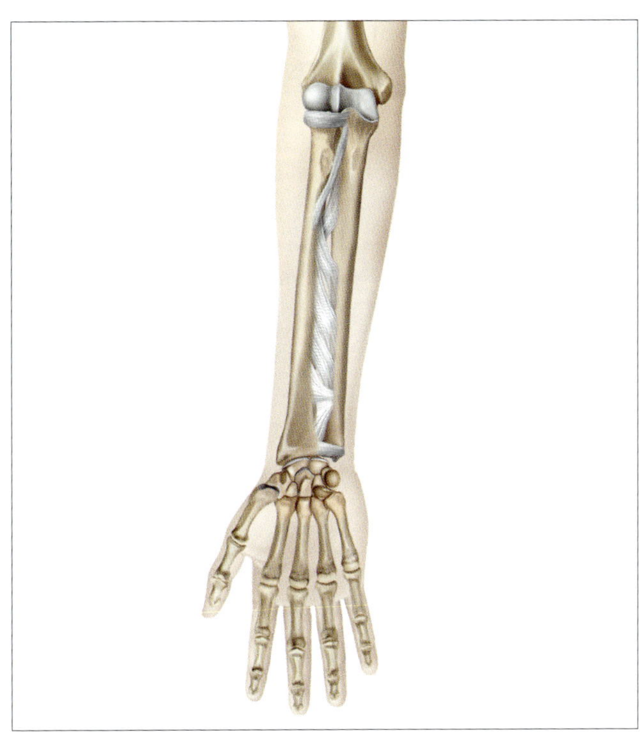

Abb. 5.44 Supination, Endstellung.

Supination ▸ Abb. 5.44

In der Endstellung der Supination stehen Radius und Ulna parallel.

- Bei der Supination rollen und gleiten alle Gelenkflächen entgegengesetzt zur Pronationsbewegung. Ein Klaffen findet dabei in keinem der Gelenke statt.
- Der Diskus verlagert sich gegenüber der Ulna nach dorsal. Dabei verformt er sich deutlich, was gegenüber der Mittelstellung gut zu sehen ist ▸ **Abb. 5.45 a – b**.
- Die Bewegung wird durch die Spannung des Kapsel-Band-Apparats beider Radioulnargelenke und das Lig. quadratum gebremst. Auch die Membrana interossea wird durch die Supination gespannt.

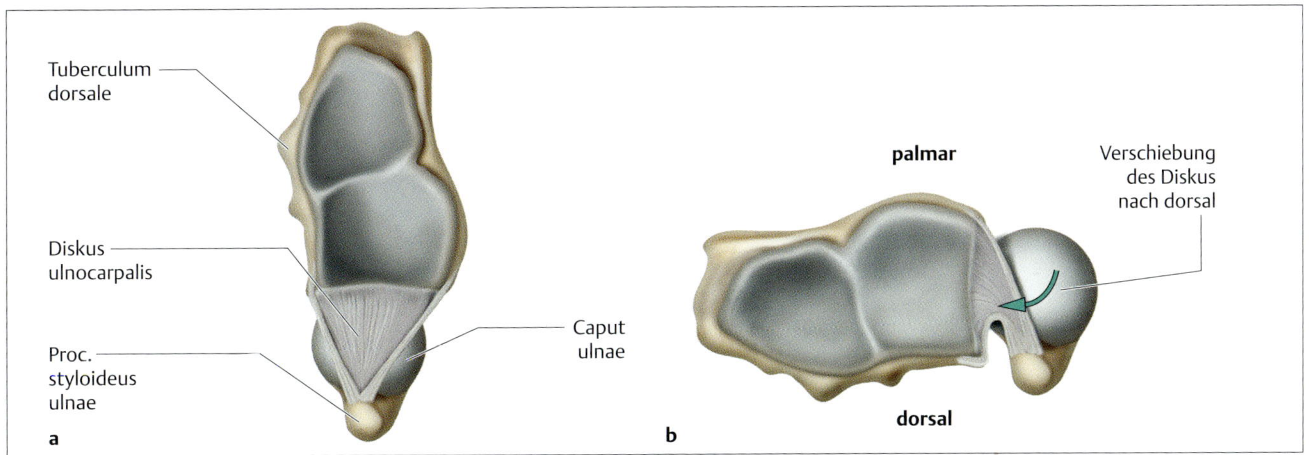

Abb. 5.45 Discus ulnocarpalis. **a** In Mittelstellung von Pronation und Supination. **b** Verlagerung bei Supination.

5.5.3 Ruhestellung (Loose-packed-Position)

Die Stellung, in der die Gelenkflächen den geringsten Gelenkflächenkontakt haben und sowohl der Kapsel-Band-Apparat als auch die Muskulatur am meisten entspannt sind, ist in den Gelenkanteilen der Art. cubiti unterschiedlich:

- ***Humeroulnargelenk:*** 70° Flexion und 10° Supination;
- ***Humeroradialgelenk:*** maximale Extension und Supination;
- ***Proximales Radioulnargelenk:*** 70° Flexion und 35°Supination;
- ***Distales Radioulnargelenk:*** 10° Supination.

5.5.4 Verriegelte Stellung (Closed-packed-Position)

Auch die verriegelte Stellung mit dem größtmöglichen Gelenkkontakt und Spannung des Kapsel-Band-Apparats ist für die einzelnen Gelenkanteile unterschiedlich:

- ***Humeroulnargelenk:*** maximale Extension und Supination;
- ***Humeroradialgelenk:*** 90° Flexion mit 5° Supination;
- ***Radioulnargelenke:*** 5° Supination.

KLINISCHER BEZUG

Kapselmuster
Bei einer Arthritis steift das Ellenbogengelenk in einem bestimmten Muster zunehmend ein. Bei diesem sogenannten ***Kapselmuster*** wird immer zuerst die Bewegung genannt, die als erste und am deutlichsten eingeschränkt ist.

Als erste und am deutlichsten ist die Flexion, dann die Extension in einem Verhältnis von 2:1 eingeschränkt; Supination und Pronation folgen erst später und sind in etwa gleich.

Das Kapselmuster ist also: Flexion–Extension–Pronation–Supination.

PRAXISTIPP

Therapieziel: Verbesserung der Beweglichkeit
Bei Bewegungseinschränkungen in der Art. cubiti ist eines der wichtigsten Therapieziele die Verbesserung der Beweglichkeit in Richtung Flexion und Supination, weil für die Aktivitäten im täglichen Leben etwa 110° Flexion und 40 – 50° Supination erforderlich sind.

5.6 Muskulatur

5.6.1 Flexoren

M. biceps brachii ▸ Abb. 5.46

Ursprung:
- ***Caput longum:*** Tuberculum supraglenoidale;
- ***Caput breve:*** Proc. coracoideus.

Ansatz: Tuberositas radii, mit Lacertus fibrosus und Aponeurosis bicipitalis an der Fascia antebrachii.

Innervation: N. musculocutaneus (C 5 – 7).

Verlauf und Besonderheiten:
- Die beiden Köpfe vereinigen sich etwa in Höhe der Tuberositas deltoidea.
- Der N. medialis verläuft zusammen mit A. brachialis und V. brachialis am medialen Rand des Muskels entlang nach distal.
- Der ***Lacertus fibrosus*** ist eine aponeurotische Fortsetzung des M. biceps und zieht von proximal-lateral nach distal-medial. Er ist proximal dicker und geht nach etwa 2 cm in eine flächige Faszienplatte über, die sich mit der Fascia antebrachii verbindet. Am flächigen Übergang überkreuzt er die A. brachialis (▸ **Abb. 5.47**).

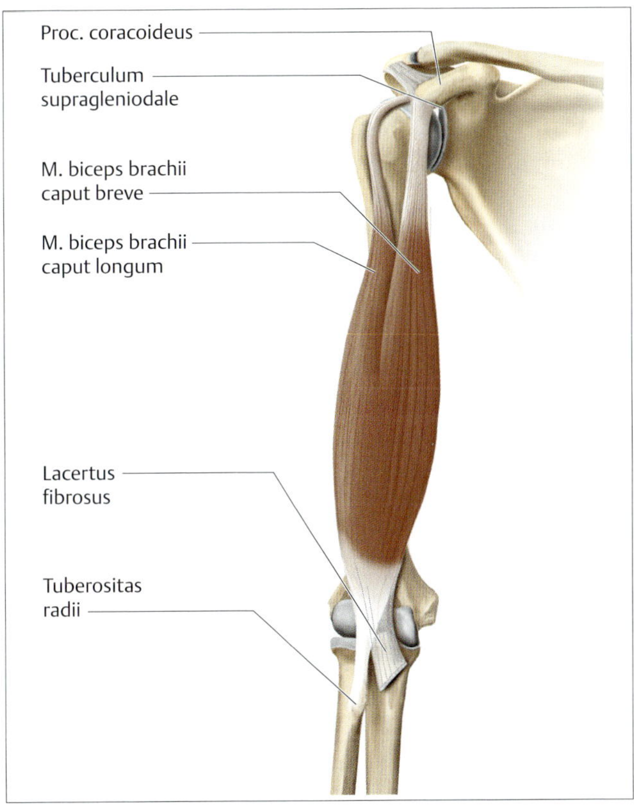

Abb. 5.46 Verlauf des M. biceps brachii.

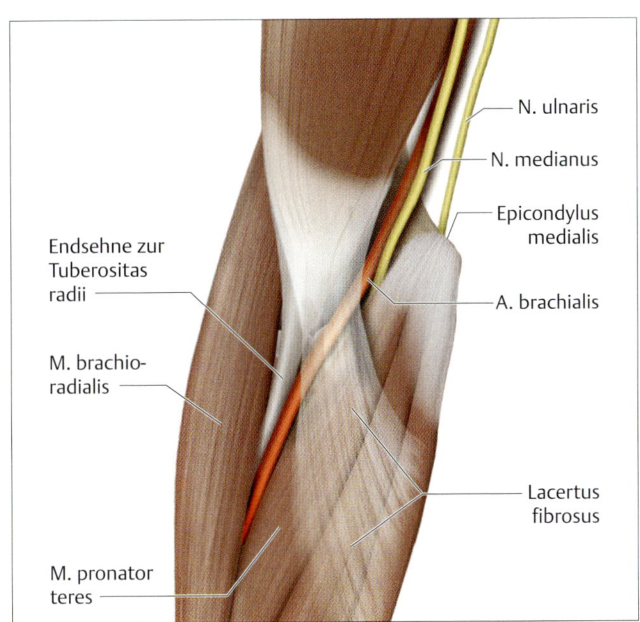

Abb. 5.47 Lacertus fibrosus.

Triggerpunkte ▸ **Abb. 5.48**:

- ***Triggerpunkt 1*** liegt in den mittleren Muskelfasern des Caput longum etwa 1 Handbreit proximal der Ellenbeuge;
- ***Triggerpunkt 2*** befindet sich in den mittleren Muskelfasern des Caput breve etwas distaler als der Triggerpunkt im Caput longum.
- Von beiden Triggerpunkten ziehen Übertragungsschmerzen in Richtung ventrale Deltaregion und Ellenbeuge, selten auch zum Schulter-Nacken-Bereich. Sie treten vor allem auf, wenn der Arm über 90° flektiert oder abduziert wird.

Funktionen:

- ***Beide Köpfe:***
  - **Ellenbogenflexion und Supination**. Dabei ist zu beachten, dass der Lacertus fibrosus nicht an der Supinationsbewegung beteiligt ist.
  - In Extension bewirkt er eine Kompression der Fovea articularis radii gegen das Capitulum humeri.
  - Er arbeitet häufig exzentrisch, z. B. wenn ein Gegenstand auf dem Boden abgesetzt wird.
- ***Caput longum:*** **Depression** des Caput humeri, unterstützt die **Abduktion, Innenrotation und Flexion** im Schultergelenk;
- ***Caput breve:*** **Adduktion, Innenrotation und Flexion** im Schultergelenk;
- siehe Kap. 4.1.7.

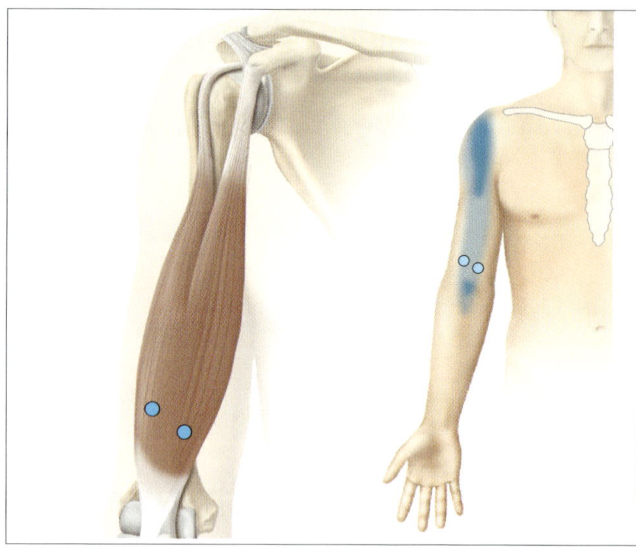

Abb. 5.48 M. biceps brachii mit Triggerpunkten und Schmerzausstrahlungen.

FUNKTIONELLER HINWEIS

Zusammenhang Radiusköpfchendurchmesser und Tuberositas radii ▸ **Abb. 5.49**

Das Radiusköpfchen hat eine ovale Form, sodass in der Mittelstellung von Pro- und Supination der größere längsovale Durchmesser senkrecht zur Incisura radialis ulnae steht. Das ist bedeutsam, da in diesem Moment die vorspringende Tuberositas radii mit der Sehneninsertion des M. biceps brachii zur Ulna gedreht wird und dadurch mehr Platz erhält. In maximaler Pronation hat sie sich so weit gedreht, dass sie von dorsal ca. 2 – 3 Querfinger distal des Caput radii palpiert werden kann.

Sicherung des Radius ▸ **Abb. 5.50 a, b**

Die Ulna ist durch ihre besondere Form gut am Humerus stabilisiert im Gegensatz zum Radius. Dieser ist auf andere stabilisierende Strukturen angewiesen, wobei der M. biceps eine wichtige Rolle spielt. Werden seine Kräfte zerlegt, entspricht die longitudinale Kraftkomponente annähernd dem longitudinalen Verlauf von Radius und Humerus und geht durch den Drehpunkt. Bei Kontraktion des M. biceps bewirkt sie eine Kompression der Fovea radialis gegen das Capitulum humeri, sodass das Humeroradialgelenk stabil ist.

Bei zunehmender Flexion überwiegt die rotatorische Komponente, und die longitudinale Kraft wird kleiner. Bedingt durch die rotatorische Zugrichtung, gleitet der Radius nach ventral. In diesem Moment ist das Lig. anulare radii in seiner Stabilisierungsfunktion gefordert, weil es den Radius an der Ulna hält und diese wiederum durch die Form der Incisura gegenüber der Trochlea stabil ist. Somit kann keine Subluxation stattfinden.

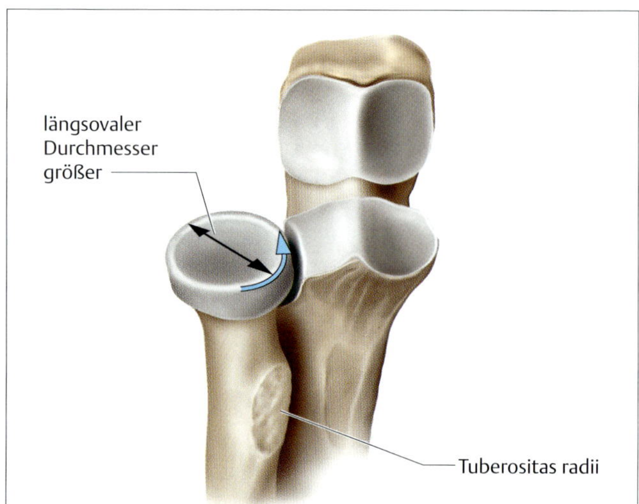

Abb. 5.49 Drehung der Tuberositas radii bei Pronation.

PRAXISTIPP

Entwicklung von Triggerpunkten und Therapie

Triggerpunkte im M. biceps brachii können sich sowohl durch wiederholte Tätigkeiten als auch einmalige Überlastung des Muskels entwickeln. So werden z. B. beim Tennisspielen durch harte Aufschläge und kraftvolle Rückhandschläge Triggerpunkte ausgelöst. Der Muskel kann nach wiederholtem Heben von schweren Gegenständen mit supiniertem Unterarm ebenso wie bei ungewohnten Tätigkeiten (z. B. Schneeschaufeln) überlastet werden.

Passive Dehnung und Triggerpunktmassage sowie tiefe Ausstreichungen des Muskels können die Triggerpunkte deaktivieren. Dem Patienten sollten Selbstdehnungen und wie er Gegenstände mit proniertem Unterarm anhebt, gezeigt werden.

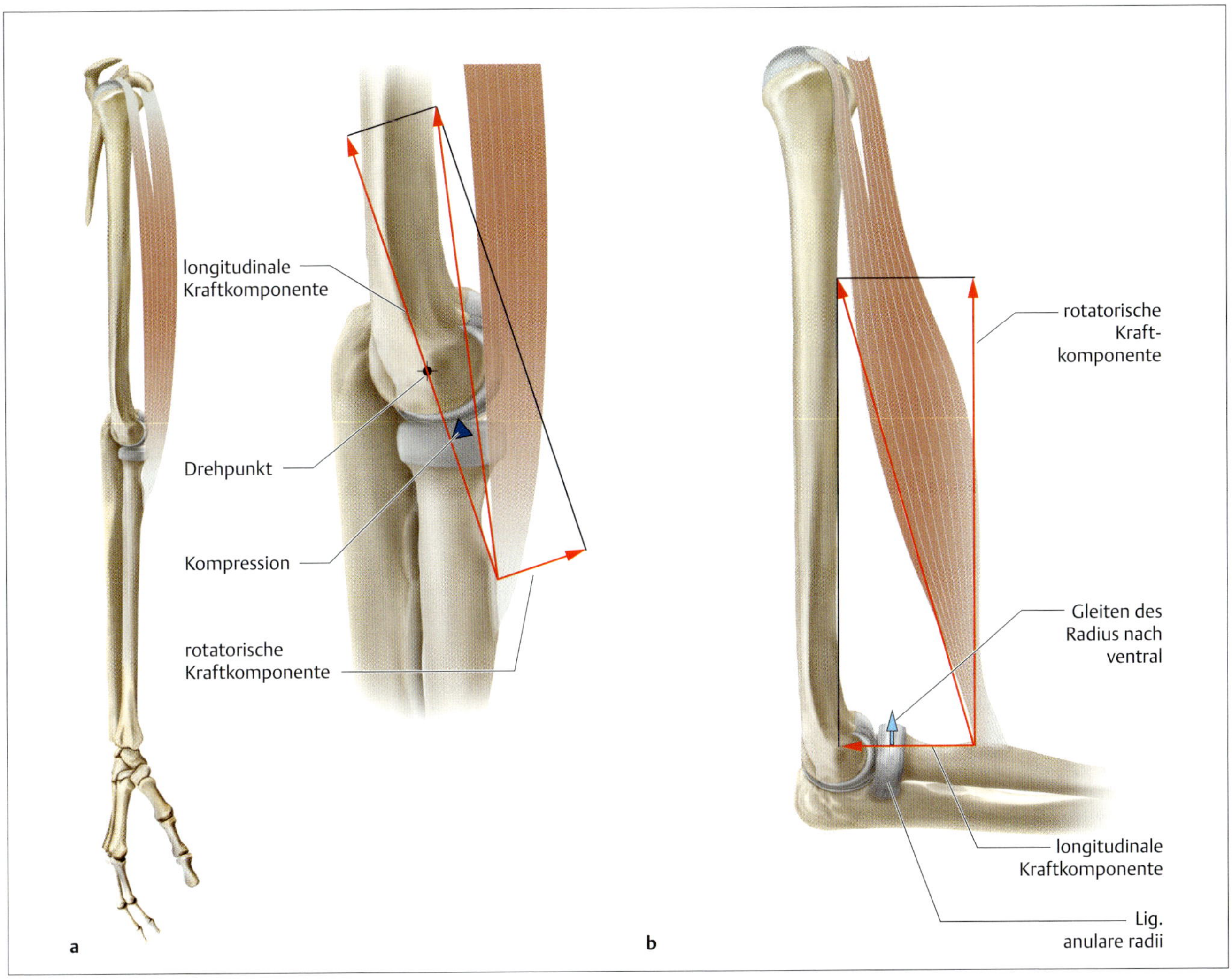

Abb. 5.50 M. biceps brachii: Mechanik der Muskelarbeit.
a In Extension
b In 90° Flexion

KLINISCHER BEZUG

Distale Bizepsruptur
Die distale Sehnenruptur ist seltener als die proximale. Bedingt durch eine hypovaskuläre Zone kurz vor der Insertion an der Tuberositas radii ist eine Prädisposition zur Degeneration der Sehne vorhanden. Sie betrifft häufiger den dominanten Arm und kann durch wiederholte Belastungen in Flexionsstellung auftreten. Ein abruptes Hebetrauma lässt die Sehne endgültig reißen. Auch der Lacertus fibrosus kann eingerissen sein.

Bei der Untersuchung fällt auf, dass das Muskelrelief nach proximal verschoben ist. Die resistive Flexion und Supination sind sehr schmerzhaft und im Kraftaufwand vermindert. Außerdem gibt der Patient tief in der Ellenbeuge Schmerzen an.

Innerhalb von 2–3 Wochen nach der Ruptur muss operiert werden, da sonst die Refixierung durch die Retraktion der Sehne schwierig wird. Entweder wird die Sehne auf die tiefer gelegenen M. brachialis oder M. brachioradialis genäht oder refixiert. Eine Fixierungsmöglichkeit ist z. B. das Setzen von 2–3 Ankernähten am Bizepsende ▸ **Abb. 5.51 a**. Dann wird das Ende zwischen Ulna und Radius nach dorsal gezogen und von dorsal her die Sehne in maximaler Pronation an der Tuberositas radii befestigt ▸ **Abb. 5.51 b**.

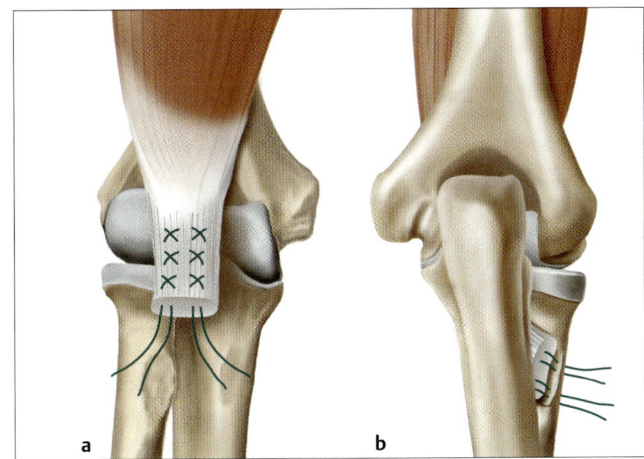

Abb. 5.51 Bizepsreinsertion.
a Ankernähte
b Refixierung-Tuberositas

M. brachialis ▶ Abb. 5.52

Ursprung: Neben der Tuberositas deltoidea am ventralen Humerus, breitflächig beginnend bis kurz vor der Insertion der Kapsel der Art. cubiti, Septum intermusculare brachii mediale et laterale.

Ansatz: Tuberositas ulnae, distal des Proc. coronoideus.

Innervation: N. musculocutaneus (C 5 – 7), eventuell laterale Anteile des N. radialis (C 5 – 6).

Verlauf und Besonderheiten:
- Er bildet eine breite Rinne, in der der M. biceps liegt, sodass er von diesem vollständig bedeckt ist. Erst in Höhe des Ellenbogengelenks ist der M. brachialis breiter und schaut medial hervor.
- Tiefe Fasern verbinden sich mit der ventralen Gelenkkapsel der Art. cubiti.
- Zusammen mit dem M. brachioradialis bildet er den Radialistunnel, in dem der N. radialis nach Verlassen des Sulcus nervus radialis verläuft.
- Auf seinem medialen Rand verlaufen der N. medianus und die A. brachialis. Der N. medianus zieht dann weiter in Richtung M. pronator teres, während die A. brachialis den M. brachialis nach lateral kreuzt.
- Im distalen Muskelbereich kreuzen Hautäste des N. musculocutaneus von medial nach lateral und liegen zwischen ihm und dem M. biceps ▶ **Abb. 5.53**.

Triggerpunkte ▶ **Abb. 5.54:**
- Die Triggerpunkte liegen zum größten Teil unter dem M. biceps. Um die Triggerpunkte palpieren zu können, muss dieser nach medial verschoben werden.
- ***Triggerpunkt 1*** befindet sich am lateralen Rand des Muskels, etwa 3 Querfingerbreit von der Tuberositas deltoidea entfernt mit Schmerzausstrahlungen in die ventrale Deltaregion.
- ***Triggerpunkt 2*** liegt unmittelbar proximal der Ellenbeuge mit ausgeprägter Schmerzübertragung zur Umgebung des Daumensattelgelenks und weniger deutlich, aber häufig in die Ellenbeuge.

Funktionen:
- **Ellenbogenflexion**. Er ist ein wichtiger Flexor, da er seine Funktion sowohl in Supination als auch in Pronation erfüllen kann.
- Zusammen mit dem M. biceps leistet er exzentrische Muskelarbeit, z. B. beim Absetzen von Lasten.

PRAXISTIPP

Überlastung

Eine Überlastung des M. brachialis kann bei Geigenspielern auftreten, da das Führen des Geigenbogens eine ständige Flexions- und Supinationsstellung erfordert. Als Therapie müssen die Patienten eine Selbstdehnung sowie eine Triggerpunktmassage erlernen, da eine kurzzeitige Behandlung nicht hilft. Außerdem sollten sie wiederholte ausgeprägte Flexionsstellungen vermeiden.

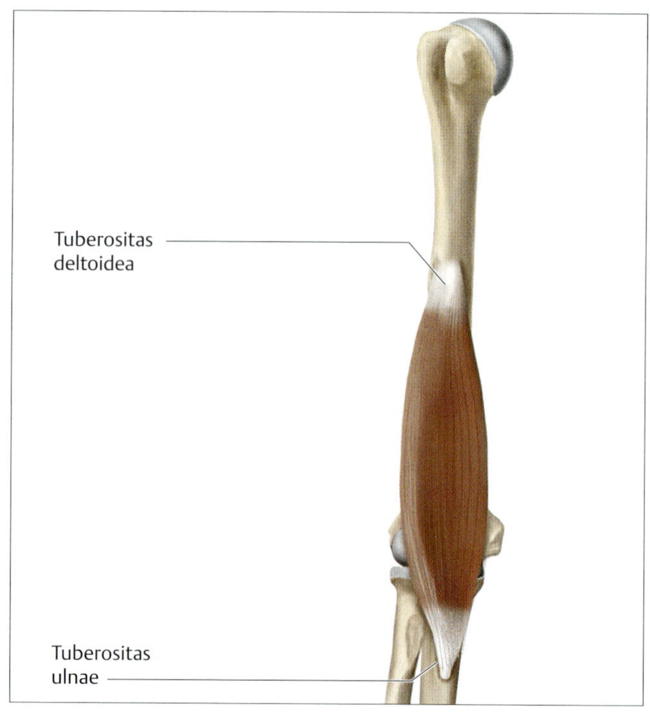

Abb. 5.52 M. brachialis.

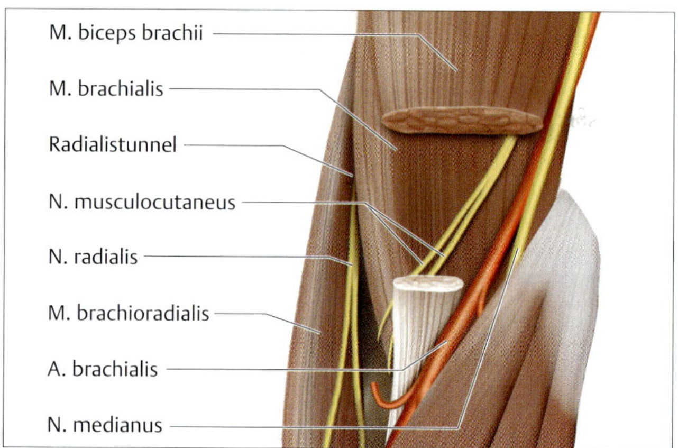

Abb. 5.53 Distaler M. brachialis mit Gefäß- und Nervenverläufen.

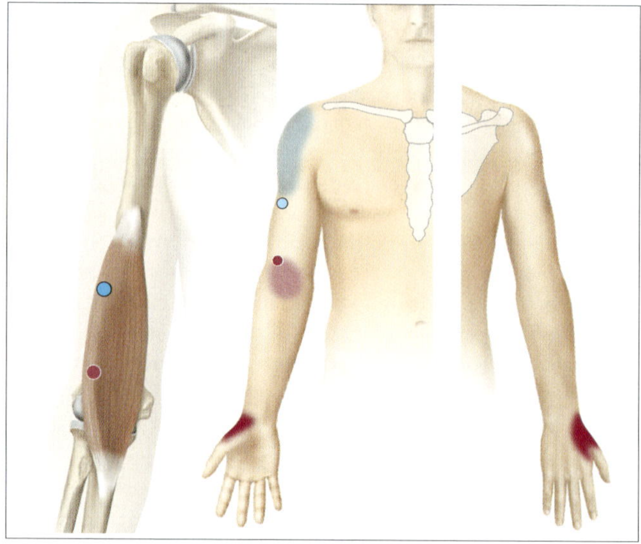

Abb. 5.54 M. brachialis mit Triggerpunkten und Schmerzausstrahlungen.

M. brachioradialis ▶ Abb. 5.55

Ursprung: Kraniale zwei Drittel der Crista supracondylaris lateralis humeri, Septum intermusculare brachii laterale.

Ansatz: Proc. styloideus radii.

Innervation: N. radialis (C 5 – 6).

Verlauf und Besonderheiten:

- Er geht im distalen Drittel des Unterarms in seine Endsehne über, vor der unmittelbar ventral die A. radialis verläuft.
- Zwischen ihm und dem M. brachialis befindet sich der N. radialis im sogenannten **Radialistunnel.** Im weiteren Verlauf zieht der R. superficialis des N. radialis an seinem ventralen Rand entlang nach distal.
- Im Ansatzbereich verbinden sich einige Fasern mit den Ligg. radiocarpale palmare und collaterale radiale des Handgelenkes ▶ **Abb. 5.56**.
- Eine Abspaltung des Retinaculum musculorum flexorum, die vom Radiusrand in Richtung Karpalknochen und in das Lig. carpi transversum zieht, verbindet sich mit der Sehne.
- Einige distale und oberflächliche Fasern des M. pronator quadratus ziehen in seine Endsehne.

Triggerpunkte ▶ **Abb. 5.57**:
Triggerpunkt 1 liegt mitten im Muskelbauch etwa 3 Querfingerbreit von der Ellenbeuge nach distal entfernt. Die Schmerzen strahlen radial entlang des Muskels bis zum dorsalen Metakarpalzwischenraum von Daumen und Zeigefinger aus, wo sich eine besonders schmerzhafte Stelle befindet. Ebenso überträgt er starke Schmerzen in Richtung Epicondylus lateralis.

Funktionen:

- **Flexion**, besonders kräftig in Supinations-Pronations-Mittelstellung.
- Er bringt den Unterarm aus Supination und Pronation zurück in die Mittelstellung, hat dabei aber nur wenig Kraftentfaltung. Pronatorisch ist er etwas stärker als supinatorisch. Mit zunehmender Flexion verliert er die supinatorische Wirkung, in maximaler Flexion proniert er ausschließlich.

Die Flexion unterstützende Muskeln

- M. pronator teres;
- M. extensor carpi radialis longus sowie weitere Hand- und Fingerextensoren mit Ursprung am Epicondylus lateralis;
- Mm. flexor carpi radialis et ulnaris.

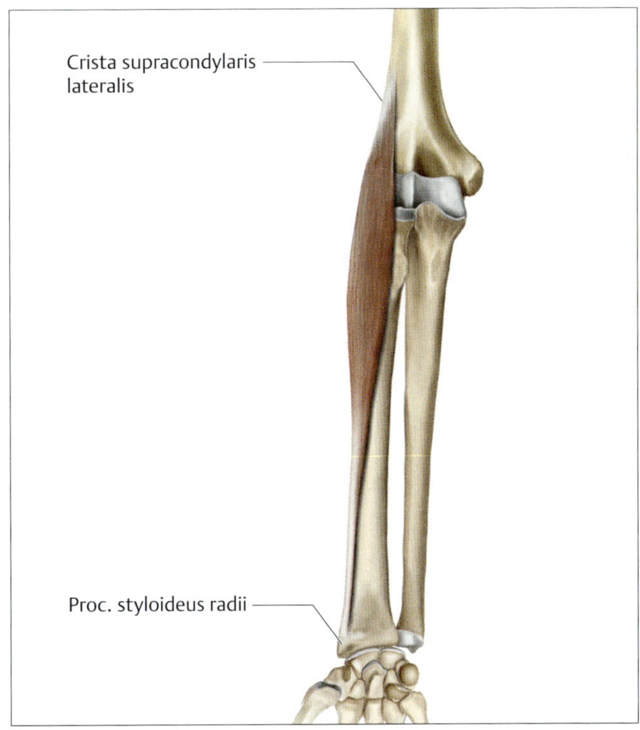

Abb. 5.55 M. brachioradialis.

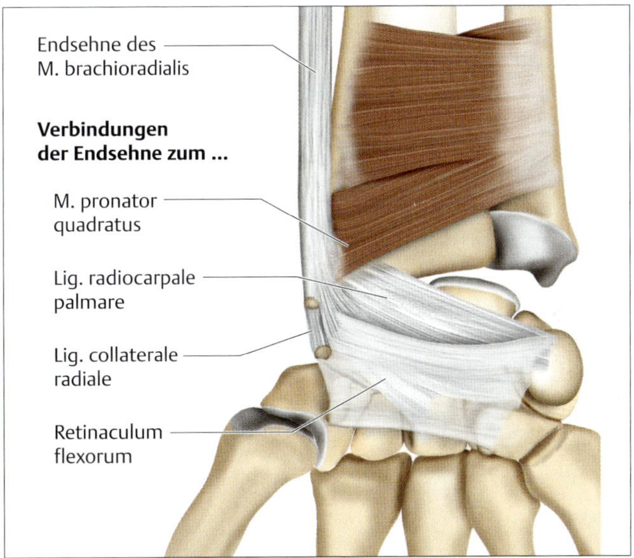

Abb. 5.56 Verbindungen der Endsehne des M. brachioradialis.

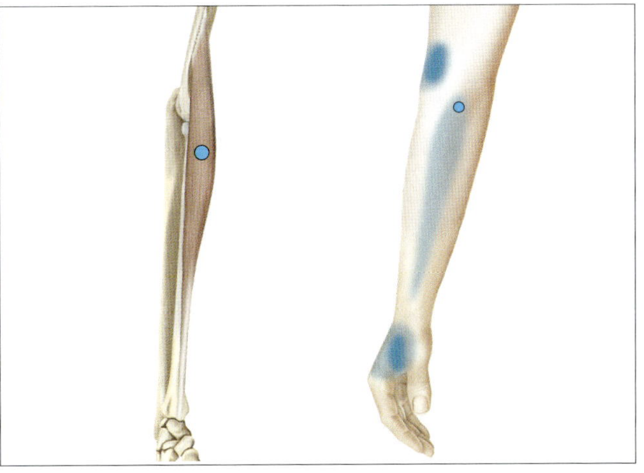
Abb. 5.57 M. brachioradialis mit Triggerpunkten und Schmerzausstrahlungen.

5.6.2 Extensoren

M. triceps brachii (siehe Kapitel 4.1.7) ▶ Abb. 5.58

Ursprung:
- ***Caput longum:*** Tuberculum infraglenoidale.
- ***Caput laterale:*** Dorsaler Humerus des Collum chirurgicum bis in Höhe der Tuberositas deltoidea und lateral des Sulcus nervi radialis, Septum intermusculare brachii laterale.
- ***Caput mediale:*** Dorsaler Humerus, medial und distal des Sulcus nervi radialis bis zur Fossa olecrani, Septum intermusculare brachii mediale et laterale.

Ansatz: Olekranon.

Innervation: N. radialis (C 6 – 8).

Verlauf und Besonderheiten:
- Das Caput longum ist an der Begrenzung mehrerer Achsellücken beteiligt. Durch die laterale Achsellücke ziehen Gefäße sowie der N. axillaris und durch das Spatium triangularis der N. radialis und die A. profunda brachii nach dorsal (siehe Kap. 4.1.7).
- Caput laterale und mediale bilden mit dem Sulcus nervi radialis einen osteofibrösen Kanal, in dem der N. radialis und die Vasa profunda brachii verlaufen.
- Zwischen Trizepssehne und Olekranon liegt die Bursa subtendinea musculus tricipitis brachii.
- Distale tiefe Fasern verbinden sich mit der dorsalen Kapsel, distale laterale mit dem M. anconeus.
- Das Caput mediale liegt am tiefsten unter den beiden anderen Trizepsköpfen und hat den kürzesten sehnigen Anteil, da seine Muskelfasern weit nach distal reichen.

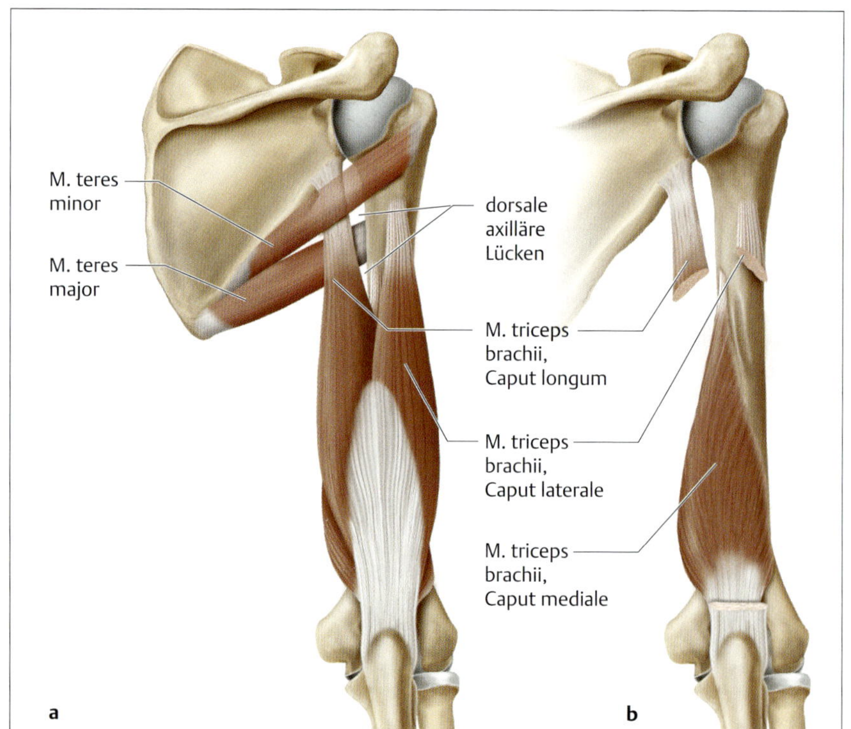

Abb. 5.58 M. triceps brachii.
a Caput longum et laterale
b Caput mediale

Triggerpunkte:

- ***Caput longum*** ▸ **Abb. 5.59:**
  - ***Triggerpunkte 1 und 2*** liegen in der Mitte des Muskels dicht nebeneinander. Die Schmerzen strahlen in einem breiten Streifen über die dorsale Schulter bis C 7 und entlang des dorsalen Armes bis zum Handrücken aus.
- ***Caput laterale***
  - ***Triggerpunkt 3*** befindet sich etwa in der Mitte des Muskelbauchs mit Schmerzprojektion zu den dorsalen Seiten von Klein- und Ringfinger und in die unmittelbare Umgebung des Triggerpunkts.
- ***Caput mediale*** ▸ **Abb. 5.60**:
  - ***Triggerpunkt 4*** liegt unmittelbar neben dem distalen lateralen Rand des Caput laterale mit Schmerzprojektion in Richtung Epicondylus lateralis und lateralen Unterarm.
  - ***Triggerpunkt 5*** befindet sich ventral vor dem Caput longum mittig am medialen Oberarm. Seine Schmerzausstrahlungen manifestieren sich proximal des ventralen Epicondylus medialis und ziehen am medial-ventralen Unterarm entlang bis zum Klein- und Ringfinger.

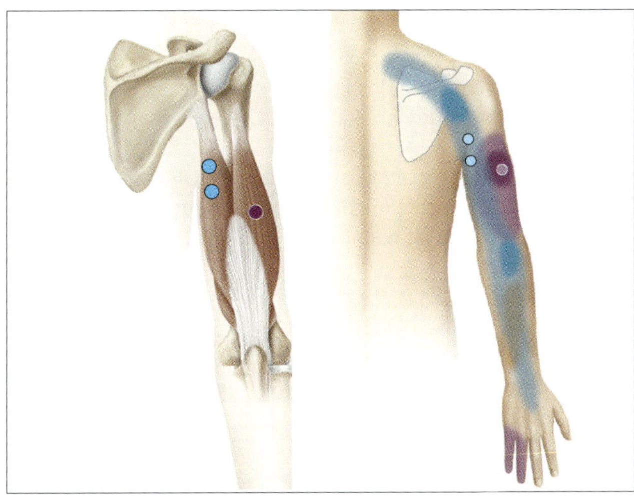

Abb. 5.59 Caput longum et breve mit Triggerpunkten und Schmerzausstrahlungen.

Funktionen:

- ***Alle Anteile:*** Ellenbogenextension.
- ***Caput longum:*** Extension und Adduktion im Schultergelenk. Dabei wirkt er synergistisch mit den Mm. latissimus dorsi, teres major et teres minor; Außenrotation im Schultergelenk.

PRAXISTIPP

Entwicklung von Triggerpunkten im M. triceps brachii
Triggerpunkte können bei häufigem Gebrauch von Unterarmgehstützen, Fehlbelastung durch zu lange Stöcke beim Nordic Walking und übertriebenes Üben von Liegestützen aktiviert werden. Auf Dehnungs- und Lösungsverfahren, tief streichende Massagen mit Druck, Halten und Entspannen sowie indirekte Techniken sprechen die Triggerpunkte im M. triceps gut an.

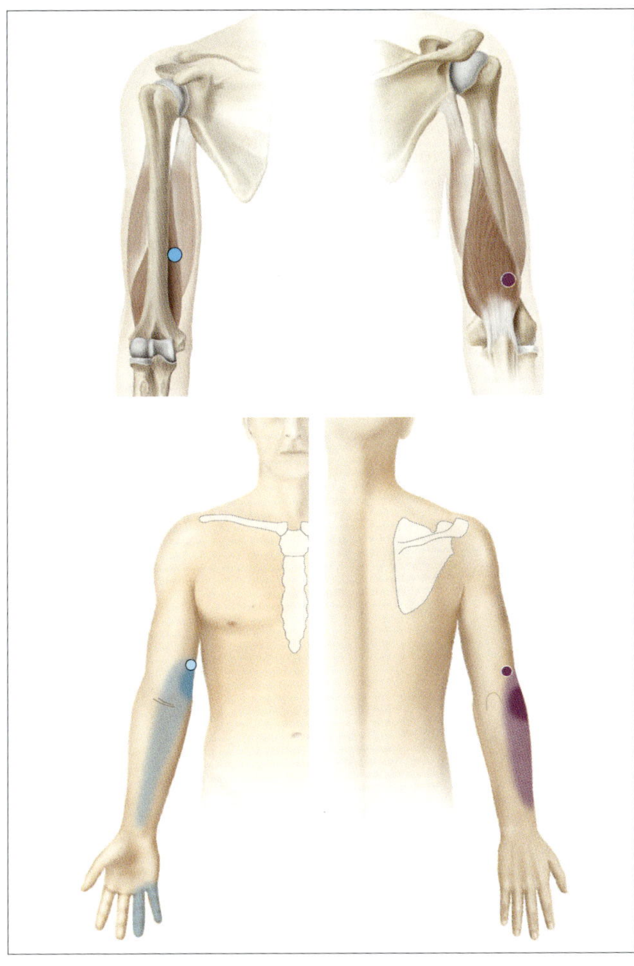

Abb. 5.60 Caput mediale mit Triggerpunkten und Schmerzausstrahlungen.

M. anconaeus ▶ Abb. 5.61

Ursprung: Dorsaler Rand des Epicondylus lateralis und der distalen Crista supracondylaris lateralis, Gelenkkapsel.

Ansatz: Längliches Ansatzareal beginnt am Olekranon unmittelbar neben der Insertion des M. triceps und geht etwa 4 Querfinger weiter nach distal.

Innervation: N. radialis (C 6 – 8).

Verlauf und Besonderheiten:

- Seine Verlaufsrichtung ist schräg von proximal-lateral nach distal-medial.
- Seine proximalen Fasern sind kürzer als die distalen.
- Er verläuft unmittelbar distal des Caput mediale musculi tricipitis und gilt als dessen Verlängerung.
- Am Ansatz verbindet er sich mit lateralen oberflächlichen Fasern des M. triceps.

Triggerpunkte ▶ **Abb. 5.62**:
Triggerpunkt 1 liegt kurz vor der Insertion und überträgt Schmerzen in die dorsale Umgebung des Epicondylus lateralis.

Funktionen:

- Durch seine Verbindung zur Kapsel beeinflusst er deren Spannungszustand und verhindert, dass sich dorsale Kapselanteile bei Extension vor allem in das Humeroradialgelenk und den radialen Teil des Humeroulnargelenks verlagern.
- Er unterstützt die **Extension** des Ellenbogens und stabilisiert das Humeroulnargelenk dorsal.

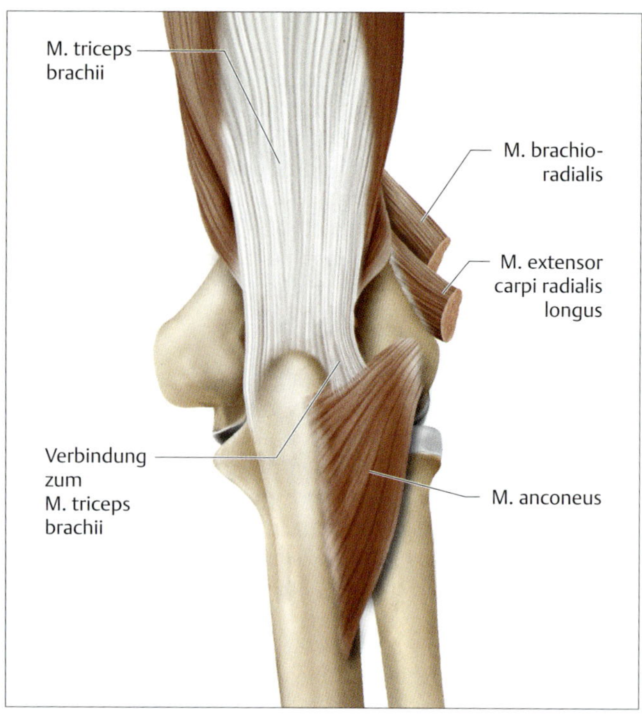

Abb. 5.61 M. anconeus.

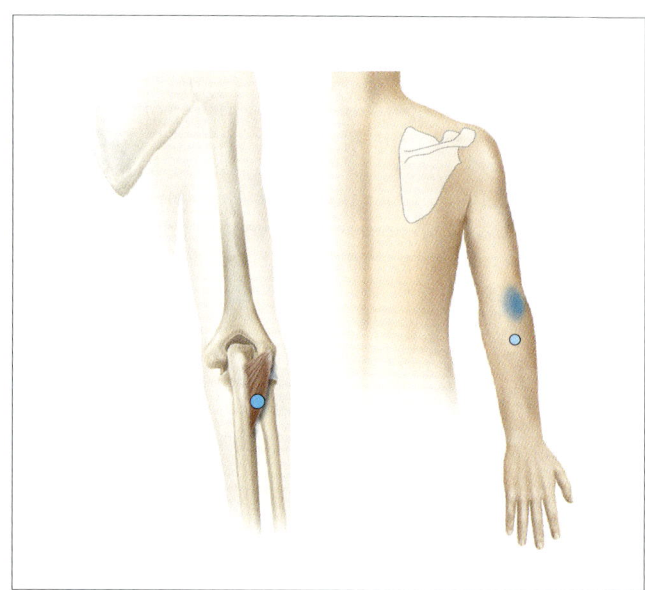

Abb. 5.62 M. anconeus mit Triggerpunkten und Schmerzausstrahlungen.

5.6.3 Supinatoren

M. supinator ▶ Abb. 5.63

Ursprung:
- ***Pars superficialis:*** Crista musculi supinatoris ulnae, Lig. collaterale radiale, Lig. anulare radii.
- ***Pars profunda:*** Epicondylus lateralis humeri.

Ansatz: Proximales Drittel des ventralen Corpus radii neben und distal der Tuberositas radii.

Innervation: N. radialis (C 5 – 6).

Verlauf und Besonderheiten:
- Er ist ein flächiger Muskel.
- Er bildet proximal einen oberflächlichen und tiefen Anteil. Die Pars superficialis erzeugt einen scharfkantigen proximalen Rand (Frohse-Arkade), an dem der R. profundus des N. radialis in den von beiden Muskelschichten gebildeten Supinatorkanal biegt.
- Die Pars profunda ist ventral mit der Gelenkkapsel verwachsen.
- Er umschlingt das proximale laterale Drittel des Radius, sodass er sich bei Pronation um den Radius herumwickelt.

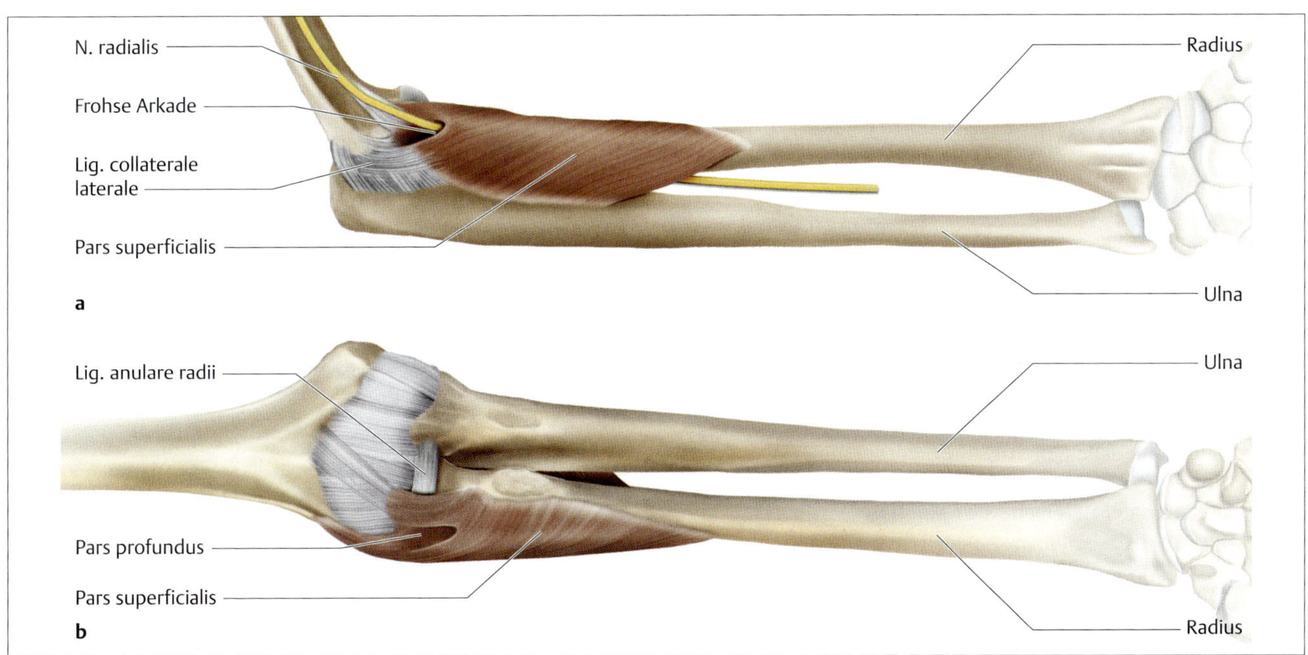

Abb. 5.63 M. supinator.
a Ansicht von lateral
b Ansicht von palmar

Triggerpunkte ▶ **Abb. 5.64**:
Triggerpunkt 1 liegt auf der radialen ventralen Unterarmseite direkt distal des Ellenbogengelenks. Die Schmerzprojektion erfolgt zur Umgebung des Epicondylus lateralis und nach dorsal-distal zwischen die Metakarpale von Daumen und Zeigefinger.

Funktionen:
- **Supination** in allen Ellenbogenstellungen.
- Durch die epikondylären Fasern unterstützt er die **Flexion** in der Mittelstellung von Pro- und Supination.
- Er **stabilisiert** den lateralen Ellenbogenbereich.

PRAXISTIPP

Ursachen aktiver Triggerpunkte
Jede wiederholt ausgeführte oder ständig gehaltene Supination kann den Muskel überlasten und Schmerzen auslösen, wie z. B. durch wiederholte Supinationsbewegungen beim Auswringen nasser Kleidungsstücke und beim Eindrehen von Glühbirnen.

Beim sogenannten **Tennisellenbogen** muss auch an den M. supinator als mögliche Ursache durch Überlastung gedacht werden.

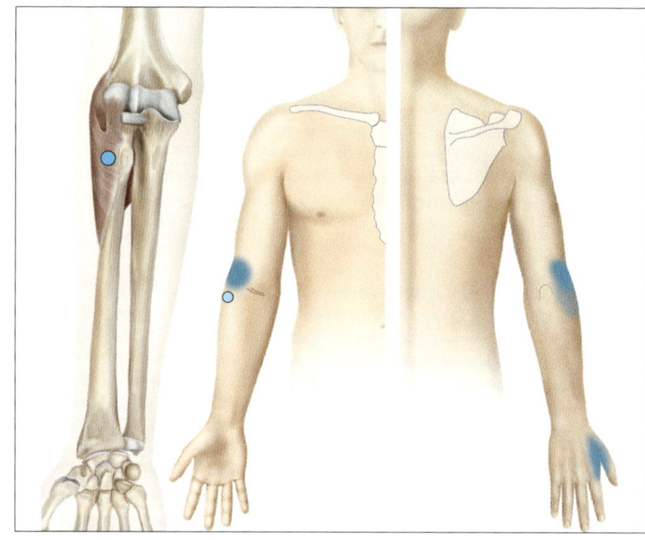

Abb. 5.64 M. supinator mit Triggerpunkten und Schmerzausstrahlungen.

Weitere Muskeln mit Supinationsfunktion

- ***M. biceps brachii;***
- ***M. brachioradialis;***
- ***Daumenmuskeln,*** die auf der Dorsalseite liegen und schräg von ulnar nach radial verlaufen.

5.6.4 Pronatoren

M. pronator teres ▶ Abb. 5.65

Ursprung:
- ***Caput humerale:*** Epicondylus medialis, distaler Teil der Crista supracondylaris medialis, Septum intermusculare brachii mediale.
- ***Caput ulnare:*** mediale Seite des Proc. coronoideus.

Ansatz: Dorsale laterale Fläche des Radius etwa in Höhe der Unterarmmitte distal vom Ansatz des M. supinator.

Innervation: N. medianus (C 6 – 7).

Verlauf und Besonderheiten:
- Er begrenzt die Ellenbeuge auf der medialen Seite.
- Er verläuft schräg von proximal-medial nach distal-lateral.
- Zwischen den beiden Köpfen verläuft der N. medianus im sogenannten **Pronatorkanal** (▶ **Abb. 5.66**; siehe Kap. 5.6).

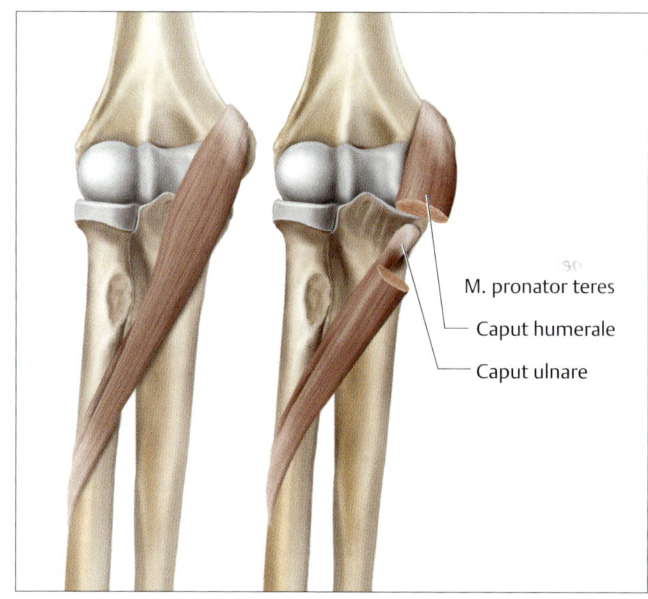

Abb. 5.65 M. pronator teres.

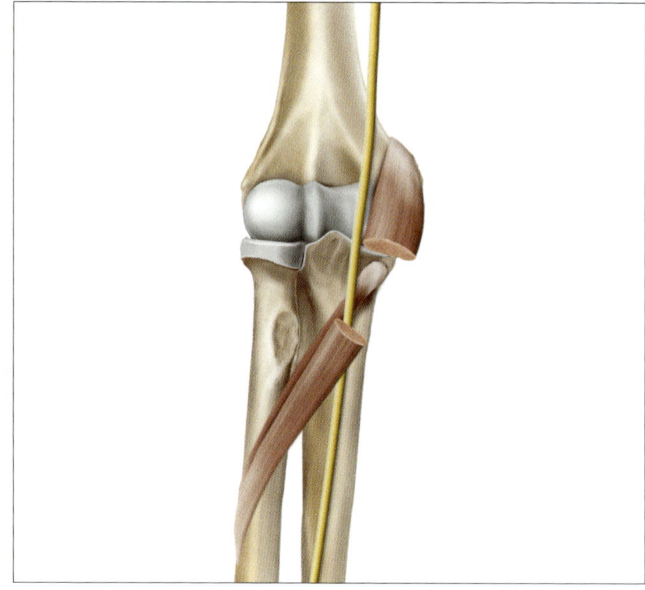

Abb. 5.66 Verlauf des N. medianus im M. pronator teres.

Triggerpunkte ▶ **Abb. 5.67**:
Triggerpunkt 1 liegt mittig in der Ellenbeuge unmittelbar medial der Bizepssehne. Die Schmerzen strahlen entlang des palmaren radialen Unterarms bis zum radialen Daumenballen aus, wobei das Gebiet unmittelbar proximal des Handgelenks besonders schmerzhaft ist.

Funktionen:
- Besonders kräftige **Pronation** in Ellenbogenflexion, in Extension lässt er nach.
- Er unterstützt die **Flexion** des Ellenbogens.

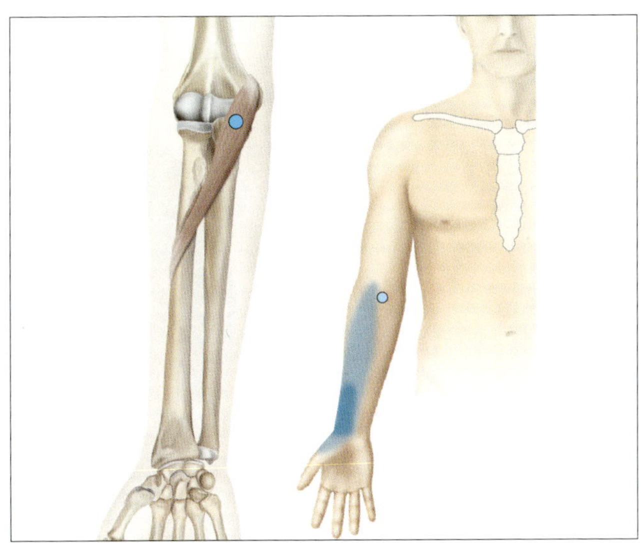

Abb. 5.67 M. pronator teres mit Triggerpunkten und Schmerzausstrahlungen.

M. pronator quadratus ▶ Abb. 5.68, a, b

Ursprung: Caput superficiale und ***Caput profundum:*** Palmarfläche der Ulna, distales Viertel.

Ansatz: Palmarfläche des Radius, distales Viertel.

Innervation: N. medianus (C 7).

Verlauf und Besonderheiten:
- Er liegt auf der Membrana interossea, mit der er durch einige tiefe Fasern verbunden ist.
- Das Caput superficiale hat eine viereckige Form mit horizontalem Faserverlauf. Einige distale Fasern sind mit der Sehne des M. brachioradialis und dem Lig. radiocarpale palmare verbunden.
- Die Fasern des Caput profundum sind kürzer und verbinden sich mit der Kapsel des distalen Radioulnargelenks.

Funktionen:
- **Pronation.**
- Durch seine quere Zugrichtung hat er große Stabilisationsfunktion im distalen Radioulnargelenk.
- Das Caput profundum spannt die Kapsel der Art. radioulnaris distalis.

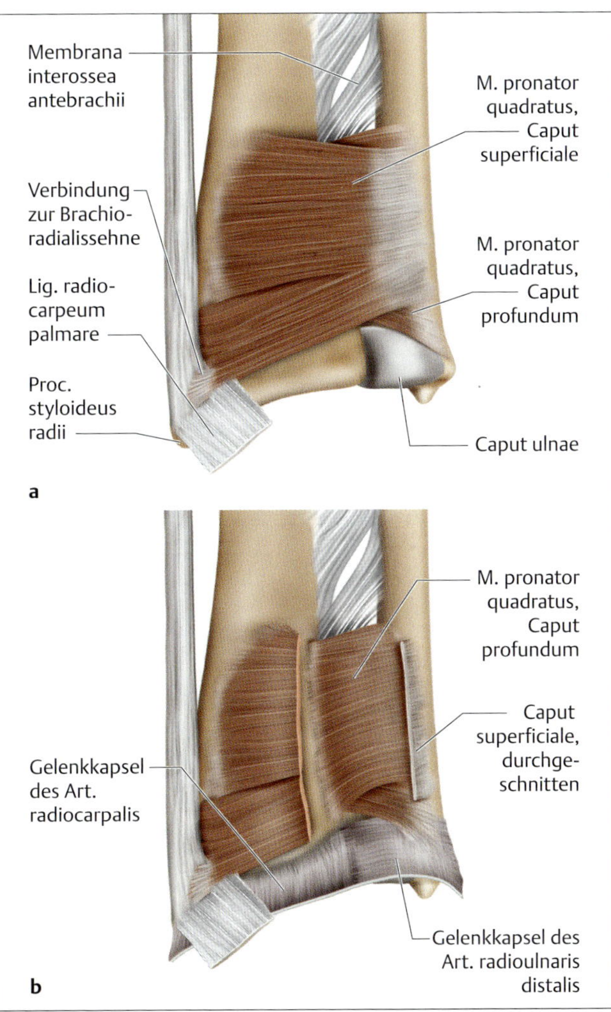

Abb. 5.68 M. pronator quadratus.
a Caput superficialis
b Caput profundum

Die Pronation unterstützende Muskeln

- ***M. flexor carpi radialis***;
- ***M. brachioradialis***, vor allem aus maximaler Supination.

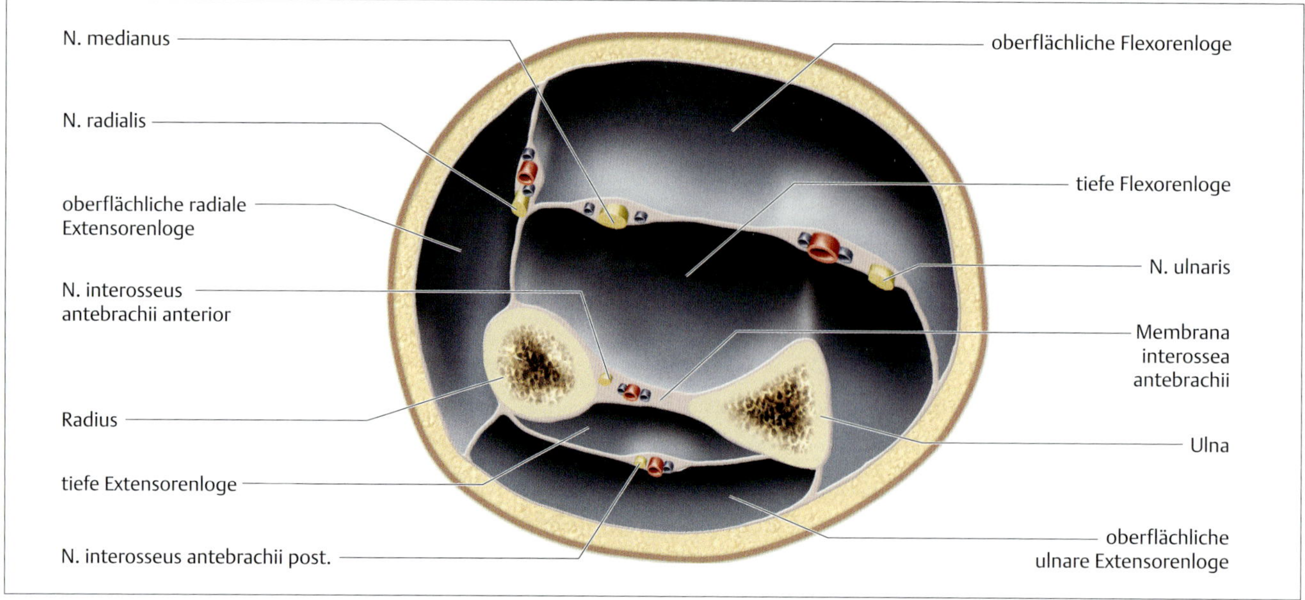

Abb. 5.69 Muskellogen am Unterarm.

5.6.5 Muskellogen im Unterarmbereich

Die Fascia antebrachii umhüllt die gesamte Unterarmmuskulatur. Von der Faszie aus gehen aponeurotisch verstärkte Faszienblätter in die Tiefe und fixieren sich am Radius und der Ulna. So entstehen getrennt durch diese Septen und durch Radius, Ulna und Membrana interossea 2 große Logen: die wiederum unterteilten Flexoren- und Extensorenloge.

In der tiefen Extensorenloge verlaufen Mm. extensores pollicis longus et brevis und M. abductor pollicis. In der radialen oberflächlichen Extensorenloge liegen die Mm. extensores carpi radialis longus et brevis. In der oberflächlichen ulnar gelegenen Loge befinden sich die Mm. extensor digitorum, extensor digiti minimi und extensor carpi ulnaris. Ebenso entstehen eine oberflächliche und tiefe Flexorenloge für die entsprechenden Fingerflexoren (siehe Kap. Vaskuläre Aspekte).

5.7 Vaskuläre Aspekte

5.7.1 Arterien

A. brachialis

Verlauf

▸ **Abb. 5.70**

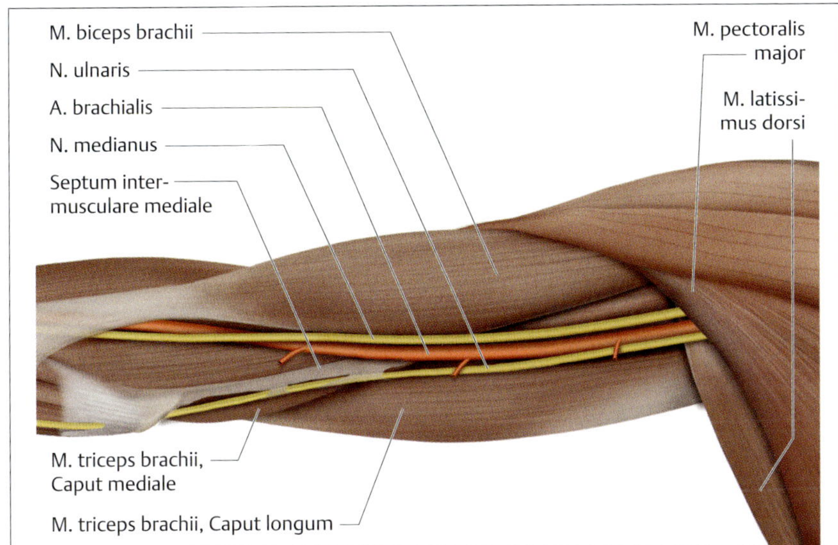

Abb. 5.70 Verlauf der A. brachialis am Oberarm.

Die A. axillaris zieht durch die Achselhöhle und geht am distalen Rand des M. pectoralis major in die A. brachialis über. Die A. brachialis verläuft am medialen Oberarm in einer Art Bindegewebsstraße, **Sulcus bicipitalis medialis,** bis zur Ellenbeuge. Sie wird vom N. medianus, 2 Vv. brachiales und tiefen Lymphgefäßen begleitet. Am proximalen Oberarm liegt die A. brachialis medial des N. medianus und unterkreuzt diesen etwa 1 Handbreit proximal der Ellenbeuge, sodass sie ab hier lateral verläuft.

Auf dem Weg nach distal gibt sie wiederholt Äste zur Versorgung des Humerus, ***Aa. nutriciae humeri*** und der umgebenden Weichteile ab. Kurz vor der Fossa cubitalis zieht sie von medial nach lateral zur Mitte der Ellenbeuge, wobei sie auf dem M. brachialis liegt ▸ **Abb. 5.71**. Zwischen Bizepssehne und Lacertus fibrosus teilt sie sich in die **Aa. ulnaris et radialis**.

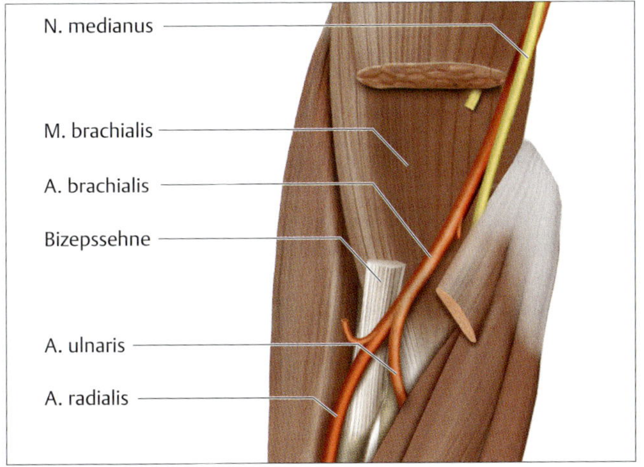

Abb. 5.71 Verlauf der A. brachialis in der Fossa cubitalis.

Aufzweigungen

▸ Abb. 5.72

A. profunda brachii

Kurz nach der Achselhöhle gibt die A. brachialis die A. profunda brachii nach dorsal-lateral ab. Sie begleitet den N. radialis im Sulcus nervi radialis. Am distalen Humerus teilt sie sich in die ***A. collateralis radialis*** und die ***A. collateralis media***. Die A. collateralis radialis mündet im proximalen Unterarmdrittel in die A. radialis. Die A. collateralis media bleibt dorsal und versorgt die dorsale Gelenkkapsel.

A. collateralis ulnaris superior

In Höhe des distalen Humerusdrittels zweigt sich vom Hauptstamm der A. brachialis die A. collateralis ulnaris superior ab. Sie verläuft auf der medialen Oberarmseite und zieht in die dorsalen Rete articulare cubiti.

A. collateralis ulnaris inferior

Etwa in gleicher Höhe geht ventral die A. collateralis ulnaris inferior ab, die in die ventralen Rete articulare cubiti zieht.

PRAXISTIPP

Palpation der A. brachialis
Die Palpation der A. brachialis erfolgt im Sulcus bicipitalis medialis. Bei peripheren Blutungen lässt sie sich abdrücken, indem sie gegen den Humerus komprimiert wird.

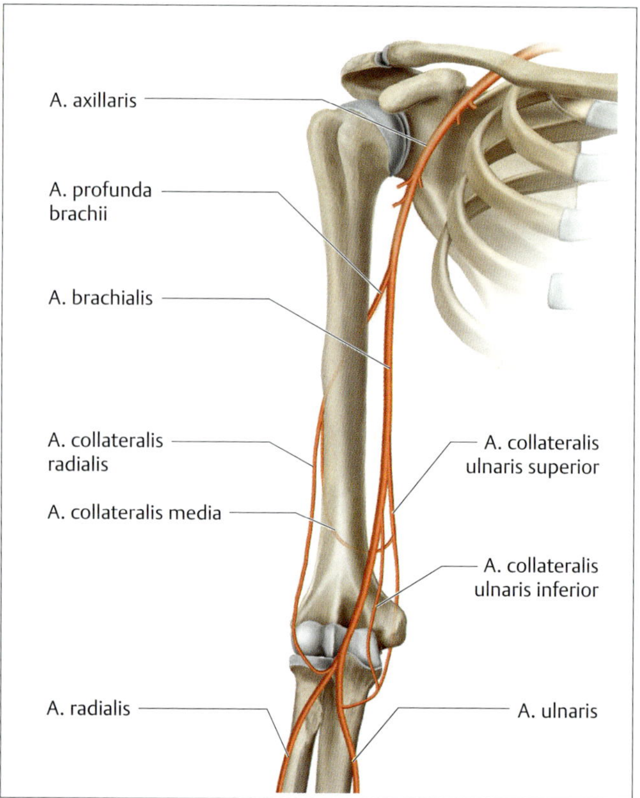

Abb. 5.72 Aufzweigungen der A. brachialis.

A. ulnaris

Verlauf

▸ Abb. 5.73

Die A. ulnaris verläuft auf der ulnaren Unterarmseite nach distal. Sie liegt dabei in der Flexorenloge unter dem M. pronator teres und zwischen den Flexoren. Ihr Leitmuskel ist der radiale Rand des M. flexor carpi ulnaris. Ab dem letzen Unterarmdrittel zieht sie oberflächlicher zwischen den Sehnen von M. flexor carpi ulnaris und M. flexor digitorum superficialis.

Aufzweigungen

A. recurrens ulnaris ▸ Abb. 5.74

Die A. ulnaris gibt im distalen Abschnitt der Fossa cubitalis die A. recurrens ulnaris nach medial-proximal ab. Kurz nach dem Abgang teilt sich diese in 2 Rami. Der ***R. anterior*** verläuft zwischen M. brachialis sowie M. pronator teres und liegt ventral des Epicondylus medialis. Der Ramus zieht nach proximal und verbindet sich mit der A. collateralis ulnaris inferior. Der ***R. posterior*** zieht zur Dorsalseite des Epicondylus medialis, mündet in die Rete articulare cubiti und anastomosiert mit der A. collateralis ulnaris superior.

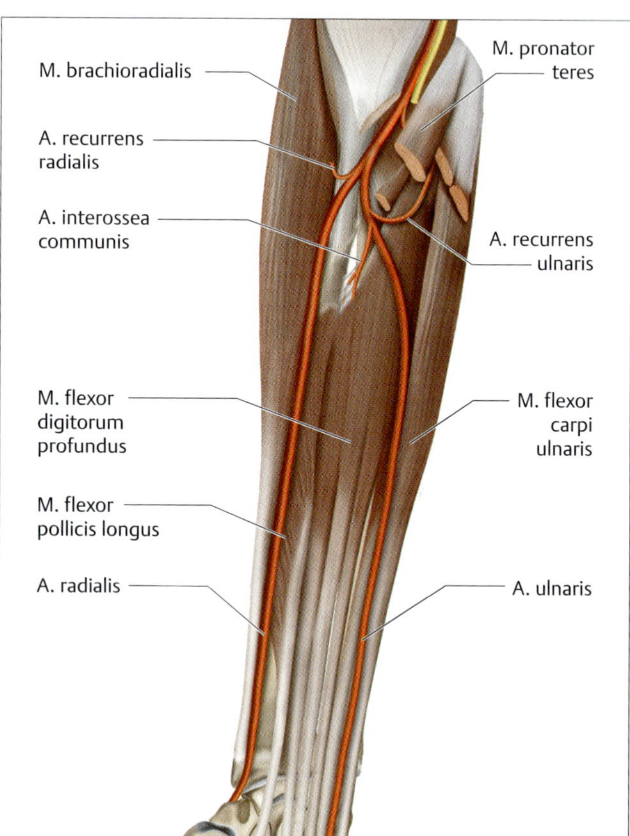

Abb. 5.73 Verlauf der Aa. ulnaris et radialis am Unterarm.

A. interossea communis ▸ **Abb. 5.74**

Kurz nach dem Abgang der A. recurrens ulnaris geht die A. interossea communis von der A. ulnaris ab, die sich kurz danach in 2 Äste aufteilt, Aa. interossea posterior et anterior.

Die ***A. interossea posterior*** zieht proximal der Membrana interossea nach dorsal in die Extensorenloge. Dort gibt sie einen Ast, ***A. interossea recurrens***, zu den Rete articulare cubiti des dorsalen Ellenbogengelenks ab. Im weiteren Verlauf liegt sie zwischen der tiefen und oberflächlichen Schicht der Dorsalextensoren und gibt Rr. musculares an die Umgebung ab.

Die ***A. interossea anterior*** verläuft auf der ventralen Fläche der Membrana inetrossea, durchbricht diese im distalen Bereich und zieht nach dorsal um die oberflächlichen Handarterien, ***Rete carpi dorsale***, zu bilden.

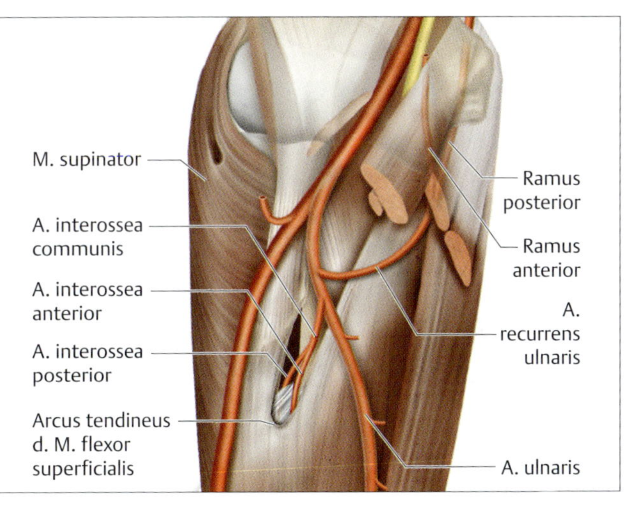

Abb. 5.74 Aa. interossea posterior et anterior.

A. radialis

Verlauf

▸ **Abb. 5.73**

Die A. radialis setzt die Richtung der A. brachialis fort und zieht über die Bizepssehne hinweg. Sie überkreuzt den M. pronator teres nahe seines Ansatzbereichs und verläuft am Unterarm innerhalb der Flexorenloge. Ihr Leitmuskel ist der ulnare Rand des M. brachioradialis.

Aufzweigungen

A. recurrens radialis

Aus der A. radialis entsteht bald die A. recurrens radialis, die nach proximal zur Versorgung des Ellenbogengelenks zieht.

Arterielle Versorgung des Ellenbogengelenks

▸ **Abb. 5.75**

Um das Ellenbogengelenk bildet sich ein Arteriengeflecht aus, Rete articulare cubiti.

Dorsaler Bereich

Auf der dorsalen Seite, zum größten Teil unter dem M. anconaeus gelegen, ist das Anastomosennetz sehr ausgeprägt. Der dorsale radiale Bereich bezieht von distal Äste aus der ***A. recurrens interossea*** sowie der ***A. recurrens radialis*** und von proximal aus der ***A. collateralis radialis***. Auf der ulnaren Seite ziehen von distal die Rr. anterior et posterior aus der ***A. recurrens ulnaris*** in das Geflecht, das durch von proximal kommende Äste aus der ***A. collateralis ulnaris superior*** und der ***A. collateralis media*** ergänzt wird.

Ventraler Bereich

Die Rete articulare cubiti sind ventral weniger verzweigt als dorsal. Äste aus dem R. anterior der ***A. recurrens ulnaris*** und der ***A. collateralis ulnaris inferior*** von medial und der ***A. collateralis radialis*** von lateral versorgen die Regio cubitalis anterior.

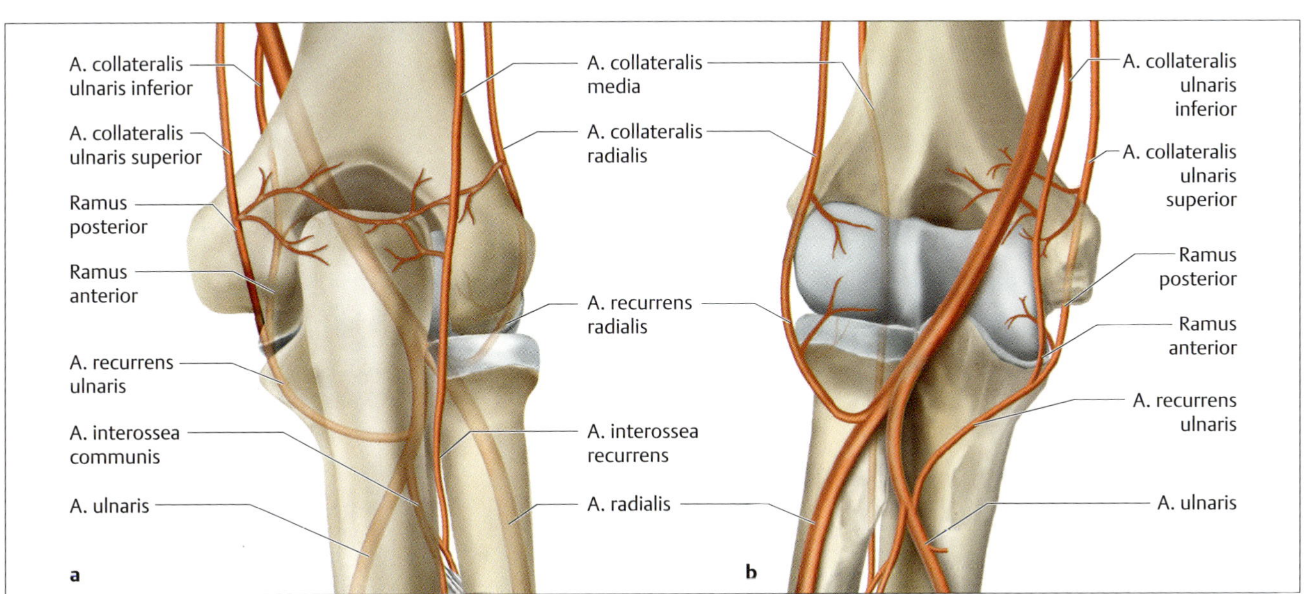

Abb. 5.75 Arterielle Versorgung des Ellenbogengelenkes, Ansicht von ventral.

5.7.2 Venen

Epifasziale Venen des Armes

▸ Abb. 5.76 a, b

V. mediana antebrachii

Am Unterarm besteht ein subkutanes Venennetz, das sehr stark variiert. Die V. mediana antebrachii nimmt das Blut aus dem Arcus venosus palmaris profundus und superficialis auf und verläuft oberflächlich und mittig am Unterarm. Etwa eine Handbreit von der Ellenbeuge nach distal entfernt, leitet sie über die ***V. mediana cephalica*** Blut zur V. cephalica. Die V. mediana antebrachii kann über eine V. mediana basilica mit der A. basilica verbunden sein.

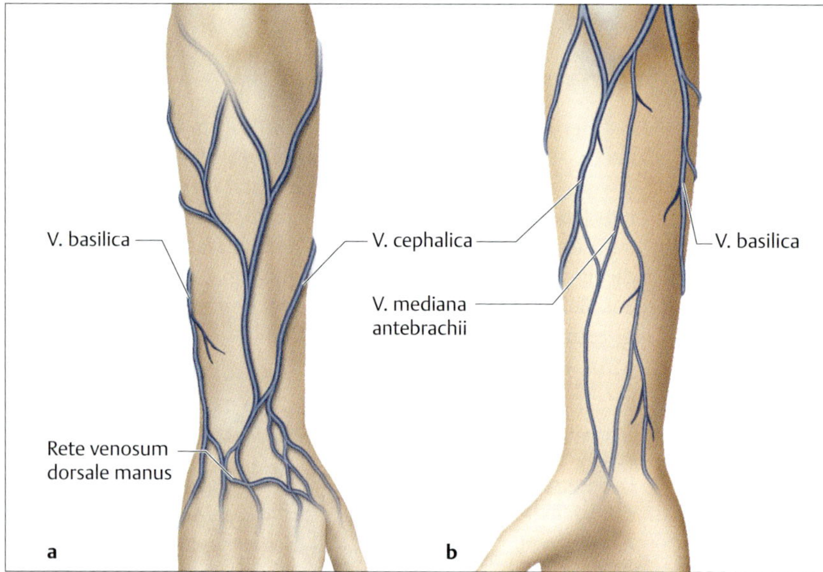

Abb. 5.76 Epifasziale Venen am Unterarm.
a Dorsal
b Ventral

V. mediana cubiti

In der Fossa cubitalis kreuzt die V. mediana cubiti von distal-lateral nach proximal-medial und verbindet die V. cephalica mit der V. basilica ▸ **Abb. 5.77**.

V. basilica

Die V. basilica beginnt proximal des Handgelenks und entsteht aus dem Zusammenfluss der Rete venosum dorsale manus. Die dicke Vene verläuft auf der ulnaren Unterarmseite nach proximal. Am Oberarm liegt sie erst oberflächlich im subkutanen Fettgewebe und bricht dann durch die Fascia brachii, um im Sulcus bicipitalis medialis nach proximal zu ziehen. Kurz vor dem Schultergelenk mündet sie in die V. brachialis.

V. cephalica

▸ **Abb. 5.78**

Für den Zufluss in die V. cephalica sorgen die dorsal verlaufenden Rete venosum dorsale manus. Diese setzen sich am Unterarm als ein oberflächliches dorsales Venengeflecht fort. Die V. cephalica verläuft am Unterarm erst auf der dorsal-radialen Seite und verlagert sich ab der Unterarmmitte nach ventral-radial. Im proximalen Unterarmdrittel erhält sie einen Ast, ***V. mediana cephalica,*** aus der V. mediana antebrachii. Die V. cephalica verläuft weiter oberflächlich auf dem M. biceps liegend nach proximal. Im Sulcus deltoideopectoralis zieht sie dann weiter in Richtung Clavicula, wo sie in die V. subclavia mündet.

In Höhe des Handgelenks verlässt die ***V. cephalica accessoria*** die Vene und zieht auf der dorsalen Unterarmseite nach proximal, um sich in Höhe des Ellenbogengelenks wieder mit der V. cephalica zu vereinen. Sie ist allerdings inkonstant.

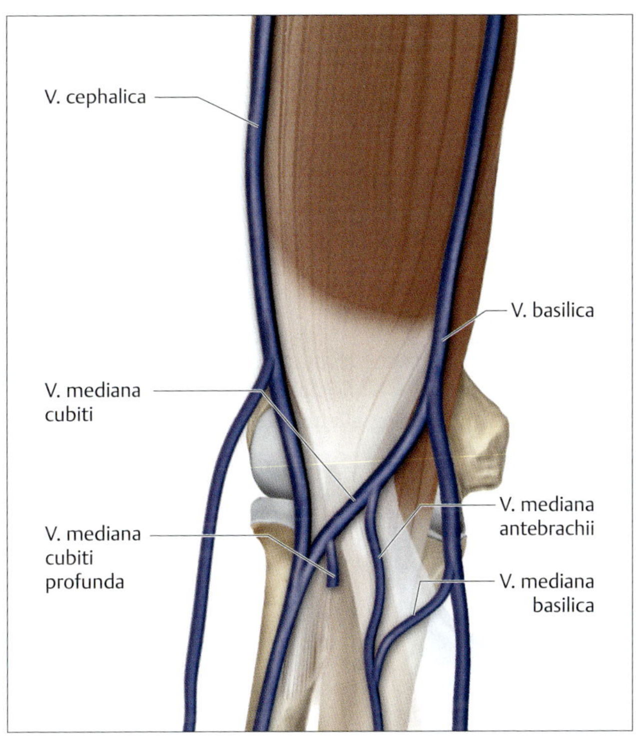

Abb. 5.77 Epifasziale Venen in der Fossa cubitalis.

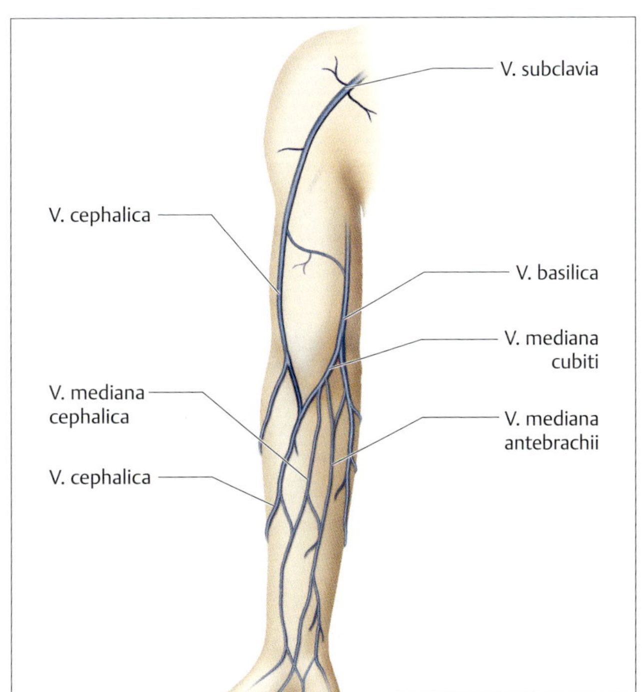

Abb. 5.78 Verlauf der V. cephalica.

Subfasziale Venen des Armes

▸ Abb. 5.79

Vv. radiales

Aus dem Venengeflecht der Hand entstehen 2 dünne radiale Venen, die neben der A. radialis auf der radial-palmaren Seite des Unterarms nach proximal ziehen.

Vv. ulnares

Aus dem palmaren Venengeflecht der Hand entstehen 2 ulnare Venen, die neben der A. ulnaris auf der ulnar-palmaren Seite des Unterarms in Richtung Ellenbeuge ziehen.

Alle 4 Venen gehen mit den oberflächlichen Venen Verbindungen ein. In Höhe der Fossa cubitalis vereinen sie sich zu 2 Vv. brachiales.

Vv. brachiales

▸ Abb. 5.80

Aus je 2 Vv. radiales et ulnares entstehen 2 Vv. brachiales, die medial und lateral neben der A. brachialis und zusammen mit dem N. medianus im Sulcus bicipitalis medialis nach proximal verlaufen. Im letzten Humerusdrittel vereinigen sich beide Venen zu einer V. brachialis. Im weiteren Verlauf durch die Axilla ändert sie ihren Namen und wird zur V. axillaris und unter der Clavicula zur V. subclavia.

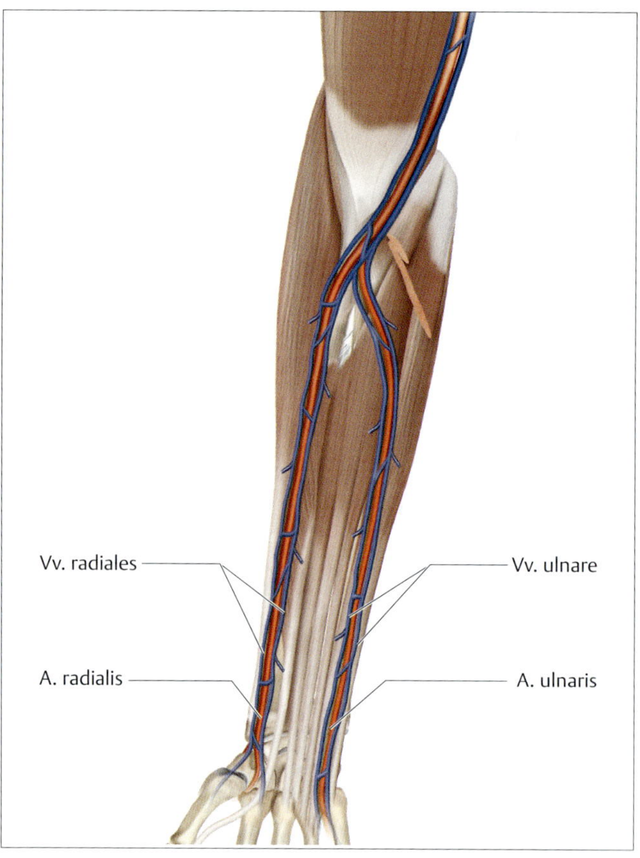

Abb. 5.79 Subfasziale Venen am Unterarm.

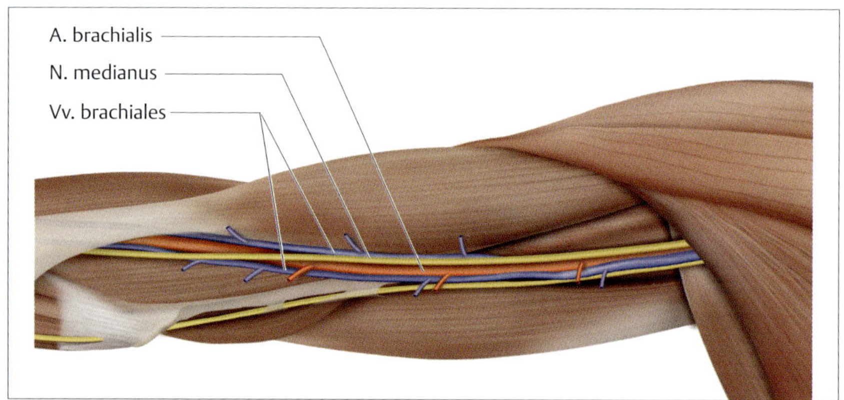

Abb. 5.80 Verlauf der Vv. brachiales am Oberarm.

FUNKTIONELLER HINWEIS

Kompartments ▸ **Abb. 5.81**
Die osteofibrösen Logen des Unterarms sind abgeschlossene und wenig dehnbare Räume. Es gibt drei Logen, sog. Kompartments, in denen Muskeln, Gefäße und Nerven nach distal ziehen und komprimiert werden können.

Zwischen der tiefen und oberflächlichen Flexorenloge verläuft etwa in der Mitte, in der Medianusstraße, der N. medianus zusammen mit begleitenden Gefäßen.

Mehr ulnar ziehen in der Ulnarisstraße der N. ulnaris sowie die gleichnamige Arterie und zwei Venen nach distal.

Zwischen der ventralen Fläche der Membrana interossea und den tiefen Flexoren, in der Flexorenloge liegt die A. interossea anterior zusammen mit den Vasa interossea inferiores.

KLINISCHER BEZUG

Kompartment-Syndrome
Ein Kompartment-Syndrom ist eine Kompression von Nerven und Gefäßen in einer Loge, die von Muskulatur, Knochen und Faszien gebildet wird. In diesem Engpass kann sich z. B. aufgrund eines Ödems oder einer Blutung so viel Druck aufbauen, dass die Durchblutung gedrosselt wird. Die Drucksteigerung in der Loge behindert auch den venösen Abfluss und fördert die weitere Ödembildung. Schon eine 3-stündige Kompression kann zu schwerwiegenden Schäden führen.

Ein akutes Kompartment-Syndrom kann durch Frakturen, Weichteilquetschungen und Infektionen mit anschließender Ödembildung entstehen. Der Unterarm ist geschwollen und gespannt, die Haut blass und kühl. Die Dehnstellung der Muskulatur in der betreffenden Loge ist sehr schmerzhaft. Der periphere Puls lässt sich nicht tasten, und es können sich Sensibilitätsstörungen einstellen. Als Therapie muss sofort eine Dekompression erfolgen, indem der betroffene Faszienraum längs geöffnet wird.

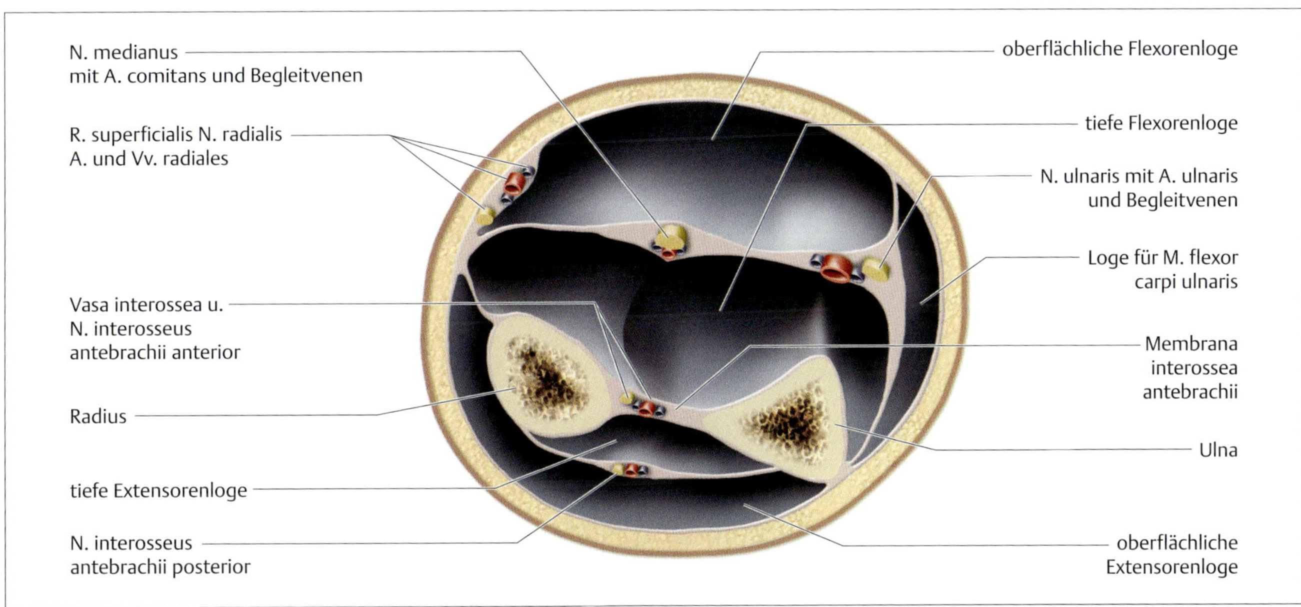

Abb. 5.81 Kompartments des Unterarms (Schnitt in Höhe der Unterarmmitte, Sicht nach proximal).

5.7.3 Lymphatisches System im Unterarm-, Ellenbogen- und Oberarmbereich

Oberflächliches System

▸ Abb. 5.82, ▸ Abb. 5.83

Der Lymphabfluss aus der Hand erfolgt über eine ulnare und radiale Lymphbahngruppe. Sie bilden die Fortsetzung der Kollektoren des Handrückens. Das radiale Bündel besteht aus 6 – 7, das ulnare aus 10 – 12 Kollektoren. Sie winden sich schraubenförmig um den ulnaren bzw. radialen Unterarm und verlaufen hauptsächlich auf der Palmarseite. Auf der Dorsalseite finden sich weniger Kollektoren. In der Regio cubitalis vereinigen sich beide Bündel. Ab hier nimmt nach proximal die Anzahl der Gefäße ab.

Die Lymphgefäße des Oberarms bilden eine ventrale und dorsolaterale Gruppe. Die ventrale Gruppe stellt die Fortsetzung der Unterarmkollektoren dar und verläuft medial im Sulcus bicipitalis medialis. Sie steigt zu den Nodi lymphatici axillares cubitales auf. Die Kollektoren der dorsolateralen Oberarmregion ziehen um den Oberarm herum nach ventral und bilden 2 – 3 Kollektoren. Diese verlaufen zusammen mit der V. cephalica nach proximal und enden in den supra- und infraklavikulären Lymphknoten.

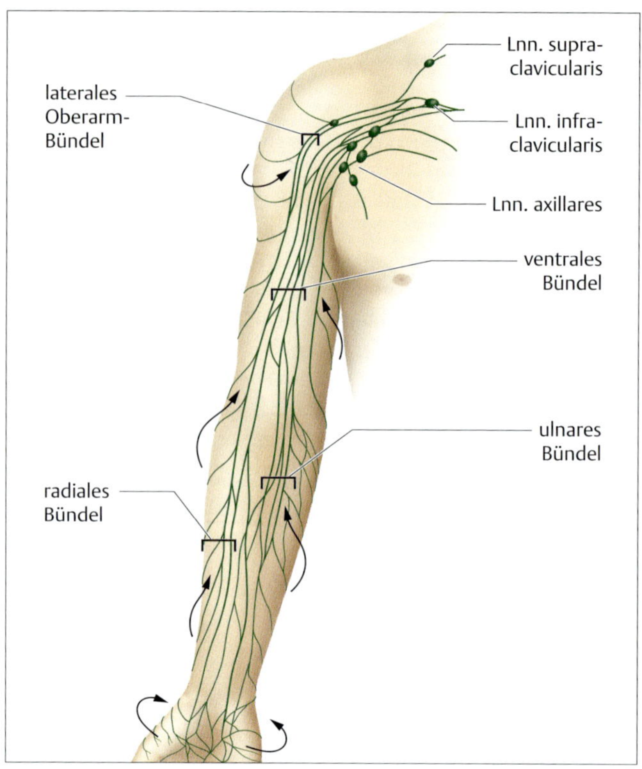

Abb. 5.82 Oberflächliches Lymphsystem des Armes, Ansicht von ventral.

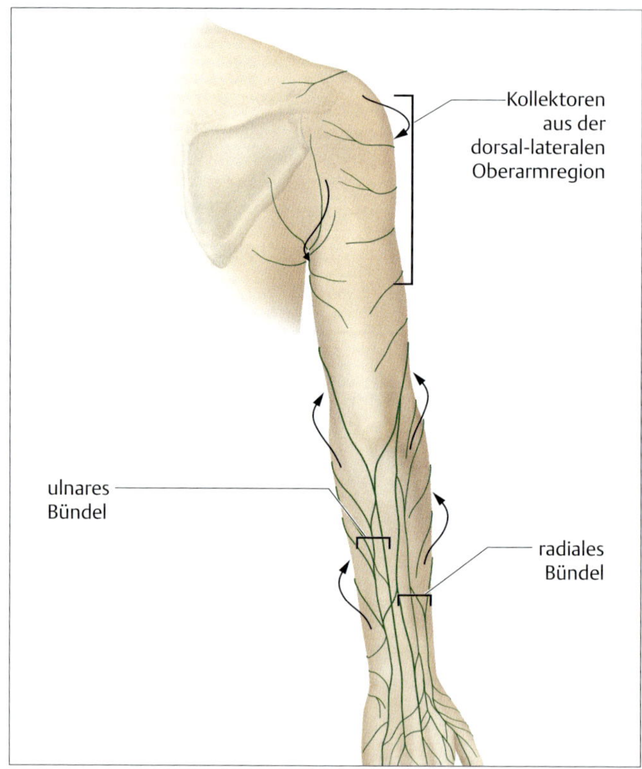

Abb. 5.83 Oberflächliches Lymphsystem des Armes, Ansicht von dorsal.

Tiefes System

▸ Abb. 5.84

Aus den Arcus lymphatici der Hand fließt die Lymphe in die tiefen Kollektoren des Unterarms, die die Aa. radialis, ulnaris und interossea anterior et posterior begleiten. In der Fossa cubiti vereinigen sich diese Kollektoren und bilden 2 – 3 Stämme, Tractus brachiales, die mit der A. brachialis nach proximal ziehen und in den Lnn. axillares enden.

Die Lymphknoten sind sehr variabel angelegt. In der Regel finden sich 2 Lnn. cubitales profundi distales neben der A. interossea communis und distal der Gelenklinie und 2 Lnn. cubitales profundi proximales neben der A. brachialis und proximal der Gelenklinie. Im Sulcus bicipitalis medialis liegen 1 – 7 Lnn. brachiales.

Zwischen oberflächlichem und tiefem System bestehen in der Karpal- und Kubitalregion zahlreiche Anastomosen.

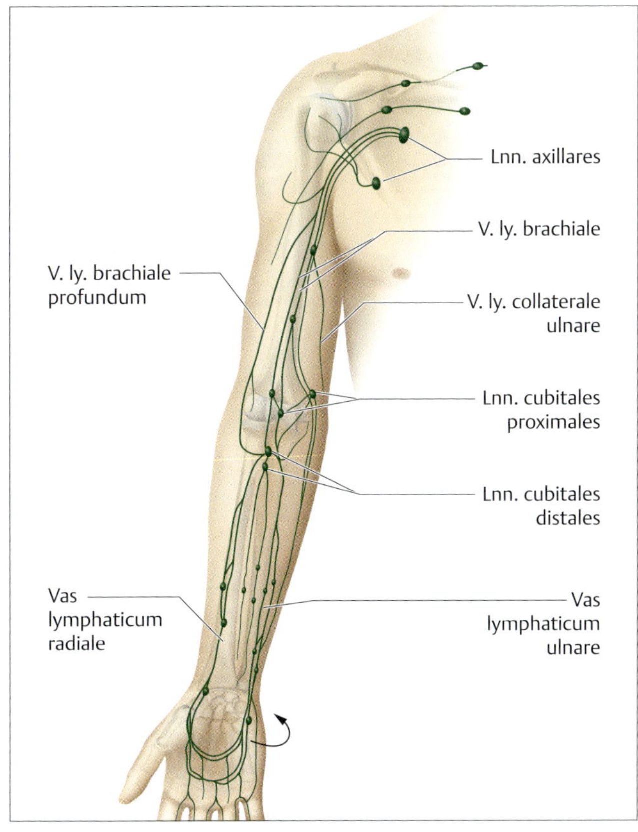

Abb. 5.84 Tiefes Lymphsystem des Armes.

5.8 Neuroanatomische Aspekte

N. radialis

Verlauf

▸ Abb. 5.85

Der N. radialis entsteht aus dem Fasciculus posterior und ist der längste Nerv des Plexus. Er verläuft in der Axilla nach dorsal und durch die dreieckige Achsellücke, Spatium triangularis, zum dorsalen Humerus (siehe Kap. 4.5).

Zwischen dem medialen und lateralen Kopf des M. triceps brachii befindet er sich im ***Sulcus nervi radialis*** im sogenannten Trizepskanal. Nach seinem Austritt aus dem Kanal durchbohrt der Nerv das Septum intermusculare brachii laterale. Dort tritt er in die Flexorenloge ein, sodass er im Spalt zwischen M. brachialis und M. brachioradialis sowie ventral des Epicondylus lateralis liegt. Die beiden Muskeln bilden zusammen mit dem Septum intermusculare brachii laterale den sogenannten **Radialistunnel** für den Nerv. Direkt proximal, teilweise erst in Höhe des Ellenbogengelenks teilt sich der N. radialis in den R. superficialis und R. profundus.

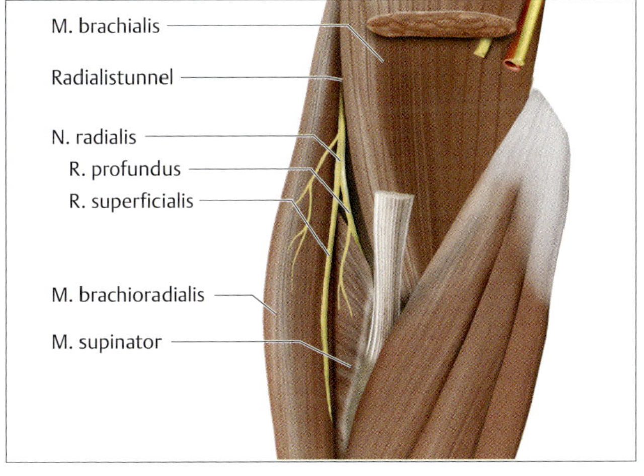

Abb. 5.85 Verlauf des N. radialis im Radialistunnel.

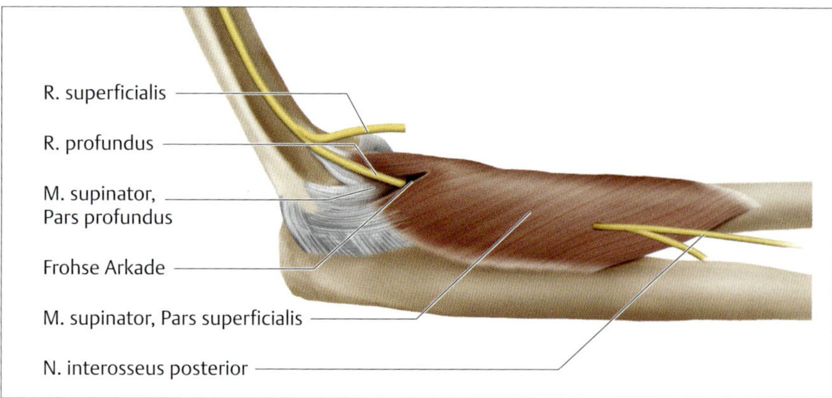

Abb. 5.86 Verlauf des R. profundus durch den M. supinator.

Aufzweigungen

▶ **Abb. 5.86**, ▶ **Abb. 5.87**

Der ***R. profundus nervi radialis*** ist ein motorischer Ast, der unter dem M. extensor carpi radialis und anschließend durch den fibrösen Bogen, ***Frohse-Arkade,*** des M. supinator zieht. Im weiteren Verlauf liegt er zwischen den beiden Anteilen dieses Muskels wie in einem Kanal (Supinatorkanal). Er durchbricht den Muskel im distalen Bereich, verläuft auf der Dorsalseite des Unterarms und wird hier zum ***N. interosseus posterior***, der bis zum proximalen Handgelenk zieht.

Vor der Supinatorloge gibt der R. profundus Äste zur Innervation des M. brachioradialis und der radialen Handextensoren und im Supinatorkanal zum M. supinator ab. Distal des Kanals ziehen Äste zu den Extensoren der Finger und des Daumens sowie zum M. abductor pollicis longus.

Der ***R. superficialis nervi radialis*** ist ein sensibler Ast, der lateral der A. radialis unter dem ventralen Rand des M. brachioradialis verläuft. In Höhe des distalen Unterarms zieht er auf die Extensorenseite und zweigt sich in die Nn. digitales dorsales für die Hautversorgung von Daumen, Zeige- und halbem Mittelfinger auf.

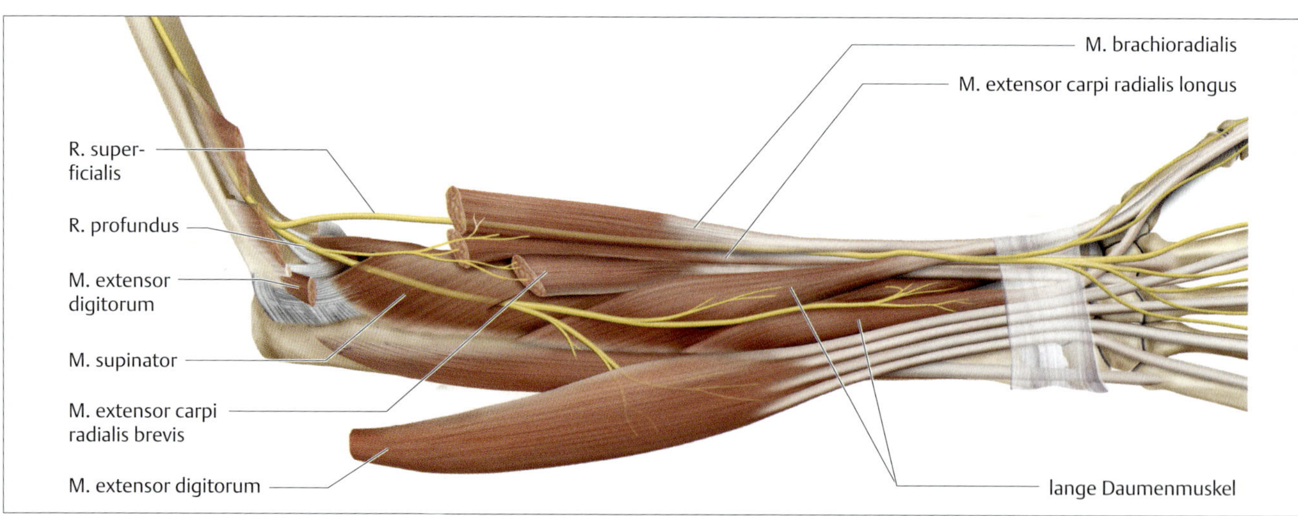

Abb. 5.87 Verlauf und Äste des N. radialis am Unterarm.

Sensibles Versorgungsgebiet des N. radialis

▶ Abb. 5.88

Proximal gehen mehrere sensible Äste aus dem N. radialis ab. Vor Eintritt in den Trizepskanal zieht der N. cutaneus brachii posterior nach dorsal, um hier ein bis zum Ellenbogen reichendes Hautareal zu innervieren. Im Trizepskanal verlassen der N. cutaneus brachii lateralis inferior und der N. cutaneus antebrachii posterior den N. radialis. Sie innervieren am Oberarm ein dorsal-laterales und am Unterarm ein dorsales Hautareal.

KLINISCHER BEZUG

Supinatorenlogen-Syndrom

Im Bereich der Frohse-Arkade oder im Supinatorkanal kann der R. profundus komprimiert werden, wodurch eine Druckläsion entsteht. Die Ursachen können Ossifikationen nach Frakturen oder häufige Wiederholungen bestimmter Abläufe mit Supination (z. B. bei Wurfsportarten) sein.

Bei der vollständigen Parese fallen die Extensoren von Finger und Daumen sowie Teile der Handextensoren aus, sodass die ***Fallhand*** entsteht (▶ **Abb. 5.89**). Außerdem ist die etwa 4 cm distal des Epicondylus lateralis liegende Supinatorloge sehr schmerzhaft. Da der sensible Ast kurz vorher den Radialisstamm verlassen hat, treten keine sensiblen Defizite auf.

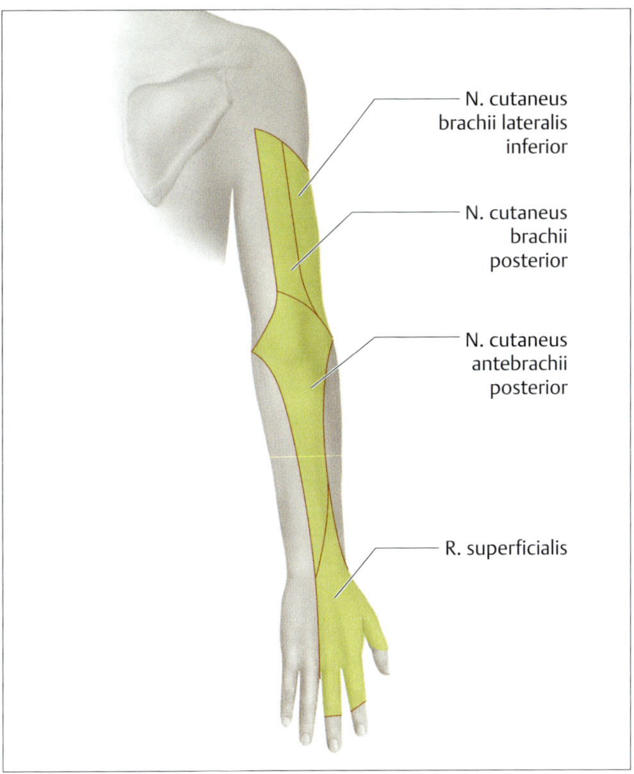

Abb. 5.88 Sensible Versorgungsgebiete des N. radialis.

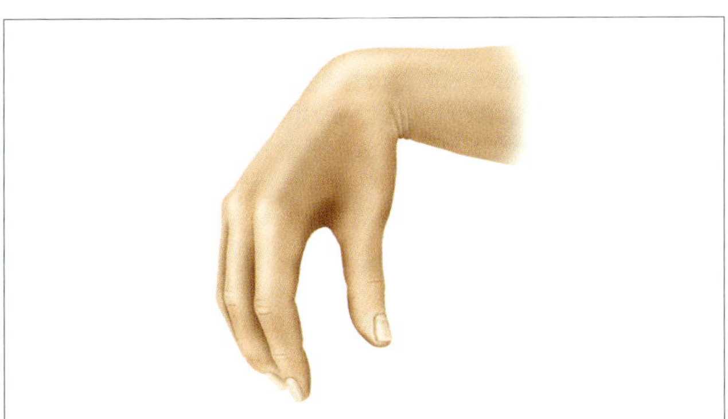

Abb. 5.89 Fallhand bei Parese des N. radialis.

N. medianus

Verlauf

▸ **Abb. 5.90**

Ab der Mitte des Oberarms zieht der N. medianus medial mit der A. brachialis im Sulcus bicipitalis medialis in Richtung Ellenbeuge. Hier liegt er am medialen Rand des Lacertus fibrosus und biegt dann in den Pronatorkanal zwischen Caput humerale und Caput ulnare des M. pronator teres ein.

Distal der Ellenbeuge zieht er unter einem Sehnenbogen, der von Caput humeroulnare und Caput radiale des M. flexor digitorum superficialis gebildet wird, nach distal. Zwischen dem M. flexor digitorum profundus und superficialis verläuft er dann in Richtung Hand.

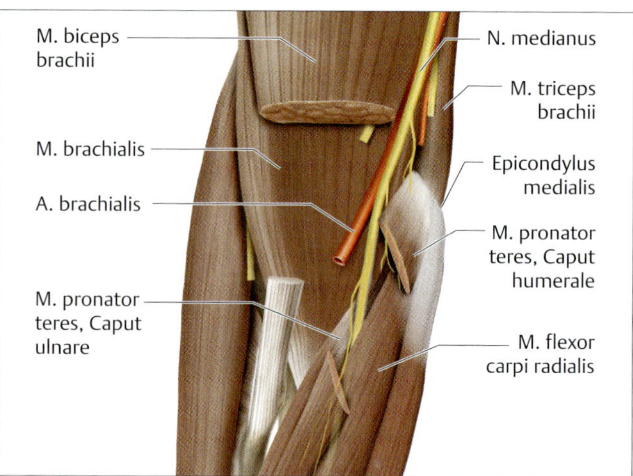

Abb. 5.90 Verlauf des N. medianus in der Fossa cubitalis.

Aufzweigungen

▸ **Abb. 5.91**

Unter dem Lacertus fibrosus gibt der N. medianus motorische Äste zu den Mm. pronator teres, flexor carpi radialis, palmaris longus und flexor digitorum superficialis ab.

Distal des M. pronator teres geht der ***N. interosseus anterior*** ab. Dieser lange Ast begleitet die gleichnamige Arterie und zieht auf der Membrana interossea zwischen M. flexor pollicis longus und M. flexor digitorum profundus bis zum M. pronator quadratus, wo er endet. Er innerviert den M. flexor pollicis longus, laterale Anteile des M. flexor digitorum profundus und den M. pronator quadratus.

Am distalen Unterarm entspringt der sensible ***R. palmaris*** aus dem N. medianus. Er verläuft oberflächlich und radial der Sehne des M. palmaris longus über das Retinaculum flexorum hinweg.

Sensibles Versorgungsgebiet des N. medianus

Am Ober- und Unterarm gibt es kein sensibles Versorgungsgebiet. Im Handbereich innerviert der Nerv den ulnaren Teil der Hohlhand und Teile der Finger (siehe Kap. 6.7).

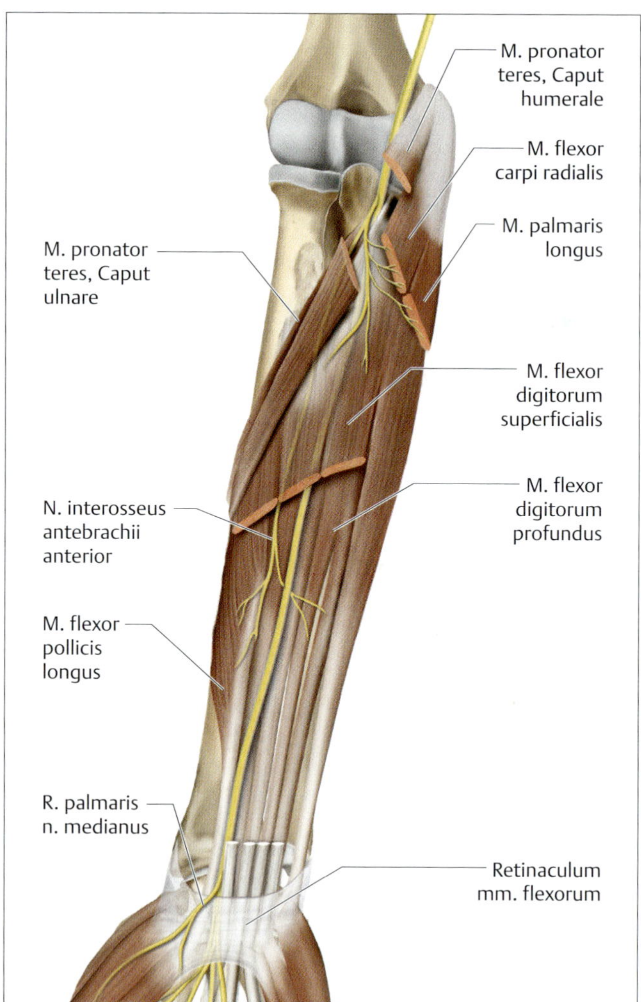

Abb. 5.91 Verlauf und Äste des N. medianus am Unterarm.

KLINISCHER BEZUG

Pronator-teres-Syndrom

Das Pronator-teres-Syndrom verursacht eine Kompression des N. medianus. Es kann im Ursprungsbereich durch tiefe und sehnige Anteile des M. pronator teres, vom Lacertus fibrosus oder der proximalen Begrenzung des M. flexor digitorum superficialis ausgehen.

Die häufigste Ursache liegt am Muskel selbst, z. B. wenn er durch häufig wiederholte Pronationsbewegungen mit gleichzeitiger Fingerbeugung hypertrophiert. Die Patienten klagen über Parästhesien und/oder Sensibilitätsdefizite im peripheren Ausbreitungsgebiet des Nervs z. B. an Zeige- und Mittelfinger, radialem Ringfinger und Daumen. Auch eine vor allem am Daumen auffallende Schwäche und Krämpfe in der Unterarmmuskulatur werden beschrieben. Bei Schädigung im Pronatorkanal kann der N. medianus durch passive maximale Supination und Extension oder durch Pronation gegen Widerstand provoziert werden.

Liegt die Ursache im Bereich des Lacertus fibrosus, wird dieser bei resistiver Flexion gespannt und drückt auf den N. medianus.

Medianusparese

Bei einer Parese des Nervs führt der Versuch, die Hand zur Faust zu ballen, zur sogenannten ***Schwurhand***, da Daumen und Zeigefinger nicht mehr und der Mittelfinger nur partiell gebeugt werden können. Charakteristisch ist auch die Atrophie des Daumenballens (▸ **Abb. 5.92**).

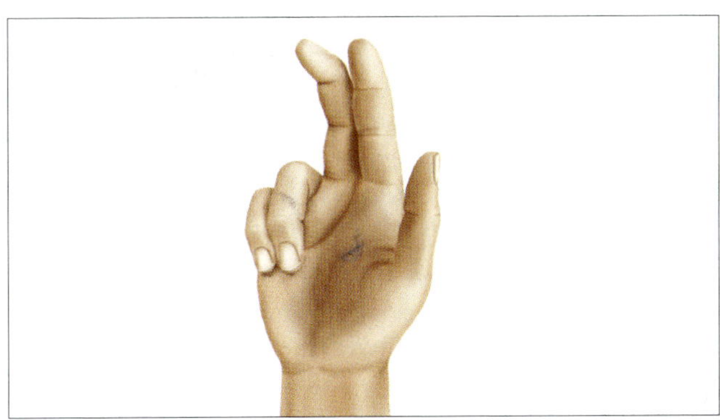

Abb. 5.92 Schwurhand bei Parese des N. medianus.

N. ulnaris

Verlauf

▸ **Abb. 5.93**

Ab dem distalen Humerusdrittel verläuft der N. ulnaris auf der Extensorenseite und weiter in Richtung Epicondylus medialis. An der Dorsalseite des Epikondylus liegt er in einer knöchernen Rinne (Sulcus nervi ulnaris). Das Lig. epicondyloolecranium überzieht den Sulkus, da es die dorsale Fläche des Epicondylus medialis mit der dorsomedialen Kante des Olekranons verbindet. Es entsteht der sogenannte ***Kubitaltunnel***. Am distalen Ende des Tunnels bilden Caput humerale und Caput ulnare des M. flexor carpi ulnaris einen aponeurotischen Bogen. Durch diesen gelangt der N. ulnaris auf die Flexorenseite des Unterarmes. Hier verläuft er bedeckt vom M. flexor carpi ulnaris und auf dem M. flexor digitorum superficialis liegend in der ***Ulnarisstraße*** nach distal.

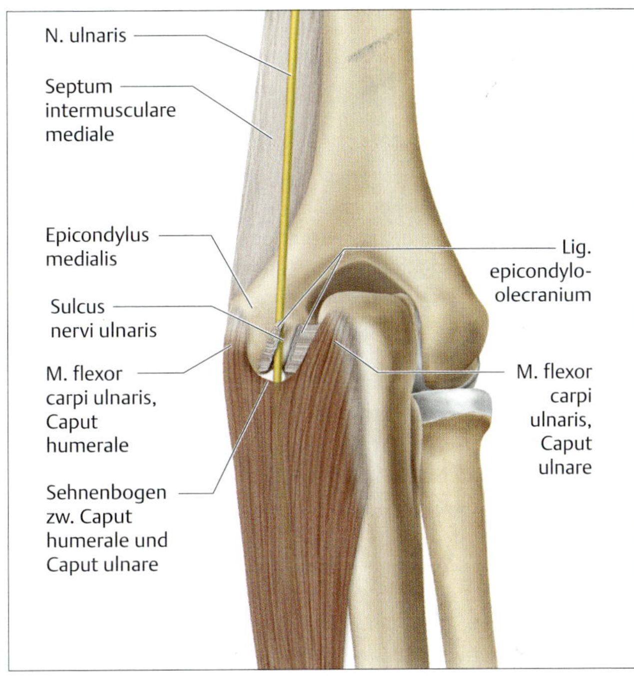

Abb. 5.93 Verlauf des N. ulnaris am Ellenbogen.

Aufzweigungen

▸ Abb. 5.94

Unmittelbar proximal des Sulcus nervi ulnaris geht ein ***R. articularis*** zum Ellenbogengelenk ab. Im proximalen Drittel des Unterarms entstehen ***Rr. musculares*** zum M. flexor carpi ulnaris und ulnarem Anteil des M. flexor digitorum profundus.

Im letzten Drittel des Unterarms geht der sensible ***R. dorsalis*** ab, unterkreuzt den M. flexor carpi ulnaris und zieht nach dorsal zum Handrücken. Er innerviert die ulnare Hälfte des Handrückens und dorsal-ulnar ein Hautareal des Klein- und ulnarer Hälfte des Ringfingers bis zu den Fingerspitzen.

Proximal des Handgelenks geht der sensible ***R. palmaris*** aus dem Hauptstamm des N. ulnaris ab und versorgt die Haut über dem Kleinfingerballen (siehe Kap. 6.7).

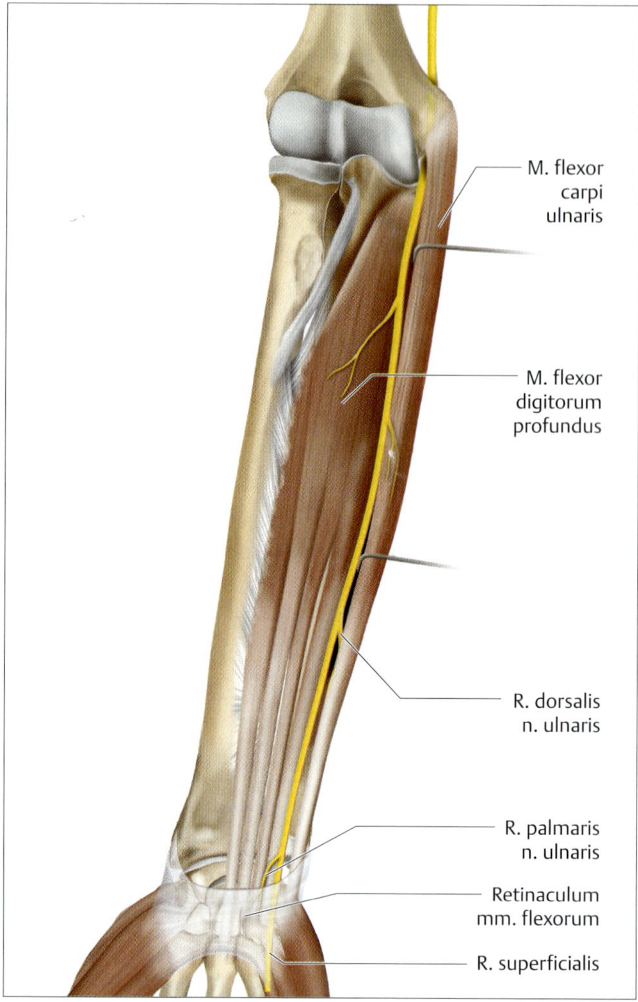

Abb. 5.94 Verlauf und Äste des N. ulnaris am Unterarm (M. flexor carpi ulnaris mit Haken abgehoben).

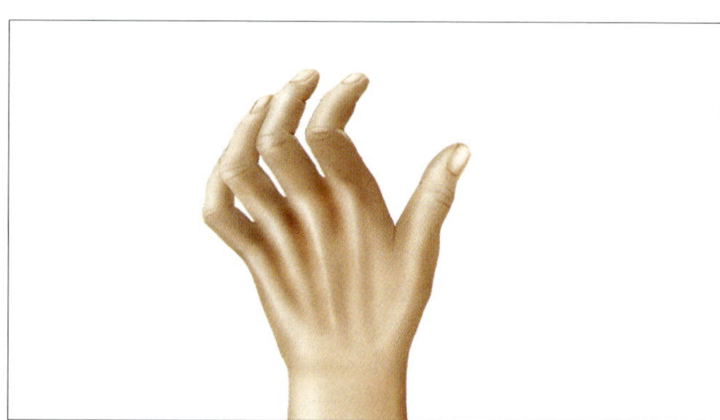

Abb. 5.95 Krallenhand bei Parese des N. ulnaris.

KLINISCHER BEZUG

Sulcus-ulnaris-Syndrom

Die häufigsten Ursachen einer Druckschädigung im Sulcus nervi ulnaris sind Verletzungen in der Sulkusumgebung, z. B. bei einer distalen Humerusfraktur. Auch ein durch Exostosen und Tumoren ausgeübter länger anhaltender Druck sowie längeres Aufstützen des Ellenbogens kann als Ursache infrage kommen und unangenehme Schmerzen auslösen. Die Patienten klagen über Parästhesien und ameisenähnliches Einschlafen der ulnaren Handkante. Der Ausfall der Motorik führt zur **Krallenhand** mit Überstreckung der Finger in den Grundgelenken sowie Flexion in den Mittel- und Endgelenken. Bedingt ist dies durch den Ausfall der Mm. interossei und Überwiegen der Antagonisten. Die sogenannte Daumen-Kleinfinger-Probe ist negativ, da die Hypothenarmuskulatur und der M. adductor pollicis ebenfalls ausfallen.

Kennzeichen einer länger anhaltenden Ulnarislähmung ist das einsinkende Spatium interosseum des Handrückens. Dabei kommt es zu einem Überwiegen der langen Flexoren in den Fingergelenken, während die Grundgelenke in Extension stehen, Krallenhand, (▸ **Abb. 5.95**).

Ulnarisluxation

Eine Luxation des N. ulnaris kann aufgrund einer angeborenen Sulkusabflachung, einem größeren Kubitalwinkel oder Ruptur des Lig. epicondyloolecranium vorkommen. Bei der Flexion drängt der gespannte mediale Rand des M. triceps den Nerv aus dem Sulkus heraus und über den Epikondylus ulnaris, was einen stechenden Schmerz mit Ausstrahlungen nach distal auslöst. Außerdem ist der Sulkus sehr druckschmerzhaft und der Dehntest für den N. ulnaris positiv. Diese Luxation findet sich auch bei Kontaktsportarten wie Judo und Ringen. Unter Umständen muss eine operative Verlagerung des N. ulnaris nach ventral in Erwägung gezogen werden.

Kompression am M. flexor carpi ulnaris

Infolge starker Belastung der Unterarmflexoren (z. B. beim Klettern) können Mikrotraumen den N. ulnaris an der Durchtrittsstelle der beiden Köpfe des M. flexor carpi ulnaris schädigen. In diesem Fall sind neben den üblichen Nervenzeichen die Beschwerden durch isometrische Kontraktion des M. flexor carpi ulnaris auszulösen.

PRAXISTIPP

Therapie bei Kompressionssyndrom
Die eindeutige Diagnostik steht an 1. Stelle, d. h. Ursachen im HWS- und Thoracic-outlet-Bereich müssen ausgeschlossen werden. Wichtig ist auch, die Ursache aufgrund von Bewegungsanalysen und weiteren Untersuchungen herauszufinden. Zur Differenzierung der Kompressionsstelle eignet sich die Provokation durch Druck auf den Nerv im betroffenen Gebiet und isometrische Kontraktion des entsprechenden Muskels. Erst danach kann der Therapieplan festgelegt werden. In der Regel erfolgen detonisierende Maßnahmen für die verursachende Muskulatur, Nervenmobilisation, Faszienddehnung und Koordinationsübungen unter Einbezug der gesamten oberen Extremität.

N. musculocutaneus

Verlauf

▶ Abb. 5.96

Nach Abgabe der motorischen Äste für den M. biceps brachii und den M. brachialis verläuft der N. musculocutaneus als rein sensibler Nerv zwischen den beiden Muskeln nach distal. Ab hier heißt er ***N. cutaneus antebrachii lateralis***.

Kurz vor der Ellenbeuge überkreuzt er den M. brachialis von medial nach lateral, sodass er im weiteren Verlauf am lateral Rand der Sehne des M. biceps brachii liegt. Hier durchbricht er die Faszie und zieht neben der V. cephalica nach distal bis zum distalen Radius.

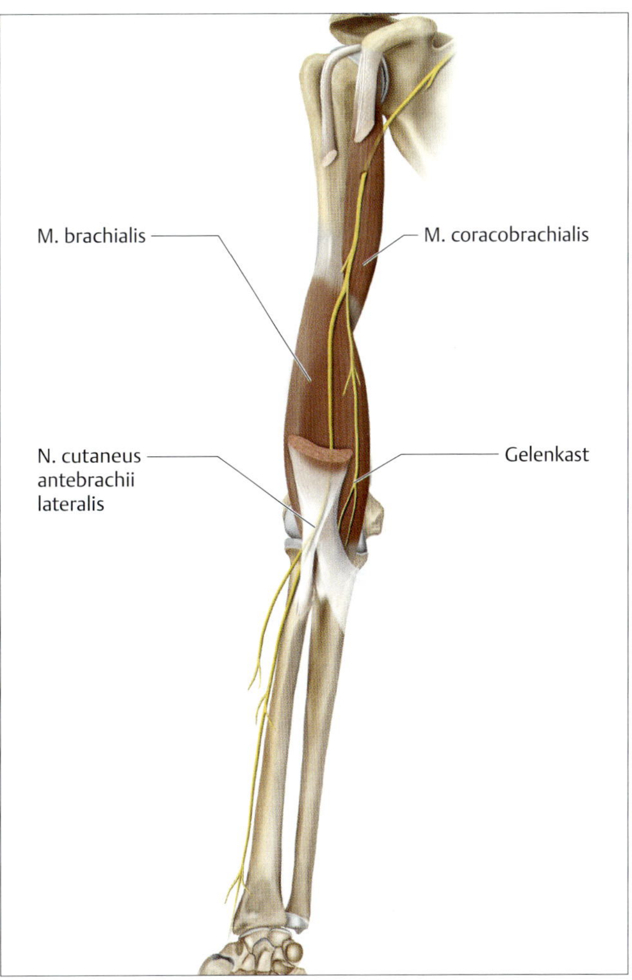

Abb. 5.96 Verlauf des N. musculocutaneus am Ellenbogen.

Aufzweigungen

Proximal des Muskelkanals im M. coracobrachialis gibt der Nerv einen Ast zu diesem Muskel ab. Distal davon gehen die ***Rr. musculares*** für die beiden Bizepsköpfe und den M. brachialis ab.

In Ellenbogenhöhe gibt er Gelenk- und Periostäste für die Gelenkkapsel und das ventrale Periost des Humerus ab.

Sensibles Versorgungsgebiet

▶ Abb. 5.97

Er innerviert den radialen Bereich der Fossa cubitalis. Außerdem versorgt er sensorisch Hautareale der radialen Unterarmseite, vor allem die Flexoren- und teilweise die Extensorenseite bis zur Basis der Thenarmuskulatur.

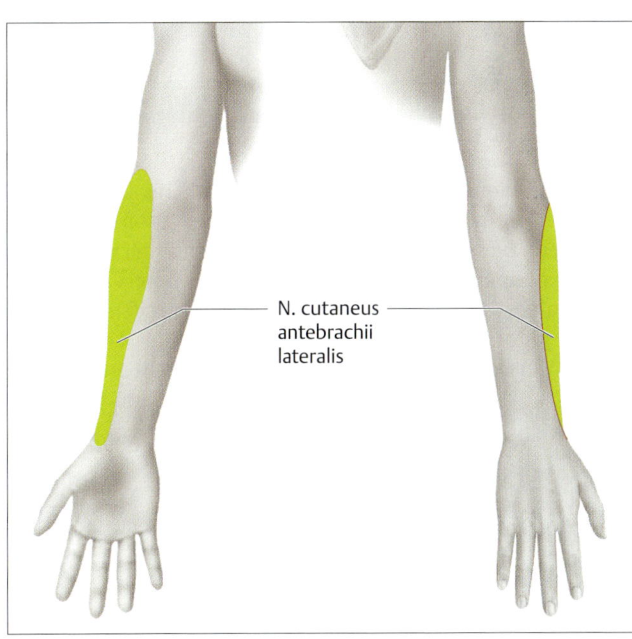

Abb. 5.97 Sensibles Versorgungsgebiet des N. musculocutaneus.

Innervation des Ellenbogengelenkes

Dorsaler Kapsel-Band-Apparat

▶ **Abb. 5.98 a**

Unmittelbar proximal des Sulcus nervi ulnaris zweigt der ***N. ulnaris*** einen R. articularis zum dorsal-medialen Ellenbogengelenk ab.

Der ***N. radialis*** zieht mit einem Gelenkast etwa in Höhe des Epicondylus lateralis zum dorsal-lateralen Kapsel-Band-Apparat. Außerdem versorgt er über den ***N. cutaneus antebrachii posterior*** den dorsalen Kapsel-Band-Apparat. Subfasziale Äste aus den Rr. musculares für den M. anconaeus versorgen das Periost an der lateralen Epikondylenspitze sowie die Gelenkkapsel des Humeroradialgelenks.

Ventraler Kapsel-Band-Apparat

▶ **Abb. 5.98 b**

Kurz vor der Fossa cubitalis gibt der ***N. medianus*** einen Gelenkast in den ulnaren, ventralen Bereich des Ellenbogengelenks ab.

Der ***N. musculocutaneus*** versorgt mit einem R. articularis aus dem N. cutaneus antebrachii lateralis den ventral-radialen Gelenkbereich.

FUNKTIONELLER HINWEIS

Der Kapsel-Band-Apparat des Ellenbogens ist dicht mit Rezeptoren besetzt, die für eine propriozeptive Steuerung sorgen. Aus diesem Grund werden sich Nervenausfälle mit Ursachen proximal des Ellenbogens auch auf die Gelenksteuerung und die propriozeptiven Fähigkeiten auswirken.

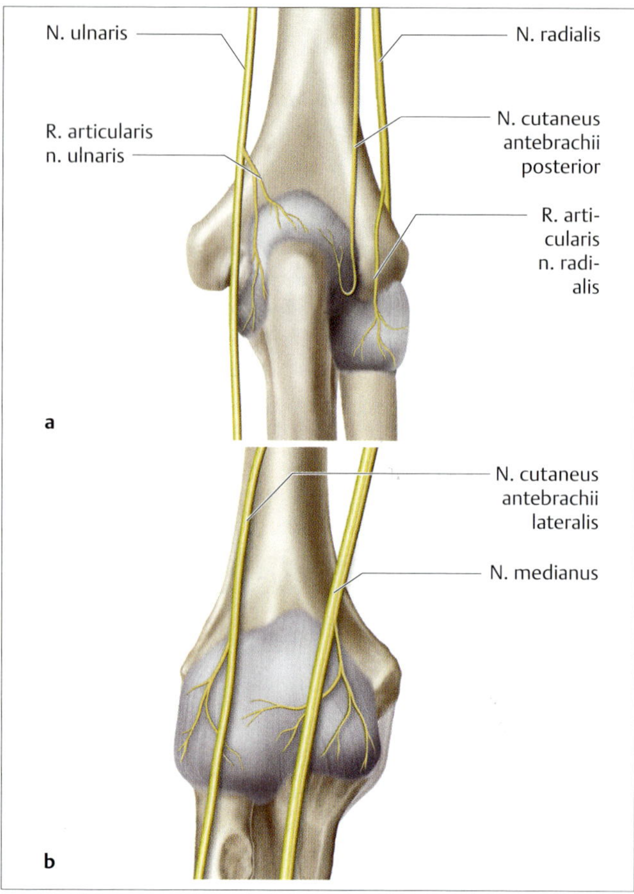

Abb. 5.98 Innervation der Art. cubiti.
a Dorsal
b Ventral

Dermatome am Ellenbogen

▶ **Abb. 5.99 a, b**

Die Spinalsegmente sind in der Körperperipherie sowohl sensibel als auch motorisch als radikuläre Innervationsfelder repräsentiert. Diese unterscheiden sich von den Innervationsfeldern der peripheren Nerven. So zieht z. B. das Innervationsfeld des Spinalnervs Th I von der Axilla in einem Streifen über die mediale Seite des Ober- und Unterarms bis zum Handgelenk und verläuft dabei über den medialen Ellenbogenbereich.

Der dorsale Ellenbogenbereich erhält seine sensible Versorgung aus der Wurzel C VI, ein kleiner Teil aus C VII und C VIII und lateral aus der Wurzel C VI.

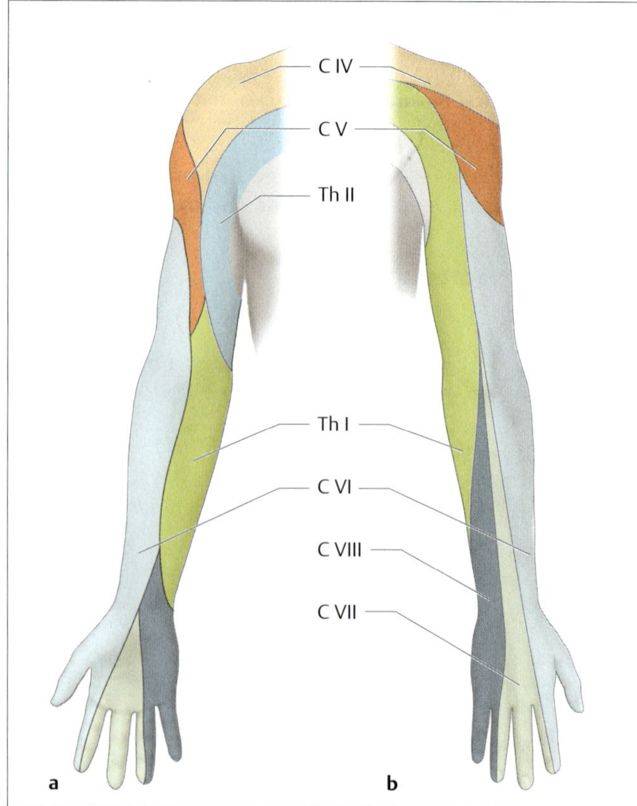

Abb. 5.99 Dermatome des Armes.
a Ventral
b Dorsal

5.9 Röntgenbild

Die Standardaufnahmen des Ellenbogens erfolgen in 2 Ebenen: anterior-posterior und lateral. Dabei werden vor allem Spongiosa und Kortikalis sowie Frakturen, knöcherne Absprengungen und Fehlstellungen beurteilt.

5.9.1 Anterior-posteriore Aufnahme von Humerus und Ellenbogengelenk

Die Aufnahmen finden in der Ausgangsstellung Arm in 90° Abduktion, Ellenbogen in Extension und Supination statt. Der Zentralstrahl geht senkrecht durch die Mitte des Ellenbogens. Folgende Strukturen sind erkennbar und werden hinsichtlich ihrer normalen anatomischen Form beurteilt ▶ **Abb. 5.100**, ▶ **Abb. 5.101**:

- Die ***Konturen*** von Humerus, Ulna und Radius sind glatt und scharf abgegrenzt.
- Gute Transparenz des Kondylus, sodass das Olekranon beurteilt werden kann.
- Die ***Spongiosabälkchen*** sind regulär angeordnet, und die Kompaktadicke liegt bei 2 – 4 mm. Es sind keine umschriebenen Aufhellungen und Verdichtungen sichtbar.
- Die ***Gelenkspaltbreite*** der Art. humeroradialis beträgt etwa 3 mm.
- Der von Oberarm- und Ulnaschaftachse gebildete ***Ellenbogenaxialwinkel*** liegt bei 165 – 170°.
- Die ***Stoeren-Linie*** wird durch dasCapitulum humeri und die Mitte des Caput radii gezogen und muss sowohl in der anterior-posterioren Projektion in Extension als auch in der lateralen Aufnahme in Flexion gerade verlaufen. Sie wird auch als Repositionslinie bezeichnet.
- ***Hüter-Linie:*** Werden die beiden Epikondylen mit der Olekranonspitze verbundenen, ergeben sie eine gerade Linie in Extension und ein gleichschenkliges Dreieck in 90° Ellenbogenflexion.

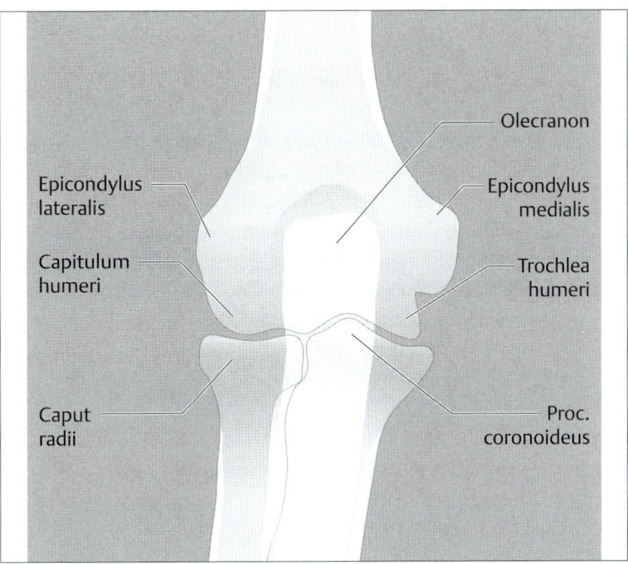

Abb. 5.100 Orientierung beim A.-p.-Röntgenbild in Ellenbogenextension.

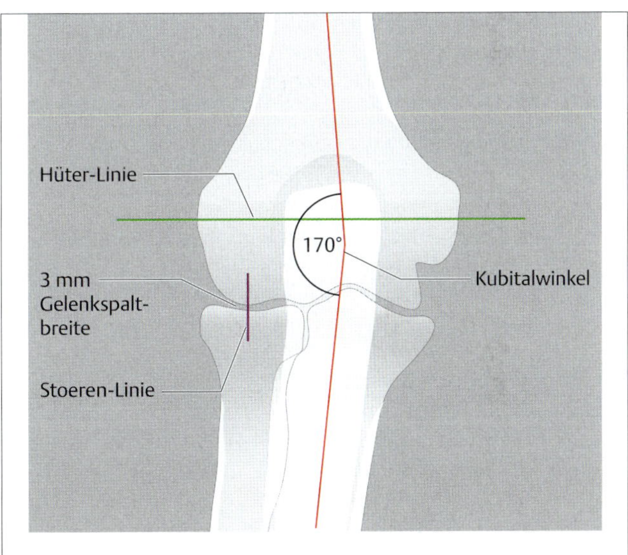

Abb. 5.101 Normale Werte beim A.-p.- Röntgenbild in Ellenbogenextension.

KLINISCHER BEZUG

Rheumatoide Arthritis des Ellenbogengelenks
▸ **Abb. 5.102**
Mit folgenden Veränderungen ist zu rechnen:

- Gelenknahe **zystenartige Osteolysen** ohne Randsklerose;
- Gelenkspaltverschmälerung;
- Gelenknahe **Demineralisierung**, die als ovale bzw. runde Aufhellungen im Röntgenbild sichtbar werden. Ebenso wird die gelenknahe Spongiosastruktur unscharf.
- Es entstehen **arthritische Erosionen**. Die Prädilektionsstellen sind am medialen bzw. lateralen Epikondylenrand und an der distalen Trochlea.
- In unmittelbarer Nähe der Crista musculi supinatoria ulnae tritt eine Supinatorkerbe auf. Dort findet sich eine Synovialtasche in der Gelenkkapsel, die bei Arthritis zur Erosion der Ulna führt.

Arthrosis deformans des Ellenbogengelenks ▸ **Abb. 5.103**
Bei der Arthrose ist das 1. Stadium durch die Gelenkspaltverschmälerung gekennzeichnet.

Im 2. Stadium kommen subchondrale Sklerose und Knorpelusurierungen hinzu, und es bilden sich Osteophyten, die besonders deutlich am Caput radii, Capitulum humeri und am proximalen Rand der Incisura trochlearis zu sehen sind.

Im 3. Stadium können sich Zysten ausbilden, die durch Zerstörung der gelenknahen Spongiosastruktur entstanden sind. Sie sind als helle ovale Bezirke im Röntgenbild zu sehen. Außerdem kann sich das Radiusköpfchen pilzförmig deformieren.

Im 4. Stadium kann das Gelenk ankylosieren.

Osteochondrosis dissecans cubiti
Die Gelenkmäuse brechen hierbei meist aus dem Capitulum humeri aus. Das Mausbett ist bei zeitnahem Entstehen als eine tiefe Grube zu erkennen, die im weiteren Verlauf abflacht und dann nur noch als leichte Delle zu sehen ist.

Frakturen und Luxationen
▸ **Abb. 5.104**, ▸ **Abb. 5.105**

Bei gelenknahen Frakturen ist der Frakturspalt vor allem bei Verschiebung der Fragmente gut zu erkennen, wie z. B. bei einer **distalen Humerusfraktur**, bei der die Trochlea bzw. deren Teile oder das Capitulum humeri abgesprengt sind.

Suprakondyläre Flexionsfrakturen haben t-, y- oder v-förmige Bruchspalten, die bis in das Gelenk ziehen. Sie verheilen oft unter Stufenbildung der artikulierenden Gelenkflächen und zeigen deutliche Achsenfehlstellungen, z. B. in Richtung Varus oder Valgus.

Bei der ***Radiusköpfchenfraktur*** können Fragmentgrößen unter einem Drittel des Köpfchens vorliegen, die eine geringe Dislokation aufweisen. In diesem Fall ist keine Stufenbildung erkennbar. Bei größeren und deutlicher verschobenen Fragmenten zeigen sich sowohl eine Achsenabweichung als auch eine Stufenbildung, die mehr als 2 mm betragen kann. Außerdem können im Röntgenbild gut sichtbare Impressions- und Trümmerfrakturen auftreten.

Eine **Luxation** des Caput radii erfolgt meist nach lateral. Sie lässt sich deutlich an der unterbrochenen Storen-Linie erkennen. Die Radiuslinie ist deutlich verschoben, und es besteht kein Gelenkflächenkontakt mehr.

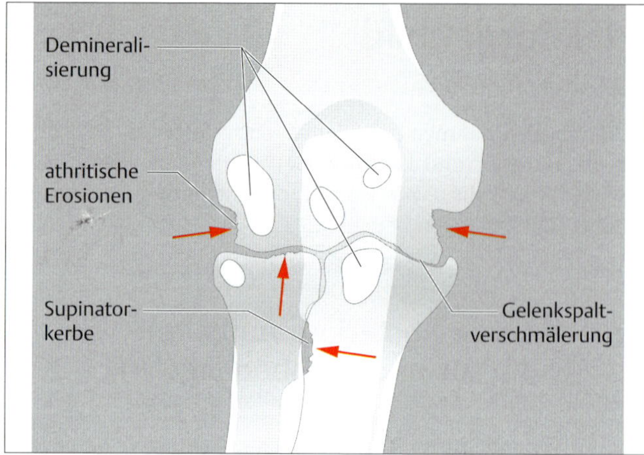

Abb. 5.102 Röntgenbild: Rheumatoide Arthritis.

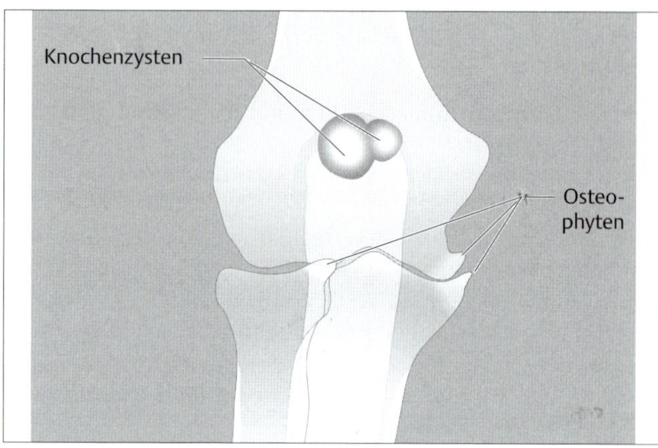

Abb. 5.103 Röntgenbild: Arthrosis deformans.

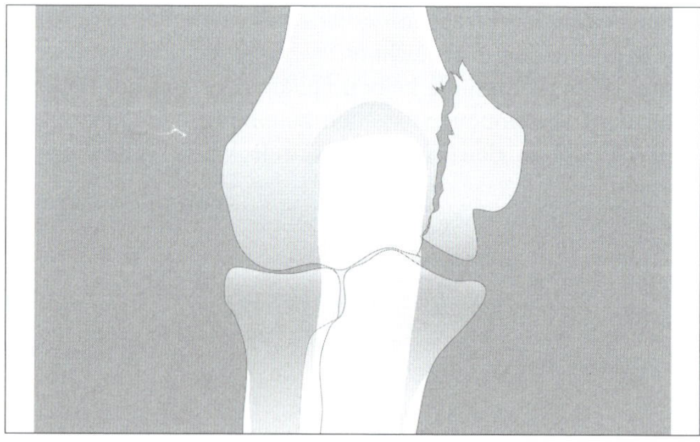

Abb. 5.104 Röntgenbild: Distale Humerusfraktur.

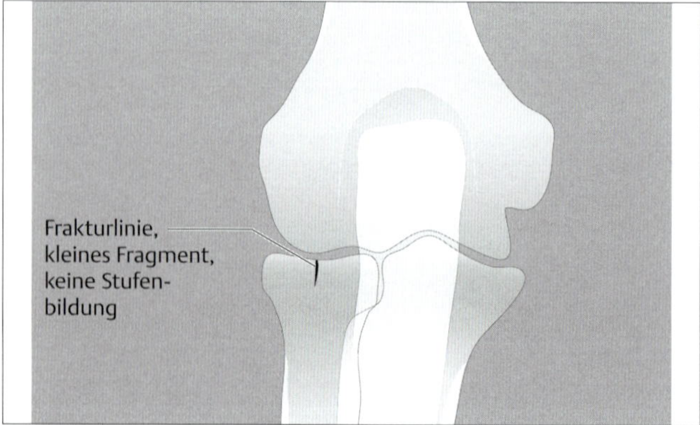

Abb. 5.105 Röntgenbild: Radiusköpfchenfraktur.

5.9.2 Laterale Aufnahme des Ellenbogengelenks

Bei dieser Aufnahme sitzt der Patient seitlich vom Röntgentisch, Ober- und Unterarm liegen in 90° Ellenbogenflexion waagerecht auf. Der Unterarm liegt ulnar auf, sodass der Daumen nach oben zeigt. Der Zentralstrahl steht senkrecht zur Mitte des Ellenbogens. Folgende Strukturen sind erkennbar und werden hinsichtlich ihrer normalen anatomischen Form beurteilt ▶ **Abb. 5.106**, ▶ **Abb. 5.107**.

- Überlagerungsfreie Darstellung des Humeroulnargelenks mit einer ***Gelenkspaltbreite*** von 2 – 3 mm, mit glatten kongruenten Gelenkflächen und gleichmäßigem Abstand zwischen Trochlea und Ulna.
- Die ***Stoeren- bzw. Repositionslinie*** verläuft gerade. Wenn die Längsachse des Radius in jeder Flexionsstellung durch das Zentrum des Capitulums zieht, steht das Radiusköpfchen regelrecht.
- Beurteilung der ***Stellung des Capitulum humeri***: Es liegt im Fadenkreuz, das von 2 Achen gebildet wird. Die 1. Achse ist die Radiuslängsachse und die 2. Achse entspricht einer an der ventralen Humeruskontur liegenden Tangente.
- ***Fat-Pad-Sign***: Fettpolster liegen sowohl ventral als auch dorsal zwischen der Membrana synovialis et fibrosa. Sie sind als kubitale Fettpolsterzeichen zu erkennen. Das ventrale Fettpolster befindet sich in Höhe und unmittelbar vor der Fossa coronoidea und ist als tropfenförmige, etwa 5 mm breite Zone erhöhter Filmschwärzung sichtbar. Das dorsale Fettpolster projiziert sich in die Fossa olecrani.
- Die ***Supinatorfettlinie*** ist eine flachbogige leichte Schwärzung, die über dem M. supinator parallel zum proximalen Radius als 3 – 4 cm lange und 2 – 3 mm breite Linie verläuft.

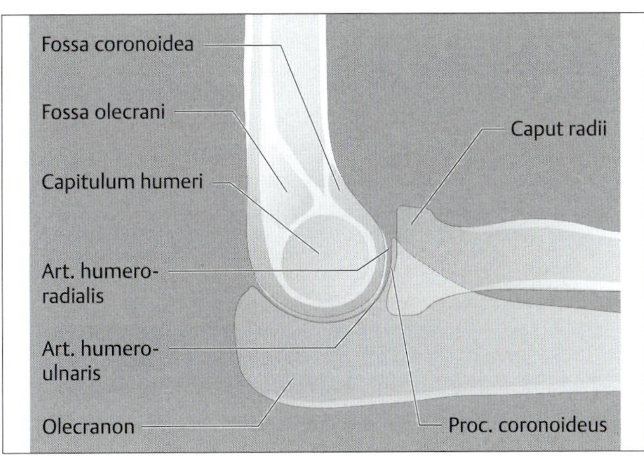

Abb. 5.106 Orientierung bei der lateralen Röntgenaufnahme.

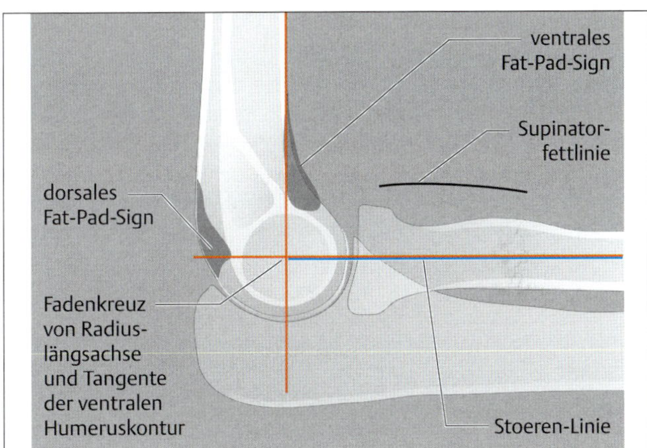

Abb. 5.107 Normale Stellungen bei der lateralen Röntgenaufnahme.

KLINISCHER BEZUG

Arthrosis deformans des Ellenbogengelenks ▸ Abb. 5.108
Wie bei der anterior-posterioren Aufnahme fallen auch in der Ansicht von lateral am Olekranon und Proc. coronoideus erkennbare Veränderung der Knochensubstanz und die Osteophyten auf.

Arthritis des Ellenbogengelenks ▸ Abb. 5.109
Positives Fettpolsterzeichen: In der seitlichen Aufnahme ist mit einer intraartikulären Volumenzunahme zu rechnen. Sie ist Zeichen eines Gelenkergusses und wird an den Abhebungen der Fettpolster sichtbar. Außerdem verändert sich die Form der Supinatorfettlinie, die verbreitert oder unscharf werden kann.

Bei rheumatoider Arthritis mit ausgeprägter Deformierung des Caput radii wird unter Umständen eine Resektion des Radiusköpfchens durchgeführt.

Frakturen
Wie bei der anterior-posterioren Aufnahme sind auch in der lateralen Ansicht die Fragmente häufig verschoben, sodass die Frakturlinie mit einer Stufenbildung sichtbar wird.

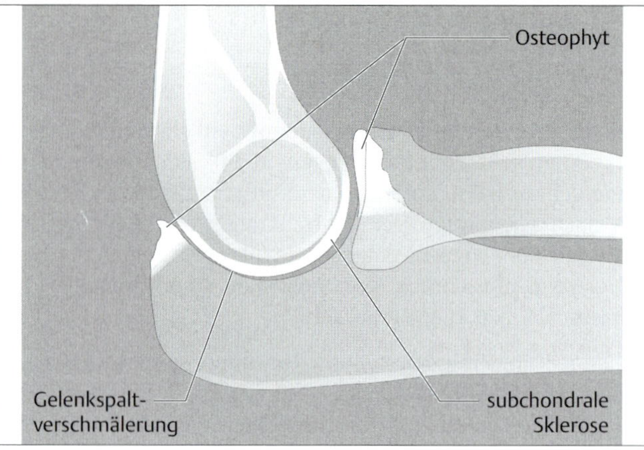

Abb. 5.108 Röntgenbild: Arthrosis deformans.

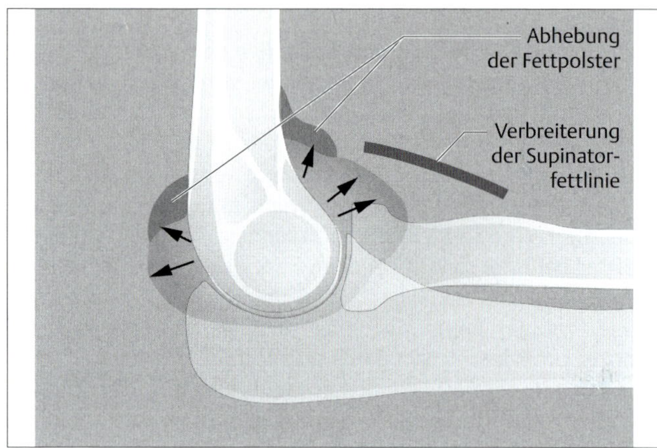

Abb. 5.109 Röntgenbild: Zeichen einer intraartikulären Volumenzunahme.

Distale Humerusfraktur ▶ **Abb. 5.110**
Bei einer Fraktur der Trochlea bzw. einem Teil davon oder des Capitulums mit frontaler Bruchebene wird die Abscherung der Fragmente als **Halbmondzeichen** bezeichnet. Sie sind ventral des Humerus erkennbar.

Olekranonfraktur ▶ **Abb. 5.111**
Bei einer Fraktur des Olekranons kann die Diastase bzw. Distraktion der Fragmente durch den Zug des M. triceps an der Olekranonspitze nach proximal sichtbar sein. Häufig heilen diese Frakturen mit einer Stufenbildung aus, was eine präarthrotische Deformität bedeutet.

Galeazzi-Fraktur ▶ **Abb. 5.112**
Die Galeazzi-Fraktur ist eine kombinierte Fraktur von Humerus und Olekranon. Die Verschiebung der Fragmente und die Trümmer sind gut im Röntgenbild zu sehen.

Luxationen
Bei der klassischen Monteggia-Fraktur (Typ I) liegen eine proximale Ulnafraktur mit dorsal offenem Winkel und eine vordere Radiusköpfchenluxation vor. Die inverse Monteggia-Fraktur (Typ II) besteht aus einer gelegentlich in den Proc. coronoideus auslaufenden proximalen Ulnafraktur mit nach ventral offenem Winkel und einer dorsalen Luxation des Radiusköpfchens. Die mit dem Lig. anulare verbundenen ulnaren Fragmente stehen meist in radioulnarer Dislokation. Bei der Luxatio antebrachii posterior haben sowohl die Ulna als auch der Radius den Gelenkflächenkontakt verloren und stehen im Verhältnis zum Humerus dorsal ▶ **Abb. 5.113**.

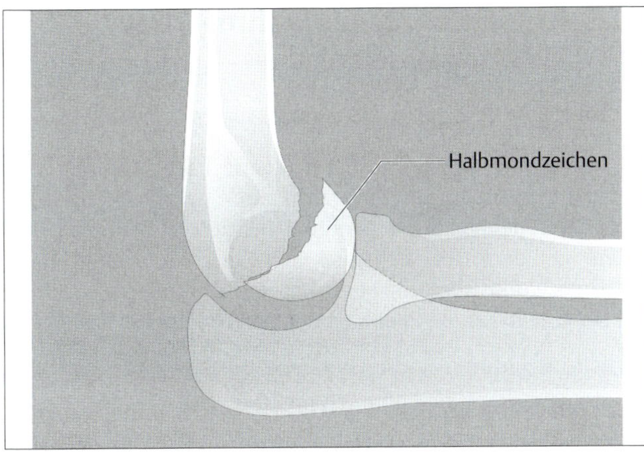

Abb. 5.110 Röntgenbild: Distale Humerusfraktur.

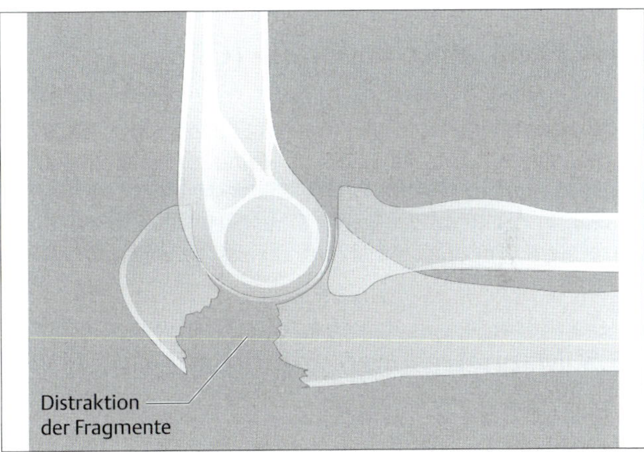

Abb. 5.111 Röntgenbild: Olekranonfraktur.

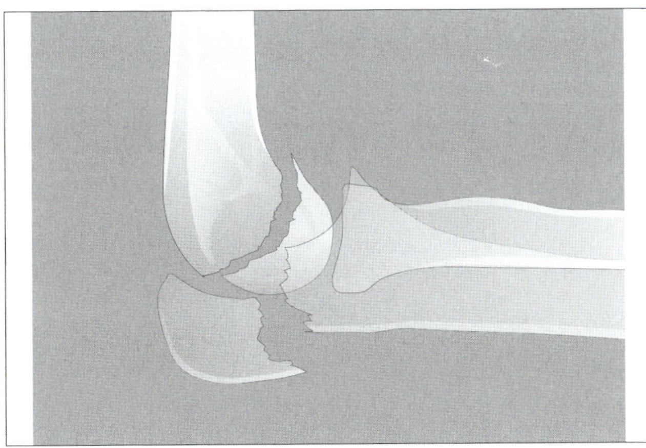

Abb. 5.112 Röntgenbild: Trümmerfraktur.

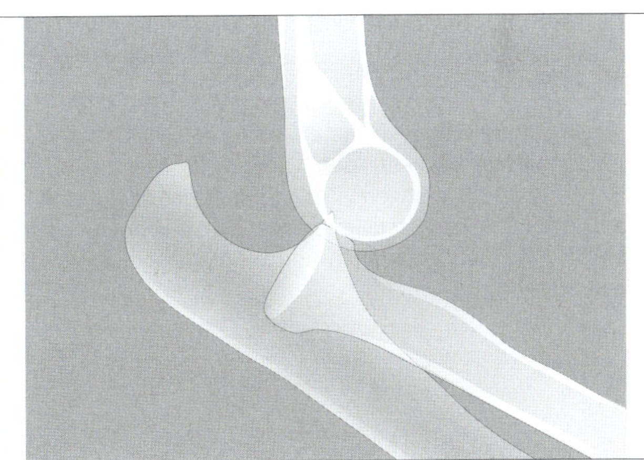

Abb. 5.113 Röntgenbild: Luxatio antebrachii posterior.

5.9.3 Axiale Röntgenaufnahmen des Ellenbogengelenks

▶ Abb. 5.114

Zur Darstellung des Sulcus nervi ulnaris nach Mumenthaler liegt die Dorsalseite des Unterarms auf einem Pack auf dem Tisch. Der Ellenbogen ist maximal flektiert, indem sich der Patient mit dem Oberkörper so weit nach vorne neigt, dass sich Unter- und Oberarm berühren. Der Zentralstrahl richtet sich senkrecht auf die Ellenbogenmitte.

Folgende Strukturen sind erkennbar:

- Die Konturen von Olekranon, Trochlea und Kondylen sind glatt und scharf abgegrenzt.
- Der Sulcus nervi ulnaris ist als Rinne mit glatter Kontur zu sehen. Seine Tiefe beträgt etwa 6,5 mm.

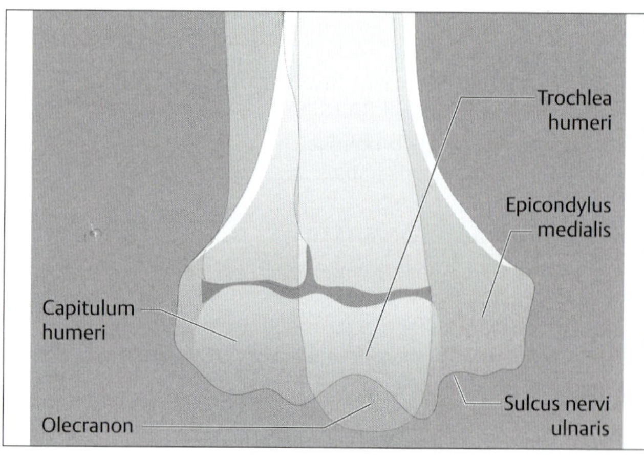

Abb. 5.114 Orientierung bei der axialen Aufnahme.

5.9.4 Computertomografie (CT)

Diese Technik ist gut geeignet, um das Ellenbogengelenk übersichtlich darzustellen. So sind z. B. kleine abgesprengte Knochenstückchen, die sich in das Gelenk verlagert haben, besser sichtbar. In der Regel erfolgen 2 Untersuchungen, einmal mit gestrecktem Arm und einmal mit maximal gebeugtem Gelenk.

5.9.5 Magnetresonanztomografie (MRT)

▶ Abb. 5.115

Das bildgebende Verfahren (auch Kernspintomografie) lässt Details erkennen, die mit der konventionellen Röntgendiagnostik nicht möglich sind. Die MRT eignet sich besonders zur Darstellung von Weichteilgewebe, wie z. B. Muskeln, Sehnen und Bänder und wird bei Verdacht auf Knochenmarkveränderungen (Osteochondrosis dissecans), Entzündungen und Tumoren durchgeführt.

Bei dieser Untersuchungstechnik werden in den Geweben in unterschiedlicher Konzentration vorliegende Wasserstoffatome im Magnetfeld so angeregt, dass sich daraus Schnittbilder in beliebigen Ebenen herstellen lassen. Damit können Nerven, Gelenkknorpel, Bänder, Sehnen und vieles mehr bildlich dargestellt werden.

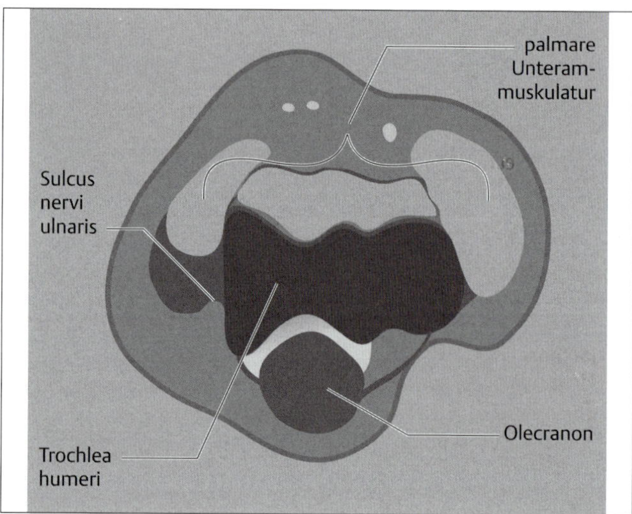

Abb. 5.115 Magnetresonanztomografie (MRT).

5.10 Palpation

5.10.1 Lateraler Ellenbogenbereich

Für die Palpation der lateralen Ellenbogenregion sollten die Schulter in etwa 50° Abduktion und der 90° gebeugte Ellenbogen in der Mittelstellung von Pro- und Supination eingestellt sein. Der Unterarm liegt auf einer Bank oder einem Tisch, sodass der zu palpierende Bereich zum Therapeuten zeigt.

Knöcherne Strukturen und Gelenke

Epicondylus lateralis humeri

▸ **Abb. 5.116**

Der Epikondylus dient als wichtige Orientierungshilfe für die Palpation des lateralen Bereichs. Er befindet sich als vorspringender Punkt am distal-lateralen Humerus. Die Spitze ist frei von Ursprüngen und Ansätzen von Muskulatur sowie Bändern. Dagegen liegt etwas weiter distal und ventral der Ursprungsbereich der Hand- und Fingerextensoren.

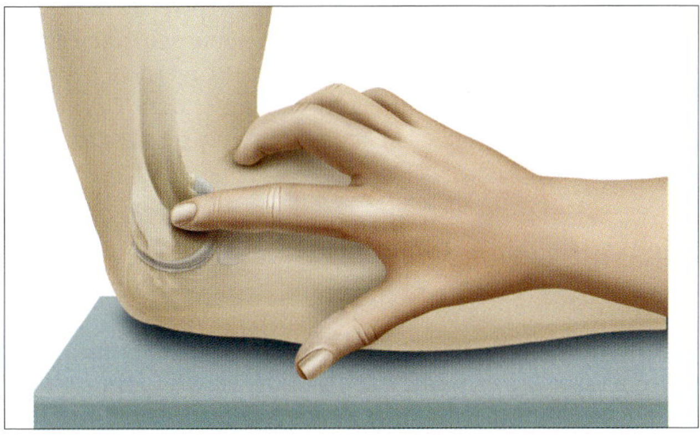

Abb. 5.116 Palpation Epicondylus lateralis humeri.

Crista supracondylaris lateralis humeri

▸ **Abb. 5.117**

Vom Epicondylus ausgehend und leicht bogenförmig nach dorsal sowie proximal kann diese Knochenleiste palpiert werden. Sie ist bei transversaler Palpation als deutliche Kante gut zu identifizieren und fast bis zur Mitte des Humerusschafts zu fühlen. Am ventralen Rand entspringt am weitesten proximal der M. brachioradialis, dann folgt nach distal der M. extensor carpi radialis longus. Das Septum intermusculare laterale ist an der ganzen Länge fixiert.

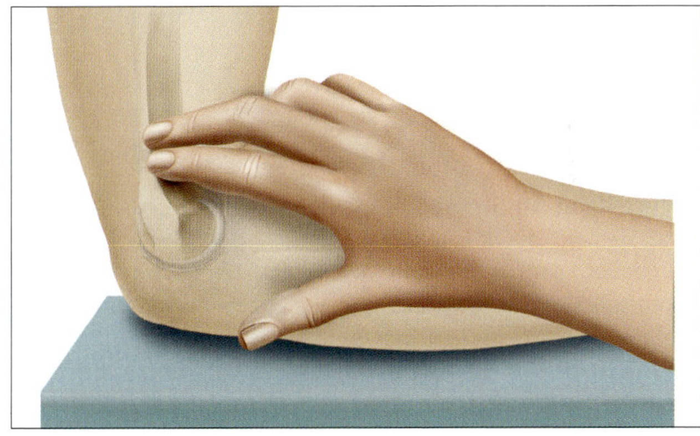

Abb. 5.117 Palpation Crista supracondylaris lateralis humeri.

Capitulum humeri

▸ **Abb. 5.118**

Distal vom Epicondylus lateralis liegt das Capitulum humeri. Die distale Kante kann bogenförmig von dorsal nach ventral palpiert werden. Am besten lässt sich der laterale Rand identifizieren, da ventral die Hand- und Fingerextensoren verlaufen.

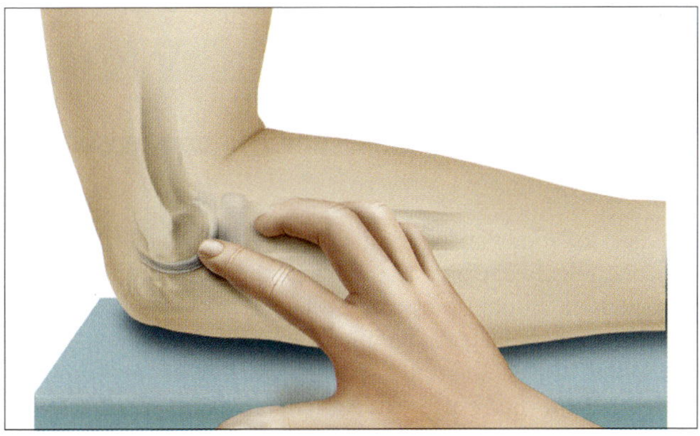

Abb. 5.118 Palpation Capitulum humeri.

Caput radii

▶ Abb. 5.119

Ausgehend vom lateralen Epicondylus liegt etwa 2 Querfinger weiter distal das Caput radii. Trotz der teilweise über das Caput verlaufenden Extensoren können seine seitlichen Ränder gut mit Zeigefinger und Daumen umfasst werden. Bei passiver Pro- und Supination dreht es sich unter dem Finger hin und her. Das Caput fühlt sich abgepolstert an, da das Lig. anulare radii herumzieht.

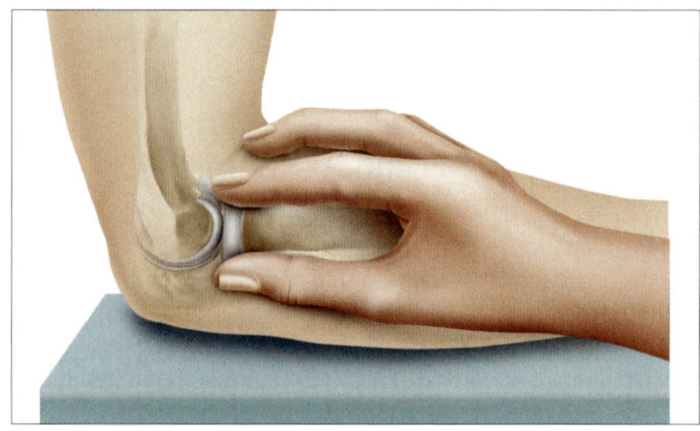

Abb. 5.119 Palpation Caput radii.

Gelenkspalt der Art. humeroradialis

▶ Abb. 5.120

Zum Auffinden des Gelenkspalts rutscht der palpierende Finger vom Epicondylus weiter nach distal. Etwa 1 Querfinger von der Spitze entfernt kann ein deutlicher Spalt identifizieren werden. Minimal distal lässt sich der proximale Rand des Radiusköpfchens (Lunula obliqua) palpieren. Bei einer Traktion am Radius erweitert sich der Gelenkspalt, sodass er noch besser herauskommt. Dagegen ist die Palpation ventral weniger gut möglich, weil der Gelenkspalt von den Extensorensehnen überlagert wird.

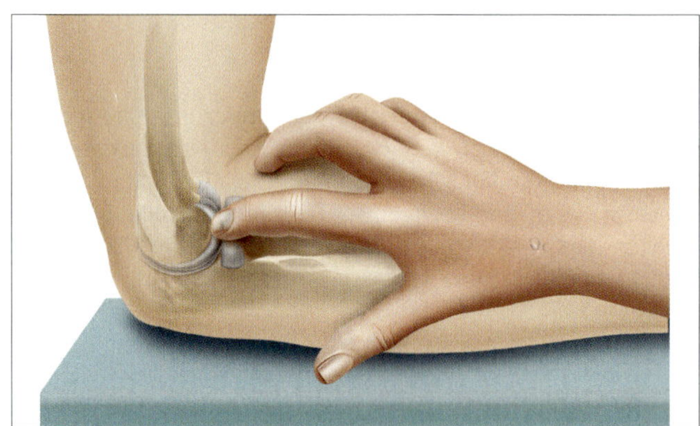

Abb. 5.120 Palpation: Gelenkspalt der Art. humeroradialis.

PRAXISTIPP

Beurteilung der Stellung des Caput radii
Die Stellung des Radiusköpfchens und seine Beweglichkeit gegenüber dem Humerus werden im direkten Seitenvergleich untersucht. Als Ausgangsstellung eignet sich bei diesem Test sehr gut der Stand. Der Therapeut steht vor dem Patienten und klemmt sich die Hände jeweils zwischen Rumpf und Ellenbogen ein. Durch das Auflegen beider Zeigefinger über jedem Gelenkspalt werden beide Gelenke erst in Ruhe und dann bei Flexions- und Extensionsbewegungen palpiert, um einen direkten Vergleich zu ermöglichen.

Muskeln und Bänder

Caput commune der Hand- und Fingerextensoren

▶ Abb. 5.121

Von der Epikondylenspitze aus kann etwa 1 Querfinger in Richtung Ellenbeuge eine kleine flache Stelle am Knochen palpiert werden. In der vorher angegebenen Ausgangsstellung ist die Ebene dieses Plateaus parallel zur Bank angeordnet. Sie ist durch die Muskelursprünge abgepolstert. Hier entspringen mehrere Hand- und Fingerextensoren, die palpatorisch schwer voneinander abgrenzbar sind, da sie sehr dicht zusammenliegen. Aus diesem Grund werden sie auch als Caput commune bezeichnet.

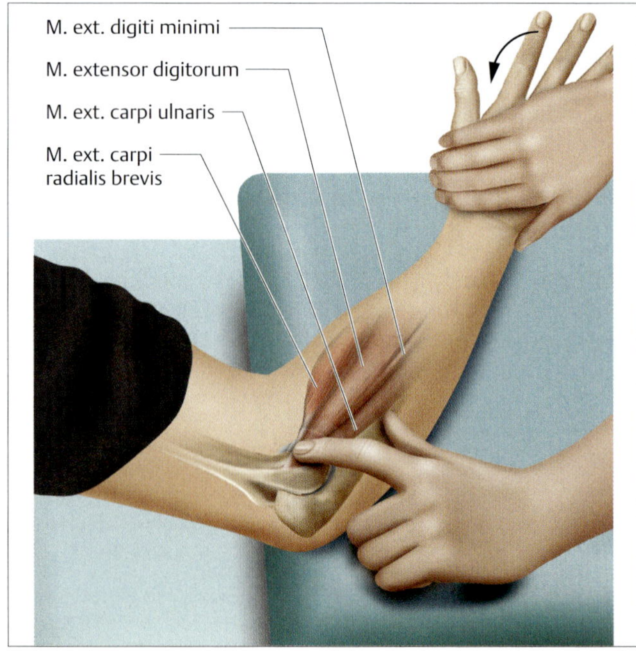

Abb. 5.121 Palpation Caput commune der Hand- und Fingerextensoren.

M. extensor carpi radialis brevis

▶ Abb. 5.122

Sein Ursprung liegt am weitesten proximal und wird teilweise vom Muskelbauch des M. extensor carpi radialis longus überdeckt. Die Anspannung in Richtung Dorsalextension der Hand mit gebeugten Fingern kann den kurzen Handextensor etwas weiter distal von diesem abgrenzen.

M. extensor digitorum

Direkt neben der Ursprungssehne des M. extensor carpi radialis brevis nach distal hin ist der M. extensor digitorum lokalisierbar. Wird die Hand in Dorsalextension stabilisiert und das Beugen und Strecken der Finger wiederholt ausgeführt, kommt der Muskel bei Extension der Finger besser heraus. Am Unterarm verläuft er mittig, da er auf das mittlere Sehnenfach zuläuft.

M. extensor digiti minimi

Der Ursprung des M. extensor digiti minimi ist sehr schmal. Er kann erst bei Extension des kleinen Fingers unmittelbar neben dem M. extensor digitorum identifiziert werden.

M. extensor carpi ulnaris

▶ Abb. 5.123

Sein Ursprung liegt am weitesten dorsal und distal und wird erst bei Anspannung in Richtung Dorsalextension und ulnare Abduktion erkennbar. Sein schmaler Muskelbauch kann im weiteren Verlauf direkt neben der dorsalen Kante der Ulna palpiert werden.

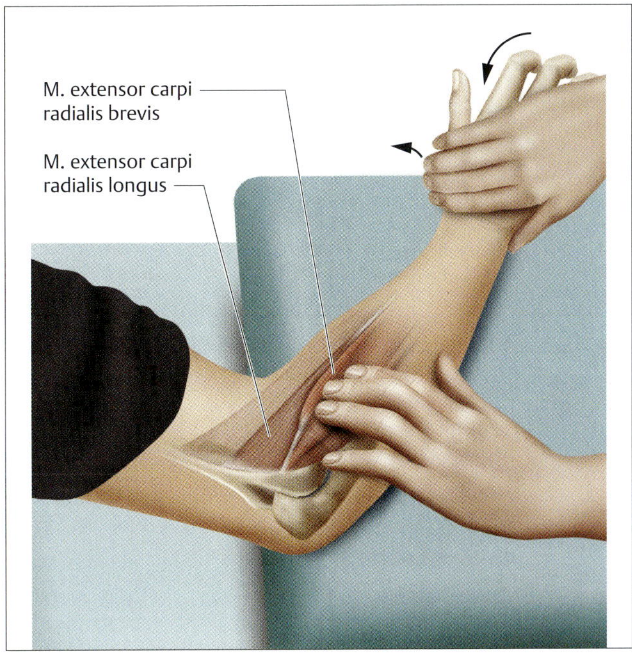

Abb. 5.122 Palpation M. extensor carpi radialis brevis.

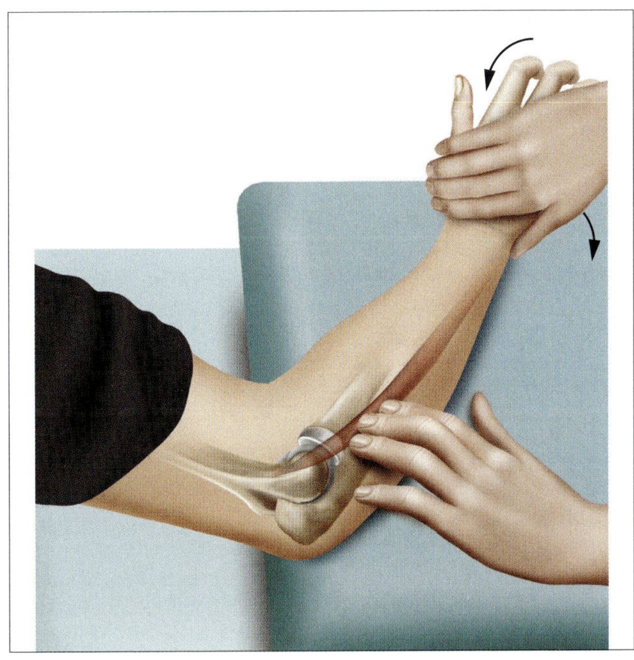

Abb. 5.123 Palpation M. extensor carpi ulnaris.

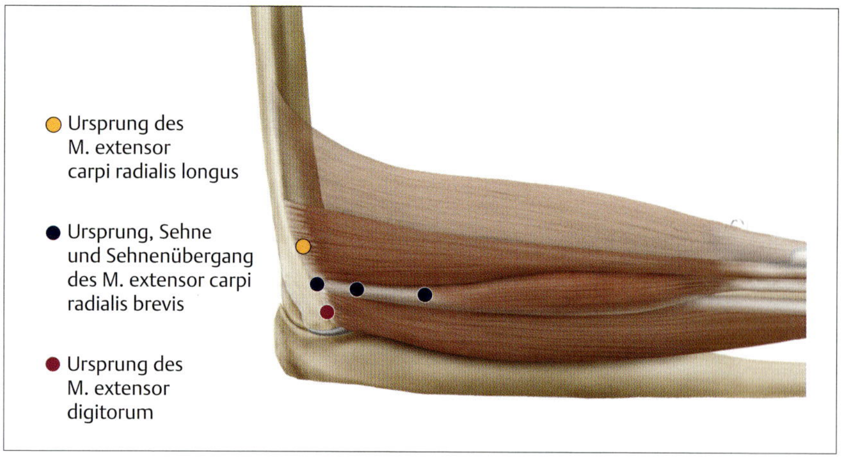

Ursprung des M. extensor carpi radialis longus

Ursprung, Sehne und Sehnenübergang des M. extensor carpi radialis brevis

Ursprung des M. extensor digitorum

Abb. 5.124 Lokalisationen der Epicondylitis lateralis.

KLINISCHER BEZUG

Epicondylitis lateralis ▸ **Abb. 5.124**
Bei der Epicondylitis handelt es sich um eine Insertionstendopathie, die an verschiedenen Stellen in der Umgebung des Epicondylus auftreten kann. Am häufigsten entsteht sie aufgrund chronischer Überbelastung des M. extensor carpi radialis brevis in seinem Ursprungsbereich, z. B. bei zu harter Schlägerbespannung oder durch technische Fehler beim Tennisspielen.

Die Epikondylitis kann aber auch bei Handwerkern und Sekretärinnen auftreten, wenn ein Missverhältnis zwischen Belastung und Belastbarkeit des Gewebes besteht. Mikrotraumatisierungen führen zu Ödembildung und Verminderung der kapillären Ernährung. Die Folge sind eine zunehmende Verfestigung des Gewebes und die fehlende Dämpfung der Kraftübertragung auf die Insertion. Es kann zu Nekrosen, Kalksalzeinlagerungen und zur Ossifikation kommen.

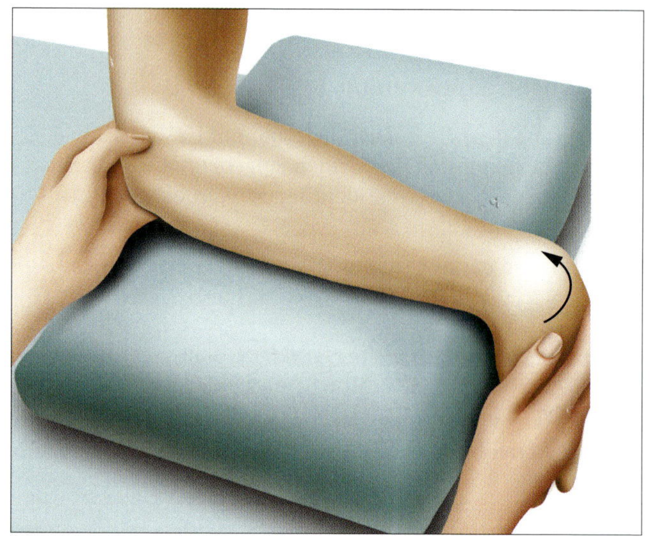

Abb. 5.125 Provokation des M. extensor carpi radialis brevis.

PRAXISTIPP

Provokationsuntersuchung bei Epicondylitis lateralis ▸ **Abb. 5.125**
Bei einer Epikondylitis lateralis ist zu 90 % der Ursprungsbereich des M. extensor carpi radialis brevis betroffen. Durch Palpation und Provokation mittels Dehnung oder Kontraktion kann die Lokalisation festgestellt werden.

Therapie bei Epicondylitis lateralis
Die Therapie ist meist konservativ in Form von reduzierter Beanspruchung und Ruhigstellung in der akuten Phase. Eine Epikondylitis-Bandage unterbricht die Kraftübertragung auf die Insertion und schont damit die Verankerung im Knochen. Die Behandlung mit Ultraschall bewirkt durch den Druckwechsel im Gewebe und die thermische Wirkung eine Mikromassage und ist damit analgesierend und muskelentspannend. Die Physiotherapie arbeitet mit dosierter Dehnung und Behandlung von Funktionsstörungen der betroffenen Gelenke.

M. anconaeus

▶ Abb. 5.126

Der Palpierfinger wandert von der Spitze des Epicondylus lateralis aus nach dorsal. Zwischen ihm und dem Olekranon ist der M. anconaeus als kleines dreieckiges Muskelpolster zu identifizieren. Damit der Muskel besser herauskommt, wird der Arm gegen starken Widerstand in Richtung Extension angespannt.

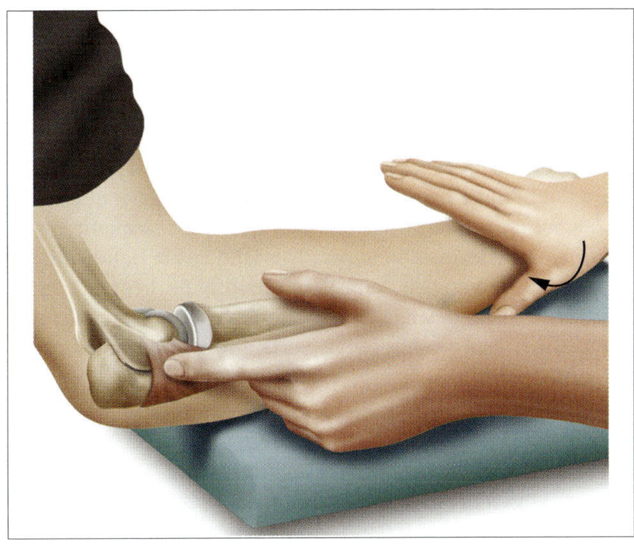

Abb. 5.126 Palpation M. anconaeus.

Septum intermusculare laterale

Von der Crista supracondylaris aus nach dorsal hin ist das Septum als eine Struktur mit einem festen dünnen Rand zu fühlen. Es ist an der Crista befestigt und kann nach ventral und dorsal verschoben werden. Es trennt den M. triceps von den Beugern.

M. brachioradialis

▶ Abb. 5.127

Der Ursprungsbereich des Muskels ist etwa 3 Querfinger breit und lässt sich eine Handbreit proximal der Epikondylenspitze palpieren. Die Palpation kann entweder mit einem Finger parallel zur ventralen Kante der Crista supracondylaris und damit quer zum Faserverlauf des Muskels erfolgen, oder es werden mehrere Finger von dorsal kommend an die ventrale Kante der Crista gelegt. Da der Muskel einen fleischigen Ursprung besitzt, wird er durch die isometrische Anspannung in Richtung Ellenbogenflexion in Supinations-Pronations-Mittelstellung herausgedrückt.

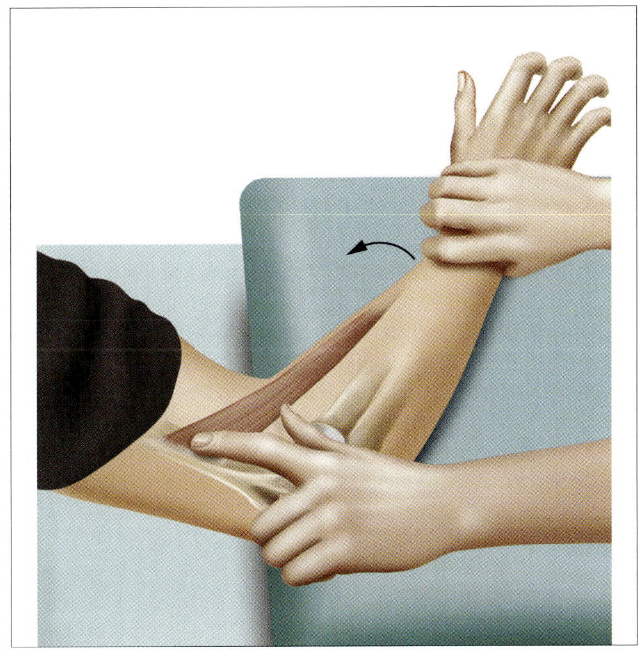

Abb. 5.127 Palpation M. brachioradialis.

M. extensor carpi radialis longus

▶ Abb. 5.128

Er entspringt von der Crista supracondylaris lateralis direkt kaudal des M. brachioradialis mit einer Breite von etwa 2 – 3 Querfingern. Sein fleischiger Ursprung kann gut an der ventralen Kante mit einem Finger palpiert werden. Er bildet einen kurzen ausgeprägten Muskelbauch, der sich bei Anspannung in Richtung Dorsalextension und radiale Abduktion deutlich darstellt. Der Übergang in seine lange Endsehne liegt gut eine Handbreite distal des Ellenbogengelenks. Zusammen mit dem M. extensor carpi radialis brevis verläuft er auf dem Radius.

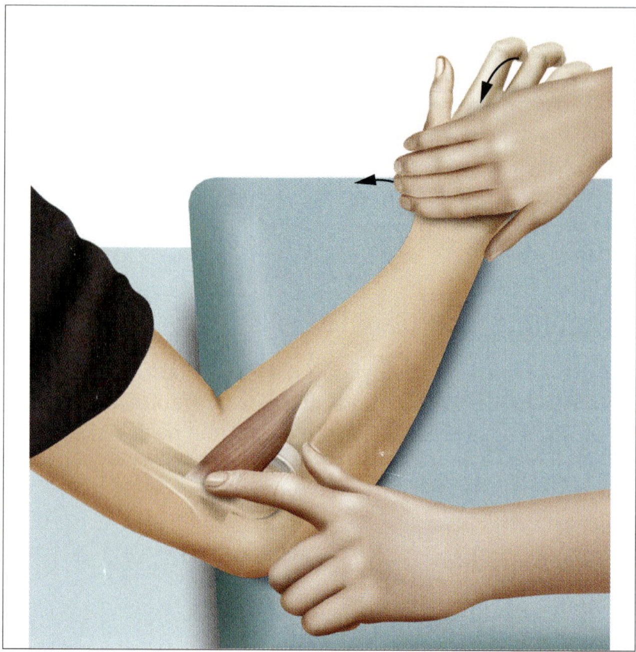

Abb. 5.128 Palpation M. extensor carpi radialis longus.

Lig. collaterale radiale

▶ Abb. 5.129

Das radiale Kollateralband ist eine flächige V-förmige Struktur, die in Richtung laterale Ulna und nach ventral in Richtung Radiusköpfchen zieht.

Die Palpation erfolgt von dorsal aus zwischen Epikondylus und Olekranon, wobei der Palpierfinger nach distal wandert. Kurz vor dem Radiusköpfchen ist die dorsale Kante des Bandes als schmaler Rand zu fühlen, der bei Druck elastisch nachgibt. Weiter ventral ist die Palpation wegen der Überlagerung der Extensoren kaum möglich.

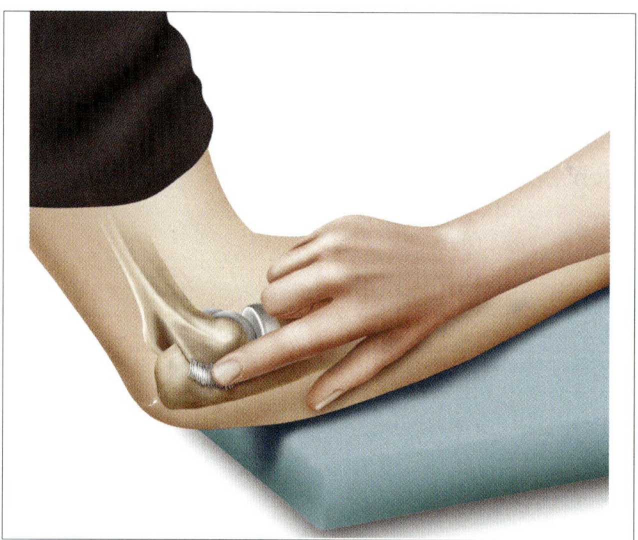

Abb. 5.129 Palpation Lig. collaterale radiale.

Lig. anulare radii

▶ Abb. 5.130

Das Band zieht um das Caput radii herum, weshalb es beim Umgreifen des Radiusköpfchens grundsätzlich unter Druck gerät. Am dorsalen Rand der Incisura radialis ulnae ist das Lig. anulare radii zwischen der lateralen Ulna und dem Radiusköpfchen als fester Strang zu palpieren. Hier zieht das Band über den Gelenkspalt der Art. radioulnaris proximalis. Die Palpation seiner ventralen Verankerung ist wegen der Überlagerung vieler Weichteile nicht möglich.

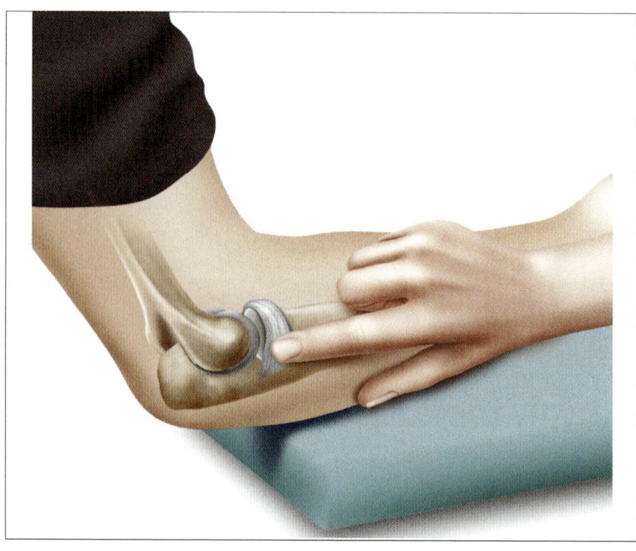

Abb. 5.130 Palpation Lig. anulare radii.

5.10.2 Medialer Ellenbogenbereich

Für die Palpation der medialen Ellenbogenregion wird die Schulter etwas mehr abduziert und außenrotiert. Der gebeugte Ellenbogen ist auf einer weichen Unterlage abgestützt, der Unterarm auf Lagerungsmaterial abgelegt oder wird vom Therapeuten gehalten. Der Palpierer sitzt distal der Hand des Patienten.

Knöcherne Strukturen und Gelenke

Epicondylus medialis humeri

▸ **Abb. 5.131**

Da die Spitze des Epicondylus medialis frei von Insertionen ist, kann er als deutlich vorspringender Knochenteil am distal-medialen Humerus palpiert werden. Etwas distal und palmar der Epikondylenspitze befindet sich der Ursprungsbereich der Handflexoren.

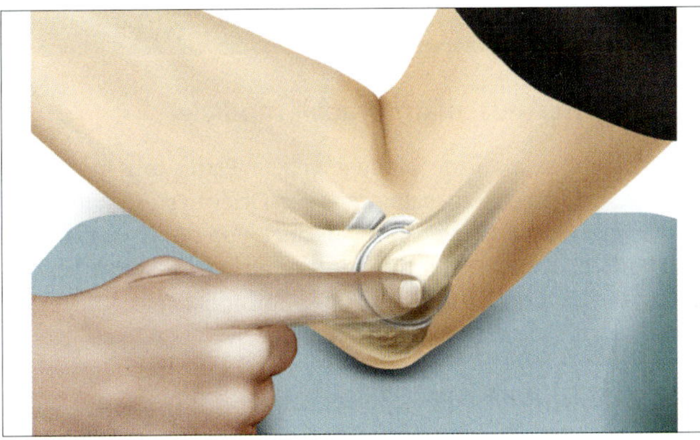

Abb. 5.131 Palpation Epicondylus medialis.

Crista supracondylaris medialis humeri

▸ **Abb. 5.132**

Die Crista ist als knöcherne und scharfe Kante vom Epikondylus geradlinig nach proximal verlaufend zu palpieren. Hier inseriert das Septum intermusculare brachii mediale und im distalen Bereich der M. pronator teres.

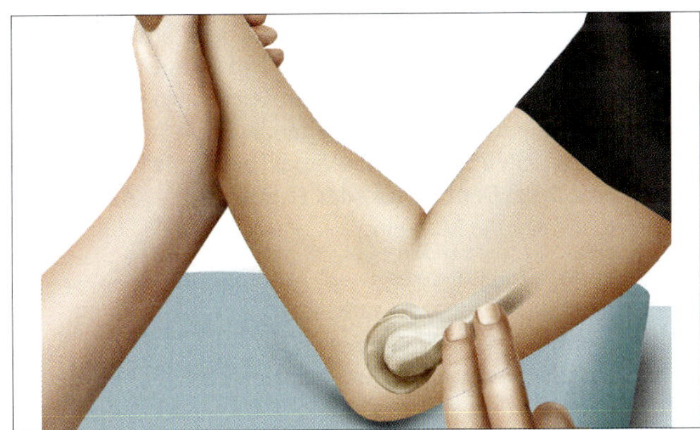

Abb. 5.132 Palpation Crista supracondylaris medialis humeri.

Trochlea humeri

Die Trochlea humeri kann distal und dorsal vom Epikondylus ausgehend palpiert werden. Die kreisförmig verlaufende Kante der Trochlea befindet sich etwa einen Querfinger von der Epikondylenspitze entfernt und lässt sich hier gut identifizieren. Weiter ventral ziehen die Flexoren über die Trochlea, weshalb sie dort nicht mehr palpierbar ist.

Gelenkspalt Humeroulnargelenk

▸ **Abb. 5.133**

Der Palpierfinger wandert vom lateralen Trochlearand minimal nach distal. Zwischen Trochlea und Incisura trochlearis befindet sich ein deutlich zu palpierender Spalt. Dieser ist besser zu identifizieren, wenn er auseinanderklafft, z. B. durch Verschieben der Ulna nach radial, was als **mediales Gapping** bezeichnet wird.

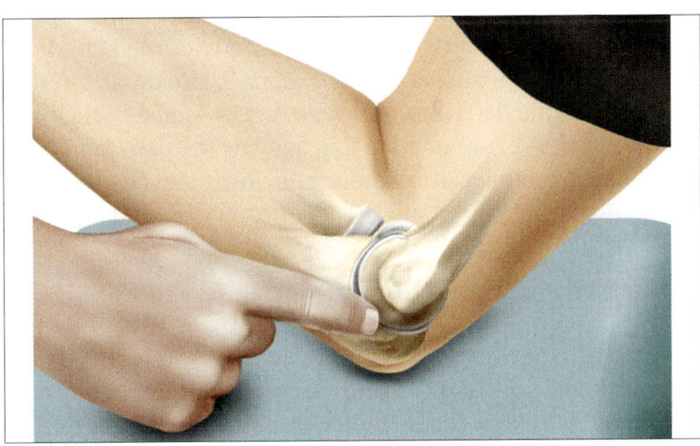

Abb. 5.133 Palpation Gelenkspalt der Art. humeroulnaris.

Sulcus nervi ulnaris

▸ **Abb. 5.134**

Um an den Sulkus zu gelangen, muss der Arm außenrotiert werden. Vom Epicondylus medialis aus orientiert sich der Palpierfinger nach dorsal und wird weiter in Richtung Trochlea humeri verschoben. Der Sulkus liegt neben dem medialen Trochlearand. In der Regel lässt er sich nicht als tiefe Rinne palpieren, da ihn der N. ulnaris ausfüllt und ein Band darüber zieht. Der N. ulnaris ist aber weiter proximal kurz vor dem Sulkus als fester runder Strang zu identifizieren.

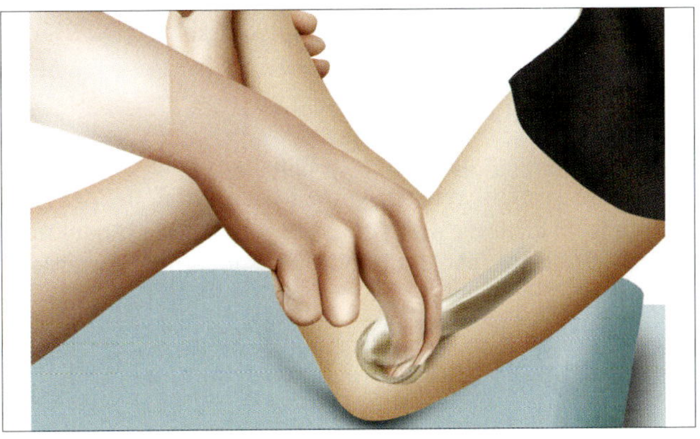

Abb. 5.134 Palpation Sulcus nervi ulnaris.

Muskeln und Bänder

Septum intermusculare brachii mediale

Das Septum ist als feste bindegewebige Platte am medialen Rand des M. triceps zu palpieren. Die Orientierung kann sowohl vom medialen Trizepsrand als auch von der Crista supracondylaris ausgehen, weil das Septum an deren Spitze fixiert ist. Da dieser Bereich meist druckempfindlich ist, sollte die Palpation vorsichtig erfolgen.

Muskulatur

▶ Abb. 5.135

Nachfolgende Muskeln haben im Epikondylenbereich einen gemeinsamen Ursprung. Als Orientierungshilfe zum Verlauf der Muskulatur wird bei der Palpation der rechten Seite die linke Hand diagonal auf den palmaren Unterarm gelegt. Dabei sind die Finger gestreckt und der Daumen leicht abgespreizt. Als Orientierung dient der Epicondylus medialis, da hier der Karpalbereich zwischen Hypothenar- und Thenarmuskulatur der linken Hand liegt. Dem Verlauf des Daumens bzw. der Finger entsprechen folgende Muskeln:

- Daumen: M. pronator teres;
- Zeigefinger: M. flexor carpi radialis;
- Mittelfinger: M. palmaris longus;
- Ringfinger: M. flexor digitorum superficialis;
- Kleinfinger: M. flexor carpi radialis.

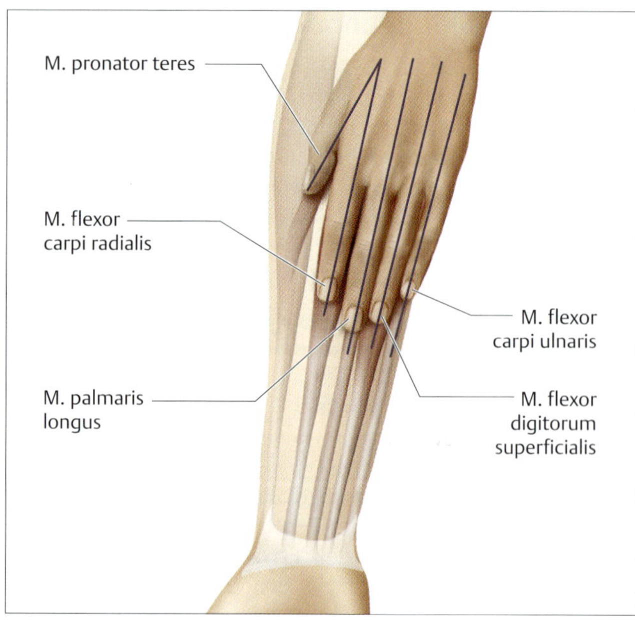

Abb. 5.135 Orientierung zum Verlauf der Handflexoren.

M. pronator teres

▶ Abb. 5.136

Der Palpierfinger orientiert sich am Epicondylus medialis. Von der Epikondylenspitze aus wandert er nach proximal, wo die Crista supracondylaris beginnt. Jeweils ein kleines Stück an deren ventralen Kante und am Epicondylus medialis kann der M. pronator teres bei Anspannung in Richtung Flexion und Pronation gegen Widerstand gut identifiziert werden.

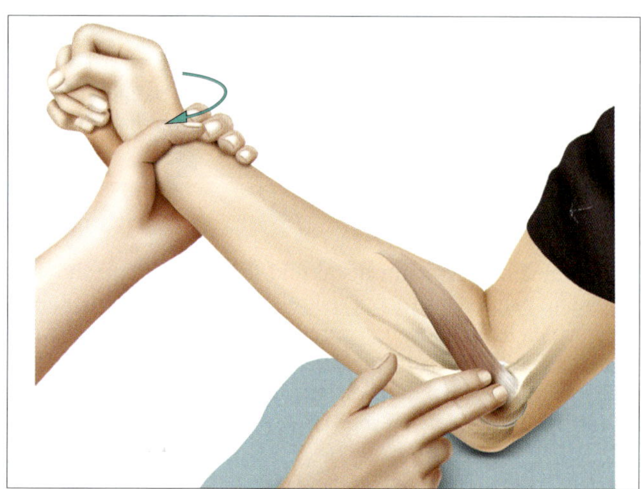

Abb. 5.136 Palpation M. pronator teres.

Caput commune der Flexoren

▶ Abb. 5.137

Zum Auffinden des Caput commune der Flexoren wird der Finger von der Ellenbeugeseite her an den Epicondylus gelegt. Hier kann ein flaches abgepolstertes Plateau palpiert werden. Diese Abpolsterung hat ihren Ursprung in der Muskulatur. Eine konkrete Identifizierung ist nur durch den weiteren Verlauf und die jeweilige Anspannung des Muskels möglich. Von radial nach ulnar handelt es sich um folgende Muskeln:

M. flexor carpi radialis

Sein Ursprung liegt am weitesten radial am Epikondylus und ebenfalls in seinem weiteren Verlauf nach distal. Bei der Anspannung in Richtung Palmarflexion und radiale Abduktion kann er gut bis in Höhe des Handgelenks identifiziert werden.

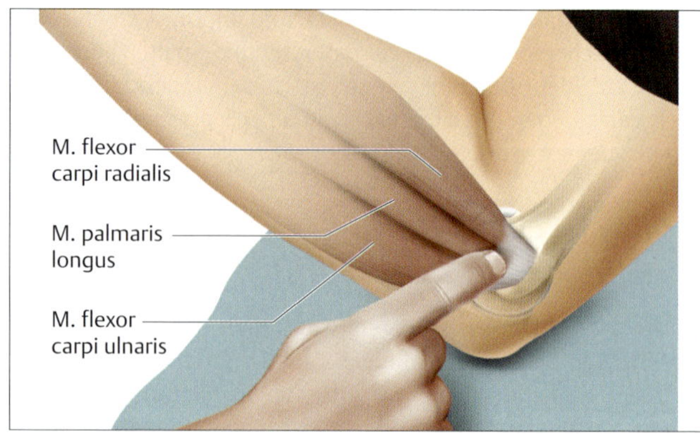

Abb. 5.137 Palpation Caput commune der Handflexoren.

M. flexor digitorum superficialis

Nur ein kleiner Ursprungszipfel zieht vom Epikondylus weg. Durch Anspannung in Richtung Palmarflexion und in Fingerflexion ist der weitere Verlauf bis zu den Fingern zu verfolgen.

M. palmaris longus

Er verläuft etwa in der Mitte des Unterarms, liegt oberflächlich und endet in der Palmaraponeurose, ist aber nicht immer vorhanden. Der Muskel lässt sich besser identifizieren, indem Daumen und Kleinfinger zusammengebracht und das Handgelenk in Palmarflexion gespannt werden.

M. flexor carpi ulnaris

▶ **Abb. 5.138**

Dieser verläuft an der ulnaren Unterarmseite nach distal. Bei Anspannung in Richtung Palmarflexion und ulnare Abduktion kann er bis zum Os pisiforme palpiert werden.

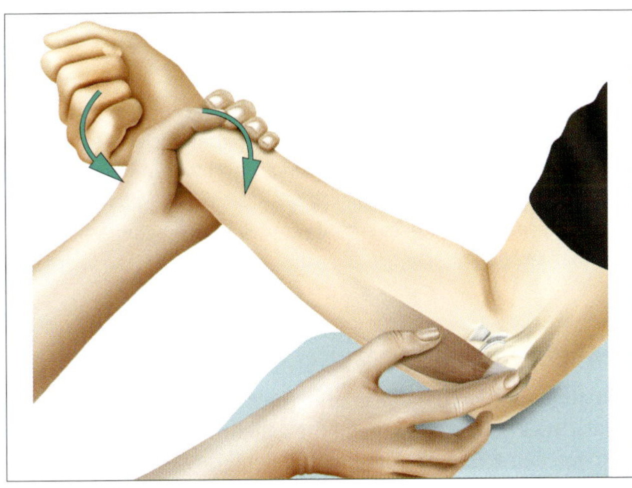

Abb. 5.138 Palpation M. flexor carpi ulnaris.

KLINISCHER BEZUG

Epicondylitis medialis
Eine Tendopathie im Bereich des medialen Epikondylus erfasst den gemeinsamen Ursprungsbereich der Flexoren und wird als **Golferellenbogen** bezeichnet. Sie kann durch Überlastung oder Trauma entstehen und tritt vor allem beim Golf und Klettern auf.

Lig. collaterale ulnare

▶ **Abb. 5.139**

Vom Epicondylus medialis aus orientiert sich der Palpierfinger nach dorsal in Richtung Olekranon. Zwischen diesen beiden Knochenpunkten ist der dorsale Rand des Bandes als dünner fester Strang zu palpieren. Weiter nach distal kann das Band bis zum Rand des M. flexor carpi ulnaris verfolgt werden.

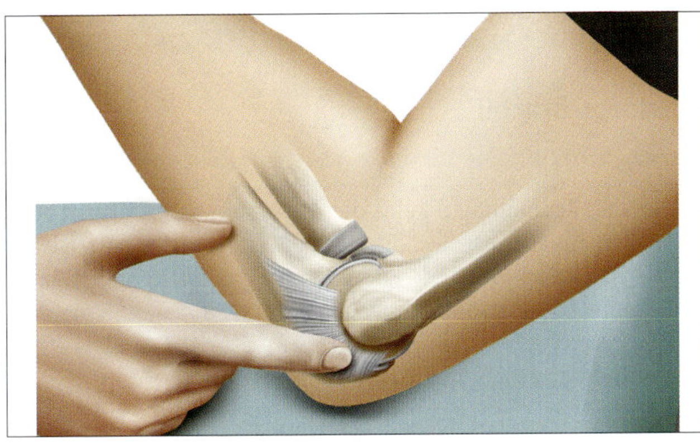

Abb. 5.139 Palpation Lig. collaterale ulnare.

5.10.3 Dorsaler Ellenbogenbereich

Für die Palpation der dorsalen Ellenbogenregion ist der Unterarm auf einem festen Kissen so gelagert, dass der Ellenbogen frei zugänglich ist. Das Gelenk ist in Flexion eingestellt.

Knöcherne Strukturen und Gelenke

Olekranon

▶ **Abb. 5.140**

Das Olekranon kommt bei Flexion aus der Fossa olecrani heraus und wird dadurch der Palpation zugänglich. Die Palpation des Olekranons dient der Beurteilung über die dort liegende Bursa olecrani. Da sie sehr dünn ist, lässt sie sich normalerweise kaum identifizieren.

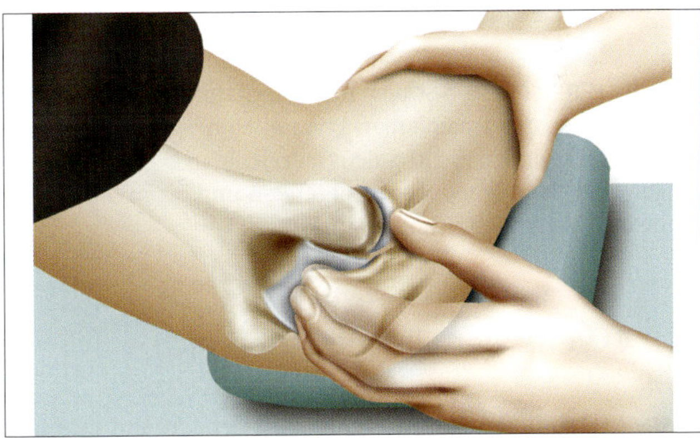

Abb. 5.140 Palpation Olekranon.

PRAXISTIPP

Bursitis olecrani ▶ **Abb. 5.141**
Fortgesetzter Druck auf den Ellenbogen, aber auch eine rheumatoide Arthritis können die Bursa anschwellen lassen. In diesem Fall ist sie sowohl sichtbar als auch als Weichteilverdickung sehr gut zu palpieren. Eventuell können „Reiskörner" tastbar sein.

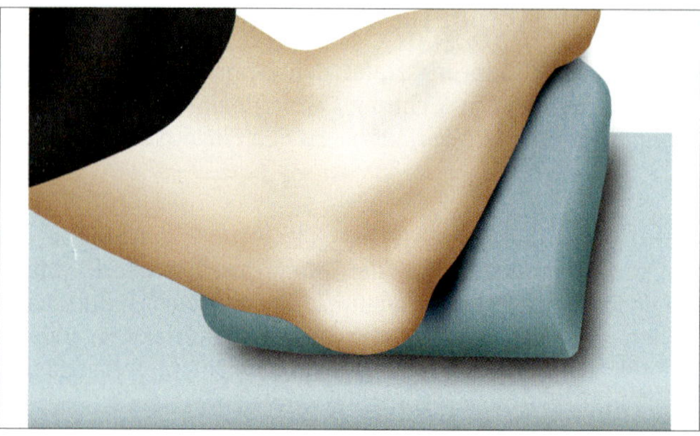

Abb. 5.141 Bursitis olecrani.

Fossa olecrani

Die Palpation der Fossa olecrani ist nur in leichter Flexion mit etwas Druck möglich, da durch die gedehnte Trizepssehne palpiert werden muss. Am proximalen Rand des Olekranons geht der palpierende Finger in die Tiefe und kann die durch Fettgewebe abgepolsterte Fossa gut identifizieren.

Muskel und Bursa

M. triceps brachii

▶ **Abb. 5.142**

Am dorsalen proximalen Rand des Olekranons und etwas distal darüber hinaus inseriert die flache Endsehne des M. triceps. Für die Palpation wird der Ellenbogen etwas angehoben und 2 – 3 Palpierfinger proximal des Olekranons auf die Sehne gelegt. Sie verschieben sich quer zum Faserverlauf, was bis zur Insertion durchgeführt wird.

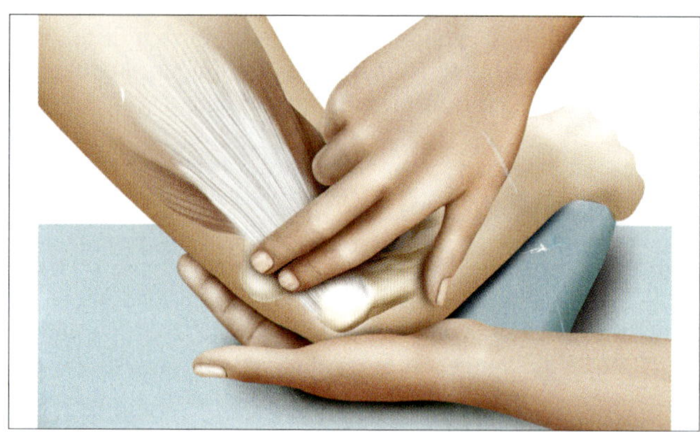

Abb. 5.142 Palpation Sehne des M. triceps brachii.

Gefäße und Nerven

N. ulnaris

Kurz vor dem Einbiegen in den Sulcus nervi ulnaris ist der Nerv als dünner fester Strang mit Querpalpation medial am distalen Trizepsrand palpierbar. Etwa in Höhe der Olekranonspitze verschwindet er im Sulcus nervi ulnaris. Fester Druck auf den Nerv kann einen elektrisierenden und bis in die Kleinfingerseite ziehenden Schmerz auslösen.

5.10.4 Ventraler Ellenbogenbereich

Für die Palpation der Fossa cubitalis liegt der Arm mit gebeugtem Ellenbogen auf einer Unterlage und die Fingerspitzen zeigen zum Therapeuten.

Muskeln und Bänder

Begrenzungen der Fossa cubitalis

▶ **Abb. 5.143**

Die Ellenbeuge ist lateral durch den M. brachioradialis und medial durch den M. pronator teres begrenzt. Die proximale Begrenzung stellt der M. biceps brachii dar.

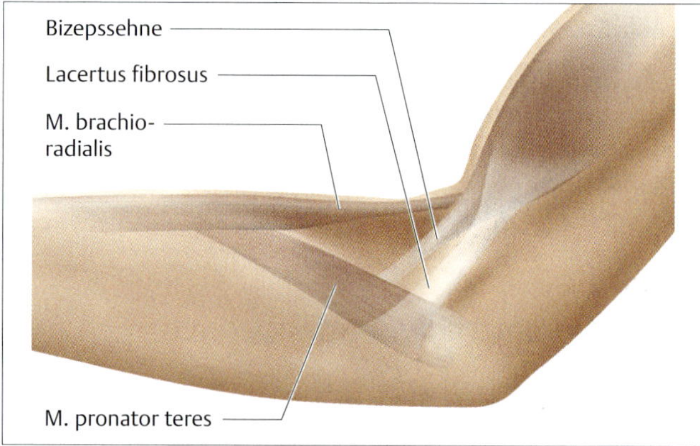

Abb. 5.143 Begrenzung der Fossa cubiti.

Sehne des M. biceps brachii

► Abb. 5.144

Die Sehne ist sehr deutlich als runder Strang etwa in der Mitte der Fossa zu palpieren. Bei Anspannung in Richtung Ellenbogenflexion mit Supination kommt sie deutlicher hervor und kann nach distal in Richtung Tuberositas radii verfolgt werden. Die Tuberositas selbst liegt in der Tiefe und ist von ventral schwer erreichbar. Bei sehr tiefer Palpation und in maximaler Supination lässt sie sich als abgepolsterter Knochenvorsprung identifizieren.

Tuberositas radii

► Abb. 5.145

Die Insertion des M. biceps ist besser von dorsal palpierbar. Etwa 2 – 3 cm distal des Radiusköpfchens wird der Zeigefinger lateral zwischen Ulna und Radius angelegt, wobei die Fingerbeere zum Radius zeigt. Passive maximale Pronation dreht die deutlich vorspringende Tuberositas gegen den palpierenden Finger.

Lacertus fibrosus

► Abb. 5.146

Zur Palpation des Lacertus fibrosus liegt der Palpierfinger am medialen Rand des M. biceps proximal der Ellenbeuge. Er verschiebt sich nach distal, bis sich ein scharfkantiger, dünner und nach medial-distal in Richtung Ulna ziehender Rand fühlen lässt. Dabei handelt es sich um den proximalen Rand des Lacertus. Auf der flächigen festen Platte wird weiter nach distal palpiert, bis nach etwa 1 – 2 Querfingern auch sein distaler fester Rand spürbar ist. Weiter in Richtung Unterarm wird der Lacertus immer dünner und verliert sich in der Unterarmfaszie.

PRAXISTIPP

Veränderte Palpation des Muskelbauchs
Eine Veränderung des Muskelreliefs des M. biceps kurz vor der Ellenbeuge (z. B. in Form eines kleinen Balls) deutet auf eine Ruptur der langen Bizepssehne im Bereich des Sulkus hin (siehe Kap. 4.1.7).

Insertionstendopathie der Bizepssehne
Bei einer Insertionstendopathie ist am Sehnenansatz des M. biceps eine deutliche Schwellung palpierbar. Unter Umständen kann diese so groß sein, dass sich die Tuberositas bei der Pronation durch den Raum zwischen Radius und Ulna durchzwängen muss, was ruckhaft und sehr schmerzhaft geschieht.

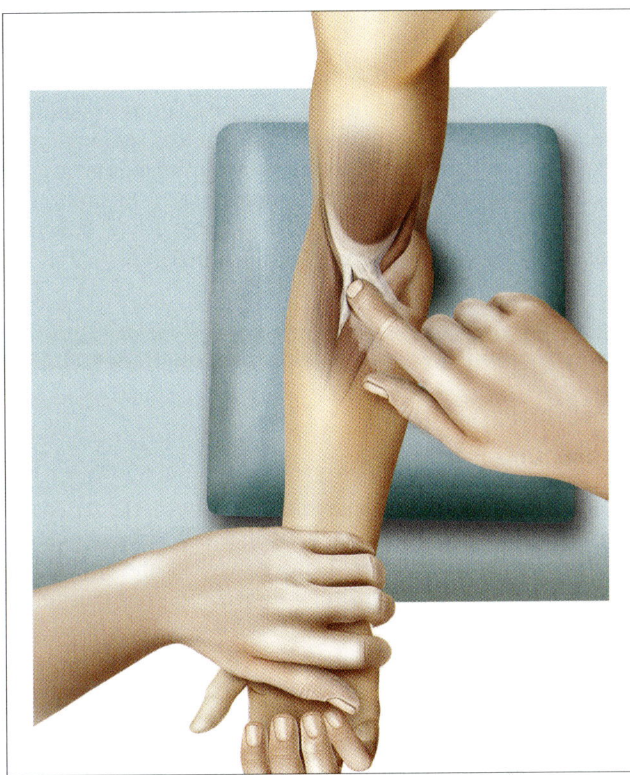

Abb. 5.144 Palpation Sehne des M. biceps brachii.

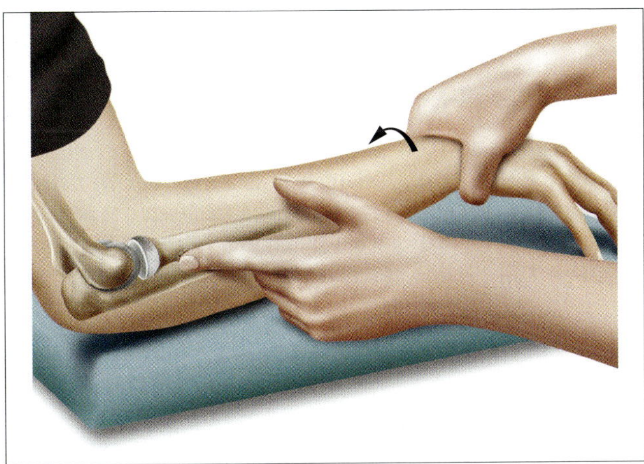

Abb. 5.145 Palpation Tuberositas radii.

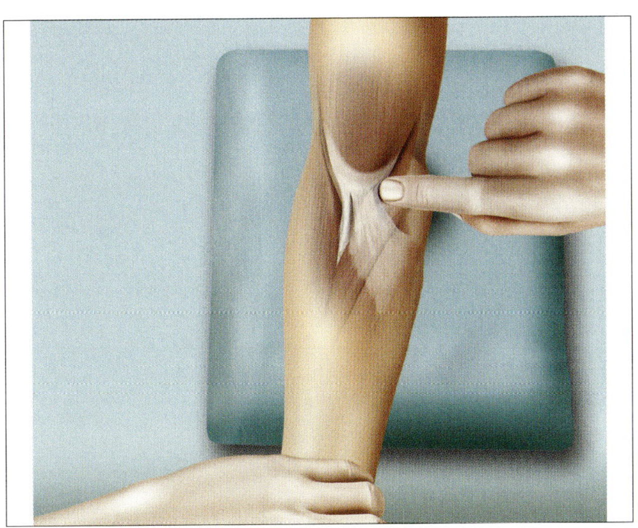

Abb. 5.146 Palpation Lacertus fibrosus.

M. brachialis

▶ **Abb. 5.147**

Unter dem M. biceps liegt der M. brachialis. Für die Palpation können seine Muskelränder unmittelbar am lateralen und medialen distalen Rand des M. biceps brachii mit Daumen und Zeigefinger umfasst werden. Bei Anspannung in Richtung Ellenbogenflexion lassen sich sowohl die Ränder des M. brachialis als auch des M. biceps brachii gut identifizieren.

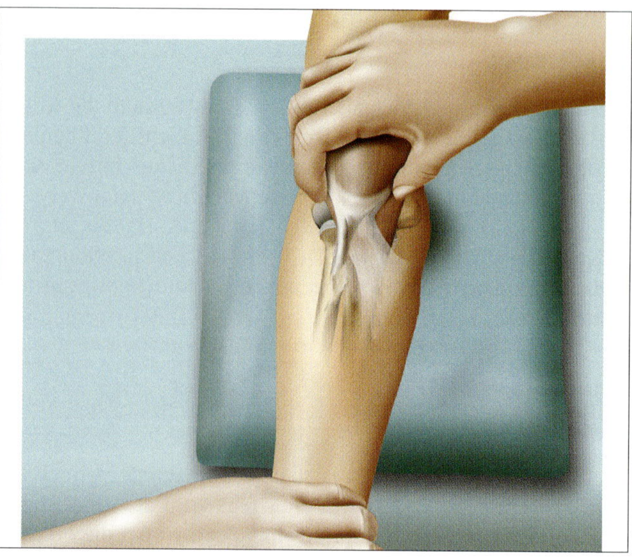

Abb. 5.147 Palpation M. brachialis.

Gefäße und Nerven

A. brachialis

▶ **Abb. 5.148**

Unmittelbar medial der Bizepssehne und in der Tiefe der Fossa cubiti lässt sich der Puls fühlen. Medial der Bizepssehne in Höhe der Gelenkfalte werden 2 Finger angelegt und ein flächiger sowie leicht steigernder Druck ausgeübt, bis der Puls fühlbar ist.

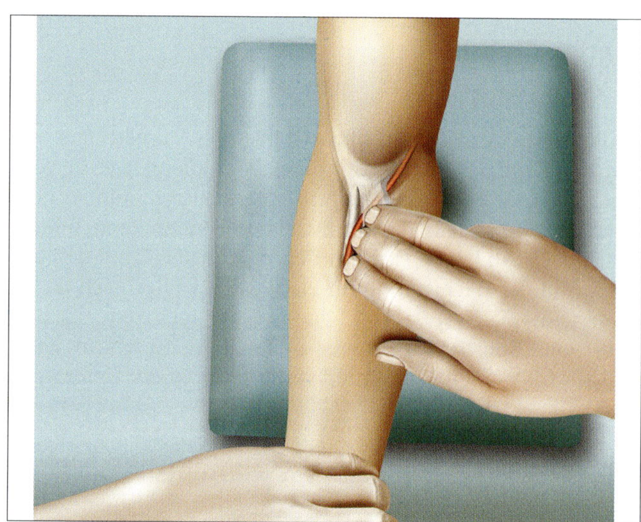

Abb. 5.148 Palpation A. brachialis.

N. medianus

▶ **Abb. 5.149**

Am distalen Ende des Sulcus bicipitalis medialis zum medialen Rand des M. biceps hin ist der Nerv bei querer Palpation als fester dünner Strang zu identifizieren. Er kann hin und her verschoben werden, was die Patienten als unangenehm beschreiben.

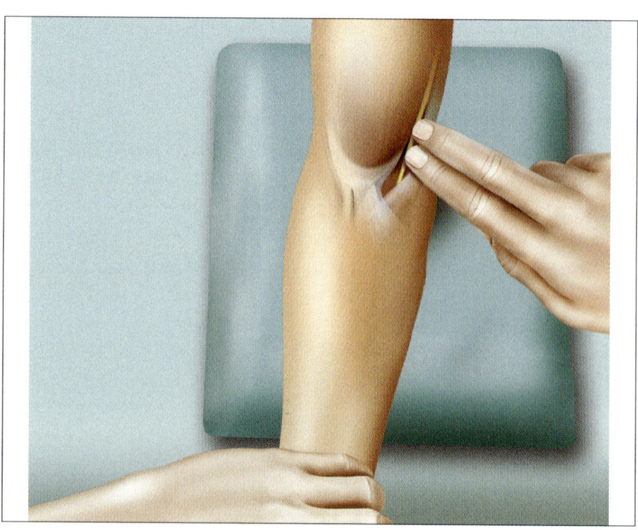

Abb. 5.149 Palpation N. medianus.

Laterales Gefäß-Nerven-Bündel

Der laterale Rand des M. biceps bildet mit dem M. brachioradialis eine Rinne. In ihr verlaufen in der Tiefe der N. radialis sowie die Vasa collaterale radii und oberflächlich der N. cutaneus antebrachii radialis. Die Gefäße und Nerven liegen sehr tief und sind nicht immer palpierbar.

5.11 Fragen zum Kapitel Ellenbogen

Knöcherne Strukturen und gelenkige Verbindungen

1. Beschreiben Sie die Überknorpelung, Form und Stellung der Gelenkflächen der Art. humeroradialis!
2. Beschreiben Sie die Überknorpelung, Form und Stellung der Gelenkflächen der Art. humeroulnaris!
3. Kann die Form der Trochlea humeri die Gelenkbewegungen beeinflussen?
4. Erklären Sie, inwieweit die Gelenkflächenformen zur Stabilität des Ellenbogengelenks beitragen!

Bänder

1. Beschreiben Sie das Lig. anulare radii und erklären Sie seine Bedeutung!
2. Begründen Sie alle stabilisierenden Funktionen des Lig. collaterale radiale!
3. Ein Patient hat sehr viel Spannung im medialen Kapsel-Band-Apparat. Welche Bewegungsrichtungen sind eingeschränkt und warum?

Achsen und Bewegungen

1. Beschreiben und begründen Sie den Verlauf der Supinations-Pronations-Achse!
2. Was passiert bei den Bewegungen Pronation, Extension, Supination, Flexion, funktionelle Zusammenhänge bei Bewegungen, Endgefühl und welche Faktoren spielen eine Rolle, um in endgradige Stellung zu gelangen?
3. Für eine exakte Aussage über eine Pronationseinschränkung sind das proximale und das distale Radioulnargelenk von besonderer Bedeutung. Begründen Sie!
4. Wohin weicht die Ulna bei der Pronation im distalen Bereich ab und warum?
5. Was ist der Kubitalwinkel und wodurch kommt er zustande?
6. Was bedeutet die Tangentialebene an der Incisura trochlearis für gelenkentlastende Techniken? Beschreiben Sie diese und begründen Sie Ihre Aussage!
7. Beschreiben Sie den Zusammenhang zwischen Discus ulnocarpalis und Ellenbogengelenk!

Muskulatur

1. Begründen Sie anhand seines Verlaufs die Pronationsfunktion des M. pronator teres!
2. Was versteht man beim M. pronator teres unter dem Pronatorkanal und welche Strukturen ziehen durch ihn?
3. Welche Verbindungen geht der M. supinator ein?
4. Beschreiben Sie die Lage des M. brachialis und begründen Sie seine Flexion unabhängig von Pro- bzw. Supination!
5. Warum wird die sehr vorspringende Insertion des M. biceps brachii bei Pronationsbewegungen nicht komprimiert?
6. Beschreiben Sie die Ansatzbereiche des M. biceps brachii!
7. Erklären Sie anhand des Verlaufs des M. pronator quadratus, warum er Pronation ausführt!
8. Beschreiben Sie den Zusammenhang zwischen M. triceps brachii und Sulcus nervi radialis!
9. Der M. triceps brachii bildet einen Tunnel. Welcher ist das und was zieht durch ihn hindurch?

Gefäße

1. Beschreiben Sie die Lage der A. brachialis im Verlauf und ihre Aufteilung in 2 distale Arterien bis zur Hand!

Nerven

1. Beschreiben Sie mögliche Engpässe, durch die Nn. ulnaris, radialis et medianus in ihrem Verlauf nach distal ziehen und die Folgen einer Kompression!

Röntgenbild

1. Beurteilen Sie die Stellung des Radius gegenüber dem Capitulum humeri in 2 Ebenen. Wie sieht diese aus?

6 HAND

6 Hand

6.1 Handgelenk

Das Handgelenk setzt sich aus dem proximalen, Art. radiocarpalis und dem distalen Handgelenk, Art. mediocarpalis, zusammen.

6.1.1 Art. radiocarpalis

Im proximalen Handgelenk artikulieren der Radius und der Discus ulnocarpalis mit der proximalen Handwurzelreihe. Es handelt sich um eine Art. ellipsoidea (Eigelenk).

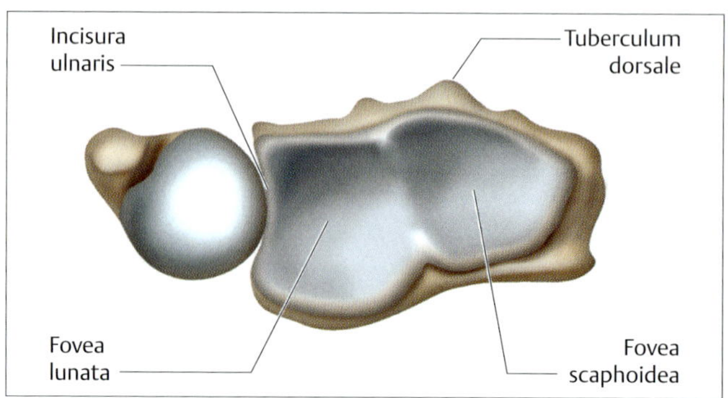

Abb. 6.1 Gelenkflächen am distalen Radius.

Knöcherne Strukturen und Gelenkflächen

Distaler Radius

▸ **Abb. 6.1**

Das distale Ende des Radius ist sehr dick und breit. Es besitzt 2 Gelenkflächen, von denen eine nach distal und eine nach ulnar zeigt.

Die ***Facies articularis carpalis*** bildet die Gelenkfläche zu den proximalen Handwurzelknochen mit 2 konkaven Facetten. Die ***Fovea scaphoidea*** ist dreieckig und hat Kontakt zum Os scaphoideum. Die ***Fovea lunata*** ist oval, liegt ulnar und artikuliert mit dem Os lunatum. Durch eine kleine überknorpelte Leiste sind die beiden Gelenkflächen voneinander getrennt. Die Fovea lunata geht seitlich direkt in die ***Incisura ulnaris*** zur gelenkigen Verbindung mit der Ulna über.

Die Gelenkpfanne des Radius steht nicht senkrecht zur Unterarmlängsachse, sondern neigt sich nach palmar und ulnar.

Radiusgelenkflächenwinkel

▸ **Abb. 6.2 a**

Der Winkel wird durch eine Linie bestimmt, die 90° zur Radiuslängsachse steht und am ulnaren Radiusrand angelegt wird. Die 2. Linie verbindet die Spitze des Proc. styloideus radii mit der ulnaren Radiuskante. Diese Tangente verläuft schräg, wodurch ein Winkel von etwa 20° entsteht.

Sagittaler Radiusgelenkwinkel

▸ **Abb. 6.2 b**

Dieser Winkel, Radiustilt, wird von der Seite betrachtet. Die beiden Linien, die den Winkel bilden, sind eine Senkrechte zur Radiuslängsachse und eine Tangente, die an die Eckpunkte der dorsalen und palmaren Radiuskante angelegt wird. Von radial betrachtet, ragt die dorsale Radiuskante weiter nach distal als die palmare, sodass die Gelenkpfanne um etwa 10° geneigt ist.

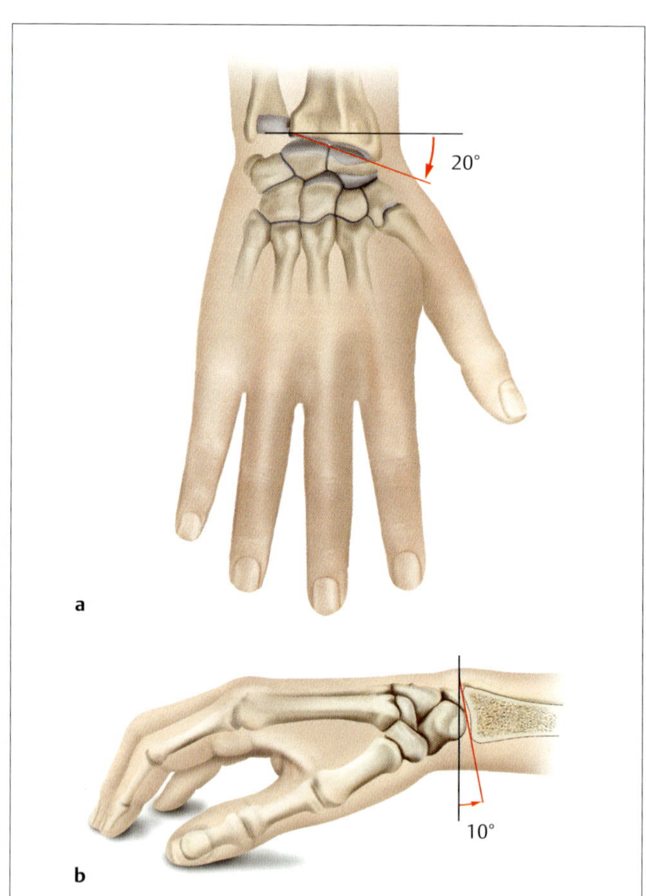

Abb. 6.2 Neigung des Radius in 2 Ebenen.
a Radiusgelenkflächenwinkel
b Sagittaler Radiusgelenkwinkel.

Auf der dorsalen Radiusseite befinden sich Rinnen, in denen die Extensorensehnen der Hand und Finger verlaufen. Die Rinnen für den M. extensor carpi radialis brevis und den ulnar davon verlaufenden M. extensor pollicis longus sind besonders stark ausgebildet. Zwischen beiden liegt ein deutlicher Vorsprung, ***Tuberculum dorsale***. Dieser dient dem M. extensor pollicis longus als Hypomochlion, um zum Daumen hin abzubiegen (▶ **Abb. 6.3**).

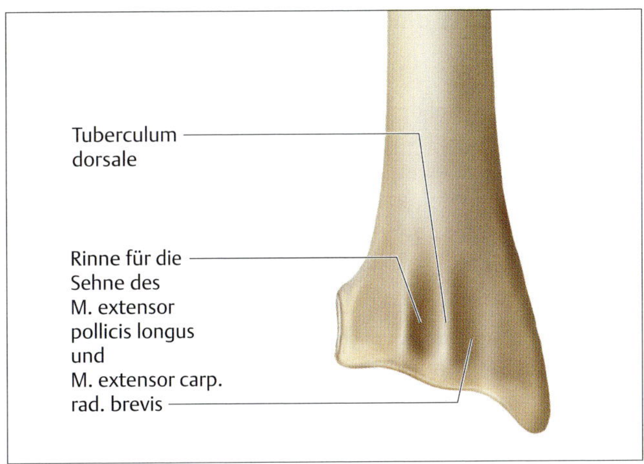

Abb. 6.3 Dorsale Radiusfläche.

KLINISCHER BEZUG

Distale Radiusfraktur ▶ **Abb. 6.4**
Es gibt eine Vielzahl an Frakturarten, wie z. B. Kompressionsfraktur oder Abscherfrakturen mit ulnarer, radialer, dorsaler oder palmarer Fragmentation, die dislozieren können. Die anatomische Rekonstruktion der distalen Radiusfraktur ist Voraussetzung für ein gutes Therapieergebnis. Eine Gelenkstufe von mehr als 2 mm bewirkt eine Radiusverkürzung von etwa 5 mm, und der Radiusgelenkflächenwinkel beträgt mehr als 20°. Die Belastung verändert sich, sodass mit degenerativen Langzeitschäden zu rechnen ist, wie z. B. einer Handgelenkarthrose. Als Folge eines veränderten sagittalen Radiusgelenkflächenwinkels (z. B. von 20°) entsteht eine Kippung der Eingangsebene des Karpaltunnels. Dann verläuft der normalerweise gerade in die Hohlhand eintretende N. medianus mit einer Abknickung in der dorsopalmaren Ebene. Palmar wird er gegen den proximalen Rand des Retinaculum flexorum gedrückt und dorsal komprimiert ihn das distale Radiusende.

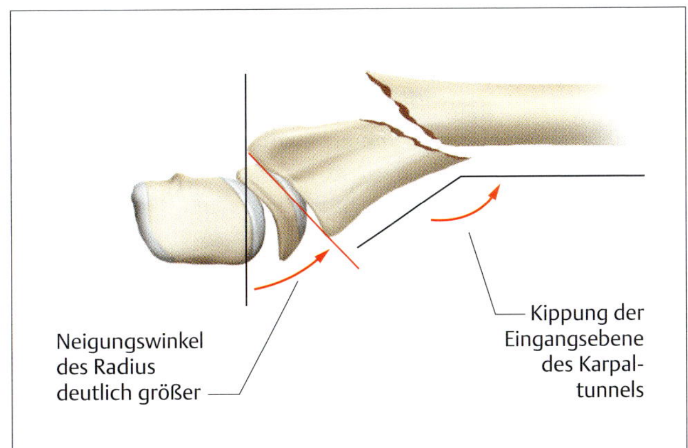

Abb. 6.4 Folgen einer distalen Radiusfraktur.

FUNKTIONELLER HINWEIS

Druckübertragung
In Neutral-Null-Position gehen nach Berechnungen von Genda und Horii (2000) die Druckübertragungen im Handgelenk etwa zu 50 % durch die Fovea scaphoidea, zu 35 % durch die Fovea lunata und zu 15 % durch den Diskus.

Distale Ulna

▶ **Abb. 6.5**

Die Ulna wird distal schmal und endet mit dem nach dorsal vorstehenden ***Caput ulnae*** und dem etwas mehr ulnar liegenden ***Proc. styloideus ulnae***. Sie hat keinen direkten Kontakt zum Os lunatum und Os triquetrum, da distal der Ulna ein Diskus liegt.

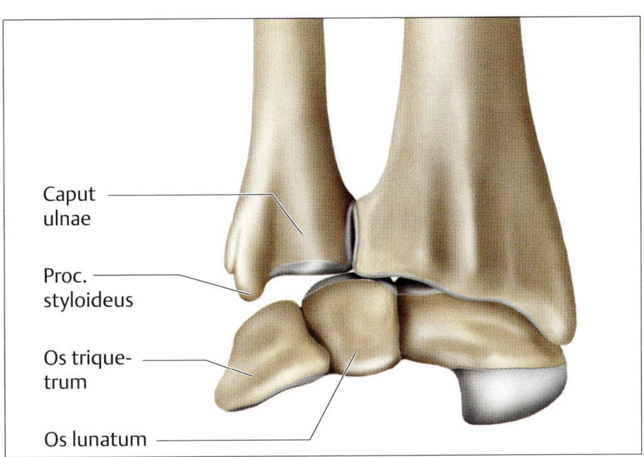

Abb. 6.5 Distale Ulna.

Discus articularis ulnocarpalis

▸ Abb. 6.6 a, b

Der Diskus liegt distal der Ulna und bildet die konkave Gelenkfläche zu Teilen des Os lunatum und des Os triquetrum. Von distal gesehen hat er eine dreieckige Form, ist in der Mitte dünn und wird zu den Rändern hin dicker. Seine Basis ist am Radius distal der Incisura ulnaris radii und seine Spitze an der Innenseite des Proc. styloideus ulnae und am Lig. collaterale carpi ulnare befestigt.

Die palmaren und dorsalen Ränder des Diskus sind mit der Gelenkkapsel sowie mit Bändern verwachsen, die das Os triquetrum mit dem Os lunatum verbinden. Radial ziehen palmare und dorsale Faserzüge der Ligg. radioulnares in den Diskus. Palmar ist er außerdem durch einige bindegewebige Faserzüge verstärkt, die als Lig. triangularis bezeichnet werden. Einige Fasern verbinden sich mit der Sehnenscheide des M. extensor carpi ulnaris.

Entsprechend der auf ihn übertragenden Zugkräfte und Druckbeanspruchung besteht der Diskus aus Faserknorpel mit hyalinen Anteilen.

Die Ernährung erfolgt über die dorsalen und palmaren Gefäßbögen. Allerdings dringen die Äste nur in die äußeren Schichten ein, der übrige Diskusbereich ist avaskulär.

Der Radius nimmt den Diskus bei Pro- und Supinationsbewegungen mit, wobei er sich gegen die Ulna verschieben muss (siehe Kap. 5.4).

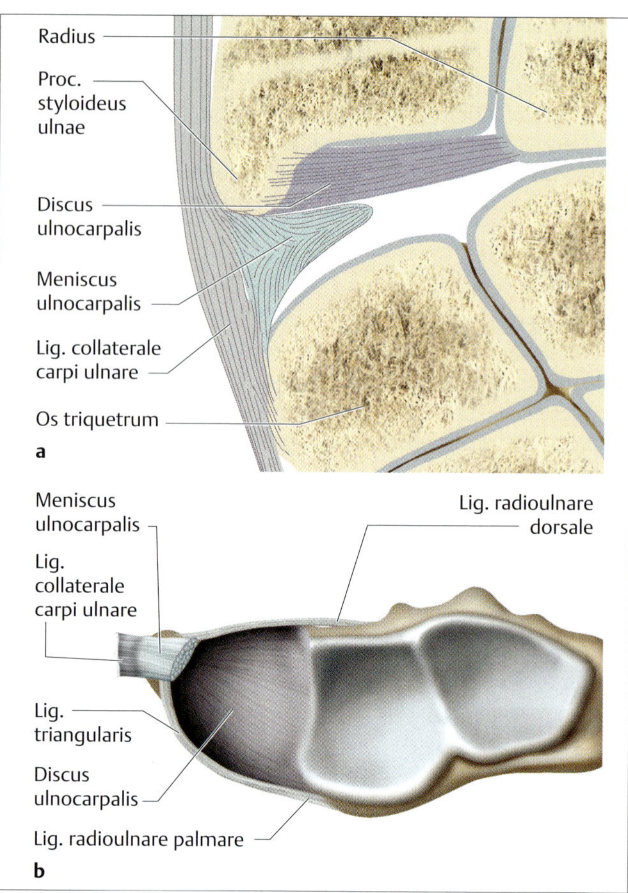

Abb. 6.6 Discus ulnocarpalis.
a Im Sagittalschnitt
b In transversaler Ansicht

Meniscus ulnocarpalis

▸ Abb. 6.7

Der Meniskus füllt den Spalt zwischen Diskus und Os triquetrum aus. Er ist an der Innenseite des ulnaren Kollateralbandes sowie an der Palmarseite des Os triquetrum und Os pisiforme fixiert. Nur ein kleiner proximaler Anteil in Höhe des Proc. styloideus ist mit dem Diskus verwachsen. Nach radial hin bildet sich zwischen beiden ein schmaler Spalt aus.

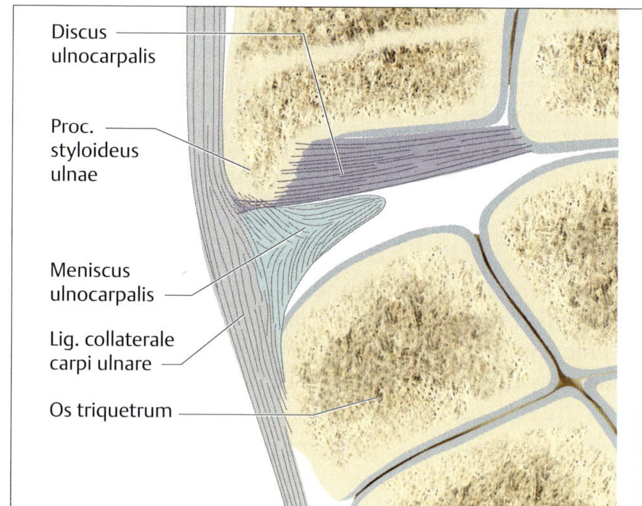

Abb. 6.7 Meniscus ulnocarpalis.

KLINISCHER BEZUG

Diskusläsionen ▸ **Abb. 6.8**

Die im Alter recht häufig auftretende Degeneration des Diskus beginnt meist mit einer Ausdünnung und führt zur Perforation. die Folge ist eine Inkongruenz von Lunatum und Caput ulnae. Der Gelenkknorpel wird unphysiologisch belastet, und es kommt zu Erosionen. Diese treten vor allem auf der radialen Seite auf und schaffen dann eine Verbindung zwischen Handgelenk und Art. radioulnaris distalis. Außerdem werden andere Anteile dieses Komplexes erfasst, wie z. B. als Chondromalazie der Ulna oder des Os lunatum oder als Insuffizienz der nahen Bandstrukturen.

- Bei erhöhtem distalen radioulnaren Index

Wenn die Ulna über das Radiusniveau in Richtung Carpus hinausragt ***(Ulna-Plus-Variante)***, verändert sich die Kraftübertragung, und es werden etwa 42 % über die Ulna und nur noch 58 % über den Radius übertragen. Deshalb kann auch in diesem Fall der Diskus wegen der hohen Druckeinwirkung einen Defekt zeigen.

- Bei Verletzungen und -instabilität

Der Ein-, Ab- oder Ausriss des Diskus sowie eine gestörte Vaskularisierung, die durch eine Läsion der umliegenden ligamentären Verbindungen entsteht, sind ebenfalls Gründe für eine Erosion des Diskus. Außerdem kann sie als Begleitverletzung der distalen Radiusfraktur auftreten.

Symptome

Symptome eines Diskusdefekts sind erhebliche Schmerzen, die durch ulnare Abduktion und Flexion ebenso wie Pro- und Supinationsbewegungen verstärkt werden. Außerdem fallen der Kraftverlust und die dorsale Instabilität der Ulna auf.

Therapie

Diese richtet sich nach der Ursache und kann ein arthroskopisches Débridement der zentralen und radialen Diskusregion zur Durchblutungssteigerung, eine Refixation des Diskus oder gar eine Resektion sein.

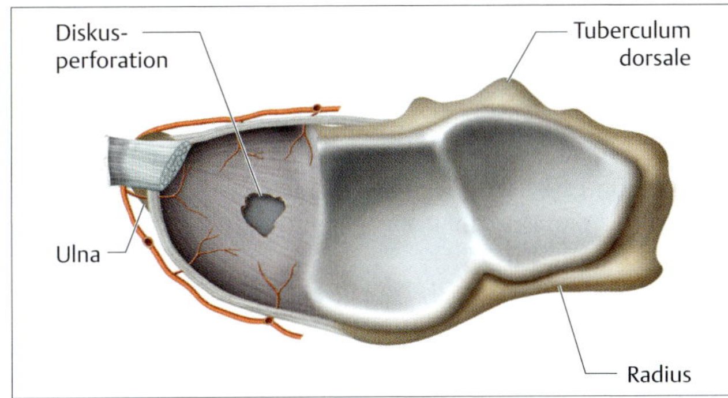

Abb. 6.8 Diskusdefekt.

Proximale Handwurzelreihe

▸ **Abb. 6.9**

Der distale Gelenkpartner der Art. radiocarpalis besteht aus Os scaphoideum, Os lunatum und Os triquetrum.

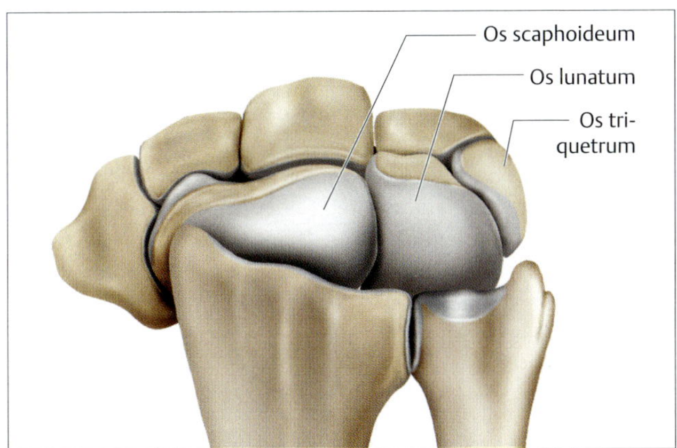

Abb. 6.9 Proximale Handwurzelreihe.

Os scaphoideum

▸ **Abb. 6.10**

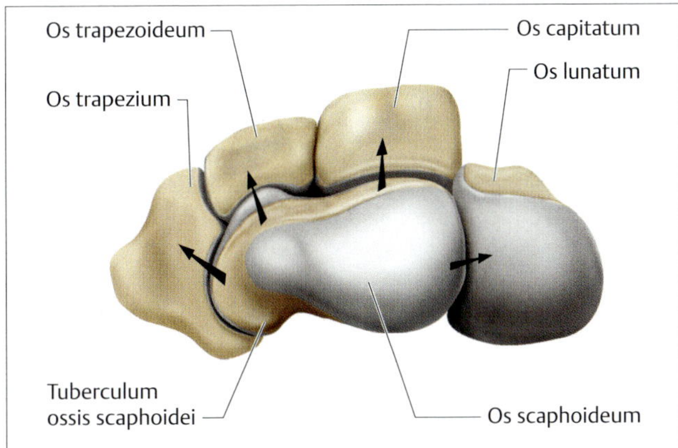

Abb. 6.10 Os scaphoideum.

Das Skaphoid ist ein länglicher, halbrunder Knochen und der größte des Carpus. Mit seiner konvexen Gelenkfläche artikuliert er mit einer dreieckigen, konkaven Facette zum Radius. Außerdem hat er nach ulnar Kontakt zum Os lunatum, nach distal-ulnar mit dem Os capitatum und nach distal-radial mit den Ossa trapezii.

Auf der palmaren Seite befindet sich das ***Tuberculum scaphoideum***, das dem Lig. carpi transversum zur Fixierung dient.

Durch die vielen Tätigkeiten mit Daumen und Zeigefinger werden das Os scaphoideum und der Radius stark beansprucht.

Die Blutversorgung des Os scaphoideum zeigt eine klinisch relevante Besonderheit. Der proximale Pol und mehr als die Hälfte des Knochens erhalten ihre Gefäße über einen dorsalen Ast aus der A. radialis. Das Tuberculum und ein geringerer distaler Teil werden von einem palmaren Ast der A. radialis versorgt. Da es keine interossären Anastomosen gibt, nimmt die Qualität der Durchblutung im mittleren Knochenbereich (Taille) ab (▸ **Abb. 6.11**).

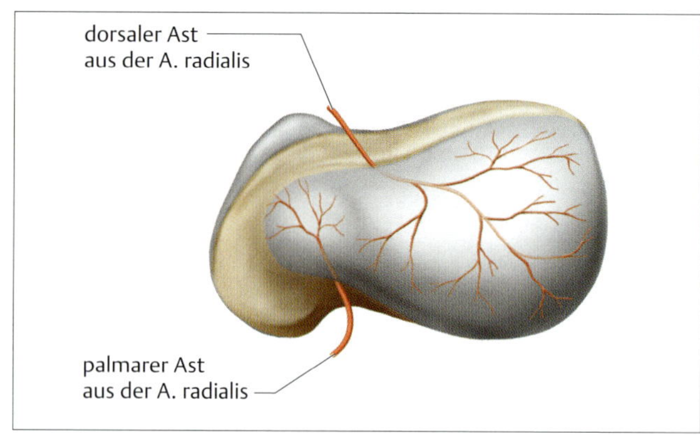

Abb. 6.11 Durchblutung des Os scaphoideum (Ansicht von proximal).

KLINISCHER BEZUG

Skaphoidfraktur ▸ **Abb. 6.12**
Beim Sturz auf die dorsalextendierte Hand wird das Os scaphoideum zwischen Radius und Os trapezium und damit an seinen jeweiligen Enden fixiert und regelrecht eingeklemmt. Deshalb bricht es an seiner dünnsten Stelle (Taille). Es gibt horizontal- oder vertikal-schräge und transversale Frakturverläufe. Durch die feste Verspannung des Bandapparats ist die Frakturlinie nicht immer im Röntgenbild sichtbar.

Eine charakteristische Dislokation ist die ***Humpback-Flexions-Deformität*** der Fragmente. Diese Lageveränderung ist durch die Bandverbindung zum Lunatum bedingt, die das proximale Fragment nach dorsal und somit in Extension zieht, während das distale Fragment durch die Kraft der übrigen Handwurzelknochen nach palmar gedrückt wird (siehe Kap. 6.8).

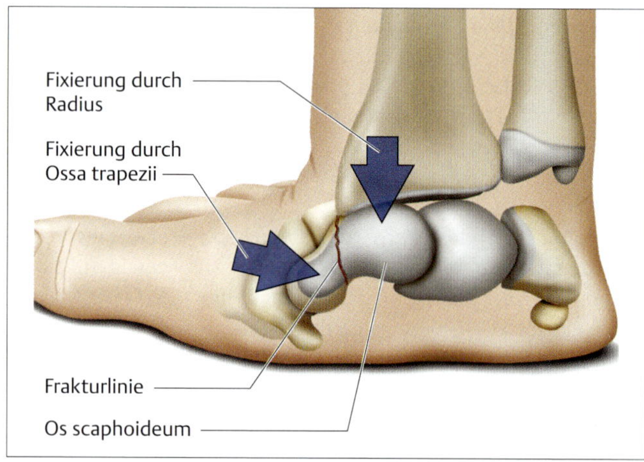

Abb. 6.12 Skaphoidfraktur.

Symptome
Die typischen Beschwerden einer Skaphoidfraktur sind Druckschmerzhaftigkeit in der Tabatière sowie Schwellung und Hämatombildung. Die Schmerzen nehmen bei radialer Abduktion und bei Druck und Zug am Daumen oder Zeigefinger zu.

Therapie
Da dieser Teil des Skaphoids sehr schlecht durchblutet ist, sind die Heilungschancen nach einer Fraktur schlecht, und es kann eine Pseudarthrose entstehen. Bei stabilen Frakturen wird deshalb eine längere konservative Ruhigstellung und bei instabilen Formen eine perkutane Schraubenosteosynthese durchgeführt.

Os lunatum

▸ **Abb. 6.13**

Das Os lunatum ist ein kleiner Karpalknochen. Von der Seite gesehen ist es halbmondförmig, wobei das palmare Horn dicker ist als das dorsale. Sein dorsopalmarer Krümmungsradius ist größer als der vom Os scaphoideum. Die proximale Gelenkfläche ist konvex geformt und artikuliert mit der Fovea lunata am Radius.

Außerdem hat es mit einer kleinen Fläche Kontakt zum Diskus. Seine konkave Gelenkfläche zum Os capitatum zeigt nach distal. Die seitlich gelegenen planen Gelenkflächen sind nach radial das Os scaphoideum, nach ulnar und etwas distal das Os triquetrum.

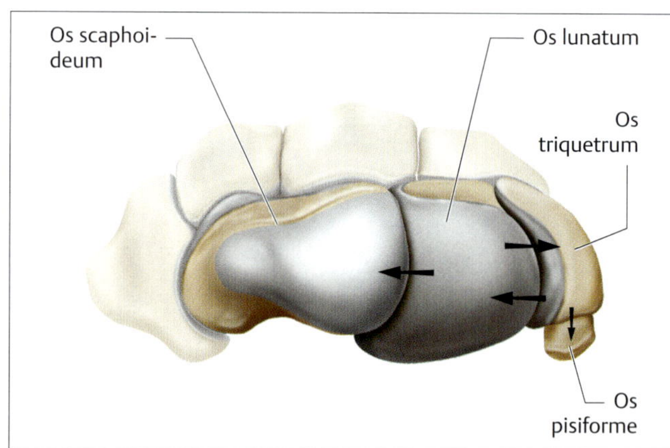

Abb. 6.13 Os lunatum, Os triquetrum und Os pisiforme.

Os triquetrum

▶ Abb. 6.13

Zwischen dem Discus ulnocarpalis und dem Os triquetrum ist der Raum mit dem Meniscus ulnocarpalis und Fettgewebe ausgefüllt. Nur bei ulnarer Abduktion gerät das konvex geformte Os triquetrum in Kontakt mit dem Diskus. Nach distal-ulnar artikuliert seine konkave Facette mit dem Os hamatum. Auf seiner palmaren Seite liegt eine runde und leicht konvex geformte Gelenkfläche zum Os pisiforme.

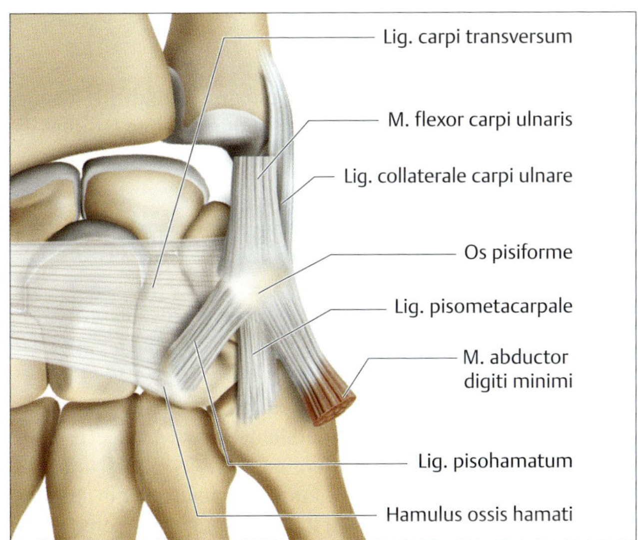

Abb. 6.14 Os pisiforme (Ansicht von palmar).

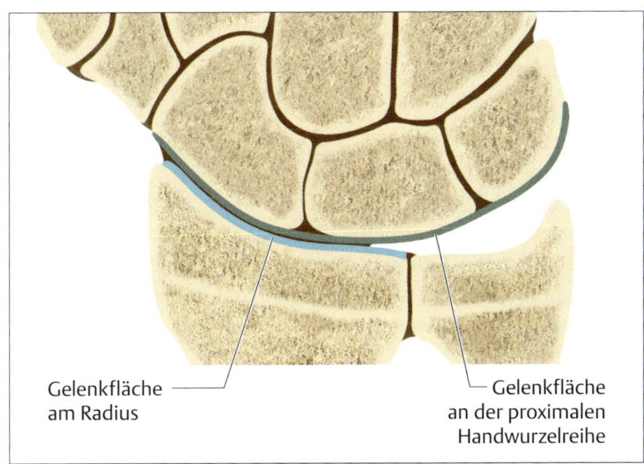

Abb. 6.15 Verhältnis der Gelenkflächen bei der Art. radiocarpalis.

KLINISCHER BEZUG

Lunatumnekrose
Die Ätiologie der Lunatumnekrose ist nicht gesichert. Es gibt Hinweise, dass übermäßige Druckbelastungen in Dorsalextension zu wiederholten Mikrotraumen führen und die Nekroseentstehung begünstigen. Außerdem werden Zusammenhänge zwischen mangelnder Durchblutung bzw. venöser Drainage infolge von schweren Handgelenkverletzungen gesehen.

Die Nekrose beginnt meist am proximalen Lunatumrand mit einem Knochenödem und folgendem Untergang von Knochenmatrix. Mit der Zeit verändert sich die Form des Os lunatum, es kommt zu einer Gelenkinkongruenz und einer Handgelenkarthrose.

Fraktur des Os triquetrum
Diese ist nach dem Skaphoid die zweithäufigste Fraktur. Hier findet sich mehrheitlich ein knöcherner Ausriss des Lig. radiotriquetrum oder Lig. intercarpale dorsale als sogenannte ***Flake Fracture***, die gut im Röntgenbild zu sehen ist.

Os pisiforme

▶ Abb. 6.14

Dieses Sesambein ist in die Endsehne des M. flexor carpi ulnaris und dessen karpalen Bandfortsetzungen (Lig. pisohamatum und Lig. pisometacarpale) eingelassen. Es dient dem Lig. carpi transversum als Insertion und dem M. abductor digiti minimi als Ursprung. Außerdem sind der ulnokarpale Meniskus sowie ein palmarer Teil des Lig. collaterale carpi ulnare am Os pisiforme befestigt. Aufgrund dieser vielseitigen Fixierung ist es nur gering verschieblich, und zwar am ehesten nach radial-ulnar.

FUNKTIONELLER HINWEIS

Gelenkflächengröße ▶ **Abb. 6.15**
Die Gelenkflächen an Radius und Carpus stehen in einem Missverhältnis zueinander. In radioulnarer Richtung hat der konvexe Carpus eine um 60 % ausgedehntere Gelenkfläche als der konkave Radius. Außerdem ist der Krümmungsbogen der proximalen Handwurzelknochen etwa 1,5-mal größer als derjenige der distalen Radiusgelenkfläche.

In dorsopalmarer Richtung ist das ungleiche Verhältnis von Carpus zu Radius noch deutlicher, da der Carpus 2-mal ausgedehnter ist als der Radius. Der ulnokarpale Komplex ist etwa zu einem Drittel an der Bildung der proximalen Gelenkfläche beteiligt.

6.1.2 Art. mediocarpalis

Im distalen Handgelenk bilden die proximale und die distale Handwurzelreihe eine gelenkige Verbindung. Dabei handelt es sich um ein verzahntes Scharniergelenk.

Knöcherne Strukturen und Gelenkflächen

Proximale Handwurzelreihe

▶ **Abb. 6.16**

Das ***Os scaphoideum*** bildet radial eine konvexe Gelenkfläche zu den Ossa trapezii und ulnar eine kleine konkave Facette zum Os capitatum aus. Das ***Os lunatum*** ist zum Os capitatum und mit einer kleinen Gelenkfläche zum Os hamatum hin konkav geformt. Auch das ***Os triquetrum*** hat eine konkave Gelenkfläche zum Os hamatum.

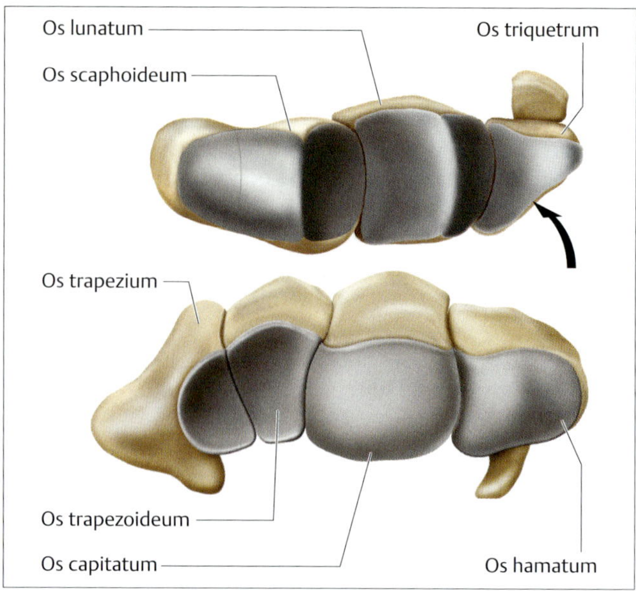

Abb. 6.16 Distale und proximale Handwurzelreihe. Ansicht von proximal (proximale Reihe hochgeklappt).

Distale Handwurzelreihe

▶ **Abb. 6.16**

Os trapezium

▶ **Abb. 6.17**

Das Os trapezium liegt radial und hat nach proximal hin eine konkave Gelenkfläche zum Os scaphoideum. Nach ulnar bietet es dem Os trapezoideum eine plane Gelenkfläche und besitzt eine sattelförmige Gelenkfläche zur Basis der Metakarpalen des Daumens. Außerdem hat es nach distal und ulnar hin Kontakt zur Basis ossis metacarpalis II.

Palmar ragt das ***Tuberculum ossis trapezii*** deutlich vor. Es bildet eine Art First mit einer darunter liegenden Rinne aus, in der die Sehne des M. flexor carpi radialis nach distal zieht. Das Tuberculum dient dem Lig. carpi transversum zur Fixierung.

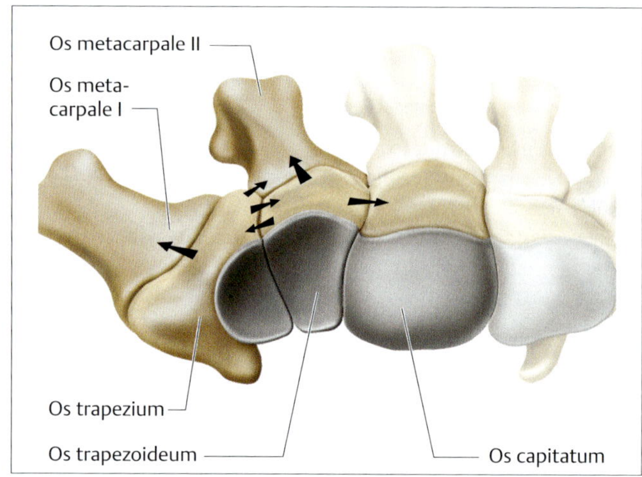

Abb. 6.17 Os trapezium und Os trapezoideum.

Os trapezoideum

▶ **Abb. 6.17**

Das Os trapezoideum ist der kleinste Handwurzelknochen. Seine proximale Facette zum Os scaphoideum ist konkav geformt. Ulnar grenzt es mit einer planen Gelenkfläche an das Os capitatum und radial an das Os trapezium. Nach distal artikuliert es mit der Basis metacarpalis II.

Os capitatum

▶ **Abb. 6.18**

Das Os capitatum ist mit etwa 24 mm Länge und 13 mm Breite einer der größten Karpalknochen. Distal ist es schmal und wird proximal breit, was als Caput bezeichnet wird. Dieses ist überknorpelt und bildet eine konvexe Gelenkfläche zum Os scaphoideum und Os lunatum. Distal ist das Os capitatum über die Art. carpometacarpale mit der Basis metacarpalis III verbunden. Außerdem besitzt es 2 radiale Facetten zur Basis metacarpalis II und dem Os trapezoideum. 2 plane ulnare Facetten dienen zur artikulären Verbindung zum Os metacarpale IV und Os hamatum.

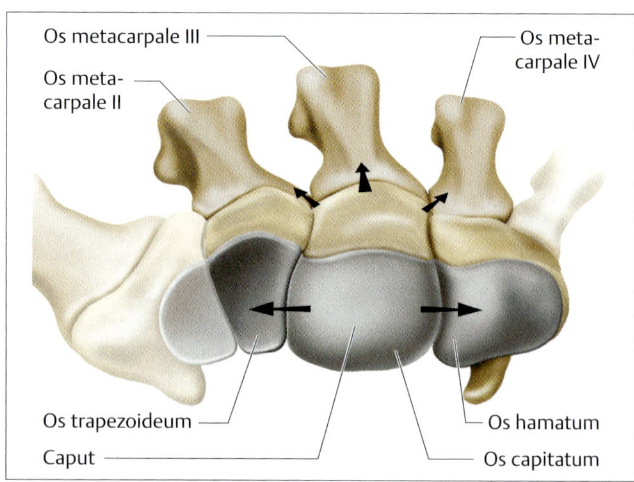

Abb. 6.18 Os capitatum.

Os hamatum

▶ Abb. 6.19

Das Os hamatum liegt ulnar und hat eine konvexe Facette zum Os triquetrum. Seine distale Kontaktfläche grenzt sowohl an die Basis ossis metacarpalis IV als auch zum Os metacarpale V. Nach radial artikuliert es mit dem Os capitatum. Auf seiner palmaren Seite befindet sich ein deutlich vorspringender Höcker, ***Hamulus ossis hamati***, der dem Lig. carpi transversum und dem Lig. pisohamatum zur Fixierung dient.

FUNKTIONELLER HINWEIS

Gelenkflächenverlauf der Art. mediocarpalis ▶ **Abb. 6.20**
Aufgrund der unterschiedlichen Form und Größe der distalen Karpalknochen verläuft die Gelenklinie der Art. mediocarpalis nicht in einem harmonischen Bogen, sondern ist verzahnt. Deshalb ist eine seitliche Verschiebungen nur begrenzt möglich.

Gewölbekonstruktion der Handwurzelknochen ▶ **Abb. 6.21**
Da die seitlichen Karpalknochen nach palmar ausgerichtet sind, stellt die Anordnung der Handwurzelknochen keine Gerade dar, sondern bildet einen queren Bogen. Das wird vor allem im distalen Handwurzelbogen deutlich. So weist z. B. die quere Achse durch das Os trapezium einen Neigungswinkel von etwa 65° gegenüber einer Achse durch das Os capitatum auf. Das Os hamatum zeigt einen kleineren Winkel von etwa 45°. Die randständigen Knochen werden als **Eminentia carpi radialis et ulnaris** bezeichnet. Diese Stellung ist besonders für die Greiffunktionen der Hand wichtig.

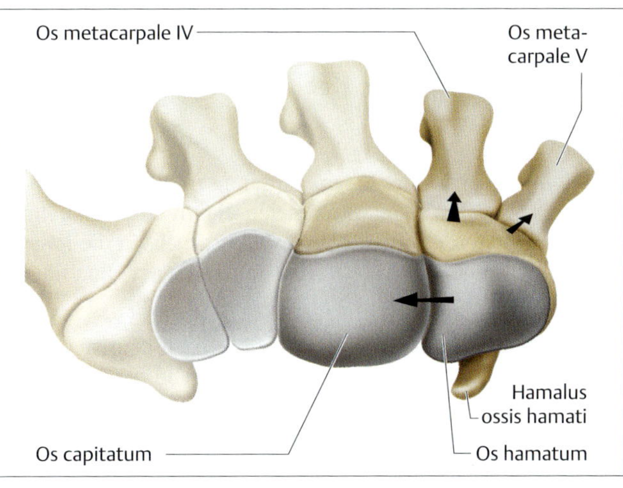

Abb. 6.19 Os hamatum.

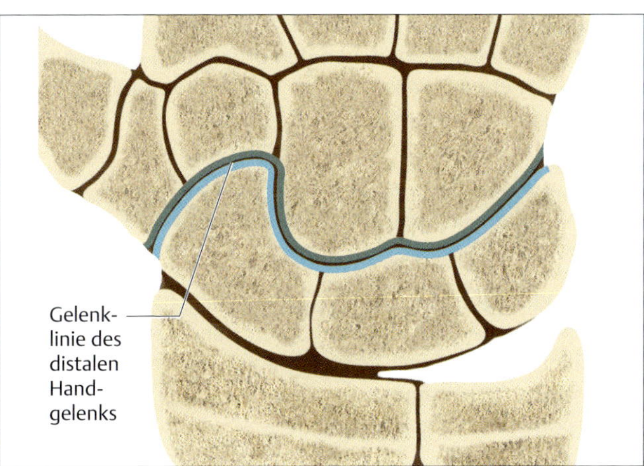

Abb. 6.20 Verzahnung der Art. mediocarpalis.

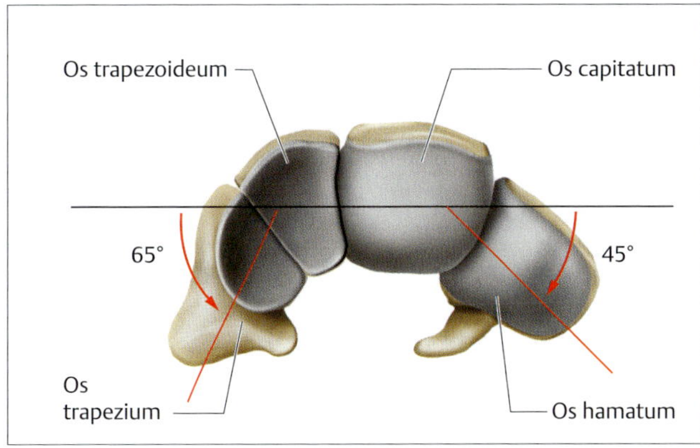

Abb. 6.21 Distaler Bogen des Handgewölbes.

6.1.3 Gelenkkapsel

Art. radiocarpalis

▶ Abb. 6.22

Die beiden Schichten der Gelenkkapsel inserieren an der Knochen-Knorpel-Grenze der proximalen Handwurzelreihe und am Radius. Außerdem ist der Discus ulnocarpalis in die Kapsel eingelassen, die an der distalen Knochenkante der Ulna fixiert ist.

Ein Rec. ulnaris stülpt sich von radial her nach palmar und in Richtung Proc. styloideus ulnae vor und liegt so zwischen Meniskus und Discus ulnocarpalis. Weitere kleine Recessus gibt es auf der Radialseite sowie palmar und dorsal. In der Regel ist keine Verbindung zum distalen Radioulnargelenk zu finden, außer der Diskus perforiert.

Die Membrana fibrosa ist mit den palmaren und dorsalen Bändern verbunden. Dorsal sind die Böden der Sehnenscheiden größtenteils mit ihr verwachsen. Die Ligg. interossea verschließen die Gelenkspalten zwischen den proximalen Handwurzelknochen. Bei etwa 50% kann es zu einer Kommunikation mit dem distalen Handgelenk kommen.

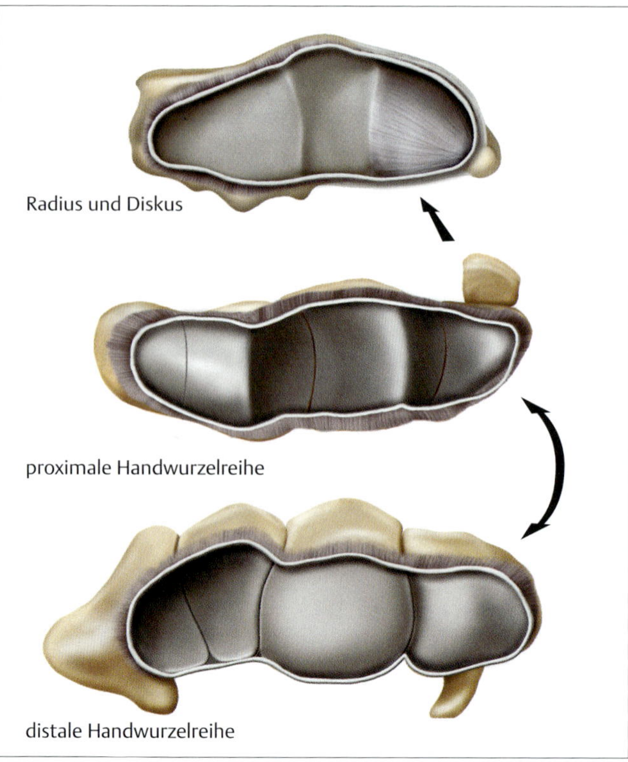

Abb. 6.22 Gelenkkapsel des Handgelenks. Ansicht von proximal (Handgelenke auseinandergeklappt).

Art. mediocarpalis

▶ Abb. 6.22

Die Gelenkkapsel des distalen Handgelenkes setzt dicht an der Knochen-Knorpel-Grenze der beiden Handwurzelreihen an und bildet dorsal kleine Recessus aus, während sie palmar straff ist. Häufig kommunizieren die Gelenkhöhlen mit denen der Karpometakarpalgelenke.

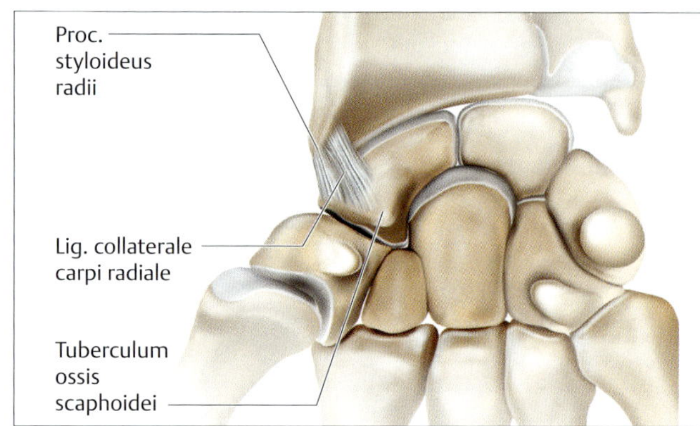

Abb. 6.23 Lig. collaterale carpi radiale (Ansicht von palmar).

6.1.4 Bänder

Die Regio carpalis ist ein durch Bandstrukturen gut gesicherter Bereich. Die Bänder sind alle miteinander und den Gelenkkapseln verwachsen. Sie werden in seitliche, tiefe interossäre sowie eine dorsal und palmar verlaufende mittlere und oberflächliche Schicht unterteilt.

Kollateralbänder

Lig. collaterale carpi radiale

▶ Abb. 6.23

Das Band zieht von der palmaren Kante des Proc. styloideus radii zur radialen Seite des Os scaphoideums und zum Tuberculum ossis scaphoidei. Es liegt hauptsächlich palmar, verbindet sich mit der Sehnenscheide des M. flexor carpi radialis, stabilisiert die radiale Seite und bremst die Ulnarabduktion.

Lig. collaterale carpi ulnare

▸ Abb. 6.24 a, b

Das Ligament ist in einen dorsalen und einen palmaren Zug unterteilt. Der dorsale Teil zieht vom Proc. styloideus ulnae und vom Diskus zum Os triquetrum. Der palmare Zügel verbindet den palmaren Radius mit dem Os pisiforme. An seiner Innenseite ist es sowohl mit dem Discus ulnocarpalis als auch mit dem Meniskus verwachsen.

Es gehört zum ulnokarpalen Komplex und stellt auf dieser Seite einen wichtigen Stabilisator dar. Außerdem bremst es die Radialabduktion.

Dorsale Bänder, tiefe Schicht

Ligg. intercarpalia dorsalia

▸ Abb. 6.25

Sie zählen zu den intrinsischen bzw. interossären Bändern. Diese sehr kurzen Ligamente verbinden benachbarte Handwurzelknochen sowohl in der Quer- als auch Längsanordnung und verklammern diese auf dem kürzesten Weg. Vor allem die Verbindung vom Os scaphoideum zum Os lunatum ist mit etwa 3 mm Dicke sehr kräftig ausgebildet und damit ein wichtiger Bestandteil der karpalen Stabilität.

Dorsale Bänder, mittlere Schicht

Lig. radiocarpale dorsale

▸ Abb. 6.26

Das Band entspringt breitflächig an der Dorsalfläche des Radius und vom Lig. radioulnare dorsale. Mit seinen längsten Fasern zieht es schräg nach ulnar bis zum Os triquetrum. Tiefere und kürzere Faserzüge verbinden sich mit dem Os lunatum und dem ulnaren Rand des Os scaphoideum. Durch den schrägen Verlauf auf die Gelenkfläche des Radius zu haben die Bandzüge eine große stabilisierende Bedeutung für die Art. radiocarpalis.

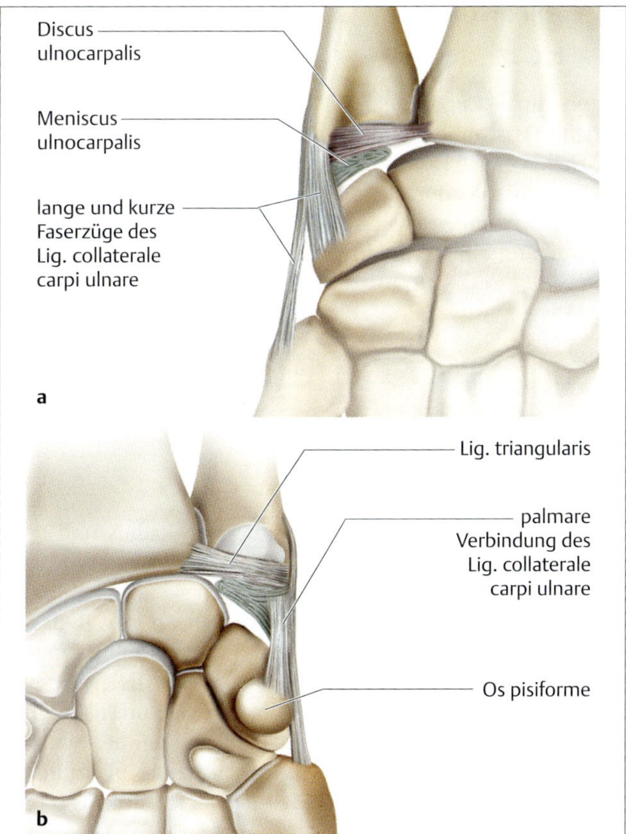

Abb. 6.24 Lig. collaterale carpi ulnare.
a Ansicht von dorsal
b Ansicht von palmar

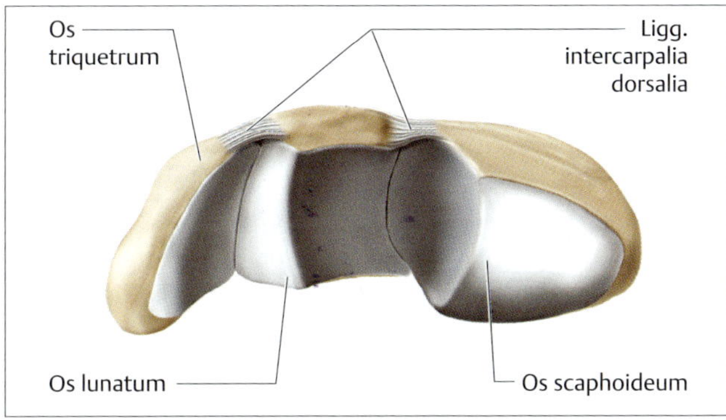

Abb. 6.25 Ligg. intercarpalia dorsalia.

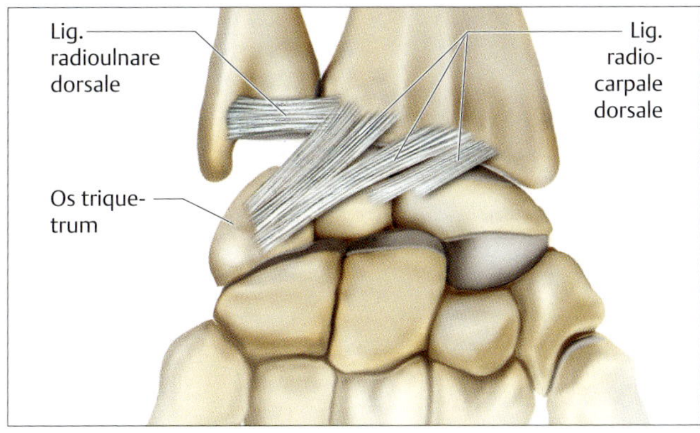

Abb. 6.26 Lig. radiocarpale dorsale.

Lig. carpi arcuatum

▶ Abb. 6.27

Der proximale Zug besteht aus quer verlaufenden Bandzügen, die vom Os scaphoideum zum Os triquetrum verlaufen. Von hier ziehen einige Fasern zum ulnaren Kollateralband und zum Lig. radiocarpale dorsale. Distale Faserzüge laufen ebenfalls quer und verbinden das Os triquetrum mit den Ossa trapezii. Sie sorgen für eine transversale Verspannung der Handwurzelreihen.

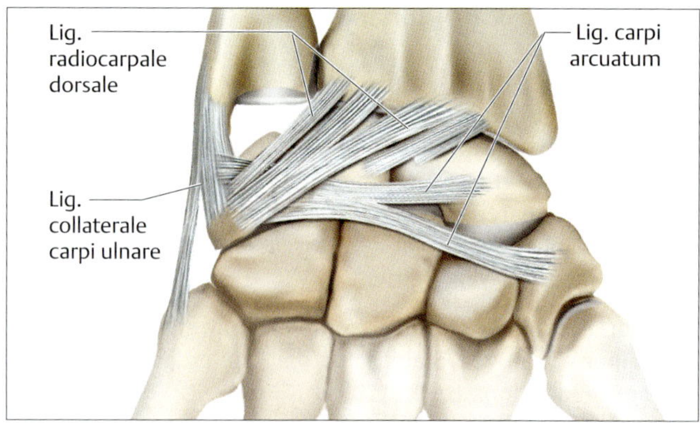

Abb. 6.27 Lig. carpi arcuatum.

Dorsale Bänder, oberflächliche Schicht

Retinaculum extensorum

▶ Abb. 6.28

Dieses breite Halteband beginnt seitlich am Radius und umschließt die Extensorensehnen. Durch am Radius und teilweise an der Ulna fixierte Zwischensepten sorgen sie für die Bildung von Fächern, in denen die Sehnen verlaufen. So ist z. B. das 1. Sehnenfach mit den Sehnen von Mm. extensor pollicis brevis et abductor pollicis longus am seitlichen Radius fixiert. Es bilden sich 6 Fächer aus, wobei das ulnarste Septum die Sehne des M. extensor carpi ulnaris umschließt und an der Ulna fixiert ist. Einige Fasern finden ihre Fortsetzung bis zum Os triquetrum, gelegentlich sogar nach palmar bis zum Lig. palmare.

Die Aufgabe des Retinakulums besteht darin, die Sehnen zu zügeln und in ihrer richtigen Position über die Handgelenke zu führen (siehe ▶ **Abb. 6.128**).

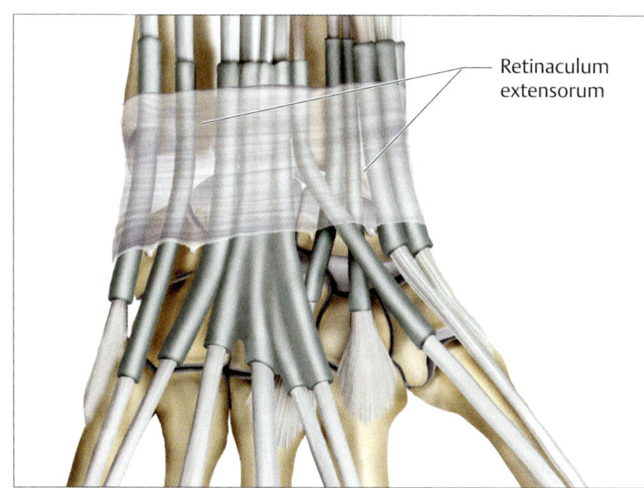

Abb. 6.28 Retinaculum extensorum.

Palmare Bänder, tiefe Schicht

Ligg. intercarpalia palmaria

▶ Abb. 6.29

Wie die dorsalen kurzen Bänder werden auch die Ligg. intercarpalia palmaria als interossäre Bänder bezeichnet, da sie alle Handwurzelknochen untereinander verbinden. Sie liegen direkt der Gelenkkapsel auf und sind mit dieser verwachsen.

Das ***Lig. pisohamatum*** verbindet das Os pisiforme mit dem Hamulus ossis hamati. Es spielt eine besondere Rolle, weil es eine tiefe Rinne nach palmar abschließt, die sich zwischen den beiden Knochen gebildet hat, ***Loge de Guyon***. Dadurch schützt es den hier verlaufenden R. profundus des N. ulnaris vor Kompression.

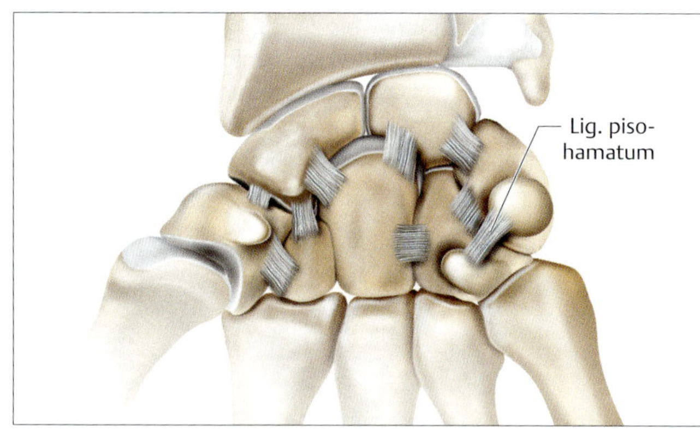

Abb. 6.29 Ligg. intercarpalia palmaria.

Palmare Bänder, mittlere Schicht

Lig. carpi radiatum

▶ Abb. 6.30

Das Band breitet sich von distal nach proximal fächerförmig aus und wird deshalb auch als Lig. deltoideum bezeichnet. Es verbindet das Os capitatum mit dem Os hamatum, Os triquetrum und Os scaphoideum, seltener mit dem Os lunatum. Außerdem gibt es einen kleinen Bandzug zum Os trapezoideum ab.

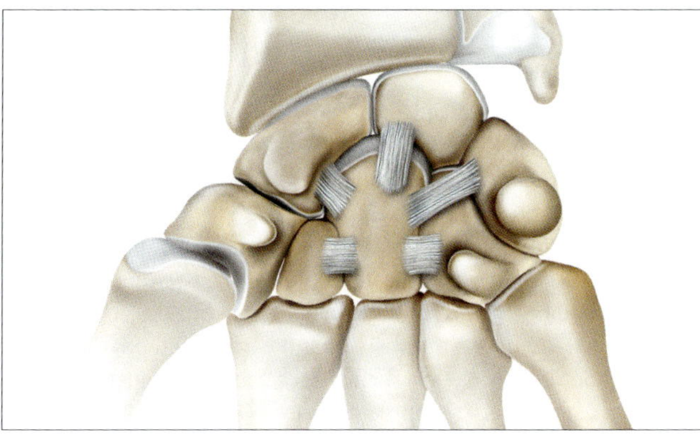

Abb. 6.30 Lig. carpi radiatum.

Lig. radiocarpale palmare

▶ Abb. 6.31

Es hat eine oberflächliche und tiefe Schicht. Die Fasern der oberflächlichen Schicht sind dünn und verbinden den Proc. styloideus radii mit dem Os capitatum und Os triquetrum. Tiefe kräftige Faserzüge sind kürzer und verbinden den Radius mit dem Os scaphoideum und Os lunatum. Sie sind mit der Gelenkkapsel verwachsen.

Lig. ulnocarpale

▶ Abb. 6.31

Vom Proc. styloideus ulnae und dem Diskus ziehen Bandzüge zum Os lunatum, Os triquetrum und Os capitatum. Zusammen mit dem Lig. radiocarpale palmare bildet es eine V-förmige Struktur.

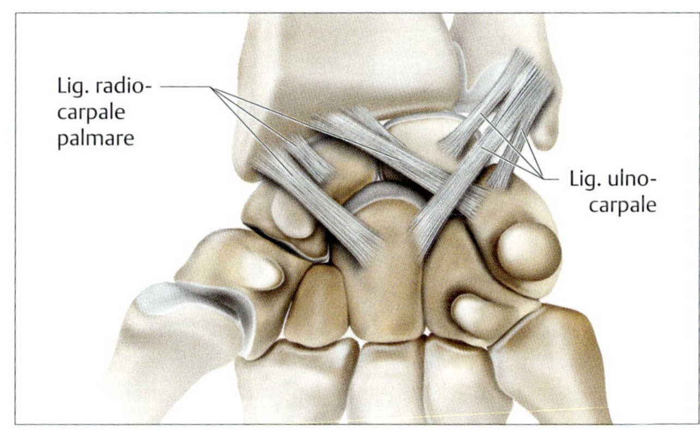

Abb. 6.31 Lig. radiocarpale palmare und Lig. ulnocarpale.

FUNKTIONELLER HINWEIS

Ulnokarpaler Komplex (TFCC)

Dabei handelt es sich um einen kissenartigen Puffer distal der Ulna sowie Bänder und Muskel dieser Umgebung. Er wird auch als ***Triangular fibrocartilage complex*** (TFCC) bezeichnet und gliedert sich in folgende 6 funktionell wichtige Strukturen:

- Discus ulnocarpalis;
- Meniscus ulnocarpalis;
- Lig. collaterale carpi ulnare;
- Lig. ulnocarpale;
- Ligg. radioulnare palmare et dorsale;
- Sehnenscheide des M. extensor carpi ulnaris.

KLINISCHER BEZUG

Instabilitäten des Carpus

Im ulnokarpalen Komplex manifestieren sich Läsionen nicht nur am Diskus und Meniskus, sondern auch am Bandapparat der ulnaren Seite.

Die ***skapholunäre Instabilität*** ist die häufigste im Handbereich. Sie kann sich über Jahre entwickeln, aber auch traumatisch bedingt sein, z. B. durch einen Sturz auf die dorsalextendierte Hand. Diese Instabilität kann partiell sein oder mehrere Bänder erfassen, sich auch weiter nach ulnar ausdehnen und den gesamten Komplex erfassen. Die Symptome sind Knackgeräusche bei Handbewegungen, vor allem auf der ulnaren Seite. Die Patienten beschreiben Schmerzen bei endgradigen Bewegungen, besonders beim Aufstützen. Der ulnokarpale Bereich ist druckschmerzhaft. Eine Instabilität ist durch dynamische Tests nachweisbar.

Bei der ***perilunären Luxationsfraktur*** werden 4 Schweregrade unterschieden, die sich nach der Anzahl der luxierten Knochen und zerrissenen Bänder richten. Am häufigsten ist die palmare Luxation des Os lunatum, verbunden mit einer Luxation des Os capitatum nach dorsal hinter das Lunatum. Es kommt zur Ruptur der interossären Bänder.

Die Luxationsverletzungen des Handgelenks sind häufig mit Frakturen kombiniert. So kann z. B. sogenannter ***Greater arc*** mit einer Luxation des Lunatums, dem Zerreißen der Bandverbindungen zum Skaphoid und Os triquetrum sowie einer Abrissfraktur des Proc. styloideus radii entstehen (siehe Kap. 6.8.1).

Palmare Bänder, oberflächliche Schicht

Retinaculum flexorum

▸ **Abb. 6.32,** ▸ **Abb. 6.33**

Dabei handelt es sich um tiefe Verstärkungszüge der Unterarmfaszie, die sich als queres Handwurzelband in Höhe der Handwurzelknochen ausspannen. Es wird auch als ***Lig. carpi transversum*** bezeichnet und ist sowohl an Vorsprüngen der ulnaren als auch radialen Handwurzelknochen fixiert: proximal Tuberculum ossis scaphoidei und Os pisiforme sowie distal Tuberculum ossis trapezii und Hamulus ossis hamati. Radial ist das Lig. carpi transversum etwas schmaler als auf der ulnaren Seite. Seine Dicke beträgt in der Mitte etwa 0,8 cm und nimmt zu den Rändern hin bis auf 0,5 cm ab. Es bildet die palmare Begrenzung des Karpaltunnels und verspannt das Handgewölbe.

Lig. carpi palmare

▸ **Abb. 6.33**

Diese oberflächlichen Faserzüge der Unterarmfaszie befinden sich in Höhe des proximalen Handgelenks. Das Band spannt sich zwischen den Sehnen des M. flexor carpi ulnaris und dem ulnaren Rand der Sehne des M. palmaris longus aus, Hier verbinden sich einige Fasern mit der Palmaraponeurose, andere setzen sich vom radialen Rand der Sehne zum äußeren Radiusrand fort und umschließen dabei die Sehne des M. flexor carpi radialis.

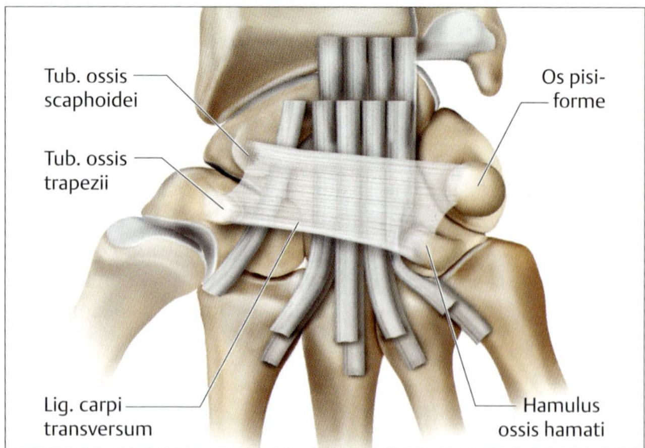

Abb. 6.32 Lig. carpi transversum.

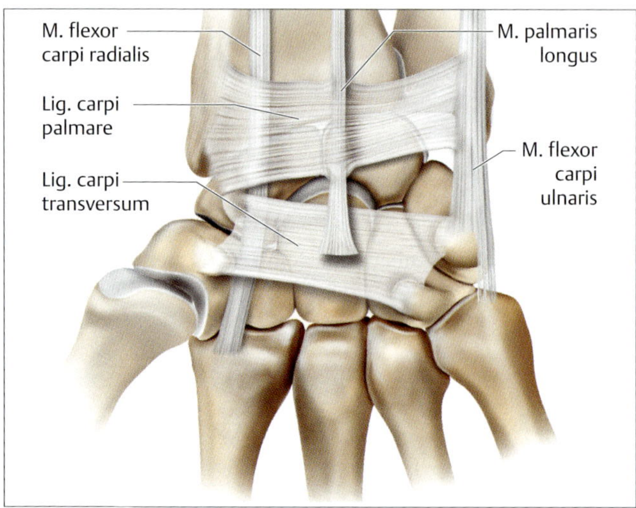

Abb. 6.33 Lig. carpi transversum und Lig. carpi palmare.

Funktionen der Bänder

Das Handgelenk besteht aus labilen Gelenkketten, die alleine durch die Bänder und deren unterschiedlichen Anordnung stabilisiert werden. Sie spielen eine große Rolle bei der Kontrolle der Position der Karpalknochen zueinander und lassen zwar Bewegungen zu, begrenzen sie jedoch auch.

Die Kollateralbänder stabilisieren vor allem seitlich das Handgelenk und die radialen und ulnaren Abduktionsbewegungen.

Die palmaren Bänder geraten bei ***Dorsalextension*** unter Spannung und sichern außerdem das Gewölbe des Carpus. Eine besondere Bedeutung kommt den palmaren Bandzügen zwischen Radius-Skaphoid und Skaphoid-Ossa trapezii zu, da sie durch ihre Spannung bei Dorsalextension das Os scaphoidum zwischen den Ossa trapezii und dem Radius einklemmen.

Bei ***Palmarflexion*** gelangen vor allem die dorsal verlaufenden Bänder unter Spannung und begrenzen diese Funktion.

Sowohl die dorsalen als auch die palmaren Bandzüge des Lig. radiocarpale verfügen durch ihren Verlauf über eine zentrierende Kraft in Richtung Radius, weshalb sie als ***Triquetrumzügel*** bezeichnet werden. Aufgrund ihres schrägen Verlaufs zügeln sie die nach ulnar gerichteten Kräfte , die durch die Radiusneigung entstehen und wirken damit gegen eine Translation des Carpus nach ulnar ▸ **Abb. 6.34**.

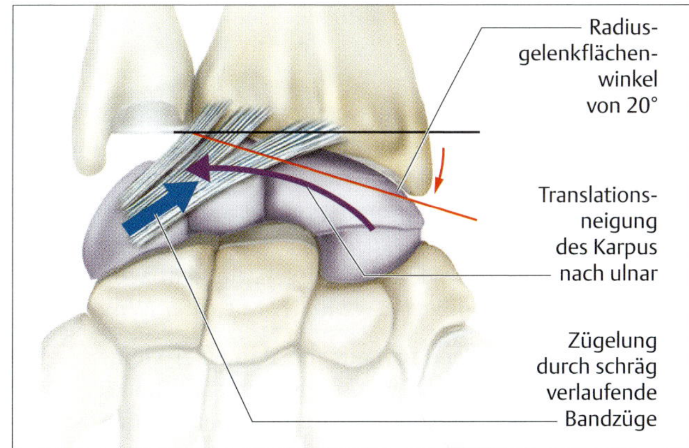

Abb. 6.34 Zügelung des Carpus in Richtung Radius.

6.1.5 Neurale Engstellen

Canalis carpi

▸ **Abb. 6.35 a, b**

Der Karpaltunnel ist ein osteofibröser Kanal, der sich auf der palmaren Seite in Höhe der Handwurzelknochen ausbildet. Seine dorsale Begrenzung sind die Handwurzelknochen. Da sich diese bei jeder Handbewegung verschieben, stellen sie keine knöcherne starre Wand dar. Die palmare Begrenzung des Karpaltunnels ist das Lig. carpi transversum. Durch die Wölbung der Hand und des ausgespannten Bands ist der Kanal sehr eng. In Höhe der proximalen Handwurzelreihe befindet sich in der Mitte mit etwa 12 mm seine tiefste Stelle und nimmt nach radial und ulnar ab. In Höhe der distalen Karpalreihe ist die Höhe in der Mitte mit 1 cm etwas geringer, da sich das Os capitatum leicht in Richtung Karpaltunnel vorwölbt. Außerdem liegen hier Ursprungsgebiete von Caput profundum des M. flexor pollicis brevis und von Caput obliquum des M. adductor pollicis.

Bei Bewegungen verändert sich das Tunnellumen. Bei Extension wölben sich z. B. das Os lunatum sowie bei Flexion das distale Ende des Os capitatums in den Karpalkanal vor, und der proximale Rand des Lig. carpi transversum nähert sich dem Radius.

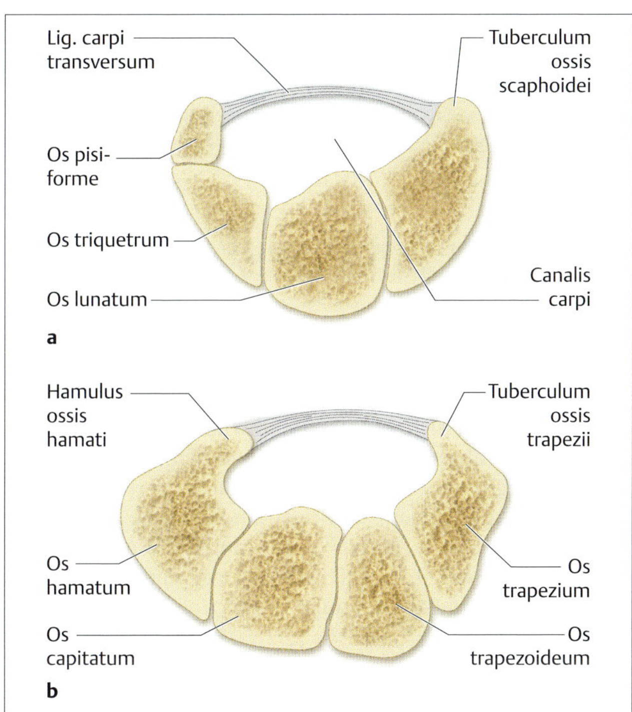

Abb. 6.35 Karpaltunnel.
a In Höhe der distalen Handwurzelreihe
b In Höhe der proximalen Handwurzelreihe

Strukturen im Karpaltunnel

▸ Abb. 6.36

Im Karpaltunnel werden alle Flexorensehnen gebündelt, um sich danach fächerförmig auszubreiten. Radial verläuft die Sehne des ***M. flexor pollicis longus***, weiter ulnar in der Tiefe die Sehnen des ***M. flexor digitorum profundus*** und anschließend die des ***M. flexor digitorum superficialis***. Sie sind von einer gemeinsamen Sehnenscheide umschlossen. Auf den Sehnen und direkt unter dem Band liegt etwa in der Mitte der ***N. medianus***.

Der ***M. flexor carpi radialis*** verläuft radial in einer kleinen Loge, da er durch Bindegewebszüge vom eigentlichen Karpaltunnel getrennt ist. Er ist auch vom Lig. carpi transversum überzogen.

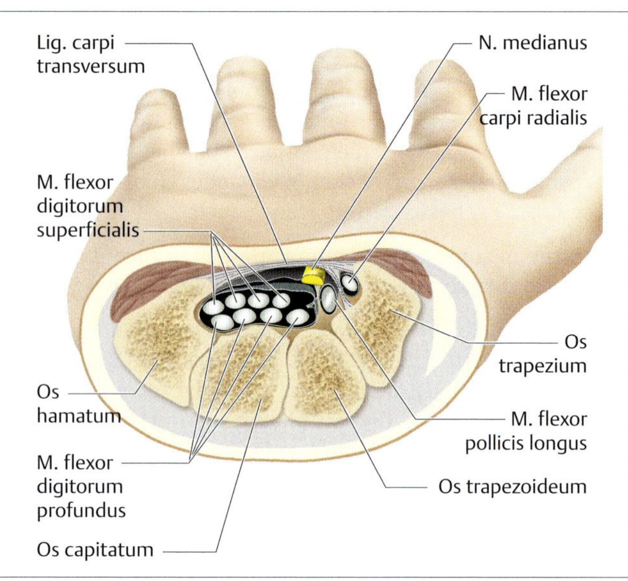

Abb. 6.36 Strukturen im Karpaltunnel (Schnitt in Höhe der distalen Handwurzelreihe).

KLINISCHER BEZUG

Spaltung des Bands beim Karpaltunnelsyndrom
Nach der Durchtrennung des Lig. carpi transversum können die randständigen Knochen etwa 3 mm auseinanderklaffen. Dadurch soll die Stabilität der Handwurzelknochen nicht beeinträchtigt sein.

Loge de Guyon

▸ Abb. 6.37

Im palmaren ulnaren Handbereich befindet sich ein weiterer osteoligamentärer Kanal, der als Loge de Guyon bezeichnet wird. Diese bildet sich zwischen dem Hamulus ossis hamati und dem Os pisiforme aus und ist palmar durch das Lig. pisohamatum begrenzt. Etwas dorsaler verläuft der ulnare Rand des Lig. carpi transversum. Der R. profundus des N. ulnaris und ein kleiner Ast der A. ulnaris ziehen durch diese Loge nach distal, während der R. superficialis und der Hauptstamm der A. ulnaris über das Band verlaufen.

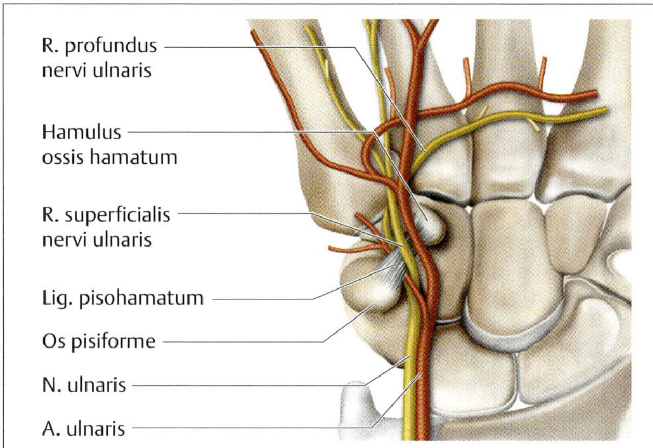

Abb. 6.37 Loge de Guyon.

FUNKTIONELLER HINWEIS

Bogensysteme der Hand

Horizontale Bögen

Die Karpalknochen bilden einen stabilen transversalen Bogen, dessen Zentrum das Os capitatum bildet. Diese quere Wölbung ist vor allem auf der radialen Seite deutlich. Durch die radiopalmare Ausrichtung von Os scaphoideum und Os trapezium steht das Os metacarpale I nicht mit den anderen Fingern in einer Reihe, sondern ist um ca. 60° nach palmar gedreht. Erst diese Ausrichtung des Daumens ermöglicht die verschiedenen Formen des Greifens.

Longitudinales Säulensystem

▶ **Abb. 6.38**

Die Gelenke der Hand und der Finger funktionieren in einem System von folgenden 3 longitudinalen Bewegungssäulen:

- ***Skaphoidsäule:*** Die radiale Säule setzt sich aus Radius, Skaphoid und Ossa trapezii zusammen. Die distale Fortsetzung sind Metakarpale I und II mit Daumen und Zeigefinger. Aufgrund der Beteiligung des Daumens an allen Greiffunktionen ist die Skaphoidsäule die bedeutsamste Säule.
- ***Lunatumsäule:*** Die zentrale Säule besteht aus Radius, Lunatum sowie Kapitatum und setzt sich nach distal in Metakarpale III und Mittelfinger fort. Sie stellt die stabilste Säule dar.
- ***Triquetrumsäule:*** Die ulnare Säule besteht aus Ulna mit Diskus, Os triquetrum, Hamatum sowie Metakarpale IV und V mit Ring- und Kleinfinger.

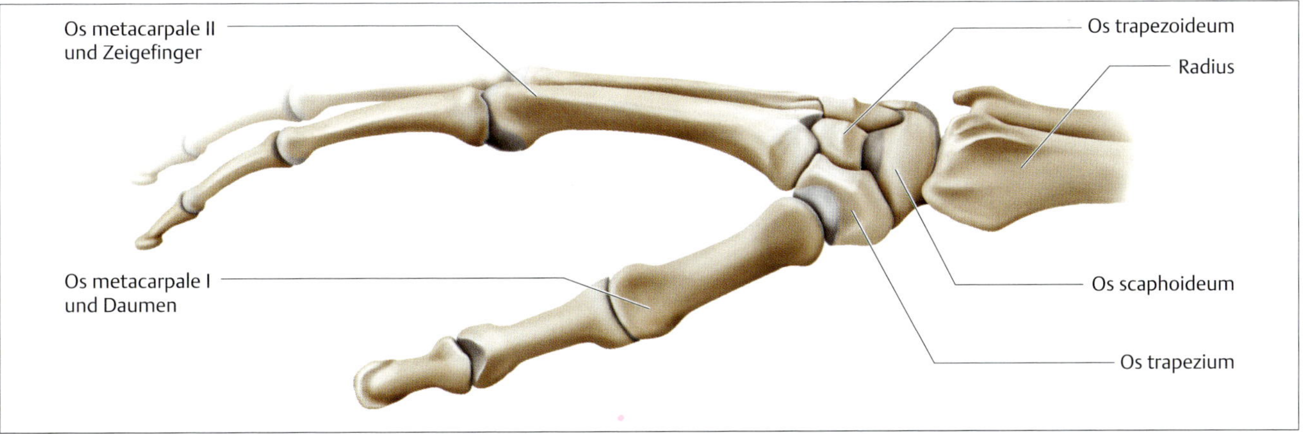

Abb. 6.38 Skaphoidsäule.

6.1.6 Achsen und Bewegungen

Das proximale und distale Handgelenk sind selbständige Gelenke, die jedoch funktionell gesehen eine Einheit bilden. Beim proximalen Handgelenk handelt es sich um ein Eigelenk, sodass 2 Freiheitsgrade der Bewegung vorgegeben sind. Die Geometrie des distalen Handgelenkes lässt sich dagegen schwer definieren.

Achsen

Wegen der komplexen Bewegungsabläufe ist die Bestimmung der Achsen nicht leicht, da jeder Bewegungsabschnitt seine eigene Achse besitzt. Allerdings ist die größte Annäherung der unterschiedlichen Achsen im proximalen Teil des Os capitatum nahe der Verbindung zum Os lunatum lokalisiert.

Horizontale Achse

▸ Abb. 6.39

Die horizontale Achse verläuft parallel zur Neigungsebene des Radius durch das Caput des Os capitatum nahe dem Os lunatum. Um diese Achse finden Dorsalextension und Palmarflexion statt.

Sagittale Achse

▸ Abb. 6.40

Die sagittale Achse steht senkrecht zum Handrücken und geht ebenso wie die horizontale Achse durch das Caput des Os capitatum, sodass sich die beiden Achsen kreuzen. Um sie findet die radiale und ulnare Abduktion statt.

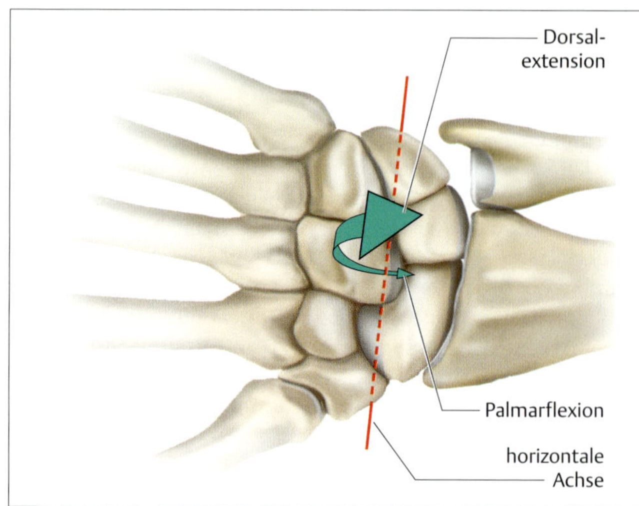

Abb. 6.39 Horizontale Achse des Handgelenks.

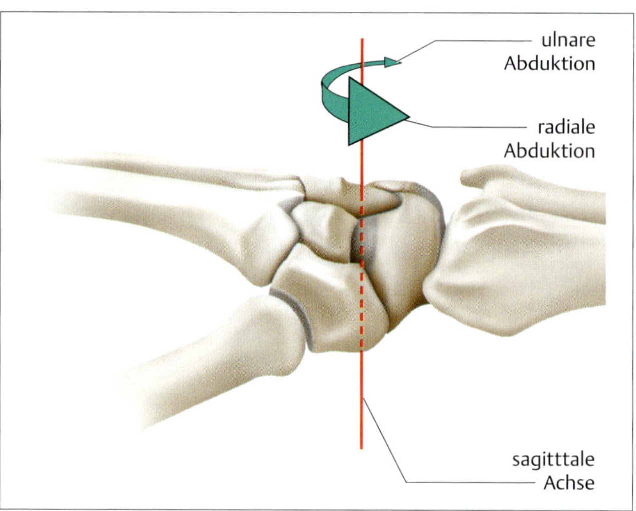

Abb. 6.40 Sagittale Achse des Handgelenks.

Bewegungen

Dorsalextension

▸ Abb. 6.41

Das durchschnittliche aktive Bewegungsausmaß beträgt etwa 80° und kann passiv um weitere 10° gesteigert werden. Da die palmaren Bänder die Bewegung stoppen, ist das Endgefühl fest-elastisch.

Gleitbewegungen der Handwurzelknochen

Bei Dorsalextension finden im proximalen und distalen Handgelenk folgende Gleitbewegungen statt:

- Das konvexe Os scaphoideum gleitet gegenüber der Fovea scaphoidea am Radius nach palmar und richtet sich dabei auf.
- Das konvex geformte Os lunatum gleitet gegenüber der Fovea lunata nach palmar.
- Das Os triquetrum gleitet gegenüber dem Diskus ebenfalls nach palmar.
- Die konkaven Ossa trapezii gleiten nach dorsal und schieben sich dabei auf das Os scaphoideum.
- Die konvexe Gelenkfläche des Os capitatum gleitet gegenüber der distalen konkaven Gelenkfläche des Os lunatum nach palmar.
- Das Os hamatum ist gegenüber dem Os triquetrum konvex, weshalb es nach palmar gleitet.

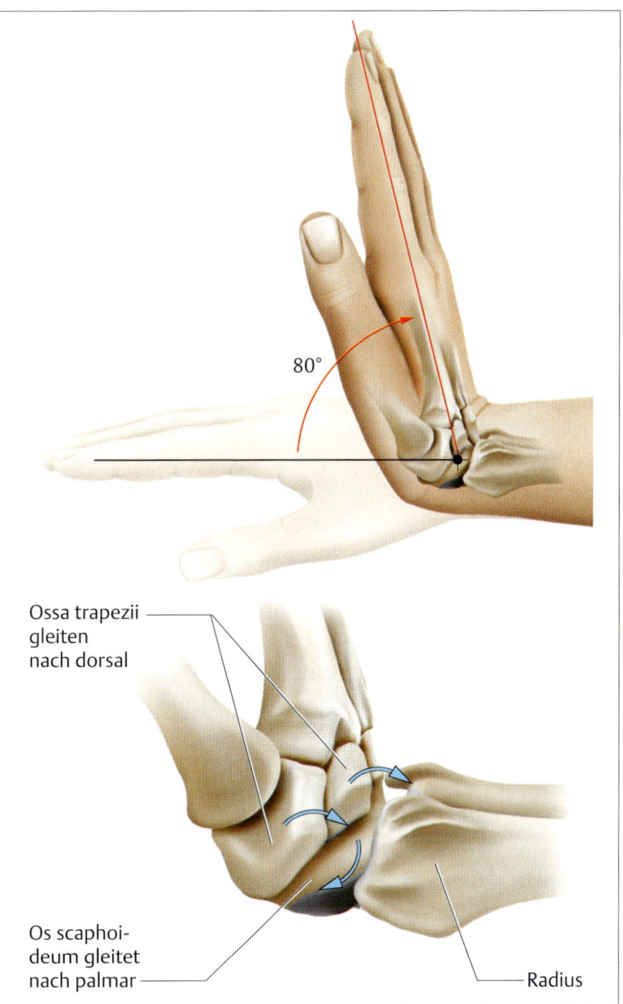

Abb. 6.41 Dorsalextension: Gleitbewegungen von Os scaphoideum und den Ossa trapezii.

Palmarflexion

▶ Abb. 6.42

Das durchschnittliche aktive Bewegungsausmaß beträgt etwa 80° und kann passiv um weitere 10° erhöht werden. Da dorsale Bänder die Bewegung stoppen, ist das Endgefühl fest-elastisch.

Gleitbewegungen der Handwurzelknochen

Bei Palmarflexion finden im proximalen und distalen Handgelenk folgende Gleitbewegungen statt:

- Das Os scaphoideum gleitet gegenüber dem Radius nach dorsal und legt sich quer.
- Das Os lunatum gleitet gegen den Radius nach dorsal, womit die dickste Stelle des Lunatums zwischen Os capitatum und Radius liegt.
- Das Os triquetrum gleitet gegenüber dem Diskus nach dorsal.
- Die Ossa trapezii gleiten gegenüber dem Os scaphoideum nach palmar.
- Das Os capitatum gleitet gegenüber dem Os lunatum nach dorsal.
- Das Os hamatum gleitet gegenüber dem Os triquetrum nach dorsal.

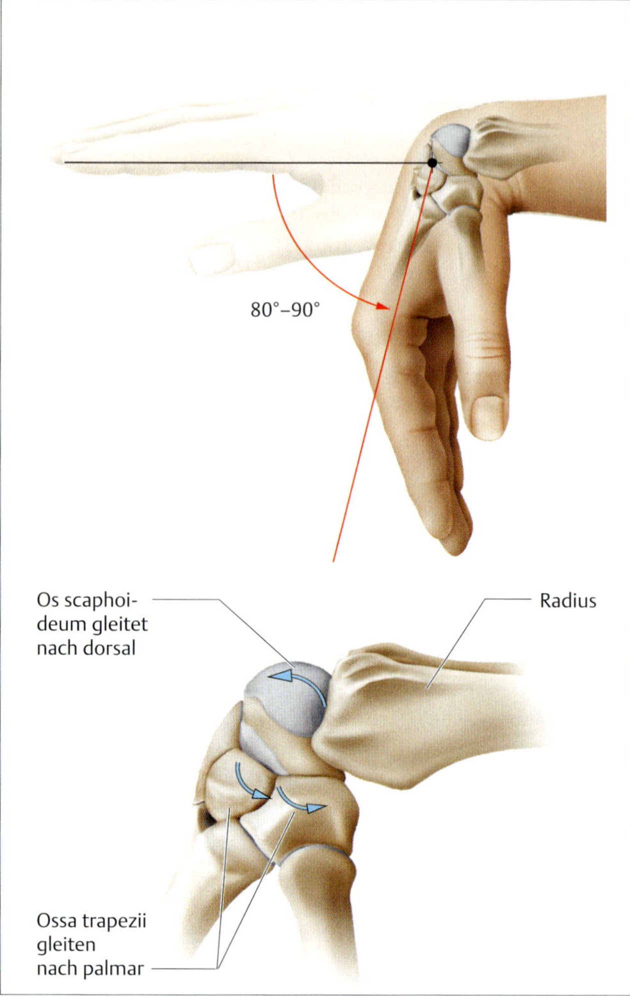

Abb. 6.42 Palmarflexion: Gleitbewegungen von Os scaphoideum und den Ossa trapezii.

FUNKTIONELLER HINWEIS

Verhalten der Säulen untereinander

In der 1. Extensionsphase bewegt sich die Skaphoidsäule etwas früher und mehr als die Lunatumsäule. Das ist durch den kleineren Krümmungsradius des Os scaphoideum und sein Einklemmen zwischen den Ossa trapezii und Radius bedingt. Die Lunatumsäule bewegt sich weiter, bis die palmaren Bandverbindungen zwischen Radius und Lunatum die Bewegung stoppen.

Auch bei der Palmarflexion eilt das Os scpahoideum dem Os lunatum in seiner Bewegung voraus. Das bedeutet, dass beide Knochen einer Eigenbewegung folgen, weshalb diese als **skapholunäre Dissoziation** bezeichnet wird.

PRAXISTIPP

Untersuchung bei eingeschränkter Beweglichkeit

Das unterschiedliche Verhalten der Säulen bei den Bewegungen hat Konsequenzen für die Untersuchung bei einer Bewegungseinschränkung in Richtung Dorsalextension oder Palmarflexion. In diesem Fall reicht die Analyse der Gleitfähigkeit zwischen distaler und proximaler Handwurzelreihe nicht aus, sondern muss auf die der Säulen untereinander ausgedehnt werden. So wird z. B. das Gleiten des Os trapezoideum gegen das Os capitatum und des Os scaphoideum gegen das Os capitatum und Os lunatum geprüft.

Radialabduktion

▶ Abb. 6.43 a, b

Das aktive Bewegungsausmaß beträgt etwa 20° und kann passiv um weitere 5° erhöht werden. Das Endgefühl ist fest-elastisch, da die Bänder des ulnaren Komplexes die Bewegung stoppen. Weil durch die Verzahnung der distalen Handwurzelreihe ein seitliches Gleiten nur geringgradig möglich ist, findet die radiale Abduktion hauptsächlich im proximalen Handgelenk statt.

Bewegungen der Handwurzelknochen

Sowohl bei Radial- als auch bei Ulnarabduktion laufen komplexe Verschiebungen der einzelnen Handwurzelknochen ab:

- Bei der ***Radialabduktion*** verlagert sich die proximale Reihe so weit nach ulnar, bis das Os lunatum dem Diskus und der Ulna gegenübersteht. Os scaphoideum und Os lunatum drehen sich regelrecht um den Kopf des Os capitatum herum.
- Die distale Handwurzelreihe gleitet geringgradig nach ulnar.
- Außerdem bewegen sich die proximalen Karpalknochen um die eigene horizontale Achse. Das Os scaphoideum dreht sich z. B. so, dass im Art. radiocarpalis ein Gleiten nach dorsal und im Art. mediocarpalis nach palmar erfolgt. Das entspricht einer Flexionsbewegung im proximalen Handgelenk und einer Extensionsbewegung zwischen der proximalen und distalen Handwurzelreihe.
- Die karpale Höhe wird auf der radialen Seite verkürzt.

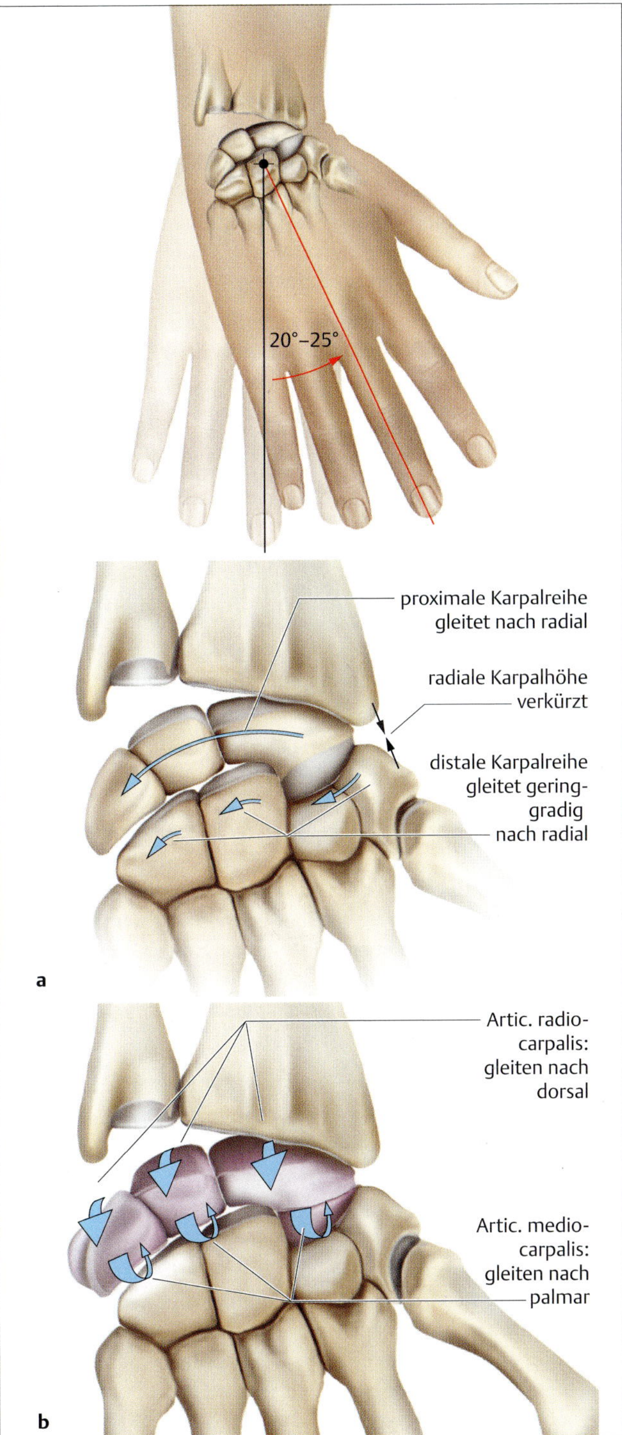

Abb. 6.43 Radialabduktion: Gleitbewegungen der Karpalknochen.
a Um die sagittale Achse
b Um die horizontale Achse

Ulnarabduktion

▸ Abb. 6.44 a, b

Die Bewegung findet hauptsächlich im Art. radiocarpalis statt. Das aktive Bewegungsausmaß beträgt etwa 35° und kann passiv um weitere 5° erhöht werden. Das Endgefühl ist fest-elastisch, da die Bänder auf der radialen Seite – vor allem das radiale Kollateralband – die Bewegung stoppen.

Bewegungen der Handwurzelknochen

- Bei ***Ulnarabduktion*** verschiebt sich die proximale Reihe so weit nach radial, bis das Os triquetrum dem Diskus und der Ulna gegenüberstehen.
- Die distale Handwurzelreihe gleitet nur geringgradig nach radial.
- Außerdem bewegen sich die proximalen Karpalknochen um die eigene horizontale Achse. Das Os scaphoideum dreht sich z. B. so, dass im Art. radiocarpalis ein Gleiten nach palmar stattfindet, was einer Extensionsbewegung entspricht. Im Art. mediocarpalis dagegen gleitet das Skaphoid gegenüber den Ossa trapezii nach dorsal. Dies entspricht einer Flexionsbewegung.
- Die karpale Höhe wird auf der ulnaren Seite verkürzt.

PRAXISTIPP

Untersuchung bei eingeschränkter radialer und ulnarer Abduktion
Das verminderte Gleiten der Karpalknochen nach dorsal bzw. palmar kann der Grund für eine Bewegungseinschränkung bei Radial- oder Ulnarabduktion sein. Deshalb muss bei einer eingeschränkten Radialabduktion (z. B. von der ulnaren Säule) das Gleiten des Os triquetrum nach dorsal und des Os hamatum nach palmar untersucht werden.

FUNKTIONELLER HINWEIS

Bewegungsraum im täglichen Leben
Für die Bewegungen des täglichen Lebens wird ein Spielraum von etwa 40° Dorsalextension und 30° Palmarflexion genutzt. Sie verteilen sich gleichmäßig auf proximales und distales Handgelenk. Dagegen findet bei maximalen Bewegungen in Richtung Dorsalextension ca. das 1,5 fache Ausmaß im distalen Handgelenk statt. Aufgrund der dorsalen Überdachung der proximalen Handwurzelknochen durch den Radius und die Einklemmung des Os scaphoideum ist im Art. radiocarpalis das Bewegungsausmaß limitiert. Bei Palmarflexion erfolgt mehr Bewegung im proximalen Handgelenk.

Um die sagittale Achse wird ein Bewegungsspielraum von etwa 20° in ulnare Abduktion und 15° nach radial benutzt.

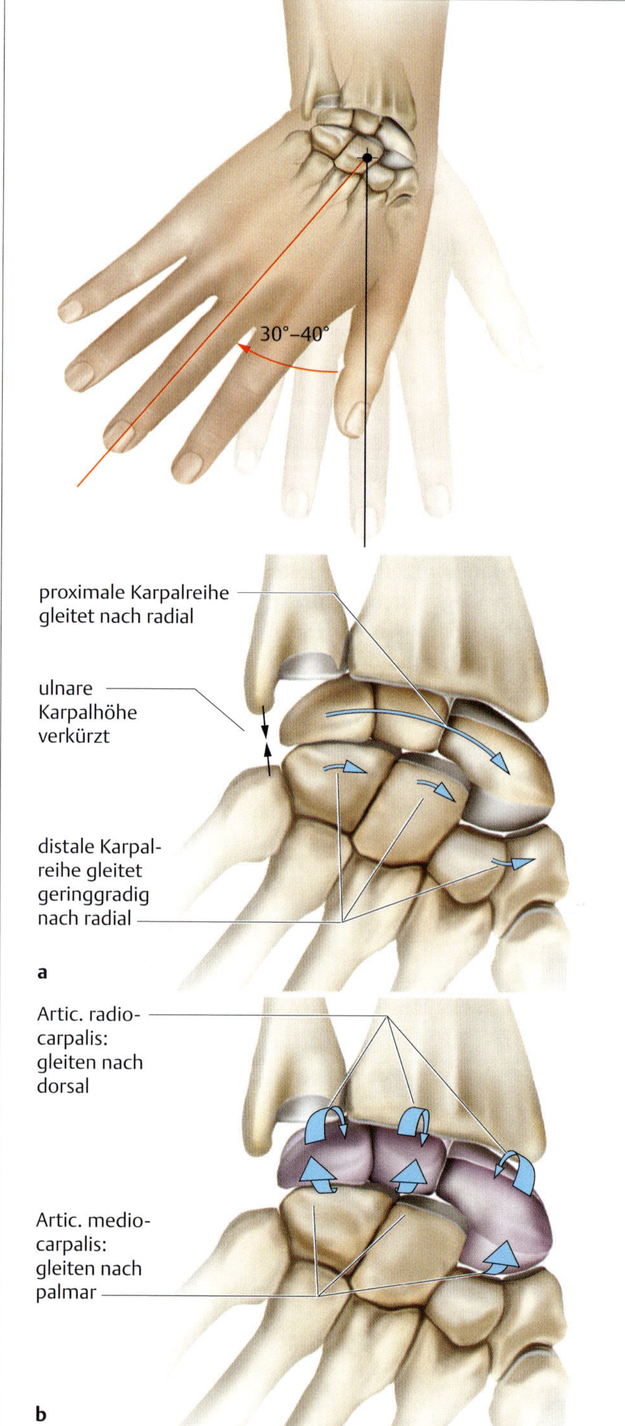

Abb. 6.44 Ulnarabduktion: Gleitbewegungen der Karpalknochen.
a Um die sagittale Achse
b Um die horizontale Achse

6.2 Mittelhandgelenke

Die Bewegungsdynamik der Mittelhand wird von den Artt. carpometacarpales et intermetacarpales bestimmt.

6.2.1 Artt. carpometacarpales

Es sind Amphiarthrosen mit unterschiedlich großer Beweglichkeit.

Knöcherne Strukturen und Gelenkflächen

Os metacarpale

▸ **Abb. 6.45**

Die **Ossa metacarpalia** sind kurze Röhrenknochen mit einer Basis metacarpalis und einem Corpus metacarpale. Sie enden distal mit dem konvex geformten Caput metacarpale.

Die Metakarpalknochen weisen eine leichte Torquierung auf, sodass das Caput gegenüber der Basis etwas verdreht steht. Die Ossa metacarpalia II und III sind im Sinne einer Pronation, die Ossa metacarpalia IV und V im Sinne einer Supination torquiert. Das bedeutet, dass unter anderem dadurch der distale transversale Bogen im Metakarpalbereich akzentuiert wird.

Die Ossa metacarpalia sind unterschiedlich lang. Ossa metacarpalia II und III haben annähernd die gleiche Länge, das Os metacarpale IV ist jedoch um etwa 7 mm und das Os metacarpale V um weitere 3 mm kürzer. Die Basis metacarpalis ist breiter als der Knochenschaft. Sie weist an den 4 Knochen eine unterschiedliche und besondere Form auf.

Die Basis der ***Os metacarpale II*** hat eine gabelige Form, sodass sie das Os trapezoideum von ulnar und radial umfasst. Die ulnare Zinke ist länger als die radiale und ragt in den Raum zwischen Os trapezoideum und Os capitatum hinein. Die Gelenkfläche ist leicht konvex geformt. Außerdem hat die radiale Basis Kontakt zum Os trapezium. Dorsal an der Basis setzt der M. extensor carpi radialis longus, palmar der M. flexor carpi radialis an. Hier entspringen einige Fasern des M. adductor pollicis.

Die Basis des ***Os metacarpale III*** besitzt auf der dorsal-radialen Seite einen Proc. styloideus, der als deutlicher Vorsprung palpiert werden kann. Seine proximale überknorpelte Fläche ist konvex und artikuliert mit dem Os capitatum. Das Gelenk ist sehr stabil und die zentrale Säule der Hand. An der dorsoradialen Basis inseriert der M. extensor carpi radialis brevis. An der palmaren Fläche entspringt das Caput transversum des M. adductor pollicis.

Die ***Basis metacarpalis IV*** artikuliert mit einer kleinen radial gelegenen Fläche mit dem Os capitatum und mit seiner größeren proximalen Gelenkfläche mit dem Os hamatum. Sie ist leicht konvex geformt ▸ **Abb. 6.46**.

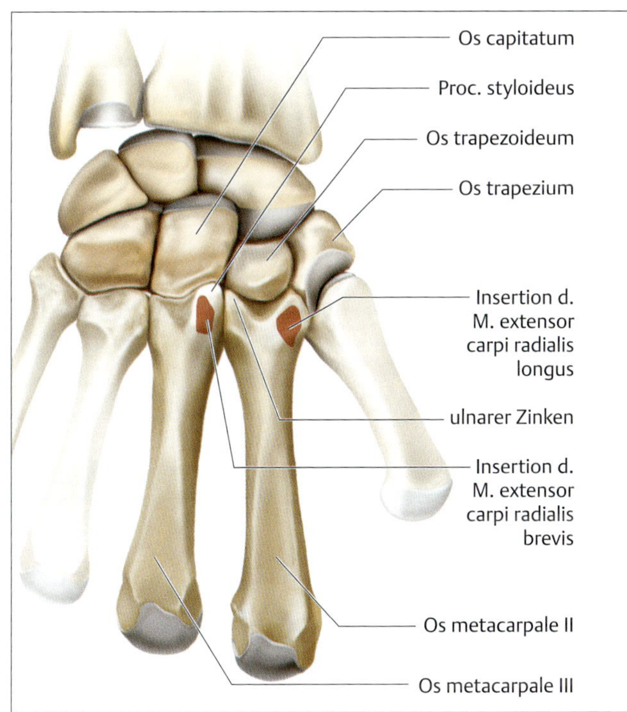

Abb. 6.45 Ossa metacarpalia II und III.

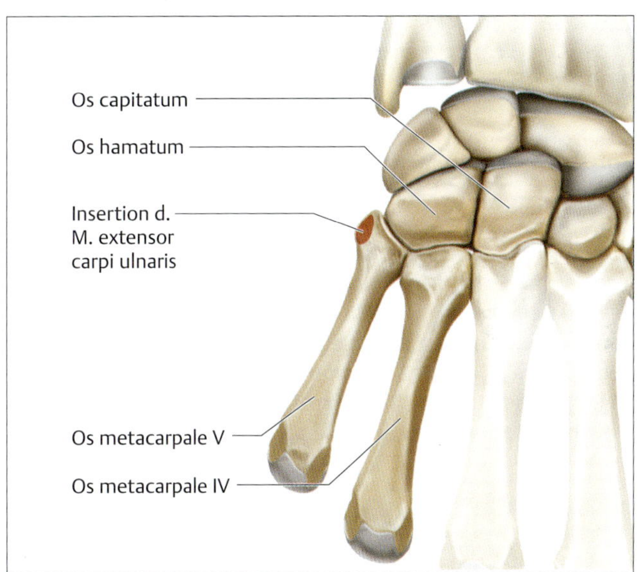

Abb. 6.46 Ossa metacarpalia IV und V.

Die proximale Gelenkfacette des ***Os metacarpale V*** artikuliert mit dem Os hamatum. Seine Basis ist leicht sattelförmig, in radioulnarer Richtung konkav und in dorsopalmarer Richtung konvex. In diesem Gelenk ist von allen Karpometakarpalverbindungen der größte Bewegungsspielraum möglich. An der dorsoulnaren Seite der Basis metacarpalis V inseriert der M. extensor carpi ulnaris ▸ **Abb. 6.46**.

Distale Handwurzelreihe

Die distale Handwurzelreihe ist der proximale Gelenkpartner der Basen der Ossa metacarpalia.

FUNKTIONELLER HINWEIS

Transversaler Bogen der Ossa metacarpalia
Der transversale Bogen der Karpalknochen setzt sich nach distal fort. Die leichte Torquierung der Ossa metacarpalia akzentuiert den queren Metakarpalbogen. Das Zentrum der Wölbung ist das dritte Os metacarpale.

Gelenkkapsel

▸ Abb. 6.47

Die Insertionen der Kapsel liegen von beiden Kapselmembranen an der Knochen-Knorpel-Grenze der Karpal- und Metakarpalknochen. Sie kommuniziert häufig mit der Artt. intermetacarpales. In den Gelenken II und III sind keine großen Bewegungen möglich. Hier ist die Kapsel sehr straff und weist keine Aussackungen auf. Anders verhält es sich in den Gelenken I, IV und V, die über einen größeren Bewegungsspielraum verfügen. Deshalb ist die Kapsel weit und bildet sowohl dorsal als auch palmar kleine Recessus aus.

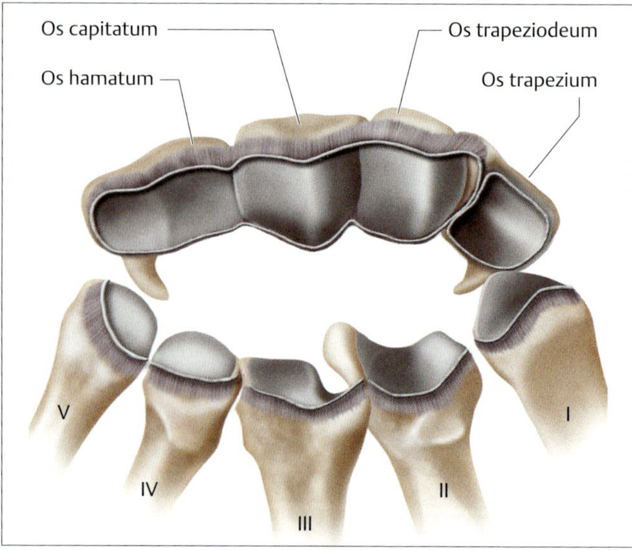

Abb. 6.47 Insertionen der Gelenkkapsel der Artt. carpometacarpales.

Bänder

Ligg. carpometacarpalia dorsalia

▸ Abb. 6.48

Dorsale Bänder, die die distalen Karpalknochen mit den Basen der Ossa metacarpalia verbinden, sind straff und kurz. Bei den meisten Gelenken ziehen 2 Bänder zu den Metakarpalknochen. Vom Os trapezoideum verlaufen z. B. 2 kurze Bänder zur Basis metacarpalis II (je 1 nach radial und nach ulnar) und ein etwas längeres Band zur Basis metacarpalis III. Die Basis II erhält dazu vom Os trapezium ein kurzes Band von der radialen Seite.

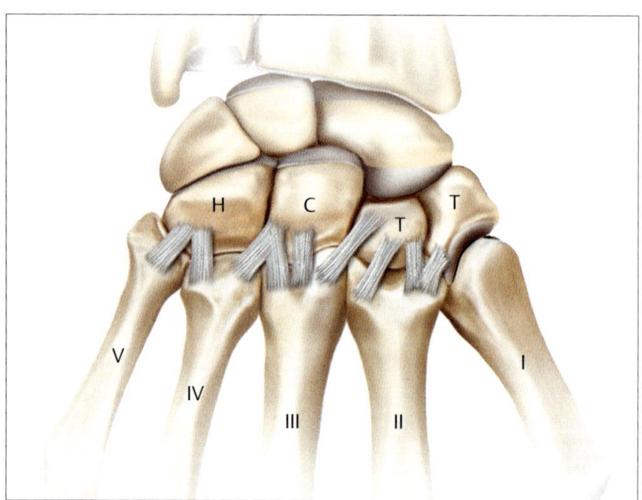

Abb. 6.48 Ligg. carpometacarpalia dorsalia.

Ligg. carpometacarpalia palmaria

▸ Abb. 6.49

Auch die palmaren Bänder, die die distalen Karpalknochen mit den Basen der Ossa metacarpalia verbinden, sind straff. Es gibt unterschiedlich lange und in Schichten liegende Bänder. Von den Ossa capitatum, hamatum et trapezoideum ziehen z. B. kurze Bänder zur Basis metacarpalis III. Ein längeres Band liegt tiefer und verläuft quer, da es von der ulnaren Seite des Os hamatum kommt und zur Basis der Ossa metacarpalia III zieht.

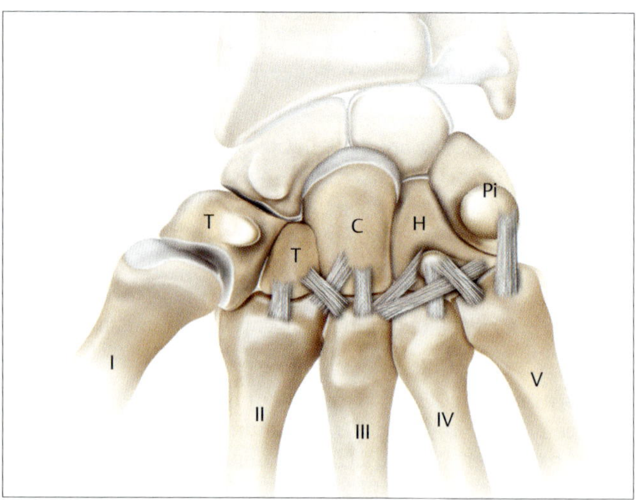

Abb. 6.49 Ligg. carpometacarpalia palmaria.

Achsen und Bewegungen

Horizontale Bewegungsachsen

▸ Abb. 6.50

Diese verlaufen von radial nach ulnar und liegen jeweils in der Basis metacarpalis dicht am Gelenk.

Flexion und Extension

Die Flexions- und Extensionsbewegungen sind in den Artt. carpometacarpales II und III kaum messbar, während es in IV und V größere Bewegungsausschläge gibt. Zwischen Os metacarpale IV und Os hamatum handelt es sich um einen Bewegungsspielraum von 15°, zwischen Os metacarpale V und Os hamatum von etwa 30°.

Sagittale Bewegungsachse

▸ Abb. 6.51

Sie gehen von dorsal nach palmar durch die distalen Karpalknochen. Auch hier ist die Beweglichkeit vor allem zwischen Os hamatum und Ossa metacarpale IV und V gut möglich.

Abduktion und Adduktion

Beide Bewegungen finden beim Auseinanderspreizen und Zusammenführen der Finger statt. Beim Auseinanderspreizen gleiten die Basen im Sinne einer Abduktion nach ulnar, beim Fingerschluss bewegen sie sich adduktorisch.

Longitudinale Bewegungsachse

▸ Abb. 6.52

Die longitudinale Achse entspricht der Längsachse eines Os metacarpale. Die beste Beweglichkeit findet sich wiederum auf der ulnaren Seite.

Rotation

Um die longitudinale Achse bewegt sich die Basis rotatorisch im Sinne einer Supination bzw. Pronation.

Die Bewegungen in den Karpometakarpalgelenken werden vor allem beim großflächigen Greifen und bei Oppositionsbewegungen genutzt. Bei Letzteren findet zwischen Os hamatum und 4. und 5. Metakarpale eine Flexion und Rotation im Sinne einer Supination statt.

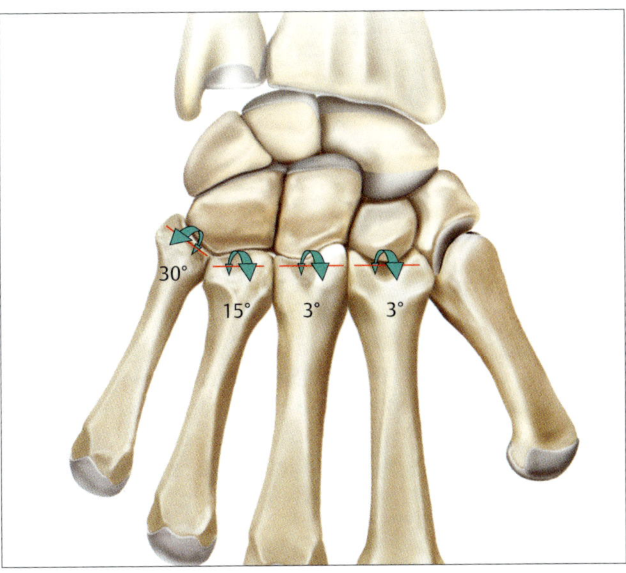

Abb. 6.50 Horizontale Achsen der Karpometakarpalgelenke und Bewegungsausmaß in Richtung Flexion und Extension.

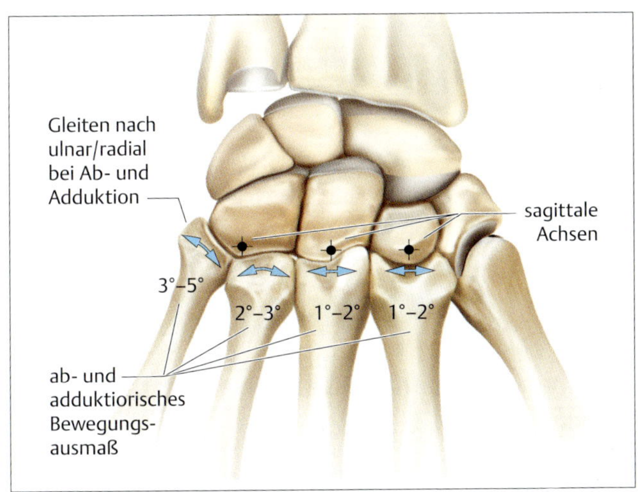

Abb. 6.51 Sagittale Achsen der Karpometakarpalgelenke und Bewegungsausmaß in Richtung Ab- und Adduktion.

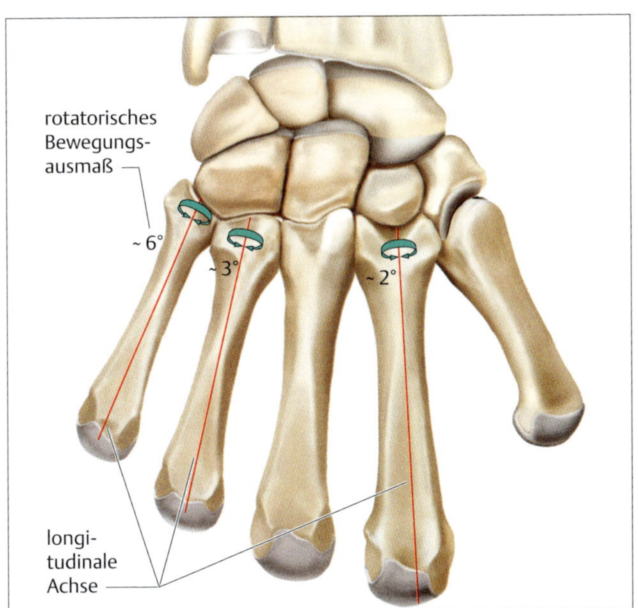

Abb. 6.52 Longitudinale Achsen der Karpometakarpalgelenke und Bewegungsausmaß in Richtung Rotation.

6.2.2 Artt. intermetacarpales

Die Verbindung der Basen der Metakarpalen untereinander sind Amphiarthrosen.

Knöcherne Strukturen

Ossa metacarpalia

▸ Abb. 6.53 a, b

An ihren radialen und ulnaren Seiten zeigen die Basen der Ossa metacarpalia überknorpelte Gelenkfacetten zur Verbindung untereinander. Ausnahmen sind die Basen der Metakarpalen II und V, weil es an diesen jeweils nur eine Facette und am Os metacarpale I keine seitliche Facette gibt.

Die überknorpelten Flächen sind plan und unterschiedlich groß. So sind die Facetten zwischen 3. und 4. Metakarpalen klein und rund geformt. Zwischen 2. und 3. sowie 4. und 5. Metakarpalen sind die Gelenkflächen lang gezogen, ab und zu geteilt und schmal.

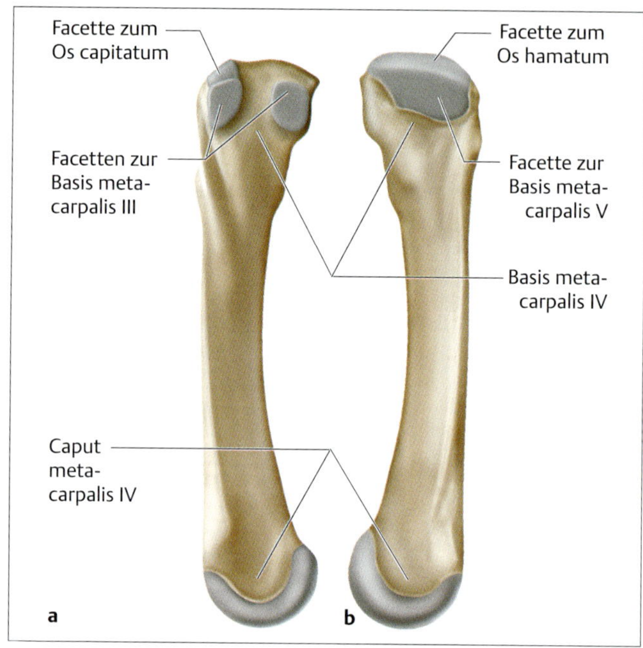

Abb. 6.53 Gelenkflächen an der Basis metacarpalis V.
a Radiale Seite
b Ulnare Seite

Gelenkkapsel

▸ Abb. 6.54

Da nur geringgradige Bewegungen möglich sind, ist die Gelenkkapsel straff. Sie verbindet sich häufig mit der der Art. carpometacarpalis.

Bänder

Ligg. metacarpale interossea dorsalia et palmaria

▸ Abb. 6.54

Kurze Bänder verbinden die Basen der Ossa matacarpalia untereinander und liegen direkt distal der Gelenkkapseln. Sie befinden sich sowohl auf der Dorsal- als auch der Palmarseite.

Ihre Aufgabe besteht darin, die Metakarpalknochen zusammenzuhalten und damit das Auseinanderspreizen zu stabilisieren.

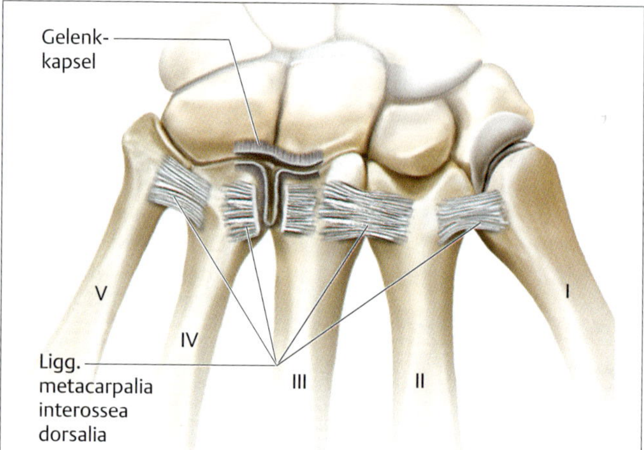

Abb. 6.54 Artt. intermetacarpales: Gelenkkapsel und Ligg. interossea dorsalia.

Lig. metacarpale transversum profundum

► **Abb. 6.55**

Das tiefe quere Hohlhandband spannt sich in Höhe der Metakarpalköpfchen von radial nach ulnar aus. Es verläuft auf der palmaren Seite und ist seitlich an den Knorpelplatten der Artt. metacarpophalengeales fixiert. Außerdem ist es mit dem Ringband A1 verbunden.

Das Band begrenzt das Auseinanderspreizen der Metakarpalen und stabilisiert damit den queren Mittelhandbogen. Durch seine Verbindung mit dem Ringband und der Knorpelplatte unterstützt es die Führung der Flexorensehnen.

Lig. metacarpale transversum superficiale

► **Abb. 6.56**

Distal an den Metakarpalen fast in Höhe der Basen der Grundphalangen spannt sich das Band transversal aus. Es ist Bestandteil der Palmaraponeurose, da es sich um distale quer verlaufende Fasern handelt, die direkt unter der Haut liegen und mit dieser verwachsen sind. Außerdem verbindet sich das Band mit den Sehnenscheiden der Flexoren.

Achsen und Bewegungen

Eine isolierte Bewegung in den Intermetakarpalgelenken ist nicht möglich, sie ist grundsätzlich mit einer Bewegung im Karpometakarpalgelenk kombiniert. Die Bewegungen auf der radialen und ulnaren Seite sind sehr gut, während die zentrale Säule am unbeweglichsten ist.

Longitudinale Bewegungsachse

Die longitudinale Achse entspricht der Längsachse der Os metacarpale. Um sie bewegt sich die Basis rotatorisch im Sinne einer Supination bzw. Pronation rotatorisch.

Eine weitere Festlegung von Bewegungsachsen ist nicht möglich. Es finden hauptsächlich translatorische Bewegungen statt. Bei Oppositionsbewegungen gleitet z. B. die Basis metacarpalis V gegen IV in palmare Richtung. Gleichzeitig separieren sich die Gelenkflächen und die Basis V dreht sich im Sinne einer Supination ► **Abb. 6.57**.

FUNKTIONELLER HINWEIS

Mobilität in den distalen Intermetakarpalverbindungen
Die distalen Intermetakarpalverbindungen bestehen nur aus quer verlaufenden Bändern. Da sie nicht das Charakteristikum eines echten Gelenkes haben (z. B. fehlen die Gelenkflächen), sind sie sehr beweglich. Das wird vor allem beim Greifen von großen Gegenständen, Opposition und Fingerspreizen deutlich.

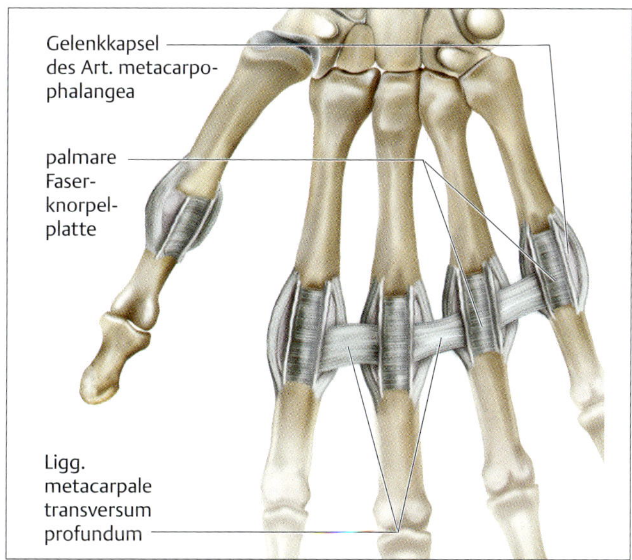

Abb. 6.55 Lig. metacarpale transversum profundum.

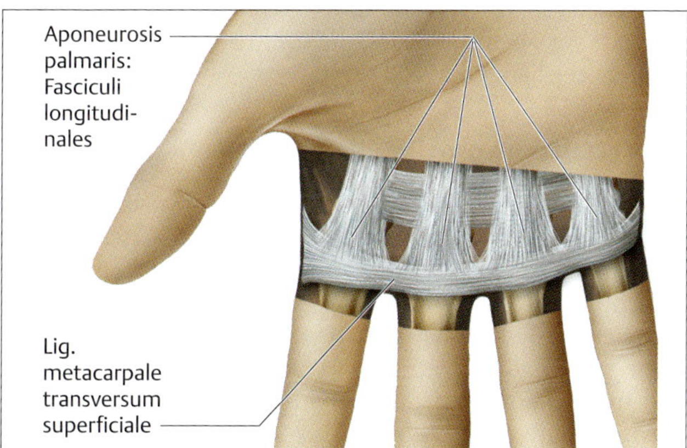

Abb. 6.56 Lig. metacarpale transversum superficiale.

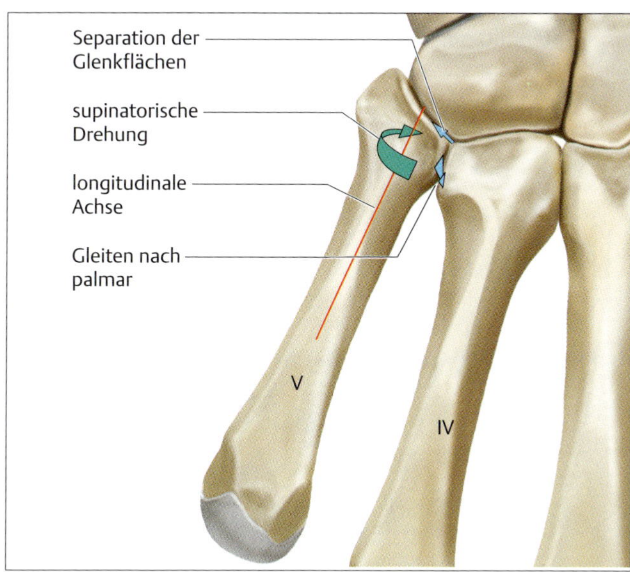

Abb. 6.57 Opposition im Intermetakarpalgelenk IV und V.

6.3 Fingergelenke

6.3.1 Artt. metacarpophalangeales

Die Metakarpophalangealgelenke der Finger sind Ellipsoidgelenke ▶ **Abb. 6.58**.

Knöcherne Strukturen

Caput metacarpale

Die artikulierenden Gelenkflächen sind das Caput metacarpale und die Basis der Grundphalanx. Das konvexe Caput metacarpale gleicht von lateral gesehen einer Kondyle, da es nach palmar hin mehr ausgezogen und damit dicker ist als auf der dorsalen Seite. In dorsopalmarer Richtung ist die überknorpelte Gelenkfläche größer als in radioulnarer Richtung. Außerdem sind die überknorpelten Zonen auf der palmaren Seite asymmetrisch, da sie ulnar weiter nach proximal reichen als radial. Das wird vor allem bei Zeige- und Mittelfinger deutlich. Die Knorpeldicke beträgt etwa 0,8 mm.

Basis phalangis proximalis

Die Basis der Grundphalanx ist konkav geformt und in den Flächenmaßen kleiner ausgebildet als die distale Gelenkfläche. Von radial nach ulnar wird sie breiter als in dorsopalmarer Ausrichtung. Nach distal vergrößert eine ***Faserknorpelplatte*** die Gelenkfläche, die am palmaren Ende der überknorpelten Fläche scharnierartig befestigt ist. An ihrer Anheftungsstelle erreicht sie die stärkste Dicke und läuft keilförmig nach proximal aus. Ihre Länge beträgt etwa 1,5 cm, ihre Breite 1 cm. Distal besteht sie aus Faserknorpel, der proximal in Bindegewebe übergeht. Es kann als eine Art Labrum glenoidale angesehen werden.

Die Knorpelplatte bietet dem Caput metacarpale eine erweiterte Unterstützungsfläche. Sie hat in Neutral-Null-Stellung vollständig Kontakt zum Caput, verliert ihn jedoch bei zunehmender Flexion, da sie nach proximal gleitet.

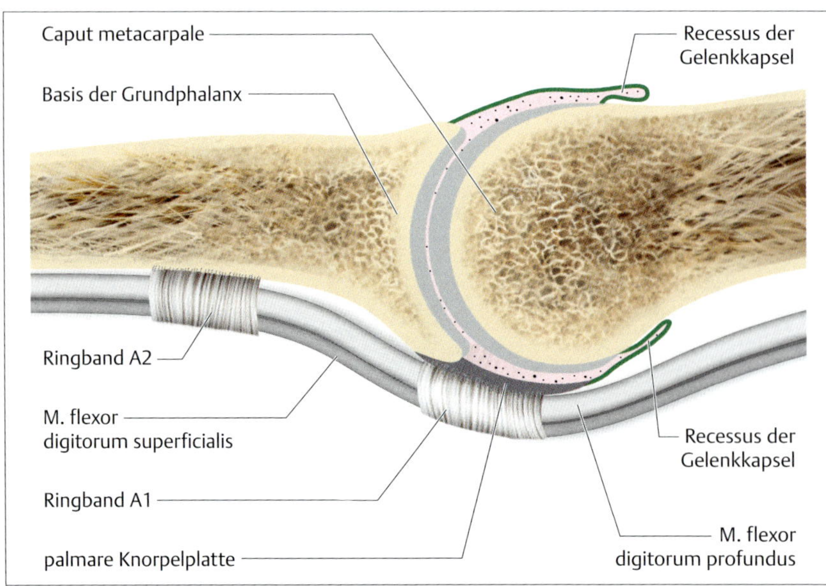

Abb. 6.58 Metakarpophalangealgelenk.

Das Lig. metacarpale profundum verbindet die Knorpelplatten untereinander. Einige Faserzüge der Mm. interossei ziehen ebenfalls hinein. Außerdem sind die Sehnenscheiden der Flexoren durch Ringbänder daran befestigt.

Gelenkkapsel

▶ **Abb. 6.58**

In den Metakarpophalangealgelenken bildet die Gelenkkapsel dorsal und palmar Recessus. Durch die eingelassene Faserknorpelplatte ist die Aussackung palmar länger. Hier und an der Verbindung zur Basis der Phalanx verfügt die die Kapsel über eine bandartige Verstärkung, Lig. palmare. Auch radial und ulnar finden sich kleine Aussackungen.

Die Insertionen der Kapsel befinden sich jeweils an der Knochen-Knorpel-Grenze bzw. an der Spitze der Faserknorpelplatte. Dorsal zieht die Dorsalaponeurose mit einigen Fasern in die Gelenkkapsel.

Bänder

Ligg. collaterale radiale et ulnare

▶ **Abb. 6.59**

Sowohl auf der radialen als auch der ulnaren Seite gibt es ein kräftiges Kollateralband. Die Zugrichtung der Bänder ist gleich. Sie entspringen dorsal der Flexions- und Extensionsachse am Caput metacarpale und ziehen schräg nach distal-palmar an die seitliche Basis der Grundphalanx. Beide Bänder verbreitern sich nach distal hin. Aufgrund der leichten Asymmetrie der Gelenkflächen verläuft das radiale Kollateralband etwas schräger als das ulnare.

Die Bänder geraten bei Flexion unter Spannung, da sie schräg nach palmar verlaufen und die Palmarseite des Metakarpalköpfchens dicker ist. Das bedeutet, dass seitliche Bewegungen zwar in Extensions- nicht jedoch in Flexionsstellung möglich ist ▶ **Abb. 6.60**.

Lig. collaterale accessorium

▶ **Abb. 6.59**

Nach palmar schließt sich das Band dem jeweiligen Kollateralband an. Es inseriert am Caput metacarpale etwas proximal des Kollateralbands und verbreitert sich nach distal. Dort verbindet es sich mit dem radialen bzw. ulnaren Rand der palmaren Knorpelplatte. Sowohl in Extension als auch Flexion ist es gespannt. Dadurch werden die Knorpelplatte und das Ringband A1 fixiert. Trotz dieser Spannung sind in Extension kleine seitliche Verschiebungen der Knorpelplatte und damit des Fingers möglich.

Lig. phalangoglenoidale

▶ **Abb. 6.61**

Das Band stellt ebenfalls eine seitliche Verstärkung der Kapsel dar und liegt am oberflächlichsten. Es entspringt an der Basis der Grundphalanx dorsal und distal der Insertion des Kollateralbands und zieht schräg nach proximal-palmar über das Kollateralband hinweg. Seine Insertion an der seitlichen palmaren Knorpelplatte ist breiter als der Ursprungsbereich an der Phalanx. Einige distale Fasern verbinden sich mit dem Ringband A1.

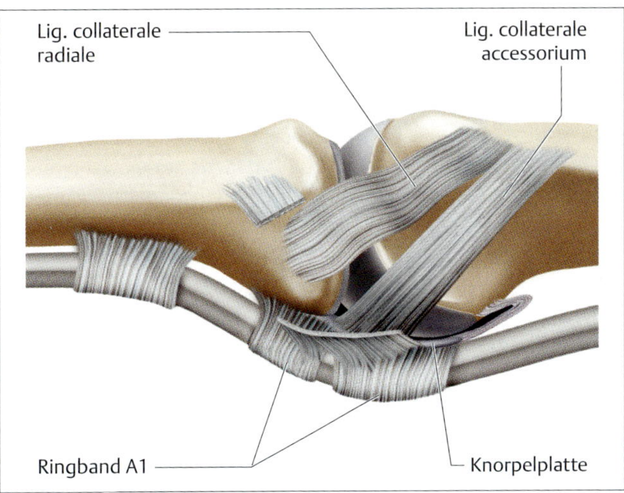

Abb. 6.59 Radiale Kollateralbänder des Metakarpophalangealgelenks.

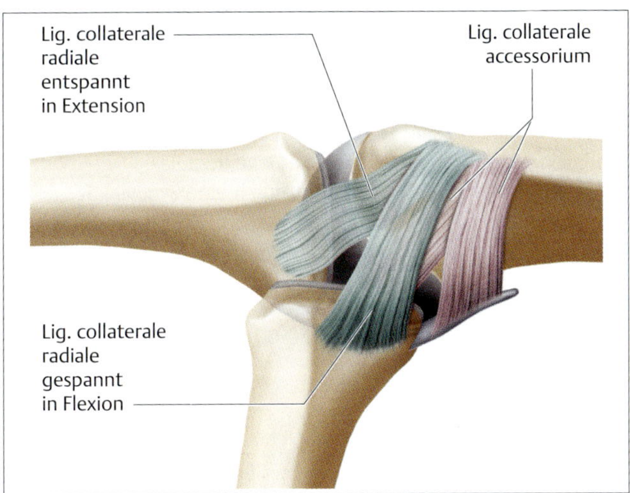

Abb. 6.60 Spannungsveränderungen im radialen Kollateralband bei Flexion und Extension.

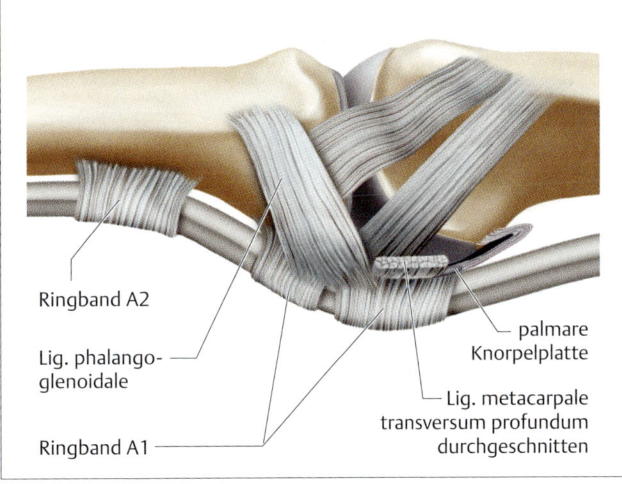

Abb. 6.61 Lig. phalangoglenoidale.

FUNKTIONELLER HINWEIS

Zügelungsfunktion der Bänder ▸ Abb. 6.62
Die seitlichen Bänder der Art. metacarpophalangeales stellen eine wichtige Zügelungseinrichtung dar. Sie wirken Zugkräften entgegen, die bei Flexion über die Ringbänder nach palmar gerichtet sind. Die Zugkraft des Lig. phalangoglenoidale teilt sich z. B. in 2 Kraftvektoren auf: ein kleiner ist nach proximal in Richtung Gelenk gerichtet und führt zu einer Kompression, der andere verläuft parallel zur Tangentialebene und begünstigt die Gleitbewegung der Basis phalangis nach palmar. Sie ist größer als die 1. Komponente. Fehlt diese Wirkung des Bandes, wirken die Umlenkkräfte der Flexorensehnen weiter distal etwa in Höhe von Ringband A2 ein. Bei Kontraktion der Flexoren findet dann ein Klaffen im dorsalen Gelenk statt.

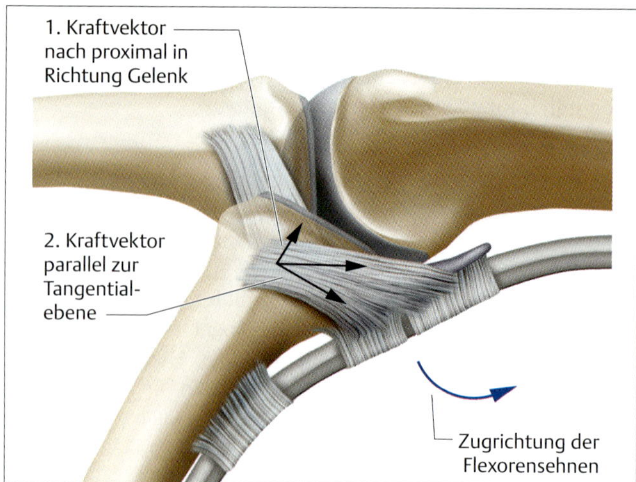

Abb. 6.62 Zügelungsfunktion des Lig. phalangoglenoidale.

KLINISCHER BEZUG

Subluxation der Grundgelenke bei rheumatoider Arthritis ▸ Abb. 6.63
Aufgrund der Zerstörung und palmaren Fehlstellung des ulnaren Handgelenks im Sinne einer Supination überwiegen die radialen Extensoren und ziehen die Hand in radiale Abduktion. Als Kompensation und begünstigt durch eine Synovialitis und Zerstörung des Bandapparats stellen sich die Finger in den Grundgelenken in eine ***ulnare Deviation*** ein. Es kann zu Subluxationen, teilweise sogar zu Luxationen nach ulnar kommen.

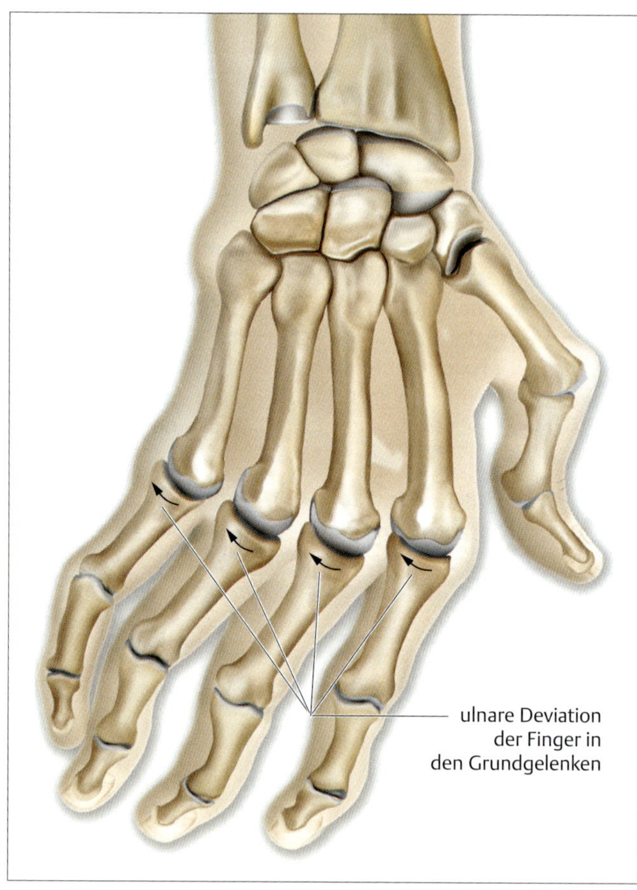

Abb. 6.63 Ulnare Deviation bei rheumatoider Arthritis.

Achsen und Bewegungen

Horizontale Bewegungsachse

▶ **Abb. 6.64**

Die horizontale Achse verläuft von radial nach ulnar und liegt im Caput metacarpale. Um sie bewegt sich das Gelenk in Flexion und Extension. Gleichzeitig findet ein Gleiten der Basis phalangis in die gleiche Bewegungsrichtung statt.

Das Krümmungsprofil des Caput metacarpale hat keine gleichmäßig gekrümmte Oberfläche, sondern ist unregelmäßig in dorsopalmarer Richtung geformt. Deshalb wandert die Achse bei zunehmender Flexion von dorsal nach palmar. Wenn alle Achsen aneinandergereiht sind, entsteht eine elliptische Kurve.

Flexion und Extension ▶ Abb. 6.65

Das aktive Bewegungsausmaß beträgt bei Flexion und Extension 90 – 100°/0°/0 – 40° und kann passiv um weitere 10 – 20° erhöht werden. Das Endgefühl ist fest-elastisch, da die Kapsel und unterschiedliche Anteile der Kollateralbänder die Bewegung stoppen. Die Beweglichkeit in den Metakarpophalangealgelenken wird vom Zeigefinger zum Kleinfinger hin besser. Die Unterschiede können bis zu 20° betragen.

Aufgrund der unterschiedlich weit nach proximal reichenden palmaren Gelenkflächen am Caput metacarpale II und III – die ulnare Seite ist länger - ist das Bewegungsausmaß ulnar größer als auf der radialen Seite. Deshalb entsteht bei Flexion eine kleine Begleitrotation im Sinne einer pronatorischen Drehung.

Sagittale Bewegungsachse

▶ **Abb. 6.66**

Die Achse für die Ab- und Adduktion verläuft von dorsal nach palmar und liegt in der Mitte des Caput metacarpale.

Abduktion und Adduktion

Die Bewegungsbezeichnungen richten sich nach dem Mittelfinger. Alle Bewegungen vom Mittelfinger weg werden als Abduktion, alle zum Mittelfinger hin als Adduktion bezeichnet. Das aktive Bewegungsausmaß beträgt bei Abduktion und Adduktion 20 – 30°/0°/10 – 20° und kann passiv um weitere 5° – 10° erhöht werden. Das Endgefühl ist fest-elastisch, da die Kapsel und die Kollateralbänder die Bewegung stoppen. Der Zeigefinger hat die größte seitliche Bewegung, dann folgt der Kleinfinger. Die Kombination aller 4 Bewegungen wird als **Zirkumduktion** bezeichnet.

Longitudinale Bewegungsachse

Die Achse für die Rotation entspricht der Längsachse der Os metacarpale.

Rotation

Die Rotation findet in der Regel als Begleitbewegung bei Flexion statt, da die palmare Gelenkfläche eine asymmetrische Form besitzt. Es erfolgt eine Kombination von Flexion und Rotation im Sinne einer pronatorischen Verdrehung in den Metakarpophalangealgelenken II und III und supinatorisch in den Gelenken IV und V. Das Bewegungsausmaß ist allerdings sehr gering.

Eine rein axiale Rotation ist nur passiv um etwa 5° in jede Richtung möglich.

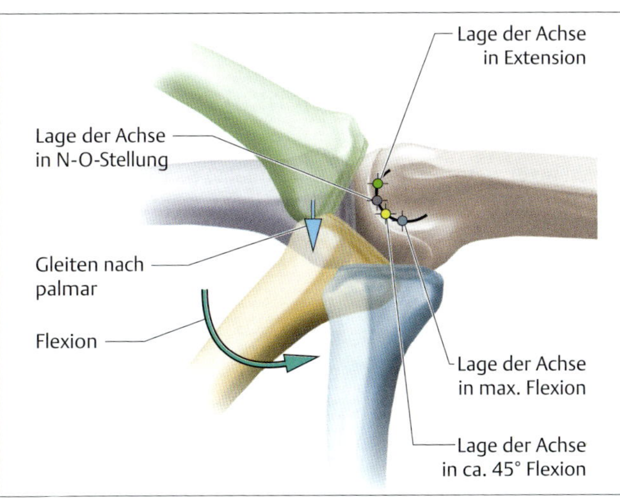

Abb. 6.64 Verlauf der horizontalen Achsen bei Flexion und Gleitverhalten im Gelenk.

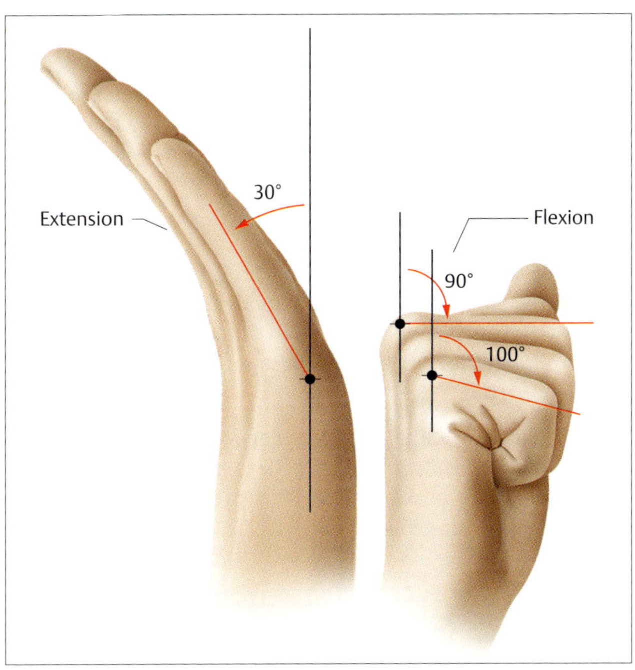

Abb. 6.65 Bewegungsausmaß bei Extension und Flexion.

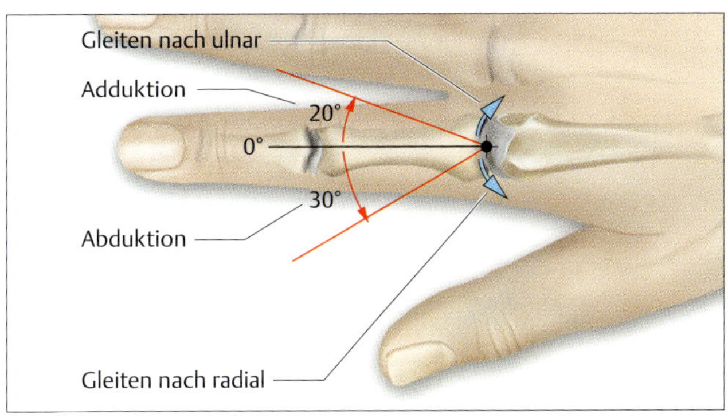

Abb. 6.66 Verlauf der sagittalen Achse und Bewegungsausmaß.

6.3.2 Artt. interphalangeales manus proximales et distales (PIP- und DIP-Gelenke)

Jeder Finger hat eine Phalanx proximalis, media und distalis. Dadurch gibt es die 2 Scharniergelenke Art. interphalangealis proximalis (PIP-Gelenk) und Art. interphalangealis distalis (DIP-Gelenk).

Knöcherne Strukturen

▸ **Abb. 6.67 a, b**

Die jeweilige Basis der Mittel- bzw. Endphalanx ist gegenüber der Diaphyse verbreitert. Direkt distal des Gelenks liegen ulnar und radial feine Kanten, die den Kollateralbändern zur Insertion dienen.

Caput phalangis

Das jeweilige Caput der Grund- bzw. Mittelphalanx bildet die proximale Gelenkfläche. Es ist konvex geformt und hat 2 asymmetrisch geformte Kondylen, die in dorsopalmarer Richtung durch eine kleine Rinne getrennt werden. Die Knorpeldicke beträgt 0,5 – 1 mm.

Basis phalangis

Der distale Gelenkpartner ist jeweils die Basis der Mittel- bzw. Endphalanx. Sie ist konkav mit einem kleinen First in der Mitte, der in dorsopalmarer Richtung verläuft. Die überknorpelten Flächen sind mit 0,2 – 0,5 mm nicht so dick wie beim proximalen Gelenkpartner.

An der palmaren Kante der Basis der Mittelphalanx ist eine kleine ***Faserknorpelplatte*** befestigt. Sie reicht im PIP-Gelenk etwa 0,5 cm nach proximal und ist am distalen Fingergelenk nur noch gering ausgebildet.

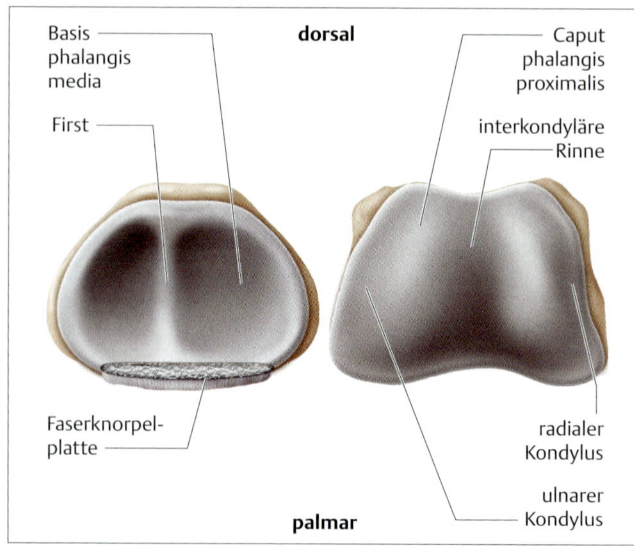

Abb. 6.67 Gelenkpartner eines proximalen Interphalangealgelenks.
a Caput phalangis proximalis
b Basis phalangis media

Gelenkkapsel

▶ Abb. 6.68

In den proximalen Interphalangealgelenken bildet die Gelenkkapsel sowohl dorsal als auch palmar Recessus, die bis zu 8 mm weit nach proximal reichen. In den distalen Interphalangealgelenken findet sich ein dorsaler Recessus mit einer Ausdehnung um etwa 6 mm, während der palmare nur gering ausgebildet ist. Palmar ist die Faserknorpelplatte in die Kapsel eingelassen. Die Insertionen sind jeweils an der Knochen-Knorpel-Grenze bzw. an der Spitze der Faserknorpelplatte.

Bänder

▶ Abb. 6.69

Ligg. collaterale ulnare et radiale

Sowohl das ulnare als auch das radiale Band ist jeweils proximal und dorsal am Caput phalangis fixiert. Beide ziehen schräg nach distal und palmar und befestigen sich an einem kleinen Tuberculum laterale an der palmaren Basis der Mittel- und Endphalanx. Ihre Faserzüge spannen bei Flexion an und entspannen bei Extension.

Lig. collaterale accessorium

Das radiale bzw. ulnare Band ist jeweils am Caput der Grund- und Mittelphalanx etwas weiter proximal und palmar des Kollateralbands fixiert. Nach distal hin wird es breiter und ist am ulnaren und radialen Rand der Faserknorpelplatte befestigt. Es verläuft steiler als das Kollateralband und gerät bei Flexion unter Spannung. Mit einigen Fasern verbindet es sich mit dem Ringband A3 in Höhe des PIP-Gelenks und A5 in Höhe des DIP-Gelenks.

Lig. phalangoglenoidale

Das Band ist jeweils radial und ulnar an der Basis der Mittelphalanx fixiert und liegt oberflächlicher als die Insertion des Kollateralbands. Es verläuft nach proximal und palmar und verbindet sich mit der palmaren Knorpelplatte. Hier liegt es ebenfalls oberflächlicher als die Verankerung des Lig. collaterale accessorium. Im proximalen Interphalangealgelenk kann es häufig nachgewiesen werden, im DIP-Gelenk kommt es sehr selten vor.

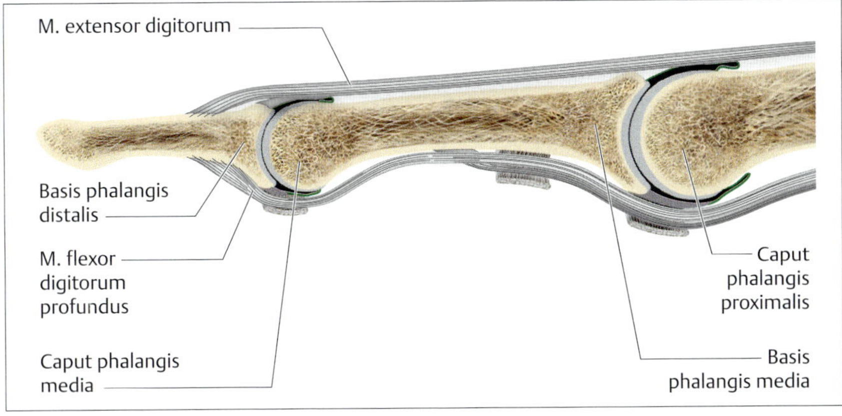

Abb. 6.68 Sagittaler Schnitt durch die Interphalangealgelenke.

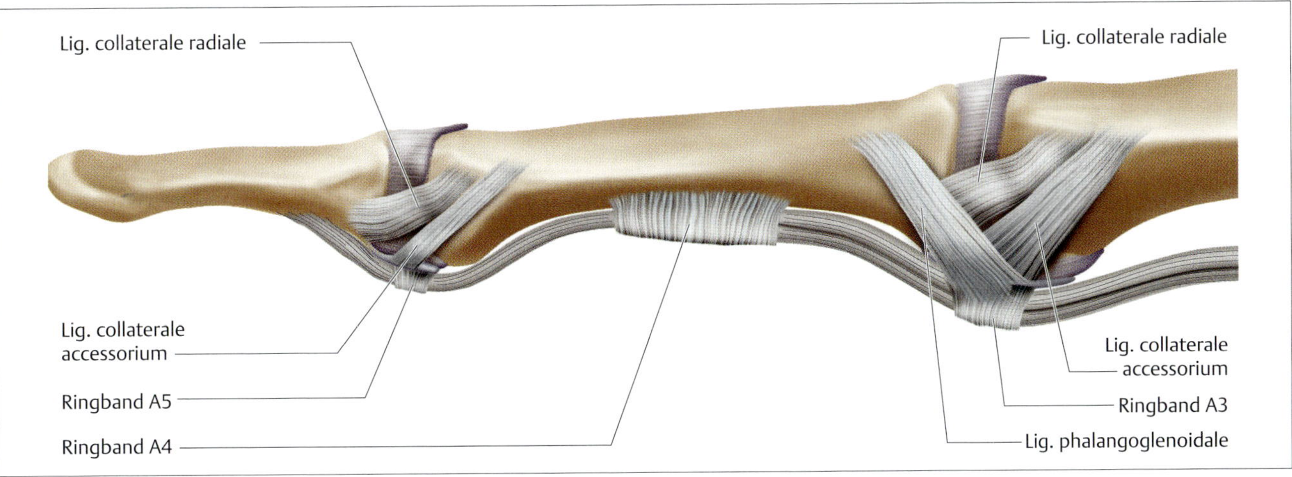

Abb. 6.69 Bänder der Interphalangealgelenke.

Achsen und Bewegungen

Horizontale Achse

▸ Abb. 6.70

Die horizontale Achse verläuft von radial nach ulnar und liegt jeweils im konvexen Caput phalangis der Grund- und Mittelphalanx. Um sie finden Flexion und Extension statt. Dabei gleitet die Basis phalangis der Mittel- und Endphalanx in die gleiche Richtung, in die sich die Phalanx bewegt.

Ebenso wie beim Metakarpophalangealgelenk ist auch hier das Krümmungsprofil nicht gleichmäßig. Deshalb wandert die Achse bei zunehmender Flexion von dorsal nach palmar, und es entsteht eine kleine elliptische Kurve.

Flexion und Extension

Das aktive Bewegungsausmaß beträgt bei Flexion und Extension im PIP-Gelenk: 110°/0°/0° und kann passiv geringfügig erweitert werden. Im DIP-Gelenk umfasst die aktive Bewegung 70-80°/0°/5° und lässt sich ebenfalls passiv um weitere 10 – 15° erhöhen. Das Endgefühl ist fest-elastisch, da der Kapsel-Band-Apparat die Bewegung stoppt.

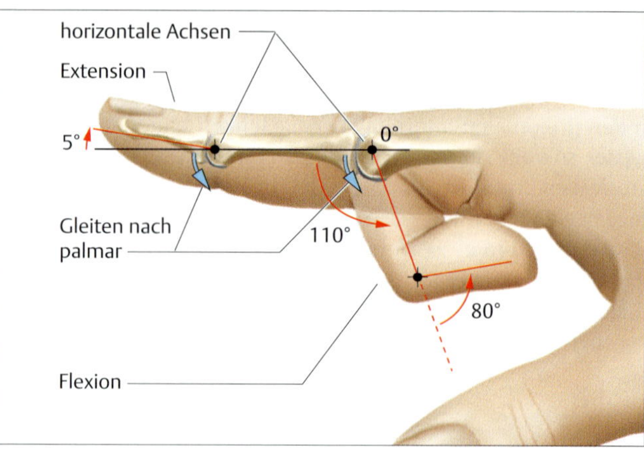

Abb. 6.70 Verlauf der horizontalen Achsen bei Flexion und Gleitverhalten im Gelenk.

FUNKTIONELLER HINWEIS

Ausrichtung der Finger bei Flexion ▸ Abb. 6.71
Die Ansicht von volar bei der Flexion der Finger in den Metakarpophalangeal- und PIP-Gelenken zeigt, dass die Fingerspitzen im Klein-, Ring- und Mittelfinger schräg nach radial in Richtung Daumenballen ausgerichtet sind. Der kleine Finger besitzt dabei die schrägste Ausrichtung, was beim optimalen Greifen und den Oppositionsbewegungen eine Rolle spielt.

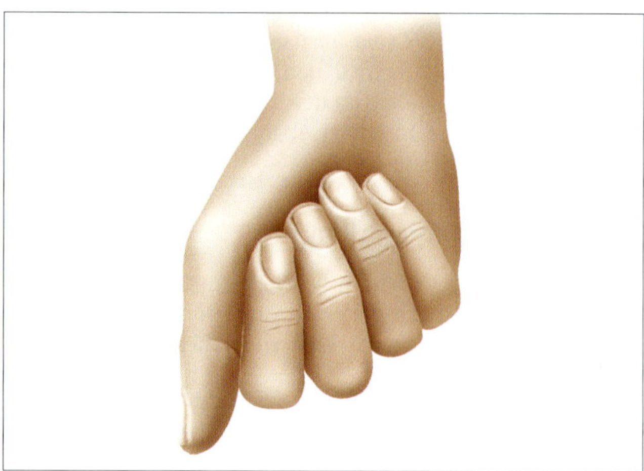

Abb. 6.71 Ausrichtung der Finger bei Flexion.

KLINISCHER BEZUG

Heberden-Knoten
Diese vor allem an den distalen Fingergelenken vorkommenden Knoten sind Mukoidzysten, die häufig bei Frauen ab dem 40. Lebensjahr zu finden sind. Sie treten seitlich des Ansatzes der Extensorensehne auf und enthalten synoviale Flüssigkeit, die hernienartig aus der Kapsel des DIP-Gelenks austritt. Im Laufe der Zeit kann sich eine Flexionsstellung entwickeln, wobei die distale Phalanx nach lateral oder medial abweicht.

6.4 Daumengelenke

Der Daumen (Pollex) nimmt eine Sonderstellung ein, da er nicht in der gleichen Reihe wie die übrigen Finger steht, sondern um etwa 60° aus dieser Stellung nach palmar abweicht. Diese Stellung wird schon proximal durch die palmare Ausrichtung des Os trapezium eingeleitet (▸ **Abb. 6.72**).

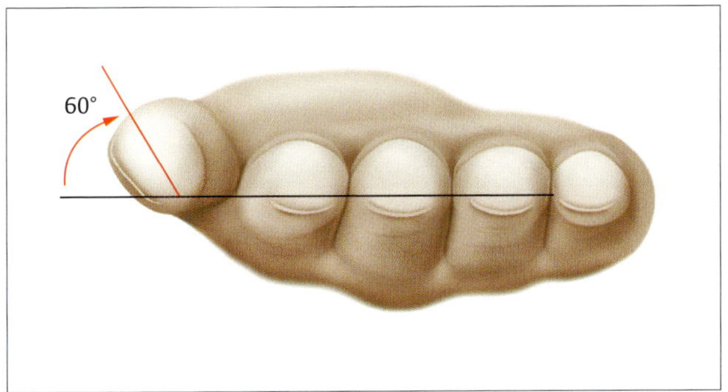

Abb. 6.72 Stellung des Daumens.

6.4.1 Art. carpometacarpalis pollicis

Das Karpometakarpalgelenk I ist ein Sattelgelenk.

Knöcherne Strukturen

▸ **Abb. 6.73**

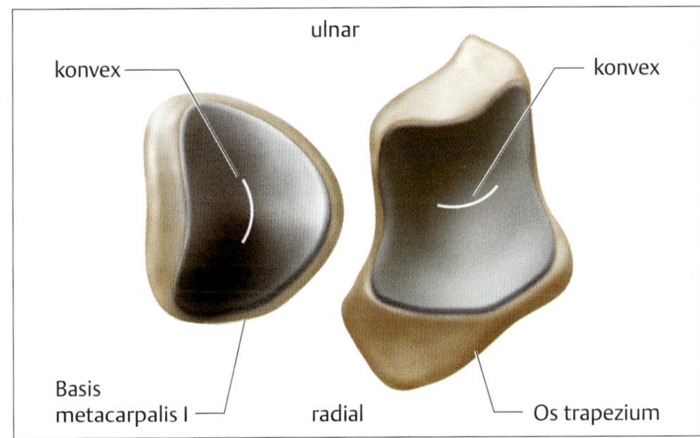

Abb. 6.73 Gelenkpartner des Daumensattelgelenks.

Basis metacarpalis

Das Os metacarpale des Daumens ist kürzer und dicker als das der Finger. Die Basis metacarpalis I zeigt in der Ansicht von radial auf das Gelenk eine konvexe, in der Ansicht von dorsal eine konkave Form.

Os trapezium

Die Gelenkfläche am Os trapezium weist eine gegensinnige Krümmung auf. In der radialen Ansicht ist sie konkav und in der dorsalen Ansicht konvex geformt.

Die Gelenkflächen stehen so zueinander, dass die Konkavität am Os trapezium in die Konvexität der Basis metacarpalis passt. Dies verhält sich ebenso in der anderen Ausrichtung, da die Gelenkflächen um 90° gegeneinander gedreht sind. Damit ist das dieses Karpometakarpalgelenk ein kongruentes Gelenk ▸ **Abb. 6.74**.

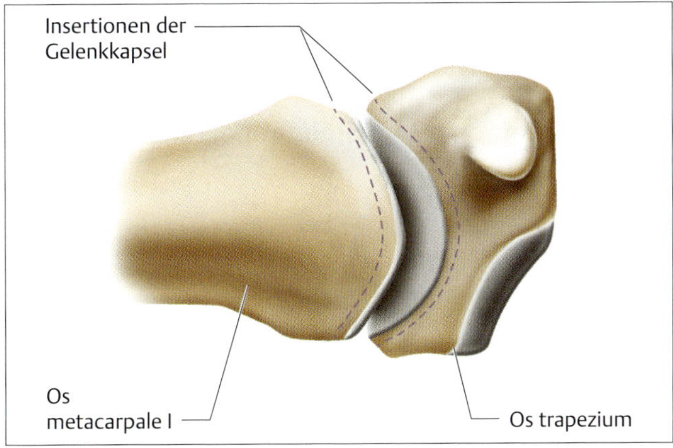

Abb. 6.74 Gelenkkongruenz im Daumensattelgelenk (Ansicht von palmar).

Gelenkkapsel

Die Kapsel ist weit und lässt Spielraum für größere Bewegungen zu. Sie bildet dorsal und palmar Recessus. Die Insertionen von beiden Membranen befinden sich jeweils an der Knochen-Knorpel-Grenze.

Bänder

Die Bänder liegen direkt der Kapsel auf und stabilisieren das Gelenk. Sie sind so angeordnet, dass in jeder Daumenstellung ein Bandanteil unter Spannung gerät.

Ligg. carpometacarpalia palmaria

▸ Abb. 6.75

Dünne Bänder, die das Os trapezium und das Lig. carpi transversum mit der Basis metacarpalis I verbinden, verstärken die Gelenkkapsel auf der palmaren Seite. Sie geraten bei Extension und Abduktion unter Spannung.

Lig. carpometacarpale obliquum anterius

▸ Abb. 6.75

Das schräg verlaufende Band zieht vom Tuberculum ossis trapezii zur Basis metacarpalis und setzt dort an der radialen Seite an. Es wird bei Abduktion und Extension gespannt.

Lig. carpometacarpale dorsale

▸ Abb. 6.76

Das Band liegt auf der dorsalen Daumenseite und verbindet das Os trapezium mit der Basis metacarpalis. Es hat eine longitudinale Ausrichtung, ist mit der Kapsel verwachsen und gerät bei allen Extrembewegungen des Daumens, vor allem aber bei Flexion und Opposition unter Spannung.

Lig. carpometacarpale obliquum posterius

▸ Abb. 6.76

Das Ligament entspringt an der Dorsalseite des Os trapezium und zieht schräg nach ulnar um die Basis metacarpalis herum, wo Dort es an der Palmarfläche inseriert. Es begrenzt vor allem die Flexion und Abduktionsbewegungen.

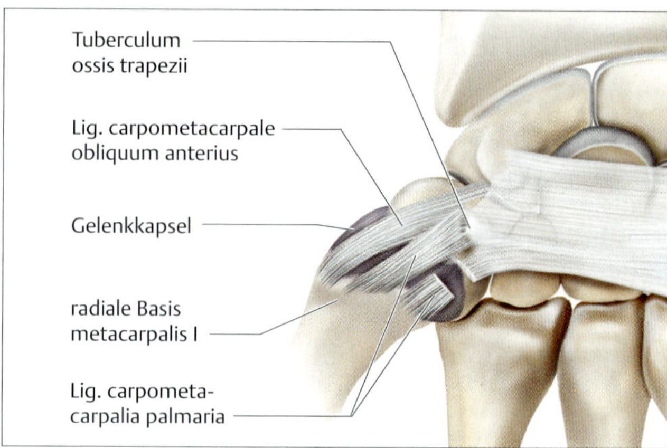

Abb. 6.75 Palmare Bänder des Daumensattelgelenks.

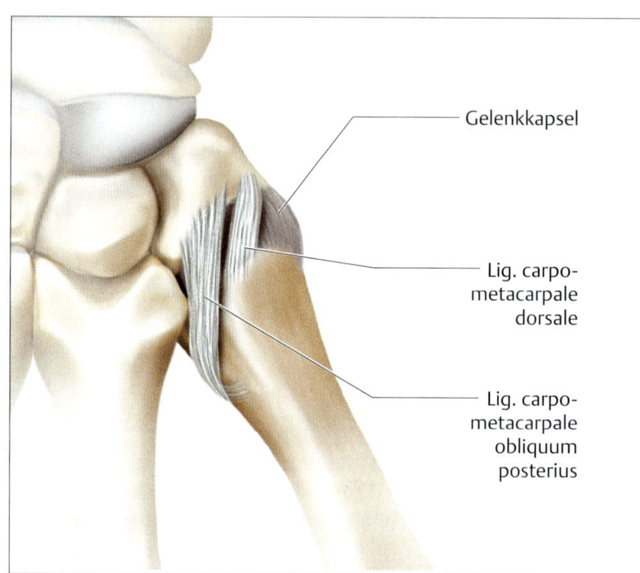

Abb. 6.76 Dorsale Bänder des Daumensattelgelenks.

Achsen und Bewegungen

Trotz der starken Kongruenz der Gelenkflächen sind die Bewegungsmöglichkeiten denen eines Kugelgelenks vergleichbar. Die Bezeichnung der Bewegungsrichtungen ist uneinheitlich. Da die bisher übliche Terminologie durch die *International Federation of Societies for Surgery of the Hand* (IFSSH 2001) verändert wurde, sind im Folgenden beide Versionen aufgeführt ► **Abb. 6.77**.

Horizontale Achse

► **Abb. 6.78**

Die Bewegungsachse für die Flexion und Extension verläuft von radial nach ulnar durch den distalen Bereich des Os trapezium.

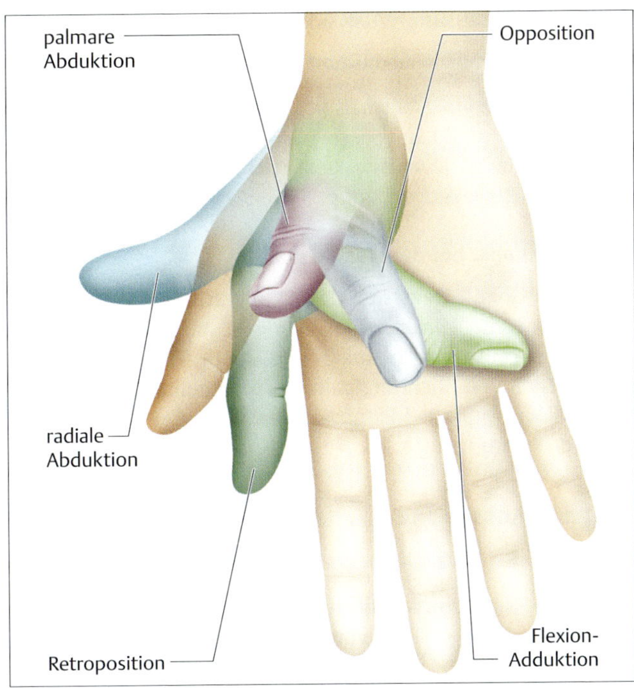

Abb. 6.77 Bewegungsbezeichnungen des Daumens nach der International Federation of Societies for Surgery of the Hand (FSSH).

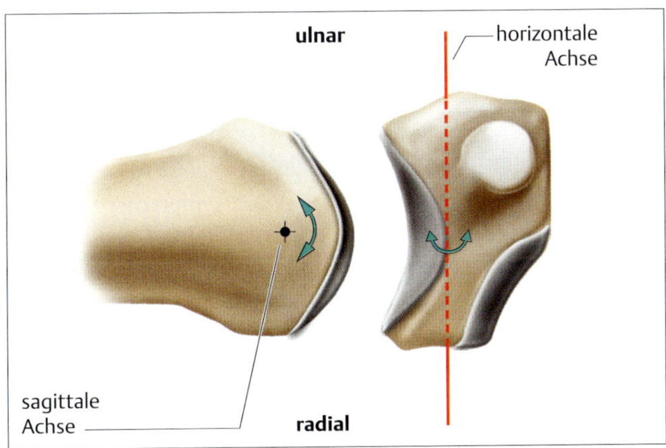

Abb. 6.78 Horizontale und sagittale Achse des Daumensattelgelenks.

Flexion und Extension ▸ Abb. 6.79

IFSSH: Flexion/radiale Abduktion

Das aktive Bewegungsausmaß beträgt bei Flexion und Extension 20°/0°/45° und kann passiv um weitere 5° erhöht werden. Das Endgefühl ist jeweils fest-elastisch, da der Kapsel-Band-Apparat die Bewegungen stoppt.

Gelenkmechanik bei der Flexion

Bei der Flexion bewegt sich das Os metacarpale parallel zur Handinnenfläche. Für diese Bewegung ist die Gelenkfläche an der Basis metacarpalis I konkav und damit findet ein gleichsinniges Gleiten in Richtung palmarer Daumenseite bzw. ulnarer Handkante statt. Bei Extension geschieht dies in entgegengesetzter Richtung.

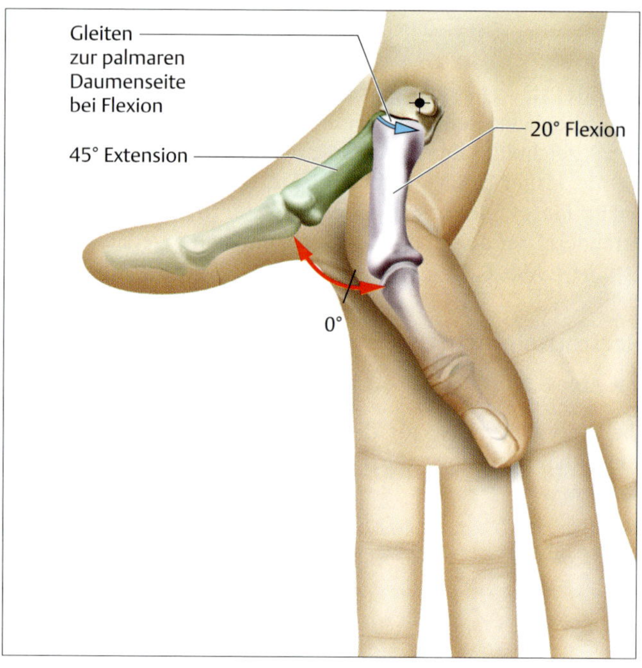

Abb. 6.79 Flexions- und Extensionsbewegungen.

Sagittale Achse

▸ **Abb. 6.78**

Die Achse für Abduktion und Adduktion geht durch das Os metacarpale I und verläuft von der volaren zur dorsalen Daumenfläche.

Abduktion und Adduktion ▸ Abb. 6.80

IFSSH: palmare Abduktion/Adduktion

Das aktive Bewegungsausmaß beträgt bei Abduktion und Adduktion 45°/0°/0° und kann passiv um weitere 5° erhöht werden. Das Endgefühl ist jeweils fest-elastisch, da der Kapsel-Band-Apparat die Bewegungen stoppt.

Gelenkmechanik bei der Abduktion

Bei der Abduktion bewegt sich die Basis metacarpalis I in einem Winkel von 60° von den Fingern weg. Die Gelenkfläche an der Basis metacarpalis ist von der radialen zur ulnaren Daumenseite konvex geformt. Deshalb erfolgt bei der Abduktion ein Gleiten der Basis zur ulnaren Daumenseite bzw. in Richtung dorsaler Handfläche. Das entspricht einem gegensinnigen Gleitverhalten zur Bewegung des Os metacarpale.

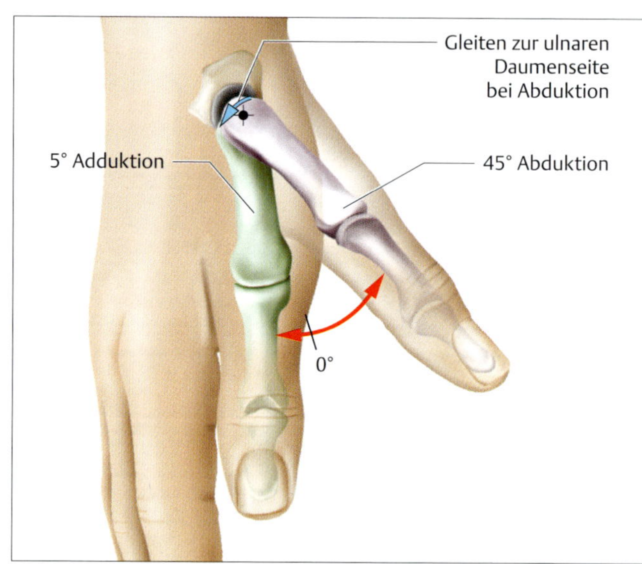

Abb. 6.80 Abduktions- und Adduktionsbewegungen.

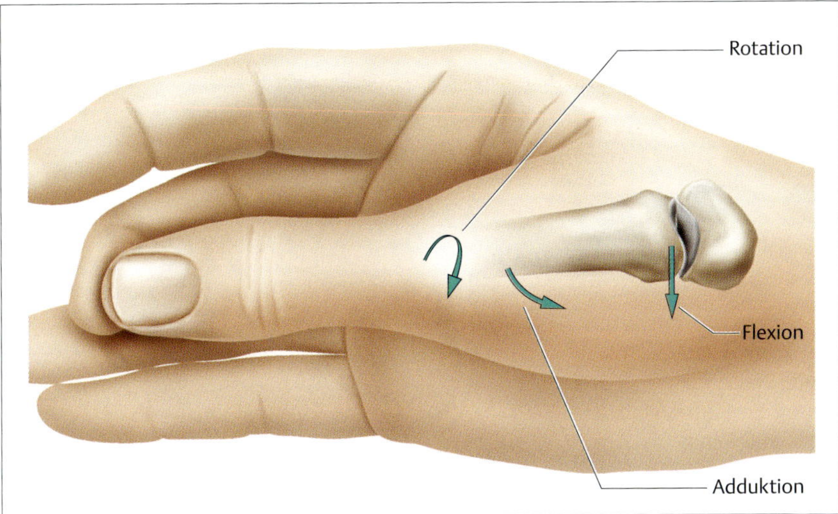

Abb. 6.81 Opposition.

Achse für die Opposition

Die Festlegung einer Bewegungsachse für die Opposition ist nicht möglich, da es sich um eine Mischbewegung handelt.

Opposition ▸ Abb. 6.81

Es findet eine Koppelung von Flexion und Adduktion mit einer axialen Rotation statt. Dabei verdreht sich die Basis gegenüber dem Os trapezium um etwa 20 – 30°. Die Bewegung ist nur unter Aufhebung des Gelenkflächenschlusses möglich. Das bedeutet, die Gelenkflächen werden in dieser Stellung inkongruent. In der Endstellung sind die kraftaufnehmenden Flächen sehr klein, was die Belastung um ein Vielfaches erhöht.

Reduktion

Als Reduktion wird das Zurückführen des Daumens aus der Opposition bezeichnet.

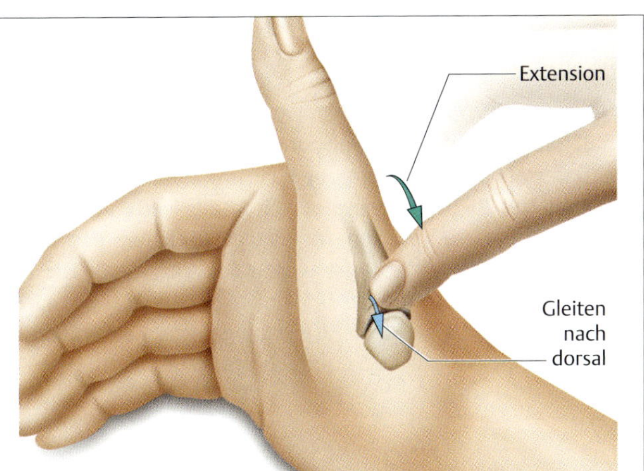

Abb. 6.82 Palpation der Bewegungen im Daumensattelgelenk.

PRAXISTIPP

Palpieren des Gleitverhaltens ▸ Abb. 6.82
Das Gleitverhalten der Basis metacarpalis I ist gut zu palpieren. Bei Flexion und Extension liegt der Palpierfinger auf der Dorsalseite des Daumens unmittelbar proximal der Basis. Die konkave Basis metacarpalis verschiebt sich bei Extension gegen den palpierenden Finger und entfernt sich bei Flexion. Für die Ab- und Adduktion liegt der Finger an der radialen Daumenseite unmittelbar distal des Gelenks. Das konvexe Gleitverhalten findet für die Adduktion nach radial statt und drückt sich gegen den palpierenden Finger. Bei der Abduktion entfernt sich die Basis und gleitet nach ulnar.

KLINISCHER BEZUG

Rhizarthrose
Eine Instabilität des Daumensattelgelenks über einen längeren Zeitraum kann zu einer dorsalen und radialen Subluxation des Daumens führen. Knorpeldestruktionen und Schmerzen bedingen eine Bewegungseinschränkung im Gelenk, und es entsteht der Pollex adductus. Diese Stellung wird durch eine Hyperextension im Daumengrundgelenk und eine Flexion im Interphalangealgelenk kompensiert, um das Greifen zu erhalten. Alle belastenden Bewegungen, vor allem aber die Opposition, sind sehr schmerzhaft. Ein festes Zugreifen ist kaum möglich, die Kraft vermindert und bei Bewegungen ein Gelenkreiben zu hören. Bei einer schweren Rhizarthrose wird eine Ersatzprothese eingesetzt oder eine Arthrodese in leichter Flexion vorgenommen.

6.4.2 Art. metacarpophalangealis pollicis

Das Daumengrundgelenk unterscheidet sich von denen der Finger. Es ist ein Eigelenk.

Knöcherne Strukturen

▶ Abb. 6.83, ▶ Abb. 6.84

Caput metacarpale

Das Caput metacarpale I ist breit ausgezogen und konvex geformt. Es hat 2 asymmetrisch geformte Kondylen, zwischen denen eine kleine Rinne in dorsopalmarer Richtung verläuft. In dorsopalmarer Richtung weisen die Kondylen eine ausgeprägtere Krümmung auf als in radioulnarer Richtung. Die überknorpelte Fläche des Caput metacarpale I ist auf der palmaren Seite nach proximal ausgezogen. Dort liegen ein radiales und ulnares Sesambein, die bei Bewegungen auf der Gelenkfläche gleiten. Die Knorpeldicke liegt bei etwa 1 mm.

Basis phalangis

Die Basis der Grundphalanx ist kräftig ausgebildet und geht nach distal in eine kurze Diaphyse über. Sie ist sowohl in dorsopalmarer als auch radioulnarer Richtung konkav geformt. In dorsopalmarer Richtung befindet sich in der Mitte eine kleine Leiste, die in die Rinne am Metakarpalköpfchen passt. Die überknorpelte Gelenkfläche ist wesentlich kleiner als die des proximalen Partners und ca. 0,5 mm dick. An der palmaren Kante der Basis ist eine kleine dreieckig geformte ***Faserknorpelplatte*** befestigt, die etwa 0,5 cm nach proximal reicht.

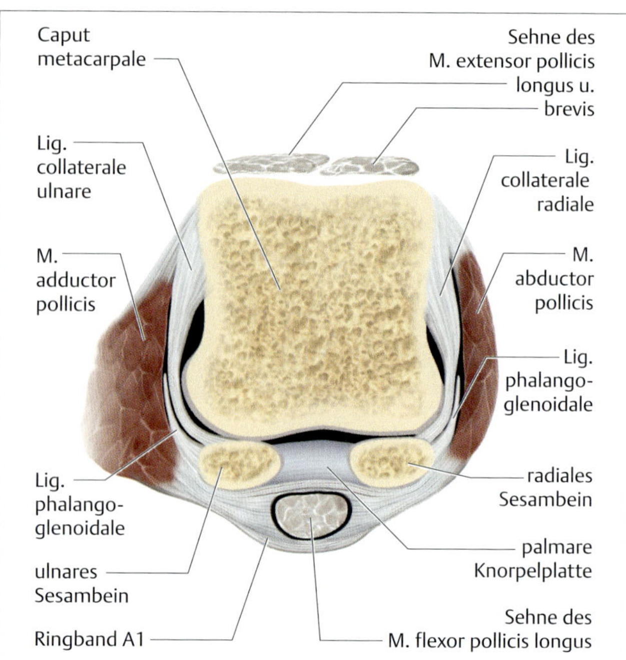

Abb. 6.84 Art. metacarpophalangealis I (transversaler Schnitt in Höhe des Caput metacarpale).

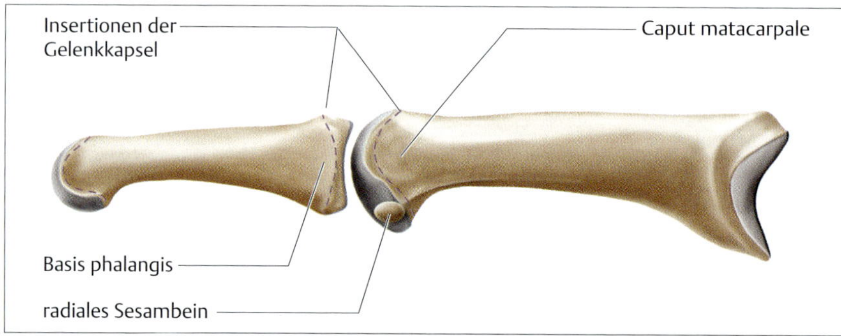

Abb. 6.83 Caput metacarpale und Basis phalangis pollicis.

Gelenkkapsel

▶ Abb. 6.84, ▶ Abb. 6.85

Die Insertionen beider Membranen befinden sich am Caput metacarpale an der Knochen-Knorpel-Grenze etwas von der Basis der Grundphalanx entfernt. Von der dorsalen Kapsel geht eine meniskusartige Ausstülpung in das Gelenk hinein. Da außer Fett- und Synovialgewebe auch Faserknorpelanteile zu finden sind, wird sie als dorsale Platte bezeichnet. Die palmare Knorpelplatte ist dreieckig geformt und besteht hauptsächlich aus Faserknorpelanteilen. Beide Platten sind in die Gelenkkapsel integriert. Die Kapsel bildet dorsal und palmar kleine Recessus aus. Radial und ulnar ist auf der palmaren Seite je ein Sesambein eingelassen. Auf der dorsalen Seite ist der M. extensor pollicis brevis mit der Kapsel verwachsen. Palmar befestigen Ringbänder die Sehne des M. flexor pollicis longus an der Knorpelplatte und verbinden sich mit der Membrana fibrosa. Seitlich wird die Kapsel durch die Kollateralbänder verstärkt.

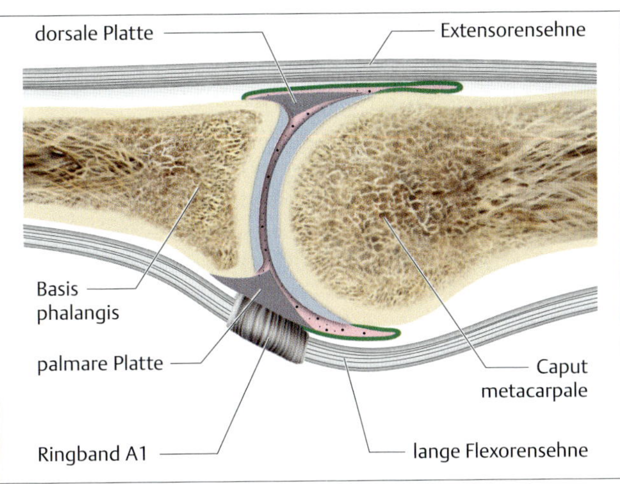

Abb. 6.85 Art. metacarpophalangealis I (Längsschnitt).

Bänder

▶ Abb. 6.86

Ligg. collaterale radiale et ulnare pollicis

Die radialen und ulnaren Bänder teilen sich in 2 Faserzüge. Das eigentliche Kollateralband wird als ***Lig. collaterale proprium*** bezeichnet. Es ist am Caput metacarpale und der Basis der Grundphalanx fixiert und verläuft schräg von dorsal-proximal nach palmar-distal.

Der 2. Faseranteil, ***Lig. collaterale accessorium,*** entspringt etwas palmarer neben dem Lig. collaterale proprium und zieht nach palmar an das radiale bzw. ulnare Sesambein. Außerdem verbinden sich einige Fasern mit der palmaren Knorpelplatte.

Lig. phalangoglenoidale

Das Band liegt oberflächlich und entspringt dorsal auf der radialen und ularen Seite der Basis phalangis. Es verläuft über dem Kollateralband nach proximal und palmar. Dort endet es jeweils an einem Sesambein und verbindet sich mit einigen Fasern mit der palmaren Knorpelplatte.

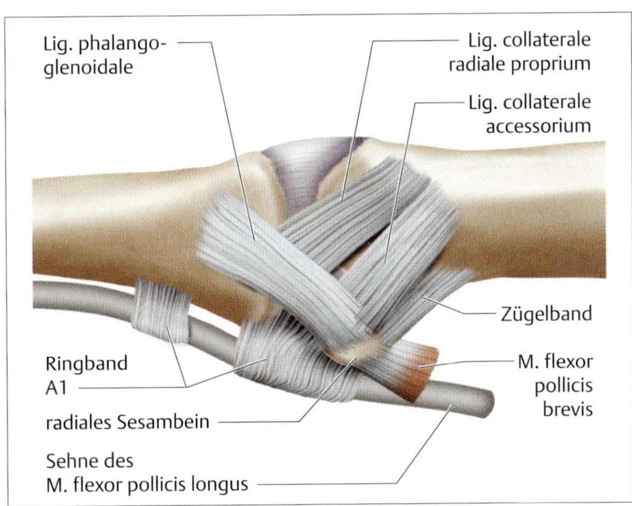

Abb. 6.86 Radiale Bänder im Metakarpophalangealgelenk I.

FUNKTIONELLER HINWEIS

Funktionen der Kollateralbänder
Durch die unterschiedlichen Verläufe der Kollateralbänder erfolgt sowohl in Extension als auch in maximaler Flexion eine Spannungszunahme, wodurch das Gelenk in beiden Stellungen seitlich stabil ist. In leichter Flexion sind alle Faserbündel entspannt, was seitliche und Drehbewegungen ermöglicht, wie sie z. B. das Ergreifen von Gegenständen erfordert.

Zügelung der Ossa sesamoidea ▸ Abb. 6.87, ▸ Abb. 6.88
Durch die unterschiedliche Zugrichtung der Ligg. phalangoglenoidale und collaterale accessorium werden die Sesambeine regelrecht gezügelt. Außerdem tragen dazu kleine Bänder bei, die von den Sesambeinen zu den palmaren Metakarpalen ziehen. Die oberflächlichste Verspannung geschieht durch seitliche Zügel der Dorsalaponeurose, die sich mit ihnen verbinden. Zwischen beiden Sesambeinen liegt die palmare Knorpelplatte, mit deren äußeren Rändern sie ebenso wie mit dem Ringband A1 verwachsen sind. Durch die Zügelungseinrichtung bieten die Ossa sesamoidea den beiden am ulnaren Sesambein inserierenden Köpfen des M. adductor pollicis und den an das radiale Sesambein ziehenden Mm. flexor pollicis brevis und abductor pollicis ein Punctum fixum.

KLINISCHER BEZUG

Skidaumen ▸ Abb. 6.89
Der sogenannte Skidaumen entsteht bei einem Sturz durch das abrupte Abstützen mit dem Skistock. Der Daumen wird im Metakarpophalangealgelenk in Richtung Abduktion und Extension gezogen und das ulnare Seitenband verletzt. Auch durch ein gewaltsames Abspreizen des Daumens durch einen Ball, bei einem Fahrradsturz und beim Selbstverteidigungssport kann ein gleichartiger Unfallmechanismus auftreten. Das ulnare Kollateralband kann überdehnt oder teilrupturiert sein. Daneben kann eine vollständige Ruptur mit knöchernem Ausriss vorkommen. Im ungünstigsten Fall luxiert das Daumengrundgelenk. Da der Sehnenansatz des M. adductor pollicis über dem Seitenband verläuft, kann er sich in das Gelenk einschlagen ***(Stener-Läsion)*** und so die Bewegungen sowie die Heilung des Bandes blockieren.

In der Akutphase ist das Gelenk dick und sehr schmerzhaft. Nach Abklingen der Schwellung findet sich eine deutliche ulnare Seitenbandinstabilität mit Subluxation und Hyperextension im Daumengrundgelenk. Der ulnare Gelenkanteil ist bis zu 30° aufklappbar. Das Greifen, besonders der Spitz- und Flaschengriff, ist nicht möglich. Eine Überdehnung und eine Teilruptur lassen sich mit Ruhigstellen in einer Schiene behandeln. Bei Totalruptur ist eine Refixierung nötig.

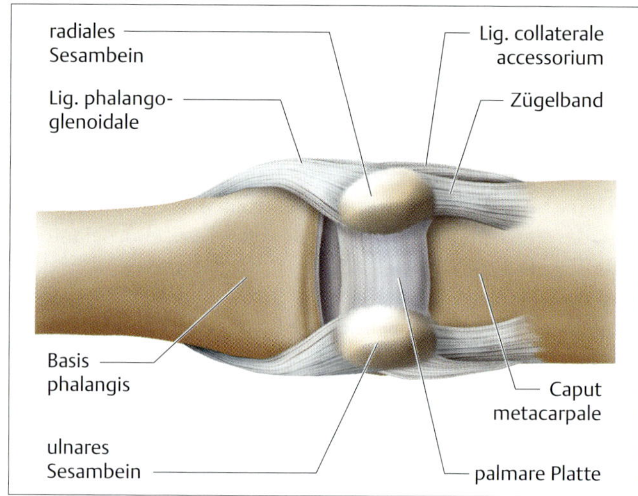

Abb. 6.87 Zügelung der Sesambeine durch Bänder.

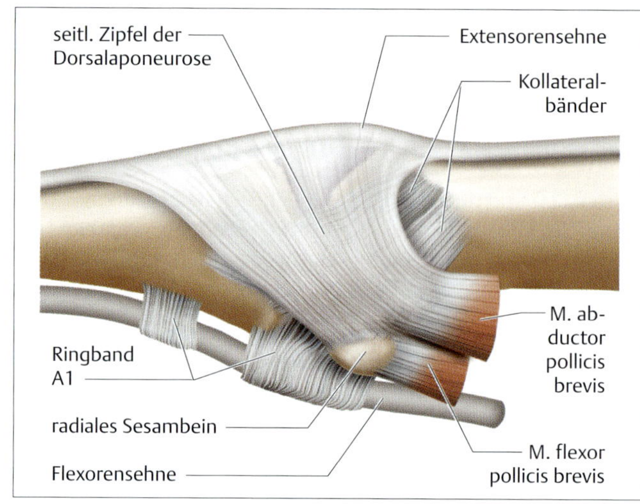

Abb. 6.88 Zügelung des radialen Sesambeins durch die Dorsalaponeurose.

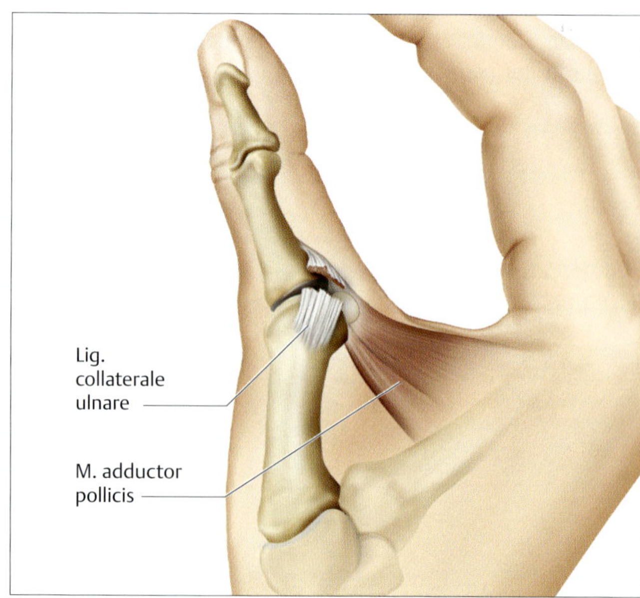

Abb. 6.89 Ruptur des ulnaren Kollateralbands im Daumengrundgelenk.

PRAXISTIPP

Stabilitätstest bei Bandruptur ▸ **Abb. 6.90**
Bei Verdacht auf eine Ruptur des ulnaren Kollateralbands am Daumengrundgelenk muss die seitliche Stabilität getestet werden. Bei fixiertem Os metacarpale wird in leichter Flexionsstellung im Grundgelenk passiv die Abduktion durchgeführt. In der Regel lässt sich das Gelenk etwa 10° aufklappen. Bei einer Ruptur des ulnaren Kollateralbands kann die Aufklappbarkeit 30° und mehr betragen.

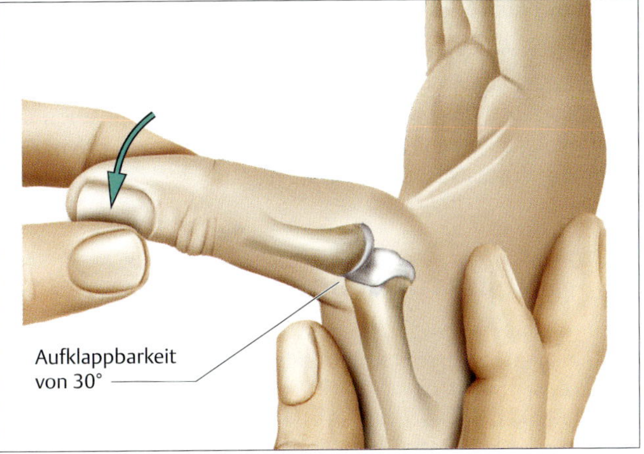

Abb. 6.90 Stabilitätstest für das ulnare Kollateralband des Daumengrundgelenks.

Achsen und Bewegungen

Die Flexion und Extension sind die ausgeprägtesten Bewegungen im Metakarpophalangealgelenk. Geringer sind sowohl Seitwärtsbewegungen als auch Rotation möglich.

Horizontale Achse

▸ **Abb. 6.91**

Die Achse für die Flexions-/Extensionsbewegungen verläuft von radial nach ulnar und liegt im Caput metacarpale. Sie wandert bei zunehmender Flexion leicht bogenförmig von dorsal nach palmar.

Flexion und Extension

Das aktive Bewegungsausmaß beträgt bei Flexion und Extension 50°/0°/5° und kann passiv um weitere 5° erhöht werden. Das Endgefühl ist jeweils fest-elastisch, da der Kapsel-Band-Apparat die Bewegungen stoppt.

Gelenkmechanik bei Flexion

Für die Flexionsbewegung ist die Gelenkfläche an der Basis der Grundphalanx konkav und am Caput metacarpale konvex. Das bedeutet, dass die Basis bei Flexionsbewegungen nach palmar gleitet.

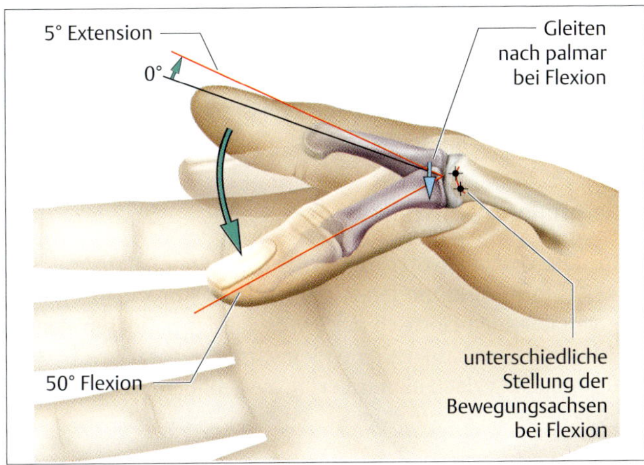

Abb. 6.91 Verlauf der horizontalen Achse im Daumengrundgelenk sowie Flexions- und Extensionsbewegungen.

Sagittale Achse

▸ **Abb. 6.92**

Die Achse für die Ab- und Adduktion verläuft von dorsal nach palmar und liegt im Metakarpalköpfchen.

Abduktion und Adduktion

Die Bewegungen sind nur passiv und geringgradig zwischen 5° und 10° möglich. Das Endgefühl ist jeweils fest-elastisch, da der Kapsel-Band-Apparat die Bewegungen stoppt.

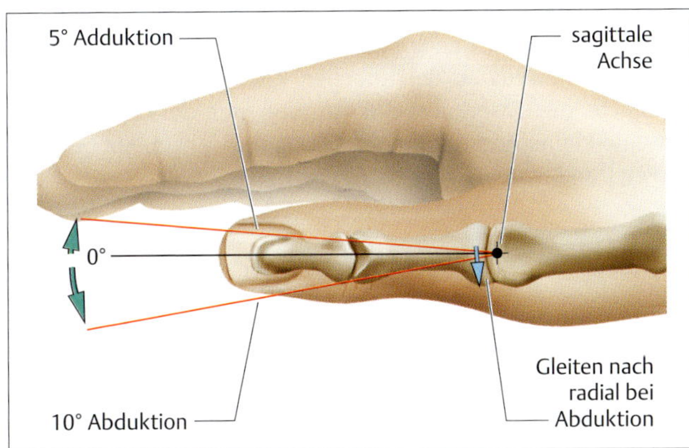

Abb. 6.92 Verlauf der sagittalen Achse im Daumengrundgelenk sowie Ab- und Adduktionsbewegungen.

Longitudinale Achse

Die Achse entspricht der Schaftachse der Grundphalanx. Um sie sind geringfügige Rotationsbewegungen möglich.

Rotation ▸ **Abb. 6.93**

Um mit der größtmöglichen palmaren Daumenfläche zu greifen, setzt sich die im Daumensattelgelenk beginnende Rotation nach distal fort. Das bedeutet, dass sich bei der Opposition die Grundphalanx zu den Fingern hin (also nach innen) dreht. Das Bewegungsausmaß ist sehr gering.

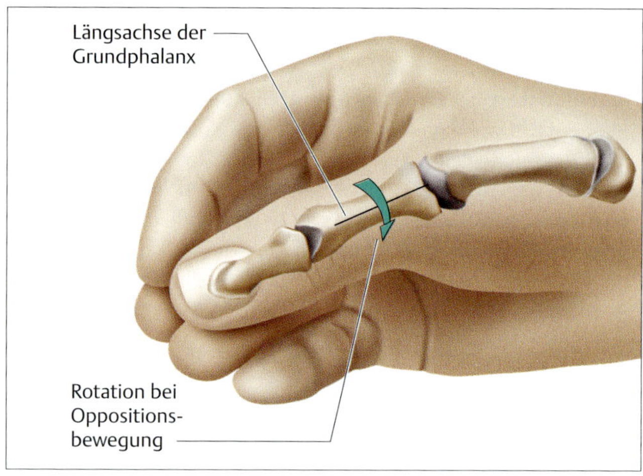

Abb. 6.93 Rotationsbewegung bei Opposition.

6.4.3 Art. interphalangealis pollicis

Das Interphalangealgelenk des Daumens ist ein Scharniergelenk.

Knöcherne Strukturen

▸ **Abb. 6.94**

Caput phalangis proximalis

Das Caput der Grundphalanx bildet die proximale Gelenkfläche. Es ist konvex geformt und endet mit 2 asymmetrischen Kondylen, da der ulnare Kondylus etwas dicker ist. Sie werden durch eine kleine Rinne getrennt.

Basis phalangis distalis

Der distale Gelenkpartner ist die Basis der Endphalanx. Sie ist konkav geformt und mit einer kleinen in dorsopalmarer Richtung verlaufenden Leiste in der Mitte. An der palmaren Kante der Mittelphalanxbasis ist eine kleine, im Gegensatz zum Metakarpophalangealgelenk nur gering ausgebildete ***Faserknorpelplatte*** befestigt.

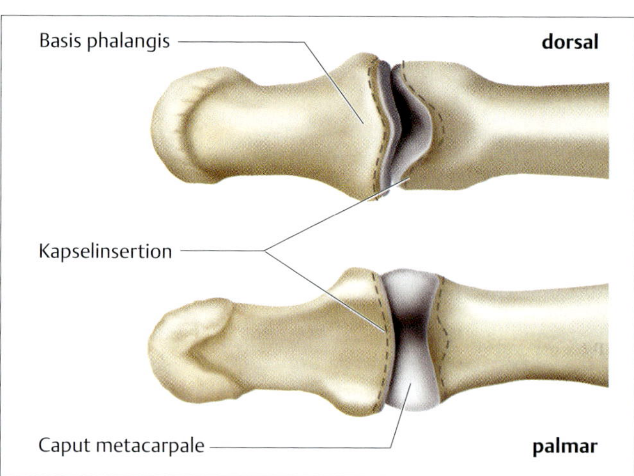

Abb. 6.94 Gelenkpartner der Art. interphalangealis pollicis.

Gelenkkapsel

▸ **Abb. 6.95**

Am Interphalangealgelenk des Daumens bildet die Gelenkkapsel sowohl dorsal als auch palmar kleine Recessus. Die Insertionen sind jeweils an der Knochen-Knorpel-Grenze bzw. an der Spitze der Faserknorpelplatte. Von der dorsalen Kapsel geht eine kleine Ausstülpung in das Gelenk hinein. Sie besteht aus Fett- und Synovialgewebe.

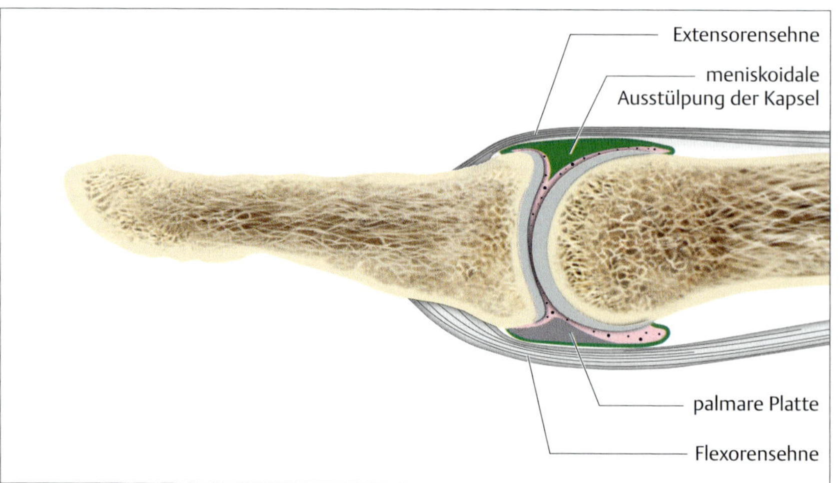

Abb. 6.95 Gelenkkapsel der Art. interphalangealis pollicis.

Bänder

▶ Abb. 6.96

Ligg. collaterale ulnare et radiale

Die Kollateralbänder sind jeweils dorsal am Caput phalangis proximalis fixiert. Sie ziehen schräg nach distal an die palmare Basis der Endphalanx. Sie werden bei Flexion gespannt und entspannen sich bei Extension.

Lig. collaterale accessorium

Auf der radialen und ulnaren Seite ist das Band jeweils am Caput phalangis, proximal und palmar des Kollateralbands fixiert. Beide Bänder werden nach distal hin breiter und sind am ulnaren und radialen Rand der Faserknorpelplatte befestigt. Mit einigen Fasern verbinden sie sich mit dem distalen Ringband, das die Flexorensehne an der Knorpelplatte fixiert. Bei Flexion geraten sie unter Spannung.

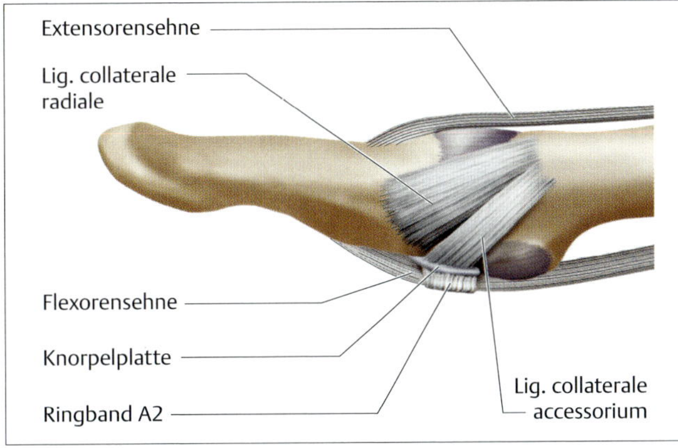

Abb. 6.96 Bänder der Art. interphalangealis pollicis.

Achsen und Bewegungen

Horizontale Achse

▶ Abb. 6.97

Die Bewegungsachse liegt im Caput phalangis der Grundphalanx. Sie verläuft von radial nach ulnar. Ebenso wie im Metakarpophalangealgelenk verlagert sie sich aufgrund der Krümmung des Caput bei zunehmender Flexion von dorsal nach palmar, sodass mehrere Achsen aneinandergereiht einen leichten Bogen bilden.

Flexion und Extension

Das aktive Bewegungsausmaß beträgt bei Flexion und Extension 80°/0°/5 – 10° und kann passiv etwas erhöht werden. Das Endgefühl ist jeweils fest-elastisch, da der Kapsel-Band-Apparat die Bewegungen stoppt.

Gelenkmechanik bei Flexion

Bei der Flexion gleitet die Basis phalangis gegenüber dem konvexen proximalen Gelenkpartner nach palmar.

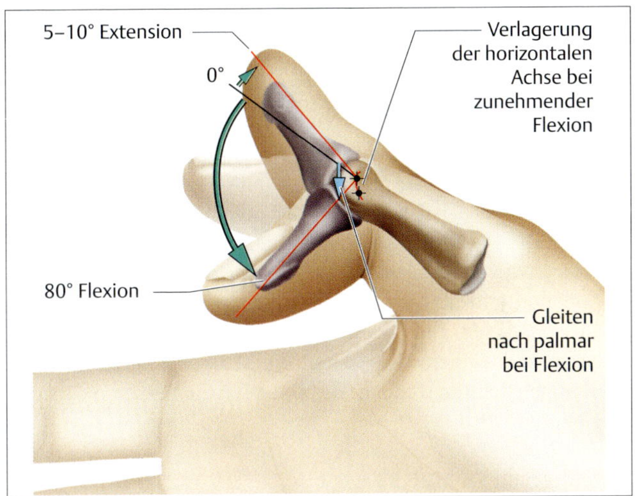

Abb. 6.97 Verlauf der horizontalen Achse im Interphalangealgelenk des Daumens sowie Flexions- und Extensionsbewegungen.

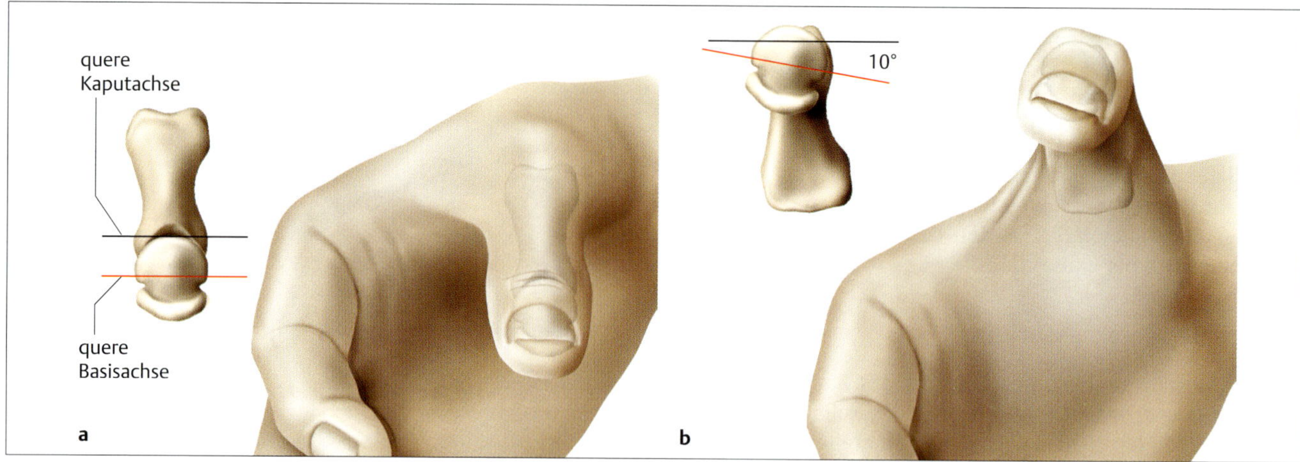

Abb. 6.98 Bedeutung der Kondylendicke für die Greiffunktion.

FUNKTIONELLER HINWEIS

Kombinierte Flexion und Rotation ▸ Abb. 6.98
Durch die unterschiedlich dicken Kondylen gerät das ulnare Kollateralband bei der Flexion eher unter Spannung als das radiale. Das bedeutet, dass die Bewegung im radialen Gelenkanteil größer ist. Bedingt dadurch entsteht eine rotatorische Bewegung und die Orientierung der Daumeninnenfläche zu den Fingern hin. Die Endphalanx erscheint, von distal gesehen, zu den Fingern hin gekippt. Es ist die Fortsetzung der bisherigen Rotationstendenz des Daumens zur besseren Greiffunktion

Greifformen ▸ Abb. 6.99 a, b, c
Für das Greifen sind ein normales Bewegungsausmaß, gute Koordination und Sensibilität von Hand, Finger und Daumen unersetzlich. Es gibt folgende unterschiedliche Greiffunktionen:

- ***Bidigitale Griffe*** sind Präzisionsgriffe (z. B. ***Schlüsselgriff***), die von einem Finger und dem Daumen ausgeführt werden. Sie dienen dazu, kleinste Gegenstände zu greifen und zu halten.
- Beim ***pluridigitalen Griff*** werden der Daumen und mehrere Finger eingesetzt: der tridigitale Griff, um Flaschen aufzudrehen und zum Schreiben, der tetradigitale und pentadigitale Griff setzen alle Finger ein, um größere Gegenstände flächig zu halten bzw. zum Aufdrehen größerer Gläser.
- Beim ***Handflächengriff*** kommt zusätzlich zu den Fingern und dem Daumen die Handfläche zum Einsatz.

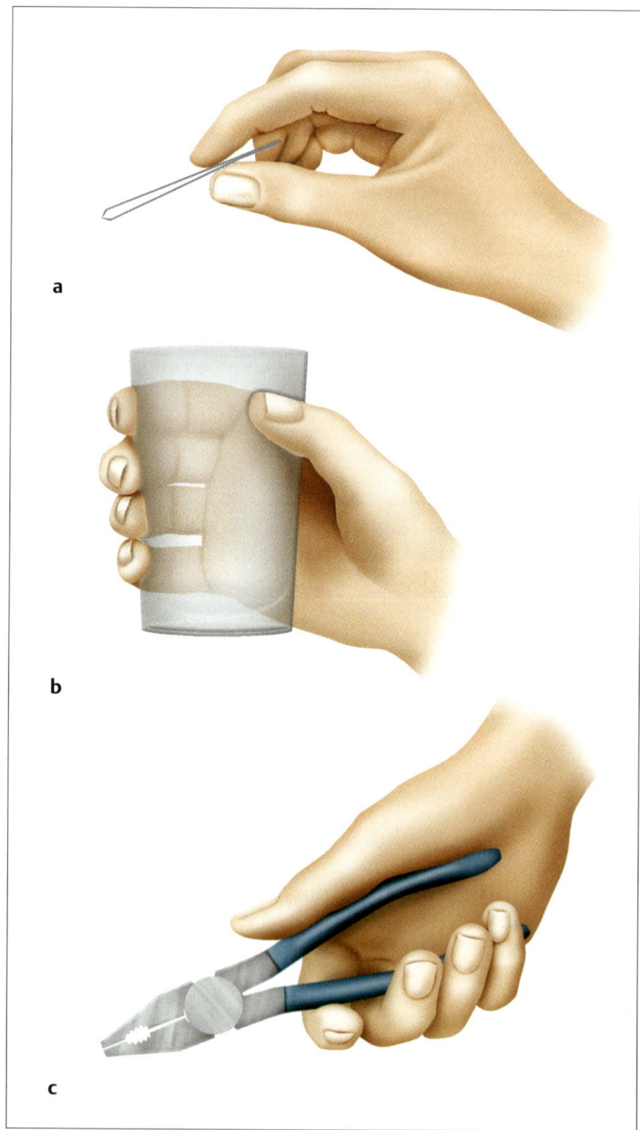

Abb. 6.99 Verschiedene Greifformen.
a Präzisionsgriff
b Handflächengriff
c Pluridigitaler Griff

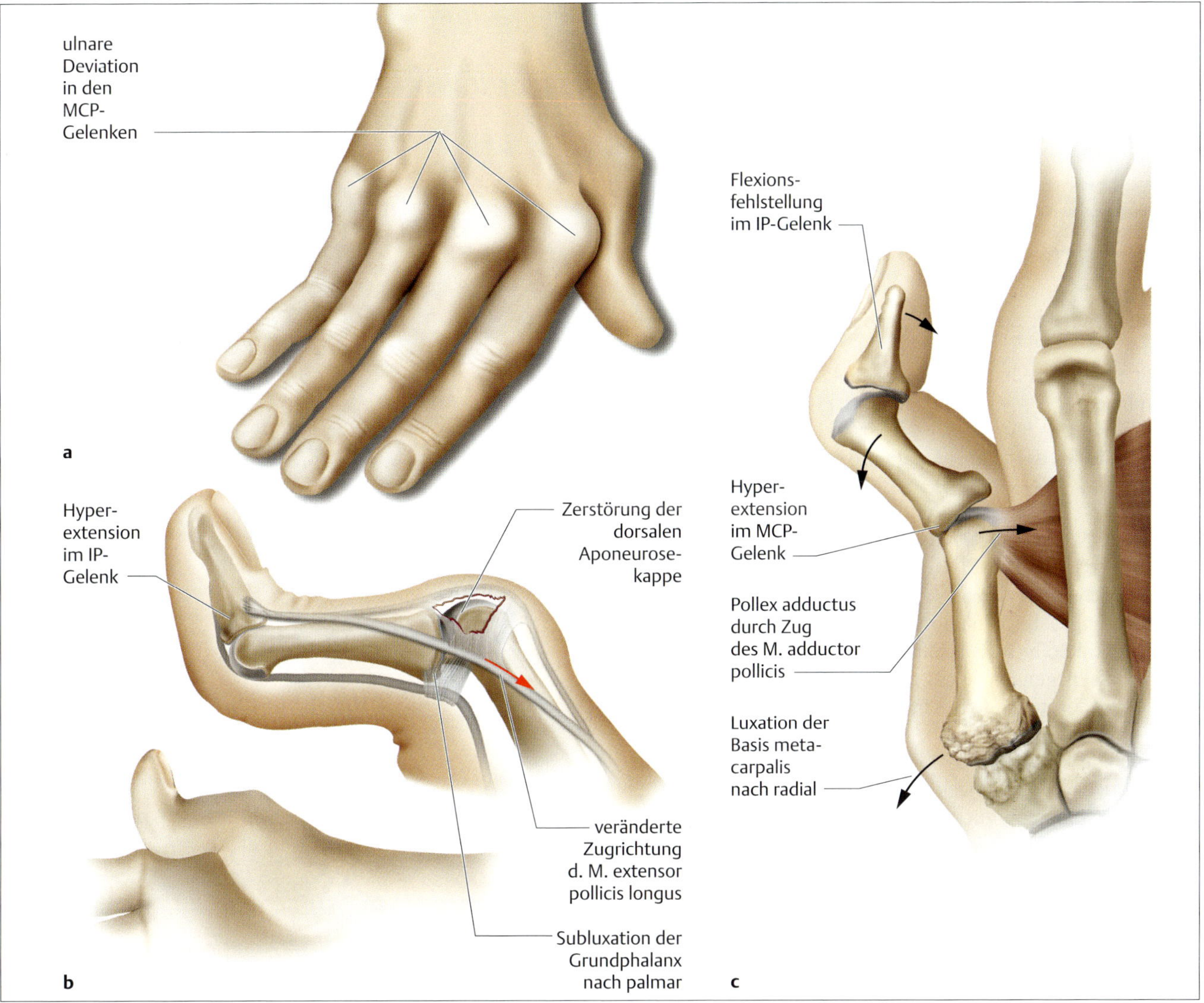

Abb. 6.100 Veränderungen der Hand bei rheumatoider Arthritis.
a Ulnare Deviation in den MCP-Gelenken
b 90-90-Deformität des Daumens
c M-Deformität des Daumens

KLINISCHER BEZUG

Rheumatoide Arthritis ▸ **Abb. 6.100 a, b, c**
Die rheumatoide Arthritis befällt am häufigsten die Handgelenke und die Finger.

Die synoviale Proliferation ruft unterschiedliche Phänomene hervor: knöcherne Erosionen, Destruktionen der Bandsysteme, Kapseldeformierungen sowie Läsionen von Sehnen- und Sehnengleitgewebe. Aufgrund dieser Veränderungen kann die sogenannte ***Handskoliose*** bzw. ***Zick-Zack-Deformität*** entstehen. Infolge der Zerstörung des ulnokarpalen Komplexes subluxiert die Sehne des M. extensor carpi ulnaris nach palmar. Das Handgelenk verschiebt sich gegen den Unterarm im Sinne einer Supination und durch das Überwiegen der radialen Handextensoren stellt sich die Hand in eine radiale Inklination mit ulnarer Translation ein.

Bedingt durch die Synovialitiden und starken Deformierungen sowie als Kompensation zur radialen Stellung des Carpus entsteht die ***ulnare Deviation*** in den Metakarpophalangealgelenken.

Die häufigste Fehlstellung des Daumens ist die ***Knopflochdeformität***, auch 90-90- oder Z-Deformität genannt. Die Veränderung beginnt mit einer Synovialitis des MCP-Gelenks, was aufgrund der Lockerung des Kapsel-Band-Apparats und veränderter Zugrichtung des M. extensor pollicis longus zu einer Subluxation der Grundphalanx nach palmar führt. Durch den Zug des M. extensor pollicis longus und als Kompensation, um greifen zu können, gerät die Endphalanx in eine Extension.

Eine ***M- bzw. Schwanenhalsdeformität*** des Daumens beginnt mit einer Synovialitis im Daumensattelgelenk. Diese bewirkt eine Gefügestörung zwischen Os trapezium und der Metakarpalen, da die Basis metacarpalis nach radial luxiert. Unter anderem wird das durch die Retraktion der Aponeurose des M. adductor pollicis verursacht, der das Caput metacarpale zu den Fingern zieht. Die Fehlstellung ist der Pollex adductus. Um das Greifvermögen zu erhalten, entwickeln sich in der Folge eine Hyperextension im Metakarpophalangealgelenk und eine Flexionsfehlstellung im Interphalangealgelenk.

Das funktionelle Defizit in der Handgelenk- und Fingerfunktion belastet die Rheumatiker sehr, da es ihre Selbstversorgung stark beeinträchtigt.

6.5 Muskulatur

6.5.1 Muskulatur der Hand

Flexoren

M. flexor carpi ulnaris ▶ Abb. 6.101, ▶ Abb. 6.102

Ursprung:
- Caput humerale: Epicondylus medialis humeri, Fascia antebrachii;
- Caput ulnare: medialer Rand des Olekranons, Margo posterior ulnae.

Ansatz: Hamulus ossis hamati, palmare Basis ossis metacarpalis V.

Innervation: N. ulnaris (C 7 –Th 1).

Verlauf und Besonderheiten:
- Im Ursprungsbereich am dorsalen ulnaren Ellenbogen bilden die beiden Köpfe einen Schlitz, durch den der N. ulnaris aus dem dorsal liegenden Sulcus nervi ulnaris nach palmar zieht.
- Das Os pisiforme ist als Sesambein in die Sehne eingelagert.

Triggerpunkte ▶ **Abb. 6.103**: 1 Triggerpunkt in der Mitte des Muskelbauchs etwa 1 Handbreit distal des Epikondylus. Er überträgt Schmerzen zur ulnaren palmaren Handgelenkfalte mit Ausstrahlungen zum Hypothenar.

Funktionen:
- **Palmarflexion** und **ulnare Abduktion** im Handgelenk.
- Schwache **Ellenbogenflexion**.

M. palmaris longus ▶ Abb. 6.101

Ursprung: Epicondylus medialis.

Ansatz: Palmaraponeurose.

Innervation: N. medianus.

Verlauf und Besonderheiten:
- Er liegt in der oberflächlichen Schicht der volaren Unterarmmuskeln zwischen M. flexor carpi ulnaris und M. flexor carpi radialis und verläuft über das Retinaculum flexorum.
- Der Übergang in seine lange Endsehne liegt in Höhe der Unterarmmitte.

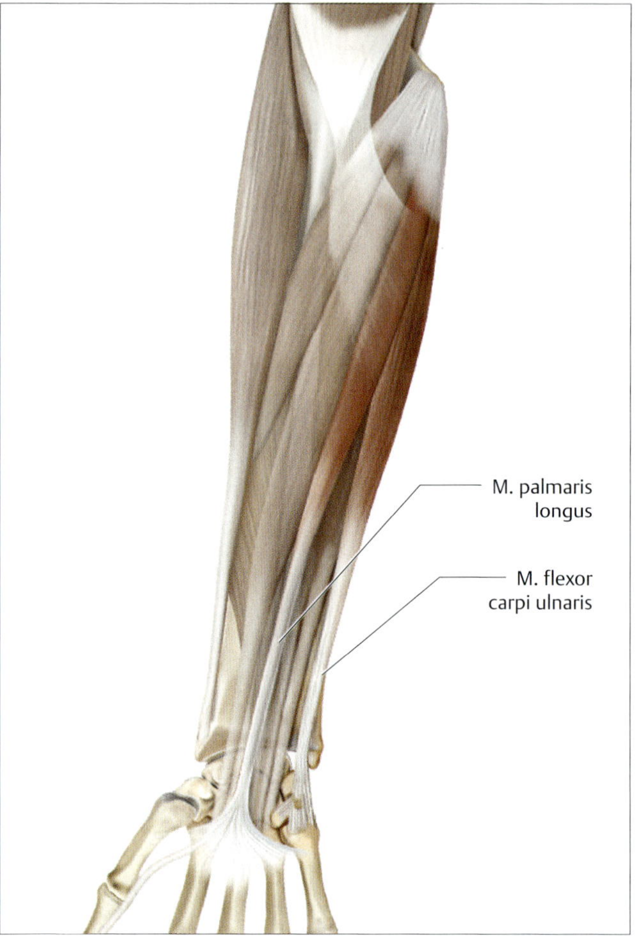

Abb. 6.101 M. flexor carpi ulnaris und M. palmaris longus.

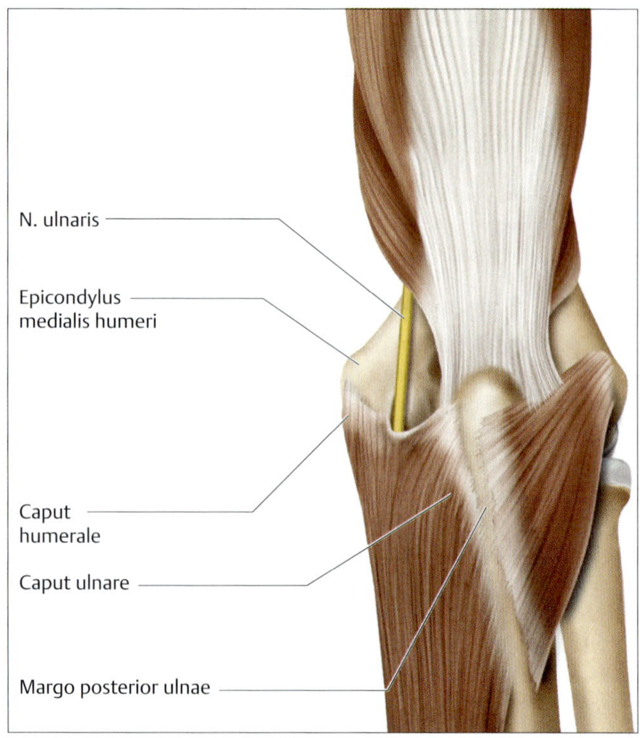

Abb. 6.102 Ursprung des M. flexor carpi ulnaris (Ansicht von dorsal).

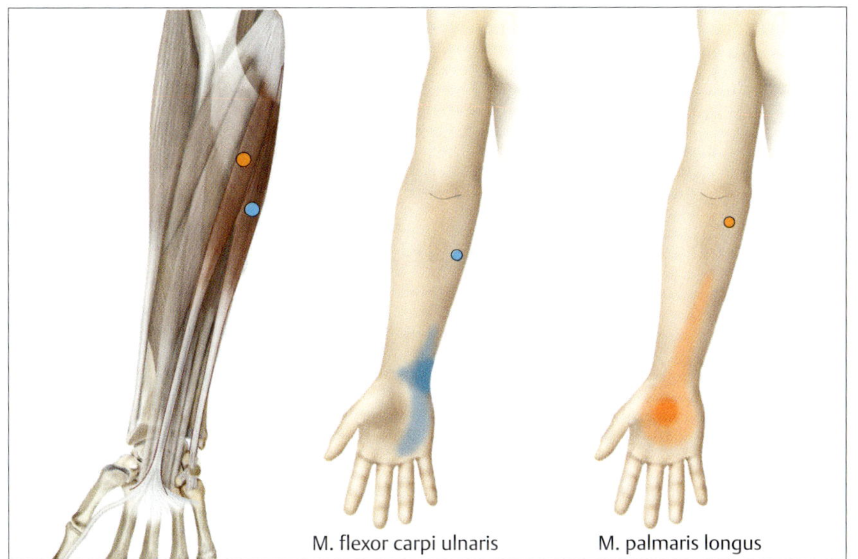

Abb. 6.103 M. flexor carpi ulnaris und M. palmaris longus mit Triggerpunkten und Schmerzausstrahlungen.

Triggerpunkte ▸ **Abb. 6.103**:
Triggerpunkt 1 liegt etwa 3 Querfinger vom Ursprung entfernt mitten im Muskelbauch. Er überträgt einen oberflächlichen Schmerz entlang des Muskels mit besonderer Schmerzhaftigkeit über der Mitte der Palmaraponeurose.

Funktionen:
- **Spannt** die Palmaraponeurose.
- Unterstützt die **Palmarflexion**.

Aponeurosis palmaris

▸ **Abb. 6.104**

Die Palmaraponeurose liegt an der Handinnenfläche und ist eine fächerförmig ausgebreitete und feste Bindegewebsplatte. Sie besteht aus 2 Schichten, deren Fasern unterschiedlich ausgerichtet und verflochten sind.

Die tiefe dünne Schicht, ***Fasciculi transversi***, besteht aus quer verlaufenden Faserzügen, die in die Faszien der Ursprünge von Hypothenar- und Thenarmuskulatur einstrahlen. Sie stellt die Fortsetzung des M. palmaris brevis dar, ist aber auch bei fehlendem Muskel vorhanden.

Die oberflächliche Schicht mit longitudinalen Faserzügen, ***Fasciculi longitudinales***, ist sehr fest und dick. Die Fasern werden vom M. palmaris longus gebildet und verlaufen nach distal bis in das Lig. metacarpeum transversum superficialis. Einzelne Fasern ziehen weiter, vereinigen sich mit den proximalen Ringbändern und finden ihre Fortsetzung bis zum Kapsel-Band-Apparat der Fingergrundgelenke. Allerdings sind sie hier sehr dünn, nur noch spärlich vorhanden und mit der Fingerhaut verwachsen.

Die Aponeurose ist durch kleine fibröse Bündel mit der Subkutis verwachsen und unterkammert das subkutane Fettgewebe, weshalb nur minimale Hautverschiebungen im Hohlhand- und Fingerbereich möglich sind.

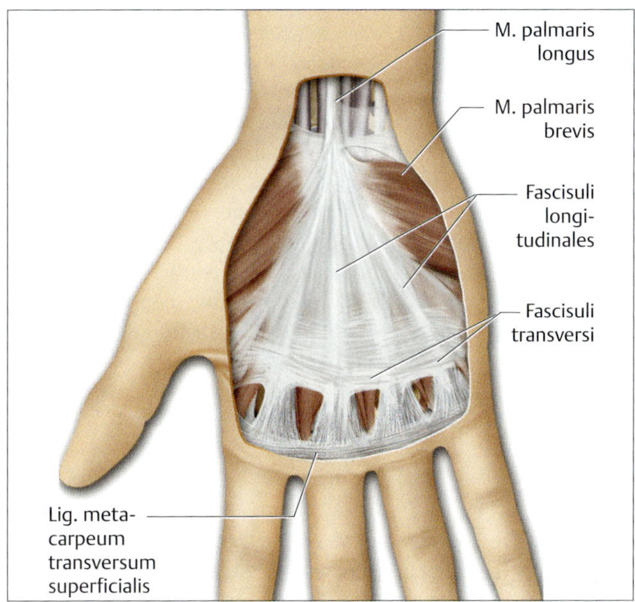

Abb. 6.104 Palmaraponeurose.

Funktionen

Die Palmaraponeurose unterstützt die Handwölbung. Sie ermöglicht Das Fixieren von Gegenständen zwischen den Fingen und in der Hohlhand. Außerdem schützt sie die Weichteile der Hohlhand gegen äußere Druckeinwirkungen.

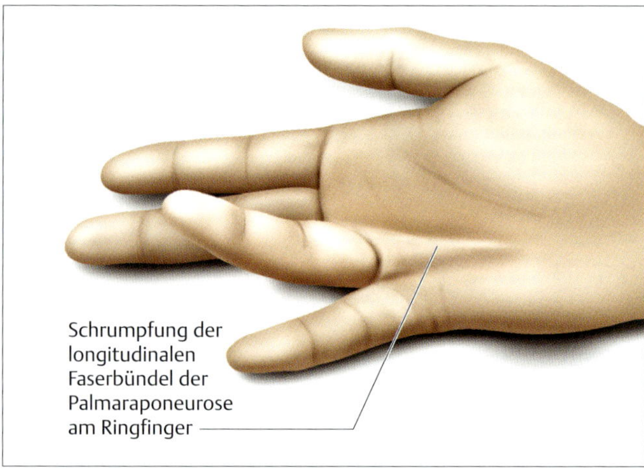

Abb. 6.105 Morbus Dupuytren.

KLINISCHER BEZUG

Dupuytren-Kontraktur ▸ Abb. 6.105
Eine Fibrosierung und Schrumpfung der Palmaraponeurose, die vor allem die longitudinal ausgerichteten Faserbündel betreffen, führen zur Ausbildung von derben Knoten und Störungen. Diese werden als Dupuytren-Kontraktur bezeichnet. Die eigentliche Ursache ist bislang nicht geklärt, gelegentlich lässt sich jedoch eine genetische Disposition feststellen. Männer sind häufiger betroffen als Frauen.

Zuerst macht sich in der Regel eine Verhärtung einiger Stränge der Palmaraponeurose im Bereich der 4. und 5. Metakarpalen bemerkbar. Im weiteren Verlauf wird das Zufassen mit dem Ring- und Kleinfinger schwierig, und die zunehmende Beugekontraktur der Finger macht Probleme bei der Handpflege und vielen Handreichungen im täglichen Leben.

Eine Einteilung in 4 Erkrankungsstadien erfolgt entsprechend dem Streckdefizit. Dabei wird der Grad der Beugekontraktur aller Gelenke eines betroffenen Fingers addiert.

Die Indikation zur operativen Therapie richtet sich in der Regel nach dem Streckverlust eines oder mehrerer Finger. Wenn dieser mehr als 30° beträgt und die Patienten über Schmerzen klagen oder ausgeprägte Hauteinziehungen aufweisen, wird eine partielle Fasziektomie mit möglichst vollständiger Entfernung des betroffenen Gewebes durchgeführt. Die Rezidivrate ist sehr hoch.

PRAXISTIPP

Konservative Therapie bei M. Dupuytren
Eine länger bestehende Flexionskontraktur der Gelenke, vor allem des Metakarpophalangealgelenks im betroffenen Finger lassen Extensionseinschränkungen erwarten. Intensives Massieren und Dehnen der Flexorensehnen sind wichtig, da sie in verkürzter Stellung stehen. Den Patienten werden Eigenmassagen und -dehnungen gezeigt, die sie mehrmals am Tag wiederholen sollen. Außerdem müssen Gelenktechniken und das Umsetzen der erreichten Bewegungen in Handbewegungen des täglichen Lebens erfolgen.

M. flexor carpi radialis ▸ Abb. 6.106 a, b

Ursprung: Epicondylus medialis humeri mit dem Caput commune der Flexoren, Fascia antebrachii.

Ansatz: Palmare Basis ossis metacarpalis II, manchmal auch III sowie mit einer kleinen Abspaltung am Os trapezium.

Innervation: N. medianus (C 5 – 7).

Verlauf und Besonderheiten:
- Im proximalen Drittel wird sein Muskelbauch vom Lacertus fibrosus überkreuzt. Hier verläuft er oberflächlich und mittig zwischen M. pronator teres und M. palmaris longus.
- Zu Beginn des distalen Unterarmdrittels geht er in seine Endsehne über.
- Am distalen Unterarm liegt die Sehne auf einem Fettpolster, das mit den Kapsel-Band-Strukturen des Handgelenks verwachsen ist.
- Seine Sehnenscheide beginnt in Höhe der Art. radiocarpalis und endet distal des Lig. carpi transversum.
- Die Sehne verläuft unter dem Lig. carpi transversum und befindet sich damit im Karpaltunnel, ist allerdings durch ein Zwischenseptum von den anderen Sehnen getrennt. Sie verläuft unter dem First des Tuberculum ossis trapezii, wo sie einen akzessorischen Faserzug zum Os trapezium abgibt. Am distalen Ende des Karpaltunnels überkreuzt die Sehne des M. flexor pollicis longus den Muskel.

Triggerpunkte ▸ **Abb. 6.107**:
Triggerpunkt 1 liegt in der Mitte des Muskelbauchs etwa 1 Handbreit vom Epikondylus entfernt. Er überträgt Schmerzen zur Mitte der palmaren Handgelenksfalte mit geringeren Schmerzausstrahlungen in den distalen Unterarm und Hohlhandbereich.

Funktionen:
- **Palmarflexion** und **radiale Abduktion** im Handgelenk.
- Schwache **Ellenbogenflexion**.

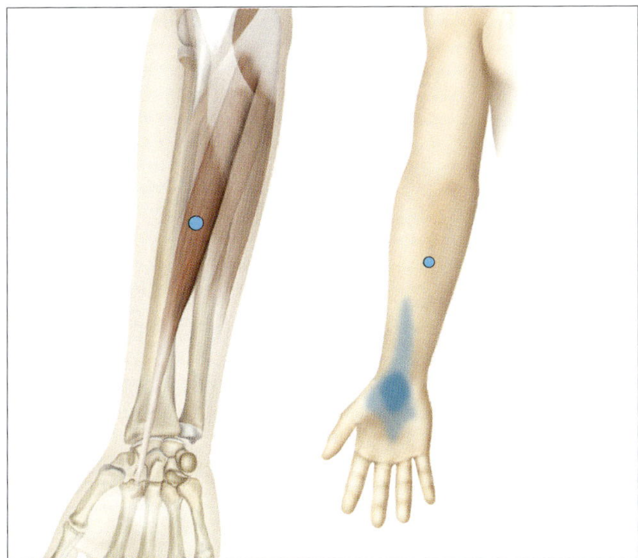

Abb. 6.107 M. flexor carpi radialis mit Triggerpunkten und Schmerzausstrahlungen.

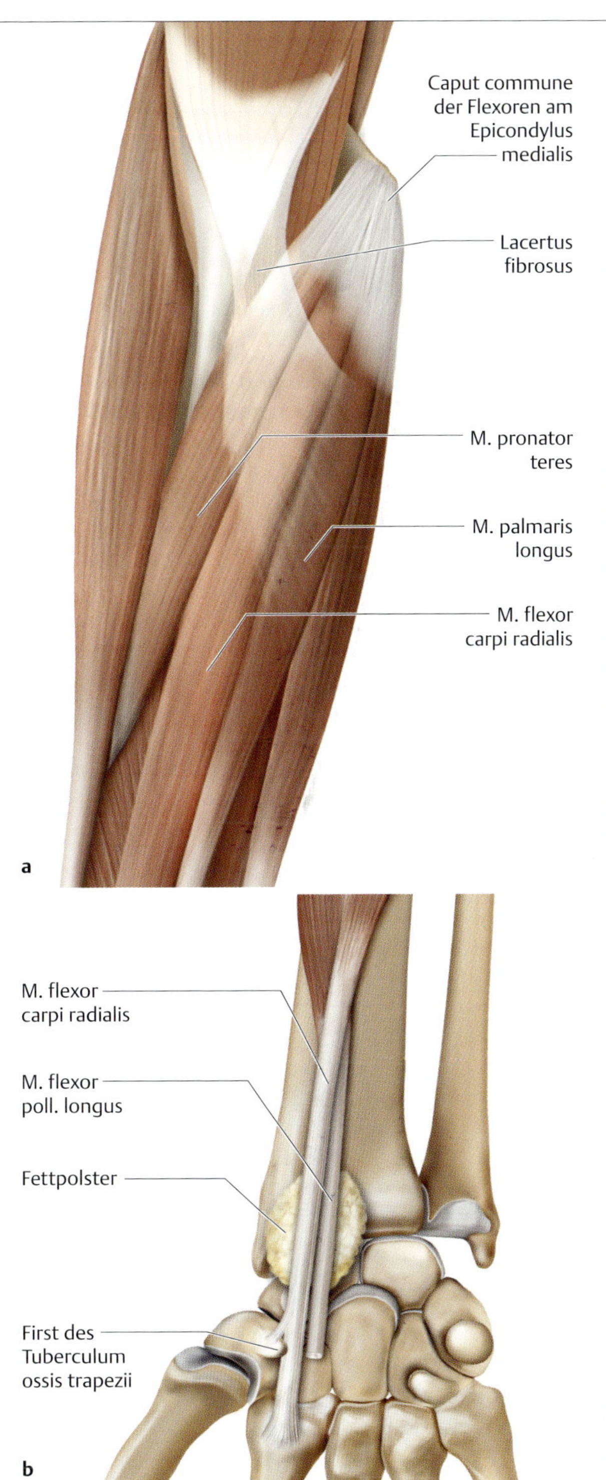

Abb. 6.106 M. flexor carpi radialis.
a Ursprung
b Ansatz

Extensoren

M. extensor carpi ulnaris ▶ Abb. 6.108

Ursprung: Epicondylus lateralis humeri, Facies dorsalis ulnae, Fascia antebrachii.

Ansatz: Dorsale Basis ossis metacarpalis V.

Innervation: N. radialis (C 7-8).

Verlauf und Besonderheiten:

- Sein Ursprung am Epicondylus liegt zwischen den Ursprüngen des M. anconeus und M. extensor digitorum.
- Er verläuft sehr weit ulnar und geht im distalen Drittel des Unterarms in seine Endsehne über.
- Seine Sehne zieht durch das dorsal-ulnar liegende 6. Sehnenfach und gehört zum ulnokarpalen Komplex.

Triggerpunkte ▶ **Abb. 6.109**:
Triggerpunkt 1 liegt im Muskelbauch etwa 1 Handbreit distal des Epicondylus lateralis mit Übertragungsschmerzen zur ulnar-dorsalen Handgelenkseite.

Funktionen:

- **Dorsalextension** und **Ulnarabduktion** im Handgelenk.
- **Stabilisation** des ulnokarpalen Bereichs.

KLINISCHER BEZUG

Caput-ulnae-Syndrom
Bei der rheumatoiden Arthritis beginnt die Deformation am häufigsten auf der ulnaren Seite. Die Sehnenscheide des M. extensor carpi ulnaris und der Kapsel-Band-Apparat des distalen Radioulnargelenks sind entzündet. Durch die Zerstörung seines Sehnenfachs und damit seiner Fixierung verlagert sich die Sehne des M. extensor carpi ulnaris über das Caput ulnae nach palmar. Dadurch wird der Muskel zum Flexor, sodass sich das Handgelenk gegenüber der Ulna im Sinne einer Supination nach palmar verlagert. Das Ulnaköpfchen erscheint dadurch prominenter, was als Caput-ulnae-Syndrom bezeichnet wird. Auf Dauer kommt es zur Destruktion des gesamten ulnokarpalen Komplexes, vor allem zur Erosion an der lateralen Seite des Ulnaköpfchens bis zum vollständigen Abbau des Proc. styloideus. Dies wiederum bewirkt einen weiteren Stabilitätsverlust des ulnokarpalen Bereichs und eine Veränderung der Kraftverteilung.

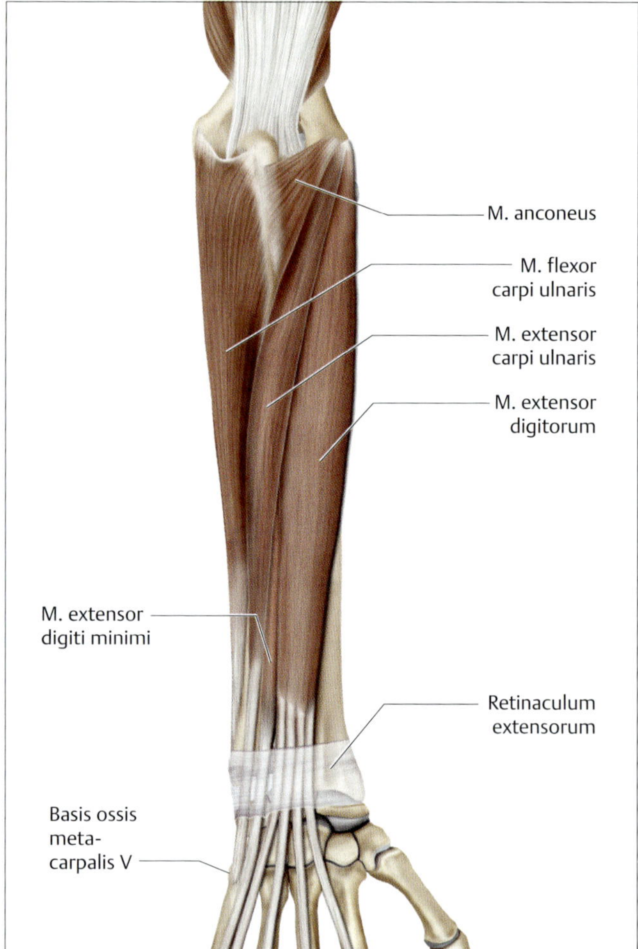

Abb. 6.108 M. extensor carpi ulnaris.

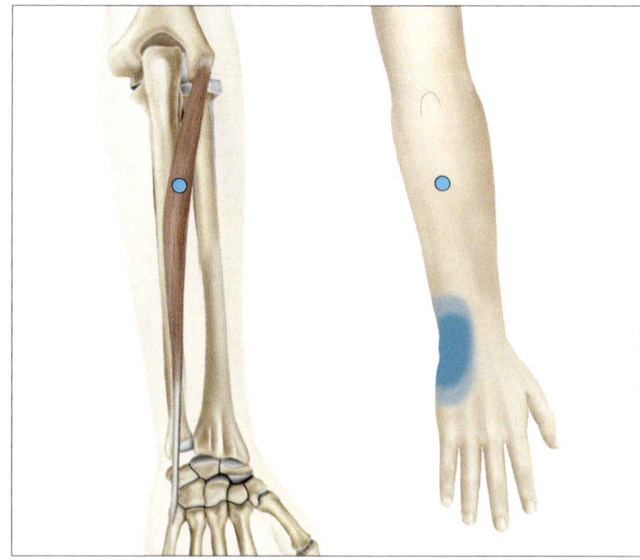

Abb. 6.109 M. extensor carpi ulnaris mit Triggerpunkten und Schmerzausstrahlungen.

M. extensor carpi radialis longus ▶ Abb. 6.110 a, b

Ursprung: Crista supracondylaris lateralis humeri, Septum intermusculare brachii.

Ansatz: Dorsale Basis ossis metacarpalis II.

Innervation: R. profundus des N. radialis (C 6 – 7).

Verlauf und Besonderheiten:
- Vor allem bei Sportarten, die eine Dorsalextension der Hand erfordern, entwickelt er kurz nach seinem Ursprung und lateral vom M. brachioradialis einen dicken Muskelbauch, der wie ein kleines Päckchen aussieht.
- Im distalen Unterarmdrittel wird er von den Mm. abductor pollicis longus et extensor pollicis brevis überkreuzt, da diese zur radialen Armseite ziehen.
- Zusammen mit der Sehne des M. extensor carpi radialis brevis zieht er unter dem Retinaculum extensorum durch das 2. Sehnenfach.

M. extensor carpi radialis brevis ▶ Abb. 6.110 a, b

Ursprung: Epicondylus lateralis humeri, Verbindung zum radialen Kollateralband und Lig. anulare radii.

Ansatz: Dorsale radiale Basis metacarpalis III.

Innervation: R. profundus des N. radialis (C 6 – 7).

Verlauf und Besonderheiten:
- Im distalen Unterarmdrittel wird er von den Daumenmuskeln des 1. Sehnenfachs überkreuzt.
- Er zieht mit der Sehne des M. extensor carpi radialis longus durch das 2. Sehnenfach.

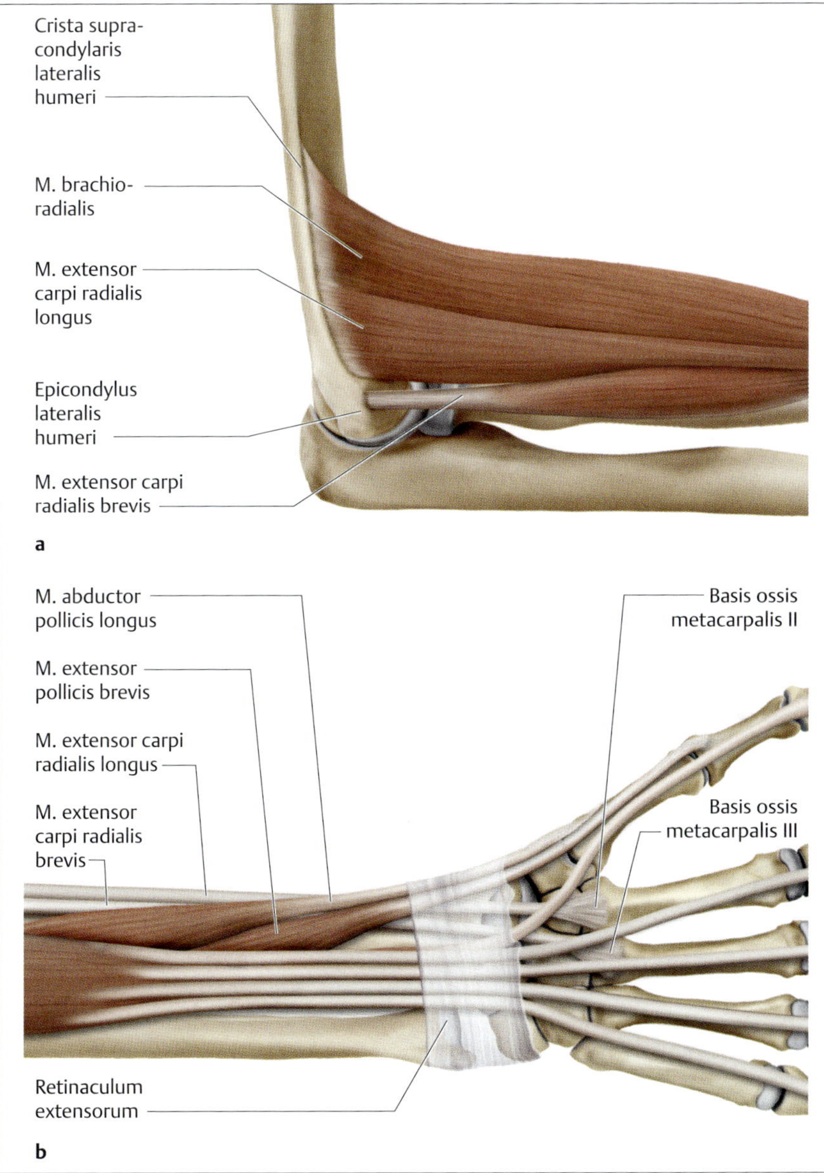

Abb. 6.110 Mm. extensores carpi radialis longus et brevis.
a Ursprung
b Ansatz

Triggerpunkte M. extensor carpi radialis longus ▸ **Abb. 6.111**: Triggerpunkt 1 liegt in Höhe des Radiusköpfchens mit einem sehr schmerzhafter Bereich um den Epicondylus lateralis herum und Schmerzausstrahlungen zum Handrücken.

Funktionen:
- **Dorsalextension** und **radiale Abduktion** im Handgelenk.
- Unterstützt die **Ellenbogenflexion** und die **Supination**.

Triggerpunkte M. extensor carpi radialis brevis ▸ **Abb. 6.111:** Triggerpunkt 1 liegt in der Mitte des Muskelbauchs etwa 3 Querfingerbreit distal vom Radiusköpfchen. Er projiziert den Schmerz zur Mitte des Handrückens und in den distalen dorsalen Unterarm.

Funktionen:
- Dorsalextension und Unterstützung der radialen Abduktion im Handgelenk.
- Schwache Ellenbogenflexion.

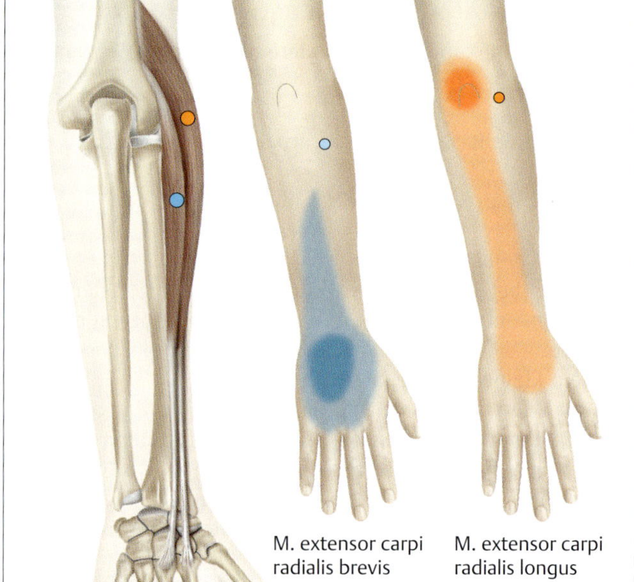

Abb. 6.111 Mm. extensores carpi radialis longus et brevis mit Triggerpunkten und Schmerzausstrahlungen.

EPICONDYLITIS LATERALIS

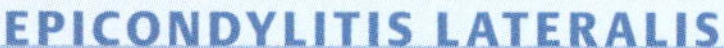

Überlastung kann eine Reizung im Ursprungsbereich der radialen Handextensoren hervorrufen, die als Tennisellenbogen bezeichnet wird (siehe Kap. 5.10).

Folgende Fingermuskeln helfen bei der Dorsalextension:
- M. extensor digitorum;
- Mm. extensores pollicis longus et brevis;
- M. extensor indicis;
- M. extensor digiti minimi.

Abduktoren

Radiale Abduktoren

Die radial der sagittalen Achse des Handgelenks verlaufende Muskeln machen eine radiale Abduktion ▸ **Abb. 6.112**:
- M. extensor carpi radialis longus;
- M. extensor carpi radialis brevis;
- M. flexor carpi radialis;
- M. extensor pollicis longus;
- M. extensor pollicis brevis;
- M. abductor pollicis longus;
- M. extensor indicis;
- M. flexor pollicis longus.

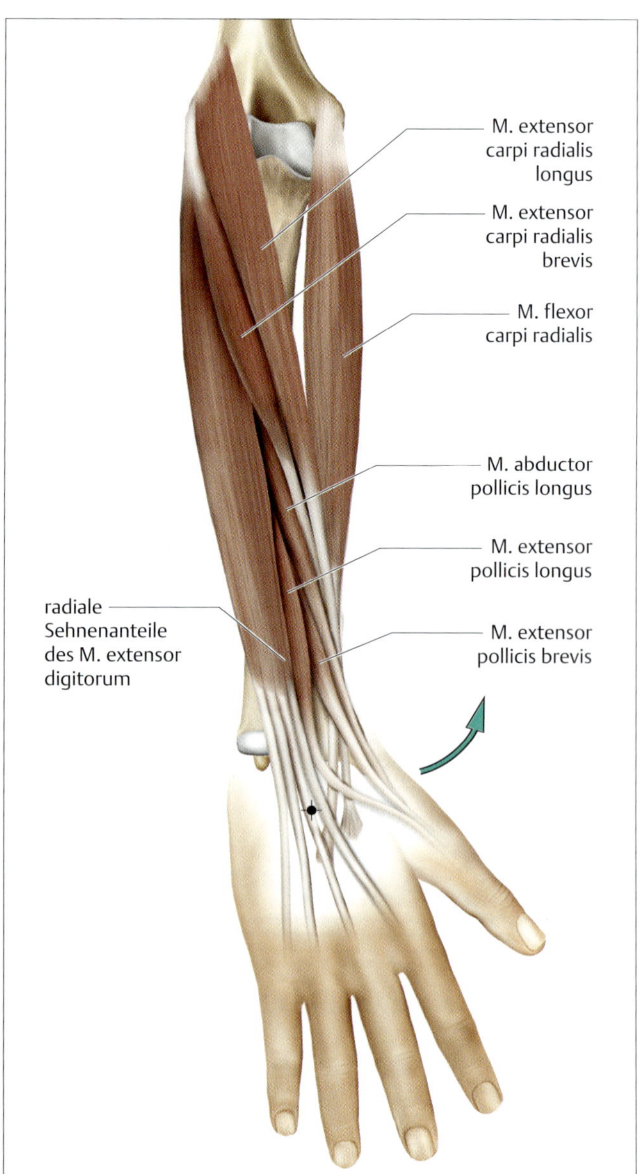

Abb. 6.112 Radiale Abduktoren. Arm in Pronationsstellung.

Ulnare Abduktoren

Die ulnar der sagittalen Achse verlaufenden Muskeln machen eine ulnare Abduktion ▸ **Abb. 6.113 a, b**:

- Dorsale Seite:
  - M. extensor carpi ulnaris;
  - M. extensor digiti minimi;
  - Ulnare Sehnenanteile des M. extensor digitorum.
- Palmare Seite:
  - M. flexor carpi ulnaris;
  - Ulnare Sehnenanteile der Fingerflexoren.

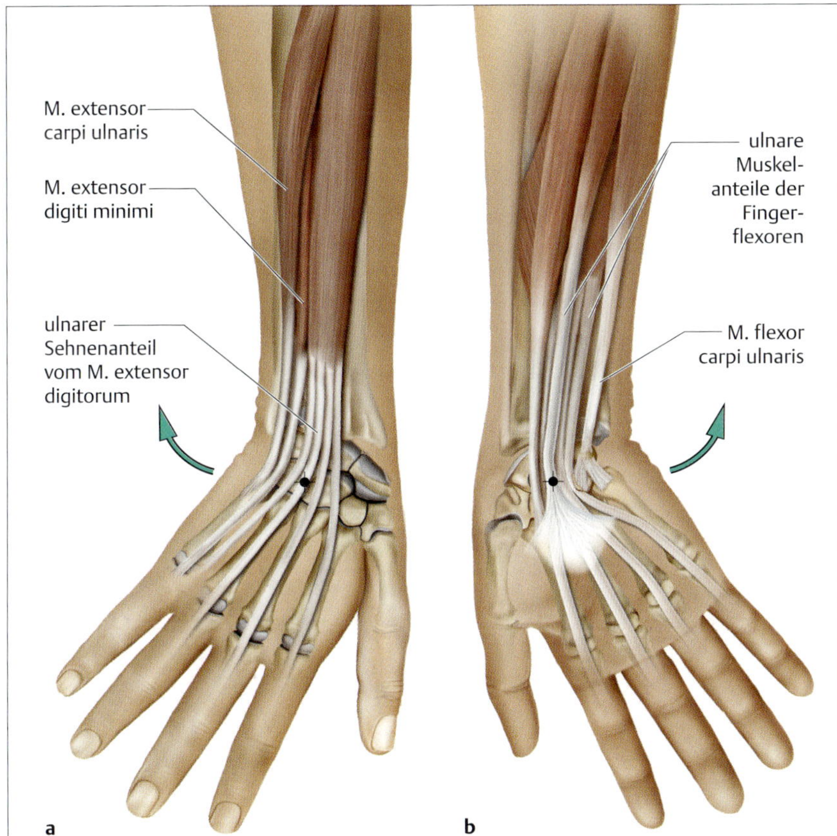

Abb. 6.113 Ulnare Abduktoren.
a Ansicht von dorsal
b Ansicht von palmar

6.5.2 Muskulatur der Finger

Flexoren

M. flexor digitorum superficialis ▶ Abb. 6.114 a, b

Ursprung:
- Caput humeroulnare: Epicondylus medialis humeri, ulnarer Kapsel-Band-Apparat, mediale Kante des Proc. coronoideus ulnae.
- Caput radiale: Radius, distal der Tuberositas radii.

Ansatz: Palmare Basen der Mittelphalangen II–V.

Innervation: N. medianus (C 7-Th 1).

Verlauf und Besonderheiten:
- Er bildet die mittlere Schicht der volaren Unterarmmuskeln.
- Caput humeroulnare und radiale bilden einen Sehnenbogen, Arcus tendineus, durch den der N. medianus nach distal zieht.
- Seine 4 Endsehnen verlaufen im Karpaltunnel.
  Kurz vor dem proximalen Interphalangealgelenk spaltet er sich in 2 Teile auf, wodurch ein Schlitz entsteht (M. perforatus), durch den die Sehne des M. flexor digitorum profundus zieht. Danach vereinigen sich die beiden Seitenzügel zur Endsehne.

Triggerpunkte ▶ **Abb. 6.115**:
- Triggerpunkt 1 liegt am ulnaren Rand des Caput radiale etwa 3 Querfingerbreit vom Ursprung entfernt mit Übertragungsschmerz zur palmaren Seite des Mittelfingers.
- Triggerpunkt 2 befindet sich in der Mitte des Caput humeroulnare etwa 1 Handbreit distal des Epicondylus medialis mit Ausstrahlungen zur Palmarseite des Ring- und Kleinfingers.

Funktionen:
- **Flexion** in den Grund- und Mittelgelenken der Finger.
- ***Palmarflexion*** im Handgelenk, geringe flexorische Wirkung im Ellenbogengelenk.

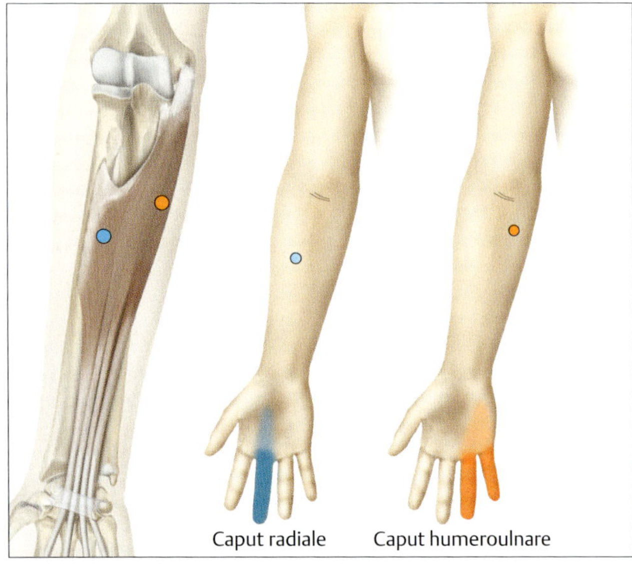

Abb. 6.115 M. flexor digitorum superficialis mit Triggerpunkten und Schmerzausstrahlungen.

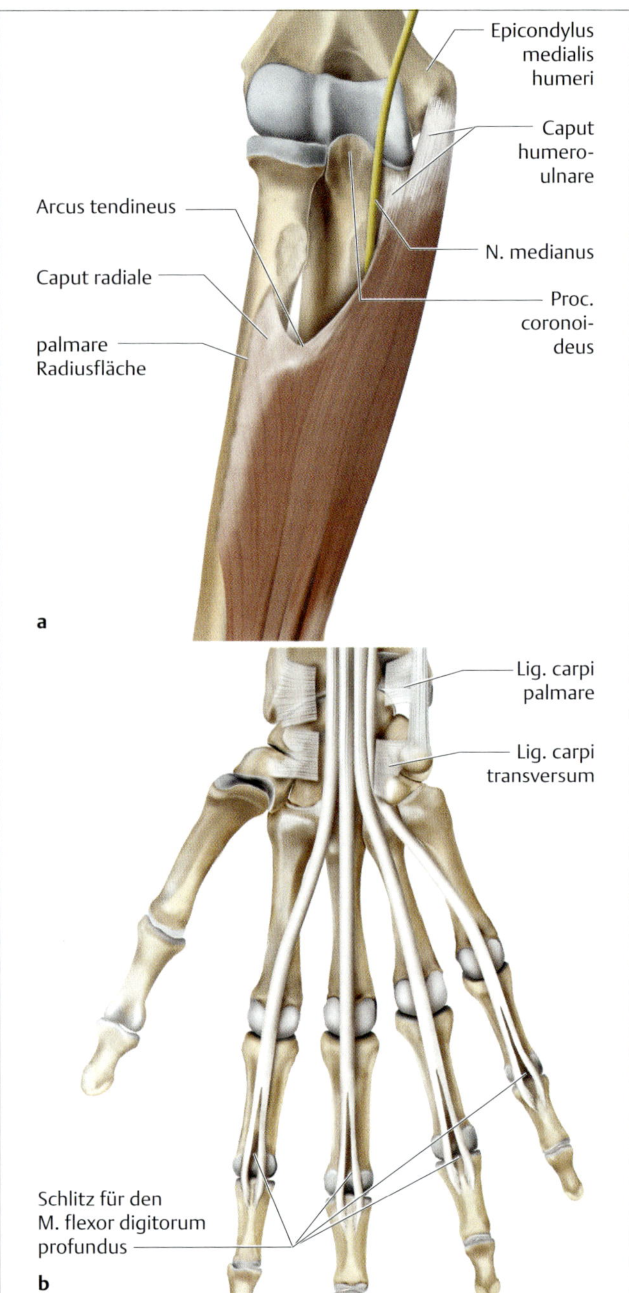

Abb. 6.114 M. flexor digitorum superficialis.
a Ursprung
b Ansatz

M. flexor digitorum profundus ▶ Abb. 6.116

Ursprung: Palmare proximale Hälfte der Ulna, Membrana interossea.

Ansatz: Palmare Basen der Fingerendphalangen.

Innervation: N. medianus (Finger I + III/IV) und N. ulnaris (Finger III/IV + V) (C 6-Th 1).

Verlauf und Besonderheiten:
- Er verläuft auf der ulnaren Seite des Unterarms und bildet proximal die tiefste Schicht der palmaren Unterarmmuskeln.
- Mit seinen 4 Endsehnen zieht er durch den Karpaltunnel und liegt direkt dem palmaren Kapsel-Band-Apparat der Handwurzelknochen auf.
- In Höhe der Grundphalangen durchstoßen seine Sehnen (M. perforans) die des M. flexor digitorum superficialis.

Triggerpunkte ▶ **Abb. 6.117**:
Jeweils 1 Triggerpunkt in der Mitte des Muskelbauches in den Fasern, die in die verschiedenen Finger ziehen. Er überträgt Schmerz in diesen Finger, vor allem in das jeweilige Metakarpophalangealgelenk.

Funktionen:
- Flexion aller Fingergelenke,
- **Palmarflexion** im Handgelenk
- ulnare Sehnenanteile **machen Ulnarabduktion**.

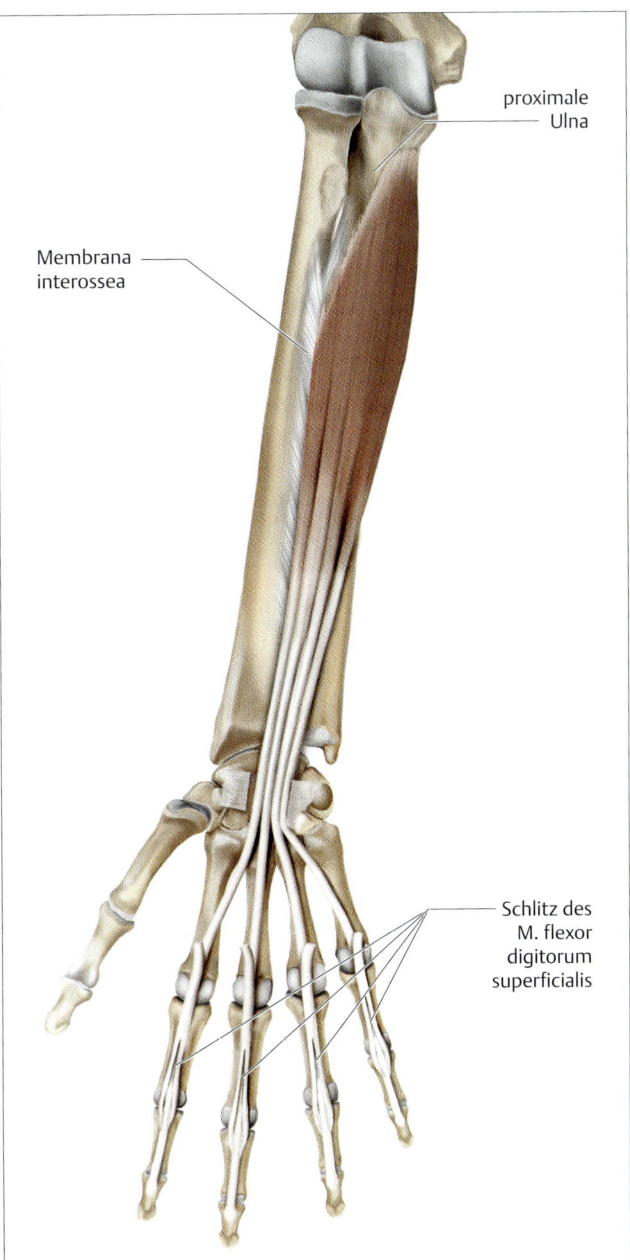

Abb. 6.116 M. flexor digitorum profundus.

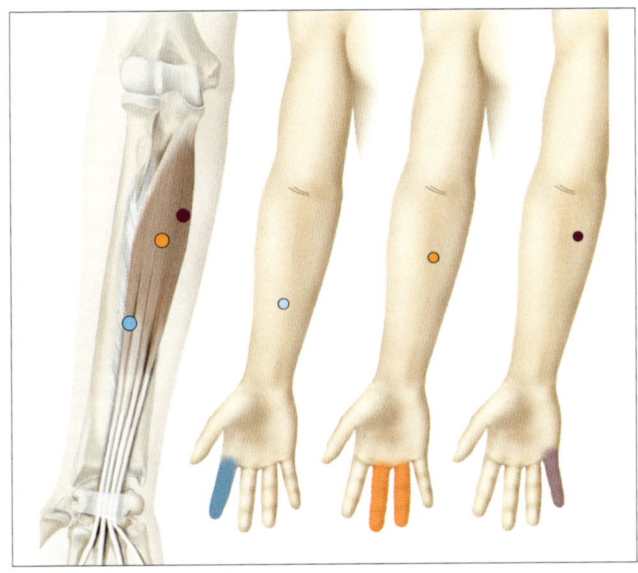

Abb. 6.117 M. flexor digitorum profundus mit Triggerpunkten und Schmerzausstrahlungen.

Vaginae synoviales der Flexoren

▶ **Abb. 6.118**

Die Sehnenscheiden umschließen die Sehnen der Fingerflexoren in Höhe des Karpalkanals und der Finger. Proximal beginnen die Sehnenscheiden etwa 2 cm vom Lig. carpi transversum entfernt und enden in Höhe der Metakarpalmitte.

Weiter distal ist der Beginn sehr variantenreich, in der Regel etwas proximal der Metakarpophalangealgelenke. Distal enden sie an der Basis der jeweiligen Endphalanx. Nur Daumen- und Kleinfingersehnen sind vom Canalis carpi an von Sehnenscheiden umgeben.

Am Finger bilden die Sehnenscheiden zusammen mit dem Knochen einen osteofibrösen Kanal, durch den die Sehnen nach distal ziehen. Sie sind in Höhe der Metakarpophalangeal- und Fingergelenke an den palmaren Knorpelplatten fixiert.

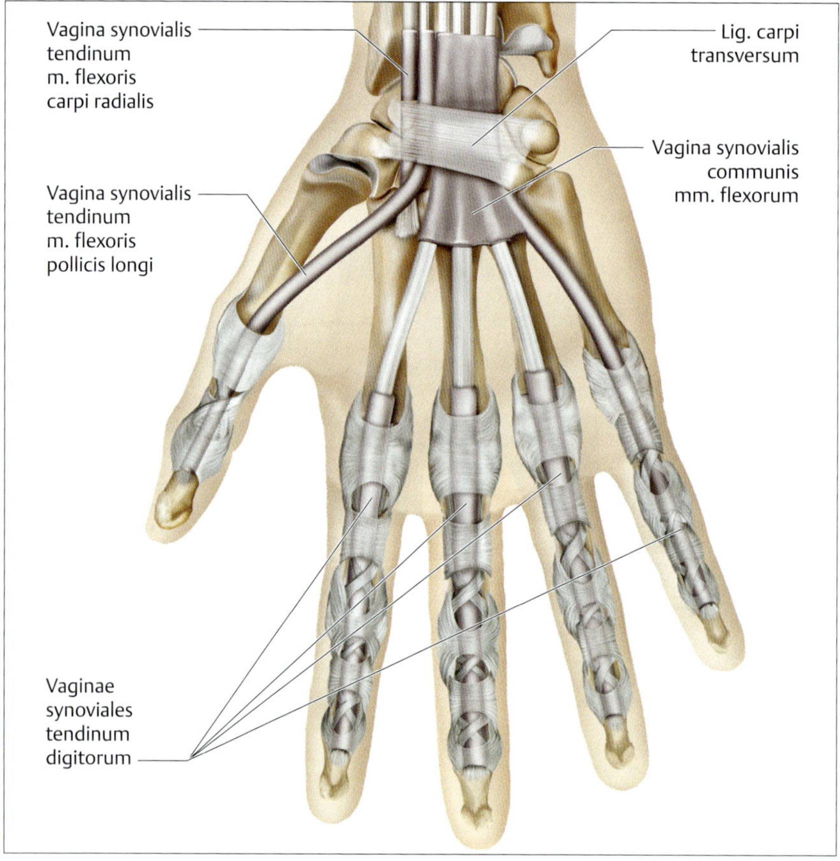

Abb. 6.118 Vaginae synoviales der Flexoren.

FUNKTIONELLER HINWEIS

Zügelungssystem der Flexorensehnen ▸ **Abb. 6.119 a, b**
Die Flexorensehnen werden im metakarpophalangealen Bereich durch die beiden transversalen metakarpalen Bänder, Fasern der Mm. interossei sowie durch die Knorpelplatte und das Ringband A1 gezügelt. Die Zugrichtung der radialen und ulnaren Sehnen ist zur Mitte der Hohlhand hin ausgerichtet, da sie proximal durch den Karpaltunnel geführt werden. Deshalb haben z. B. die Sehnen des Zeigefingers eine ulnare, die des Kleinfingers eine radiale Zugrichtung. Der quere Halteapparat mit seinen Verbindungen ist von entscheidender Bedeutung, um eine ulnare bzw. radiale Deviation in den Grundgelenken zu verhindern (Zancolli 1979).

Auch weiter distal werden die Sehnenscheiden der Fingerflexoren durch bindegewebige Faserzüge eng an der Phalanx geführt und lassen gleichzeitig ein Gleiten der Sehnen zu. Dadurch können die Kraftübertragung und damit das Bewegungsausmaß optimal erfolgen. Von proximal nach distal wechseln sich schmale kreuzförmig bzw. diagonal verlaufende Bandzüge mit breiten ringförmigen Bändern ab. Die verschiedenen Ringbänder, ***Pars anularis vaginae fibrosae,*** werden von proximal nach distal in Ringband A1 bis A5 eingeteilt. So fixieren z. B. die Bänder A1, A3 und A5 die Flexorensehnen jeweils an der palmaren Knorpelplatte des Grund- sowie proximalen und distalen Interphalangealgelenks. Von den dazwischen liegenden ***Pars cruciformis vaginae fibrosae*** gibt es nur 3 Kreuzbänder, die als C 1, C 2 und C 3 bezeichnet werden.

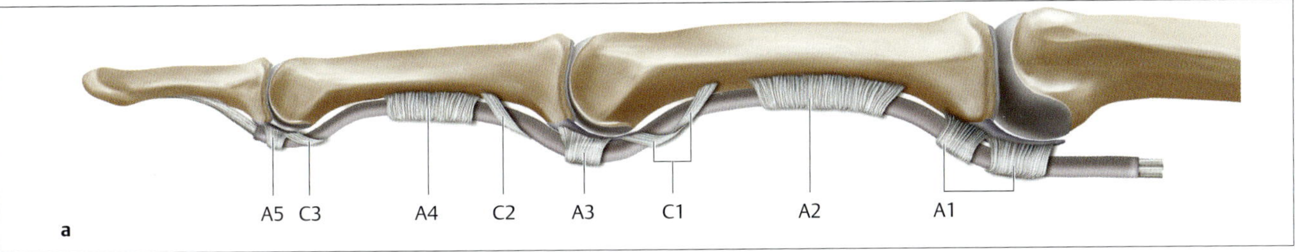

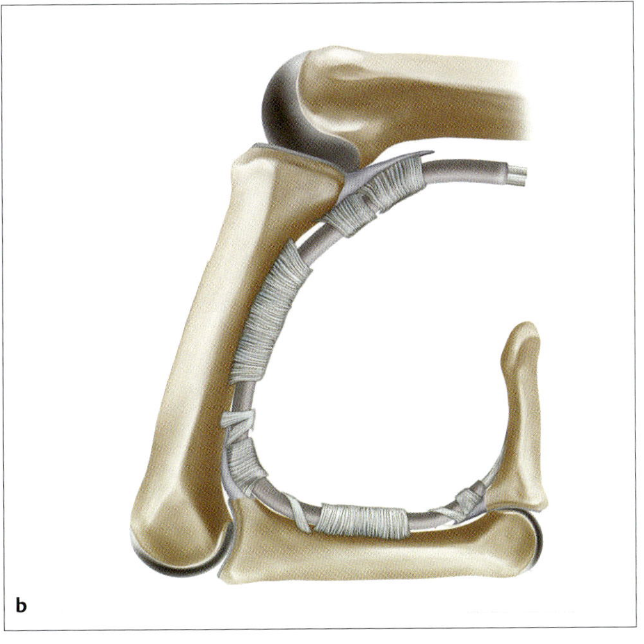

Abb. 6.119 Zügelungssystem der Fingerflexoren.
a In Extensionsstellung
b In Flexionsstellung

KLINISCHER BEZUG

Tendovaginitis stenosans ▸ **Abb. 6.120**
Diese als „schnellender Finger" bekannte Erkrankung ist ein Missverhältnis zwischen verdickter Sehnenscheide und Ringband. Bedingt durch Überlastung und Mikrotraumen bilden sich Ablagerungen an den Sehnenscheiden, welche die Gleitfähigkeit der Sehne hemmen. Das Ringband (z. B. auf Höhe des Grundgelenks) ist zu eng. Der verdickte Teil der Sehne muss aus einer Flexionsstellung bei der Extension durch die enge Stelle gezwängt werden, was ruckhaft geschieht. Am häufigsten sind Daumen-, Mittel- und Ringfinger betroffen. Um Platz zu schaffen, werden eine Tenosynovektomie und die Spaltung des Ringbands durchgeführt.

Beugesehnenverletzungen ▸ **Abb. 6.121**
Schnittverletzungen durch Messer oder Glasscherben können die Beugesehnen durchtrennen. Die Diagnosestellung erfolgt aufgrund der fehlenden Funktion. Ist nur die oberflächliche Beugesehne durchtrennt, kann der Patient das distale Interphalangealgelenk beugen, und es ist eine Kraftminderung bei der Fingerflexion zu erwarten. Sind beide Sehnen betroffen, ist eine aktive Flexion des betroffenen Fingers nicht mehr möglich. Die Schnittverletzung erfolgt meist in Flexionsstellung der Finger, sodass der distale Sehnenstumpf bei Extension retrahiert und nicht mehr mit der Lokalisation der oberflächlichen Verletzung übereinstimmt. Erst in Flexion nähern sich beide Enden wieder an.

Eine primäre Versorgung der Sehnenruptur durch eine End-zu-End-Naht ist wichtig, um einen Längenverlust der Sehne zu verhindern. Auch verletzte Ringbänder müssen refixiert werden. Die postoperative Versorgung geschieht mit einer dorsalen Unterarmschiene nach Kleinert in leichter Handflexion und etwa 60° Flexion im Metakarpophalangealgelenk. Diese Stellung soll ermöglichen, dass der Finger aktiv in die Extension gelangt und kein Stress auf die Naht ausgeübt wird.

PRAXISTIPP

Nachbehandlung nach Beugesehnennaht
Die Aufklärung der Patienten über das Verbot von Gebrauchsbewegungen ist sehr wichtig, da es sonst zu einer Ruptur der Sehnennaht kommen kann. Damit die Sehnennaht nicht zu stark belastet wird, ist bei der Therapie darauf zu achten, dass der Finger nur passiv in die endgradige Flexion und nur aktiv in die Extension bewegt wird. Das frühe Mobilisieren ist für die Erhaltung der Gleitfähigkeit der Sehnen von Bedeutung.

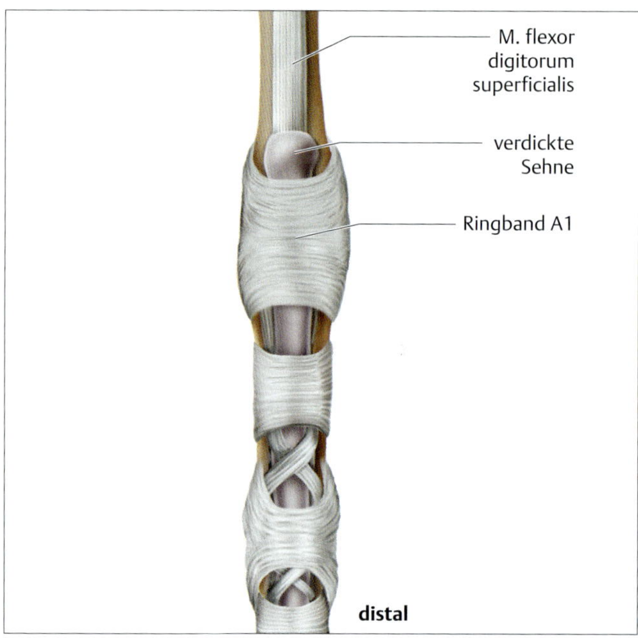

Abb. 6.120 Tendovaginitis stenosans.

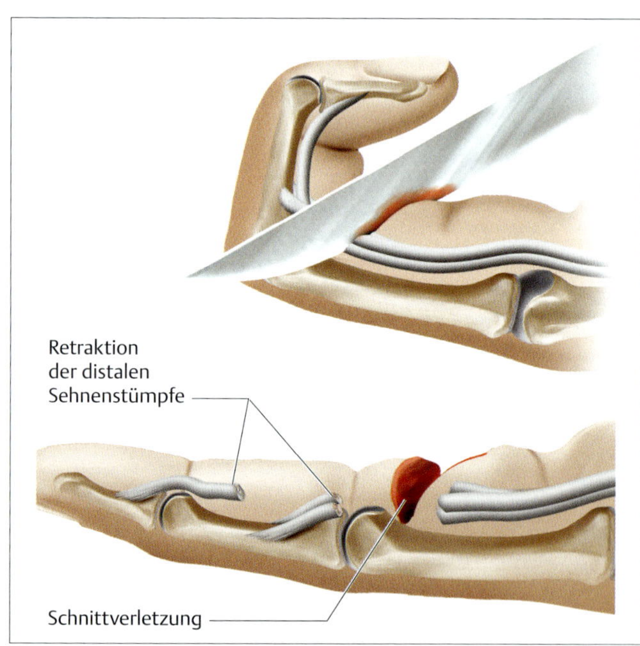

Abb. 6.121 Beugesehnenverletzung.

Extensoren

M. extensor digitorum ► Abb. 6.122

Ursprung: Epicondylus lateralis humeri, Lig. collaterale radiale, Lig. anulare radii, Fascia antebrachii.

Ansatz: Zentraler Zügel an der Basis der Mittelphalanx, distale Sehnenzügel an der Basis der Endphalanx.

Innervation: R. profundus des N. radialis (C 6-8).

Verlauf und Besonderheiten:
- Am Epicondylus lateralis entspringt er von einer Sehnenplatte, die als Caput commune bezeichnet wird, da sie vielen Extensoren als Ursprung dient.
- Er zieht durch das 4. Sehnenfach unter dem Retinaculum extensorum nach distal.
- Proximal der Metakarpalköpfchen werden die 4 Sehnen untereinander durch quer und schräg verlaufende Faserzüge, ***Connexus intertendinei,*** verbunden. Sie sind vor allem zwischen dem Mittel- und Ringfinger kräftig ausgebildet und schränken die Selbstständigkeit der Finger bei Extension ein.
- Die Kleinfingersehne verläuft gemeinsam mit der Ringfingersehne und zieht erst in Höhe der distalen Metakarpale nach ulnar.
- Die Sehnen von Zeige-, Mittel- und Ringfinger teilen sich distal in 3 Teile auf. Ein zentral verlaufender Faserzug zieht bis zur Basis der Mittelphalanx, 2 laterale Züge gehen distal des Metakarpophalangealgelenks ab und geben in Höhe des proximalen und distalen Interphalangealgelenks Fasern in die Kollateralbänder und zur Kapsel ab. Sie inserieren an der Basis der Endphalanx. Ausnahme ist die Sehne des Kleinfingers, die von ulnar an die Sehne des M. extensor digiti minimi zieht und mit diesem die Dorsalaponeurose bildet.
- Zusammen mit den Mm. interossei et lumbricales ist er an der Bildung der Dorsalaponeurose beteiligt.
- In Höhe der Fingergrundgelenke sind die Sehnen durch transversal verlaufende Faserzüge der Dorsalaponeurose mit den Ligg. metacarpae transversa verbunden.

Triggerpunkte ► **Abb. 6.123:**
- Triggerpunkt 1 liegt im proximalen Drittel des Muskelbauchs mit Schmerzausstrahlungen entlang der radialen Muskelkante bis zum Mittelfinger.
- Triggerpunkt 2 befindet sich etwas weiter distal an der ulnaren Muskelseite mit Schmerzausstrahlungen entlang dieser Faserzüge bis zur Mittelphalanx des Ringfingers und nach proximal zum Epicondylus lateralis.

Funktionen:
- ***Extension*** der Fingergelenke, wobei er durch die Verbindung mit der Dorsalaponeurose seine Hauptwirkung in den Grundgelenken entwickelt.
- Er zieht die Dorsalaponeurose nach proximal, wodurch die Mm. lumbricales und interossei die Finger extendieren können. Wenn er entspannt ist, verschiebt sich die Aponeurose nach distal, und die intrinsischen Muskeln können das Metakarpophalangealgelenk beugen.
- ***Dorsalextension*** und ***Ulnarabduktion*** im Handgelenk.

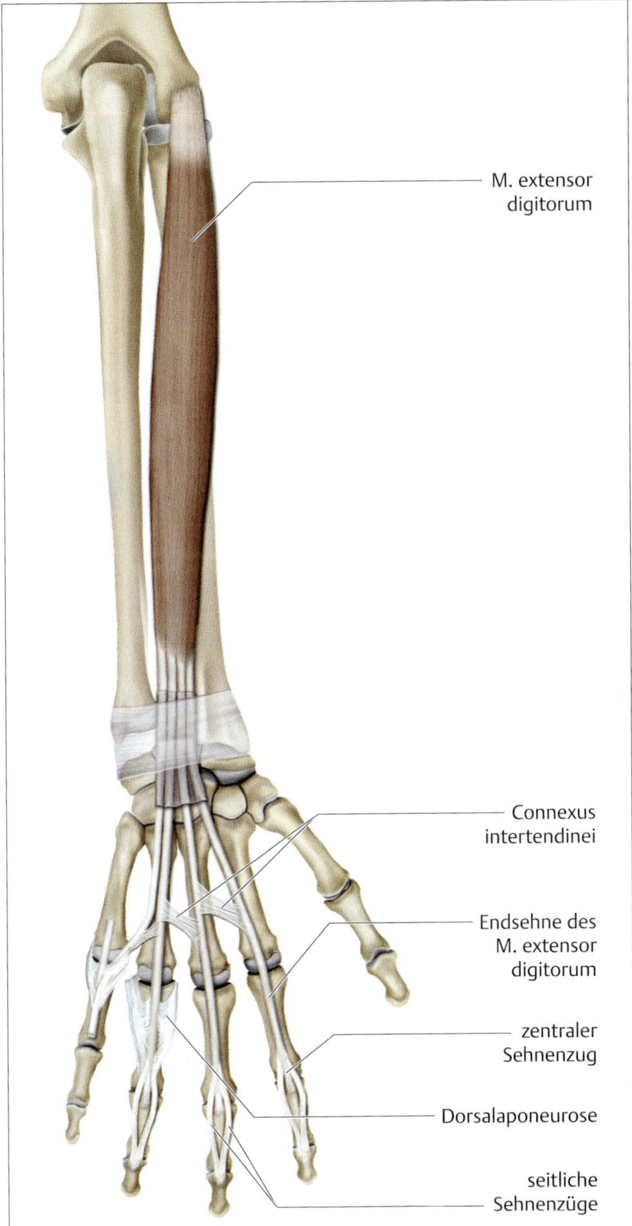

Abb. 6.122 M. extensor digitorum.

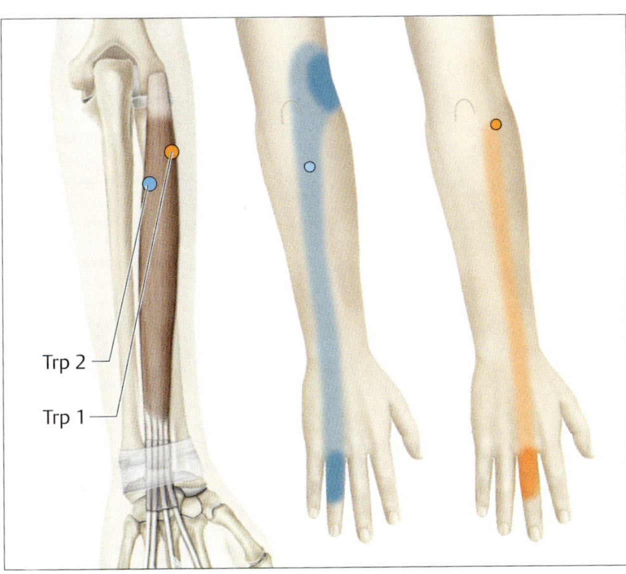

Abb. 6.123 M. extensor digitorum mit Triggerpunkten und Schmerzausstrahlungen.

Dorsalaponeurose der Finger

▶ Abb. 6.124

Die Sehnen der Mm. extensores digitorum, indicis et digiti minimi und Mm. interossei et lumbricales ziehen in die ***Aponeurosis dorsalis***. Dies ist eine Sehnenplatte, die aus miteinander verflochtenen bindegewebigen Faserzügen besteht. Sie beginnt unmittelbar am Metakarpophalangealgelenk, reicht bis zur Basis der Endphalanx, ist dreieckig geformt, proximal breit und wird nach distal schmaler.

Der mittlere Zügel, ***Pars medialis,*** wird von der Sehne des M. extensor digitorum gebildet. Über dem Grund- und Mittelgelenk finden sich auf der gelenknahen Seite Faserknorpeleinlagerungen, die auf eine Anpassung an erhöhte Druckkräfte bei der Extension hinweisen.

Von der Seite strahlen die Mm. interossei und von palmar die Sehnen der Mm. lumbricales in die Faszie ein. Durch den M. lumbricalis entstehen schräg nach dorsal verlaufende Faserzüge, ***Pars obliqua***. Die Mm. interossei bilden quere Faserzüge, ***Pars transversa,*** in Form einer Art Haube, die als ***Lamina intertendinea superficialis*** bezeichnet wird. Palmar verbinden sich die Interosseuszügel mit der Faserknorpelplatte des Metakarpophalangealgelenks und dem Lig. metacarpale transversum profundum.

Der spitz nach distal zulaufende Teil der Dorsalaponeurose, ***Tractus intermedius,*** befindet sich in Höhe der Grundphalanx. Er befestigt sich durch ein kleines Band, ***Lig. retinaculare transversum,*** an einem Tuberkulum nahe der Basis der Mittelphalanx und der palmaren Knorpelplatte. Der distale Teil der Aponeurose, ***Tractus lateralis,*** besteht aus den seitlichen Zügeln des M. extensor digitorum, die an der Basis der Endphalanx enden.

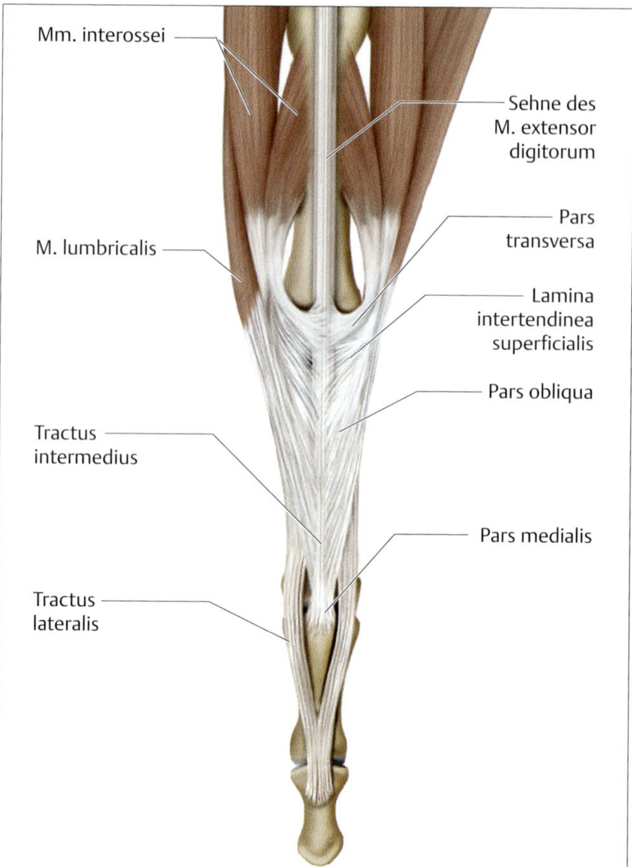

Abb. 6.124 Dorsalaponeurose (Ansicht von dorsal).

FUNKTIONELLER HINWEIS

Die Dorsalaponeurose stellt eine wichtige Stabilisationseinrichtung dar. Die seitlichen Verbindungen zu den intrinsischen Muskeln und die Bänder halten sie und die Extensorensehne zentriert. Außerdem hilft die Verbindung zur palmaren Seite bei der seitlichen Stabilisierung.

KLINISCHER BEZUG

Deformitäten bei der rheumatoiden Arthritis

Bei der rheumatoiden Arthritis können sich durch Zerstörungen der Gelenke und des Bandapparats verschiedene Fehlstellungen der Finger entwickeln.

Knopflochdeformität ▶ **Abb. 6.125 a**

Durch die Zerstörung des mittleren Dorsalaponeurosezügels in Höhe der proximalen Interphalangealgelenke entsteht die Knopflochdeformität. Die beiden Teile des Tractus lateralis verlieren ihre Zügelung und rutschen nach palmar. Sie werden so zu Beugern im proximalen und Streckern im distalen Interphalangealgelenk. Das Caput phalangis proximalis schiebt sich durch die Aponeurosenspalte wie ein Knopf durch ein Knopfloch.

Bei geringem Ausmaß der Deformität kann konservative Therapie helfen. Um den Tractus lateralis in der korrekten Position zu halten, muss bei extendiertem proximalen Interphalangealgelenk die Flexion im distalen Interphalangealgelenk konsequent geübt werden. Dies wird durch das Tragen einer Nachtschiene unterstützt, die das Metakarpophalangealgelenk in 30° Flexion und das proximale Interphalangealgelenk in Extension fixiert, während das dorsale Interphalangealgelenk frei beweglich ist. Operativ werden der Tractus intermedius gerafft und der Tractus lateralis reponiert und fixiert.

Schwanenhalsdeformität ▶ **Abb. 6.125 b**

Hierbei handelt es sich meist um eine Störung des Gleichgewichts zwischen Flexoren und Extensoren. Bedingt durch den Kollaps der Karpalknochen und der Subluxation im Metakarpophalangealgelenk nach palmar verschiebt sich die Pars transversa der Dorsalaponeurose in die gleiche Richtung. Dadurch gelangen die intrinsischen Muskeln, wie z. B. die Mm. interossei unter Spannung und bewirken so eine Flexion im Metakarpophalangeal- und eine Hyperextension im proximalen Interphalangealgelenk. Außerdem können die seitlichen Zügel der Extensorensehne durch die Synovialitis im distalen Interphalangealgelenk insuffizient werden, sodass der M. flexor digitorum profundus überwiegt und die Endphalanx in Flexion zieht.

Die operative Therapie richtet sich nach der Ursache. In der Regel werden Sehnen ebenso wie Teile des Bandapparats refixiert bzw. rekonstruiert. In Extremfällen ist eine Arthrodese des distalen Interphalangealgelenks, seltener eine Totalendoprothese in Erwägung zu ziehen. Im Metakarpophalangeal- und proximalen Interphalangealgelenk kommt sie häufiger zum Einsatz.

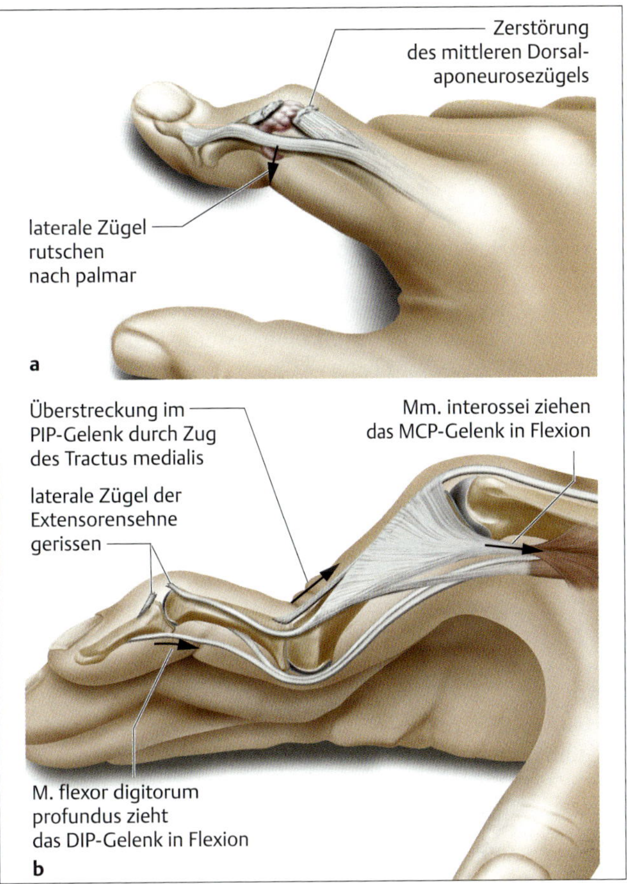

Abb. 6.125 Fingerdeformitäten bei rheumatoider Arthritis.
a Knopflochdeformität
b Schwanenhalsdeformität

M. extensor indicis ▸ Abb. 6.126

Ursprung: Dorsale Ulna im distalen Drittel, Membrana interossea.

Ansatz: Seine Sehne verbindet sich mit der Dorsalaponeurose des Zeigefingers.

Innervation: N. radialis, R. profundus (C 7-8).

Verlauf und Besonderheiten:

- Er verläuft unter dem Retinaculum extensorum gemeinsam mit dem M. extensor digitorum durch das 4. Sehnenfach.
- In Höhe der Metakarpalmitte zieht er von ulnar in die Dorsalaponeurose des Zeigefingers und verbindet sich mit der Sehne des M. extensor digitorum.

Triggerpunkte ▸ **Abb. 6.127**:
Triggerpunkt 1 liegt in der Mitte des Muskelbauchs ungefähr 3 Querfingerbreit vom distalen Rand der Ulna entfernt. Er bewirkt eine Schmerzprojektion in die Mitte der Karpalknochen und Ausstrahlungen entlang der Metakarpalen II und III.

Funktionen:

- ***Extension*** aller Zeigefingergelenke.
- Er unterstützt die ***Dorsalextension*** der Hand.

M. extensor digiti minimi ▸ Abb. 6.126

Ursprung: Caput commune am Epicondylus lateralis humeri.

Ansatz: Endet in der Dorsalaponeurose des 5. Fingers.

Innervation: N. radialis, R. profundus (C 7-8).

Verlauf und Besonderheiten:

- Er ist proximal mit dem M. extensor digitorum verwachsen, verläuft dann aber separat am Unterarm und durch das 5. Sehnenfach.
- Seine Endsehne ist an der Bildung der Dorsalaponeurose beteiligt. Hier zieht er ulnar der Sehne des M. extensor digitorum.

Funktionen:

- ***Extension*** aller Gelenke des Kleinfingers.
- In Abduktionsstellung des Kleinfingers unterstützt er diese Funktion.
- Er unterstützt die ***Dorsalextension*** und ***ulnare Abduktion*** im Handgelenk.

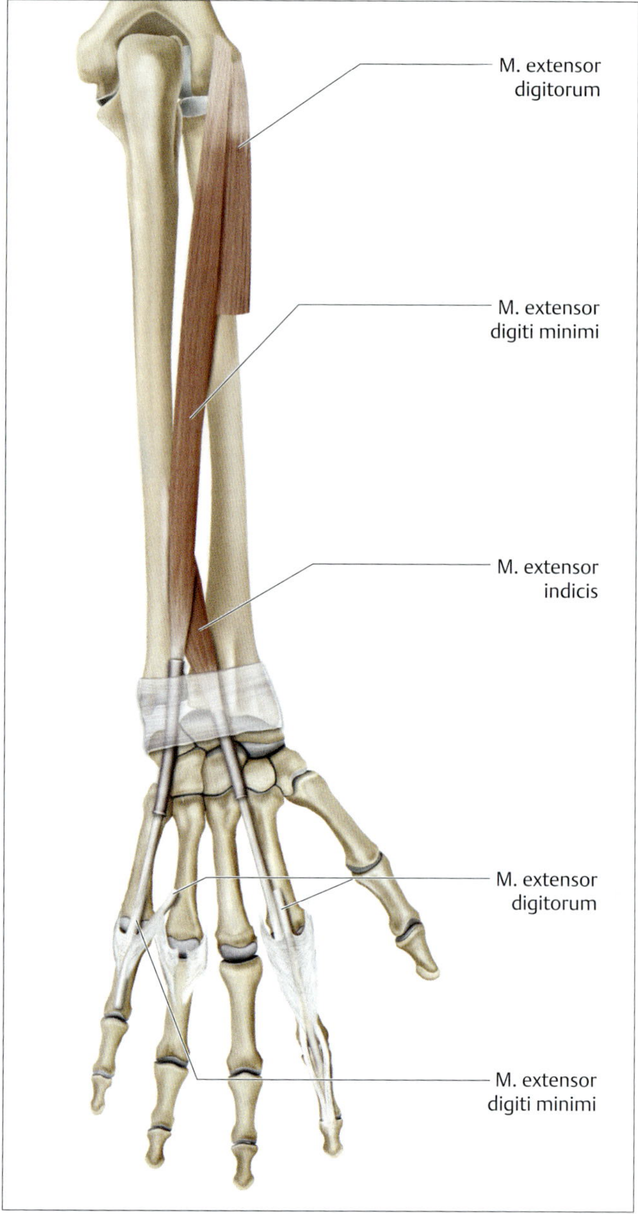

Abb. 6.126 Mm. extensores indicis et digiti minimi.

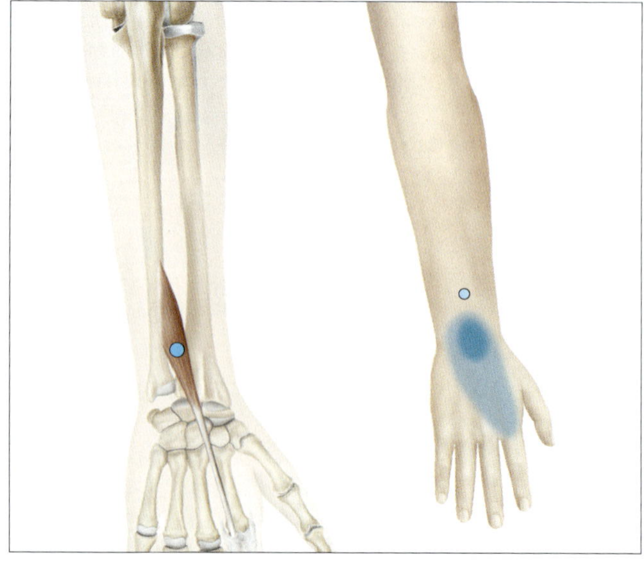

Abb. 6.127 M. extensor indicis mit Triggerpunkten und Schmerzausstrahlungen.

Dorsale Sehnenfächer und Sehnenscheiden

▶ Abb. 6.128, ▶ Abb. 6.129

Das Retinaculum musculi extensorum umgreift den distal-dorsalen Unterarm und einen Teil der proximalen Karpalreihe. Seine Aufgabe ist es, die dorsalen Sehnen am Unterarm zu halten. Es besteht aus tiefen quer verlaufenden Fasern, ***Fascia antebrachii*** und strahlt in die Fascia dorsalis manus ein. Von der Unterseite des Retinakulums ziehen 6 vertikal gestellte Bindegewebssepten nach palmar und fixieren sich am Radius und an der Ulna. Sie formen osteofibröse Kanäle und bestimmen die Verlaufsrichtung der Sehnen. Den Boden der Sehnenfächer bilden tiefe Retinakulumfasern.

- Das ***1. Sehnenfach*** liegt seitlich am Radius und ist etwa 8 mm breit. Es führt die Sehnen von M. abductor pollicis longus und M. extensor pollicis brevis. Jede Sehne ist von einer Vagina synovialis umhüllt, wobei die des Extensors länger ist als die des Abduktors. Häufig kommunizieren sie miteinander.
- Im ***2. Sehnenfach*** verläuft radial die Sehne des M. extensor carpi radialis longus und ulnar die des M. extensor carpi radialis brevis. Das Fach wird distal etwas breiter, sodass die beiden Sehnen zu ihren Ansätzen hin auseinanderweichen können. Das ulnar gelegene Zwischenseptum fixiert sich am Tuberculum dorsale radii. Die umhüllende Sehnenscheide ist meist so eingeteilt, dass das Stratum fibrosum beide Sehnen und das Stratum synoviale jede Sehne für sich umhüllt.
- Im ***3. Sehnenfach*** zieht der M. extensor pollicis longus nach distal. Proximal des Tuberculum dorsale verläuft er longitudinal, biegt dann bogenförmig um das Tuberculum nach radial ab und liegt hier auf den Sehnen des 2. Sehnenfaches. Seine Sehnenscheide reicht weit nach distal bis über das Daumensattelgelenk hinweg.
- Das ***4. Sehnenfach*** beinhaltet die Sehnen des M. extensor digitorum und M. extensor indicis. Es ist seitlich durch dicke Zwischensepten zu den angrenzenden Fächern abgegrenzt. Der M. extensor indicis verläuft gegenüber den anderen Sehnen in tiefer Lage auf dem Boden des Faches. Das Fach verbreitert sich distal, da die Sehnen zu den Fingern hin fächerförmig auseinanderziehen. Die Sehnen sind von einer gemeinsamen Sehnenscheide umhüllt.
- Das ***5. Sehnenfach*** kreuzt das distale Radioulnargelenk und führt den M. extensor digiti minimi nach distal. Seine seitlichen Septen – vor allem das ulnare – sind breit und mit der Gelenkkapsel des Radioulnargelenks verwachsen. Seine Sehnenscheide ist sehr lang und kann bis zur Mitte der Metakarpalen reichen.
- Das ***6. Sehnenfach*** liegt ulnar und führt den M. extensor carpi ulnaris. Die Fasern, die den Boden des Sehnenfaches bilden, sind Bestandteil des ulnokarpalen Komplexes. Die umhüllende Sehnenscheide beginnt proximal des Retinakulums und endet nach dem distalen Retinakulumrand.

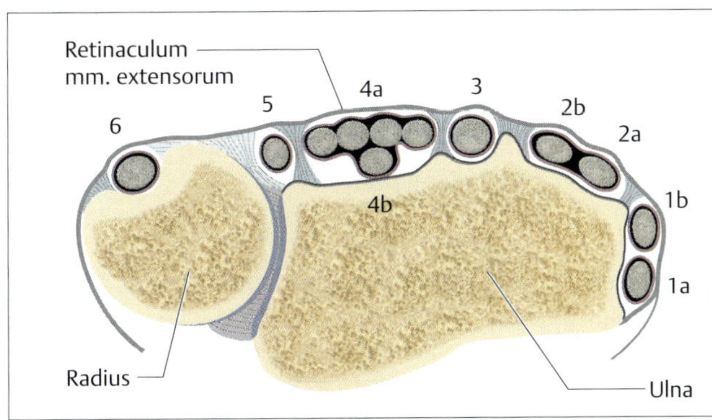

Abb. 6.128 Aufteilung der dorsalen Sehnenfächer (transversale Sicht von distal).

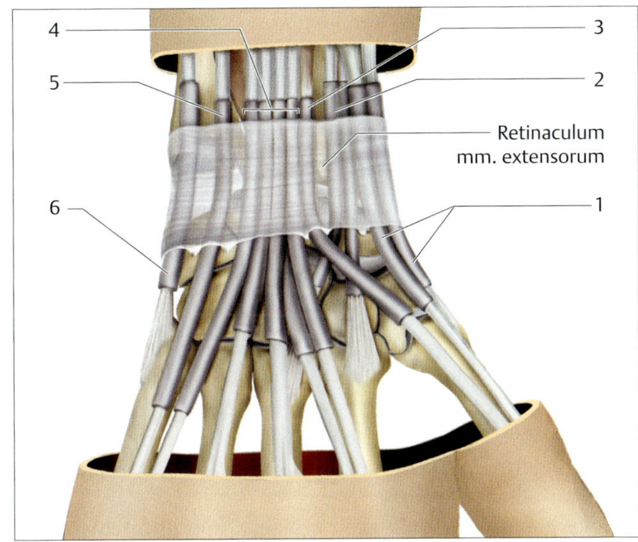

Abb. 6.129 Dorsale Sehnenscheiden.

Tab. 6.**1** Dorsale Sehnenfächer, Zuordnung der Sehnen.

Sehnenfach und Nr. in Abb. 6.128 und 6.129	Muskeln
1 a 1 b	M. abduktor pollicis longus M. extensor pollicis brevis
2 a 2 b	M. extensor carpi radialis longus M. extensor carpi radialis brevis
3	M. extensor pollicis longus
4 a 4 b	M. extensor digitorum M. extensor indicis
5	M. extensor digiti minimi
6	M. extensor carpi ulnaris

Kurze Fingermuskeln

Mm. interossei dorsales ▶ Abb. 6.130

Ursprung: Zweiköpfig voneinander zugewandten Seitenflächen der Ossa metacarpalia der Finger.

Ansatz:
- Sie ziehen mit langem Sehnenzipfel in den Tractus lateralis der entsprechenden Dorsalaponeurosen.
- Bei den Mm. interossei I und II verlaufen kurze Sehnenanteile an die palmaren Knorpelplatten der Grundgelenke und zu den Basen der radialen Grundphalangen von Zeige- und Mittelfinger.
- Die kurzen Sehnenanteile der Mm. interossei III und IV verbinden sich mit den palmaren Knorpelplatten der Grundgelenke und ziehen zu den Basen der ulnaren Grundphalangen von Mittel- und Ringfinger.

Innervation: N. ulnaris, R. profundus (C 8-Th 1).

Verlauf und Besonderheiten:
- Die dorsalen Mm. interossei bestehen aus 4 Muskeln mit je 2 Köpfen.
- Durch die Lücke zwischen den beiden Köpfen des M. interosseus dorsalis I zieht die A. radialis in die Hohlhand.

Triggerpunkte ▶ **Abb. 6.131**:
- Triggerpunkt 1 liegt im 1. M. interosseus radial und in Höhe der Mitte der Metakarpalen II mit Schmerzausstrahlungen zur radialen und palmaren Seite des Zeigefingers bis zum distalen Interphalangealgelenk. Weniger schmerzhafte Ausstrahlungen gehen zum Handrücken bis zum Kleinfinger und in den Hohlhandbereich.
- Triggerpunkte 2 und 3 liegen proximal und distal zwischen den Metakarpalen II und III mit Schmerzprojektion entlang der radialen Seite des 3. Fingers bis zum distalen Interphalangealgelenk.
- Triggerpunkte 4 und 5 befinden sich zwischen den Metakarpalen III und IV sowie IV und V, mit Schmerzausstrahlungen entlang der radialen Seite von Ring- bzw. Kleinfinger.

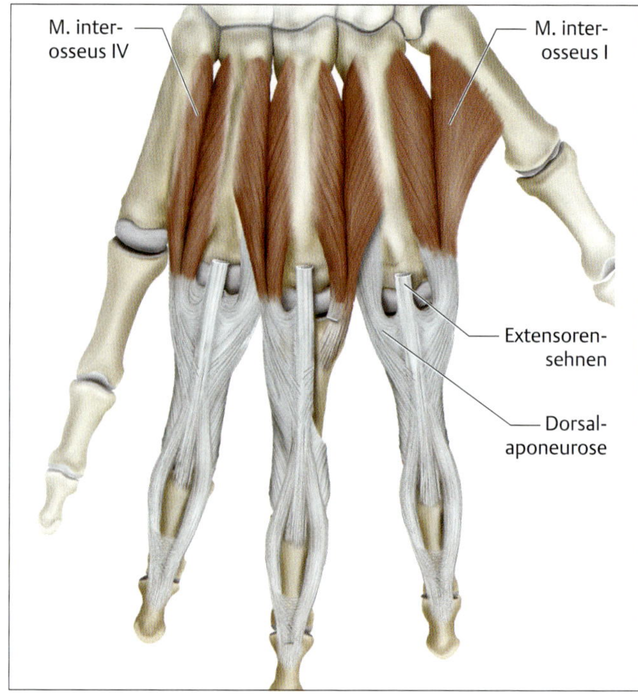

Abb. 6.130 Mm. interossei dorsales.

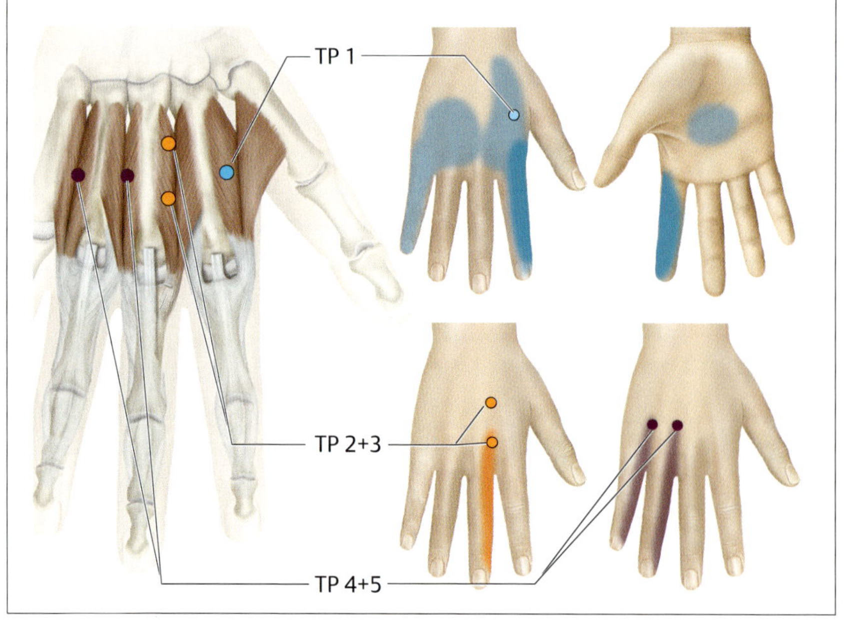

Abb. 6.131 Mm. interossei dorsales mit Triggerpunkten und Schmerzausstrahlungen.

Funktionen:
- ***Abduktion*** der Finger.
- ***Flexion*** der Grundphalanx, da sie palmar der Flexionsachse verlaufen
- ***Extension*** in den Interphalangealgelenken, da sie sich mit der Dorsalaponeurose verbinden.

Mm. interossei palmares ▸ Abb. 6.132

Ursprung:
- I: Ulnare Seite des Os metacarpale II.
- II und III: Radialseite der Os metacarpale IV und V.

Ansatz: Sie ziehen mit längerer Sehne als Interosseuszügel (M. interosseus I von ulnar, Mm. interossei II und III von radial) in die Dorsalaponeurose des Zeige-, Mittel- und Ringfingers. Eine kleine Abspaltung verläuft jeweils zur Grundgelenkkapsel und zur Basis der Grundphalanx der gleichen Finger.

Innervation: N. ulnaris, R. profundus (C 8-Th 1).

Verlauf und Besonderheiten: Die 3 palmaren Mm. interossei sind einköpfig und liegen in der Tiefe zwischen den Metakarpalknochen.

Triggerpunkte ▸ **Abb. 6.133**:
Je 1 Triggerpunkt befindet sich in der Mitte eines M. interosseus mit Schmerzprojektionen entlang der radialen bzw. ulnaren Kanten des entsprechenden Fingers bis zum distalen Interphalangealgelenk.

Funktionen:
- ***Adduktion*** der Finger.
- ***Flexion*** der Grundphalanx, da sie palmar der Flexionsachse verlaufen.
- Durch die Verbindung zur Dorsalaponeurose ***Extension*** in den Interphalangealgelenken.

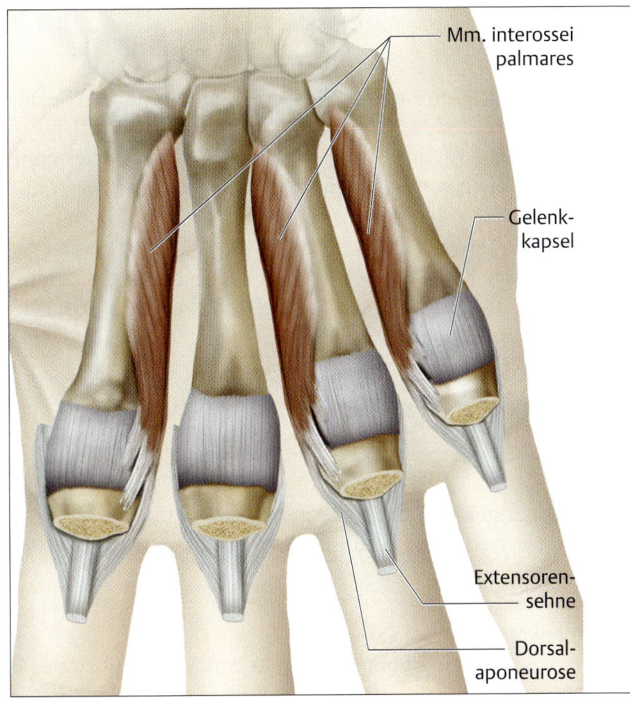

Abb. 6.132 Mm. interossei palmares.

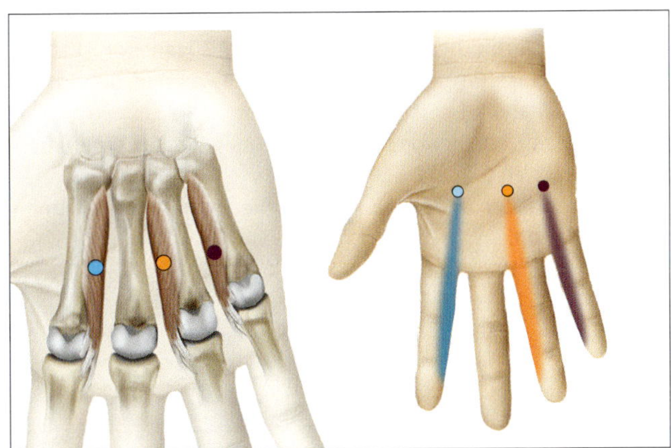

Abb. 6.133 Mm. interossei palmares mit Triggerpunkten und Schmerzausstrahlungen.

Mm. lumbricales ▶ Abb. 6.134

Ursprung:

- Muskel I und II am radialen Rand der Sehnen des M. flexor digitorum profundus (im sehnenscheidenfreien Bereich).
- Muskel III und IV sind häufig gefiedert, da sie sowohl vom ulnaren als auch vom radialen Rand der Flexorensehnen entspringen.

Ansatz: Radialer Rand der Gelenkkapsel der Fingergrundgelenke, mit langem Sehnenzügel, Pars obliqua, an den radialen Bereich der Dorsalaponeurose der 4 Finger.

Innervation:

- I und II: N. medianus.
- III und IV: N. ulnaris.

Verlauf und Besonderheiten: Er besteht aus 4 schmalen Muskelbäuchen, die weder am Ursprung noch am Ansatz direkt knöchern verankert sind.

Triggerpunkte ▶ **Abb. 6.135**:
Triggerpunkte 1 und 2 befinden sich in den Mm. lumbricales I und II palmar der Mm. interossei I und II. Der Übertragungsschmerz geht in Richtung radiale und palmare Seite des Zeige- und Mittelfingers bis zum dorsalen Interphalangealgelenk.

Funktionen:

- Durch die Verbindung mit den radialen Zügen der Dorsalaponeurose ist ihre Hauptfunktion die ***Extension*** der Interphalangealgelenke.
- Geringe Kraft bei ***Flexion*** der Fingergrundgelenke: sogenannter ***lumbrikaler Griff*** (PNF).
- **Stabilisation** der Grundgelenke und Verhindern einer ulnaren Deviation.

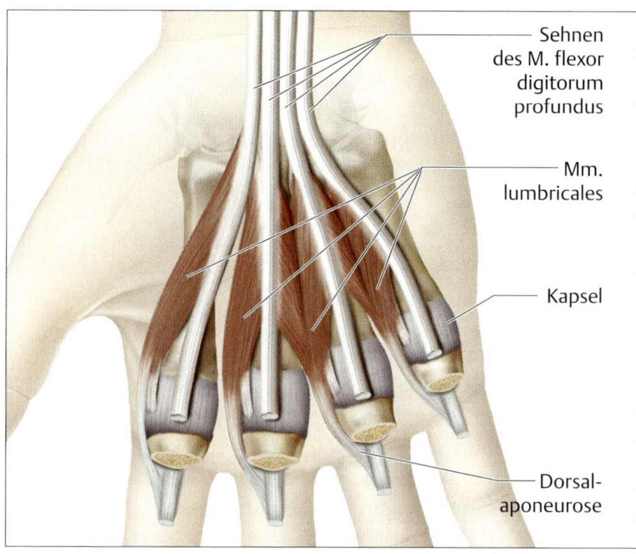

Abb. 6.134 Mm. lumbricales.

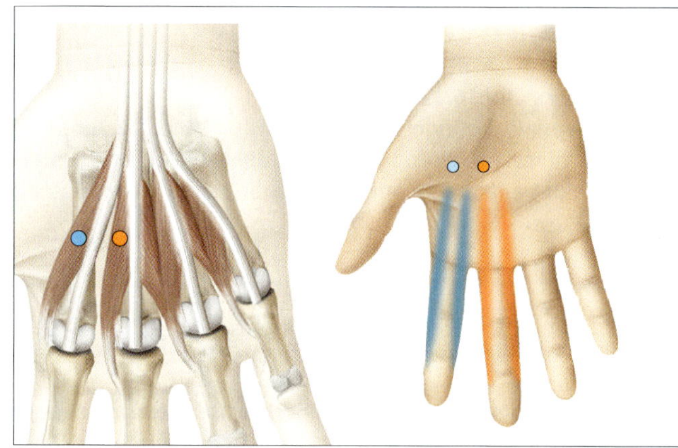

Abb. 6.135 Mm. lumbricales mit Triggerpunkten und Schmerzausstrahlungen.

PRAXISTIPP

Symptome bei Triggerpunkten in den Mm. lumbricales
Myofasziale Triggerpunkte können Symptome auslösen, die mit Rheumaschmerzen der Finger verwechselt werden. Die Patienten klagen z. B. über steife Finger mit Verlust des differenzierten Greifens beim Zuknöpfen oder Schreiben. Die Triggerpunkte entstehen durch Tätigkeiten, die längere kraftvolle Fingerflexion erfordern.

Als Therapie eignet sich das Ausstreichen der Interkarpalbereiche und Mobilisation der Karpalknochen gegeneinander.

FUNKTIONELLER HINWEIS

Verlauf der Mm. interossei et lumbricales zu den Achsen der Fingergelenke
▸ **Abb. 6.136**

Im Bereich des Grundgelenks verlaufen die Interosseuszügel und die langen Sehnenzipfel der Mm. lumbricales palmar der Flexions- und Extensionsachse, weshalb sie das Grundgelenk beugen. Durch die Beteiligung an der Dorsalaponeurose ist der Verlauf weiter distal dorsal der Gelenkachsen, sodass sie in den proximalen und distalen Interphalangealgelenken die Extension unterstützen.

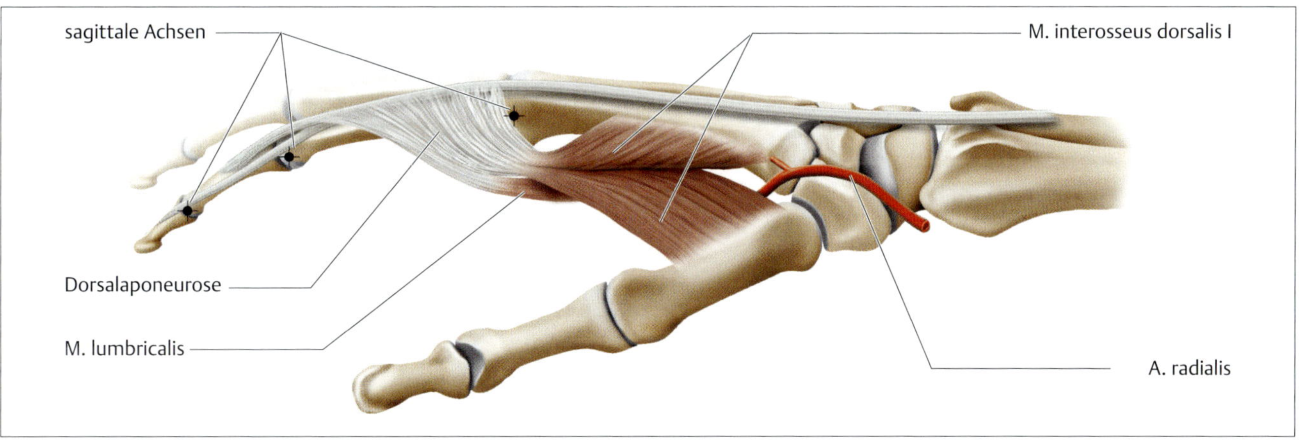

Abb. 6.136 Verlauf der Mm. interossei et lumbricales zu den Achsen der Fingergelenke.

6.5.3 Muskulatur des Daumens

Lange Daumenmuskeln

M. flexor pollicis longus ▶ Abb. 6.137

Ursprung: Palmarfläche des Radius distal der Tuberositas radii bis zur Mitte des Radius, Membrana interossea.

Ansatz: Palmare Endphalanx des Daumens.

Innervation: N. medianus (C 7-8).

Verlauf und Besonderheiten:
- Am Unterarm liegt er in der Tiefe und radial des M. flexor digitorum profundus.
- Er verläuft radial im Karpaltunnel.
- Seine Sehnenscheide beginnt proximal des Karpaltunnels und endet an der Endphalanx.
- Im Thenarbereich verläuft er in der Tiefe zwischen Caput superficiale und profundum des M. flexor pollicis brevis.
- Seine Sehne wird in Höhe des Metakarpo- und Interphalangealgelenks durch ein proximales und distales Ringband am Knochen gehalten.

Triggerpunkte ▶ **Abb. 6.138**:
Triggerpunkt 1 befindet sich im distalen Abschnitt des Muskelbauchs und projiziert den Schmerz sowohl auf der radialen als auch palmaren Seite in den Daumen.

Funktionen:
- ***Flexion*** in allen Daumengelenken.
- ***Flexion*** und ***radiale Abduktion*** im Handgelenk.

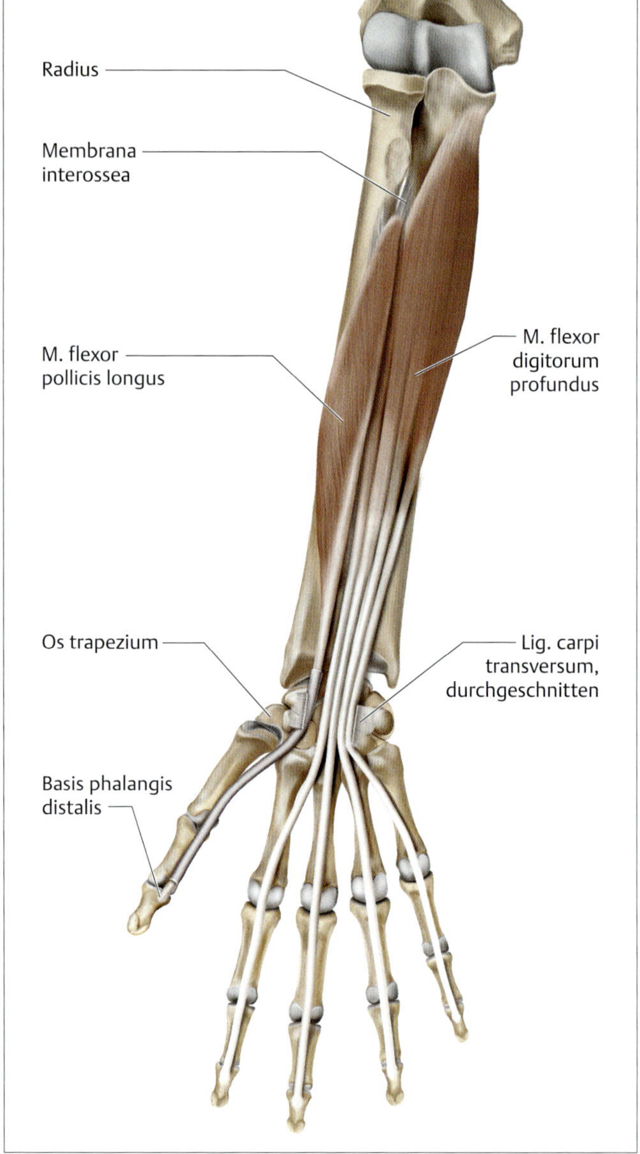

Abb. 6.137 M. flexor pollicis longus.

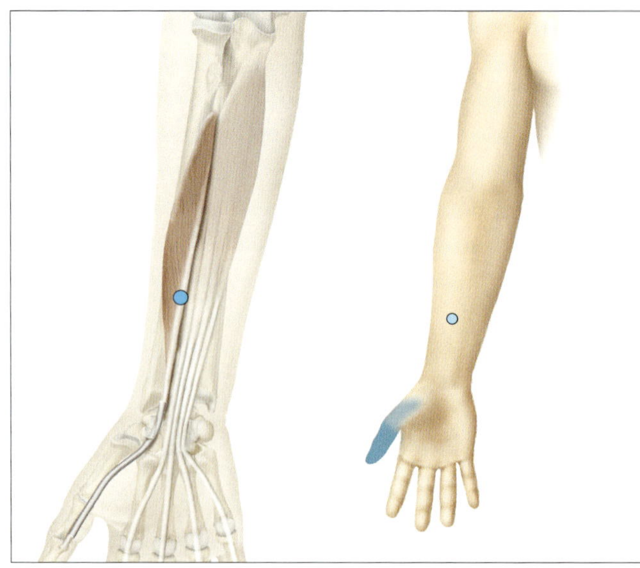

Abb. 6.138 M. flexor pollicis longus mit Triggerpunkten und Schmerzausstrahlungen.

Haltebänder der langen Flexorensehne

▶ Abb. 6.139

Ähnlich wie bei den Flexorensehnen der Finger wird auch die Beugesehne des Daumens durch dünne Bänder am Knochen gehalten. Es sind allerdings nur 2 Ringbänder vorhanden (A1 und A2). Das Ringband A1 ist kräftiger ausgebildet. Beide sind an den palmaren Knorpelplatten des Daumengrund- und Interphalangealgelenks sowie den Basen der Grund- und Endphalanx befestigt. Zwischen beiden Ringbändern gibt es ein y-förmiges Halteband.

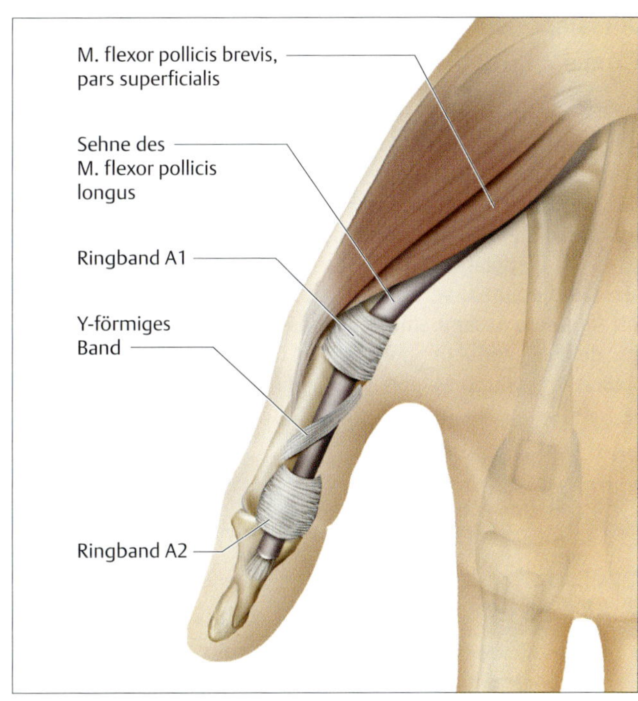

Abb. 6.139 Haltebänder der Sehne des M. flexor pollicis longus.

M. extensor pollicis longus ▶ Abb. 6.140

Ursprung: Dorsale Fläche der Ulna (mittlerer Bereich), Membrana interossea.

Ansatz: Dorsale Basis der Endphalanx des Daumens.

Innervation: N. radialis, R. profundus (C 6-7).

Verlauf und Besonderheiten:
- Zieht durch das 3. Sehnenfach unter dem Retinaculum extensorum.
- Benutzt das Tuberculum dorsale am Radius als Hypomochlion, um am Handrücken in Richtung Daumen abzubiegen. Dabei überkreuzt seine Sehne die der radialen Handgelenkextensoren.
- Bildet die radiale Begrenzung der Tabatière.
- Verbindet sich mit der Dorsalaponeurose, die kappenartig das dorsale Metakarpophalangealgelenk umgibt und mit jeweils einem seitlichen Zügel mit den palmar liegenden Sesambeinen verbunden ist.

Funktionen:
- ***Extension*** aller Daumengelenke.
- ***Dorsalextension*** und ***radiale Abduktion*** im Handgelenk.

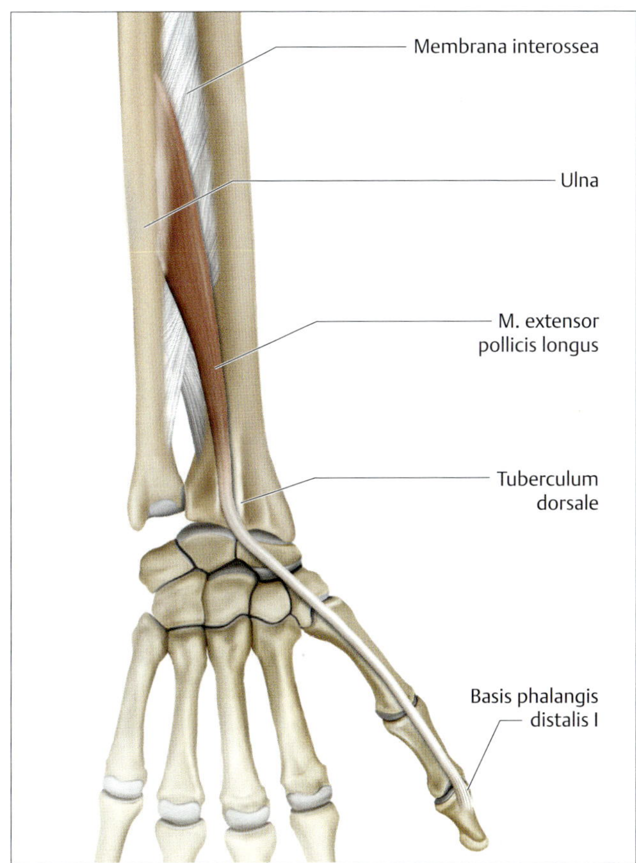

Abb. 6.140 M. extensor pollicis longus.

Dorsalaponeurose des Daumens

▶ Abb. 6.141 a, b

Die Dorsalaponeurose ist eine bindegewebige Membran, die kappenartig das dorsale Metakarpophalangealgelenk des Daumens umgibt. Sie ist mit der Aponeurose der Finger vergleichbar, allerdings kürzer und verbindet sich mit anderen Muskeln. Von radial ziehen einige Fasern des M. extensor pollicis brevis in die Faszienplatte. Quer verlaufende Faserzüge (Pars transversa und obliqua) verbinden sich sowohl radial als auch ulnar mit je einem Sesambein. Das ulnare Sesambein ist wiederum mit dem M. adductor pollicis, das radiale mit dem M. flexor pollicis brevis und M. abductor pollicis brevis verbunden.

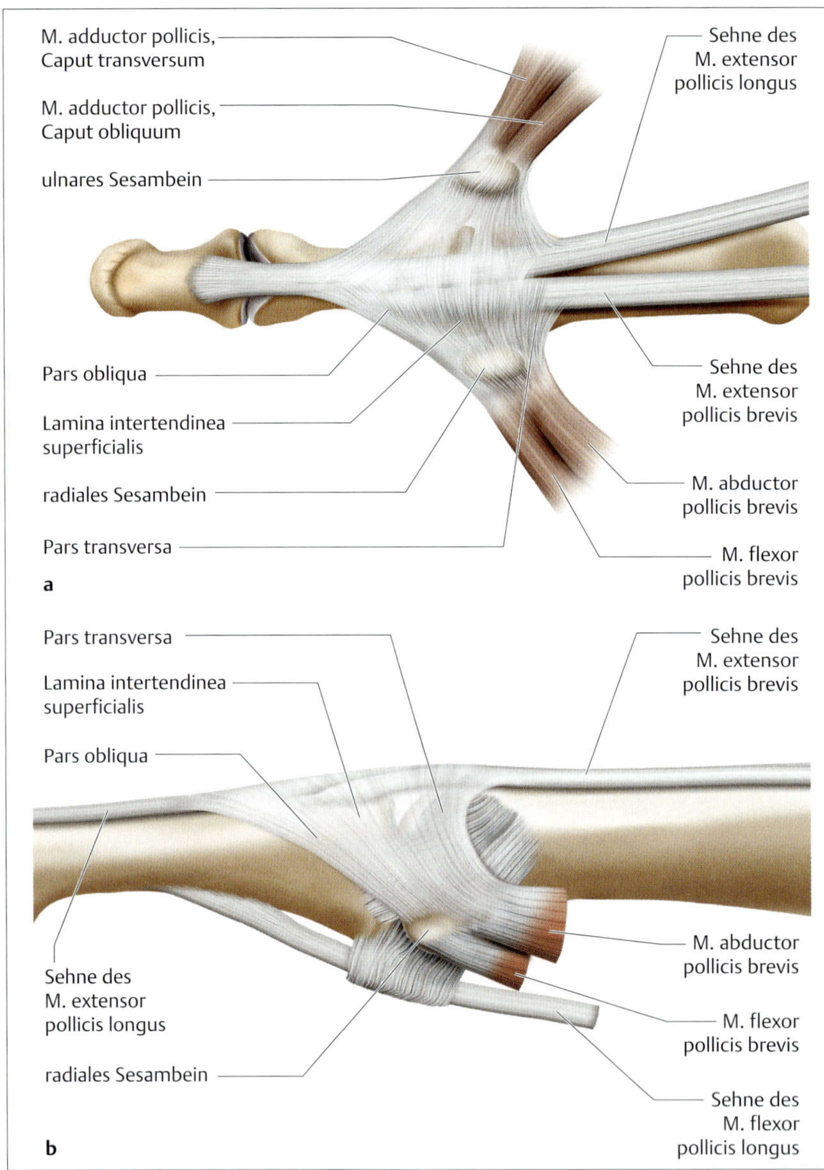

Abb. 6.141 Dorsalaponeurose des Daumens.
a Ansicht von dorsal (auseinandergeklappt)
b Ansicht von radial

M. extensor pollicis brevis ▶ Abb. 6.142

Ursprung: Dorsalseite des letzten Radiusdrittels, Membrana interossea, kleiner Teil an der dorsalen Ulna.

Ansatz: Dorsale Basis phalangis proximalis des Daumens.

Innervation: N. radialis, R. profundus (C 6-7).

Verlauf und Besonderheiten:
- Verläuft schräg von proximal-ulnar nach distal-radial.
- Proximal des Retinakulums überkreuzt er die Sehnen der Handextensoren.
- Zusammen mit dem M. abductor pollicis longus zieht er durch das 1. Sehnenfach ▶ **Abb. 6.143**.
- Einige Fasern verbinden sich mit der Dorsalaponeurose.

Funktionen:
- ***Extension*** im Daumensattel- und -grundgelenk.
- Unterstützt die ***radiale Abduktion*** der Hand.

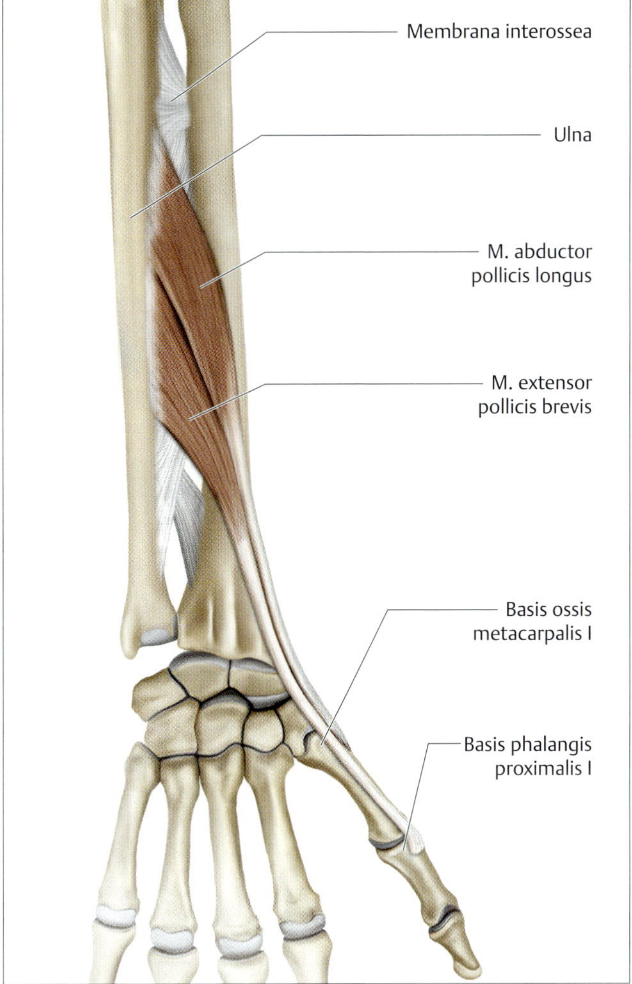

Abb. 6.142 M. extensor pollicis brevis und M. abductor pollicis longus.

M. abductor pollicis longus ▶ Abb. 6.142

Ursprung: Dorsale Ulna- und Radiusfläche im mittleren Bereich, Membrana interossea.

Ansatz: Radiale Fläche der Basis metacarpalis I, gelegentlich Os trapezium.

Innervation: N. radialis, R. profundus (C 6-8).

Verlauf und Besonderheiten:
- Die Muskelfasern verlaufen schräg von proximal-ulnar nach distal-radial.
- Seine Endsehne beginnt in Höhe des distalen Unterarmdrittels und verläuft longitudinal und parallel zum Radius.
- Er zieht unter dem Retinaculum extensorum zusammen mit dem M. extensor pollicis brevis durch das 1. Sehnenfach ▶ **Abb. 6.143**.

Funktionen:
- ***Abduktion*** und ***Extension*** im Daumensattelgelenk,
- ***Dorsalextension*** und ***radiale Abduktion*** im Handgelenk.

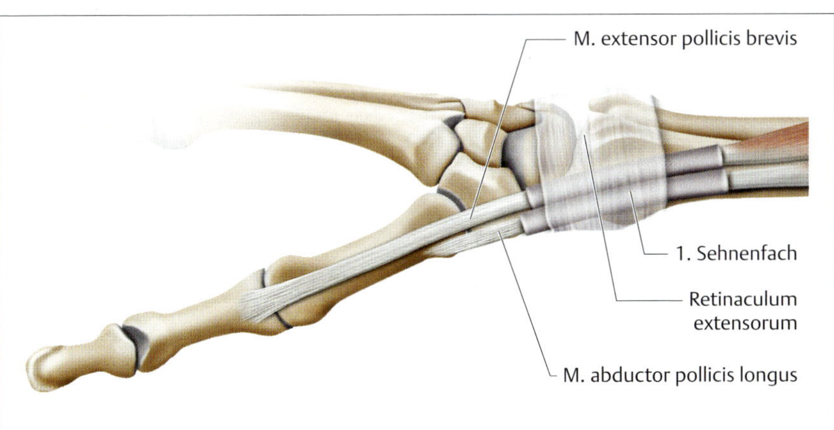

Abb. 6.143 Verlauf des M. extensor pollicis brevis und M. abductor pollicis longus im 1. Sehnenfach.

KLINISCHER BEZUG

Tendovaginits stenosans de Quervain
Bei dieser Tendovaginitis ist die Innenseite der Sehnenscheide der beiden Daumensehnen im 1. Sehnenfach verdickt. Meist liegt die Ursache in der Überforderung dieser Sehnen, mit der Folge von Ödembildung und Stenosierung des Gleitlagers. Die Patienten beschreiben Reibegeräusche und Schmerzen in der Tabatière bei allen kraftfordernden Daumenbewegungen, wie z. B. Auswringen eines Tuches. Im Frühstadium erfolgt eine Ruhigstellung mittels Schiene, operativ wird das Sehnenfach gespalten.

Thenarmuskeln

M. flexor pollicis brevis ▶ Abb. 6.144

Ursprung:
- Caput superficiale: distaler radialer Rand des Lig. carpi transversum;
- Caput profundum: dorsale Fläche von Os trapezium, trapezoideum und capitatum, gelegentlich Basis metacarpalis II.

Ansatz: Radiales Sesambein am Daumen, Gelenkkapsel des Metakarpophalangealgelenks und Basis der Grundphalanx.

Innervation:
- Caput superficiale: N. medianus (C 7-8);
- Caput profundum: N. ulnaris (C 8-Th 1).

Verlauf und Besonderheiten: Die Sehne des M. flexor pollicis longus verläuft zwischen Caput superficiale und profundum und zieht danach auf der palmaren Daumenseite weiter nach distal.

Funktionen:
- ***Flexion*** im Karpometakarpal- und Grundgelenk des Daumens.
- Unterstützt die ***Opposition*** und ***Adduktion*** im Daumensattelgelenk.

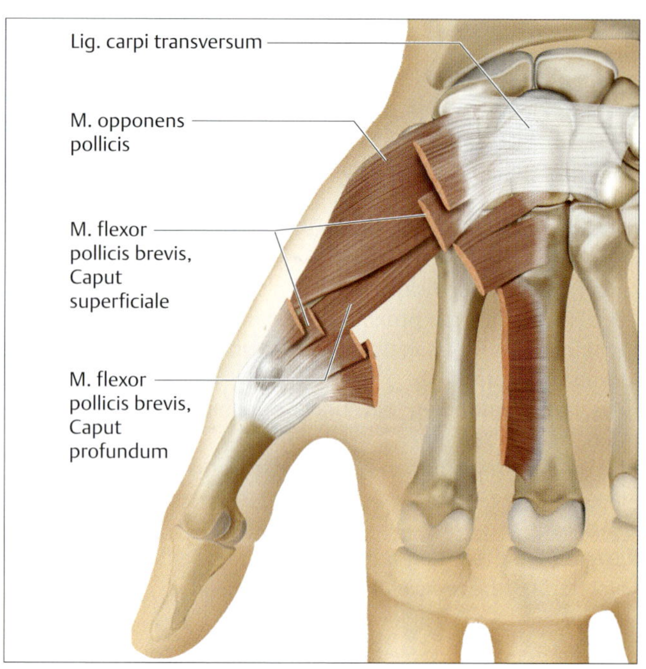

Abb. 6.144 M. flexor pollicis brevis.

M. abductor pollicis brevis ▶ Abb. 6.145

Ursprung: Tuberculum ossis scaphoidei, Tuberculum ossis trapezii; Lig. carpi transversum.

Ansatz: Radiales Sesambein, Basis der Grundphalanx, Gelenkkapsel des Daumengrundgelenks.

Innervation: N. medianus (C 6-7).

Verlauf und Besonderheiten:
- Er liegt direkt unter der Haut des Thenar und macht zusammen mit dem M. opponens die Daumenballenkontur aus.
- Am Ansatz verbindet er sich mit der Sehne des M. flexor pollicis brevis.

Funktionen:
- ***Abduktion*** des Daumens im Daumensattelgelenk.
- Unterstützt die ***Flexion*** im Daumengrundgelenk.

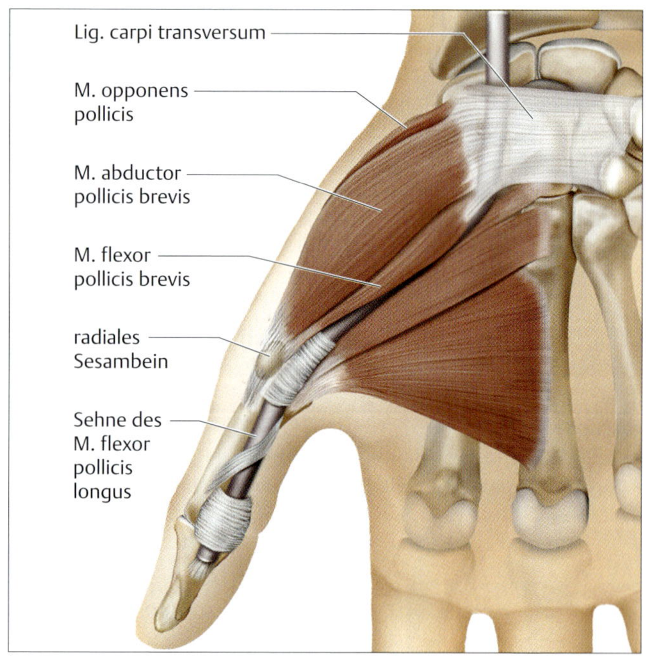

Abb. 6.145 M. abductor pollicis brevis.

M. adductor pollicis ▶ Abb. 6.146

Ursprung:
- Caput transversum: palmare Diaphyse des Os metacarpale III;
- Caput obliquum: Basis ossis metacarpalis II und III, Os capitatum, Lig. carpi transversum.

Ansatz: Ulnares Sesambein, Basis der Grundphalanx, Gelenkkapsel des Karpometakarpalgelenks I.

Innervation: N. ulnaris, R. profundus (C 8-Th 1).

Verlauf und Besonderheiten:
- Er ist der größte und kräftigste Thenarmuskel.
- Im distalen Abschnitt verläuft die Sehne des M. flexor pollicis longus in einem Spalt, den er und das Caput profundum des M. flexor pollicis brevis bilden.
- Zwischen beiden Köpfen entsteht ein Spalt, durch den der Arcus palmaris profundus der A. radialis und der R. profundus des N. ulnaris ziehen.

Triggerpunkte **▶ Abb. 6.147**: Triggerpunkt 1 liegt zwischen den Metakarpalen von Daumen und Zeigefinger, der sogenannten **Schwimmhaut**. Schmerzen werden zum Daumenballen und auf die dorsale Seite projiziert. Sie ziehen nach distal bis zum Interphalangealgelenk. Besonders schmerzhaft ist die Dorsalseite in Höhe der Metakarpalen des Daumens.

Funktionen:
- ***Adduktion*** im Daumensattelgelenk.
- Unterstützt die ***Flexion*** im Daumengrundgelenk.
- Unterstützt die ***Oppositionsbewegung***.

M. opponens pollicis ▶ Abb. 6.146

Ursprung: Tuberculum ossis scaphoidei, Lig. carpi transversum.

Ansatz: Radialer Rand der Diaphyse des Os metacarpale I.

Innervation: N. medianus (C 6-7).

Verlauf und Besonderheiten:
- Er verläuft schräg von proximal-ulnar nach distal-radial.
- Er wird vom M. abductor pollicis brevis überdeckt.

Triggerpunkte **▶ Abb. 6.148**:
1 Triggerpunkt im proximalen Muskelanteil etwa in Höhe der Basis metacarpalis mit Schmerzprojektion zum palmar-radialen Handgelenkbereich und zur radialen Daumenseite bis zur Endphalanx.

Funktionen:
- ***Opposition***;
- unterstützt die ***Flexion***
- geringere Wirkung bei ***Adduktion*** im Daumensattelgelenk.

> **PRAXISTIPP**
>
> **Myofasziale Triggerpunkte im M. opponens pollicis**
> Diese können durch besonders lang anhaltende und kraftraubende Oppositionsbewegungen entstehen, wie z. B. der **Gärtnerdaumen** beim Unkrautjäten, bei verkrampftem Halten eines Pinsels beim Anstreichen, Auswringen von Wäsche oder Halten einer Nähnadel.

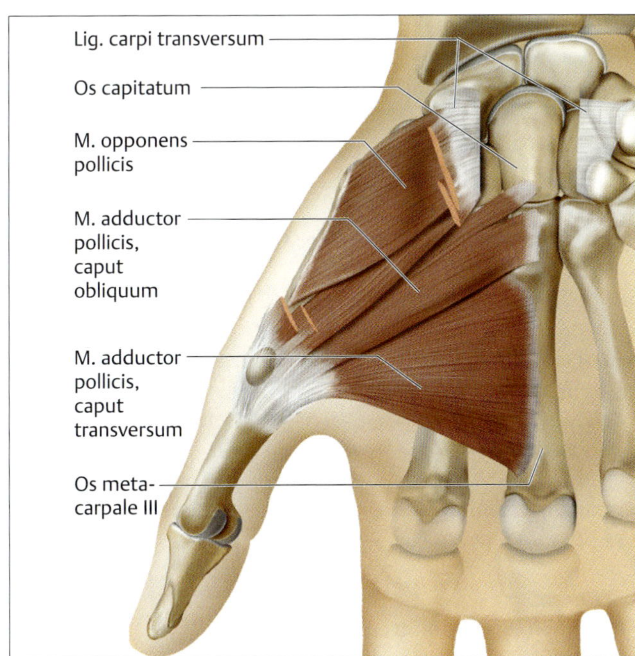

Abb. 6.146 M. adductor pollicis und M. opponens pollicis.

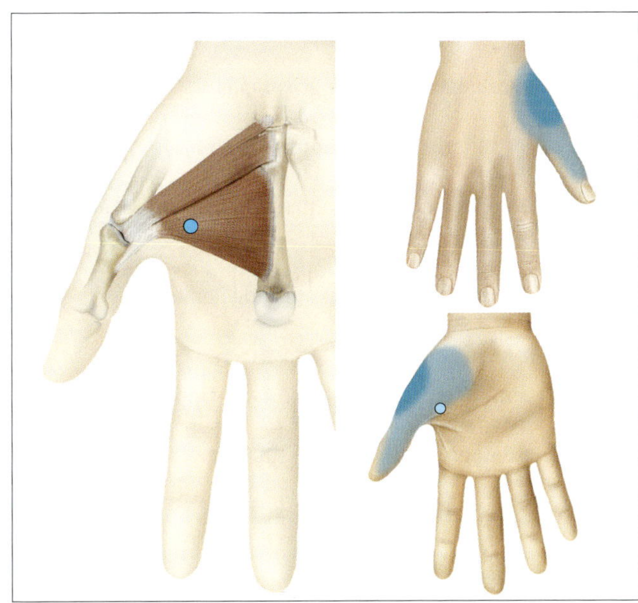

Abb. 6.147 M. adductor pollicis mit Triggerpunkten und Schmerzausstrahlungen.

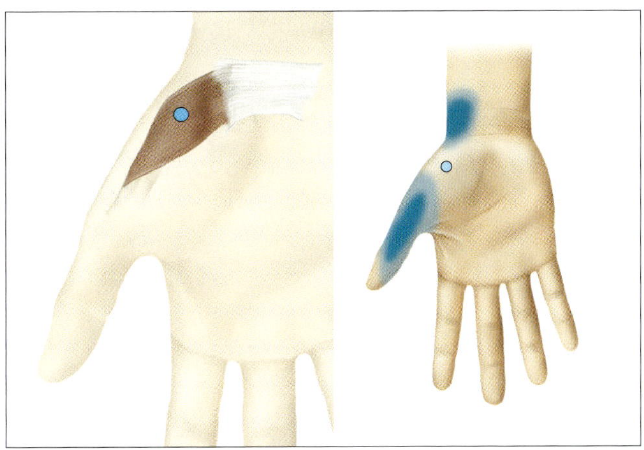

Abb. 6.148 M. opponens pollicis mit Triggerpunkten und Schmerzausstrahlungen.

6.5.4 Muskulatur des Kleinfingers

M. abductor digiti minimi ► Abb. 6.149 a, b

Ursprung: Os pisiforme, Lig. pisohamatum, Lig. carpi transversum, Sehne des M. flexor carpi ulnaris.

Ansatz: Ulnarer Rand der Basis der Grundphalanx V.

Innervation: N. ulnaris, R. profundus (C 8-Th 1).

Verlauf und Besonderheiten: Er liegt unmittelbar unter der Haut an der ulnaren Handkante.

Triggerpunkte:
Triggerpunkt 1 liegt in der Mitte des Muskelbauchs mit Schmerzausstrahlungen in Richtung Dorsalseite des Kleinfingers bis zum Fingernagel.

Funktionen:
- ***Abduktion*** des Kleinfingers.
- Unterstützt die ***Flexion*** im Karpometakarpal- und Grundgelenk,

M. flexor digiti minimi brevis ► Abb. 6.150

Ursprung: Hamulus ossis hamati, Lig. carpi transversum.

Ansatz: Palmare Basis phalangis proximalis V.

Innervation: N. ulnaris, R. profundus (C 8-Th 1).

Verlauf und Besonderheiten: Er grenzt radial an den M. abductor digiti minimi.

Funktionen: Flexion des Kleinfingergrundgelenks.

M. opponens digiti minimi ► Abb. 6.150

Ursprung: Hamulus ossis hamati, Lig. carpi transversum.

Ansatz: Ulnare Kante der Diaphyse des Os metacarpale V.

Innervation: N. ulnaris, R. profundus (C 8-Th 1).

Verlauf und Besonderheiten:
- Er zieht schräg von proximal-medial nach distal-lateral.
- Zum Ansatz hin wird er breiter.

Funktionen:
- ***Opposition*** des Kleinfingers.
- Unterstützt die ***Flexion*** im Karpometakarpalgelenk V.

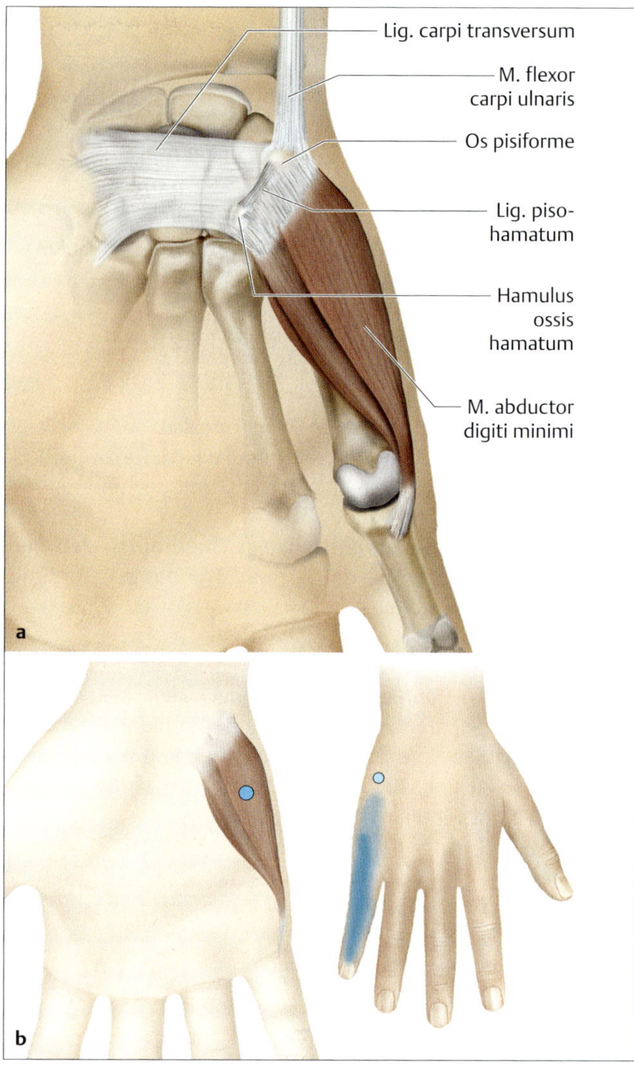

Abb. 6.149 M. abductor digiti minimi mit Triggerpunkten.
a Muskelverlauf, Ansicht von palmar
b Triggerpunkt und Schmerzausstrahlungen

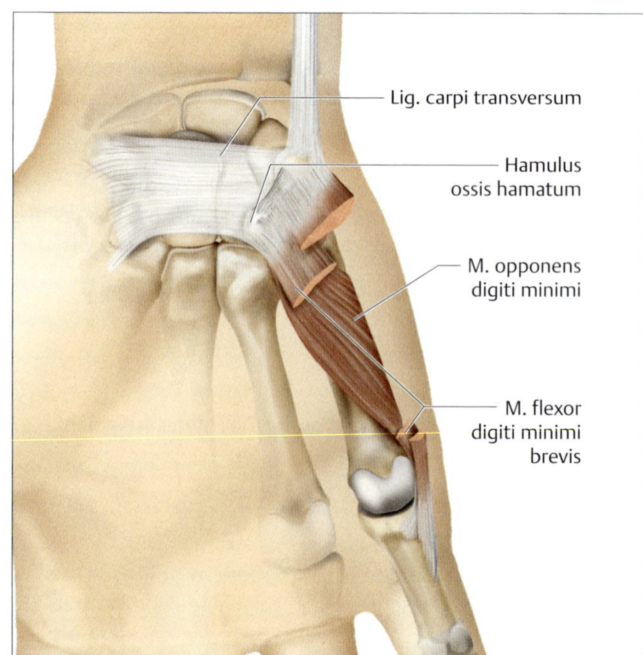

Abb. 6.150 M. flexor digiti minimi brevis durchgeschnitten und M. opponens digiti minimi.

6.6 Vaskuläre Aspekte

6.6.1 Arterien des Handgelenks

Die arterielle Versorgung des Handgelenks und der Handwurzelknochen erfolgt über die Rr. carpei dorsales et palmares, die aus den Aa. ulnaris, radialis et interossea anterior gebildet werden.

A. radialis

Verlauf in der Hohlhand

Sie verläuft palmar zwischen den Sehnen des M. brachioradialis und dem M. flexor carpi radialis nach distal. Nach dem Proc. styloideus zieht sie unter den Sehnen der Mm. abductor pollicis longus et extensor pollicis brevis nach dorsal in die Fossa radialis (Tabatière). Sie verzweigt sich dorsal auf dem Handrücken und gibt einen dickeren Ast durch die beiden Köpfe des M. interosseus I zur Hohlhand ab. Dort bildet er den Arcus palmaris profundus.

Arcus palmaris profundus

▶ **Abb. 6.151**

Dieser verläuft unter den Sehnen der langen Fingerflexoren und in Höhe der Metakarpalbasen nach ulnar bis zum Hamulus ossis hamati. Aus ihm ziehen Äste nach proximal zur Versorgung der Handgelenkkapseln und der Karpalknochen. Nach distal gehen 3 – 4 Äste, ***Aa. metacarpalis palmares,*** ab. Diese verlaufen zwischen den Ossa metacarpales und anastomosieren in Höhe der Grundgelenke mit den Aa. digitales palmares communes.

A. princeps pollicis

Der 2. Endast der A. radialis ist die A. princeps pollicis. Sie entspringt aus der A. radialis, nachdem diese zur Hohlhand durchgebrochen ist und versorgt den Daumen.

R. palmaris superficialis

▶ **Abb. 6.152**

Der Ramus verlässt die A. radialis in Höhe des distalen Radius und verläuft oberflächlich zwischen den Ursprüngen der Mm. abductor et flexor pollicis brevis. Er zieht nach ulnar in den Arcus palmaris superficialis der A. ulnaris.

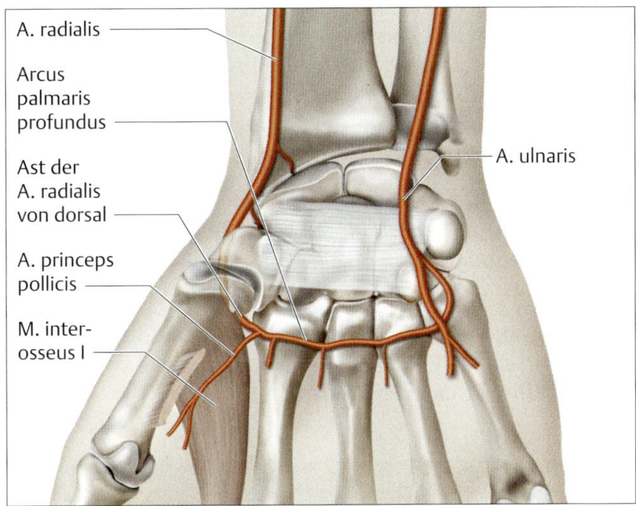

Abb. 6.151 Arcus palmaris profundus.

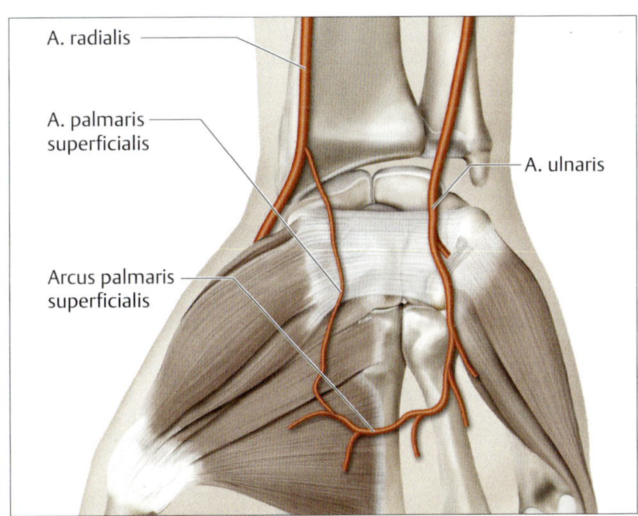

Abb. 6.152 R. palmaris superficialis der A. radialis.

Verlauf auf dem Handrücken

▶ Abb. 6.153

Auf der Dorsalseite unterkreuzt die A. radialis die Sehne des M. extensor pollicis longus und verlässt die Tabatière. Hier entspringt der ***R. carpalis dorsalis***, der quer über die Handwurzelknochen eine Arkade bildet und zur ulnaren Handkante zieht. Hier verbindet er sich mit dem R. carpalis dorsalis der A. ulnaris. Aus dieser Arkade gehen Gefäße nach proximal und distal ab.

Die proximalen Gefäße bilden in der Tiefe ***Rete carpale dorsale***, die mit der A. interossea anterior anastomosieren und den Kapsel-Band-Apparat des Handgelenks sowie die Karpalknochen versorgen.

Nach distal und über die Mm. interossei ziehen die ***Aa. metacarpales dorsales II–IV***. Sie teilen sich etwa in Höhe der Grundgelenke in die ***Aa. digitales dorsales.***

A. interossea anterior

Sie verläuft auf der Dorsalfläche der Membrana interossea und verbindet sich mit den Rete carpale dorsale.

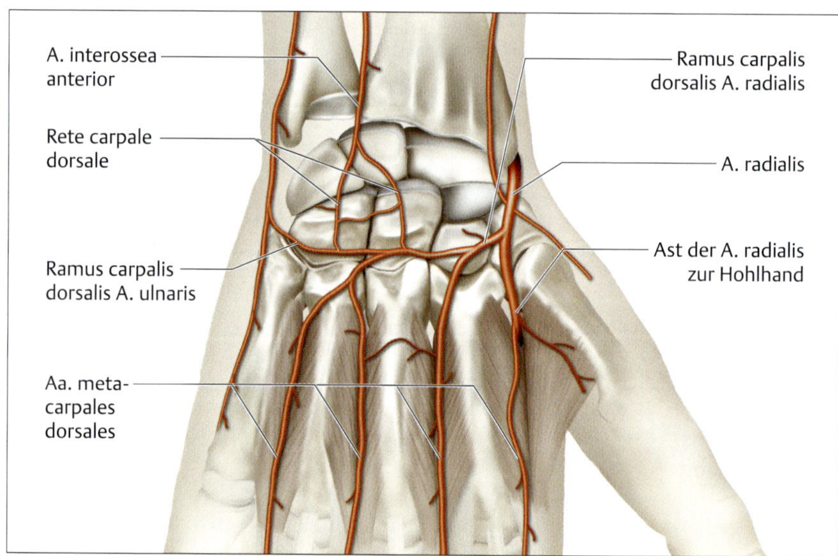

Abb. 6.153 Verlauf der A. radialis auf dem Handrücken.

A. ulnaris

▸ Abb. 6.154

Sie verläuft am Unterarm auf der palmaren Ulna und benutzt den M. flexor carpi ulnaris als Leitmuskel. Kurz vor dem Handgelenk zieht sie unter das Lig. carpi palmare und liegt weiter distal auf dem Lig. carpi transversum. Der Ast, der sich mit dem Arcus palmaris profundus verbindet, geht durch die Loge de Guyon. Der dickere R. superficialis, der den Arcus palmaris superficialis bildet, liegt auf dem Lig. pisohamatum und biegt dann nach radial ab.

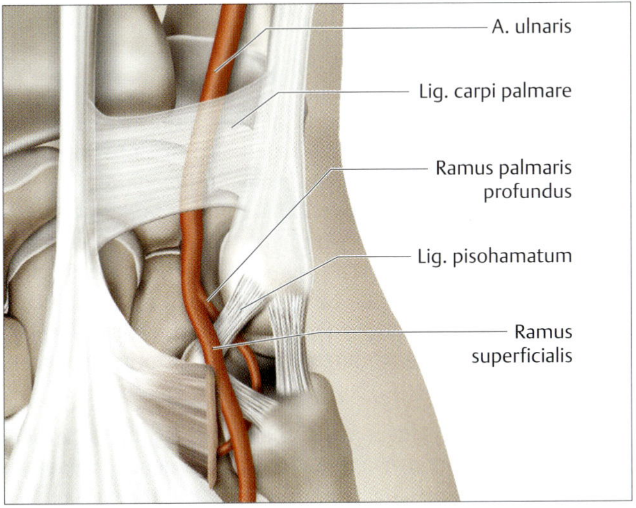

Abb. 6.154 Verlauf der A. ulnaris in der Umgebung der Loge de Guyon.

Arcus palmaris superficialis

▸ Abb. 6.155

Der oberflächliche arterielle Bogen ist nicht so stark ausgebildet wie der tiefe Bogen. Er wird von der A. ulnaris gebildet und ist nur von der Palmaraponeurose bedeckt. Er verläuft etwas distal der Metakarpalbasen in Richtung Thenar und liegt auf den Sehnen der oberflächlichen Fingerflexoren. Am Thenar verbindet es sich mit dem R. superficialis der A. radialis. Aus dem Arcus palmaris superficialis entspringen proximal kleine Äste zur Versorgung des Retinakulums, der Palmaraponeurose und der Muskeln des Thenars und Hypothenars. Nach distal gehen 3 zwischen den Ossa metacarpalia verlaufende Äste, ***Aa. digitales palmares communes,*** zu den Fingern ab.

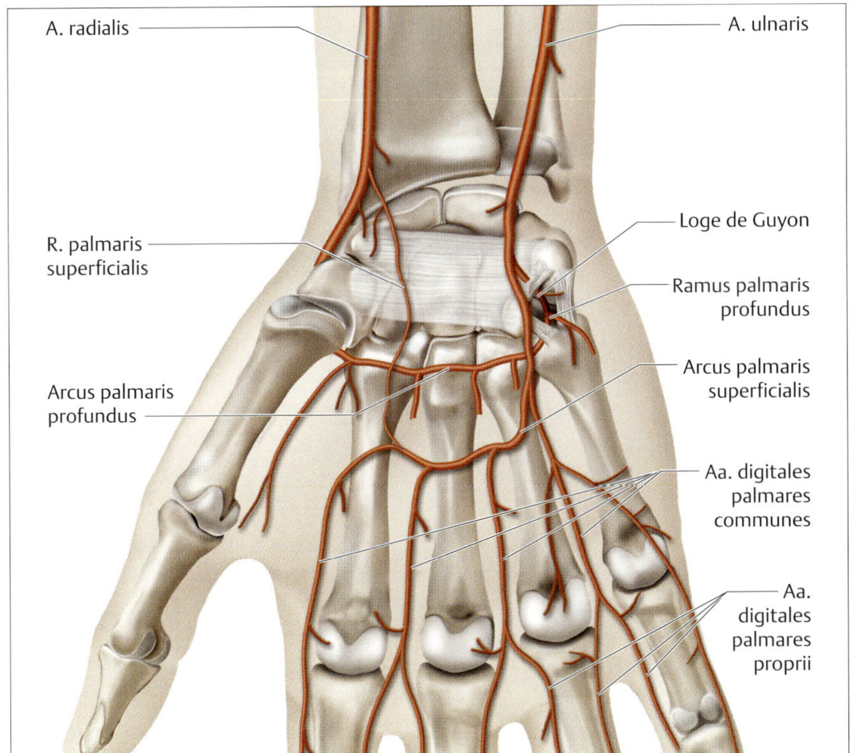

Abb. 6.155 Arcus palmaris superficialis.

6.6.2 Arterien der Finger

▶ **Abb. 6.156 a, b**

Aus dem Arcus palmaris superficialis entspringen die 3 ***Aa. digitales palmares communes***. Sie teilen sich in Höhe der Fingergrundgelenke in 6 ***Aa. digitales palmares proprii***, die jeweils einander zugekehrte Seiten der 2. bis 5.Finger versorgen. Der Kleinfinger bekommt außerdem auf der palmaren ulnaren Seite einen Ast aus dem Arcus palmaris superficialis und der Zeigefinger auf der radialen Seite einen Ast aus dem Arcus palmaris profundus. An den Fingerbeeren sind die radialen und ulnaren Gefäße durch bogenförmige Anastomosen, ***Arcus terminalis,*** miteinander verbunden.

Die Dorsalseite der Finger wird über Äste, die in Höhe der Grundgelenke aus den Aa. palmares proprii ziehen, versorgt. Außerdem über die Aa. digitales dorsales, die aus den Aa. metacarpales dorsales entspringen. Sie verlaufen an den Rändern der Streckseite der einander zukehrenden Seiten der 2.–5. Finger, enden etwa in Höhe der Grundphalanxmitte und anastomosieren mit den palmaren Gefäßen.

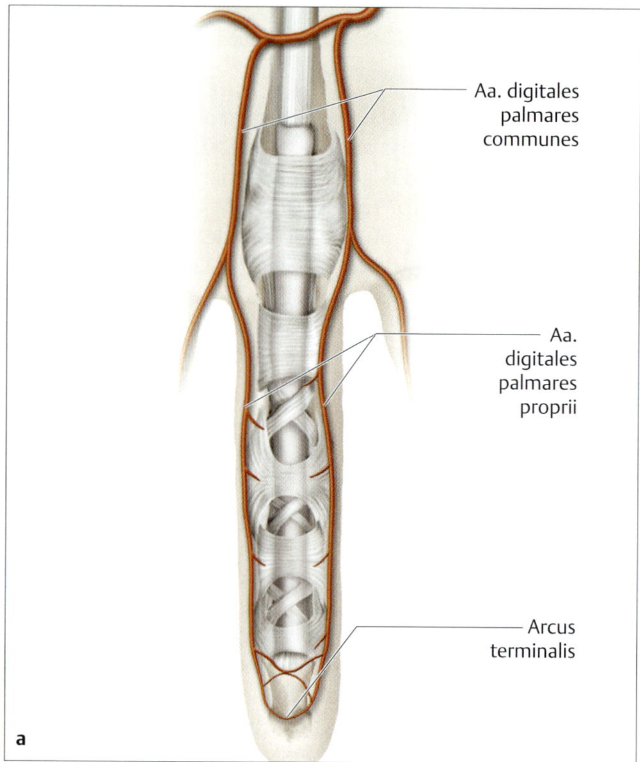

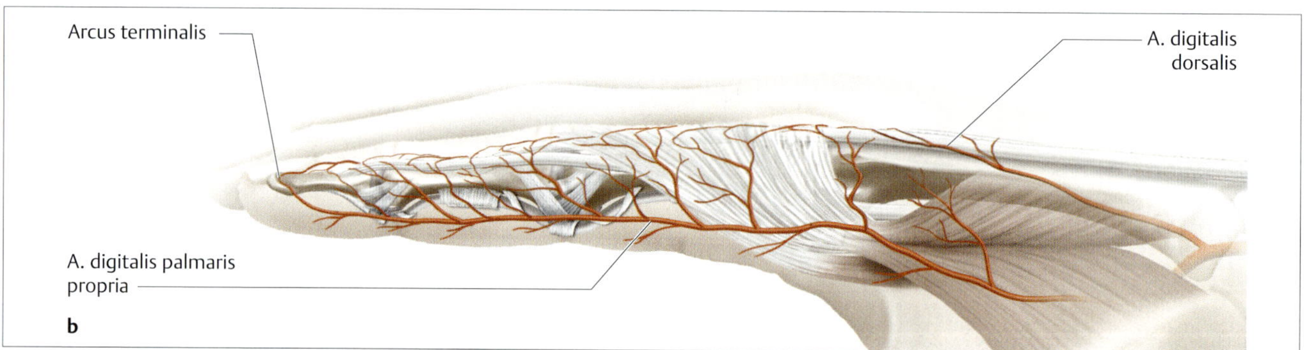

Abb. 6.156 Verlauf der Fingerarterien.
a Ansicht von palmar
b Ansicht von radial

6.6.3 Arterien des Daumens

Der Verlauf der Arterien des Daumens und ihre Abgänge sind sehr variabel.

Aa. ulnopalmaris et radiopalmaris

▶ **Abb. 6.157**

Die palmaren Daumenarterien entstehen aus der ***A. princeps pollicis***. Sie zieht unter der Thenarmuskulatur zur Grundphalanx und teilt sich in Höhe des Grundgelenks in die 2 Äste ***A. ulnopalmaris*** und ***A. radiopalmaris***. Sie verlaufen radial und ulnar der langen Flexorensehne und bilden in Höhe der Fingerbeere eine bogenförmige Anastomose, Arcus terminalis.

Aa. radiodorsalis et ulnodorsalis

▶ **Abb. 6.158**

In Höhe der Tabatière zieht die ***A. radiodorsalis*** aus der dorsal verlaufenden A. radialis. Sie versorgt den dorsalen Daumen auf der radialen Seite und zieht zum Caput der Grundphalanx. Die ***A. ulnodorsalis*** entsteht in Höhe der ulnaren Basis ossis metacarpalis aus der A. radialis und zieht bis zur Endphalanx.

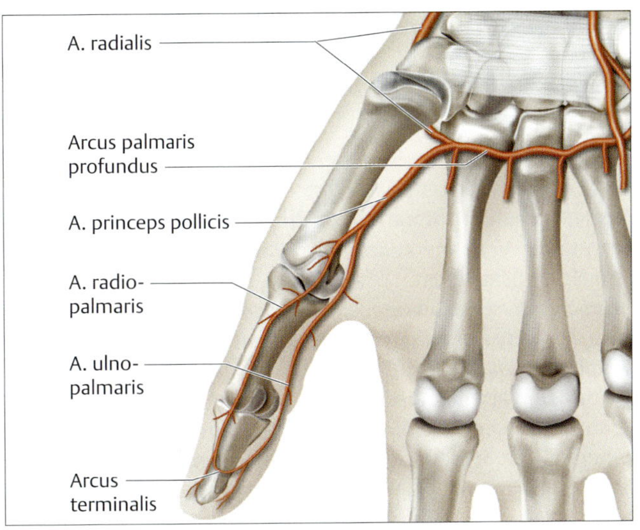

Abb. 6.157 Verlauf der palmaren Daumenarterie.

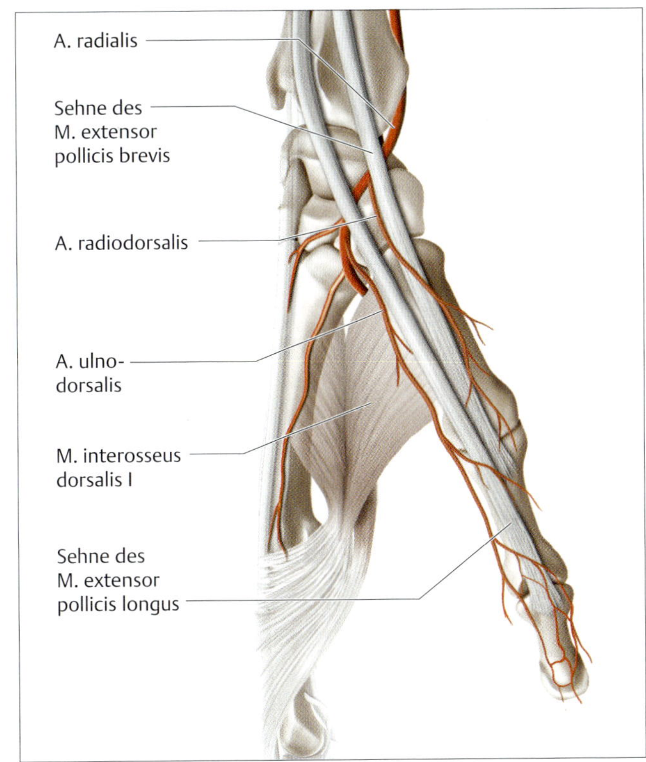

Abb. 6.158 Verlauf der dorsalen Daumenarterie.

6.6.4 Venen der Hand

Rete venosum dorsale manus

▶ **Abb. 6.159**

Die V. cephalica accessoria auf der ulnaren und die V. cephalica auf der radialen Unterarmseite erhalten das Blut aus einem subkutanen Venennetz, ***Rete venosum dorsale manus***, das auf dem Handrücken liegt. Dieses Netzwerk wird von den ***Vv. metacarpales dorsales subcutaneae*** gebildet, die sich in Höhe der Ossa metacarpale befinden. Sie sammeln das Blut aus den ***Vv. digitales dorsales***, die radial und ulnar der Fingern liegen und auf der Dorsalseite Anastomosen und damit ein ***Rete dorsale digitorum*** bilden. Die Vv. metacarpale dorsales subcutaneae stehen untereinander und über die ***Vv. intercapitulares*** mit den tiefen Venen der palmaren Hand in Verbindung.

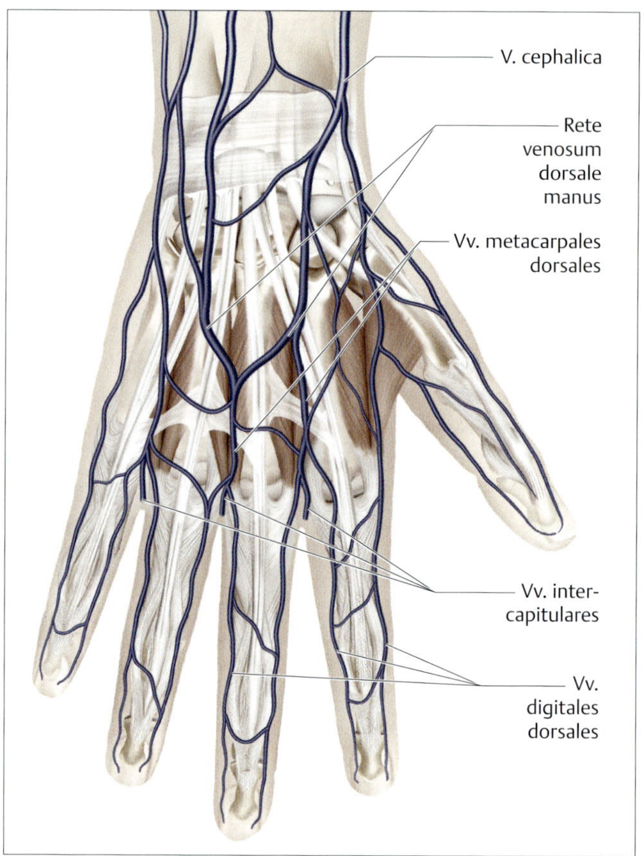

Abb. 6.159 Subkutane dorsale Venen der Hand.

Arcus venosus palmaris superficialis

▶ **Abb. 6.160**

Dieser Venenbogen begleitet den Arcus palmaris superficialis der Arterien, der in Höhe der Metakarpalbasen von ulnar nach radial verläuft. Aus ihm gehen die Vv. ulnares hervor. Die Vv. digitales palmares begleiten die Fingerarterien und führen das Blut über die Vv. metacarpales dorsales dem Arcus palmaris superficialis und profundus zu.

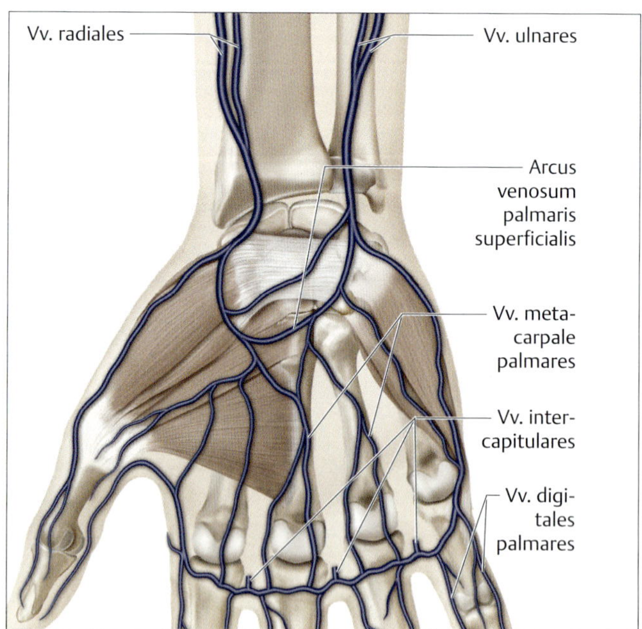

Abb. 6.160 Arcus venosus palmaris superficialis.

Arcus venosus palmaris profundus

▶ **Abb. 6.161**

Der tiefe Venenbogen verläuft parallel zum tiefen arteriellen Bogen der Hohlhand, der in Höhe der Metakarpalbasen von radial nach ulnar zieht. Seine Venen münden in die Vv. ulnares.

6.6.5 Venen im Fingerbereich

▶ **Abb. 6.162**

Der venöse Abfluss von der palmaren Fingerseite erfolgt über die ***V. palmaris superficialis.*** Je eine verläuft radial und ulnar auf der Palamarseite der Finger und mündet in Höhe der Metakarpophalangealgelenke in die quer verlaufende ***V. metacarpalis transversa superficialis***. Radial und ulnar der Finger verbinden sich die palmaren Venen durch Vv. communicantes obliquae mit den Rete dorsale digitorum.

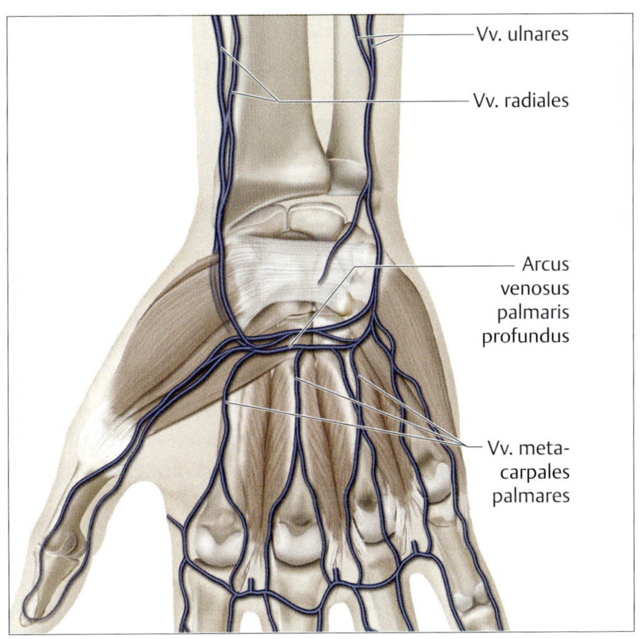

Abb. 6.161 Arcus venosus palmaris profundus.

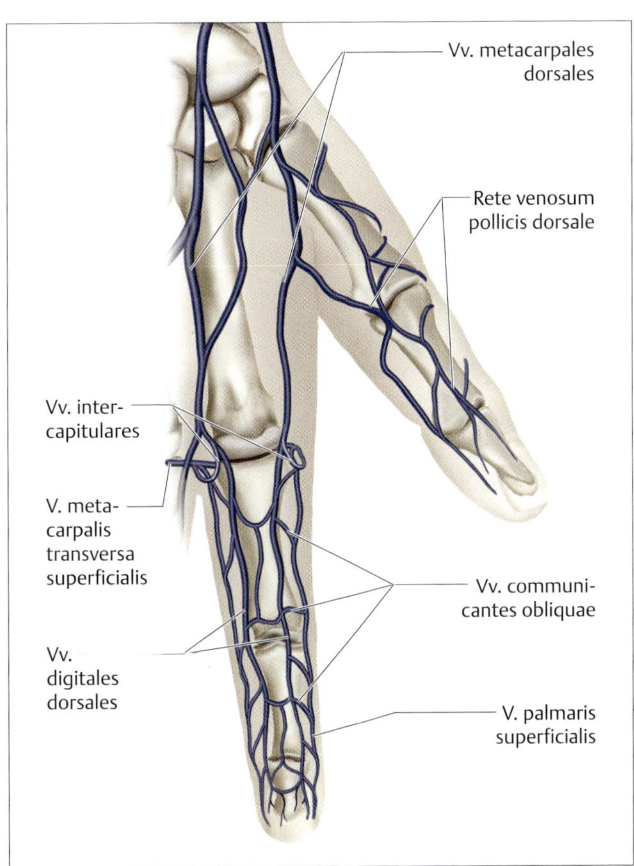

Abb. 6.162 Venen an den Fingern, dorsale Ansicht.

6.6.6 Lymphatisches System im Finger-, Hand- und Unterarmbereich

Oberflächliches System

▸ Abb. 6.163, ▸ Abb. 6.164

Die subkutanen Kollektoren nehmen über die Rete dorsales et palmares und das kutane Lymphgefäßnetz die Lymphe aus den Fingern auf. Sie folgen dabei den Vv. digitales und drainieren die Volar- und Dorsalseite eines Fingers. In Höhe der Basen der Grundphalangen vereinigen sie sich und setzen sich in die Lymphgefäße des Handrückens fort. Diese Kollektoren verlaufen oberflächlich im Bindegewebe und ziehen gerade nach proximal. Sie sind sehr zahlreich und verbinden sich mit von palmar kommenden ulnaren und radialen Kollektoren. Die Kollektoren der Palma manus bilden 5 Gruppen, die sowohl radial als auch ulnar liegen und sich mit den Kollektoren des Handrückens vereinen.

Am Unterarm befinden sich 3 Bündel (radial, ulnar, median) als Fortsetzung der Handkollektoren. Sie teilen sich wiederholt, sodass ihre Zahl zum Ellenbogen hin zunimmt und 20 – 30 Kollektoren umfasst.

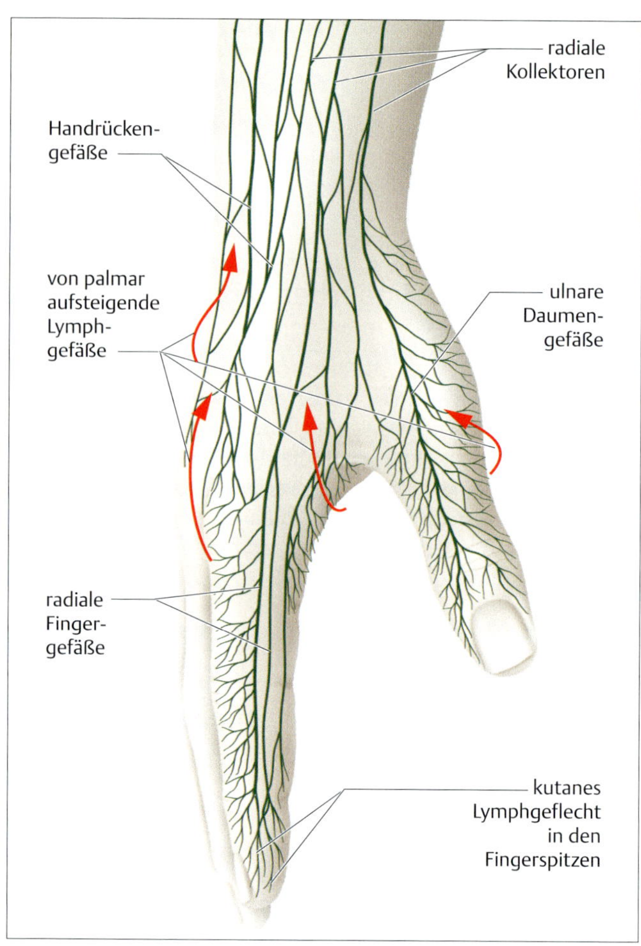

Abb. 6.163 Oberflächliches Lymphgefäßsystem der dorsalen Finger- und Handregion.

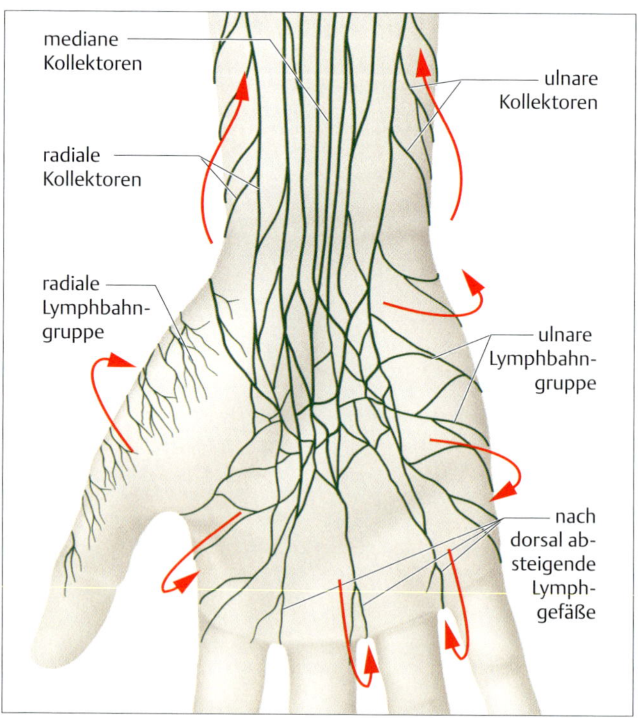

Abb. 6.164 Oberflächliche Lymphbahnen der palmaren Handregion.

Tiefes System

▸ **Abb. 6.165**

Am Finger verlaufen die Kollektoren des tiefen Systems zusammen mit den digitalen Arterien und münden in den Arcus lymphoideus palmaris profundus. Dieser setzt sich nach proximal in radiale Kollektoren fort, die unmittelbar neben der A. radialis verlaufen. Palmare Kollektoren fließen über den Arcus lymphaticus superficialis in ulnare Kollektoren, die die A. ulnaris begleiten.

Am Unterarm ziehen 3 Kollektoren parallel zu den Aa. interosseae nach proximal. Beide Arcus sind durch Anastomosen miteinander verbunden.

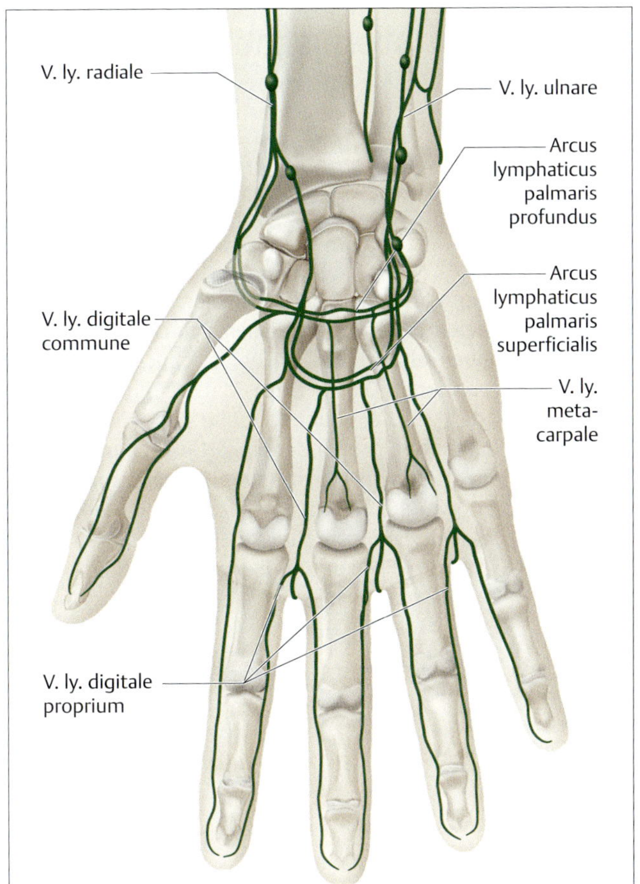

Abb. 6.165 Tiefes Lymphgefäßsystem der Finger- und Handregion.

6.7 Neuroanatomische Aspekte

6.7.1 N. medianus

Verlauf

▶ **Abb. 6.166**

Im Verlauf des Unterarms liegt der N. medianus gut geschützt zwischen den tiefen und oberflächlichen Fingerflexoren. Erst im Handwurzelbereich verläuft er oberflächlich und zieht durch den Karpaltunnel, ***Canalis carpi***. Meist befindet er sich minimal radial der Mitte des Tunnels, ulnar der Sehne des M. flexor pollicis longus und palmar der Fingerflexoren und damit direkt unter dem Lig. carpi transversum. Der Nerv muss im Karpaltunnel gut gleiten können, um durch Torsion oder Abknickung entstehende Läsionen zu vermeiden. Das Gleiten ist um etwa 9 – 14 mm bei Flexion und Extension möglich.

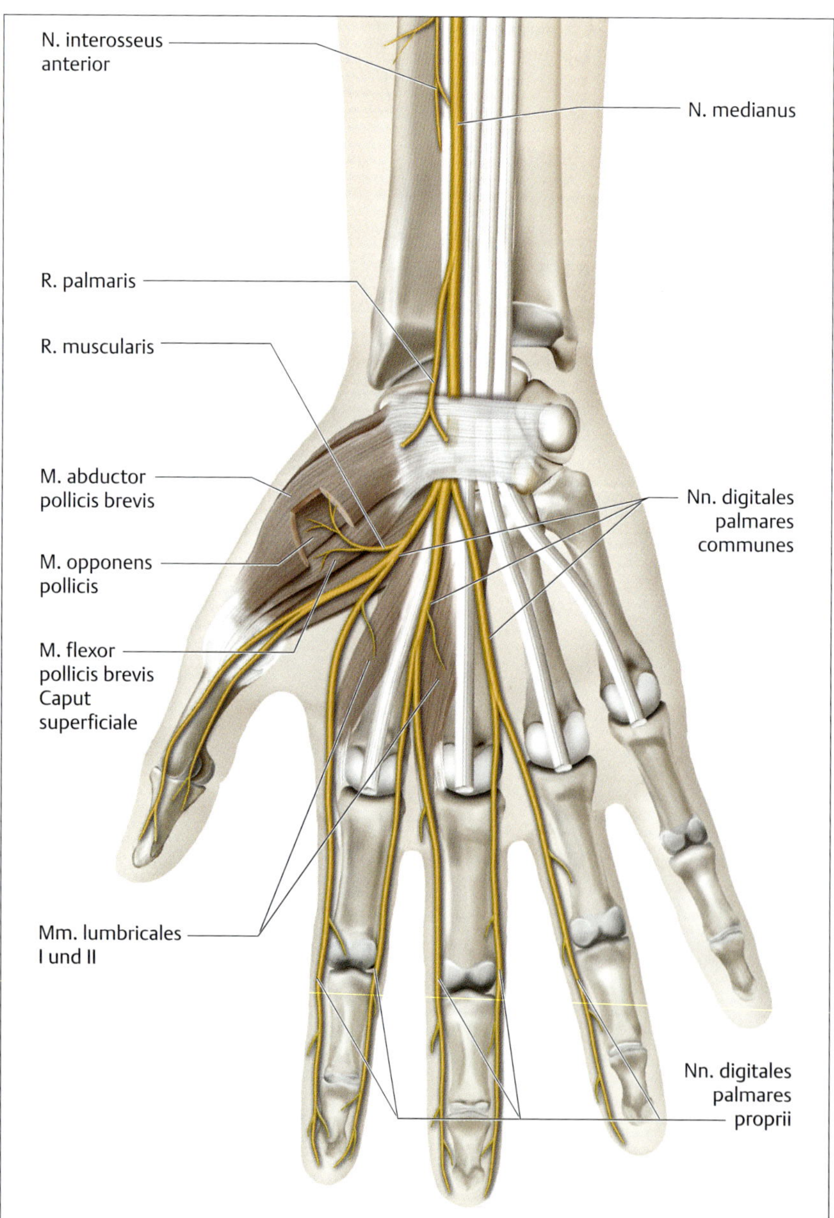

Abb. 6.166 Verlauf und Äste des N. medianus.

Aufzweigungen

N. interosseus anterior

Distal des M. pronator teres gibt der N. medianus den N. interosseus anterior ab, der den M. flexor pollicis longus und den M. flexor digitorum profundus mit Ausnahme seiner ulnaren Muskelanteile versorgt. Außerdem innerviert er den M. pronator quadratus und das Handgelenk.

R. palmaris ▸ Abb. 6.167

Der Ramus ist ein sensibler Ast, der am distalen Drittel des Unterarms aus dem N. medianus entspringt. Er verläuft oberflächlich und radial der Sehne des M. palmaris longus und zieht über das Retinaculum flexorum hinweg. Im proximalen Thenarbereich und am radialen Handteller versorgt er die Haut und bildet Anastomosen mit dem R. palmaris des N. ulnaris.

R. muscularis

Unmittelbar distal des Karpaltunnels zweigt der N. medianus einen nach radial ziehenden R. muscularis für die Thenarmuskulatur ab. Dieser innerviert den M. abductor pollicis brevis und M. opponens pollicis sowie das Caput superficiale des M. flexor pollicis brevis. Außerdem geht er eine Anastomose mit dem N. ulnaris ein.

Nn. digitales palmares communes ▸ Abb. 6.167

Ebenfalls kurz nach dem Durchtritt durch den Karpaltunnel teilt sich der N. medianus in die 3 sensiblen ***Nn. digitales palmares communes*** auf. Sie verlaufen zwischen den Metakarpalknochen und verzweigen sich zu 7 ***Nn. digitales palmares proprii***, die an den seitlichen Kanten von Daumen, Zeige- und Mittelfinger sowie der radialen Seite des Ringfingers verlaufen und dieses Hautareal innervieren. Die Nn. digitales palmares communes I und II versorgen außerdem die entsprechenden Mm. lumbricales.

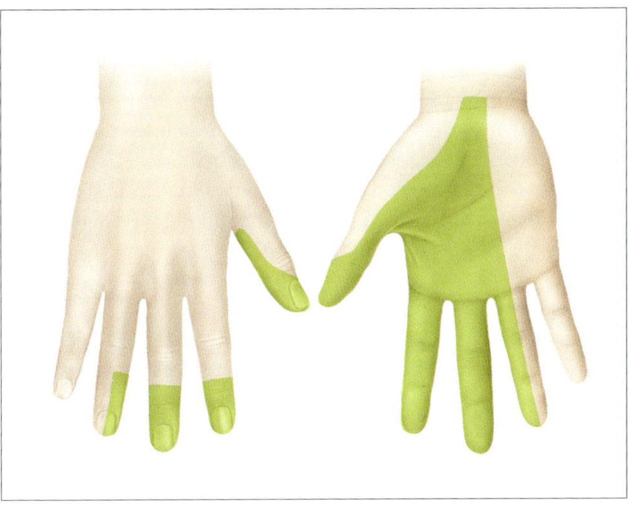

Abb. 6.167 N. medianus: Innervation der Hautareale.

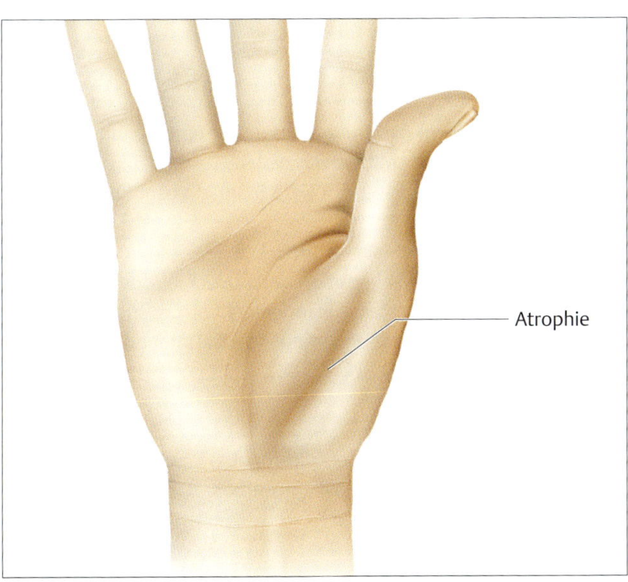

Abb. 6.168 Karpaltunnelsyndrom: Atrophie der Thenarmuskulatur.

KLINISCHER BEZUG

Karpaltunnelsyndrom

Das Beschwerdebild des Karpaltunnelsyndroms entsteht aufgrund eines Missverhältnisses zwischen Kapazität und Inhalt im Karpaltunnel, sodass der N. medianus komprimiert wird. Frauen zwischen dem 40. und 60. Lebensjahr sind häufiger betroffen als Männer. Schwangerschaft, Wechseljahre, Gewichtszunahme, schwere körperliche Arbeit, lokale Schwellungen, Stoffwechselstörungen, Handgelenkveränderungen durch Arthrose oder Trauma und vieles mehr können ein Karpaltunnelsyndrom begünstigen. Die Raumbeengung im Karpaltunnel beeinträchtigt vor allem die Leitfähigkeit des N. medianus. Dafür ist nicht nur der mechanische Druck verantwortlich, sondern vor allem die Unterbrechung der Blutzufuhr innerhalb der Nervenhülle.

Symptome: Das Leitsymptom sind nächtliche Armschmerzen, ***Brachialgia paraesthetica nocturna,*** aufgrund der im Schlaf vorgenommenen Lageveränderungen des Handgelenks, wodurch sich der Druck im Karpaltunnel erhöht. Die Schmerzen werden als Ameisenkribbeln oder Taubheitsgefühl im Versorgungsgebiet des Nervs beschrieben. Patienten berichten auch über ein Anschwellen der Hand verbunden mit einem brennenden Gefühl. Durch Schütteln und Massieren vermindert sich dieses Symptom. Die Morgensteifigkeit äußert sich in der verminderten Fähigkeit von präzisen Griffen und bessert sich durch Massieren und Bewegungen. Die Daumenballenmuskulatur ist deutlich atrophiert ▸ **Abb. 6.168**.

PRAXISTIPP

Provokationstest bei Karpaltunnelsyndrom
Bei Verdacht auf ein Karpaltunnelsyndrom können verschiedene provozierende Tests zur Diagnostik beitragen. Liegt eine Kompression des N. medianus vor, werden in Richtung Hand und Unterarm ausstrahlende Schmerzen und Missempfindungen ausgelöst oder verstärkt.

Phalen-Test
Bei aufgestütztem Ellenbogen und senkrechtem Unterarm werden die Hände nach palmar in Flexion fallenlassen. Innerhalb von 60 Sekunden treten stärkere Parästhesien auf.

Hoffmann-Tinel-Zeichen ▸ Abb. 6.169
Bei neutraler Handgelenkposition wird die palmare Hand in Höhe der distalen Handgelenkfalte mit dem Reflexhammer beklopft. Dies provoziert den N. medianus und löst eine verstärkte elektrisierende Sensation aus. Die Patienten beschreiben das Gefühl als **Ameisenkribbeln**.

Flexions-Kompressions-Test
Bei gestrecktem Ellenbogengelenk und supiniertem Unterarm wird das Handgelenk um 60° gebeugt. Mit einem Finger wird Druck etwas radial der Mitte der distalen Handgelenkfalte und damit auf den N. medianus im Karpaltunnel ausgeübt.

Karpal-Kompressionstest ▸ Abb. 6.170
Bei neutraler Handgelenkposition wird Druck auf den N. medianus in Höhe der distalen Handgelenkfalte ausgeübt. Das geschieht durch 2 übereinanderliegende Daumen, die mehrere Sekunden lang den Druck halten.

Sensibilitätsprüfung
Sensibilitätsprüfungen mit der Stimmgabel sowie der 2-P-Diskriminationstest können die Diagnose bestätigen (siehe Kap. 6.7.4).

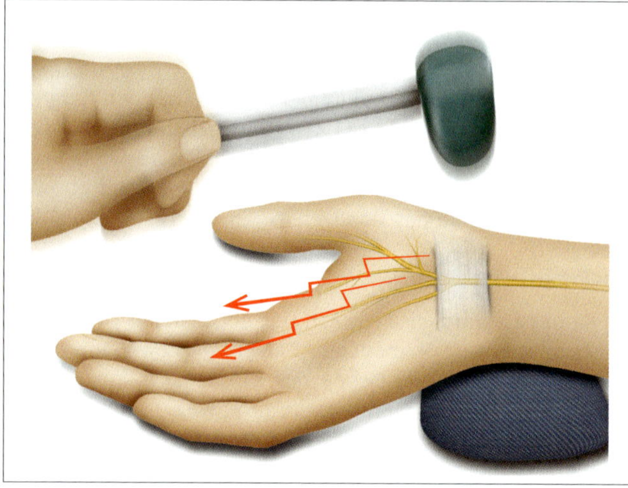

Abb. 6.169 Hoffmann-Tinel-Test.

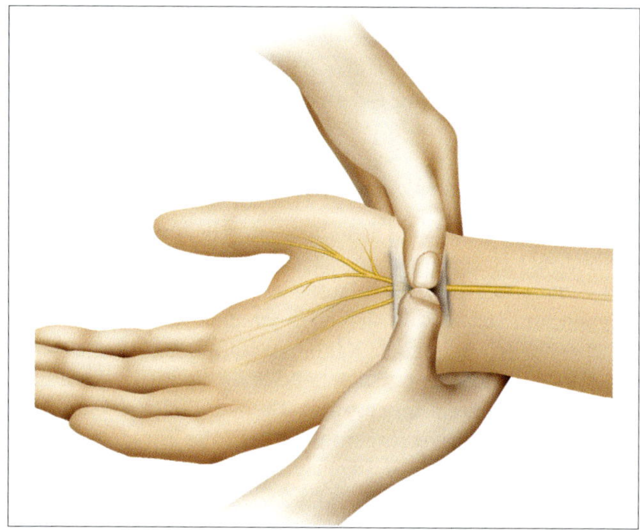

Abb. 6.170 Karpal-Kompressionstest.

6.7.2 N. ulnaris

Verlauf

▸ Abb. 6.171

Der Nerv benutzt den M. flexor carpi ulnaris als Leitmuskel bis zum ulnaren Handgelenk. Sein Stamm zieht auf der Palmarseite unter dem Lig. carpi palmare und teilt sich distal davon in einen R. superficialis und einen R. profundus.

Aufzweigungen

R. dorsalis nervi ulnaris ▸ Abb. 6.171, ▸ Abb. 6.172

Im distalen Drittel des Unterarms gibt der N. ulnaris den sensiblen ***R. dorsalis nervi ulnaris*** ab. Dieser zieht zum Handrücken und versorgt mit 5 ***Nn. digitales dorsales*** die Haut auf der Dorsalseite des Ring- und Kleinfingers und auf ulnarer Seite des Mittelfingers bis zum proximalen Interphalangealgelenk.

R. palmaris ulnaris ▸ Abb. 6.171, ▸ Abb. 6.172

Proximal der Handwurzelknochen verlässt der R. palmaris ulnaris den Ulnarisstamm und versorgt sensibel die ulnare Palmarseite des Handgelenks und den proximalen Anteil des Hypothenars.

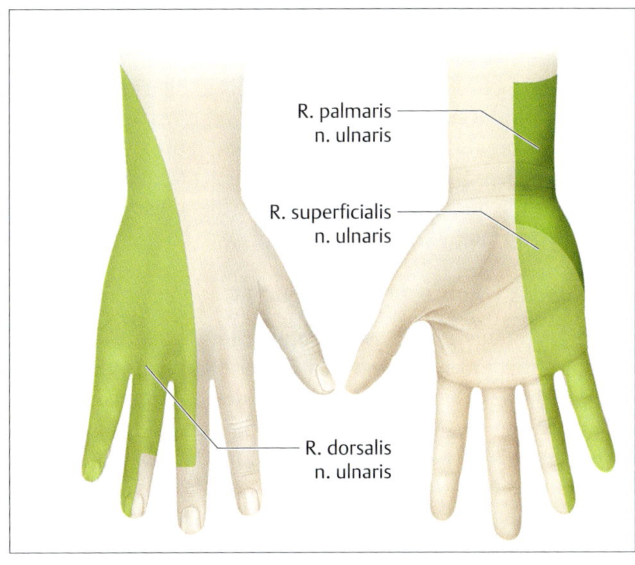

Abb. 6.171 Innervation der Hautareale.

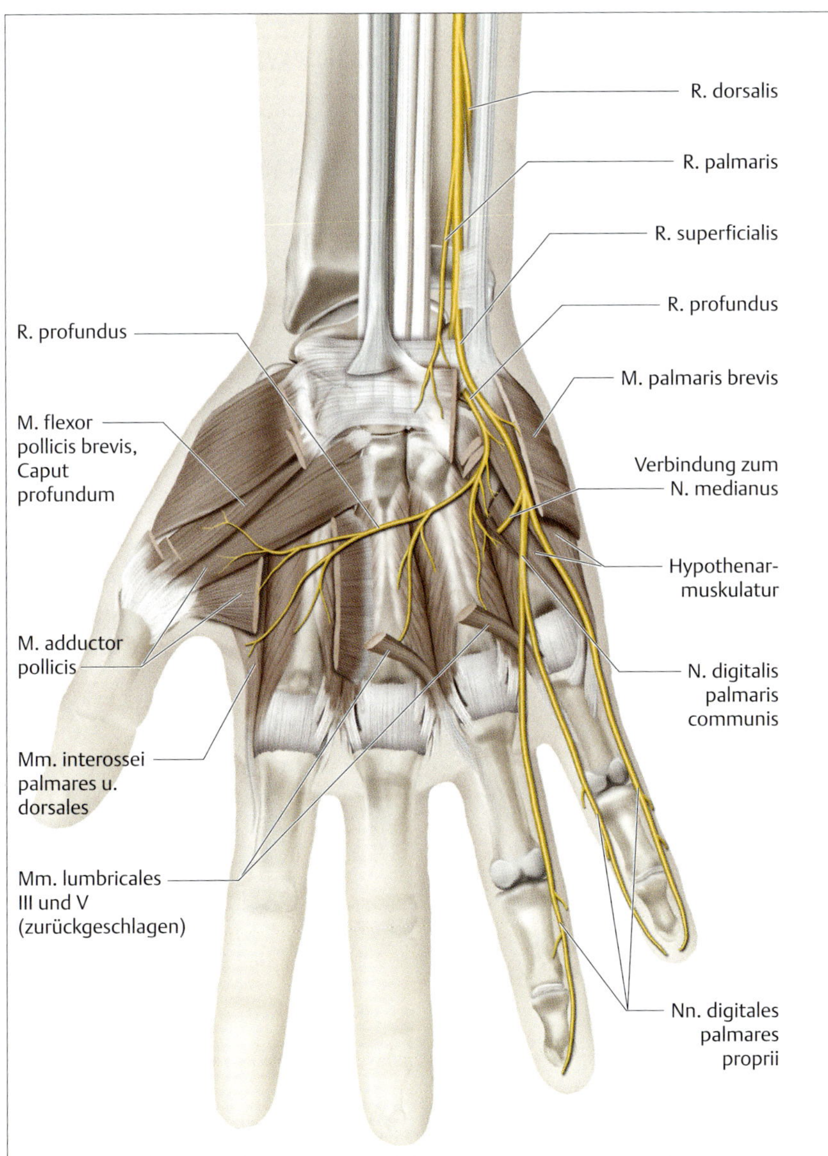

Abb. 6.172 Verlauf und Äste des N. ulnaris.

R. superficialis ▸ Abb. 6.172, ▸ Abb. 6.173

Der R. superficialis verläuft oberflächlich auf dem Lig. pisohamatum und zieht auf der ulnaren Seite bis in die Fingerspitzen von Klein- und Ringfinger. Er gibt einen motorischen Ast zum M. palmaris brevis ab und teilt sich danach in die sensiblen ***Nn. digitales palmares cummunes IV und V***, die als Nn. digitales palmares proprii den kleinen Finger und die ulnare Seite des Ringfingers versorgen.

R. profundus ▸ Abb. 6.172, ▸ Abb. 6.173

Der R. profundus ist ein rein motorischer Ast. Er zieht zwischen Lig. carpi transversum und Lig. pisohamatum durch die ***Loge de Guyon*** und tritt ulnar des Hamulus ossis hamati in die Tiefe zwischen die Muskeln des Hypothenars. Hier gibt er zu dieser Muskulatur Rr. musculares ab. Danach zieht er in Höhe des proximalen Drittels der Os metacarpale bogenförmig nach radial und liegt dabei unmittelbar auf den Ossa metacarpalia und den Mm. interossei. Mit weiteren Rr. musculares, die aus seinem Bogen entspringen, innerviert er die beiden ulnaren Mm. lumbricales, alle Mm. interossei und radial den M. adductor pollicis sowie den tiefen Kopf des M. flexor pollicis brevis. Durch eine Anastomose verbindet er sich mit dem N. medianus.

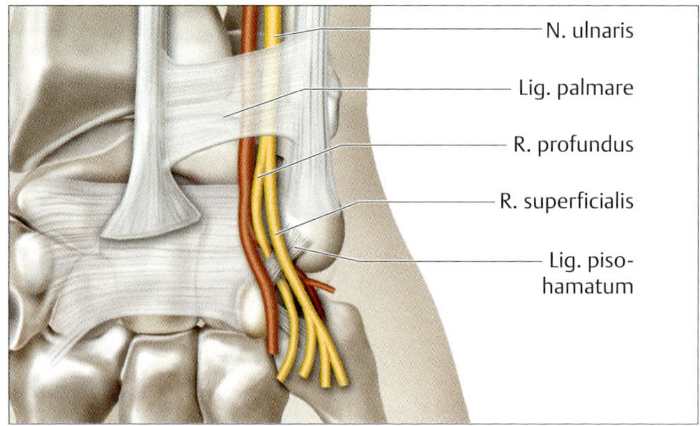

Abb. 6.173 Verlauf des N. ulnaris an der ulnaren Handregion.

KLINISCHER BEZUG

Kompression des N. ulnaris in der Loge de Guyon
Synoviale Zysten und Frakturen der Ossa metacarpalia IV und V sowie der ulnaren Karpalknochen können Ursachen für eine Kompression des N. ulnaris sein. Sie tritt aber auch bei Radfahrern auf, die die Loge de Guyon durch Druck der dorsalextendierten Hand auf dem Lenker einengen und damit den Nerv komprimieren.

Die Symptome sind Parästhesien im Kleinfingerbereich und der ulnaren Hälfte des Ringfingers. Die Ab- und Adduktion des Kleinfingers kann geschwächt sein.

Als Therapie wird meist eine Nachtschiene verordnet. Bei zystischen Veränderungen kann eine operative Resektion nötig sein.

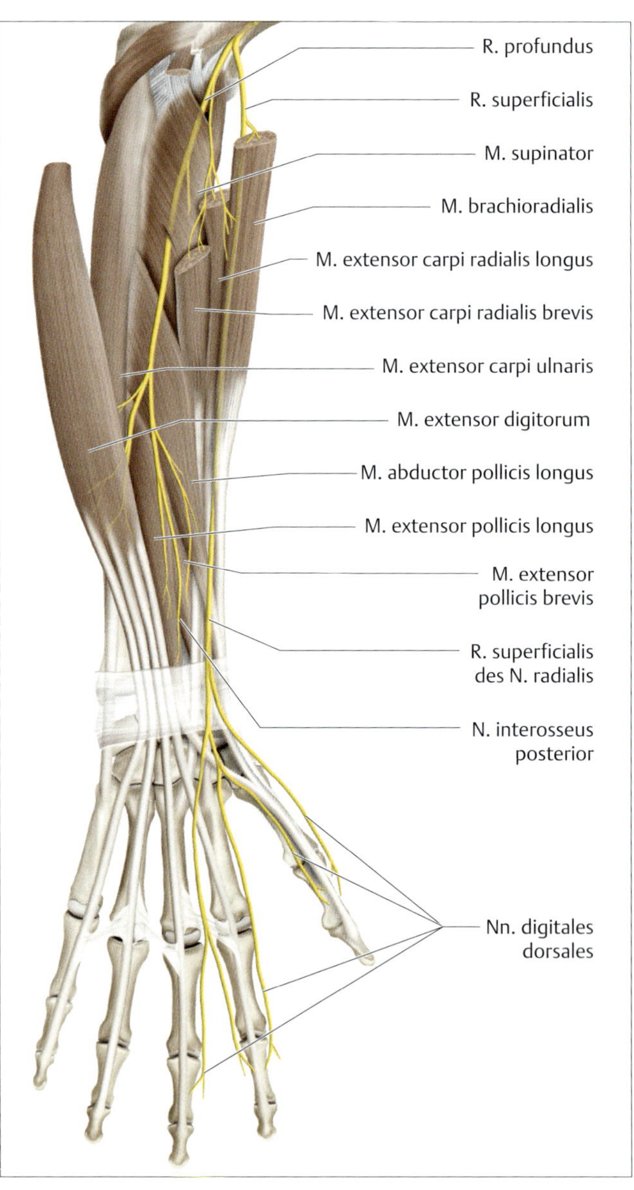

Abb. 6.174 Verlauf und Aufzweigungen des N. radialis.

6.7.3 N. radialis

Verlauf und Aufzweigungen

▸ Abb. 6.174

R. profundus nervi radialis

Nach Verlassen des Supinatorkanals setzt sich der R. profundus im motorischen N. interosseus fort, der etwa in Höhe des Handgelenks endet. Er innerviert die meisten Thenarmuskeln wie Mm. abductor pollicis longus, extensor pollicis brevis, extensor pollicis longus et extensor indicis.

R. superficialis nervi radialis ▶ Abb. 6.175

Der R. superficialis folgt nicht dem R. profundus durch den Supinator, sondern zieht proximal davon unter dem M. brachioradialis nach distal. Im distalen Unterarmdrittel kommt er an die Oberfläche, indem er zwischen M. brachioradialis und M. extensor carpi radialis longus durch die Fascia antebrachii hindurchzieht. Dabei überkreuzt er die Mm. abductor pollicis longus und extensor pollicis brevis. Sein weiterer Verlauf ist radial-dorsalseitig und subkutan oberhalb des Retinaculum extensorum nahe dem Proc. styloideus radii. Dort teilt er sich in seine 4 ***Nn. digitales dorsales***. Sie versorgen die dorsale Daumenseite bis zur distalen Phalanx sowie die dorsalen Hautpartien im Bereich der Grundphalanx des Zeige- und radiale Hälfte des Mittelfingers. Durch eine Anastomose, R. communicans ulnaris, ist er im Mittelhandbereich mit dem N. ulnaris verbunden (▶ **Abb. 6.176**).

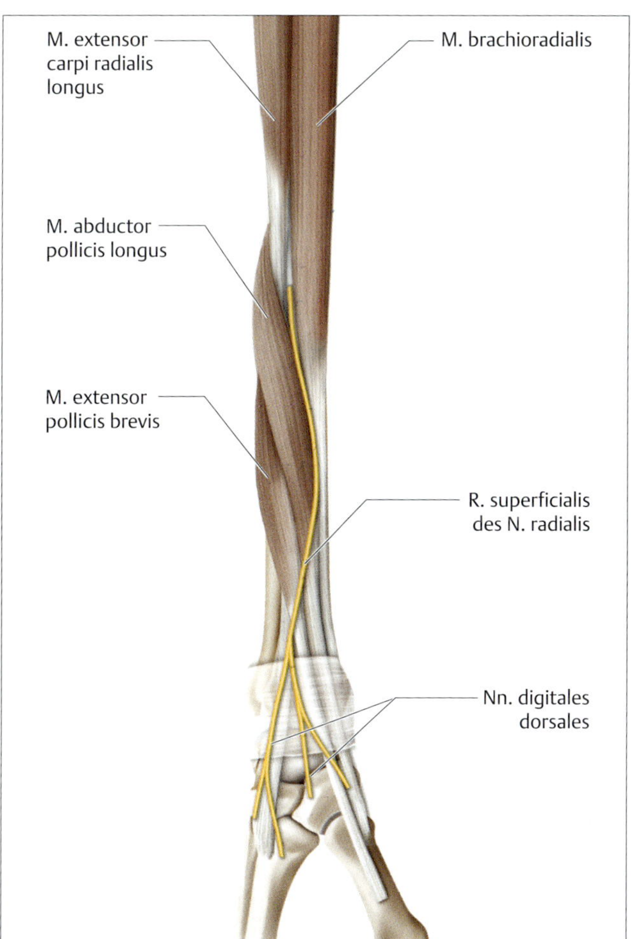

Abb. 6.175 Verlauf des R. superficialis nervi radialis durch die Faszie.

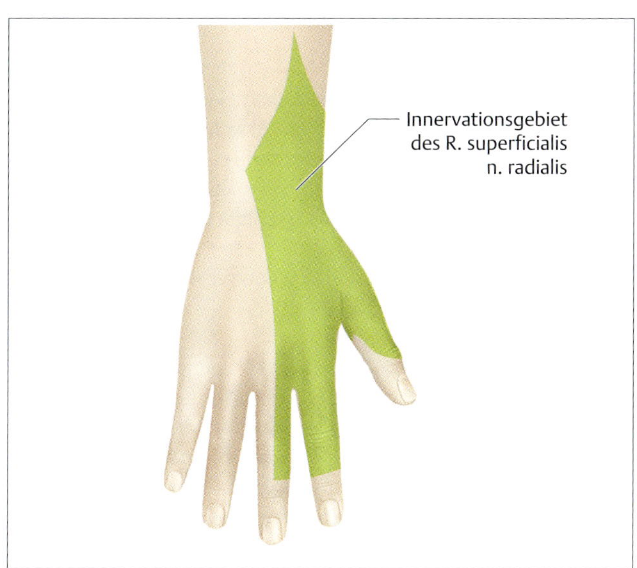

Abb. 6.176 N. radialis: Innervation der Hautareale.

KLINISCHER BEZUG

Kompression des R. superficialis

- An der distalen Durchtrittsstelle durch die Fascia antebrachii verändert der Ramus durch Pro- und Supinationsbewegungen seine Lage und kann komprimiert werden ***(Van-Wartenberg-Syndrom)***. Dies kann als Provokationstest dienen, wobei die ulnare Abduktion die Beschwerden noch verstärkt.
- In Höhe des Retinakulums verläuft der Nerv oberflächlich und kann hier durch äußere Einwirkungen (z. B. durch eng anliegenden Armschmuck oder ein Uhrenarmband) komprimiert werden. Die Symptome sind brennende Schmerzen oder Ameisenkribbeln im sensiblen Ausbreitungsgebiet des R. superficialis. Teilweise treten sie nur beim Schreiben oder festem Zugreifen auf.
- Der N. digitalis dorsalis des Daumens kann durch wiederholtes Arbeiten mit der Schere komprimiert werden. Dies führt zu Sensibilitätsstörungen auf der dorsalen Daumenseite.

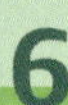

6.7.4 Nerven am Finger

Topografische Lage der Fingernerven

▶ **Abb. 6.177**

Die Nn. digitales palmaris proprii des N. medianus verlaufen jeweils auf der Palmarseite am radialen und ulnaren Fingerrand der Finger I und II und am radialen Rand des Mittelfingers nach distal. Der ulnare Rand des Mittelfingers, der Ring- und der Kleinfinger werden von Ästen des N. ulnaris innerviert. Die A. digitalis palmaris proprius und die V. palmaris superficialis begleiten jeweils einen N. digitalis palmaris. Auf der dorsalen Seite des Daumens und des 2. und 3. Fingers sowie am radialen Ringfinger verlaufen Nn. digitales dorsales aus dem N. radialis nach distal, die ebenfalls von Gefäßen begleitet werden. Aus dem R. dorsalis des N. ulnaris werden der Kleinfinger und die ulnare Ringfingerseite versorgt. Die dorsalen Nerven sind dünner als die palmaren.

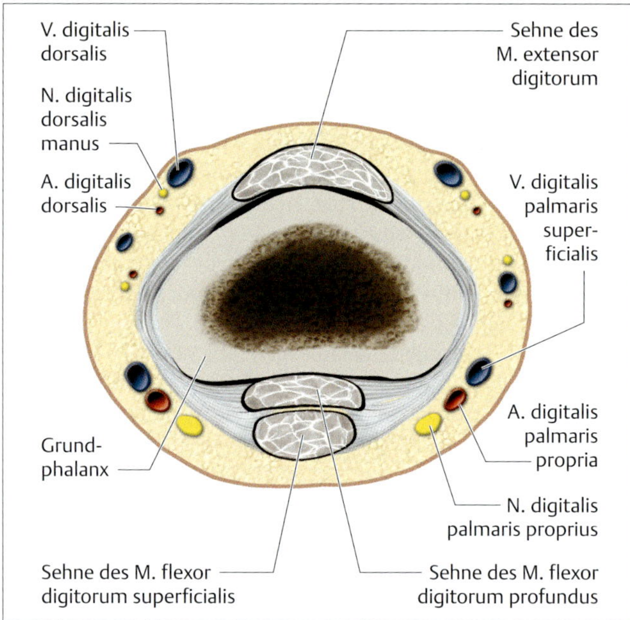

Abb. 6.177 Lage der digitalen Nerven am Finger (transversaler Schnitt).

Mechanorezeptoren in den Fingerkuppen

Fingerspitzengefühl

Die Verteilung der Tastkörperchen, Meissner- und Paccini-Lamellenkörper und freien Nervenendungen an den Fingerbeeren ist sehr dicht. So finden sich pro mm² 50 Meissner-Tastkörperchen. Durch diese reiche Nervenversorgung eignet sich die Fingerspitze gut sowohl für die taktile Perzeption als auch das Greifvermögen. Die die große Zahl an Rezeptoren ermöglicht die differenzierte Fähigkeit zum Erkennen von Oberflächen, Materialien und Konsistenzen. Außerdem spiegelt sich die große sensorische Versorgung in der Repräsentanz im sensorischen Kortex wider.

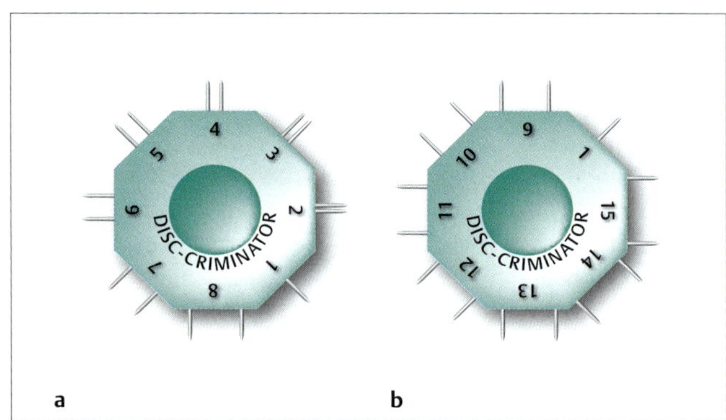

Abb. 6.178 Diskriminationsgeräte.
a Static-2PD-Gerät
b Moving-2PD-Gerät

PRAXISTIPP

Bei der Untersuchung der 4 klassischen Hautrezeptoren wird die Wahrnehmung von Berührung, Hitze/Kälte und Schmerzen getestet. Bei den Berührungen geht es um das Erkennen von leichtem oder festem Druck, die Lokalisation der Berührung, spitz und stumpf sowie das Erkennen und Zuordnen von Oberflächen, Formen und Gewichten. Alle Rezeptoren sorgen gemeinsam für eine Aussage der Schutzsensibilität.

Untersuchung der Sensibilität

Anamnese, Inspektion und vor allem Palpation lassen erste Rückschlüsse auf eine mögliche Sensibilitätsstörung zu. Für eine konkrete Aussage müssen allerdings spezielle Testverfahren stattfinden, wie z. B. die ***2-Punkte-Diskrimination (2PD)***, die das Berührungsempfinden überprüft. Dabei werden die statische und die dynamische Diskrimination unterschieden ▶ **Abb. 6.178 a, b**.

- Static 2PD gibt Auskunft über die Innervationsdichte der sich langsam anpassenden Nervenfasern, die konstanten Druck oder Berührung melden. Das Messinstrument hat an mehreren Kanten je 2 Spitzen, die in unterschiedlicher Distanz angebracht sind. Die Spitzen werden parallel zur Längsachse des Fingers angelegt und die Haut mit einem Abstand von 5 mm für etwa 5 Sekunden berührt. Normalerweise nimmt der Patient beide Punkte und nicht nur einen wahr, ansonsten wird die Distanz zwischen den beiden Spitzen vergrößert. Die Untersuchung beginnt distal und setzt sich nach proximal im Sensibilitätsbereich des betroffenen Nerven fort. Der wahrgenommene Abstand der beiden Punkte wird protokolliert. Normal ist < 6 mm, ein Abstand von über 10 mm deutet auf ein eingeschränktes Berührungsempfinden hin ▶ **Abb. 6.178 a**.
- Die ***Moving-2PD-Diskrimination*** ist vor allem nach Nervenrekonstruktionen wichtig, da sie Auskunft über die Innervationsdichte der sich schnell anpassenden Nervenfasern gibt, die die Information über Bewegungen liefern. Die Untersuchung beginnt mit einem Abstand der Spitzen von 8 mm. Das Gerät wird von proximal nach distal über der Haut verschoben. Der Patient gibt an, an welcher Stelle er die Berührung wahrnimmt. Kann er bei diesem Test den Druck nicht wahrnehmen, ist ein wichtiger Teil der Schutzsensibilität verloren gegangen und das Arbeiten mit den Fingern im täglichen Leben kann behindert sein. Auf- und Zuknöpfen erfordern z. B. eine Moving-2PD von 6 – 8 mm ▶ **Abb. 6.178 b**.

6.7.5 Innervation der Hand- und Fingergelenke

▶ Abb. 6.179 a, b

Der Kapsel-Band-Apparat des Handgelenks wird palmar durch N. ulnaris und N. interosseus anterior versorgt. Die Radialseite innerviert hauptsächlich der R. superficialis des N. radialis, die Ulnarseite der R. dorsalis manus des N. ulnaris.

Dorsal geschieht die Versorgung durch den R. superficialis und den N. interosseus posterior des N. radialis.

Die volaren Anteile des Kapsel-Band-Apparats der Finger werden durch die aus dem R. profundus des N. ulnaris entstehenden Rr. articulares und die Nn. digitales palmares proprii innerviert. Am Zeigefinger ziehen die Rr. articulares der Nn. digitales dorsales des N. radialis von dorsal in den Kapsel-Band-Apparat des Grund- und Mittelgelenks. Dagegen wird das distale Interphalangealgelenk aus nach dorsal ziehenden Ästen des N. digitalis palmaris des N. ulnaris versorgt.

KLINISCHER BEZUG

Komplexes regionales Schmerzsyndrom (Complex Regional Pain Syndrome, CRPS I)

Die Ursachen des CRPS sind bis heute nicht ganz geklärt. Es kann nach Verletzungen, Operationen oder Verbrennungen im Handbereich auftreten. Die Erkrankung wird in 3 Stadien unterteilt, die einer Veränderung der sympathischen Aktivität folgen. Es finden sich autonome, sensorische und motorische Störungen, die im Verlauf zu einer generalisierten Ausbreitung führen. Die autonome Störung umfasst Schwellungen, veränderte Schweißsekretion und Störungen der arteriellen Durchblutung. Die sensorischen Veränderungen sind an Spontanschmerzen und Hyperpathie bis zur Allodynie zu erkennen. Die motorische Problematik zeigt sich in Störungen der Feinmotorik und Einschränkung der aktiven Beweglichkeit. Außerdem sind trophische Störungen wie Atrophie der Haut sowie gestörtes Haar- und Nagelwachstum zu beobachten.

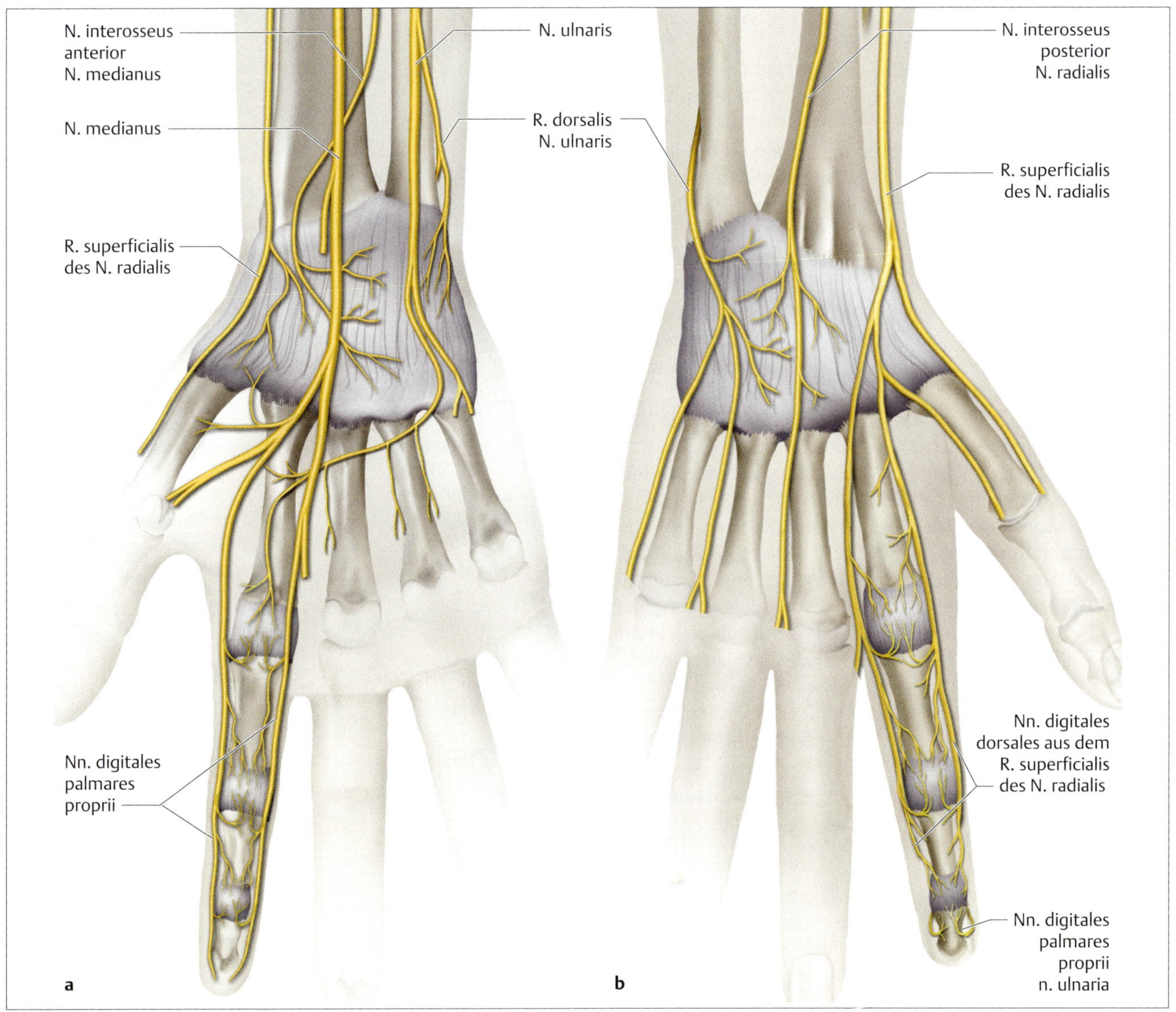

Abb. 6.179 Innervation der Gelenke von Hand, Finger und Daumen.
a Palmar
b Dorsal

6.8 Röntgenbild

Zur Darstellung von Handgelenktraumen, Instabilitäten sowie degenerativen und entzündlichen Gelenkerkrankungen dient die Röntgenaufnahme der Hand in 3 Stellungen.

6.8.1 Standardaufnahmen der Hand in 2 Ebenen

Dorsopalmare Projektion

▶ Abb. 6.180 a, b, ▶ Abb. 6.181

Für die dorsopalmare Aufnahme wird die Hand mit leicht gespreizten Fingern und ihrer palmaren Fläche flach auf der Röntgenkassette gelagert. Der Mittelfinger zeigt in Verlängerung des Unterarms, der Zentralstrahl liegt etwas radial des distalen Radioulnargelenks.

Norm

- Der ***Neigungswinkel des Radius*** in der Frontalen beträgt 20°.
- Der ***distale Radioulnarindex*** besagt, dass der Proc. styloideus radii die Ulna um 9 – 12 mm überragt.
- ***Anordnung der Karpalknochen*** in Neutral-Null-Position:
  - Zwei Drittel des Os scaphoideum und des Os lunatum stehen dem Radius gegenüber.
  - Zwischen Ulna und Os triquetrum ist eine dreieckig geformte Lücke sichtbar, deren Spitze nach radial zeigt.
  - Das Os trapezium steht proximal des Os metacarpale I und wird teilweise vom Os trapezoideum überlagert. Das Os trapezoideum steht proximal der Basis metacarpalis II.
  - Das Os capitatum sitzt proximal der Basis metacarpalis III.
  - Das Os hamatum hat Kontakt zu den Basen der Metakarpale IV und V. Der Hamulus ossis hamati stellt sich als abgerundete Aufhellung im Os hamatum wie ein sogenanntes „Auge" dar.
- Eine durch das Os metacarpale III gezogene ***Mittellinie*** geht durch die Mitte des Os capitatum und verläuft weiter proximal längs des Gelenkspalts zwischen Os scaphoideum und Os lunatum. Sie zeigt gerade nach distal.
- Die ***Karpalbögen*** sagen aus, dass bei normaler karpaler Gefügeordnung 3 annähernd parallel verlaufende bogenförmige Linien entlang der Handwurzelknochen erkennbar sind. 2 Linien erfassen die proximale und distale Begrenzung der proximalen Handwurzelreihe. Der 3. Bogen beginnt wie die zweite Linie ulnar der Ossa trapezii und zeigt den proximalen Rand der distalen Handwurzelreihe.
- Die Gelenkspalten sind einsehbar und ihre Weiten im Radiokarpalgelenk 2 – 2,5 mm und im Interkarpalgelenk etwa 1,5 mm.
- Glatte und scharfe Knochenkonturen von Ulna, Radius und den Karpalknochen.

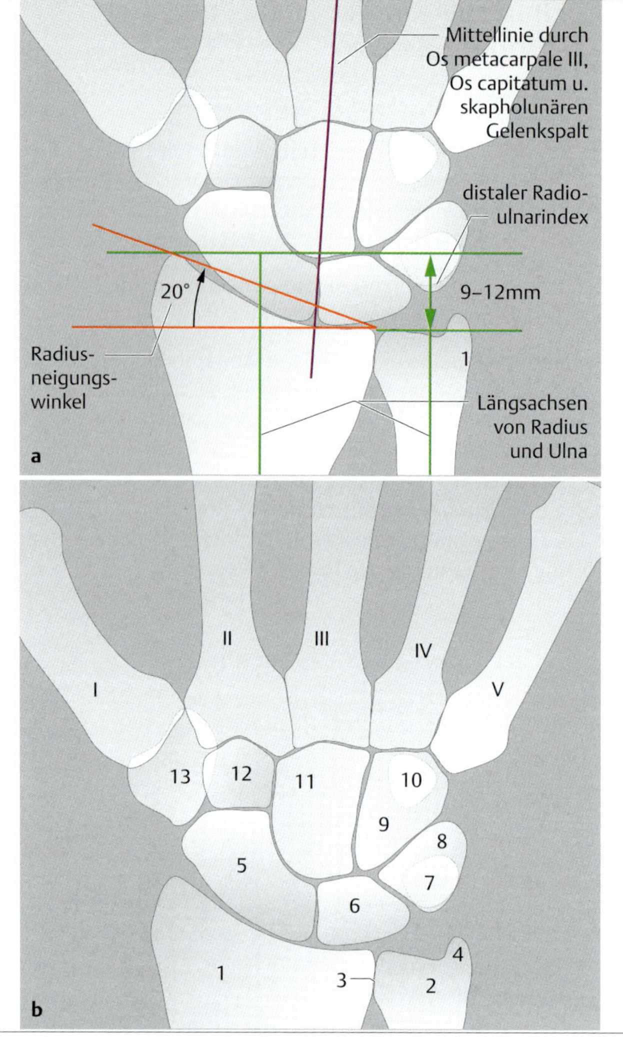

Abb. 6.180 Röntgenbild: Dorsopalmare Aufnahme.
a Neigungswinkel und Radioulnarindex
b Bestimmung der Karpalknochen

1 = Radius
2 = Ulna
3 = Distales Radioulnargelenk
4 = Proc. styl. ulnae
5 = Os scaphoideum
6 = Os lunatum
7 = Os pisiforme
8 = Os triquetrum
9 = Os hamatum
10 = Hamulus ossis hamati
11 = Os capitatum
12 = Os trapezoideum
13 = Os trapezium

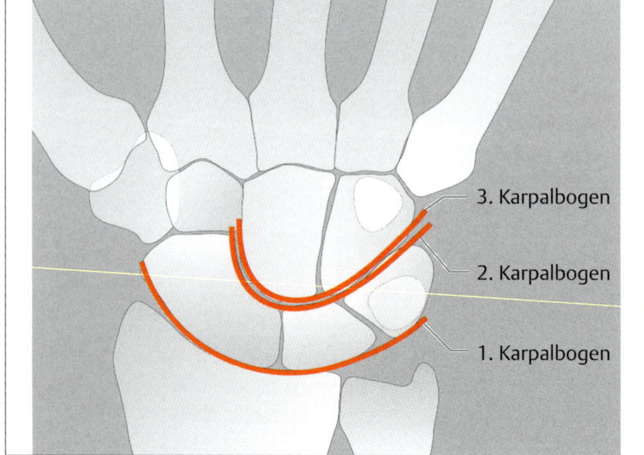

Abb. 6.181 Röntgenbild: Dorsopalmare Aufnahme der radiologischen Karpalbögen.

Radioulnare Projektion

▸ Abb. 6.182

Der Ellenbogen ist um 90° flektiert, der Unterarm und die Hand werden mithilfe einer senkrechten Lagerungshilfe auf ihre ulnare Seite gelagert. Der Zentralstrahl geht von radial durch die Mitte des Radius.

Norm

- ***Neigung des Radius*** nach volar von 10°.
- ***Pronator-Quadratus-Zeichen*** am palmaren distalen Radius. Die zwischen M. pronator quadratus und den Fingerbeugern liegende Fettschicht ist als schwarzer schmaler Streifen im Röntgenbild sichtbar, da Fettgewebe die Röntgenstrahlen weniger schwächt als die übrigen Weichteile. Dieser Streifen kann durch Hämatome verschoben oder verformt sein, wie z. B. nach einer Radiusfraktur oder Distorsion des Handgelenkes. Die Auswertung einer Verformung ist nur im Vergleich mit der Gegenseite möglich.
- Die Messung von 4 Winkeln erleichtert das Erkennen von Gefügestörungen der Handwurzelknochen. Dabei werden Längsachsen durch Radius, Os lunatum, Os scaphoideum und Os capitatum gezogen. Bei der axialen Messmethode werden Verbindungslinien durch die Mitte der proximalen und distalen Gelenkflächen gezogen und miteinander in Bezug gesetzt. Folgende Werte und Aussagen entsprechen der Norm (▸ **Abb. 6.183 a – c**):
  - Der ***Radioskaphoid-Winkel*** beträgt etwa 45°.
  - Der ***Radiolunare Winkel*** ist nur bei pathologischen Abweichungen zu sehen, da die Längsachse des Radius ihre Fortsetzung in der Längsachse durch das Os lunatum findet.
  - Der ***Kapitolunäre Winkel*** von etwa 10° und der ***Skapholunäre Winkel*** von etwa 45° sind normal.

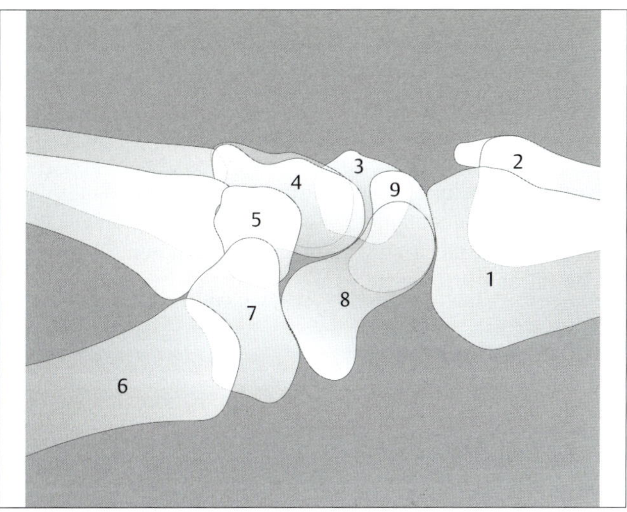

Abb. 6.182 Röntgenbild: Radioulnare Aufnahme, Bestimmung der Karpalknochen.
1 = Radius
2 = Ulna
3 = Os triquetrum
4 = Os capitatum
5 = Os trapezoideum
6 = Os metacarpale I
7 = Os trapezium
8 = Os scaphoideum
9 = Os lunatum

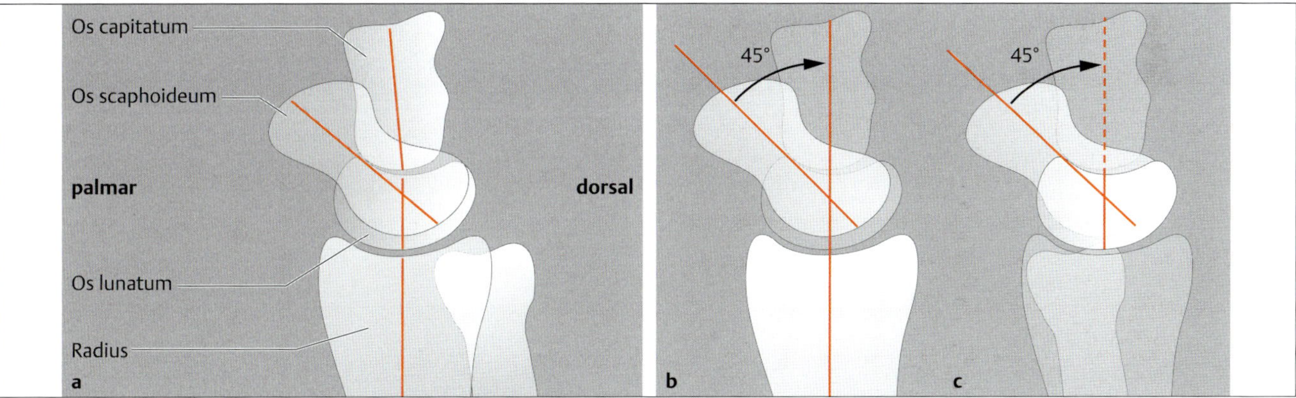

Abb. 6.183 Röntgenbild: Radioulnare Aufnahme, Bestimmung der karpalen Winkel.
a Längsachsenbestimmung für Os scaphoideum, Os capitatum, Os lunatum und Radius.
b Radioskaphoid-Winkel.
c Skapholunärer Winkel.

Schrägaufnahmen

Zitherspieler-Projektion

▶ Abb. 6.184

Die Aufnahme erfolgt in einer Pronationsstellung. Dabei wird die Handfläche auf einem 45°-Keilkissen in Pronation gelagert, die Finger fächerartig aufgereiht und die ulnaren Fingerkuppen berühren die Kassette.

Nargood-Aufnahme

Bei der Nargood-Aufnahme wird eine Supinationsstellung eingenommen. Hier werden der Handrücken auf einem um 45° supinierten Keilkissen gelagert und die Finger leicht auseinandergespreizt.

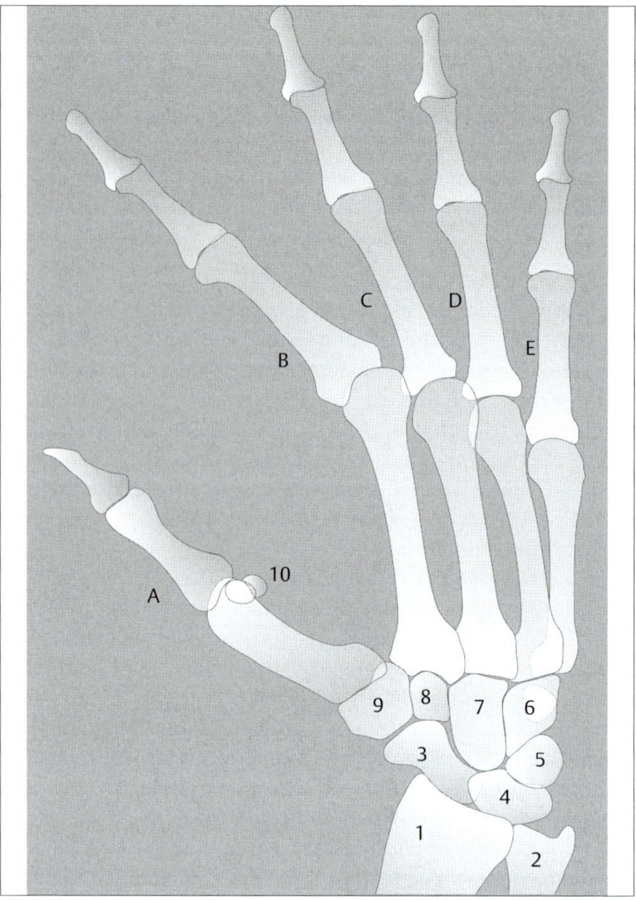

Abb. 6.184 Röntgenbild: Zitherspieler-Projektion.

1 = Radius
2 = Ulna
3 = Os scaphoideum
4 = Os lunatum
5 = Os triquetrum
6 = Os hamatum
7 = Os capitatum
8 = Os trapezoideum
9 = Os trapezium
10 = Os sesamoidea

A Daumen
B Zeigefinger
C Mittelfinger
D Ringfinger
E Kleinfinger

KLINISCHER BEZUG

Distale Radiusfraktur ▸ **Abb. 6.185**
Für eine Beurteilung der distalen Radiusfraktur reicht in der Regel die Röntgenaufnahme in 2 Ebenen aus. Die Konturdeformierung und Dislokationen sind gut zu sehen. In der dorsopalmaren Projektion lässt sich die Veränderung des distalen Radioulnarindex und des Neigungswinkels des Radius erkennen. In der seitlichen Aufnahme ist z. B. eine palmare Dislokation des palmaren Radiusfragments mit dem Carpus sichtbar. Außerdem kann der Pronator-quadratus-Fettstreifen nicht abgrenzbar bzw. nach palmar verschoben sein.

Frakturen der Karpalknochen
Die häufigste Fraktur ist die des ***Os scaphoideum***, weshalb es dafür Spezialaufnahmen gibt.

In der radioulnaren Projektion kann bei einer Abrissfraktur am ***Os triquetrum*** die ***Flake Fracture*** zu sehen sein. Es ist eine knöcherne Absprengung durch Zug an den dorsalen Bändern. Die Frakturen der anderen Karpalknochen sind selten.

Perilunäre Luxationsfrakturen ▸ **Abb. 6.186**, ▸ **Abb. 6.187**
Da die meisten Luxationen der Handwurzelknochen nach dorsal oder palmar stattfinden, sind sie gut in der radioulnaren Projektion zu sehen, z. B. wenn das Lunatum nach palmar subluxiert und das Os capitatum nach dorsal hinter das Os lunatum luxiert.

In der dorsopalmaren Projektion kann der ***Greater Arc*** zu sehen sein. Dabei handelt es sich um die Luxation des Os lunatum mit Rupturen der Bänder zu den angrenzenden Karpalknochen und einer Fraktur des Proc. styloideus radii. Die Karpalbögen sind teilweise überlagert oder unterbrochen. In diesem Fall verändert sich der radioulnare Index. Beträgt die Strecke zwischen Radius und Ulna weniger als 9 mm, wird es als ***Ulna-Plus-Variante***, bei einem Abstand > 12 mm als ***Ulna-Minus-Variante*** bezeichnet. Dies hat Konsequenzen für den Diskus, der z. B. bei der Plus-Variante dünner ist und die Druckübertragung größer wird, sodass er früh degenerieren kann.

Degenerationen am ulnokarpalen Komplex
Feinste subchondrale Veränderungen an den Grenzlamellen der distalen Ulna und des proximalen Lunatums sprechen für eine degenerativ bedingte Läsion des triangulären fibrokartilaginären Komplexes (TFCC). Zusammen mit der entsprechenden Symptomatik liefern dann ein MRT oder eine Arthroskopie eine genauere Aussage.

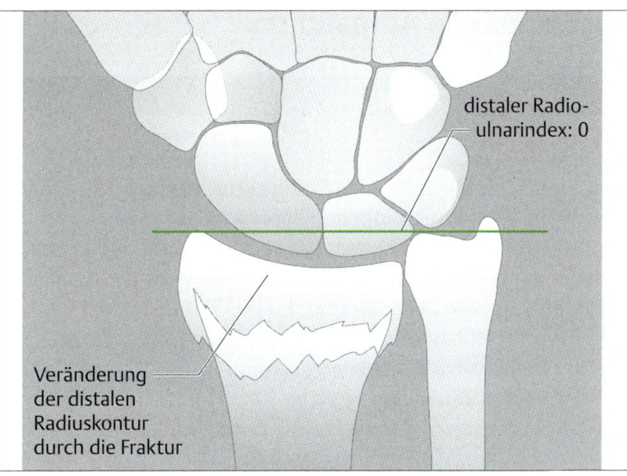

Abb. 6.185 Röntgenbild: Distale Radiusfraktur.

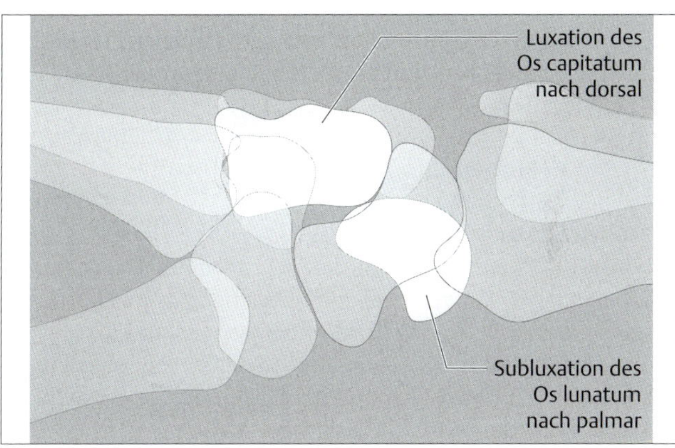

Abb. 6.186 Röntgenbild: Perilunäre Luxation von Os capitatum und Os lunatum.

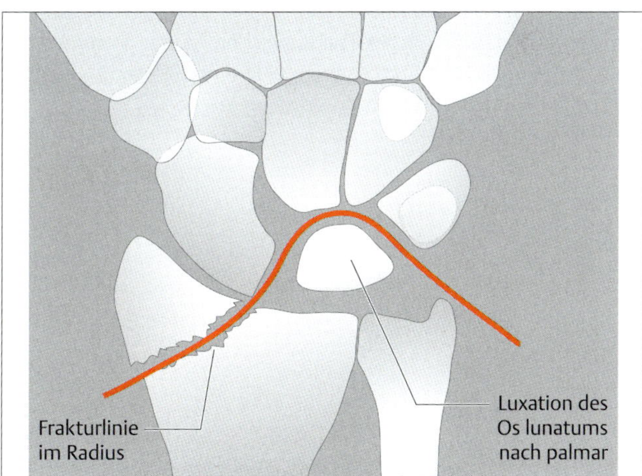

Abb. 6.187 Röntgenbild: Perilunäre Luxation *Greater Arc*.

6.8.2 Spezielle Aufnahmen

Skaphoidaufnahme

▶ Abb. 6.188

Beim Verdacht auf eine Skaphoidfraktur können zur Ergänzung weitere 4 Projektionen (Skaphoid-Quartettserie) erfolgen: Aufnahmen nach Stecher, Schreck und Bridgeman sowie in Hyperrotation. Bei der ***Stecher-Projektion*** wird die Hand mit Faustschluss eingestellt, wodurch eine Dorsalextension von etwa 30° entsteht und in 20° ulnarer Abduktion gelagert. Das Os scaphoideum wird in seiner gesamten Länge dargestellt, da es nicht vom Radius überlagert ist. Damit ist diese Projektion die aussagekräftigste Aufnahme zur Darstellung einer Fraktur.

Skaphoid-Fettstreifen-Zeichen

Dieser konvexbogige, etwa 1 mm breite Fettstreifen zwischen dem Lig. collaterale radiale und der Sehne des M. flexor pollicis brevis ist in der dorsopalmaren und Zitherspieler-Projektion unmittelbar als Begleitsaum am Os scaphoideum sichtbar.

KLINISCHER BEZUG

Skaphoidfraktur ▶ Abb. 6.189
In der Regel sind die Frakturzeichen sehr diskret, meist ist nur als eine quere Fissur im Knochen zu erkennen. Lässt sich trotz klinischem Verdacht eine Fraktur radiologisch nicht sicher nachweisen, findet nach eine Ruhigstellung von etwa 10 Tagen eine Kontrolle statt. Häufig ist erst dann eine Fraktur in Form einer Ossifikationslinie sichtbar.

In der seitlichen Projektion sind Dislokationen als Klaffen des Frakturspalts gut zu sehen. Bei der ***Humpback-Flexions-Deformität*** wird deutlich, dass das proximale Fragment nach dorsal und damit in Extension und das distale Fragment nach palmar gedreht sind ▶ **Abb. 6.190**.

Ein weiteres möglliches Frakturzeichen ist der ***Skaphoid-Fettstreifen***. Ein Hämatom kann zu einem gradlinigen Verlauf und einer Lateralisation führen oder ihn löschen.

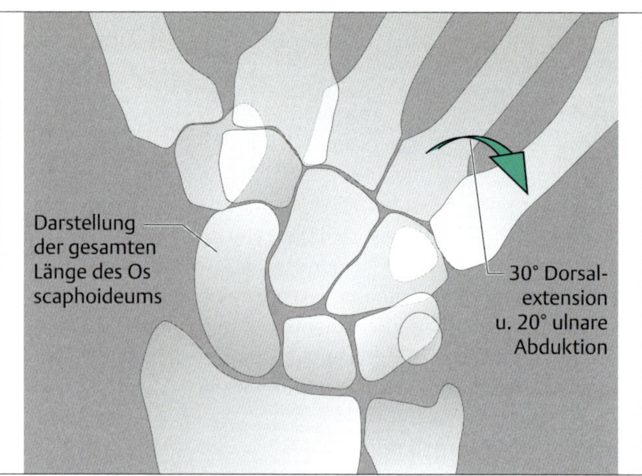

Abb. 6.188 Röntgenbild: Stecher-Projektion zur Darstellung des Skaphoids.

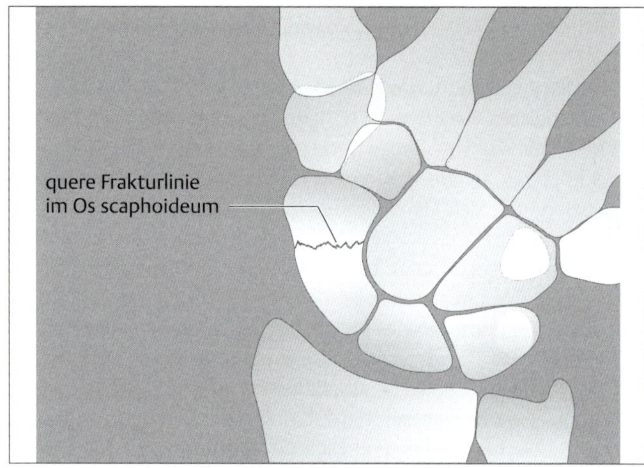

Abb. 6.189 Röntgenbild: Stecher-Projektion: Skaphoidfraktur.

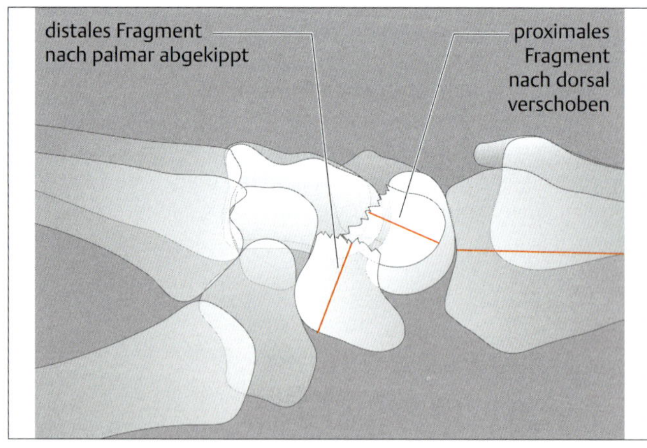

Abb. 6.190 Röntgenbild: Humpback-Flexions-Deformität.

Karpaltunnelaufnahme

▶ Abb. 6.191

Zur Beurteilung des Karpaltunnels wird die Hand durch Zug an einem um die Finger und Mittelhand geschlungenen Tuch in maximale Dorsalextension gebracht. Der Zentralstrahl geht von distal nach proximal durch die Metakarpalbasis III.

Bei der Aufnahme müssen die nach palmar vorstehenden Handwurzelteile frei projiziert und scharf abgrenzbar sein: Tuberculum ossis trapezii, Hamulus ossis hamati und Os pisiforme. Vor allem das Os lunatum wird hinsichtlich einer möglichen Subluxation bzw. Luxation in den Karpaltunnel hinein beurteilt.

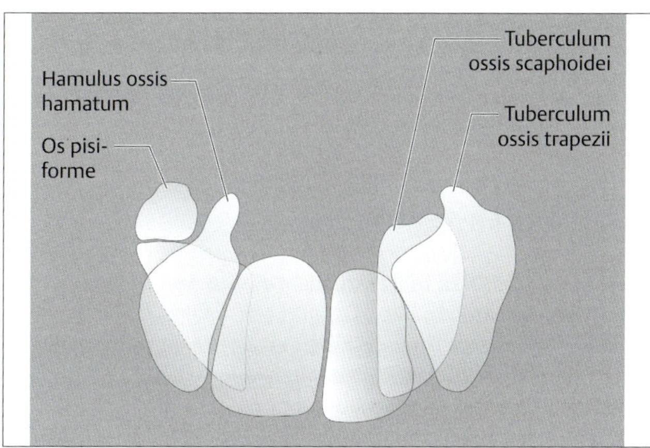

Abb. 6.191 Röntgenbild: Karpaltunnel.

6.8.3 Stressaufnahmen des Handgelenks

Zur Darstellung von Bandverletzungen geben die dynamischen Aufnahmen Auskunft über das Ausmaß der Instabilität. Die ***dorsopalmare Stressaufnahme*** für die Karpalknochen kann mithilfe eines in der Hand gehaltenen und von den Fingern fest umfassten harten Balls erfolgen. Der Zentralstrahl richtet sich auf das Os capitatum.

Eine Aussage über die Kollateralbänder kann eine Aufnahme in Ulnar- oder Radialabduktion geben, indem der Patient mit der anderen Hand die zu untersuchende Seite in die jeweilige Stressstellung zieht.

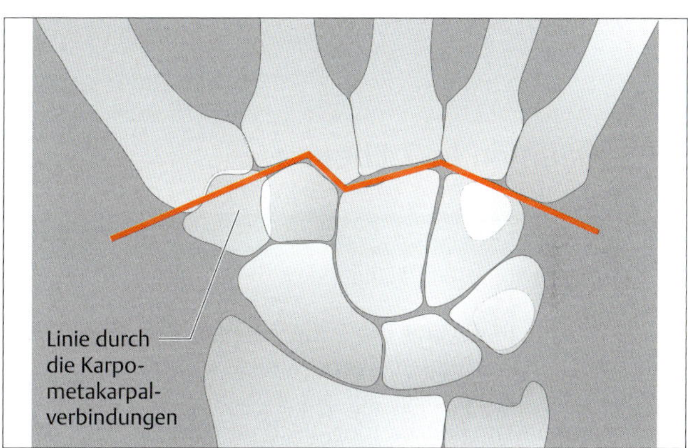

Abb. 6.192 Röntgenbild: Dorsopalmare Projektion der Karpometakarpalgelenke.

6.8.4 Mittelhand in 2 Ebenen

Die Röntgenaufnahmen dienen der Darstellung von karpometakarpalen Luxationen und Frakturen der Ossa metacarpalia. Vor allem beim Kleinfingerstrahl kommen Luxationen häufig vor.

Dorsopalmare Röntgenprojektion

▶ Abb. 6.192

Bei dieser Projektion stellen sich die Karpometakarpalgelenke in der radioulnaren Ausrichtung zickzackförmig dar und beschreiben die Form eines plattgedrückten „M“. Außerdem dient diese Aufnahme zur Beurteilung von Schaftfrakturen der Ossa metacarpalia.

Zitherspieler-Projektion

Auf der schrägen Aufnahme kann das Ausmaß der Achsenabweichungen beurteilt werden.

KLINISCHER BEZUG

Frakturen der Ossa metacarpalia ▸ Abb. 6.193
Die ***Schaftfrakturen*** der Ossa metacarpalia können als Schräg-, Quer- und Trümmerfrakturen auftreten. In der schrägen Aufnahme ist das Ausmaß der Kippstellung z. B. nach palmar zu beurteilen. Sie wird durch die intrinsische Muskulatur hervorgerufen.

Bei der ***subkapitalen Metakarpalfraktur*** gerät häufig das distale Fragment durch den Zug der Flexorensehnen in Flexionsstellung, was in der Zitherspieler- oder seitlichen Aufnahme gut zu sehen ist.

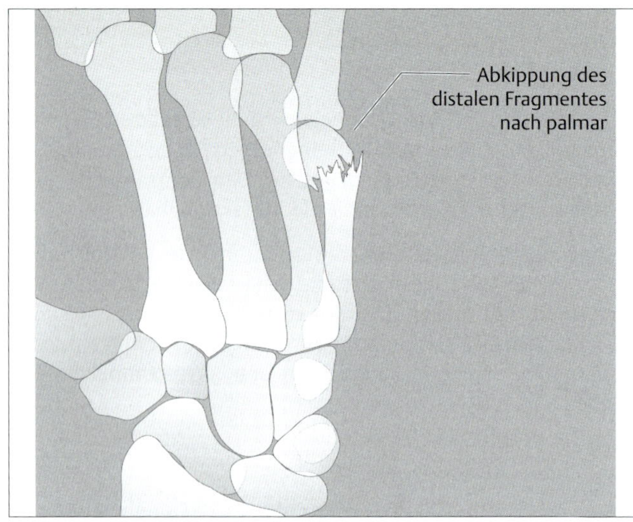

Abb. 6.193 Röntgenbild: Subkapitale Fraktur der Basis metacarpalis V.

6.8.5 Daumen in 2 Ebenen

Palmodorsale Projektion

▸ **Abb. 6.194**

Bei dieser Aufnahme sitzt der Patient neben dem Tisch. Der Unterarm ist in Pro- und Supinationsmittelstellung eingestellt, die ulnare Handkante liegt auf der Kassette. Die Finger sind leicht aufgefächert, und die dorsale Daumenseite zeigt nach oben. Der Zentralstrahl geht von dorsal durch das zu untersuchende Gelenk.

Norm
- Karpometakarpalgelenk I zeigt sich mit sattelförmiger Darstellung und ist einsehbar.
- Glatte und scharfkantige Knochenkonturen.

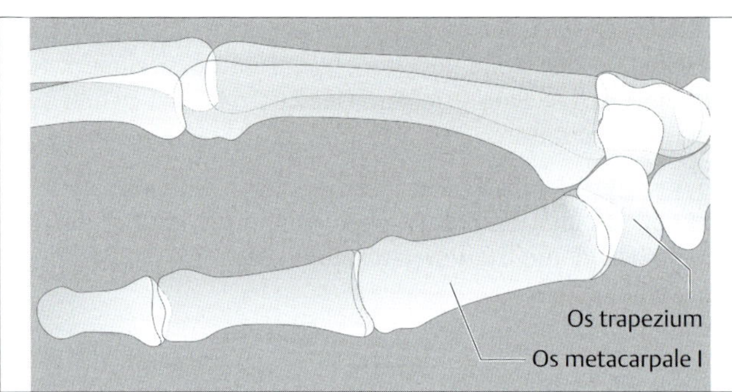

Abb. 6.194 Röntgenbild: Palmodorsale Projektion des Daumens.

Seitliche Projektion

▸ **Abb. 6.195**

Bei der seitlichen Aufnahme liegt die Hand mit der Palmarfläche auf der Röntgenkassette, und die ulnare Handkante ist um 30° erhöht. Der Daumen befindet sich in Verlängerung der Radiusachse. Der Zentralstrahl geht von radial durch das zu untersuchende Daumengelenk.

Norm
- Die Gelenkspalten aller Daumengelenke sind einsehbar. Die Gelenkspaltbereite des Metakarpo- und Interphalangealgelenks beträgt etwa 2 mm.
- Nur 1 Sesambein stellt sich als kleine runde und scharf abgrenzbare Struktur palmar des Caput metacarpale dar, weil beide übereinander projiziert sind.

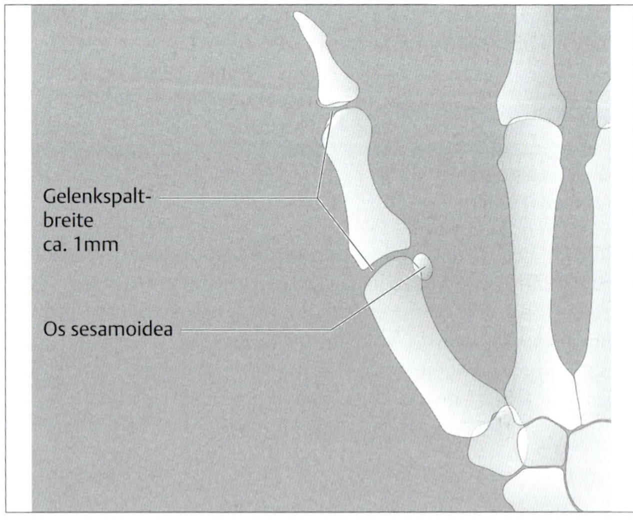

Abb. 6.195 Röntgenbild: Seitliche Projektion des Daumens.

KLINISCHER BEZUG

Basisnahe Frakturen des Os metacarpale I ▶ **Abb. 6.196** zum Beispiel ist die ***Bennett-Fraktur*** ist eine intraartikuläre Luxationsfraktur des Daumensattelgelenks. Die Frakturlinie geht häufig schräg durch die Basis der Os metacarpale I. In der seitlichen Projektion ist die Dislokation des distalen radialen Fragmentes deutlich zu sehen. Sie entsteht durch den Zug des M. abductor pollicis longus. Dagegen wird das ulnare proximale Fragment durch Bänder gehalten.

Rhizarthrose ▶ **Abb. 6.197**
Bei der Arthrose des Daumensattelgelenks können folgende Veränderungen im Röntgenbild zu erkennen sein:

- Gelenkspaltverschmälerung durch Höhenverlust der überknorpelten Gelenkflächen.
- Zerstörung der gelenkbildenden Knochenteile in Form einer Abflachung der Sattelkonstruktion.
- Subchondral liegende Knochenzysten, die durch Knorpelimpressionen entstanden sind.
- Subluxationsstellung der Os metacarpale I nach radial und proximal. Die Metakarpale steht in Adduktion, die Folge ist eine Hyperextension im Metakarpophalangealgelenk.
- Als weitere Folge kann eine Arthrose zwischen Skaphoid und Os trapezium eintreten.

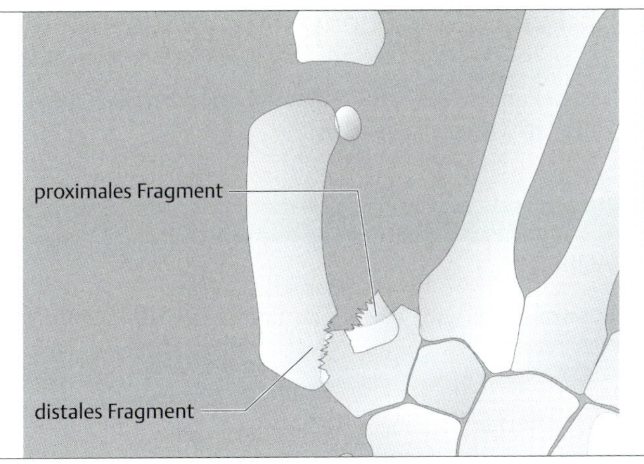

Abb. 6.196 Röntgenbild: Bennett-Fraktur.

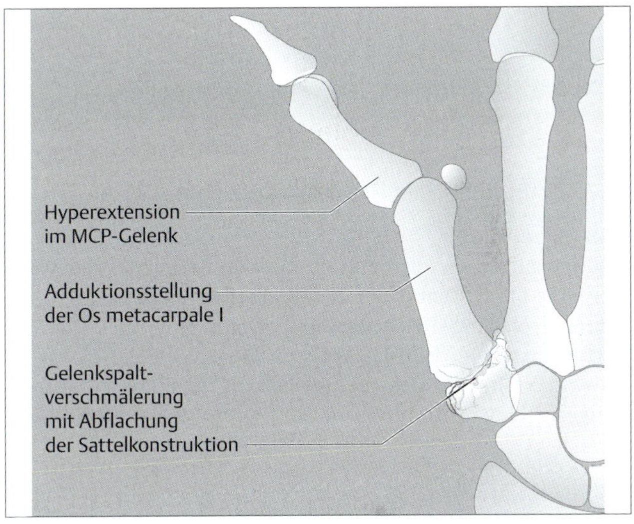

Abb. 6.197 Röntgenbild: Rhizarthrose.

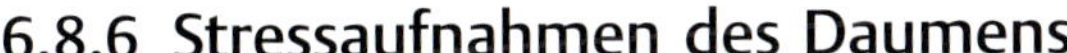

6.8.6 Stressaufnahmen des Daumens

Zur Prüfung der Stavilität der Kollateralbänder im Metakarpo- oder Interphalangealgelenk zieht der Untersucher den abgespreizten Daumen des Patienten nach dorsal-palmar zur Kassette hin, z. B. zur Provokation des ulnaren Seitenbands. Es sollte immer ein Vergleich mit der Gegenseite erfolgen. Eine deutliche Keilbildung im Gelenk weist auf eine Instabilität hin.

Da durch diese Provokation das Band vermehrt geschädigt werden kann, wird vorrangig die Sonografie eingesetzt.

KLINISCHER BEZUG

Skidaumen
Die Ruptur des ulnaren Kollateralbands kann durch die vermehrte Aufklappbarkeit des ulnaren Gelenkspalts nachgewiesen werden. Ein osteoligamentärer Ausriss an der ulnaren Seite der Basis der Grundphalanx ist in der palmodorsalen Projektion gut darstellbar (▶ **Abb. 6.198**).

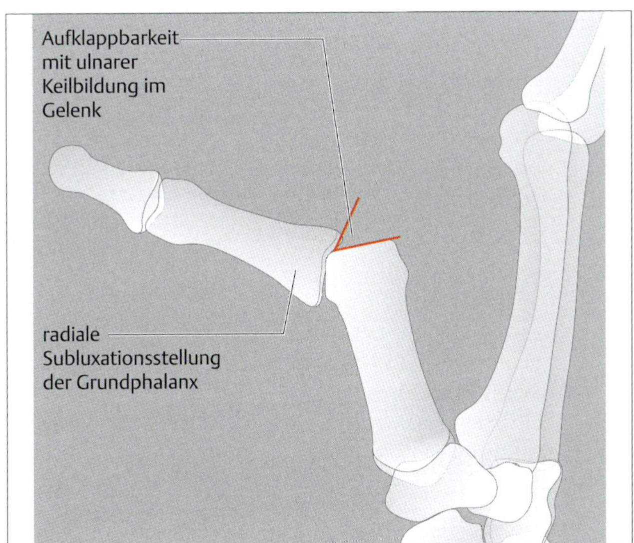

Abb. 6.198 Röntgenbild: Ulnare Aufklappbarkeit im Daumengrundgelenk.

6.8.7 Finger in 2 Ebenen

Zur Feststellung gelenknaher Frakturen und Arthrosen werden die Finger in 2 Ebenen geröntgt.

Dorsopalmare Projektion

▶ Abb. 6.199

Der Zentralstrahl wird auf das zu untersuchende Gelenk gerichtet.

Norm

- Achsengerechte Stellung der Phalangen, keine Seitenabweichungen.
- Die Knochenkontur ist glatt und scharf, ohne Konturunterbrechung.
- Die Form der Gelenkflächen ist leicht wellenförmig.
- Die Gelenkspalten sind frei projizierbar.

Radioulnare Projektion

▶ Abb. 6.200

Der Zentralstrahl richtet sich auf das erkrankte Gelenk.

Norm

- Die jeweiligen proximalen und distalen Gelenkpartner weisen eine glatte Kontur auf und sind scharf abgrenzbar.
- Die interphalangealen Gelenkspalten sind einsehbar. Die Gelenkspaltbreiten der Metakarpophalangealgelenke betragen etwa 1,5 mm, die der proximalen und distalen Interphalangealgelenke etwa 1 mm.

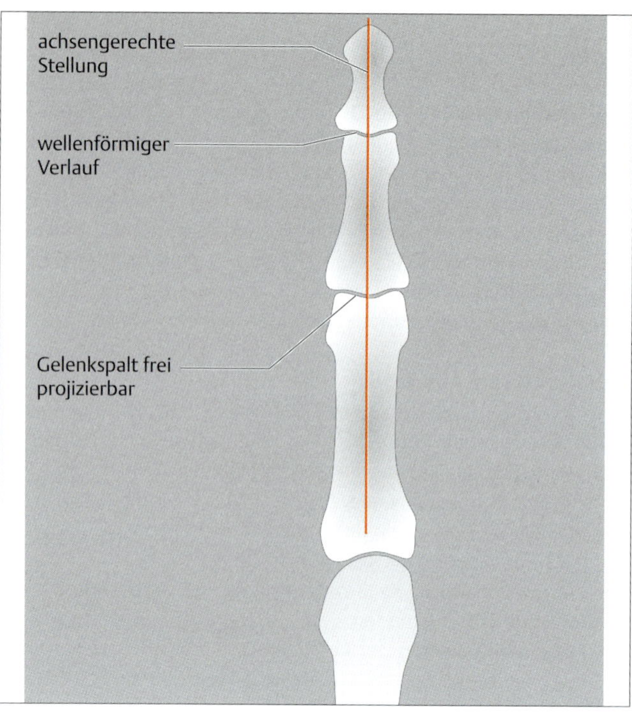

Abb. 6.199 Röntgenbild: Finger in dorsopalmarer Projektion.

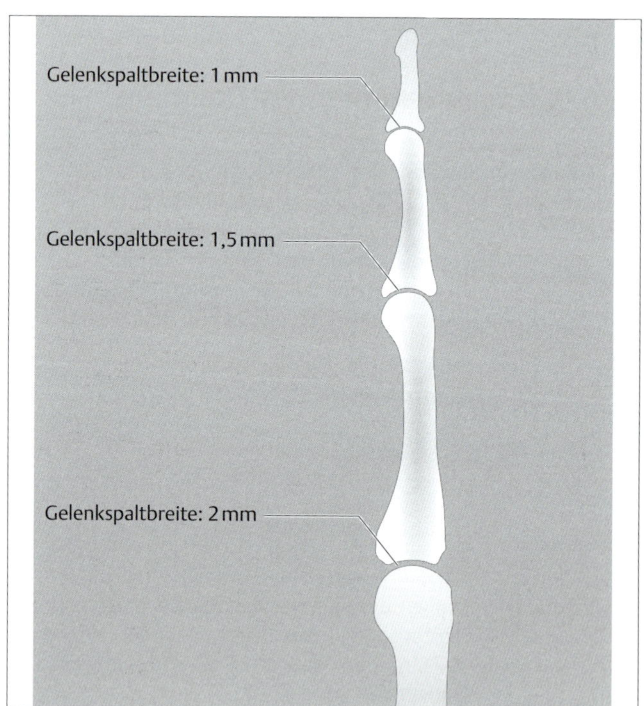

Abb. 6.200 Röntgenbild: Finger in seitlicher Aufnahme.

KLINISCHER BEZUG

Frakturen der Finger
Eine Frakturlinie ist in der Regel als Kontinuitätsunterbrechung gut erkennbar. Es können Quer-, Schräg-, Längs- und Trümmerfrakturen identifiziert werden. Häufig finden sich aufgrund der Muskelzüge Dislokationen der distalen Fragmente.

Fingerluxationen ▸ **Abb. 6.201**
Diese Verletzungen kommen beim Sport vielfach vor. Die proximalen Interphalangealgelenke sind am häufigsten betroffen und nicht selten mit einer Fraktur kombiniert. Die Mittelphalanx kann nach dorsal luxieren, was in der seitlichen Projektion gut zu sehen ist.

Heberden-Arthrose ▸ **Abb. 6.202**
Je nach Stadium der Arthrose sind im Röntgenbild folgende Veränderungen erkennbar:

- Gelenkspaltverschmälerung;
- Ausladende Gelenkflächenverbreiterung durch spornartige Randosteophyten;
- Begradigung der Basis der distalen Phalanx;
- Zystische Aufhellungen;
- Eventuell entsteht eine Subluxationsstellung.

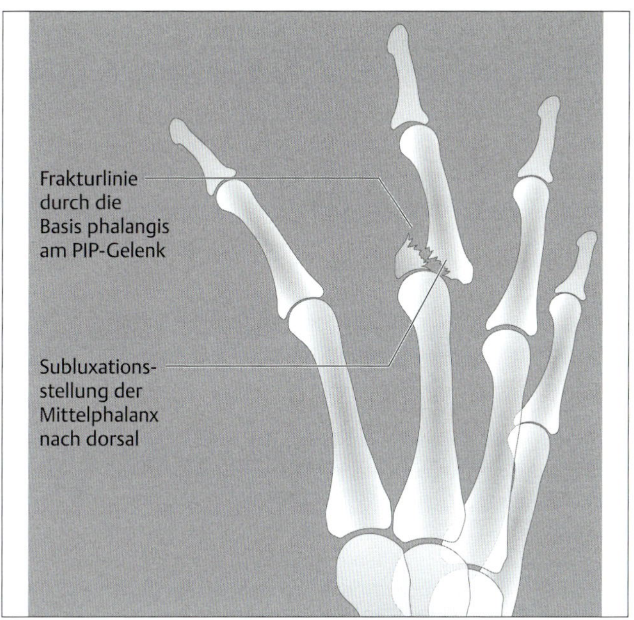

Abb. 6.201 Röntgenbild: Dorsale Luxationsfraktur im posterioren Interphalangealgelenk.

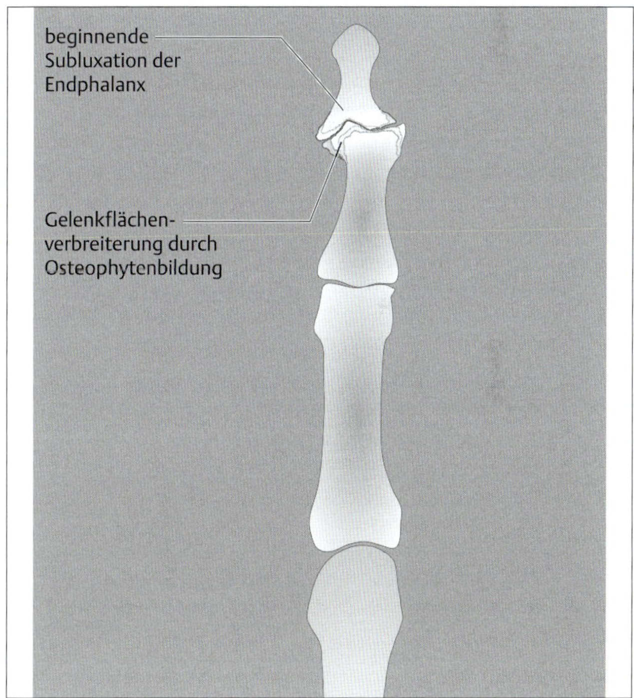

Abb. 6.202 Röntgenbild: Heberden-Arthrose.

Rheumatoide Arthritis ▶ **Abb. 6.203**

Bei der rheumatoiden Arthritis sind zuerst die Metakarpogelenke und die Interphalangealgelenke befallen, dann folgen die Handwurzelknochen und der Proc. styloideus ulnae. Folgende Befunde im Röntgenbild sind charakteristisch, richten sich aber nach der Ausprägung und dem Stadium der rheumatischen Erkrankung:

- Gelenkspaltverschmälerungen;
- Mehr oder weniger ausgeprägte Geröllzysten sowie verkalkte Stellen an den Gelenkkapseln.
- Gelenknahe fleckige Demineralisierung, die dem Knochen ein gesprenkeltes marmoriertes Aussehen verschafft;
- Arthritisches Kollateralphänomen mit bandförmiger Entkalkungszone am distalen Radius, den Metakarpal- sowie Grundphalanxbasen und -köpfen.
- Gelenkdestruktionen bis zur völligen Zerstörung der Gelenkoberfläche, die sich als unscharfe Kontur darstellt;
- Tendinosen und Ligamentosen finden sich als Sehnen- oder Bandansatzverknöcherungen in buckel- oder stiftartiger Form oder als Kalkeinlagerung einige Millimeter von der Ansatzstelle entfernt.
- Fehlstellungen der Gelenke, wie z. B. ulnare Subluxationen in den Metakarpophalangealgelenken oder Schwanenhalsdeformität der Finger; der Daumen zeigt eine charakteristische z-förmige Deviation.

Komplexes regionales Schmerzsyndrom (CRPS I; ▶ **Abb. 6.204)**

Dieses Schmerzsyndrom betrifft vor allem die Hand. Radiologisch nachweisbare Veränderungen treten spät auf, da erst eine Dezimierung von 30 – 50 % des Kalziumhaushalts Veränderungen am Knochen sichtbar werden lässt. Beim Krankheitsverlauf können folgende Prozesse im Röntgenbild sichtbar werden: beginnende Demineralisierung der Karpalknochen, im weiteren Verlauf fleckige Entkalkung bis zu diffusen Dystrophie der Karpal-, Mittelhand- und Fingerknochen.

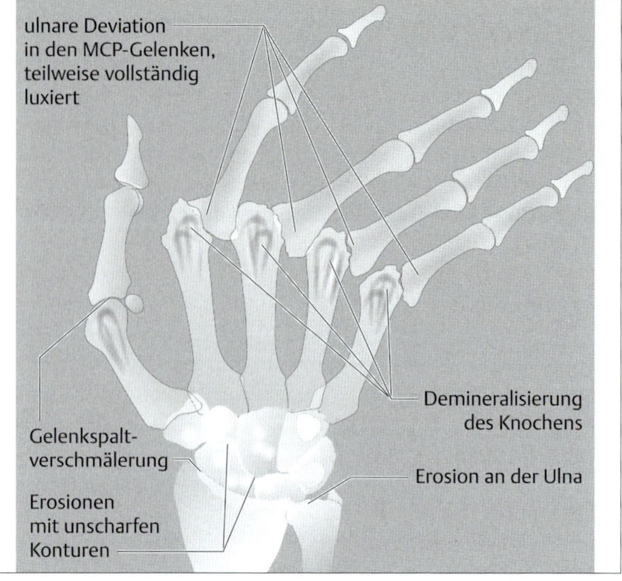

Abb. 6.203 Röntgenbild: Charakteristische Veränderungen bei rheumatoider Arthritis.

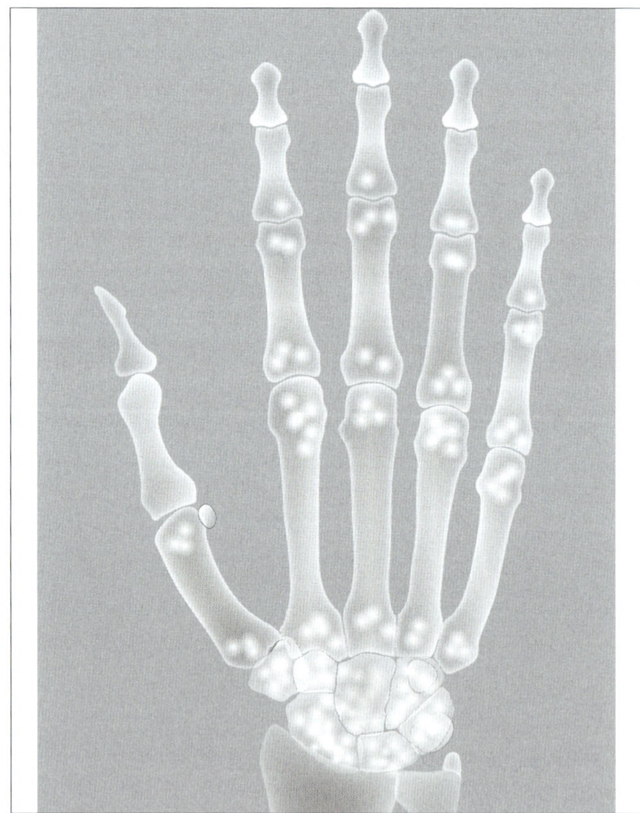

Abb. 6.204 Röntgenbild: Veränderungen beim komplexen regionalen Schmerzsyndrom.

6.9 Palpation

6.9.1 Radiale Handkante

Für die Palpation der radialen Seite liegt die Hand mit ihrer ulnaren Kante auf einer flachen Unterlage. Der Therapeut sitzt zur Handrückenseite des Patienten, um die zu palpierenden Strukturen gut zu erreichen.

Knöcherne Strukturen und Gelenke

Proc. styloideus radii

▸ Abb. 6.205

Der Radius endet am distalen lateralen Ende mit einem abgerundeten Fortsatz. Auf dem Radius können der Prozessus und vor allem sein distales Ende von proximal her gut identifiziert werden.

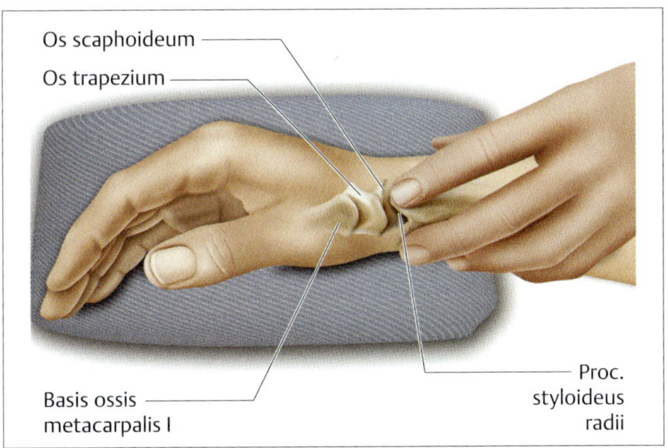

Abb. 6.205 Palpation Proc. styloideus radii.

Os scaphoideum

▸ Abb. 6.206

Nach dem Auffinden des Proc. styloideus radii rutscht der Palpierfinger auf der radialen Seite weiter nach distal, bis die Fingerbeere den Kontakt zum Radius verliert. Jetzt liegt sie auf der radialen Seite des Os scaphoideum. Dieses ist zu identifizieren, wenn die Hand in passive ulnare Abduktion geführt wird, da sich dabei das Skaphoid nach radial verlagert und gegen den palpierenden Finger drückt.

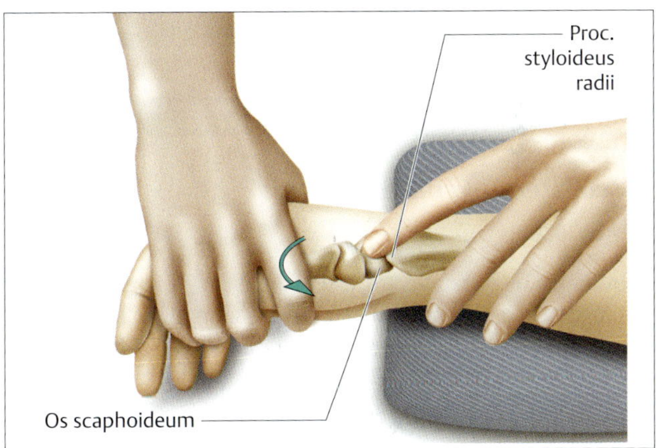

Abb. 6.206 Palpation Os scaphoideum.

Os trapezium

▸ Abb. 6.207

Um das Os trapezium zu finden, verlagert sich der Palpierfinger etwas weiter nach distal. Die Begrenzung zum Os scaphoideum im Gegensatz zur distalen Begrenzung zum Os metacarpale I nicht palpierbar. Zur Bestätigung der richtigen Lokalisation kann der Daumen passiv in Zirkumduktion geführt werden, da sich dabei der proximale Rand der Metakarpalen bewegt, während das Os trapezium stehenbleibt.

Basis ossis metacarpalis I

Die proximale Begrenzung der Metakarpale I ist auf der radialen Seite als deutlicher Rand zu palpieren. Zur Bestätigung wird der Daumen aktiv in Extension bewegt, damit sich dieser Knochenrand gegen den Palpierfinger drückt.

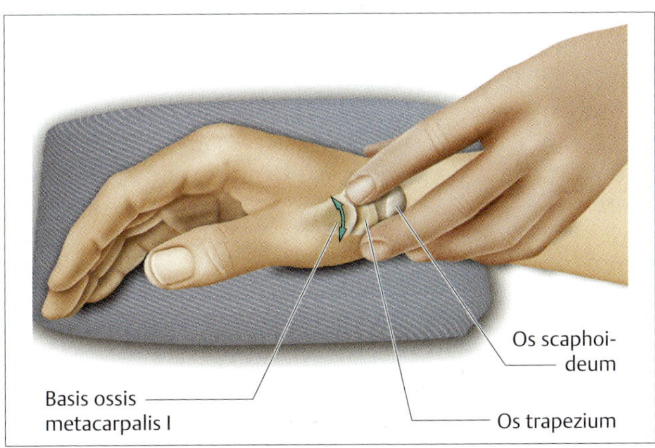

Abb. 6.207 Palpation Os trapezium.

Daumensattelgelenk

▸ Abb. 6.208

Zwischen dem Os trapezium und der Basis der Metakarpalen kann der Gelenkspalt des Daumensattelgelenkes palpiert werden. Das Os trapezium wird von Daumen und Zeigefinger nahe der Basis metacarpalis I umfasst und die Metakarpale I passiv verschoben. Da sich die Basis gegen den Palpierfinger drückt bzw. sich davon entfernt, bestätigt dies die richtige Lokalisation.

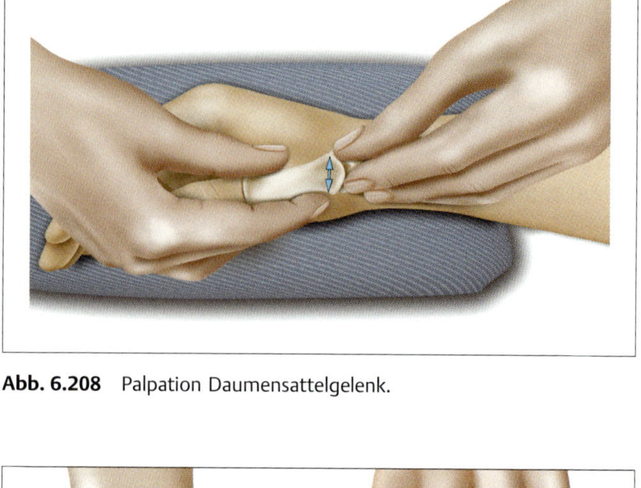

Abb. 6.208 Palpation Daumensattelgelenk.

PRAXISTIPP

Befund und Therapie bei Rhizarthrose
Bei einer Arthrose des Daumensattelgelenks ist dieses verdickt und der Gelenkspalt nicht mehr gut palpierbar. Je nachdem, wie weit eine Einsteifung fortgeschritten ist, lässt sich das Gleitverhalten nicht mehr deutlich spüren. Röntgenbilder geben Auskunft über Ausmaß und Art der Zerstörung, sodass erst nach deren Beurteilung die erforderlichen Mobilisationstechniken eingesetzt werden können.

Bänder und Muskeln

Lig. collaterale radiale

▸ Abb. 6.209

Das radiale Kollateralband ist direkt am distalen Rand des Proc. styloideus radii zu finden und kann bis zum Os scaphoideum verfolgt werden. Zur besseren Palpation wird die Hand in ulnare Abduktion geführt, wodurch es gedehnt und fester wird.

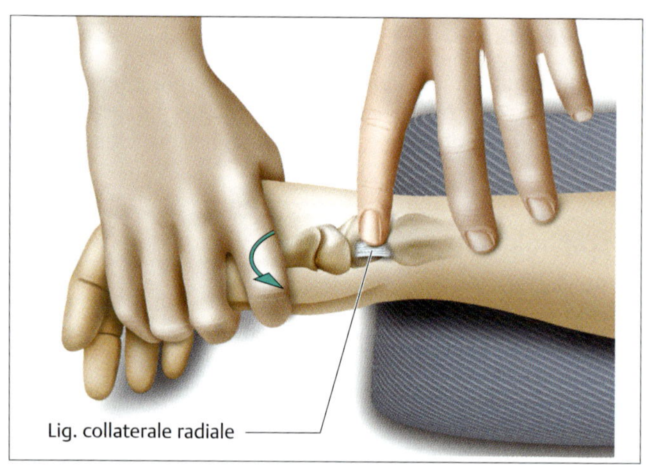

Abb. 6.209 Palpation Lig. collaterale radiale.

Tabatière

▸ Abb. 6.210

Die Tabatière ist eine dreieckig geformte Vertiefung auf der radialen Seite, die erst sichtbar wird, wenn sich der Daumen aktiv in Extension befindet. Os scaphoideum und Os trapezium liegen in der Tiefe der Tabatière, die proximale Begrenzung ist der Proc. styloideus radii, die distale die Basis metacarpalis I. Palmar wird sie von M. abductor pollicis longus und M. extensor pollicis brevis, dorsal vom M. extensor pollicis longus begrenzt.

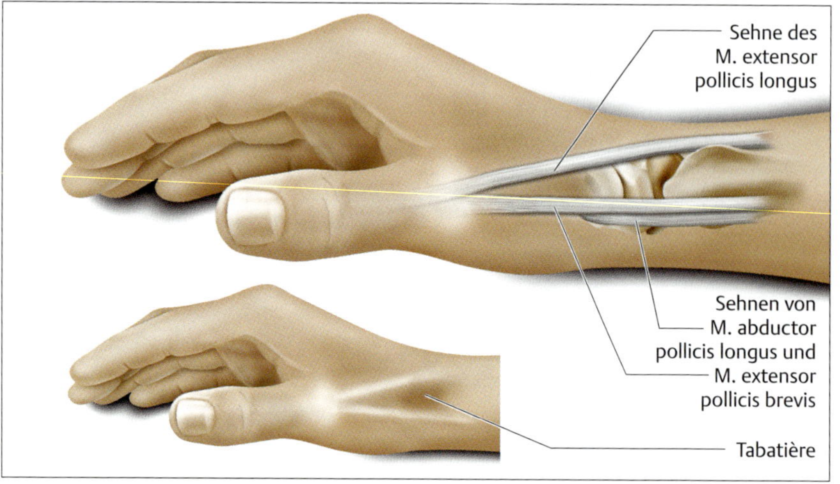

Abb. 6.210 Palpation Tabatière.

Gefäße und Nerven

A. radialis

▶ Abb. 6.211

Auf der palmaren Seite des distalen Radius ist die Pulsation der A. radialis fühlbar.

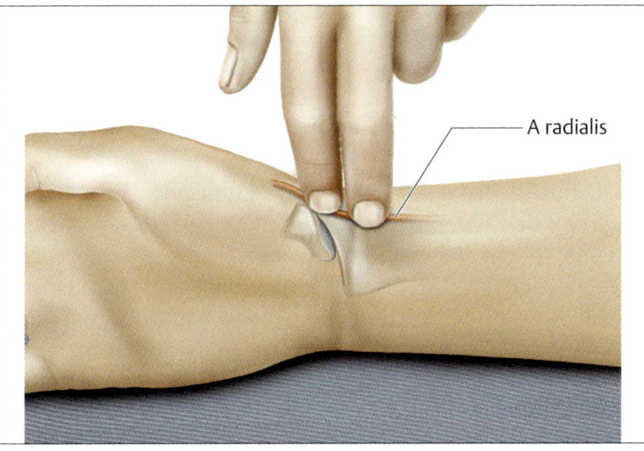

Abb. 6.211 Palpation A.radialis.

N. radialis

Auf den Sehnen der Mm. extensor carpi radialis longus et brevis verläuft der R. superficialis des N. radialis und teilt sich in Höhe der dorsalen Radiuskante in mehrere digitale Äste auf. Sie lassen sich als oberflächliche, sehr dünne und feste Stränge auf der Kante palpieren und nach radial und ulnar verschieben. Bei Dehnung des N. radialis treten sie noch deutlicher hervor.

6.9.2 Handrücken

Für die Palpation des Handrückens liegt die Hand mit ihrer palmaren Seite auf einer flachen Unterlage. Der Therapeut sitzt distal der Fingerspitzen.

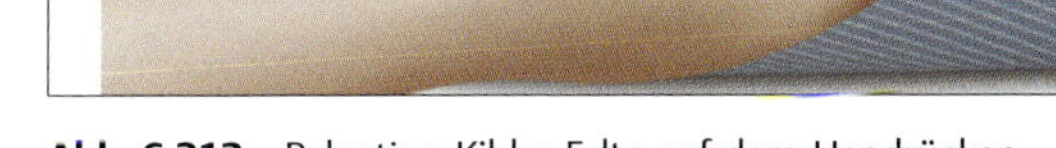

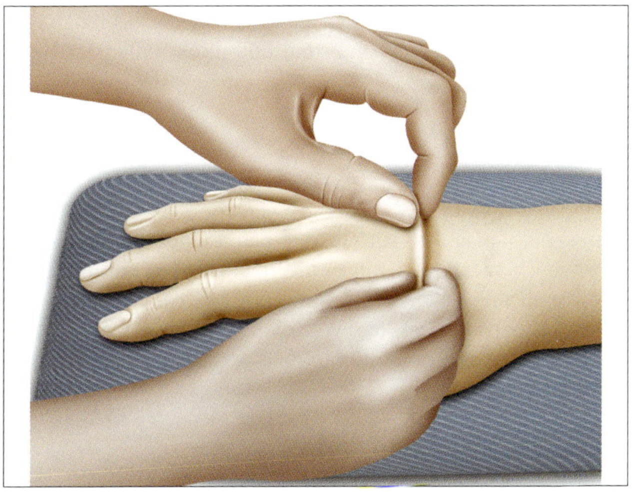

Abb. 6.212 Palpation Kibler-Falte auf dem Handrücken.

Haut

In der Regel ist der Übergang zwischen Unterarm und Handrücken in unterschiedlicher Ausprägung behaart. Im Gegensatz zu den palmaren Beugefalten im Handgelenkbereich finden sich dorsal mehrere **Stauchungsfurchen**. Die proximalste Furche entspricht in der Regel der distalen Radiuskante. Bei der Palpation der Haut sind vor allem die bindegewebigen Strukturen interessant, die mit der Verschiebetechnik und der **Kibler-Falte** geprüft werden.

Hautverschiebung

Die Fingerspitzen von Zeige- und Mittelfinger werden mit etwas Druck auf den Handrücken gelegt und die Haut gegen die Unterhaut nach proximal und distal verschoben. Die Haut muss sich leicht gegen die Unterhaut verschieben lassen.

Kibler-Falte

▶ Abb. 6.212

Zur Prüfung von tiefer gelegenen Gewebeschichten hinsichtlich der Konsistenz und Verschiebbarkeit wird mit Daumen, Zeige- und Mittelfinger eine Hautfalte gebildet. Sie wird auf unterschiedliche Dicke und Spannung beurteilt. Bei deutlicher Gewebespannung kann keine Hautfalte gebildet werden. Sowohl auf dem dorsalen Unterarm als auch auf dem Handrücken lassen sich die Hautfalten gut bilden.

Knöcherne Strukturen und Gelenke

Tuberculum dorsale

▶ **Abb. 6.213**

Der Radius ist distal sehr breit und nimmt etwa zwei Drittel der Breite des Unterarms ein. In der Mitte, etwas mehr zur Ulna hin ist das Tuberculum als eine kleine, aber deutliche Erhebung zu palpieren. Die Palpation erfolgt mit einem Finger, der auf dem distalen Radius von radial nach ulnar geführt wird. Eine weitere Hilfe ist die Verlängerung des Os metacarpale III nach proximal, da auf dieser Linie das Tuberculum dorsale liegt.

Caput ulnae

▶ **Abb. 6.214**

Das Caput ulnae ist ein deutlich zu fühlender Vorsprung an der distalen Ulna. Es ist groß und rund und direkt unter der Haut palpierbar.

Distales Radioulnargelenk

▶ **Abb. 6.215**

Vom Caput ulnae aus rutscht der palpierende Finger etwas weiter nach radial und fühlt eine deutliche Vertiefung. Hier liegt die distale gelenkige Verbindung zwischen den beiden Unterarmknochen. Um die Vertiefung zu fühlen, muss die Sehne des M. extensor digiti minimi etwas zur Seite geschoben werden.

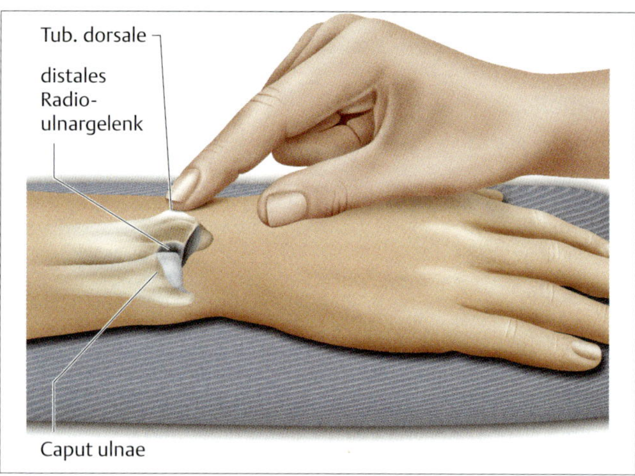

Abb. 6.213 Palpation Tuberculum dorsale.

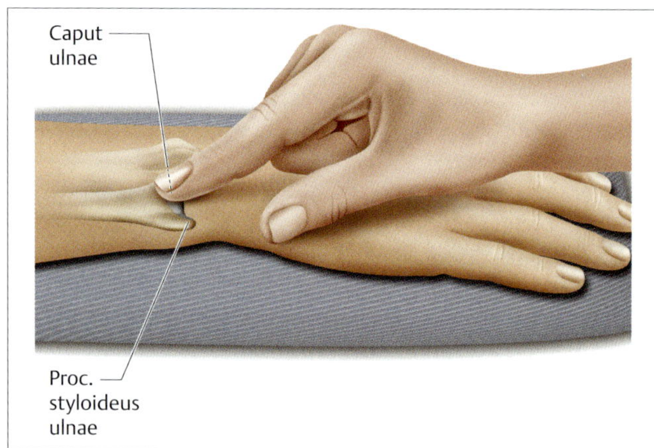

Abb. 6.214 Palpation Caput ulnae.

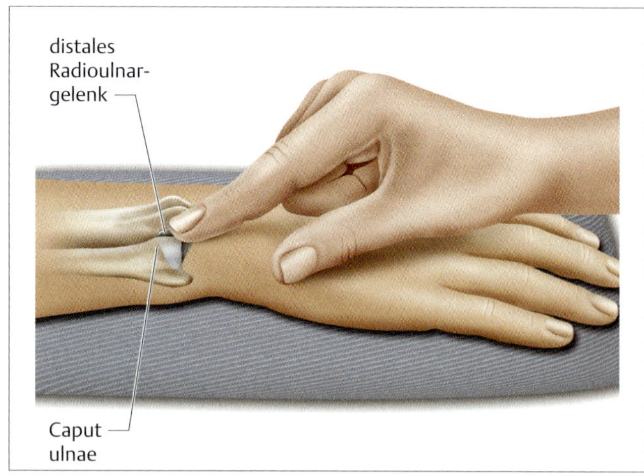

Abb. 6.215 Palpation distales Radioulnargelenk.

Proximale Handwurzelreihe

▸ Abb. 6.216

Als Hilfestellung für die Palpation der Handwurzelknochen werden 2 Linien gezogen, zwischen denen sowohl die proximale als auch die distale Handwurzelreihe zu finden sind. Die proximale Linie wird von den distalen Rändern von Radius und Ulna gebildet, und ihre Kanten sind gut palpierbar. Die Palpation erfolgt von distal aus und im rechten Winkel auf die Knochenkanten zu ebenso wie die Palpation der proximalen Metakarpalränder, die die distale Linie bilden.

Os scaphoideum

Die Palpation des Os scaphoideum kann von der Tabatière aus geschehen. Um die ulnare Grenze zum Os lunatum zu finden, wird die Sehne des M. extensor carpi radialis brevis zu Hilfe genommen, da diese unmittelbar darüber verläuft. Auch das Tuberculum dorsale kann bei der Orientierung helfen, weil das Os scaphoideum distal und radial davon liegt.

Os lunatum

▸ Abb. 6.217

Das Auffinden des distalen Radioulnargelenks hilft bei der Orientierung für das Os lunatum. Zur Palpation des Os lunatum wird der Finger vom Gelenkspalt aus weiter nach distal und über die Knochenränder von Radius und Ulna hinaus geführt, da es unmittelbar davor liegt. Bei Palmarflexion schiebt es sich gegen den Palpierfinger.

Os triquetrum

▸ Abb. 6.218

Vom Proc. styloideus ulnae rutscht der Finger nach distal. Hier liegt ein kleines Fettpolster, das den Raum zwischen dem Diskus und dem Os triquetrum ausfüllt und sich weich anfühlt. Weiter nach distal ist das Os triquetrum die 1. knöcherne Struktur, die palpiert werden kann. Bei radialer Abduktion verschiebt es sich nach ulnar. Als Orientierungshilfe dient auch das Os pisiforme, das sich palmar auf dem Triquetrum befindet.

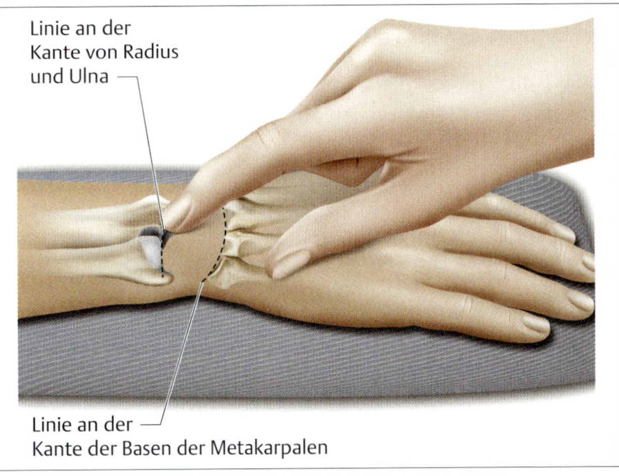

Abb. 6.216 Palpation Linien zur Orientierung der Lage der Handwurzelknochen.

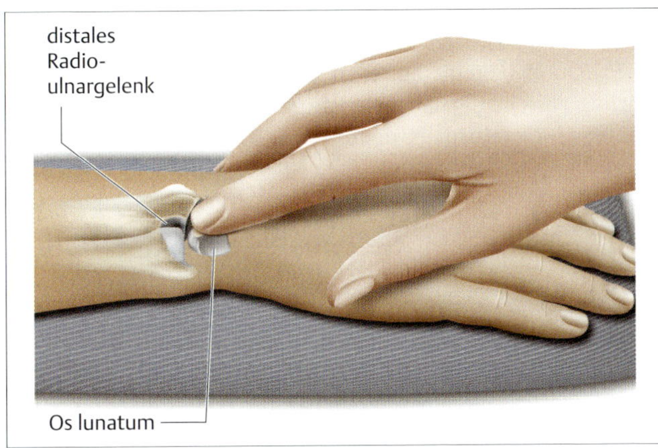

Abb. 6.217 Palpation Os lunatum.

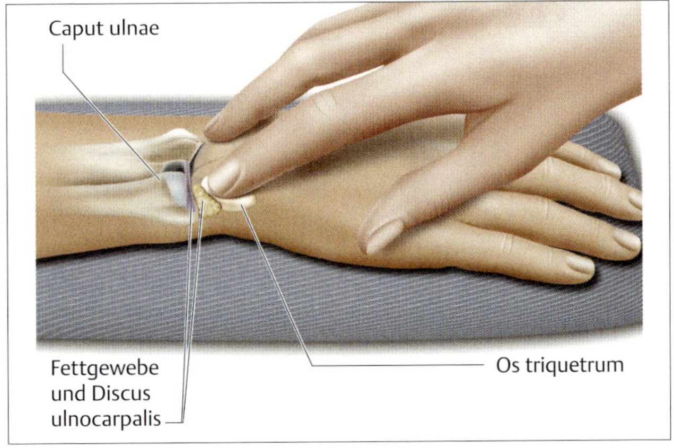

Abb. 6.218 Palpation Os triquetrum.

Distale Handwurzelreihe

Für die Palpation der distalen Handwurzelreihe erfolgt die Palpation von den Metakarpalen aus.

Os trapezium

Rutscht der Palpierfinger auf der Metakarpale I nach proximal, lassen sich der Rand der Basis und davor das Os trapezium palpieren.

Os trapezoideum

Wenn die Metakarpale des Ringfingers nach proximal verfolgt wird, ist der Rand der Basis zu fühlen. Direkt davor liegt das kleine Os trapezoideum in gleicher Höhe wie das Os trapezium.

Os capitatum

▸ Abb. 6.219

Die Palpation beginnt auf dem Os metacarpale III. Auf dem Knochen rutscht der Finger nach proximal, wo der Rand der Basis ossis metacarpalis deutlich zu palpieren ist. Proximal davon folgt eine Vertiefung, die sich gut palpieren lässt und in der das Os capitatum liegt. Bei passiver Dorsalextension drückt es sich gegen den palpierenden Finger.

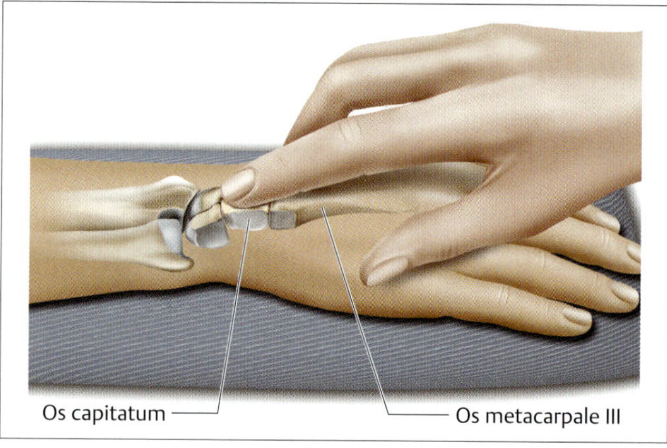

Abb. 6.219 Palpation Os capitatum.

Os hamatum

▸ Abb. 6.220

Die Metakarpale IV und V dienen als Orientierungshilfe zum Auffinden des Os hamatum. Bei der Palpation fällt auf, dass die beiden Metakarpale schräg zur Mitte der Handinnenfläche verlaufen. Am proximalen Rand der beiden kann das Os hamatum palpiert werden, das zu beiden Knochenrändern Kontakt hat.

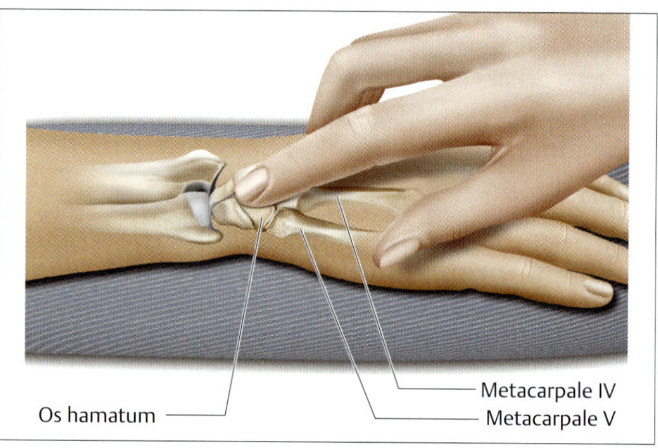

Abb. 6.220 Palpation Os hamatum.

PRAXISTIPP

Zum Testen und Behandeln bei Funktionsstörungen des Handgelenks werden die Karpalknochen einzeln mobilisiert. Deshalb ist die genaue Lokalisation von Bedeutung, obwohl keiner der Knochen in seinem gesamten Umfang palpiert werden kann.

KLINISCHER BEZUG

Ganglion

Im Bereich der Handwurzelknochen können vorspringende harte Strukturen zu palpieren sein. Sie werden als Ganglion bezeichnet und können vom Periost, von der Kapsel oder den Sehnenscheiden ausgehen. Das Vorhandensein eines Ganglions deutet auf eine Dysfunktion einer der genannten Strukturen hin und wird nur verschwinden, wenn diese Störung beseitigt ist. Aus diesem Grund kommen und verschwinden sie immer wieder.

Muskeln

Dorsale Sehnenfächer

1. Sehnenfach

M. abductor pollicis longus ▸ **Abb. 6.221**
Direkt proximal der Basis ossis metacarpalis I ist diese Sehne radial-palmar als dünner Strang zu palpieren. Bei Abduktion des Daumens kommt sie noch deutlicher hervor.

M. extensor pollicis brevis ▸ **Abb. 6.222**
Dorsal und dicht neben der Sehne des Adduktors kann die Sehne des M. extensor pollicis brevis palpiert werden. Beide begrenzen die Tabatière palmarwärts. Bei Anspannung des Daumens in Richtung Extension ist der Sehnenverlauf nachvollziehbar.

PRAXISTIPP

Befund bei Tendovaginitis de Quervain
Bei Verdacht auf eine Sehnenscheidenentzündung der beiden ersten Sehnen können sie durch Druck sowie durch Widerstands- und Dehntests provoziert werden. Der ***Finkelstein-Test*** bestätigt die Diagnose (▸ **Abb. 6.223**). Dabei umschließen die anderen Finger den flektierten Daumen, und der Therapeut führt die Hand passiv in die ulnare Abduktion. Da die Sehnen gedehnt und damit provoziert werden, beschreibt der Patient deutliche Schmerzen.

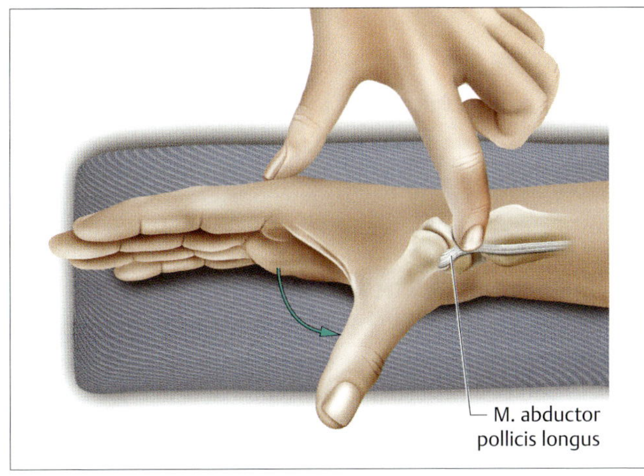

Abb. 6.221 Palpation M. abductor pollicis longus.

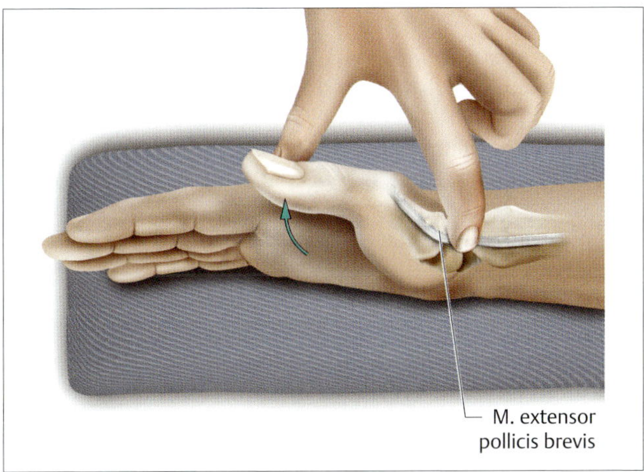

Abb. 6.222 Palpation M. extensor pollicis brevis.

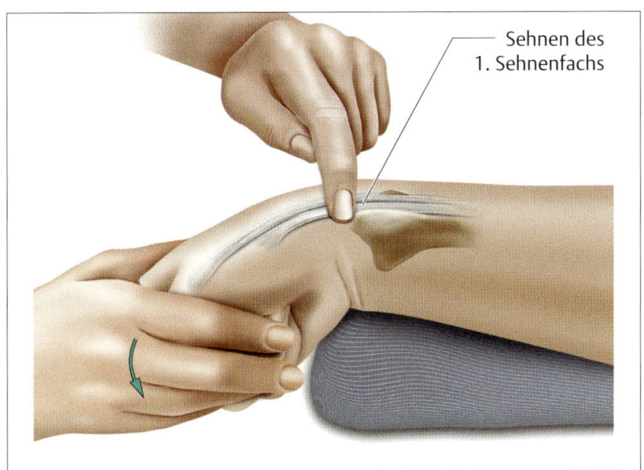

Abb. 6.223 Finkelstein-Test.

2. Sehnenfach

▸ Abb. 6.224

M. extensor carpi radialis longus und M. extensor carpi radialis brevis

Die Metakarpalen II und III werden von distal nach proximal abpalpiert. Proximal der Basen können oberflächlich die Sehnen als dicke runde Stränge palpiert werden. Die Sehne des ***M. extensor carpi radialis brevis*** zieht zur Basis ossis metacarpalis III. Durch Anspannung der leicht zur Faust geballten Hand in Richtung Dorsalextension ist sie sehr gut zu finden.

Die Anspannung der Hand in Richtung Dorsalextension und radiale Abduktion erleichtert das Auffinden der Sehne des ***M. extensor carpi radialis longus*** proximal der Basis ossis metacarpalis II. Über dem Os scaphoideum ist das v-förmige Auseinandergehen der Sehnen gut zu palpieren.

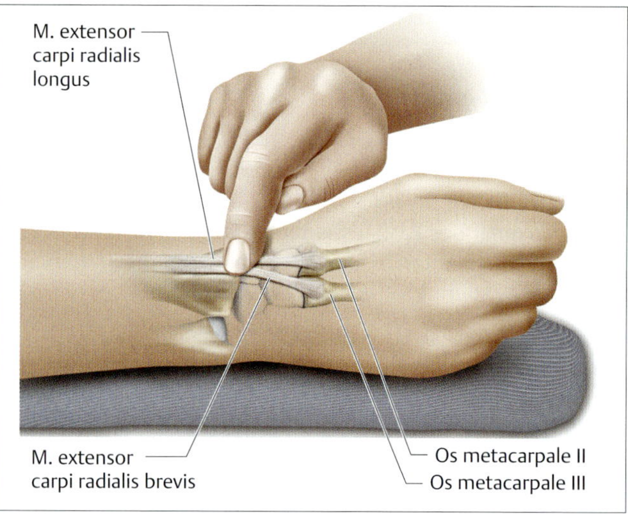

Abb. 6.224 Palpation 2. Sehnenfach.

3. Sehnenfach

▸ Abb. 6.225

M. extensor pollicis longus

Da die Sehne das Tuberculum dorsale als Hypomochlion benutzt, kann von dort aus der weitere Verlauf palpiert werden. Distal des Tuberkulums zieht die Sehne schräg nach radial zum Daumen. Die Sehne lässt sich bis zur Basis der Daumenendphalanx verfolgen. Sie begrenzt die Tabatière nach dorsal und tritt bei Daumenextension deutlich hervor.

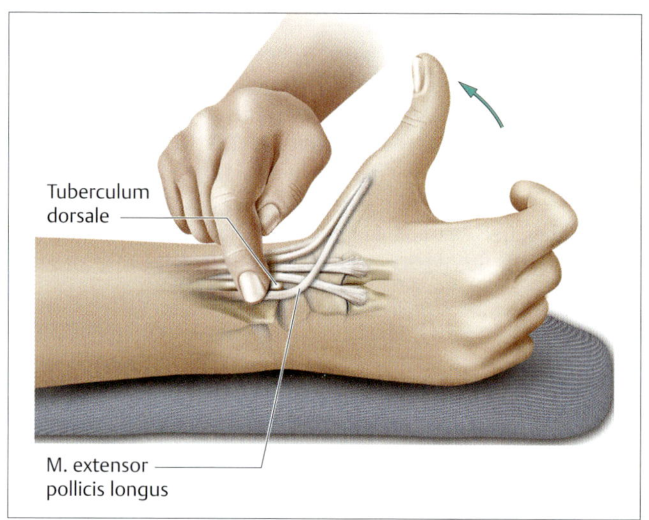

Abb. 6.225 Palpation 3. Sehnenfach.

4. Sehnenfach

▸ Abb. 6.226

M. extensor digitorum und M. extensor indicis

Die Sehne des ***M. extensor digitorum*** verläuft in der Mitte der Hand und ist hier gut zu identifizieren. In Höhe der proximalen Handwurzelreihe kann die Aufzweigung in die 3 Sehnen zu Zeige-, Mittel- und Ringfinger palpiert werden. Bei wechselnden Flexions- und Extensionsbewegungen der Finger kommen die Sehnen deutlich hervor und werden weiter nach distal verfolgt. Erst in Höhe der Metakarpalbasen kann die Abzweigung zum Kleinfinger palpiert werden.

Die Sehne des ***M. extensor indicis*** kann unmittelbar ulnar der Digitorumsehne palpiert werden, und zwar besonders gut direkt proximal des Metakarpalköpfchens. Wenn der Zeigefinger in Ab- und Adduktion bewegt wird, verschieben sich beide Sehnen seitlich und lassen sich gut voneinander unterscheiden.

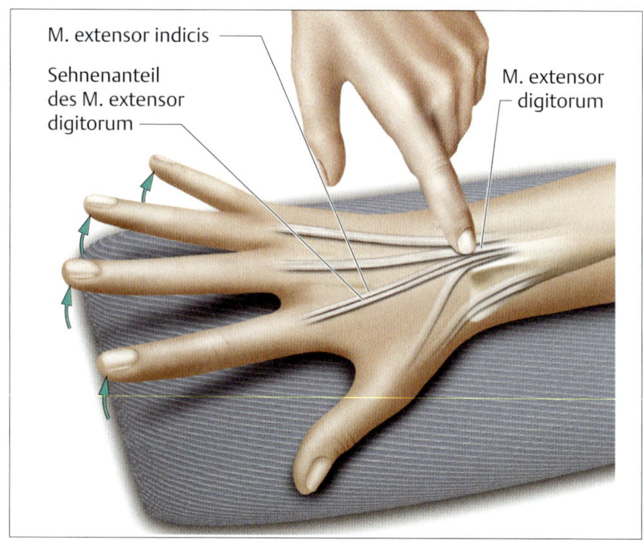

Abb. 6.226 Palpation 4. Sehnenfach.

5. Sehnenfach

▸ Abb. 6.227

M. extensor digiti minimi
Die Palpation für die Sehne des 5. Sehnenfachs beginnt in Höhe des distalen Radioulnargelenks. Minimal ulnar davon kann die Sehne identifiziert werden, vor allem, wenn die Hand flach aufgelegt und der kleine Finger gestreckt wird.

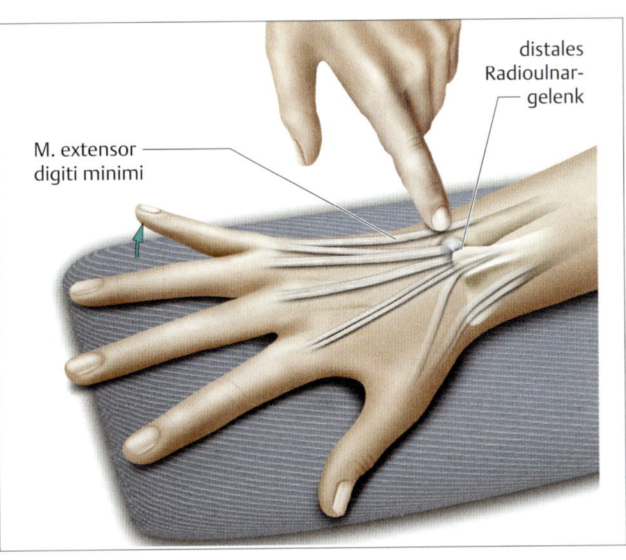

Abb. 6.227 Palpation 5. Sehnenfach.

6. Sehnenfach

▸ Abb. 6.228

M. extensor carpi ulnaris
Vom Caput ulnae aus wird der palpierende Finger langsam zur ularen Handkante geführt. Seitlich auf der Ulna verläuft die Sehne. Ihr Verlauf ist bei Anspannung in Richtung Dorsalextension und ulnare Abduktion gut palpierbar. Sie kann bis zur Basis ossis metacarpalis V verfolgt werden.

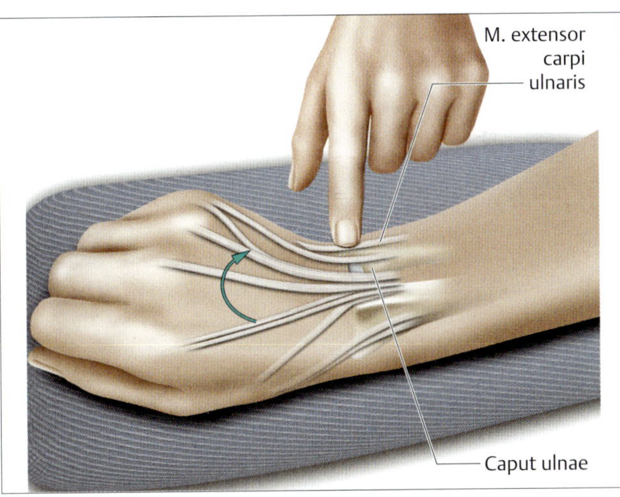

Abb. 6.228 Palpation 6. Sehnenfach.

6.9.3 Ulnare Handkante

Für die Palpation der ulnaren Handkante liegt die Hand mit ihrer Palmarfläche auf einer flachen Unterlage.

Knöcherne Strukturen

Proc. styloideus ulnae

▸ Abb. 6.229

Der distale Vorsprung an der Ulna ist als deutlich vorspringender Fortsatz ulnar und distal des Caput ulnae zu palpieren.

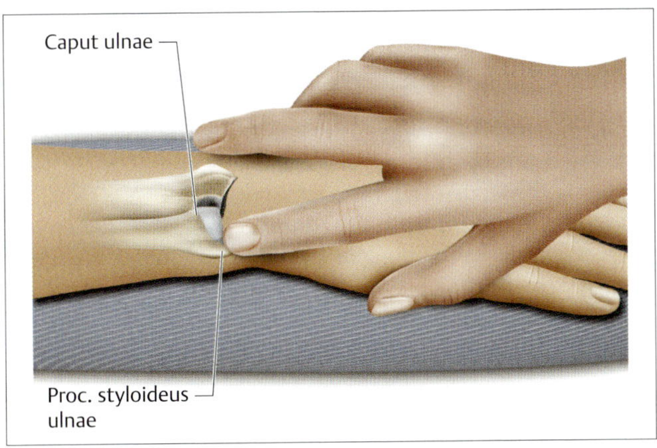

Abb. 6.229 Palpation Proc. styloideus ulnae.

Discus ulnocarpalis

▸ Abb. 6.230

Unmittelbar distal der Ulna lässt sich als etwas festerer Bereich der Diskus palpieren, ehe das Fettpolster weiter distal weicher zu palpieren ist. Bei passiver Palmarflexion schieben sich der Diskus und das Fettpolster gegen den dorsal liegenden Finger.

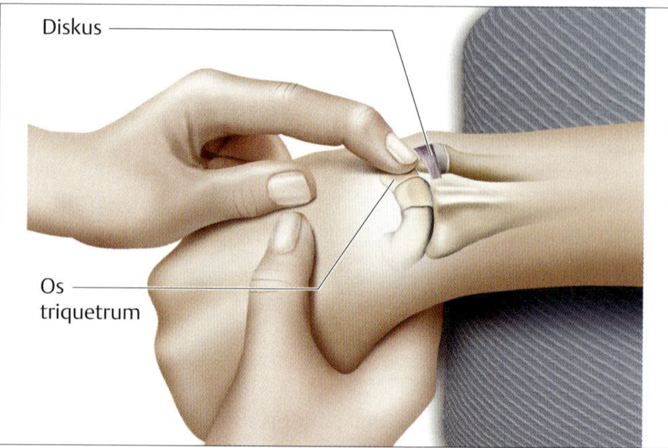

Abb. 6.230 Palpation Discus ulnocarpalis.

Bänder

Lig. collaterale ulnare

▸ Abb. 6.231

Das ulnare Kollateralband findet sich am distalen Rand des Proc. styloideus ulnae und kann bis zum Os triquetrum verfolgt werden. Zur besseren Palpation wird die Hand in radiale Abduktion geführt, wodurch es gedehnt und fester wird.

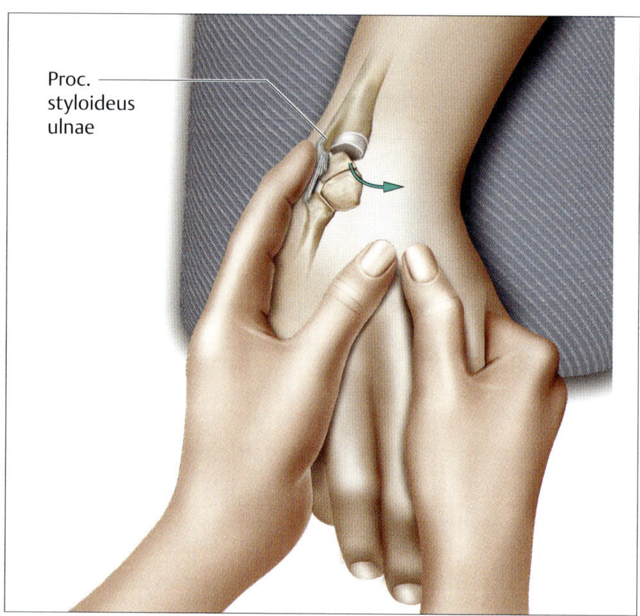

Abb. 6.231 Palpation Lig. collaterale ulnare.

6.9.4 Palmarer Handbereich

Für die Palpation der Palmarfläche liegt die Hand auf dem Handrücken.

Haut

Am distalen Unterarm sind 2 – 3 Beugefurchen zu sehen. Die distalste Furche, Linea carpi palmaris distalis, ist leicht gebogen. Sie wird auch als **Rascetta** bezeichnet. Hier ist die Haut über der Retinakula an der Palmaraponeurose und am Lig. carpi transversum fixiert. Die leicht gebogene Linea restricta ist die proximale Furche. Sie projiziert sich auf die radiale und ulnare Begrenzung des proximalen Handgelenks.

Auch die **Hohlhand** ist geprägt durch zahlreiche Furchen und Falten, die allerdings nicht den Gelenklinien entsprechen. Es gibt eine distale und proximale Hohlhandfurche, die beide schräg von proximal-ulnar nach distal-radial verlaufen (▸ **Abb. 6.232**).

Hautverschiebungen

Wie beim Handrücken werden auch hier die Fingerspitzen von Zeige- und Mittelfinger aufgelegt und mit etwas Druck verschoben. Am distalen Unterarm ist die Haut gut verschieblich, dies nimmt allerdings nach distal hin ab. Im Hohlhandbereich ist sie durch die Verbindung mit der Palmaraponeurose nicht mehr verschiebbar.

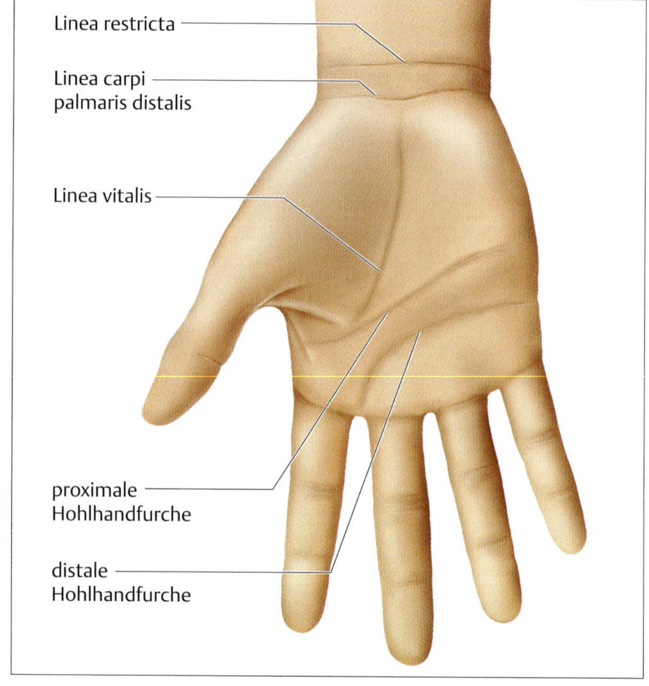

Abb. 6.232 Palpation Furchen der Hohlhand.

Kibler-Falte

▶ Abb. 6.233

Die Faltenbildung mit Daumen und Zeigefinger ist in Höhe des Handgelenks noch möglich, in der Hohlhand jedoch kaum.

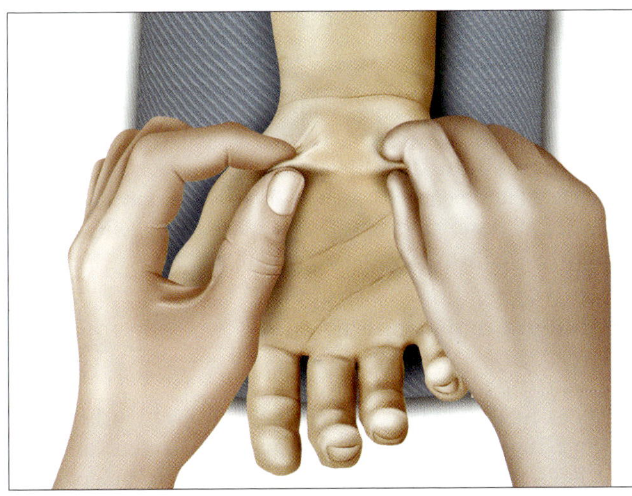

Abb. 6.233 Palpation Kibler-Falte in der Hohlhand.

Knöcherne Strukturen und Gelenke

Os pisiforme

▶ Abb. 6.234

In Höhe der palmaren distalen Handgelenkfalte ist am ulnaren Ende das Os pisiforme als deutlich vorspringender Punkt zu finden. In entspannter Palmarflexion lässt es sich auf dem Os triquetrum nach radial und ulnar bewegen.

Durch Anspannung in Richtung Palmarflexion und Kleinfingerabduktion wird es durch den M. flexor carpi ulnaris und den M. abductor digiti minimi fixiert und kann nicht mehr verschoben werden.

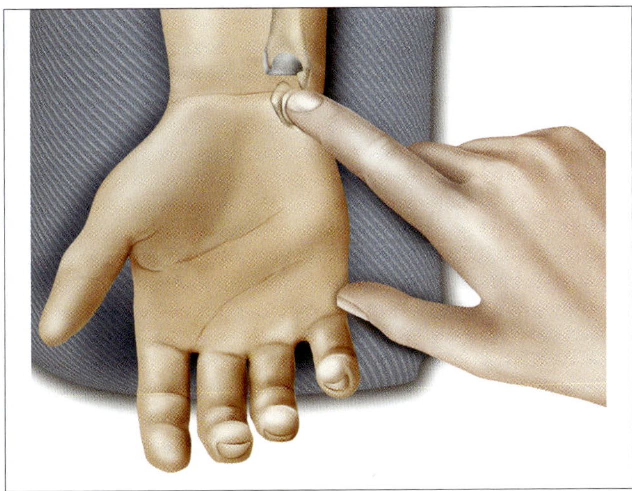

Abb. 6.234 Palpation Os pisiforme.

Hamulus ossis hamati

▶ Abb. 6.235

Vom Os pisiforme aus liegt der Hamulus etwas weiter distal und radial. Er ist durch die Hypothenarmuskulatur gut abgepolstert, weswegen er trotz markanter Erhebung nicht direkt zu identifizieren ist. Deshalb muss ein fester Druck durch die Muskeln des Hypothenars erfolgen.

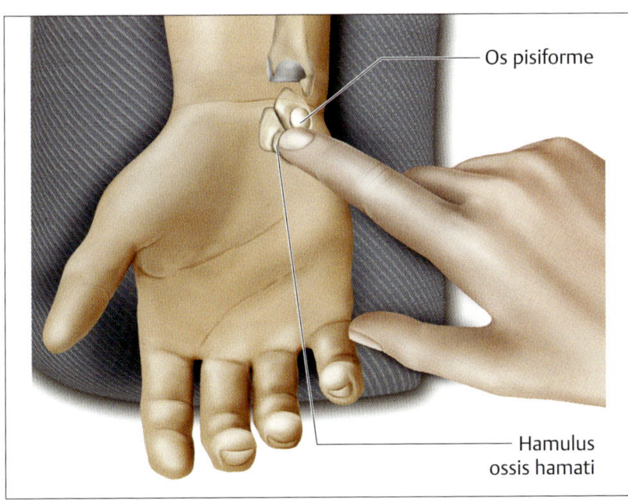

Abb. 6.235 Palpation Hamulus ossis hamati.

Tuberculum ossis scaphoidei

▸ Abb. 6.236

Wenn der Palpierfinger vom seitlichen Rand des Os scaphoideums nach palmar rutscht, ist das Tuberculum als kleine Erhebung zu fühlen. Zur Orientierung kann auch die distale Handgelenkfalte dienen, da sich in ihrer Höhe und unter der Sehne des M. flexor carpi radialis das Tuberculum befindet. Bei Dorsalextension wird er noch prominenter.

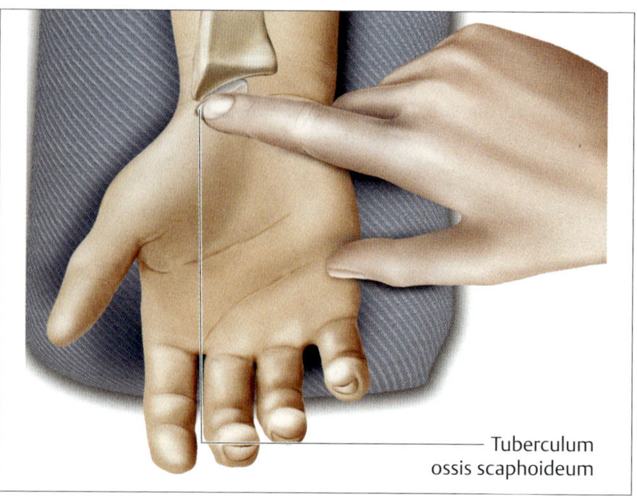

Abb. 6.236 Palpation Tuberculum ossis scaphoidei.

Tuberculum ossis trapezii

▸ Abb. 6.237

Distal des Tuberculum ossis scaphoidei kann das deutlich vorstehende Tuberculum ossis trapezii palpiert werden. Zur Orientierung dient die Basis metacarpalis I, da das Tuberculum proximal und etwas ulnar davon deutlich vorsteht. Bei Zirkumduktion des Daumens ist die Basis vom prominenten Tuberculum zu unterscheiden, weil sich Letzteres dabei nicht bewegt.

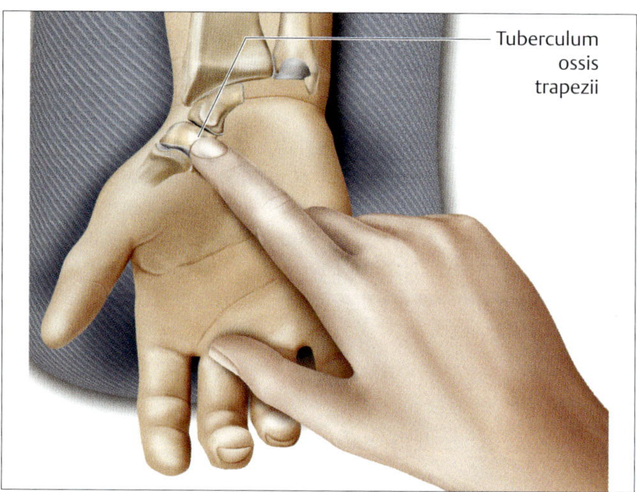

Abb. 6.237 Palpation Tuberculum ossis trapezii.

Bänder und Muskeln

Lig. carpi transversum

▸ Abb. 6.238

Es handelt sich um eine quer über die Karpalknochen ziehende Bandstruktur, deren Fixierungen proximal das Os pisiforme und das Tuberculum ossis scaphoidei sind. Distal ist es am Hamulus ossis hamati und am Tuberculum ossis trapezii befestigt.

Die direkte Palpation und klare Abgrenzung ist durch die Palmaraponeurose nicht immer möglich. Als Orientierungshilfe für den proximalen Rand des Bandes kann die distale Handgelenkfalte dienen. Sie entsteht durch die Fixierung des Lig. carpi transversum an der Haut. Etwa 1 Daumenbreit weiter zu den Fingerspitzen hin befindet sich die distale Begrenzung der queren Verbindung. Außerdem dienen die knöchernen Vorsprünge als Orientierung, an denen das Band befestigt ist. Die Palpation der Ränder erfolgt von distal zwischen den Knochenvorsprüngen und quer zum Faserverlauf.

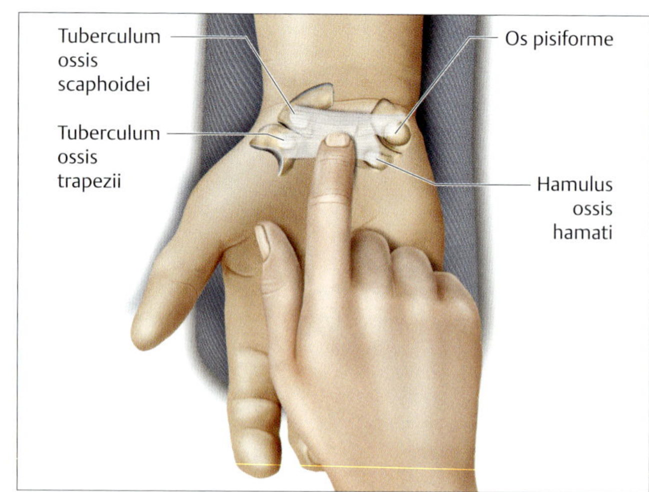

Abb. 6.238 Palpation Lig. carpi transversum.

Lig. pisohamatum

Das kurze Band spannt sich zwischen dem Os pisiforme und dem Hamulus ossis hamati aus. Da der Raum dazwischen sehr eng ist, kann das Band nur mit der Fingerspitze und quer zum Faserverlauf palpiert werden.

KLINISCHER BEZUG

Provokation der Loge de Guyon ▸ Abb. 6.239
Bei Druck auf diese Loge kann ein typischer Nervenschmerz, wie z. B. unangenehmes Kribbeln im Kleinfingerbereich ausgelöst werden. Ein gesunder Nerv wird diese Empfindungen leicht spüren, bei einer Nervenreizung ist die Schmerzreaktion bedeutend größer, und es kann ein **Jump sign** (Zusammenzucken) erfolgen.

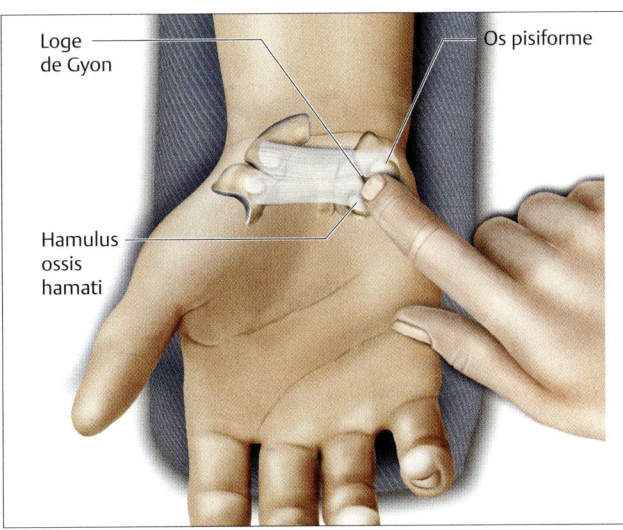

Abb. 6.239 Palpation Loge de Guyon.

Aponeurosis palmaris

In Verlängerung des M. palmaris longus befindet sich die Aponeurose. In der Regel ist sie fest und glatt und direkt unter der Haut zu fühlen. Die genauen Grenzen sind wegen der Fixierung mit der Haut schwer zu finden.

KLINISCHER BEZUG

Befund bei M. Dupuytren
Bei der Dupuytren-Kontraktur schrumpft die Aponeurose vor allem im Ringfingerbereich und zieht den Finger in eine Flexionsstellung. Bei der Palpation fallen die festen longitudinal ausgerichteten Faserbündel auf, teilweise sind auch Knötchen zu palpieren.

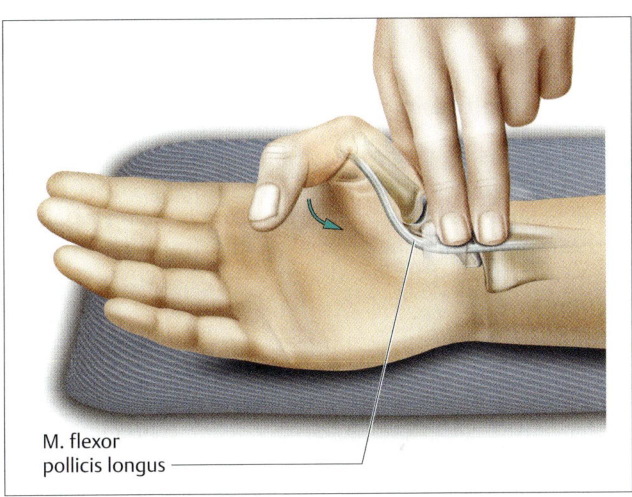

Abb. 6.240 Palpation M. flexor pollicis longus.

M. flexor pollicis longus

▸ **Abb. 6.240**

Die Palpation der Sehne erfolgt vom Tuberculum ossis scaphoidei aus. Unmittelbar proximal davon und radial der Sehne des M. flexor carpi radialis ist sie bei Anspannung des Daumens in Richtung Flexion zu palpieren. Der weitere Verlauf ist nicht palpierbar, da sie im Karpaltunnel verläuft.

M. flexor carpi radialis

▸ **Abb. 6.241**

Proximal des Tuberculum ossi scaphoidei ist diese Sehne als deutlich abzugrenzender runder Strang zu fühlen. Bei Anspannung in Richtung Palmarflexion und radiale Abduktion kommt sie noch deutlicher hervor. Distal des Os scaphoideum kann sie nicht palpiert werden, da sie in der Tiefe unter dem Lig. carpi transversum und Richtung Basis ossis metacarpalis II verläuft.

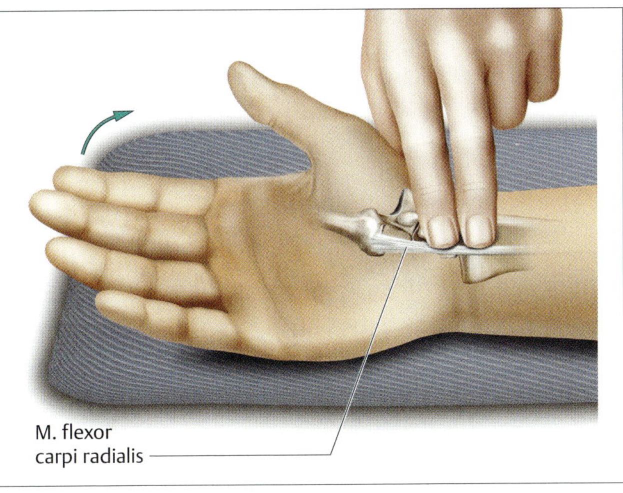

Abb. 6.241 Palpation M. flexor carpi radialis.

M. palmaris longus

▸ Abb. 6.242

Am oberflächlichsten und in der Mitte des Handgelenks ist bei der Anspannung in Richtung Palmarflexion mit opponiertem Daumen und Kleinfinger die Sehne des M. palmaris longus zu palpieren. Sie verläuft ulnar der Sehne des M. flexor carpi radialis und auf dem Lig. carpi transversum. Sie lässt sich in Richtung Hohlhand bis zwischen die Thenar- und Hypothenarmuskulatur verfolgen. Sie wird erst hier flächiger und geht in die Palmaraponeurose über.

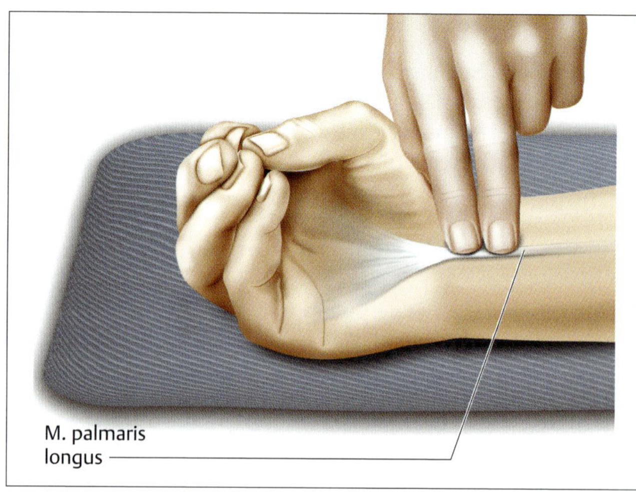

Abb. 6.242 Palpation M. palmaris longus.

M. flexor digitorum superficialis

▸ Abb. 6.243

Unmittelbar ulnar des M. flexor carpi radialis verlaufen die tiefer gelegenen Sehnen des M. flexor digitorum superficialis. Zur besseren Palpation wird die Hand mit der Dorsalseite auf die Unterlage gelegt, wobei die Finger in den proximalen Inter- und den Metakarpophalangealgelenken aktiv flexorisch bewegen sollen. Erst dann lassen sich einzelne Sehnen deutlich palpieren.

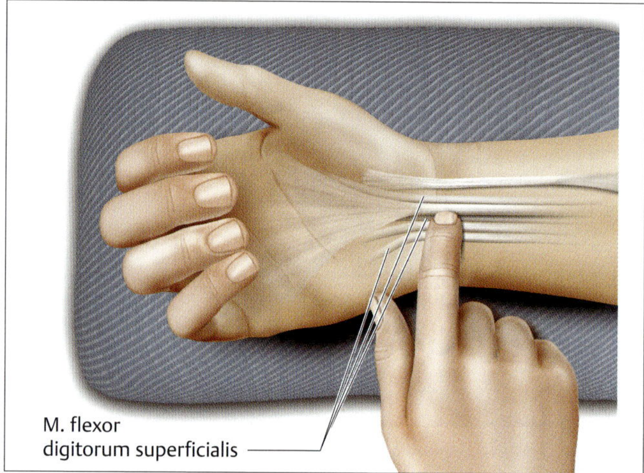

Abb. 6.243 Palpation M. flexor digitorum superficialis.

M. flexor digitorum profundus

Die Sehnen des M. flexor digitorum profundus liegen in der Tiefe unter denen des M. flexor digitorum superficialis und sind deshalb nur sehr schwer zugänglich. Über die Flexion in den distalen Interphalangealgelenken kann er vom oberflächlichen Flexor unterschieden werden.

M. flexor carpi ulnaris

▸ Abb. 6.244

Die Sehne läuft als dicker runder Strang auf das Os pisiforme zu. Deshalb erfolgt die Palpation direkt proximal davon. Sie ist als feste Sehne auch ohne Anspannung gut zu identifizieren. Die Fortsetzung der Sehne zum Hamulus ossis hamati und zur Basis metacarpalis V ist über die Anspannung in Richtung ulnare Abduktion und durch die Verlaufsrichtung nach distal von den Muskeln des Hypothenars zu unterscheiden. Allerdings sind die Sehnenanteile hier dünner als proximal des Os pisiforme. Nach proximal ist sie bis zum Muskel-Sehnen-Übergang am Unterarm zu verfolgen.

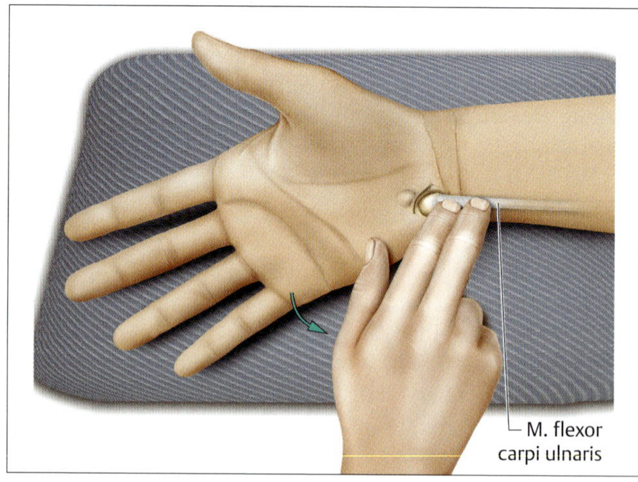

Abb. 6.244 Palpation M. flexor carpi ulnaris.

Gefäße und Nerven

A. ulnaris

▶ Abb. 6.245

Als Orientierung für die Palpation der Arterie dient die Sehne des M. flexor carpi ulnaris, da die Arterie parallel und direkt radial dazu verläuft. Der Puls ist proximal des Handgelenks bis zur Einbiegung in die Loge de Guyon zu fühlen.

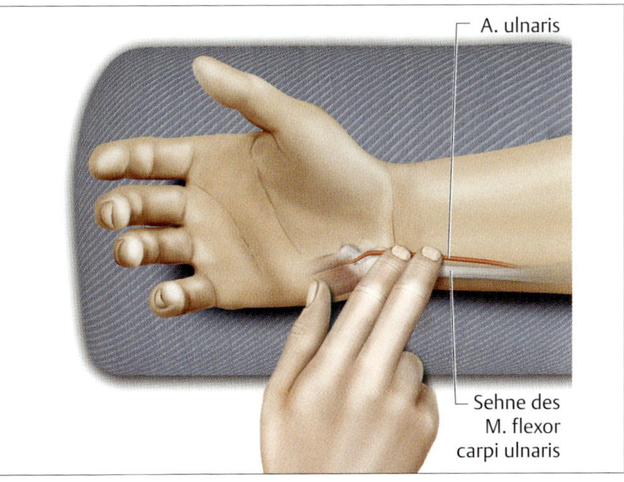

Abb. 6.245 Palpation A. ulnaris.

N. ulnaris

Radial und etwas proximal vom Os pisiforme kann der Nerv als dünner und fester Strang palpiert werden, der Richtung Loge zieht. Weiter distal ist seine Palpation nicht mehr möglich.

N. medianus

Unter der Sehne des M. palmaris longus und etwas radial davon sowie ulnar der Sehne des M. flexor carpi radialis ist der Nerv als fester Strang spürbar. Von den Sehnen des Karpaltunnels unterscheidet er sich, da er sich fester anfühlt.

6.9.5 Daumen

Haut

Furchen

▶ Abb. 6.246

Am Daumenballen weist die Haut zahlreiche Furchen auf. Die Thenarfurche, **Linea vitalis,** trennt den Thenar vom Hypothenar. Außerdem gibt es kleine Faltenlinien auf dem Thenar, die von radial nach ulnar verlaufen. Im Bereich des Grund- und Interphalangealgelenks finden sich tiefe quere Gelenkfalten.

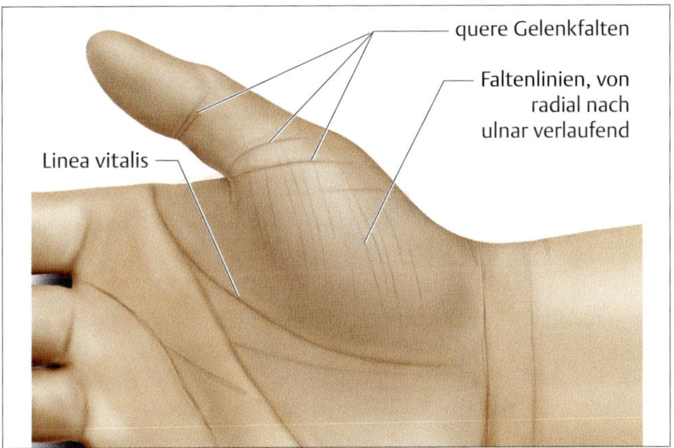

Abb. 6.246 Furchen des Daumenballens.

Die Endphalanx mit der Daumenbeere ist mit epidermalen Leistenmustern geprägt, dem Daumenabdruck, der zur Identifizierung von Personen dienen und rechts und links unterschiedlich sein kann.

Hautverschiebungen

▶ Abb. 6.247

Die Haut ist auf der palmaren Seite wenig verschieblich, da die Unterhaut mit der Epidermis verwachsen ist.

Die Haut auf der dorsalen Daumenfläche ist dünn und gut verschieblich, sodass eine Kibler-Falte gebildet werden kann.

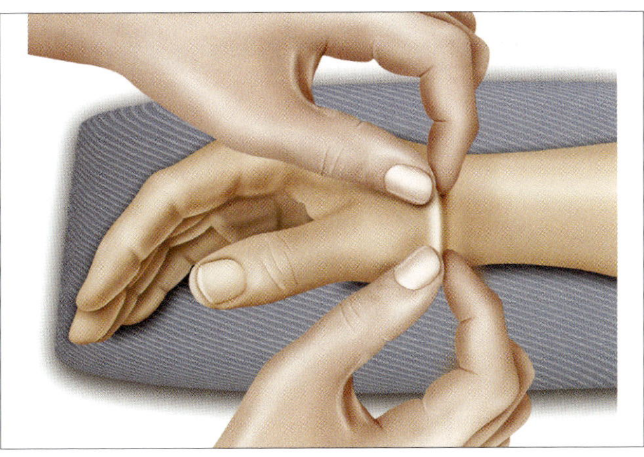

Abb. 6.247 Kibler-Falte auf der dorsalen Daumenfläche.

Gelenke

Metakarpophalangealgelenk

▸ **Abb. 6.248**

Der palpierende Finger folgt dem Os metacarpale I neben der Extensorensehne nach distal. Der Knochen verbreitert sich zum Caput metacarpale, und kurz danach ist der Gelenkspalt zu fühlen. Eine Bewegung in Richtung Flexion und Extension verdeutlicht dies.

Interphalangealgelenk

▸ **Abb. 6.249**

Auf der Dorsalseite des Daumens befinden sich in Höhe des Interphalangealgelenks 2 – 3 Furchen in der Haut. In deren Höhe – meist der mittleren – liegt der Gelenkspalt. Er ist am besten seitlich der Extensorensehne zu fühlen. Flexions- und Extensionsbewegen verdeutlichen dies noch.

Bänder und Muskeln

Bänder des Daumens

Die Palpation der Bänder des Daumensattelgelenks ist wegen der darüber liegenden Muskulatur nicht möglich. Die Ligg. collaterale radiale et ulnare sind seitlich jeweils über dem Gelenkspalt von Metakarpo- und Interphalangealgelenk zu palpieren. Beim Aufklappen des Gelenkspalts werden sie fester ▸ **Abb. 6.250**.

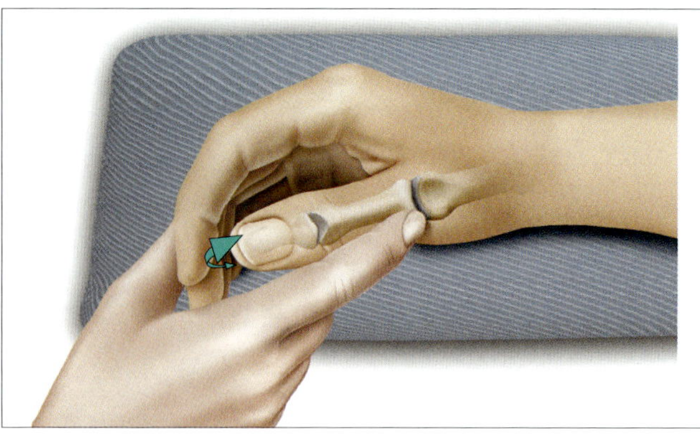

Abb. 6.248 Palpation Metakarpophalangealgelenk I.

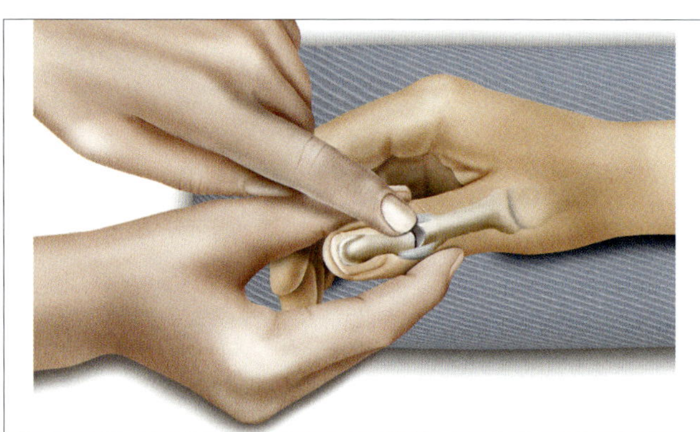

Abb. 6.249 Palpation Interphalangealgelenk I.

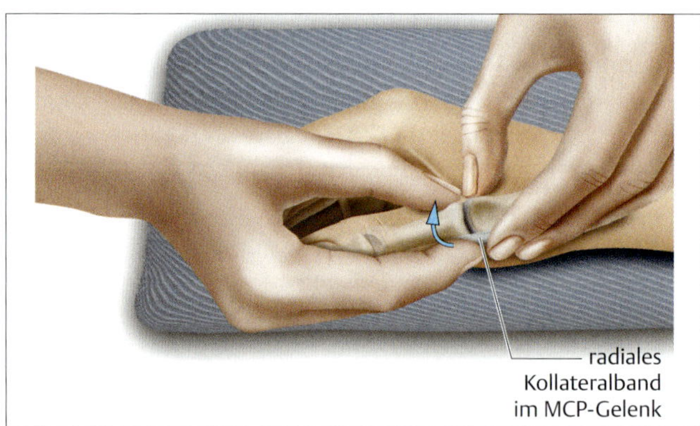

Abb. 6.250 Palpation radiales Kollateralband des Metakarpophalangealgelenks I.

Muskeln des Thenar

Angefangen im Bereich der palmaren Hautfalte zwischen Zeigefinger und Daumen bis hin zur radialen Daumenkante sind von distal nach proximal bei entsprechender Anspannung die Muskeln in folgender Reihenfolge zu palpieren:

M. adductor pollicis

▸ Abb. 6.251

Der Palpierfinger liegt oberflächlich zwischen der Metakarpale des Zeigefingers und des Daumens in der **Schwimmfalte**. Vor allem etwas mehr zum Daumen hin ist bei Adduktion des Daumens gegen Widerstand der flächige Muskel deutlich zu identifizieren.

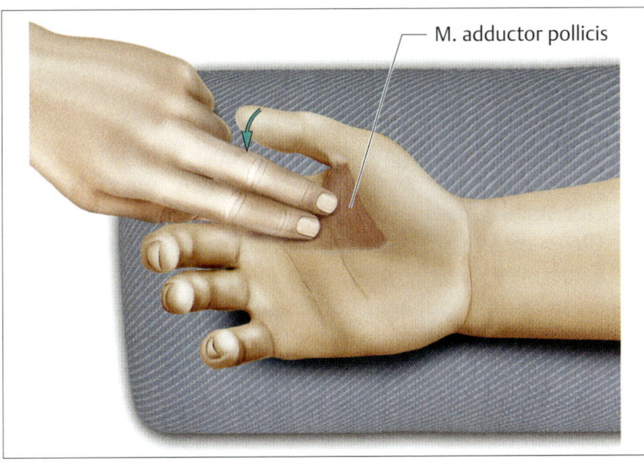

Abb. 6.251 Palpation M. adductor pollicis.

M. abductor pollicis brevis

▸ Abb. 6.252

Etwa 0,5 cm von der radialen Kante der Metakarpalen des Daumens entfernt lässt sich der kurze Abduktor als oberflächlichster Thenarmuskel palpieren. Der Palpierfinger liegt quer zur Metakarpalen und den Muskelfasern und kann ihn bei Anspannung in Richtung Daumenabduktion deutlich fühlen.

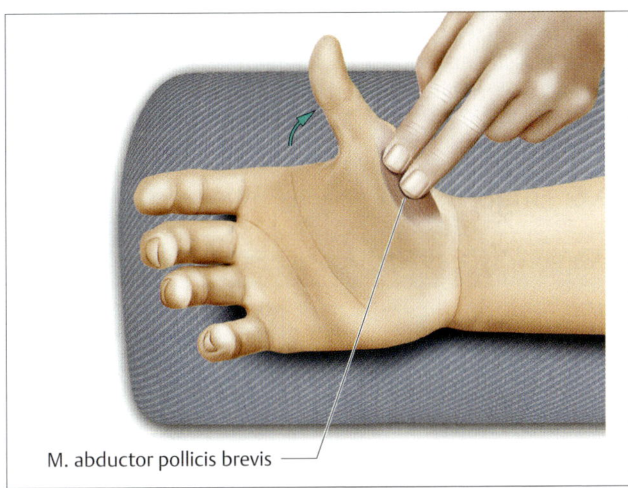

Abb. 6.252 Palpation M. abductor pollicis brevis.

M. flexor pollicis brevis

▸ Abb. 6.253

Der Muskel liegt unter dem M. abductor pollicis brevis. Nur ein schmaler Rand kann am ulnaren Rand des M. abductor pollicis brevis bzw. am proximalen Rand des M. adductor pollicis palpiert werden. Der Palpierfinger orientiert sich vom Karpometakarpalgelenk des Mittelfingers aus. Von hier in Richtung Daumengrundgelenk kann ein Teil des Caput superficiale bei Anspannung in Richtung Flexion identifiziert werden. Das Caput profundum liegt tiefer und ist nicht zu palpieren.

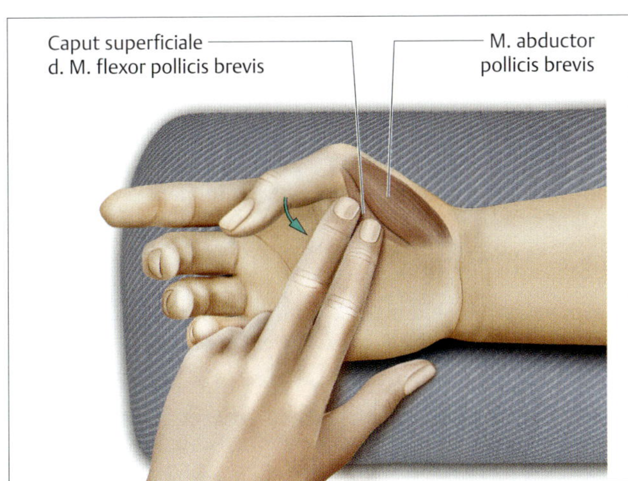

Abb. 6.253 Palpation M. flexor pollicis brevis.

M. opponens pollicis

▶ Abb. 6.254

Der palpierende Finger kommt von der radialen Kante der Os metacarpale I und schiebt den M. abductor pollicis brevis etwas zur Hohlhand hin. Da der M. opponens unter dem M. abductor pollicis brevis liegt, kann er nur dort palpiert werden. Die Palpationsrichtung ist quer zum Faserverlauf und unterscheidet sich von der beim M. abductor pollicis brevis, da die Fasern des M. opponens pollicis schräg zur Hohlhand und nicht parallel zum Metakarpale ziehen.

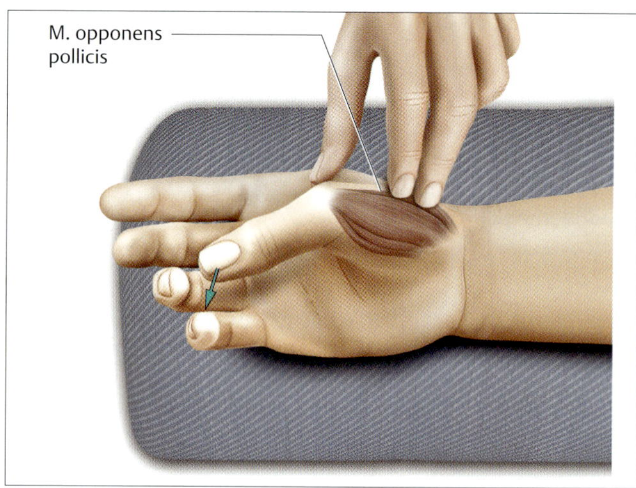

Abb. 6.254 Palpation M. opponens pollicis.

Endsehne des M. flexor pollicis longus

▶ Abb. 6.255

Die Endsehne des M. flexor pollicis longus ist distal zwischen den beiden Sesambeinen vor allem bei Flexion des Interphalangealgelenks deutlich zu palpieren. Sie lässt sich im weiteren Verlauf auf der Palmarseite der Grundphalanx zwischen den Thenarmuskeln bis zur Basis der Endphalanx identifizieren. Die Palpation erfolgt quer zum Sehnenverlauf.

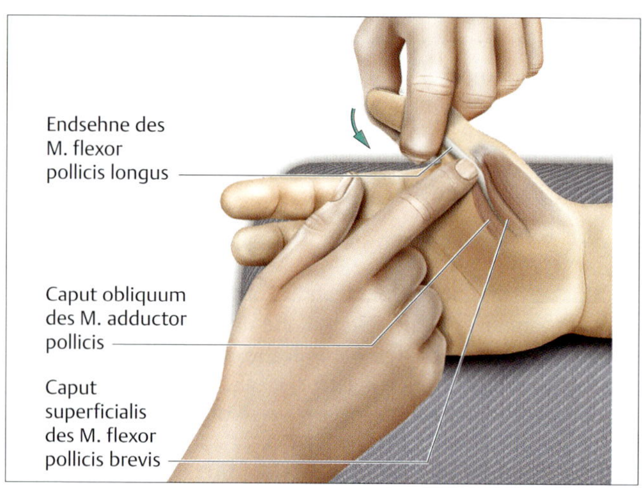

Abb. 6.255 Palpation Endsehne des M. flexor pollicis longus.

6.9.6 Finger

Haut

Nach distal hin endet der Finger palmar mit der Fingerbeere. Sie zeigt Papillarleisten, die ein Muster bilden und für jeden Menschen charakteristisch sind. Sie dienen ebenso wie der Daumen als Fingerabdruck zur Identifizierung. Auf den Leisten enden Schweißdrüsen. Durch sie und die Leisten erhöht sich die Haftung beim Greifen glatter Gegenstände. Außerdem bilden die Lederhaut und das subkutane Fettgewebe regelrechte Druckpolster, die sich beim Greifen anmodellieren können, was zur Grifffestigkeit beiträgt.

An den Fingerbeeren enden zahlreich vorhandene Tastkörperchen und Nervenendungen, die mit ihrer dichten Verteilung für die epikritische Sensibilität sorgen.

Auf der palmaren Fingerseite fallen die tiefen Beugefurchen auf, die sich jeweils in Gelenkhöhe befinden. Sie können als Mono-, Doppel- und Dreifachfurche vorkommen.

Hautverschiebungen

Auf der palmaren Seite ist wie beim Daumen die Haut kaum verschieblich und durch Fettgewebe abgepolstert.

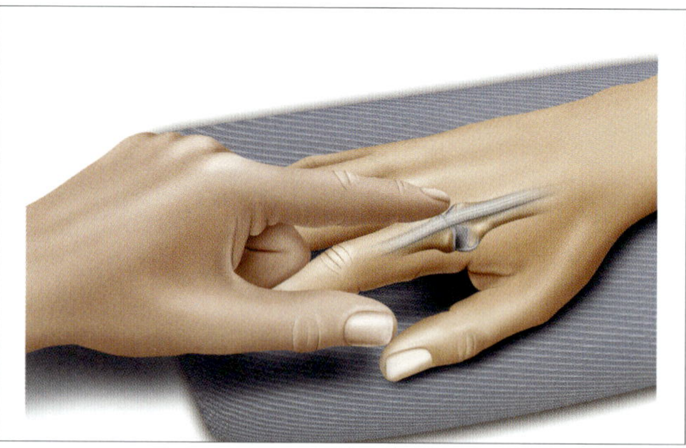

Abb. 6.256 Palpation Metakarpophalangealgelenk des Zeigefingers.

Gelenke

Artt. metacarpophalangeae

▶ Abb. 6.256

Bei passiver Bewegung und in Flexionsstellung ist der jeweilige Gelenkspalt dorsal und seitlich der Extensorensehne zu palpieren. Die Orientierung geht vom deutlich vorspringenden Caput metacarpale aus. Von hier aus kann der Gelenkspalt etwa 0,5 – 1 cm weiter distal palpiert werden.

Artt. phalangeae proximales

▶ Abb. 6.257

Auf der Dorsalseite ist der Gelenkspalt des proximalen Interphalangealgelenks dicht neben der Extensorensehne bei passiver Bewegung in Richtung Flexion und Extension zu palpieren. Die Orientierung geht von den tiefen queren Fingerfalten auf der dorsalen Seite aus. In der Regel lässt sich der Spalt unter der distalen Furche palpieren.

Artt. phalangeae distales

Der Gelenkspalt des distalen Interphalangealgelenks kann radial und ulnar der Extensorensehne bei Bewegung in Richtung Flexion und Extension palpiert werden.

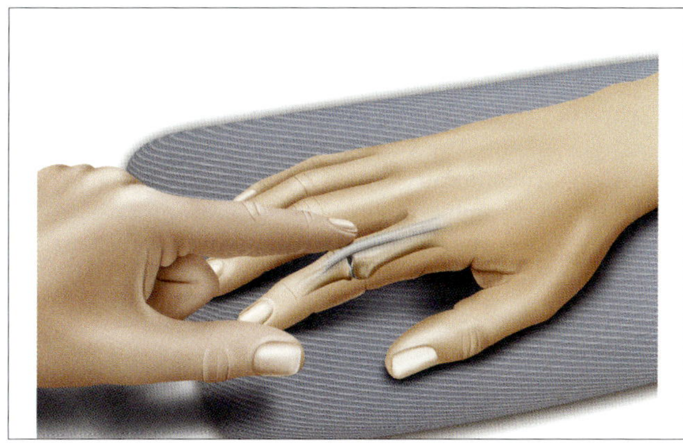

Abb. 6.257 Palpation proximales Interphalangealgelenk des Zeigefingers.

Bänder und Muskeln

Ulnare und radiale Kollateralbänder des Metakarpophalangealgelenks

▶ Abb. 6.258

Die Palpation erfolgt seitlich über dem Gelenkspalt. Durch Erhöhen des Spannungszustands durch Aufklappen des Gelenkspalts werden die Fasern straffer und sind besser zu identifizieren. Der genaue Verlauf und die Ränder der Kollateralbänder lassen sich nicht palpieren.

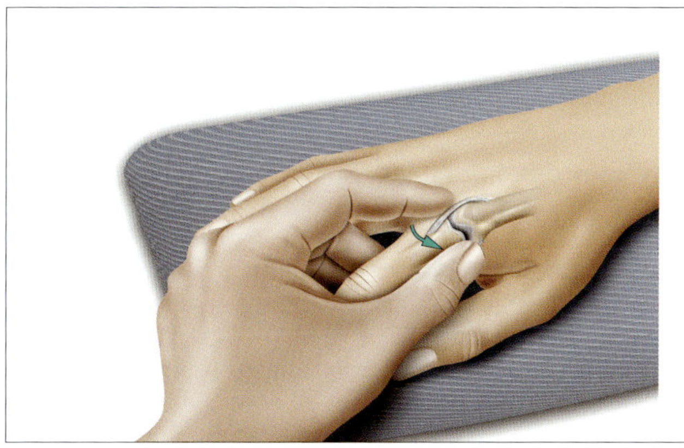

Abb. 6.258 Palpation ulnares Kollateralband des Metakarpophalangealgelenks.

Ulnare und radiale Kollateralbänder des distalen und proximalen Interphalangealgelenks

▶ Abb. 6.259

Die Palpation erfolgt seitlich über dem Gelenkspalt. Das Aufklappen des Gelenkspalts erhöht den Spannungszustand, sodass die Bänder besser zu identifizieren sind.

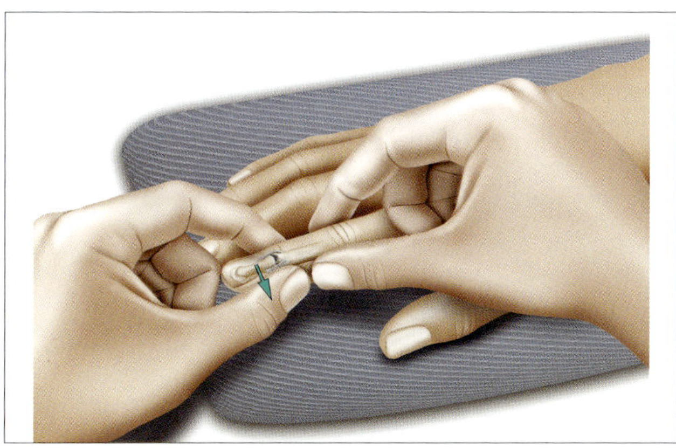

Abb. 6.259 Palpation ulnares Kollateralband des distalen Interphalangealgelenks.

Sehne des M. extensor digitorum

▸ Abb. 6.260

Die Sehne des Fingerextensors kann vor allem im Metakarpalbereich gut identifiziert werden. Von hier ist sie mittig und parallel zur Grundphalanx bis zur Basis der Mittelphalanx zu fühlen. Die Anspannung in Richtung Fingerextension erleichtert die Palpation. Die distale Insertion an der Endphalanx ist sehr dünn und deshalb nicht immer gut identifizierbar.

Sehnen der Flexoren

▸ Abb. 6.261

Die Flexorensehnen lassen sich durch die Abpolsterung des palmaren Fingerbereichs und die Ringbänder nicht sehr gut identifizieren. Es kann nur der M. flexor digitorum superficialis palpiert werden. Dazu wird mit viel Druck distal des Metakarpophalangealgelenks und quer zum Faserverlauf mittig auf der Grund- und Mittelphalanx palpiert. Die Sehne ist als abgepolsterter runder Strang zu fühlen. Die Flexion des Fingers verdeutlicht dies noch.

Mm. interossei dorsales

▸ Abb. 6.262

Die Palpation der Muskeln erfolgt mit einem oder mehreren Fingern. Sie werden auf dem Handrücken von ulnar oder radial kommend zwischen die Ossa metacarpalia gelegt, und der Patient soll die Finger spreizen. Durch die Anspannung lassen sie sich identifizieren.

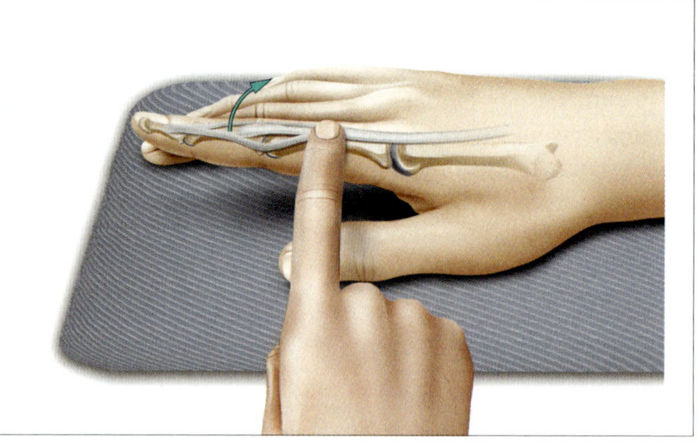

Abb. 6.260 Palpation Sehne des M. extensor digitorum am Zeigefinger.

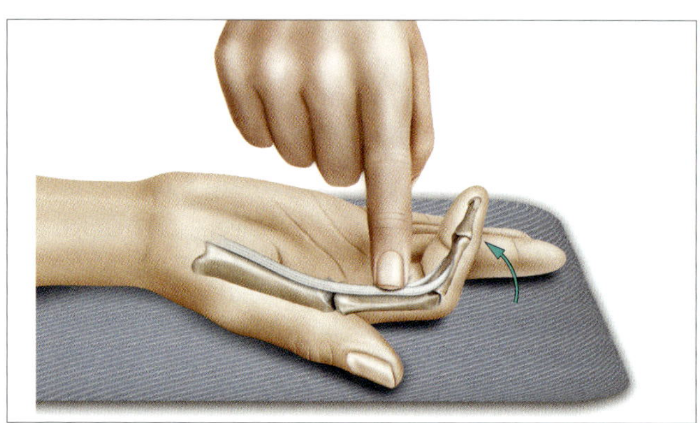

Abb. 6.261 Palpation Sehne des M. flexor digitorum superficialis am Zeigefinger.

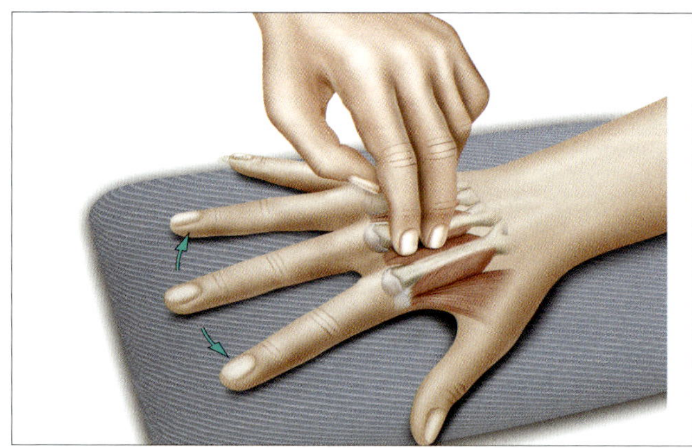

Abb. 6.262 Palpation Mm. interossei dorsales.

Mm. lumbricales

▶ Abb. 6.263

Diese Muskeln sind nicht deutlich fühlbar. Zuerst suchen die palpierenden Fingen die Flexorensehne auf und gehen dann seitlich davon in die Tiefe in Richtung Metakarpalknochen. Bei Anspannung in Flexion des Fingergrundgelenks und Extension der Interphalangealgelenke kann die Anspannung des Muskels bei der Identifizierung helfen.

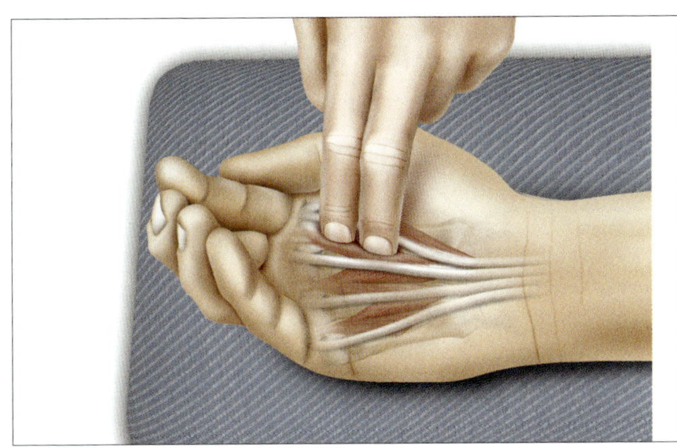

Abb. 6.263 Palpation Mm. lumbricales.

Muskeln des Hypothenar

M. abductor digiti minimi

▶ Abb. 6.264

Die Palpation erfolgt von der ulnaren Kante der Metakarpalen des Kleinfingers aus in Richtung Hohlhand, da der Muskel parallel zum Knochen verläuft und oberflächlich liegt. Bei Abduktion des Kleinfingers ist er noch besser zu fühlen.

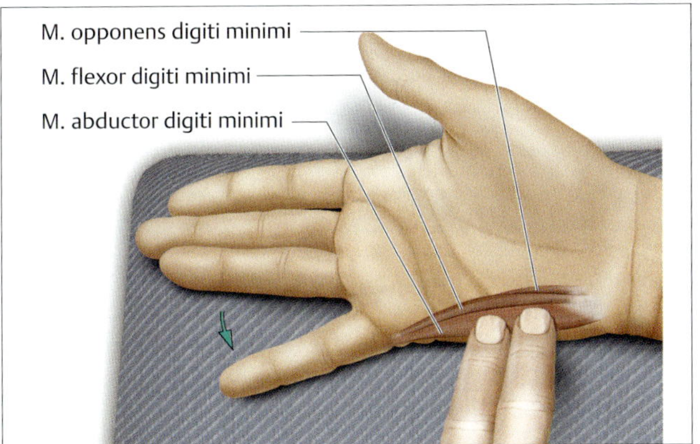

Abb. 6.264 Palpation M. abductor digiti minimi.

M. flexor digiti minimi brevis

Dieser Muskel liegt weiter zur Hohlhand hin und kann durch Anspannung in Richtung Flexion vom Abduktor unterschieden werden. Seine Verlaufsrichtung ist ebenfalls parallel zur Metakarpalen.

M. opponens digiti minimi

Die Anspannung in Richtung Opposition hilft bei der Palpation des Muskels, weil er sich unter dem M. abductor digiti minimi befindet. Die Palpation kann von der ulnaren Handkante erfolgen. Der M. abductor digiti minimi wird zur Hohlhand hin verschoben und mit viel Druck der Palpierfinger auf die Metacarpale V bewegt. Seine Verlaufsrichtung ist schräg und unterscheidet sich damit von den beiden anderen Muskeln des Hypothenars.

6.10 Fragen zum Kapitel Hand

Knöcherne Strukturen und gelenkige Verbindungen

1. Wie setzt sich das Handgelenk zusammen?
2. Wie sehen die Neigungswinkel des Radius aus und wobei spielen sie eine Rolle?
3. Benennen Sie die Säulen der Hand und beschreiben Sie ihre Bedeutung für die Dynamik der Handwurzelknochen bei den Bewegungen!
4. Wie ist das Metakarpohalangealgelenk des Zeigefingers aufgebaut, wo liegen die Achsen und welche Bewegungen sind möglich?
5. Wie ist das Daumensattelgelenk aufgebaut, wo liegen die Achsen und welche Bewegungen sind möglich?
6. Welche Bedeutung hat die degenerative Veränderung des Discus ulnocarpalis?
7. Welche Strukturen bilden den Karpaltunnel?

Bänder

1. Welche Unterscheidungsmerkmale bestehen zwischen dorsalen und palmaren Bändern der Hand?
2. Welche Verbindungen geht das ulnare Kollateralband ein?
3. Wo liegt das Lig. carpi transversum, wo ist es fixiert und welche Rolle spielt es?

Bewegungsachsen und Bewegungen

1. Wie verlaufen die Achsen für das Daumensattelgelenk? Ordnen Sie die Bewegungen den Achsen zu!
2. Welche Gelenkteile und welche Richtungen müssen bei einem Patienten mit eingeschränkter Dorsalextension bzw. Radialabduktion untersucht werden? Begründen Sie dies!
3. Warum ist das Greifen so gut möglich? Erklären Sie, was vom Daumen her in allen Gelenken geschieht!

Muskulatur

1. Beschreiben Sie Unterscheidungsmerkmale zwischen dem M. extensor carpi radialis brevis und dem M. extensor carpi radialis longus!
2. Was unterscheidet den M. palmaris longus von den andern Flexoren?
3. Beschreiben Sie den Zusammenhang zwischen M. extensor digitorum und der Dorsalaponeurose und mit welchen anderen Strukturen sich diese verbindet!
4. Was haben die beiden Sehnen M. abductor pollicis longus und M. extensor pollicis brevis mit Tabatière zu tun?
5. Nennen Sie Unterscheidungsmerkmale zwischen M. flexor digitorum superficialis und M. flexor digitorum profundus!
6. Durch welche Struktur werden die Flexorensehnen an den Fingerknochen gehalten?
7. Welche Strukturen ziehen durch den Karpaltunnel und wie sind sie dort angeordnet?
8. Wodurch werden die dorsalen Sehnenfächer gebildet, wo liegen sie und welcher Muskel zieht durch welches Sehnenfach?

Gefäße

1. Worin unterscheiden sich Arcus palmaris profundus et superficialis?

Nerven

1. Wer innerviert die Muskeln, die vom Epicondylus medialis kommen? Gibt es dabei eine Ausnahme?
2. Durch welche Engpässe verläuft der N. ulnaris?

Röntgenbild

1. Woran erkennt man eine distale Radiusfraktur?

7 Literatur

Arlen A. Biometrische Röntgenfunktionsdiagnostik der HWS. Schriftenreihe Manuelle Medizin. 1979; 5:123

Assmus H, Antoniadis G. Nervenkompressionssyndrome. Heidelberg: Springer; 2008

Bankart ASB. The pathology and treatment of recurrent dislocation of the shoulder joint. Radiology. 1940; 35: 690-700

Barall JP, Mercier P. Lehrbuch der Viszeralen Osteopathie: Band 1. München: Urban & Fischer; 2005

Benninghoff A. Anatomie. Band 1: Zellenlehre, Bewegungsapparat, Herz-Kreislaufsystem. München: Urban & Fischer; 2003

Benninghoff A. Anatomie. Band 2: Niere, Nervensystem, Sinnesorgane. München: Urban & Fischer; 2003

Bigliani LV et al. The relationship of scromial architecture to rotator cuff disease. Clin Sport Med. 1991; 10: 823-838

Bogduk N, Marstand A. The cervical zygapophysial joints as a source of nec pain. Spine. 1988; 13: 610-617

Bogduk N. Klinische Anatomie von Lendenwirbelsäule und Sakrum. Heidelberg: Springer; 1997

Brügger A. Die Erkrankungen des Bewegungsapparates und seines Nervensystems. München: Urban & Fischer; 1977

Buckup K. Klinische Tests an Knochen, Gelenken und Muskeln. Stuttgart: Thieme; 2009

Bumann A, Lotzmann U. Farbatlanten der Zahnmedizin. Band 12: Funktionsdiagnostik und Therapieprinzipien. Stuttgart: Thieme; 1999

Brown BJ, Tatlow WF. Radiographic studies of the vertebral arterias in cadavers. J Radiology. 1963; 81: 80-88

Carl HD, Swoboda B. Effectiveness of arthroscopic synovectomy in rheumatoid arthritis. Z Rheumatol. 2008; 67: 485-490

Chaitow L. Palpationstechniken und Diagnostik. Heidelberg: Springer; 1997

Cobb JR. The American Academy of Orthopedic Surgeons Instructional Course Lectures Vol 5, Ann Arbor, MI: Edwards 1948

Chrast B, Korbitzcka J. Die Beeinflussung der Strömungsverhältnisse in der A. vertebralis durch verschiedene Kopf- und Halshaltungen. Dtsch Z Nervenheilk. 1962; 183: 426-448

Chrast B. Der vertebrale Zufluß in seiner Bedeutung für die Hirndurchblutungsstörung. In Quant J. Hrsg. Die vertebralen Durchblutungsstörungen des Erwachsenenalters. Stuttgart: Schattauer; 1969

Cochran G. Orthopädische Biomechanik. Stuttgart: Enke; 1998

Debrunner H, Hepp W. Orhopädisches Diagnostikum. Stuttgart: Thieme; 2004

De Klejn A, Nienwenhuyse AC. Schwindelanfälle und Nystagmus bei einer bestimmten Stellung des Kopfes. Acta Otolaryngol. 1917; 11: 155

Dihlmann W. Gelenke-Wirbelverbindungen: Klinische Radiologie. Stuttgart: Thieme; 2002

Doyle JR. Anatomy of the finger flexor tendon sheath and pulley system. J Hand Surg. 1988; 13: 473-484

Drake R, Vogl W, Mitchell A. Anatomy for Students. München. Elsevier; 2005

Dvorak J, Panjabi MM. Functional anatomy of the ligaments. Spine.1987; 12: 183-189

Dvorak J, Dvorak V et al. Manuelle Medizin: Diagnostik. Stuttgart: Thieme; 1988

Echtermeyer V, Bartsch S. Praxisbuch Schulter. Stuttgart: Thieme; 2005

Ecklin U. Die Altersveränderungen der Halswirbelsäule. Heidelberg: Springer; 1960

Ellmann H. Diagnosis and treatment of incomplete rotator cuff tears. Clin Orthop Relat Res. 1990; 354: 64-74

Fabrizius J et al. Cardiac function in funnel chest. Dan Med Bull. 1957; 4: 251-257

Feuerstake G, Zell J. Sportverletzungen. München: Urban & Fischer; 1997

Fielding JW. Normal and selected abnormal motion of the cervical spine from the second to the seventh cervical vertebra based on cinerventgenography. J Bone & Joint Surg. 1964; 46a: 1779-1781

Frisch H. Programmierte Untersuchung des Bewegungsapparates. Heidelberg: Springer; 2007

Froimson HJ. Keyhole tenodesis of bizeps origin at the shoulder. Clin Orthop. 1975; 112: 245-249

Genda E; Horii E.Theoretical stress analysis in wrist joint- neutral position and functional position. J Hand Surg. 2000; 25: 292-295

Genda E, Horii E et al. Load transmission through the wrist in the extented position. J Hand Surg. 2008; 33: 182-188

Gohlke F, Hedtmann A. Orthopädie und Orthopädische Chirurgie. Schulter. Stuttgart: Thieme; 2002

Grandjean M, Bornhofen P. Warum denn so verbissen? Oy-Mittelberg: Joy Verlag; 2003

Graumann W, Sasse D. Anatomie Kompaktlehrbuch. Band 4: Sinnessysteme, Haut, ZNS, periphere Leitungsbahnen. Stuttgart: Schattauer; 2005

Gray H. Gray's Anatomy of the Human body. London: Chiurchill Livingston; 2008

Gray H. Anatomy for Students. London: Churchill Livingston; 2004

Greenspan A. Skelettradiologie. München: Urban & Fischer; 2007

Groh H. Die Belastungen der Bandscheibe der WS. Dtsch Ärzteblatt.1968; 65: 746

Gschwend N et al. Long-term results of endoprothetic joint replacement and synovectomy. Handchir Mikrochir Plast Chir. 1986; 18: 135-149

Gutmann G. Arteria vertebralis: Traumatologie und funktionelle Pathologie. Heidelberg: Springer; 1985

Gutmann G. Funktionelle Pathologie und Klinik der Wirbelsäule. Band 1: Halswirbelsäule. München: Gustav Fischer; 1984

Gutmann, G. Funktionelle Pathologie und Klinik der Wirbelsäule. Band 2: Brustwirbelsäule. München: Gustav Fischer; 1982

Habermayer P et al. Zur funktionellen Anatomie der langen Bizepssehne. Z Unfallchir. 1987; 90: 319-329

Habermayer P. Rotatorenmanschettenruptur: Diagnostik und Therapie. Der Orthopäde. 2000; 29: 196-208

Habermayer P. Schulterchirurgie. München: Urban & Fischer; 2002

Hanke P. Das Hanke-Konzept. Physiotherapeutische Behandlung auf entwicklungsphysiologischer Grundlage. Schwartbuck: Verlag für Vitaltherapien; 2001

Harden RN, Swan M et al. Treatment of complex regional pain syndrom: functional restoration. Clin Journ of Pain. 2006; 5: 420-424

Hawkins RJ, Bokor DJ. Clinical evaluation of shoulder problems. The shoulder. 1990; 149-177

Hebgen E. Viszeralosteopathie – Grundlagen und Techniken. Stuttgart: Haug; 2011

Head H, Rivers WH, Sherren J. The afferent nervous system from a new aspect. Brain. 1905; 28: 99-115

Hill HA, Sachs MD. The grooved defect of the humeral head: a frequently unrecognized complication of dislocation of the shoulder joint. Radiology. 1940; 35: 690-700

Hill JA. Epidemiologic perspective on shoulder injuries. Clin Sports Med. 1983; 2: 241-246

Hollister A, Giurintono DJ. Thumb movements, motions and moments. J Hand Ther.1995; 8: 106-114

Idler RS. Anatomy and biomechanics of the digital flexor tendons. Hand Clin. 1985; 1: 3-12

International Federation of Societies for Surgery of the Hand, IFFSH 2001.Weinheim:Schröder; 2008

Jäger M, Wirth CJ. Praxis der Orthopädie. Stuttgart: Thieme; 2001

Jerosch J et al. Zur Ätiologie des subacromialen Impingement-Syndroms: eine biomechanische Untersuchung. Beitr Orthop Traumatol. 1989; 36: 411-418

Kaltenborn F. Wirbelsäule: Manuelle Untersuchung und Mobilisation. Oslo: Olaf Norlis Bokhandel; 1992

Kamieth H. Röntgenbefunde von normalen Bewegungen in den Kopfgelenken. Stuttgart: Hippokrates; 1983

Kapandji IA. Funktionelle Anatomie der Gelenke. Stuttgart: Thieme; 2009

Kaufmann RA et al. Kinematics of the midcarpal and radiocarpal joint in flex and ext: an in vitro study. J Hand Surg. 2006; 31: 1142-1148

Klein P, Sommerfeld P. Biomechanik der Wirbelsäule. München: Urban & Fischer; 2007

Kleinert HE, vergl. Waldner-Nilsson Band 2, 2013

Koch-Remmele C, Kreutzer R. Funktionskrankheiten des Bewegungssystems nach Brügger: Diagnostik, Therapie, Eigentherapie. Heidelberg: Springer; 2006

Krämer J. Bandscheibenbedingte Erkrankungen. Stuttgart: Thieme; 1994

Kromer T. Das Ellenbogengelenk. Heidelberg: Springer; 2004

Lang J. Klinische Anatomie der Halswirbelsäule. Stuttgart: Thieme; 1993

Lang J. Zur Anatomie und Topographie der A. vertebralis. In G. Gutmann Hrsg. Arteria vertebralis. Heidelberg: Springer; 1985, S. 30-46

Leonhardt H, Tillmann B, Zilles K. Rauber/Kopsch: Anatomie desMenschen. Band IV: Topographie der Organsysteme, Systematik der peripheren Leitungsbahnen. Stuttgart: Thieme; 1988

Lefèvre S et al. Synovial fibroblasts spread rheumatoid arthritis to unaffected joints. Nat Med. 2009; 15: 1414-1420

Leroux JL et al. Isocinetic evaluation of rotational strength in normal shoulders and shoulders with impingement syndrome. ClinOrthop. 1994; 304: 282-288

Leroux JL et al. Diagnostic value of clinical tests for shoulder impingement syndrome. Rev Rhum Engl Ed. 1995; 62: 423-428

Liem T. Kraniosakrale Osteopathie. Stuttgart: Hippokrates; 2001

Liem T. Leitfaden Viszerale Osteopathie. München: Urban & Fischer; 2005

List M. Physiotherapie in der Traumatologie. Heidelberg: Springer; 2009

Lysell E. Motion in the cervical spine. Acta Orthop Scand. 1969; 123: 5-61

Mameren H van. Motion patterns in the cervival spine. Thesis. Maastricht: University of Maastricht; 1988

Martini AK. Orthopädie und Orthopädische Chirurgie. Ellenbogen, Unterarm, Hand. Stuttgart: Thieme; 2003

Martini AK. Orthopädische Handchirurgie: Manual für Klinik und Praxis. Darmstadt: Steinkopff; 2008

McKenzie R. Behandle deinen Rücken selbst. Roßhaupten: Spinal Publication, NZ; 1988

Merle M, Dautel G, Rehart S. Chirurgie der Hand. Band 2: Sekundäreingriffe, Traumatologie des Handgelenkes. Stuttgart: Thieme; 1999

Merle M, Rehart S. Chirurgie der Hand. Band 1: Rheuma Arthrose, Nervenengpässe. Stuttgart: Thieme; 2009

Milne N. Composite motion in cervical disc segments. Clin Biomech. 1993; 8: 193-202

Möller TB. Röntgennormalbefunde. Stuttgart: Thieme; 2001

Moseley IF, Goldie I. The arterial pattern of the rotator cuff of the shoulder. J Bone Joint Surg. 1963; 45: 780-789

Mumenthaler M, Schliack H, Stöhr M. Läsionen peripherer Nerven und radikuläre Syndrome. Stuttgart: Thieme; 2007

Nachemson A. The load on lumbar discs in different positions of the body. Cli. Orthop. 1966; 45: 107

Nachemson A. Lumbar intradiscal pressure. In Jayson M. The Lumbar Spine and Backpain. London: Pitman; 1985

Nash jr. LL, Moe JH. A study of vertebral rotation. J Bone Joint Surg. 1969; 51: 223-229

Nash jr. LL, Moe JH. In vivo measurements of intradiscal pressure. J Bones Joint Surg.1964; 46: 1077-1092

Neer CS. II Shoulder reconstruction. Philadelphia: W.B. Saunders; 1990

Netter FH. Farbatlanten der Medizin. Band 7: Bewegungsapparat I. Stuttgart: Thieme; 1992

Netter FH. Orthopädie. Stuttgart: Thieme 2001

Neugebauer H. Cobb oder Ferguson: Eine Analyse der beiden gebräuchlichsten Röntgenmeßmethoden von Skoliosen. Z Orthop. 1972; 110: 342-356

Niethard FU, Pfeil J. Duale Reihe: Orthopädie. Stuttgart: Thieme; 2003

Ott VR, Wurm H. Spondylitis ankylopoetika. Reihe Rheumatismus, Band 3. Darmstadt:Steinkopff; 1957

Palmer AK, Werner FW. The triangular fibrocartilage complex of the wrist; anatomy and function. J Hand Surg. 1981; 6: 153-162

Panjabi MM. Three-dimensional movements of the upper cervical spine. Spine. 1988; 13: 726

Peltz E et al. Leitfaden zur Diagnostik des Komplexen regionalen Schmerzsyndroms. Akt Rheumatol. 2011; 36: 28-34

Penning L. Hals- und Lendenwirbelsäule in Biomechanik und Pathologie. München: Pflaum; 2000

Perry J. Anatomy and biomechanics of the shoulder in throwing, swimming, gymnastics, and tennis. Clin Sports Med. 1983; 2: 247-270

Peterson L, Renström P. Verletzungen im Sport: Prävention und Behandlung. Köln: Deutscher Ärzteverlag; 2002

Putz R et al. Zur Morphologie und Rotationsmechanik der kleinen Gelenke der WS. Z Orthop. 1976; 114: 902-912

Putz R et al. Zum Dämpfungsverhalten der Wirbelsäule. Ver Anat Ges.1981; 75: 251-253

Putz R. Biomechanik des Schultergürtels. Man Med. 1986; 24: 1-7

Putz R, Tischer T. Die Anatomie des oberen Labrumkomplexes im Schultergelenk. Z Der Orthopäde. 2003; 32: 572-577

Rauber/Kopsch: Anatomie des Menschen. Band I: Bewegungsapparat. Stuttgart: Thieme; 2003

Rockwood CA, Matsen FA. The Shoulder Vol 1 + 2. Philadelphia: Saunders; 1990

Rohlmann A et al. Monitoring in vivo implant loads with a telemeterized internal spinal fixation device. J Spine. 2000; 25: 2981-2986

Rohlmann A et al. Effects of an internal fixator and a bonegraft on intersegmental spinal motion and intradical pressure in the adjacent regions. J Eur Spine. 2001; 10: 301-308

Rothmann RH, Parker WW. The vascular anatomy of the rotator cuff. Clin Orthop. 1965; 41: 176-186

Schildt-Rudloff K. Thoraxschmerz. Berlin: Ullstein & Mosby; 1994

Schmidt H M, Lanz U. Chirurgische Anatomie der Hand. Stuttgart: Thieme; 2003

Schmitt R, Lanz U. Bildgebende Diagnostik der Hand. Stuttgart: Thieme; 2004

Schöps P et al. Segmentale Beweglichkeit und Bewegungsausmaße der HWS in den drei Funktionsebenen. Z Man Th. 1997; 1: 33-40

Schomacher J. Diagnostik und Therapie des Bewegungsapparates in der Physiotherapie. Stuttgart: Thieme; 2001

Schünke M, Schulte E, Schumacher U. Prometheus. Allgemeine Anatomie und Bewegungssystem. Stuttgart: Thieme; 2005

Schünke M, Schulte E, Schumacher U. Prometheus. Kopf und Neuroanatomie. Stuttgart: Thieme; 2006

Schröder B. Handtherapie. Stuttgart: Thieme; 2008

Short WH et al. Biomechanical evaluation of ligamentons stabilizers of the scaphoid and lunate. J Hand Surg. 2002; 27: 991-1002

Simons D, Travell J et al. Handbuch der Triggerpunkte. Band 1: Obere Extremität, Kopf und Rumpf. München: Elsevier; 2002

Snyder SJ et al. SLAP lesions of the shoulder. J Arthroscopy. 1990; 6: 274-279

Sokolow C, Saffar P. Anatomy and histology of the scapholunate ligament. J Hand Clin. 2001; 17:77-81

Stelzenmüller W, Wiesner J. Therapie von Kiefergelenkschmerzen. Stuttgart: Thieme; 2004

Stevens A. Doppler-Sonographie der A. vertebralis bei Rotation des Kopfes. Vortrag 3. Sitz interdisziplinärer Arbeitskreis A. Vertebralis. Deutsche Gesellsch Man Medev; 1982

Stevens A. Die Dehnbarkeit der A.vertebralis. In: G. Gutmann Hrsg. Arteria vertebralis. Heidelberg: Springer 1985, S. 47-60

Taylor TK, Littl K. Intercellular matrix of the intervertebral disk in ageing and in prolapse. Nature. 1965; 208-384

Taylor JR. The development and adult structure of lumbar intervertebral discs. J Man Med. 1990; 5: 43-47

Tillmann B. Atlas der Anatomie. Heidelberg: Springer; 2005

Töndury G. Zur Anatomie und Entwicklungsgeschichte der WS. Schweiz. med. Wschr. 1955; 85: 825

Trumble T, Budoff J, Cornwall R. Core Knowledge in Orthopaedics. Hand, Ellbow, Shoulder. St. Louis: Mosby & Elsevier; 2006

Van den Berg F. Angewandte Physiologie. Band 1: Das Bindegewebe des Bewegungsapparates verstehen und beeinflussen. Stuttgart: Thieme; 1999

Waldner-Nisson B. Handrehabilitation. Band 1: Grundlagen, Erkrankungen. Heidelberg: Springer; 2008

Waldner-Nisson B. Handrehabilitation. Band 2: Verletzungen. Heidelberg: Springer; 2013

White A, Pandjabi MM. The basic kinematics of the human spine. A review of post and current knowledge. Spine. 1978; 3: 12-20

White A, Pandjabi MM. Clinical Biomechanics of the Spine. Baltimore: Lippincott; 1990

Wilke HJ et al. Biomechanical comparsion of calf and human spine. J Orthop Res. 1996; 14: 500-503

Wilke HJ. New in vivo measurements of pressures in the intervertebral disc in daily life. Spine. 1999; 8: 755-762

Wilke HJ et al. Belastungen der Wirbelsäule im Sport. Z Sportmedizin. 2001; 52: 118-125

Winkel D, Vleeming et al. Nichtoperative Orthopädie der Weichteile des Bewegungsapparates. Teil 1 Anatomie in Vivo. Teil 2 Diagnostik. München: Urban & Fischer; 2004

Zancolli E. Structural and dynamic bases of hand surgery. Baltimore: Lippincott; 1979

Sachverzeichnis

A

B

C

D

E

F

G

H

I

K

L

M